Erwan Le Corre
Gründer von MOVNAT



# NATURAL MOVEMENT

Zurück zur natürlichen Bewegung – für mehr Kraft, Ausdauer und einen gesunden Körper

riva

# Inhalt



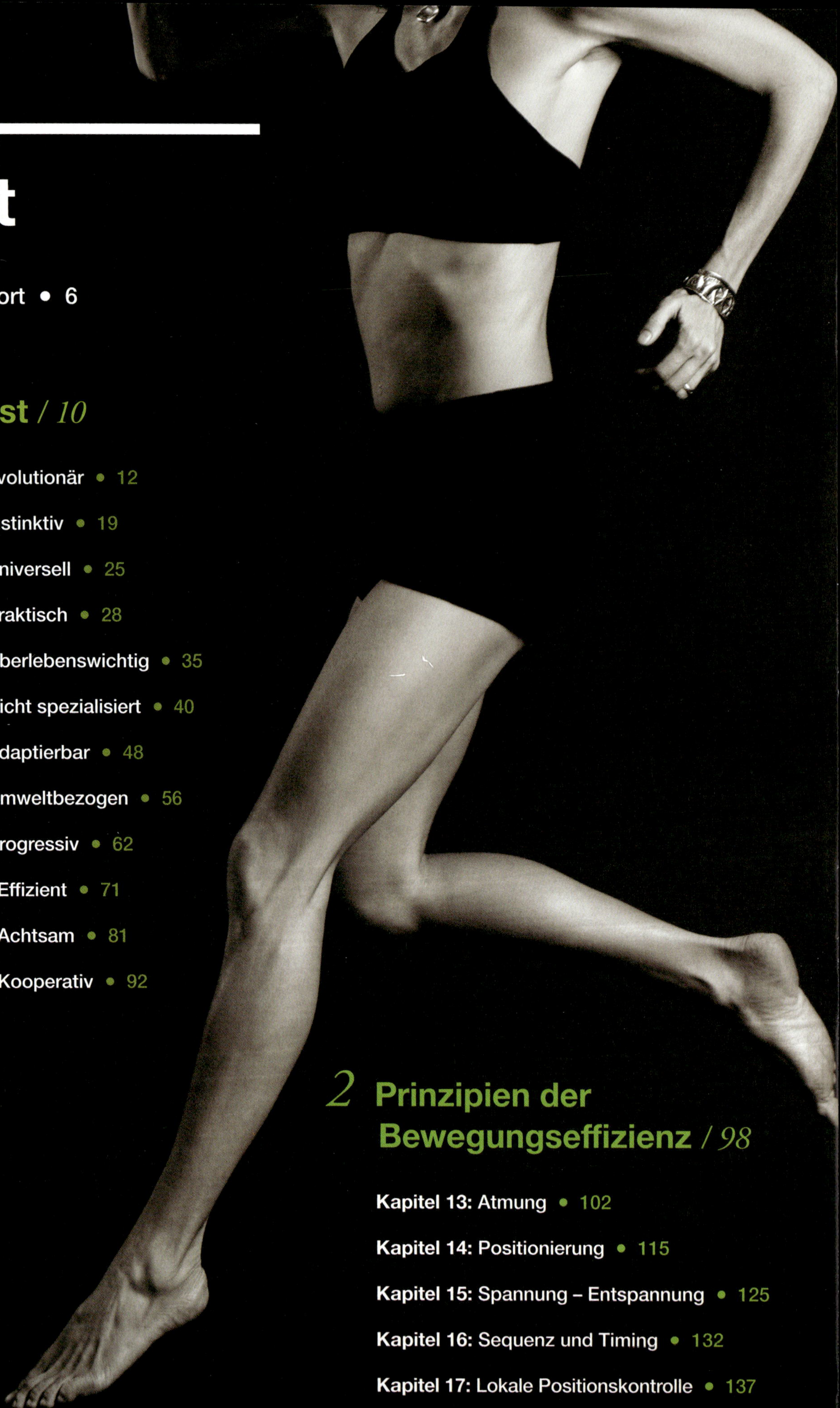

Erwan Le Corre
Gründer von MOVNAT

# NATURAL MOVEMENT

**Bibliografische Information der Deutschen Nationalbibliothek:**
Die Deutsche Nationalbibliothek verzeichnet diese Publikation in der Deutschen Nationalbibliografie.
Detaillierte bibliografische Daten sind im Internet über http://d-nb.de abrufbar.

**Für Fragen und Anregungen:**
info@rivaverlag.de

**Wichtiger Hinweis**

Dieses Buch ist für Lernzwecke gedacht. Es stellt keinen Ersatz für eine individuelle medizinische Beratung dar und sollte auch nicht als solcher benutzt werden. Wenn Sie medizinischen Rat einholen wollen, konsultieren Sie bitte einen qualifizierten Arzt. Der Verlag und der Autor haften für keine nachteiligen Auswirkungen, die in einem direkten oder indirekten Zusammenhang mit den Informationen stehen, die in diesem Buch enthalten sind.

1. Auflage 2019

Nymphenburger Straße 86
D-80636 München
Tel.: 089 651285-0
Fax: 089 652096



Übersetzung: Mark Bergmann, Dr. Kimiko Leibnitz
Redaktion: Lucia Rojas, www.derschoenstesatz.de, Tillmann Courth
Umschlaggestaltung: Erwan Le Corre, Dylan Chatain
Umschlagabbildung: Anton Brkic
Layout: Charisse Reyes, Elita San Juan
Satz: Daniel Förster, Belgern
Bildnachweis: alle Fotos im Innenteil von Anton Brkic, außer: Christopher Baker: 39; Dreamstime/Andrey Gudkov: 78; Dreamstime/Donyanedomam: 70; Dreamstime/Nataliia Shcherbyna: 34; Dreamstime/Operationshooting88: 27; Dreamstime/Sergey Uryadnikov: 55; Dreamstime/Sjors737: 24
Druck: Florjancic Tisk d.o.o., Slowenien
Printed in the EU

ISBN Print 978-3-7423-1011-8
ISBN E-Book (PDF) 978-3-7453-0647-7
ISBN E-Book (EPUB, Mobi) 978-3-7453-0648-4

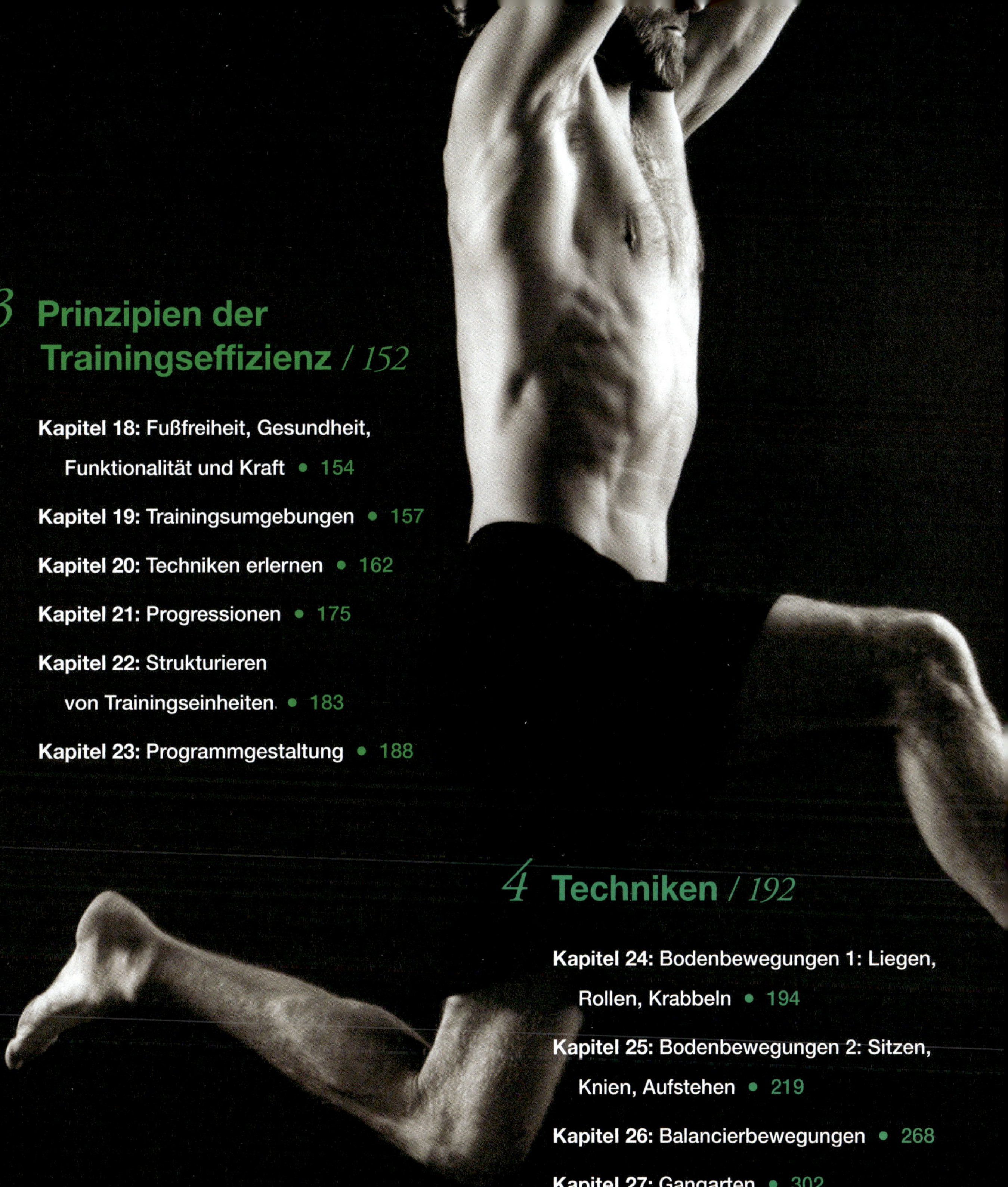

## *3* Prinzipien der Trainingseffizienz / *152*



## *4* Techniken / *192*

# Vorwort

»Siehst du den Knubbel da am Stamm? Setz deinen Fuß darauf«, sagte mein Vater, während er mir half, auf einen Apfelbaum zu klettern. Ich war gerade vier und hatte etwas Angst, war aber bereit, seine Anweisungen zu befolgen und seinem Rat zu vertrauen. Ich wollte stark sein und zeigen, was ich konnte. Ich war gewillt, etwas zu lernen.

Aber hatte ich überhaupt eine andere Wahl? Hätte ich einfach herunterklettern und aufgeben können? Es kam mir nicht so vor. Denn mein Vater stand nicht unter mir, um mich aufzufangen, falls etwas schiefgegangen wäre. Stattdessen war er genau über mir. Ich befand mich gut 1,80 Meter über dem Boden, was damals noch wie eine tödliche Höhe auf mich wirkte. Etwas wie das hier hatte ich zuvor noch nie alleine gewagt. Mein älterer Bruder Yann war auf selber Höhe wie mein Vater und hatte bereits Vertrauen in seine Kletterfähigkeiten gefasst, was den Wunsch, meinen Vater nicht zu enttäuschen, in mir nur noch verstärkte. Auch ich wollte es bis nach oben schaffen. Ich wollte stolz auf mich sein. Und ich wollte, dass auch mein Vater und Bruder stolz auf mich waren.

Es ist ein angeborener Instinkt kleiner Kinder, durch ihre Taten Bestätigung von anderen zu bekommen. Damals war ich noch zu jung, um in exakt diesen Worten über die Situation nachzudenken, aber ich spürte bereits den praktischen, realen Wert, den diese Herausforderung für mich besaß. Das hatte ich einfach im Gefühl.

Ich kann mich noch sehr gut daran erinnern, wie ich zum ersten Mal auf diesen Baum geklettert bin. Aber dies war nicht der Moment, in dem mein Training der »natürlichen Bewegung« begann. Mein Vater erzählte mir noch von einer anderen Situation, an die ich mich nicht mehr erinnern kann, obwohl sie eine ebenso einschneidende Erfahrung für mich gewesen sein musste. Er war damals auf einen steilen, schlammigen Hügel geklettert und ich hatte Schwierigkeiten, ihm zu folgen. Ich war noch recht jung, nur etwa zwei Jahre alt. Mein Vater sagte, dass ich ihn um Hilfe bat, er aber nicht zurückkam, um mir zu helfen. Ich versuchte, den Hügel hinaufzukommen, aber rutschte immer wieder hinunter. Nach einigen gescheiterten Versuchen begann ich, aus Frust zu weinen, und rief abermals um Hilfe. Mein Vater bat mich, es noch einmal zu versuchen. Er erklärte mir, dass er nicht herunterkommen würde, um mich hochzutragen, sondern dass ich das selbst schaffen müsste.

Weil ich keine andere Wahl hatte, hörte ich auf zu jammern und kämpfte mich nach oben, wo mein Vater mich überschwänglich lobte und mir erklärte, welche Lektion ich gerade gelernt hatte: nämlich, dass man zu viel mehr imstande ist, als man glaubt. Er hatte ein schlechtes Gewissen, weil er mir nicht geholfen hatte. Aber er wollte mich schon in jungen Jahren Selbstständigkeit lehren, eine wichtige Eigenschaft, die man trainieren kann und sogar muss.

Im Alter von sechs hing ich an einem Metallgeländer an meinem Kinderzimmerfenster, viereinhalb Meter über der Erde. Ich wollte damit nicht auf den Putz hauen, es war niemand da, der es sehen konnte. Ich wollte mir einfach beweisen, dass ich über genug Selbstbeherrschung verfügte, um dieses Manöver zu schaffen. Instinktiv wendete ich nun selbstständig das an, was mir mein Vater vier Jahre zuvor beigebracht hatte.

Von seinen langen täglichen Spaziergängen einmal abgesehen, hatte mein Vater nie sonderlich gesund gelebt, sodass sich seine Gesundheit über die Jahre langsam, aber sicher konsequent verschlechterte. Ich wuchs derweil schnell heran, war aber nie der Größte, Stärkste oder Sportlichste, sondern sah vielmehr aus wie ein typischer Teenager. Ich suchte nach Orientierung in meinem Leben und wusste lediglich, dass ich in Sachen Lebenswandel auf keinen Fall in die Fußstapfen meines Vaters treten wollte. Ich hatte die Vision, stark, gesund, glücklich und frei zu sein und er war nichts von diesen Dingen.

Mit 15 begann ich mit Karate und ging voller Begeisterung zum Training. Ich mochte die Mischung aus physischer und mentaler Stärke, die dieser Sport erforderte. Die traditionelle japanische Kampfkunst lehrte mich viel über präzise Bewegung, Effizienz und methodisches Training. Ich war süchtig danach, trainierte jeden Tag – an manchen Tagen sogar zweimal – und ergänzte die Kampfsport-Einheiten durch Laufen, Schwimmen, Dehnen und sogar Krafttraining. Bald nahm ich auch an Wettkämpfen teil, erst auf regionaler Ebene, später landesweit. Karate war damals mein Ein und Alles.

Mit 19 begann ich ein Universitätsstudium, das ich nach nur wenigen Wochen wieder abbrach, weil es mir schlicht zu langweilig war. Ich war nun allerdings ein junger Erwachsener und alles erschien mir auf einmal viel komplizierter als damals im Kindes- und Jugendalter. Was sollte ich mit meinem Leben anfangen? Wie konnte ich in dieser Welt stark, gesund, glücklich und frei sein? Ich konnte mir nicht vorstellen, dies auf konventionellem Wege zu erreichen, und stellte plötzlich jeden noch so kleinen Aspekt des sogenannten normalen Lebens infrage.

Bis ich jemanden traf, der mich verstand. Don war so alt wie mein Vater und ein charismatischer Typ. Er war bekannt als eine Art Natur-Stuntman und Natur-Lifestyle-Guru. Einmal war er nahe eines Eisbergs aus einem Helikopter heraus in die eisigen Gewässer Grönlands gesprungen, nur mit einer Shorts des Ausrüsters bekleidet, für den er mit der Aktion Werbung machen wollte. Alles, was ich von diesem Mann sah und hörte, faszinierte mich. Don verkörperte in vielerlei Hinsicht all das, wonach ich suchte.

Also kontaktierte ich ihn und begann gleich bei unserem ersten Treffen, mit ihm zu trainieren. Ich wurde ein Anhänger seiner Philosophie und seiner Methoden. Während andere Leute in meinem Alter noch studierten oder bereits Karrieren starteten und Familien gründeten (also »normale« Leben führten), rannte ich nachts barfuß durch die Straßen von Paris, kletterte auf Brücken, balancierte in schwindelerregender Höhe, tauchte, nur mit Badehose bekleidet, in dunkle und eiskalte Gewässer oder sprang ohne Netz und doppelten Boden von Dach zu Dach. Ich lernte Thaiboxen in verrufenen Ecken des Pariser Untergrunds und machte jeden Morgen bei Sonnenaufgang Atemübungen, um Energie aus den »Elementen« zu beziehen. Ich fastete täglich 15 Stunden lang und einmal pro Woche für 24 bis 36 Stunden, in denen ich ausschließlich Wasser trank.

Konventionelle Arten der Unterhaltung lehnte ich komplett ab, um all meine Energie diesem neuen Lebensstil zu widmen und durch mein tägliches Training so gesund, stark und frei wie möglich zu werden. Das Internet war damals für die meisten Menschen noch etwas völlig Neues und Smartphones noch nicht erfunden. Einen Fernseher besaß ich nicht und wollte auch keinen. Ich lief barfuß umher und trainierte »wild« und »ursprünglich«, lange bevor es trendy wurde. Ich praktizierte Intervallfasten und Kältebäder, ebenfalls lange bevor sie trendy wurden – und lange bevor es Digitalkameras und soziale Medien gab. Ich tat all das schon vor 20 Jahren, als ich gerade einmal 19 war.

Ich tauchte vollständig ein in diese ungewöhnliche, existenzielle Suche und lernte dabei unglaublich viel. So viel, dass ich allein über diese Phase meines Lebens ein ganzes Buch schreiben könnte.

Während dieser Jahre konstanter Übungen fürs Leben, wie ich sie bezeichne, trainierte ich häufig draußen auf der Straße, in Parks und in der freien Natur – jederzeit, überall. Oft wurde ich dabei von anderen Leuten schief angeschaut, aber das war mir egal. Selbst wenn sie mit den Fingern auf mich zeigten, mich auslachten oder auf sarkastische Art anlächelten. Einige fragten mich, was ich tue, weil sie nicht verstehen konnten, warum ich barfuß, mit langen Haaren und wie ein Ninja in schwarze Kleidung gehüllt, irgendwelche mysteriösen Übungen machte, die sie noch nie zuvor gesehen hatten. Wenn ich ihnen meine Methoden erklärte, verstanden sie mich in der Regel nicht und entgegneten Dinge wie: »Wenn du stärker werden willst, warum machst du dann nicht einfach Bodybuilding?« Offenbar waren meine Auffassung, mein Verhalten und mein Lebensstil durch eine dicke Mauer von denen anderer Menschen abgegrenzt. Doch ich konnte nicht anders, ich musste meinem angeborenen Drang folgen. Das war für mich unabdingbar, auch wenn ich natürlich bemerkte, dass es eine klaffende Lücke gab zwischen dem, was ich tat, und dem Verhalten, das die Gesellschaft normalerweise von einem jungen Mann wie mir erwartet. Ich machte weder konventionelle Fitness oder militärisches Training noch trieb ich irgendeinen Sport oder sonst eine bekannte Form der Leibesertüchtigung. Was genau tat ich da also? Trainierte ich auf eine Karriere als Stuntman hin? Hielt ich mich für eine Art Rambo? Selbst wenn ich versuchte, es Leuten zu erklären, verstand mich einfach niemand.

Dafür verstand ich, dass das, was mir fehlte und ich mein Leben lang intuitiv gesucht habe, die Entwicklung und Verfeinerung der wohl zeitlosesten Fähigkeiten war, die ein Mensch nur beherrschen kann.

Wenn du durch einen Park spazierst und Menschen beim Sport siehst, kannst du recht einfach erkennen, was genau sie dort treiben. Jemand hält eine bestimmte Pose und steht dabei vielleicht auf dem Kopf? Klar, das ist Yoga. Ein anderer macht langsame, kontrollierte und bewusste Bewegungen? Dann ist das wohl Tai-Chi oder Qigong. Jemand dehnt sich? Nun, dann ... macht er eben Dehnübungen. Jemand macht Handstand oder akrobatische Übungen? Dann ist das Turnen oder Calisthenics. Liegestütze und Sit-ups? Fitnesstraining. Ich glaube, du verstehst, worauf ich hinauswill. Es lässt sich leicht unterscheiden, ob jemand Capoeira oder Hip-Hop, Karate oder Judo betreibt. Viele Menschen erkennen sogar die Unterschiede zwischen verschiedenen Tanzstilen. Man muss eine solche Tätigkeit nicht selbst praktizieren, um zu erkennen, dass jemand anders sie gerade ausübt.

Nun stell dir vor, ein erwachsener Mann oder eine erwachsene Frau klettert auf einen Baum, springt von Ast zu Ast und landet mit einer Rolle auf dem Boden, um danach sofort ein paar Meter auf allen vieren zu kriechen und sich schließlich zu einem Sprint aufzurichten, zu springen und kurz darauf einer anderen Person etwas zuzuwerfen oder diese Person gar herumzutragen. Was würdest du denken, wenn du so etwas siehst? Was für eine Art von Sport ist das? Sind diese Leute verrückt? Oder ist das ein neuer Trend?

Ich begann mit dem Training der »natürlichen Bewegung« bereits als kleines Kind, auch wenn ich damals noch nicht wusste, dass es so heißt und eine uralte Technik ist. Erst später begriff ich, dass die Idee eines Trainingssystems, das komplett aus ganz natürlichen menschlichen Bewegungen besteht, für viele Leute etwas völlig Neues sein würde. Mir wurde klar, dass die meisten körperlichen Übungen und sportlichen Disziplinen einen Namen besaßen und vielen Menschen bekannt waren, dass meine uralten Bewegungstechniken aber noch keinen Namen hatten. Ohne Namen besaßen sie auch keine Identität, ohne Identität keine Bekanntheit, ohne Bekanntheit keinen Wert und ohne Wert hatten sie in der heutigen Zeit, in unserer modernen Welt, keine Daseinsberechtigung.

Ich studierte die Geschichte körperlichen Trainings und lernte, dass schon andere vor mir versucht hatten, diese Art der Leibesertüchtigung bekannter zu machen, jedoch mit gemischten Ergebnissen. Girolamo Mercuriale, Johann Heinrich Pestalozzi, Francisco Amorós, Johann GutsMuths, Friedrich Jahn und Georges Hébert – um nur die wichtigsten Wegbereiter dieser alternativen Bewegungslehre zu nennen – wurden meine neuen Helden. Mir wurde klar, dass eine Vielzahl von Menschen über sehr lange Zeit diese Form des Trainings erforscht hatte und dass ich nun ihr neuer Vorkämpfer und geistiger Führer war.

### ANMERKUNG

Wenn du mehr über die Geschichte der MovNat (meine Kurzform für das Konzept der »natürlichen Bewegung«) lernen willst, dann lies »The Roots of ›Methode Naturelle‹« im MovNat Journal (nur auf Englisch: www.movnat.com/the-roots-of-methode-naturelle/).

Ich machte mir fortan zur Aufgabe, dieser neuen und zugleich alten Trainingsform zunächst einen Namen zu geben und anschließend ein einfaches Grundprinzip, ein Konzept zu formulieren, mit dem ich sie anderen Leuten leicht und verständlich erklären konnte, um sie einer breiten Masse vorzustellen und weltweit zu etablieren. Ein ambitioniertes Ziel! Meine Vision war es, die Vorteile dieser Techniken und dieses Lifestyles so vielen anderen Leuten wie möglich zu vermitteln, damit sie davon profitieren könnten. Ich hoffte, die Lebensqualität der Menschen dadurch verbessern zu können. Dies ist auch der Zweck dieses Buchs und meines Lebenswerks, der Methode der »natürlichen Bewegung«, die ich vor über zehn Jahren erfunden habe.

Mehr und mehr Menschen wissen inzwischen um das Prinzip der »natürlichen Bewegung« und dass es dabei um Kriechen, Laufen, Rennen, Balancieren, Springen und derlei Dinge mehr geht. Doch das war nicht immer so. Kannst du dich noch erinnern, wann du den Begriff »natürliche Bewegung« zum ersten Mal im Zusammenhang mit einer eigenen Disziplin oder Trainingsform gehört hast und nicht als anekdotische Beschreibung einer ganz normalen Bewegung mit dem Begriff »natürlich«? Inzwischen habe ich ein komplettes Jahrzehnt darauf verwendet, den Begriff »natürliche Bewegung« und die Idee, die dahintersteht, systematisch und kontinuierlich bekannter zu machen, in unzähligen Zeitschriftenartikeln, Podcasts, Blogeinträgen, Interviews, Videos und schließlich mit diesem Buch, das du in den Händen hältst. Nun endlich steht das Prinzip kurz davor, auch bei der breiten Masse anzukommen.

Genau wie andere Tiere haben auch wir Menschen uns seit Anbeginn unserer Spezies ganz natürlich bewegt. »Natürliche Bewegung« als klar umrissenes und sachlich definiertes Konzept mit einer Reihe detaillierter Prinzipien existiert jedoch erst, seit ich es geschaffen und ihm zu Popularität verholfen habe. Zwar mag eine kleine Handvoll Leute denselben Begriff schon früher verwendet haben – etwa als Buchtitel oder Schlagwort –, doch haben sie damit etwas gänzlich anderes beschrieben und taten dies, ohne ihre Idee damit wirklich bekannter zu machen.

Als ich begann, die MovNat-Methode der »natürlichen Bewegung« zu entwerfen und darüber zu sprechen und Menschen mich fragten, um was es sich dabei handele, war ich erstaunt, dass die Reaktionen, ganz gleich aus welchem Land die Leute stammten, immer gleich ausfielen: »Natürliche Bewegung, was ist das?« oder: »Du meinst, so etwas wie Yoga oder Tai-Chi?«. Kein einziger Experte, mit dem ich mich unterhielt, konnte sich unter dem Begriff etwas vorstellen. Ich begriff deshalb drei Dinge sehr schnell:

- Das Prinzip der »natürlichen Bewegung« war den meisten Menschen unbekannt.
- Der Begriff, mit dem ich mein MovNat-Prinzip schnell beschreiben wollte, erforderte selbst eine Erklärung sowie eine klare Definition.
- Selbst nachdem ich dem Prinzip einen Namen gegeben hatte, war es noch immer ein weiter Weg, bis Menschen beim Begriff der »natürlichen Bewegung« sofort an Kriechen, Balancieren, Rennen, Springen, Hochheben und so weiter denken würden.

Die Definition meiner Idee musste also mehr beinhalten als das bloße Ausformulieren der verschiedenen Bewegungen, die sie umfasst. Sie musste auf grundlegenden Prinzipien fußen, die aus einer zunächst vagen Vorstellung ein solides Konzept machten. Ich entwarf deshalb zwölf Grundprinzipien, die ich in Teil 1 dieses Buchs beschreibe und die das »Manifest der natürlichen Bewegung« bilden.

Obwohl sich jedes dieser Prinzipien auf einen einzigen Satz herunterbrechen lässt, habe ich mir die Zeit genommen, alle detailliert zu beschreiben. Du wirst sehen, wie alle Prinzipien miteinander im Zusammenhang stehen und sich wechselseitig beeinflussen. Nachdem du diese Prinzipien gelesen und verstanden hast, dürften deine meisten Fragen, was »natürliche Bewegung« ist – und was sie nicht ist –, beantwortet sein.

Die Erkenntnisse, die ich in meinem Manifest mit dir teile, werden deine konventionellen Vorstellungen vom Begriff »Training« vermutlich in ihren Grundfesten erschüttern. Ich bin der festen Überzeugung, dass es sich beim weitverbreiteten, maschinenbasierten Fitnesstraining um ein zum Scheitern verurteiltes Experiment handelt – einen von der Industrie forcierten Ansatz, der den Menschen eher in großem Maße schadet als hilft. Mein Manifest enthält sinnvolle und sachliche, kritische Elemente in Bezug auf das moderne Verständnis von Fitness und die ungesunden Aspekte unseres modernen Lebensstils. Ich trotze darin konventionellem Wissen, sprenge Konventionen und versuche gleichzeitig, das reiche Wissen meiner Vorgänger zu bewahren. Meine Motivation, dieses Wissen und meine Prinzipien zu teilen, ist das tief sitzende Verlangen, anderen Menschen zu helfen. Die positiven Erkenntnisse und wenigen Elemente konstruktiver Kritik in diesem Manifest sollen dich informieren und inspirieren. Im Anschluss an das Manifest findest du sofort praktische Lösungsansätze für die von mir in meinen Prinzipien offengelegten Problemstellungen.

Als körperlich aktiver Mensch bist du in meinen Augen ein Held der Moderne, ganz gleich, welche Form der Bewegung oder des Trainings du für dich gewählt hast. Wenn du zu den Glücklichen gehörst, die das perfekte Trainingsprogramm gefunden haben – oder zumindest eins, das ihnen Spaß macht und ihrem Körper und Geist guttut –, dann hast du großen Applaus und einen ganz dicken Daumen nach oben verdient. Hast du dieses Programm noch nicht gefunden, dann heißt das nicht zwingend, dass du es noch nicht versucht hast, sondern vielleicht nur, dass du neben all den anderen Hindernissen, die der moderne Alltag dir in den Weg legt, einfach noch von keinem bestimmten Programm oder Konzept überzeugt wurdest. Und vielleicht stellst du nach dem Lesen dieses Buchs ja fest, dass du endlich ein System gefunden hast, das zu dir passt.

Für Menschen, die wieder in Form kommen wollen, gibt es keine einfache Antwort auf die Frage, welches Fitnessprogramm denn nun das Beste für sie ist. Die Fitnessindustrie bietet so viele verschiedene Ansätze, dass eine Durchschnittsperson auf der Suche nach dem richtigen leicht den Überblick verlieren kann. Ich möchte dir eine einfache Frage stellen. Sie mag etwas albern klingen, kann dir beim Beantworten der Frage, welches Fitnessprogramm für dich am sinnvollsten ist, aber vielleicht helfen. Die Frage lautet: Was ist das beste Fitnessprogramm für einen Tiger?

Musst du bei dieser Frage schmunzeln? Findest du sie sinnlos oder albern? Viel wichtiger ist doch: Wie lautet die Antwort? Wie würdest du einen wilden Tiger fit machen? Würdest du ihn aufs Laufband stellen? Oder ihm erklären, dass er auf einen BOSU-Ball springen und sich auf die Aktivierung seines Cores konzentrieren muss, weil das funktionell ist? Kannst du dir vorstellen, wie ein Tiger auf einem Fahrradergometer schwitzt und ständig seinen Puls checkt? Oder muss ein Tiger vielleicht gar nicht trainieren, weil er von Natur aus fit ist?

Hier ist meine Antwort: Um fit und gesund zu bleiben, muss sich ein Tiger so bewegen, wie sich ein Tiger im Rahmen seines natürlichen Biotops nun einmal bewegt, um täglich zu überleben. So einfach ist das. Tiger bewegen sich ganz natürlich, wenn sie ein freies Leben in der Wildnis führen, so wie es jedem Tiger – und jedem anderen wilden Tier – möglich sein sollte. Wilde Tiere bewegen sich ihr gesamtes Leben über so, wie es Natur und Evolution für sie vorgesehen haben, denn in der freien Natur sind eine natürliche Bewegung und Fitness wichtig für das Überleben und Fortpflanzen des individuellen Tiers und somit den Fortbestand der Art. Aus diesem Grund beginnt jedes neugeborene Tier schon sehr früh, die speziellen Bewegungsmuster auszubilden, die seiner Spezies eigen sind. Wenn wilde Tiere ihre Fitness also auf so natürlichem Weg perfekt ausbilden, warum in aller Welt sollten wir Menschen es ihnen nicht gleichtun? Weil wir keine Tiere sind? Weil wir schlau sind und Tiere nicht? Weil wir hoch und Tiere unterentwickelt sind? Oder weil wir dank der modernen Wissenschaft wissen, wie es besser geht? Wäre der Gedanke nicht viel logischer, wir Menschen könnten eine ganz erstaunliche Fitness ausbilden, indem wir einen unserer Spezies eigenen Bewegungsansatz nutzen, der methodisch, skalierbar, progressiv und sicher ist?

Gray Cook, ein renommierter Physiotherapeut und Experte für funktionelle Bewegungslehre, hat einmal gesagt: »Wir wurden dazu geschaffen, stark zu sein und würdevoll zu altern. Das Wiederentdecken authentischer Bewegungsmuster ist dafür der Anfang.« Vielleicht ist es höchste Zeit für einen gesunden und bedeutsamen Paradigmenwechsel, was die Art und Weise angeht, wie wir das Thema Training betrachten.

Nachdem du dieses Buch ganz gelesen hast, wird dir die Idee der »natürlichen Bewegung« wahrscheinlich ganz simpel erscheinen. Das hoffe ich zumindest. Du wirst hoffentlich entdecken, dass eine natürliche Bewegung dir eigentlich ganz vertraut ist, auch wenn sie lange Zeit kein Teil deines Lebens war, und dass du lediglich jemanden gebraucht hast, der dich mit der Nase darauf stößt, damit dir das Prinzip wieder bewusst wird.

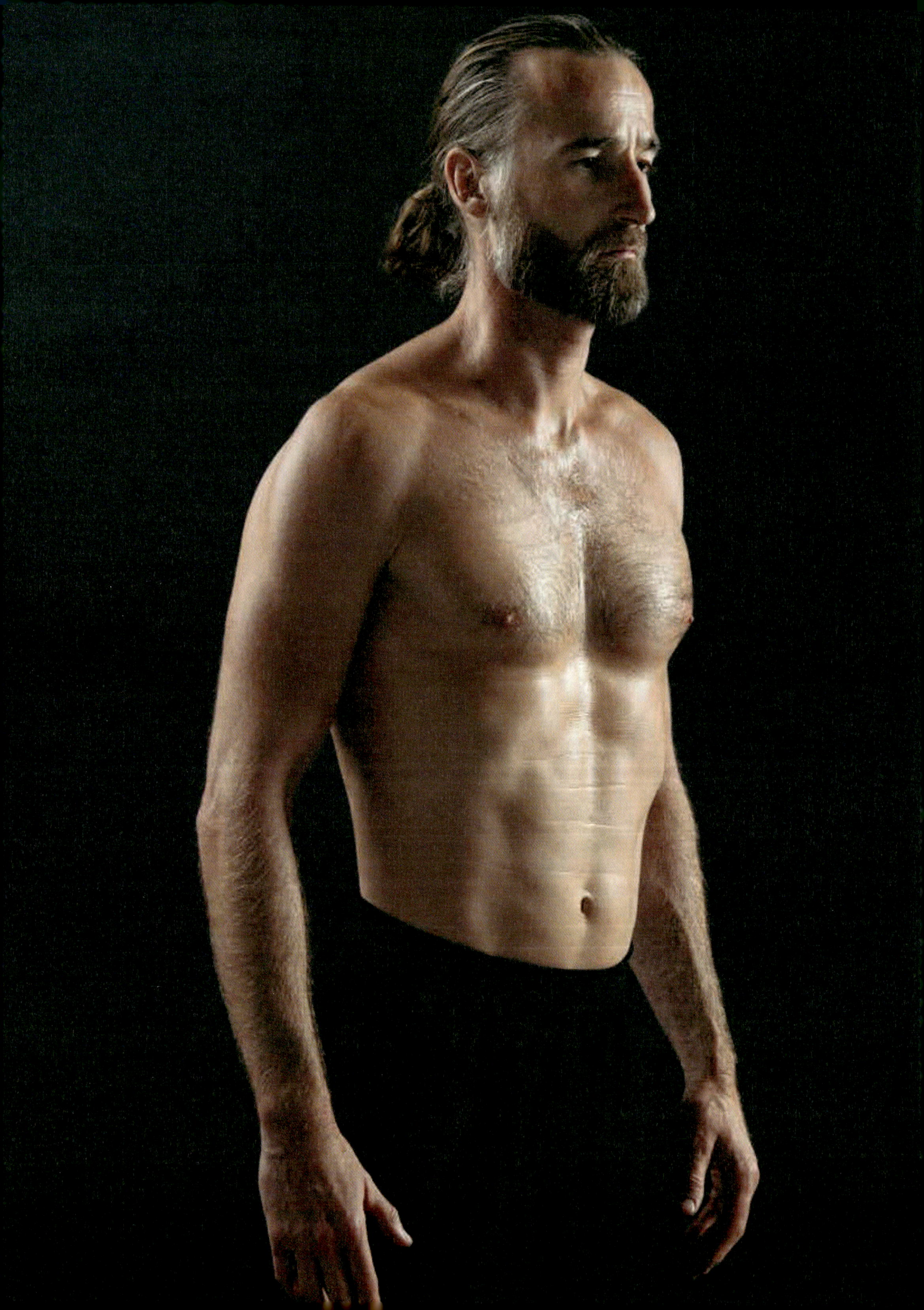

# 1

# Manifest

1 Evolutionär: »Natürliche Bewegung« leitet sich von der Art und Weise ab, wie wir Menschen uns seit Anbeginn unserer Spezies an das Leben in der Natur angepasst haben.

2 Instinktiv: Wir beginnen mit dem Ausbilden natürlicher Bewegungsmuster bereits als Säuglinge, ohne dass sie uns jemand erklären müsste.

3 Universell: »Natürliche Bewegung« ist eine Fähigkeit, die jedem Menschen angeboren ist, gleich welcher Ethnie, welchen Geschlechts oder welchen Alters.

4 Praktisch: Der Hauptzweck der »natürlichen Bewegung« ist es, beim Erfüllen grundlegender physiologischer Bedürfnisse von Nutzen zu sein.

5 Überlebenswichtig: »Natürliche Bewegung« sichert das Überleben in bedrohlichen Situationen und verbessert die biologische Fitness.

6 Nicht spezialisiert: Natürliche Bewegungsmuster stehen miteinander im Zusammenhang und beeinflussen sich gegenseitig.

7 Adaptierbar: Natürliche Bewegungen passen sich den verschiedenen Anforderungen und Variablen des alltäglichen Lebens an.

8 Umweltbezogen: Natürliche Bewegungen entstanden ursprünglich als Anpassungsverhalten auf die verschiedenen Umweltumgebungen, in denen frühe Menschen lebten.

9 Progressiv: Natürliche Bewegungsmuster werden Schritt für Schritt entwickelt und müssen ständig wiederholt werden, um sie zu bewahren.

10 Effizient: »Natürliche Bewegung« ermöglicht hohe Leistungsfähigkeit bei maximaler Effektivität und Sicherheit und gleichzeitig minimalem Energieverbrauch.

11 Achtsam: Konzentration und Bewusstsein ermöglichen eine effiziente »natürliche Bewegung«.

12 Kooperativ: Menschen setzen »natürliche Bewegung« vorrangig zum Vorteil der Gruppe oder Gemeinschaft ein, der sie angehören.

# *1* Evolutionär

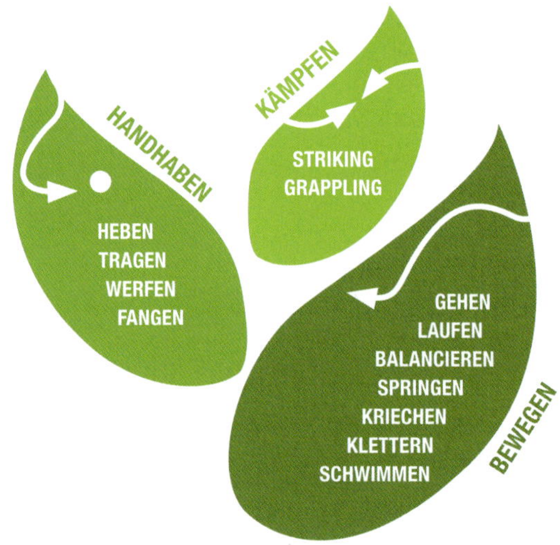


**»Wir vermögen mehr, als wir glauben. Wenn uns das bewusst wird, werden wir uns wahrscheinlich nicht mehr mit weniger zufriedengeben.«**

*Kurt Hahn*

## Evolutionärer Hintergrund

Stell dir vor, du gehst draußen in der Natur spazieren, vielleicht mit einer Gruppe enger Verwandter und Freunde, nur eben nicht jetzt, sondern vor 50 000 Jahren. Die Struktur deines Körpers sieht nicht anders aus als heute, aber deine Umgebung ist eine völlig andere. Alles ist wild, es gibt keine Straßen, keine Autos, keine Städte, keine Restaurants oder Einkaufszentren und keine Flugzeuge am Himmel. Du bist ein Jäger und Sammler, manchmal sogar ein Aasfresser, und deine hungrige Truppe will so viele nahrhafte Lebensmittel wie möglich auftreiben.

Zur Verfügung stehen dir nur primitive Hilfsmittel, aber dein Körper selbst ist eine erstaunlich leistungsfähige biologische Maschine. Vielleicht ist er ganz schlank und durchtrainiert – fit, wie man heute sagen würde –, vielleicht auch nicht. Auf jeden Fall ist er aber kräftig, flink, agil und widerstandsfähig. Zusätzlich zu diesen beneidenswerten physischen Qualitäten verfügst du außerdem über extrem scharfe Sinne, akute Wachsamkeit und mentale Stärke. Und nicht zuletzt verfügst du über Scharfsinnigkeit und Erfahrung, die bei der Planung effektiver Überlebensstrategien unerlässlich und der Kombination aus roher Kraft und stumpfem Geist weit überlegen sind. Unter Umständen musst du ein weitläufiges Gebiet erkunden und mit verschiedenen Umwelt- und Wetterbedingungen zurechtkommen, um zu jagen oder zu sammeln, was deine Gruppe zum Überleben benötigt. Was immer deine Überlebensstrategie auch sein mag, du brauchst effektive natürliche Bewegungen, um opportunistisch, anpassungsfähig und vor allem erfolgreich zu sein.

Deine Art zu leben zwingt dich ständig zu vielen verschiedenen, manchmal äußerst intensiven körperlichen Anstrengungen. Zwar sind auch längere Phasen der Ruhe und Erholung eine unerlässliche Komponente langfristigen Überlebens, für notorische Faulpelze ist in dieser wilden Zeit und Welt jedoch kein Platz. Deine Gruppe besteht deshalb aus ungezähmten, wilden und ursprünglichen Individuen. Mit anderen Worten: Du bist ein natürlicher Mensch und das Ausüben natürlicher Bewegungen ist für dich ein Muss und tägliche Realität. So sah der Alltag von Menschen und frühmenschlichen Lebewesen rund drei Millionen Jahre lang aus.

Bis vor etwa 12 000 Jahren etwas passierte, das die Überlebensstrategie der meisten Menschen auf der Erde radikal veränderte und ihr Leben tief greifend beeinflusste: die Erfindung der Landwirtschaft. Zwar war der Ackerbau in Verbindung mit Fischen, Jagen und dem Sammeln wilder Früchte zweifellos ein Vorteil im Kampf ums Überleben und entwickelte sich – gemeinsam mit der Viehzucht – schnell zur wichtigsten Methode der Lebensmittelversorgung, verursachte aus Sicht der Bewegungslehre aber auch zusehends physische Probleme.

Es dauerte nicht bis zum Beginn des Informationszeitalters oder gar der Industrialisierung, bis die Menschheit ihr physisches Verhalten dramatisch veränderte. Tatsächlich begann diese Veränderung bereits in der Ära von Ackerbau und Viehzucht. Weil wir uns plötzlich um Felder, Ernten und Tiere kümmern mussten, die sich auf räumlich begrenzten Flächen befanden, sanken die Distanzen, die wir täglich zurücklegen mussten, auf einmal erheblich. Niemand musste mehr kilometerweit laufen, um zur Arbeit zu gelangen. Die Veränderungen betrafen nicht nur die bloße Strecke, die wir täglich zu Fuß zurücklegten, sondern reduzierten auch die Vielfalt der Bewegungen, die wir regelmäßig ausführten, massiv. Felder wurden aller natürlichen Variablen beraubt und so zu künstlichen Anlagen. Bäume (lebend oder tot), Stümpfe, ungewünschte Vegetation und selbst Hügel und Senken im Boden wurden entfernt, sodass das Land vollständig kontrolliert und bewirtschaftet werden konnte. Felder waren nun flach, linear und berechenbar, natürliche Komplexität und Diversität gab es nicht mehr. Diese drastischen Veränderungen des Terrains zogen auch drastische Veränderungen unserer natürlichen Bewegungsmuster nach sich.

Aktivitäten, die vorher im Alltag lebenswichtig waren, wie Laufen, Springen, Balancieren, Kriechen oder Klettern, waren auf einmal nur noch selten gefragt. Sie verschwanden jedoch nicht gänzlich – kleine Kinder üben sie bis heute ganz instinktiv –, sie waren nur plötzlich nicht mehr die Norm. Es war auch nicht so, dass uns nun keine physischen Anstrengungen mehr abgefordert wurden. Im Gegenteil: Der menschliche Alltag wurde sogar noch anstrengender, weil Landwirtschaft damals ausschließlich aus körperlicher Arbeit bestand. Im Vergleich zur Bewegung der Jäger und Sammler war die Bewegungsvielfalt der Bauern aufgrund der Veränderungen an ihren Anbauflächen allerdings massiv limitiert.

Wenn man das grundsätzliche Bewegungsverhalten heutiger Jäger-und-Sammler-Kulturen betrachtet, die sich technologisch noch immer auf einem primitiven Niveau befinden, dann sehen wir, dass sie sich notwendigerweise ein breites Repertoire an Bewegungen bewahrt haben. Um genau zu sein, die gesamte Bandbreite der »natürlichen Bewegung«, inklusive Laufen, Kriechen, Springen, Balancieren, Klettern, Werfen, Fangen, Heben, Tragen und manchmal auch Schwimmen. Vielleicht üben sie nicht all diese Formen von Bewegung mit der gleichen Frequenz und Intensität aus – denn die Ausprägung und Verwendung bestimmter Bewegungsmuster hängt stets auch von den individuellen Fähigkeiten und der Umgebung ab, in der eine Menschengruppe lebt –, aber insgesamt lässt sich eine größere Bewegungsvielfalt beobachten als in Kulturen, die Ackerbau betreiben.

Es existiert ganz klar ein gravierender Unterschied zwischen unserem heutigen physischen Verhalten und dem unserer Urahnen sowie neuzeitlichen Kulturen von Jägern und Sammlern. Jahrmillionenlang wurden wir Menschen physisch und physiologisch von natürlichen Bewegungen in einer wilden Umgebung geformt. Ein paar Tausend Jahre waren für unsere Körper nicht genug, um uns genetisch an die Bedingungen neuzeitlicher Lebensverhältnisse anzupassen. Dieses evolutionäre Missverhältnis beeinflusst unseren Körper, unsere Gesundheit, unseren psychologischen Zustand und unser Leben. Die Evolution – also Millionen Jahre des Lebens in der freien Wildnis – bestimmt nicht nur, zu was wir imstande sind, sondern auch, was unsere Natur physisch und mental von uns erwartet. Menschen sind in unserer modernen Welt zwar noch nicht komplett fehl am Platz – einige unserer evolutionär bedingten Verhaltensweisen allerdings schon.

## Ein evolutionäres Missverhältnis: *Das* Zoomensch-Dilemma

Betrachten wir das typische physische Verhalten und die Bewegungsmuster eines modernen, zivilisierten Menschen. Ich möchte an dieser Stelle noch nicht auf die Künstlichkeit moderner Lebenswelten eingehen, die auch ein Grund für das evolutionäre Missverhältnis sind und oft als »Zoomensch-Zustand« bezeichnet werden. Zunächst geht es mir nur darum, wie wir uns in einer modernen Umgebung bewegen oder nicht bewegen.

Was tun wir, wenn wir aufwachen? Wir steigen aus dem Bett und gehen einige wenige Schritte in die Küche, wo wir uns zum Frühstück an den Tisch setzen. Oder wir gehen ins Bad, wo wir uns unter die Dusche stellen. Schon bald wird es dann Zeit, uns auf den Weg zur Arbeit oder zur Schule zu machen. Vielleicht müssen wir dafür einen kurzen Weg zu Fuß zurücklegen, zum Auto, zur Bushaltestelle oder zum Bahnhof. Einige wenige, körperlich aktive Menschen fahren mit dem Rad. Doch selbst die sitzen, während sie fahren.

In der Schule oder auf der Arbeit nehmen wir sofort Platz, um mit unseren Aufgaben zu beginnen. In der Mittagspause stehen wir vielleicht kurz auf und gehen ein paar Schritte zur Kantine oder in einen Imbiss, wo wir uns wieder setzen und essen, bis wir an unseren Arbeitsplatz zurückkehren. Über den Tag verteilt unterbrechen wir unsere sitzende Tätigkeit vielleicht hin und wieder, dann stehen wir auf und gehen hinüber zum Kaffeeautomaten (wo wir mitunter kurz stehen bleiben und plaudern), oder zur Toilette, wo wir uns wieder kurz hinsetzen.

Nach Feierabend kehren wir auf dieselbe Art nach Hause zurück, wie wir gekommen sind – also vermutlich im Sitzen. Am Ende des Tages fühlen wir uns müde und setzen uns aufs Sofa, wo wir entspannen wollen und Unterhaltung suchen. Oder wir setzen uns auf einen Stuhl, um noch mehr Zeit am Computer zu verbringen – entweder, um ein paar Überstunden zu machen, oder um uns in den sozialen Medien mit anderen zu vernetzen. Physisch aktive Menschen – die in der heutigen Gesellschaft eine Minderheit ausmachen – gehen nach Feierabend vielleicht in ein Sportstudio (natürlich sitzend, in privaten oder öffentlichen Transportmitteln) und trainieren im Sitzen an verschiedenen Fitnessgeräten. Und am Ende des Tages nehmen sie am Tisch Platz zum Abendessen.

Zum Schluss gehen wir noch ein paar Schritte zum Bett, um zu schlafen und den gesamten Ablauf am nächsten Tag zu wiederholen. Wie haben wir uns also den ganzen Tag bewegt? Wir haben überwiegend gesessen, sind ab und zu kurz aufgestanden, um ein paar Schritte zu gehen, und haben im Rahmen der Kommunikation höchstens noch ein paar Gesten mit den Händen gemacht.

**»Die menschliche Natur ist in einem engen Raum gefangen, wird Tag für Tag zur Unterwerfung gepeitscht. Wie können wir da über ihre Potenziale sprechen?«**

*Emma Goldman*

Wenn es deine hauptsächliche, wenn auch nicht einzige Art der täglichen Fortbewegung ist, über äußerst kurze Distanzen langsam auf einem ebenen Untergrund zu gehen, und du den übrigen Tag irgendwo träge herumsitzt, dann befindest du dich aus biologischer Sicht in einem Zustand der Bewegungsarmut. Wo sind da die Vielfalt und Abwechslung, die Häufigkeit und Intensität, die Effizienz und Anpassungsfähigkeit der Bewegung, zu denen wir dank der Evolution imstande sind? Nicht vorhanden. Im typischen physischen Verhalten eines modernen Menschen sind sie nicht erkennbar. Dieses Aktivitätsdefizit wird gemeinhin als »normal« angesehen, aber ist es das auch tatsächlich? Ist es natürlich? Ist es gesund oder erstrebenswert?

Evolutionswissenschaft und die simple Beobachtung des Verhaltens wilder Tiere zeigen, dass physische Untätigkeit nichts mit Faulheit zu tun hat, sondern eine überlebenswichtige Anpassung ist. Wenn du überleben willst, darfst du nicht deine gesamte Energie verschwenden. Du musst sie für Situationen aufsparen, in denen du sie wirklich brauchst, und darfst sie nur dann einsetzen, wenn es unbedingt nötig ist. Es handelt sich dabei um einen ähnlichen Überlebensinstinkt wie das Überessen in Situationen, in denen die Lebensmittelversorgung unsicher, unregelmäßig oder knapp ist. Gleichwohl sind wir zu »Biofaulpelzen« geworden, zu Menschen also, die ihr natürliches Wesen in einem Maße vernachlässigt haben – allem voran unseren angeborenen Drang nach ausreichend Bewegung –, dass wir in vielerlei Hinsicht Fremde in unserem eigenen Körper geworden sind.

Ich bezeichne physische Untätigkeit als Bewegungsarmut, und die führt zu physischer Schwäche, verminderter Gesundheit und Depressionen. Sie ist ein Zustand, den wir selbst verursachen und den sich aus biologischer Sicht niemand leisten kann.

Wir sind heute weit entfernt von den körperlichen Fähigkeiten und der täglichen Bewegungshäufigkeit und -vielfalt unserer Vorfahren. Stattdessen betrachten wir unseren Körper als Bürde. Wir versuchen, ihn zu ignorieren und trotzdem mit ihm klarzukommen, so als würde er überhaupt nicht zu uns gehören. Bewegung ist zu einer lästigen Unannehmlichkeit geworden, die unser Körper nun einmal erfordert und die wir – so gut es eben geht – zu vermeiden versuchen. Dauerhafte, fast vollständige physische Untätigkeit ist jedoch eine biologische Anomalie, ein Verhaltensfehler, durch den sich unsere physiologische Gesundheit und unser körperlicher Zustand langsam, aber sicher immer weiter verschlechtern. Wir müssen uns nicht erst in die Schwerelosigkeit des Weltalls schießen lassen, um Muskelmasse und Knochendichte zu verlieren. Körperliche Untätigkeit hier auf der Erde genügt dafür völlig.

Auch Bewegungstraining kann unerwünschte Folgen haben, die jedoch meist gering und nur von kurzer Dauer sind. Der stille Verfall durch Bewegungsmangel ist langfristig jedoch garantiert, der dabei entstandene Schaden meist irreversibel oder nur äußerst schwer wieder zu reparieren. Oft kennen die Betroffenen den Grund für ihre Leiden überhaupt nicht. (Natürlich ist Bewegungsmangel nicht der einzige Grund, aber einer der bedeutendsten.)

In einer Dokumentation, die ich einmal gesehen habe, besuchte ein Jäger und Sammler aus dem Amazonasgebiet die Vereinigten Staaten und ließ sich vom Moderator in einen Supermarkt führen. Er war völlig sprachlos, als der Moderator ein kleines Stück Plastik – eine Kreditkarte – für riesige Mengen Lebensmittel eintauschte. Noch perplexer war der Jäger und Sammler, als der Kassierer das Stück Plastik nach Ende des Bezahlvorgangs wieder zurückgab. Wie war es möglich, dass jemand Lebensmittel bezog, ohne sie gejagt oder gesammelt und ohne etwas dafür getauscht zu haben?

Ursprünglich war es uns Menschen nicht möglich, Lebensmittel zu beziehen, ohne uns dafür natürlich zu bewegen. Heute brauchen wir nur ein paar Klicks, unser Gehirn, unsere Augen und unseren Zeigefinger, um uns eine fertige Mahlzeit unserer Wahl ganz bequem überallhin zu bestellen. Natürlich kostet diese Annehmlichkeit Geld, das wiederum erst verdient werden muss, dieser Umstand ist jedoch nichts im Vergleich dazu, raus in die Natur zu gehen und dort stundenlang zu jagen. Wäre die »natürliche Bewegung« für uns Menschen auch heute noch eine Grundvoraussetzung der Lebensmittelversorgung, unsere Gesundheit und Vitalität würden sich durch die Bank weg dramatisch verbessern. Doch dieser Imperativ existiert eben nicht mehr.

Wir lachen über Filme wie *WALL·E*, in denen die Menschen der Zukunft nicht mehr in der Lage sind, aufzustehen und umherzulaufen, und bemerken dabei gar nicht, dass Laufen schon heute praktisch zu einer optionalen Komponente unseres modernen Alltags geworden ist. Wenn wir schon heute kaum noch laufen müssen, dann werden wir es in Zukunft vermutlich gar nicht mehr tun, bis das Laufen nur noch eine blasse Erinnerung geworden ist und die Leute sagen werden: »Was, du willst mir erzählen, dass die Menschen sich früher ernsthaft mit ihren Körpern BEWEGT haben? Das glaub ich doch nicht!« Das Attribut »gut in Form« zu sein, könnte nach den Standards der modernen, zivilisierten Gesellschaft bald nicht mehr bedeuten als die erstaunliche Fähigkeit, ohne technologische Hilfe selbstständig aufstehen zu können.

Was passiert, wenn heranwachsende, junge Menschen ausschließlich von Erwachsenen in katastrophaler körperlicher Verfassung umgeben sind, die sich nur schwerfällig und mit viel Mühe bewegen können und körperliche Anstrengungen meiden? Was, wenn stundenlanges Stillsitzen in der Schule eine tägliche Pflicht ist und Schüler, die ihren Bewegungsdrang nicht kontrollieren können, als »unruhig« oder »hyperaktiv« bezeichnet werden? Dann werden diese Kinder unterbewusst die Ansicht übernehmen, dass wir Menschen nun mal einen untauglichen, unfitten und vielleicht sogar funktionsuntüchtigen Körper besitzen. Sie werden glauben, dass körperliche Untätigkeit die Norm ist, ein ganz normales und alltägliches Verhalten. Obwohl die »natürliche Bewegung« bei kleinen Kindern ein äußerst starker Drang und ein angeborenes Bedürfnis ist, hat der Großteil von uns schon früh gelernt, diesen Drang zu unterdrücken, ihm zu misstrauen, ihn nicht zu beachten und ihn manchmal sogar zu verlachen. Auf Bäume klettern ist schließlich nur was für Affen, herumkriechen für Krokodile und springen für Kängurus. All diese Bewegungen gelten als seltsames Tierverhalten, das wir beim Heranwachsen ablegen sollen, um das Leben, aber auch unser Training, eines Tages endlich mit der nötigen Ernsthaftigkeit anzugehen. In Wahrheit sind wir Menschen – abgesehen von denjenigen mit angeborenem Handicap – jedoch nicht schlecht im Bewegen. Und wir sind ganz sicher nicht dazu geboren, es überhaupt nicht zu tun. Bewegung gewöhnt man sich nicht an, wir bewegen uns von Geburt an.

**» Wer sich nicht bewegt, spürt seine Fesseln nicht.«**

*Rosa Luxemburg*

Alejandro Jodorowsky hat einmal geschrieben: »Vögel, die in einem Käfig geboren werden, glauben, dass fliegen eine Krankheit ist.« Warum fürchten Menschen stets, sich bei körperlichen Aktivitäten zu verletzen, und verstehen dabei nicht, dass der Schaden für den Körper viel größer ist, wenn wir uns nicht bewegen?

Hat man auch dir beigebracht, dass Bewegung nur eine mögliche Option oder, schlimmer noch, eine lästige Bürde ist? Nichts ist falsch an Bewegung, sich nicht bewegen ist dagegen das Falscheste, was du tun kannst. Viele von uns stecken fest in einer Art selbst auferlegten Bewegungskomas, das zu einer der am weitesten verbreiteten Formen des Selbsthasses in unserer modernen Gesellschaft geworden ist. Körperlich nicht aktiv zu sein, ist nicht mehr länger ein Luxus, den sich nur Reiche finanziell leisten können. Es ist eine Lebensverarmung, die sich aus biologischer Sicht niemand – egal ob arm oder reich – leisten kann. Körperliche Untätigkeit ist eine biologische Anomalie, ein künstliches Verhalten, eine kulturell auferlegte Gefangenschaft und ein selbstzerstörerischer Habitus. Ein Bewegungsdefizit führt nicht nur zu weniger Kraft und Gesundheit in unserem Leben, sondern zu weniger Leben in unserem Leben. Deshalb müssen wir diesen Zustand hinter uns lassen und uns buchstäblich in Bewegung setzen.

# *Die* Bedeutung *der* Natürlichkeit

Der berühmte Genforscher Theodosius Dobzhansky sagte einst: »Nichts in der Biologie ergibt einen Sinn, außer im Licht der Evolution.« Die Biologie ist das Studium lebender Organismen, unterteilt in spezifische Fachbereiche, in denen Morphologie, Physiologie, Anatomie, Verhalten, Herkunft und Verbreitung dieser Organismen erforscht wird. Als lebendige Wesen besitzen wir eine menschliche Morphologie, Physiologie und Anatomie, die Elemente einer gemeinsamen Biologie sind, welche wiederum auf unsere gemeinsame Vergangenheit als tierische Spezies zurückgeht. Unser Bewegungsverhalten, das grundlegende Bewegungsreflexe, -fähigkeiten und -bedürfnisse umfasst, ist ein so wichtiger Teil dieser Biologie, dass er unsere physiologischen Funktionen, unser menschliches Erscheinungsbild und – zumindest ursprünglich einmal – unsere Überlebenschancen in großem Maße beeinflusst. Die »natürliche Bewegung« ist also ein Produkt der Evolution oder, mit anderen Worten, des Lebens und Überlebens in der Natur über einen langen Zeitraum hinweg. Sozial, kulturell oder kreativ beeinflusstes Bewegungsverhalten mag ein neuer, klitzekleiner Baustein der Bewegungsvielfalt im Repertoire menschlicher Bewegungen sein, aber weder ist es das Fundament natürlichen menschlichen Bewegungsverhaltens noch ist es ein befriedigender Ersatz dafür.

Wenn wir also nach einer Trainingsmethode suchen, die unserer Biologie entspricht, dann müssen wir uns an der gemeinsamen Vergangenheit unserer Spezies orientieren und uns fragen: Wie haben wir uns früher bewegt? Das Hauptkriterium, das eine physische Aktivität zur »natürlichen« Aktivität macht, ist, dass sie im evolutionären Sinne natürlich ist. Sie muss, vereinfacht gesagt, ein natürliches Ergebnis der Evolution sein. Ist sie das nicht, dann handelt es sich dabei auch um keine echte »natürliche Bewegung«. Oder, um es mit Dobzhansky zu sagen: »Nichts Natürliches ergibt einen Sinn, außer im Licht der Evolution.« Die Evolution ist die Grundlage für Natürlichkeit und deshalb auch eines der Grundprinzipien der »natürlichen Bewegung«.

Was bedeutet »natürliche Bewegung« für einen Tiger, Adler oder Delfin? Sich zu bewegen wie ein wilder Tiger, Adler oder Delfin in freier Natur. Woher kommen die Bewegungsmuster und Fähigkeiten, die sie dabei einsetzen? Sie sind im Laufe der Evolution ihrer ganz eigenen Spezies entstanden. Um für das Leben und Überleben in freier Natur optimal angepasst zu sein und zu bleiben, machen Tiger keine Burpees, Hampelmänner oder Crunches. Sie verwenden auch keine Fitnessgeräte oder machen an verschiedenen Tagen Kraft- und Beweglichkeitstraining (was nicht heißen soll, dass wir Menschen aus diesen Trainingsmethoden nicht auch Vorteile ziehen können). Sie müssen sich einfach nur bewegen wie andere Tiger, also gewissermaßen »natürliche Tigerbewegung« üben. Sie brauchen keinen Enten-, Krebs- oder Bärengang. Sie bewegen sich wie Tiger, denn zu Tigern haben sie sich im Rahmen der Evolution entwickelt, nicht zu irgendeiner anderen Tierart, und sie müssen auch keine andere Tierart imitieren, um herauszufinden, wie ihre eigene »natürliche Bewegung« auszusehen hat.

Welche Bewegungsfähigkeiten ein Tier besitzt, hängt von seiner Art ab. Diese spezifischen Bewegungen machen diese Tiere schon immer, weshalb Tiger nicht durch die Luft fliegen, Adler nicht im Meer schwimmen und Delfine nicht auf Bäume klettern können. Wir Menschen können unsere Biologie kleinreden, unterdrücken oder ausblenden, aber wir können uns biologisch nicht neu erfinden. Entscheiden wir uns dennoch, auch weiterhin einen biologisch völlig unpassenden Lebensstil zu führen, dann führen wir damit einen Kampf gegen die Natur, den wir nicht gewinnen können. Auch wenn wir menschengemachte Regeln verändern können, die Gesetze der Natur sind unumstößlich. Niemand besiegt die Biologie, wir besiegen höchstens uns selbst. Entweder sind wir für die Biologie – oder wir sind gegen sie.

Moderne Fitnessprogramme stützen sich auf Konzepte, Theorien, Konventionen, selbst auf Kreativität, aber eben nicht auf Millionen Jahre menschlicher körperlicher Aktivität, draußen in der Wildnis. Sie sind nicht das Ergebnis von Evolution, sondern eben nur von Konzepten, Theorien, Konventionen oder Kreativität. Manche mögen natürliche Elemente besitzen, doch sie sind dennoch nicht das, was ich als »natürliche Bewegung« definiere. Ich möchte an dieser Stelle unterstreichen, dass ich, indem ich ihre Natürlichkeit anzweifle, in keiner Weise den Nutzen oder inhärenten Wert anderer Methoden der körperlichen Ertüchtigung anzweifeln möchte. Ich will damit nur sagen, dass diese Methoden eben nicht natürlich und keine »natürliche Bewegung« sind. Ich werde auf diesen Gedanken genauer eingehen, wenn ich später im Buch noch andere Prinzipien diskutiere.

Um der Idee evolutionsbasierter Natürlichkeit zu entsprechen, musste der Ursprung der Bewegungsfähigkeiten, die im Rahmen eines Programms praktiziert werden, bis zu unseren frühesten Ursprüngen zurückverfolgbar sein – nicht 1000 Jahre zurück, auch keine 10 000 Jahre, sondern 100 000 oder gar Millionen von Jahren zurück.

Seit der Zeit unserer frühesten menschlichen Vorfahren konnten wir unsere natürlichen Bewegungsfähigkeiten an die drei Millionen Jahre lang entwickeln. Nicht schlecht, oder? Einige Bewegungen haben wir so lange geübt, dass sie nicht nur unsere Anatomie, Morphologie und Physiologie, sondern unser gesamtes Verhalten, unsere Reflexe und sogar unsere Hirnstruktur und Psychologie fundamental beeinflusst haben. Eine so extreme Zeitspanne lässt selbst eine »uralte« Methode von vor 5000 Jahren fast wie den neusten Schrei erscheinen. »Natürliche Bewegung« ist seit Anbeginn der Menschheit ein Fitnesstrend.

»Fit« zu sein ist die Grundvoraussetzung für körperliche Aktivität. Nur indem man körperlich aktiv ist, erlangt man jedoch die Fitness, die für körperliche Aktivität nötig ist. Für die »natürliche Bewegung« muss man nicht »fit« sein. Im Gegenteil brauchst du die »natürliche Bewegung«, um fit zu werden und zu bleiben. Bewegung ist also die eigentliche Grundvoraussetzung. Glaub mir, es wird dich nicht umbringen, wenn du die »natürliche Bewegung« einmal ausprobierst. Vielmehr wird sie dich stärker wiederbeleben, als du das je für möglich gehalten hättest. Training sollte keine lästige Aufgabe, keine Bürde oder Bestrafung und kein Bewältigungsmechanismus sein. Es sollte befreien, vitalisieren und körperlich wie mental stärken. Und das tut es auch, wenn Ansatz, Modalität, Ausrüstung und die verschiedenen Trainingseinrichtungen sich eher zu mehr Natürlichkeit als zu Künstlichkeit und Technologie hin entwickeln würden. Wir haben fast einen Punkt erreicht, an dem wir Menschen glauben, dass Sport- und Fitnesssysteme die Ursprünge unserer Bewegung bilden, obwohl doch unsere evolutionär natürlichen Bewegungen alle Sport- und Fitnessdisziplinen überhaupt erst möglich machen.

Sport und Training sind nicht dafür verantwortlich, dass du dich natürlich bewegen kannst. Die »natürliche Bewegung« ist der Grund dafür, dass du in der Lage bist, Sport zu treiben und zu trainieren. Gleichwohl finden einige Elemente der »natürlichen Bewegung« nicht im Fitnessstudio, sondern auf dem Sportplatz oft am häufigsten und stärksten Ausdruck. Laufen, Rennen, Springen, Balancieren, Klettern, Werfen, Fangen oder Heben sind natürliche Bewegungsfähigkeiten, die in einer Vielzahl von Sportarten eingesetzt werden. (Warum man diese Fähigkeiten losgelöst im Rahmen eines körperlichen Trainings nicht als »natürliche Bewegung« bezeichnet, erläutere ich in meiner Erklärung zu Prinzip 6, »Nicht spezialisiert«.)

Es verstößt gegen geltende Political Correctness zu sagen, unsere moderne Gesellschaft sei größtenteils physisch degeneriert – obwohl es ganz offensichtlich genau so ist. Wir müssen uns dazu nur die alarmierenden Gesundheitsstatistiken ansehen, die belegen, dass wir immer ungesünder werden.

Wie konnte es passieren, dass moderner Komfort unseren evolutionären Anlagen so schlecht entspricht und ihnen derart schadet? Eine Gesellschaft, in der sich die medizinische Technologie ständig weiterentwickelt, sich die Gesundheit der Menschen aber immer weiter verschlechtert, ist am Ende trotzdem nur eine Gesellschaft, die gerade so überlebt. Ein gesunder Lebenswandel ist nicht mehr nur eine biologische Notwendigkeit oder simple individuelle Entscheidung, sondern eine persönliche und soziale Pflicht.

**» Konsultiere einen Arzt, bevor du ein Programm physischer Inaktivität beginnst. Ein Leben im Sitzen ist anormal und gefährlich für deine Gesundheit.«**

*Frank Forencich*

Physische Aktivität birgt eine Reihe umfassend dokumentierter gesundheitlicher Vorteile und jede Art von Leibesertüchtigung ist besser als komplette körperliche Untätigkeit. Doch ich zäume das Pferd von hinten auf. Eigentlich müsste es heißen: »Chronische körperliche Untätigkeit birgt umfassend dokumentierte negative gesundheitliche Folgen.«

Um die physischen und mentalen Defizite und Leiden, die durch den Unterschied zwischen unserem heutigen Lebensstil und dem unserer Vorfahren entstanden sind, zu lindern oder zu maskieren, haben wir Menschen eine Reihe verschiedener Bewältigungsmechanismen erfunden. Fitnesstraining, in seiner modernen und konventionellsten Form, ist ein solcher Mechanismus. Wir verlieren unsere wichtigen körperlichen Fähigkeiten nicht deshalb, weil wir etwa zu wenig Ausdauereinheiten oder Kraftübungen absolvieren, nicht, weil wir zu wenig Sport treiben, sondern weil wir uns weniger natürlich bewegen, als wir eigentlich müssten.

Das Gegenmittel für die negativen Folgen eines falschen Lebensstils können nicht noch mehr Medikamente oder bessere Medizintechnik sein, sondern ein besseres Verhalten, und das beginnt damit – oder beinhaltet zumindest –, wie wir uns bewegen. Der Grund, gleichzeitig aber auch die Lösung für viele physische Dysfunktionen, ist unser Bewegungsverhalten. Tief in uns drin tragen wir noch das Bewegungsverständnis unserer Vorfahren. Es wartet nur darauf, wiedererweckt zu werden. Wir modernen Menschen können lernen, die uralte Biotechnologie, die unser Körper darstellt, wieder zu verstehen.

Auch wenn ein natürlicher Fitnessansatz aus einer evolutionären Perspektive erwächst, sollte ein wirklich »evolutionärer Fitnessansatz« das Üben derjenigen menschlichen Bewegungsfähigkeiten in vollem Umfang beinhalten, die in evolutionärer Hinsicht natürlich sind. Evolution und Biologie sollten bestimmen, was du trainierst – und Beobachtung, Ausprobieren und optional auch die Wissenschaft sollten bestimmen, wie du trainierst. Natürliche Bewegungen sind im Fitnessbereich so etwas wie Bioprodukte bei Lebensmitteln.

Es genügt jedoch nicht, Menschen einfach zu sagen, sie sollen auf einen Baum klettern, damit sie sich natürlich bewegen. Wenn es so einfach wäre, wären schon Millionen Leute dabei. Die Lösung kann aber natürlich auch nicht sein, Komfort und moderne Annehmlichkeiten radikal abzulehnen und wieder wie Höhlenmenschen zu leben oder auf primitive, unvernünftige Art zu trainieren. Das Wiederaufwärmen sogenannter funktionaler, aber eigentlich konventioneller Übungen ist nichts als bedeutungslose Effekthascherei, selbst wenn sie mit einem hippen, evolutionären Überbau und ursprünglich und wild klingenden Namen versehen werden. Unsere evolutionäre Bewegung und unser physisches Potenzial sind keine unterentwickelten, längst überholten Phänomene, die in der Vergangenheit vergraben bleiben sollten. Sie besitzen noch immer Relevanz. Die »natürliche Bewegung« war von jeher eine zeitlose, biologische Notwendigkeit – und wird es auch immer sein. Was wir brauchen, ist eine gut durchdachte, effektive und systematische Fitnessmethode, basierend auf dem Training aller evolutionär natürlichen Bewegungsfähigkeiten und vernünftigerweise selbstverständlich auch den Erkenntnissen der Sportwissenschaft, mit deren Hilfe Programme entwickelt werden können, die so effektiv wie möglich sind. Die »natürliche Bewegung« ist zeitlos – und doch wurde sie schon viel zu lange von der modernen Fitnessbranche ignoriert.

**» Natürliche Bewegung war von jeher eine zeitlose biologische Notwendigkeit.«**

*Erwan Le Corre*

# 2
# Instinktiv

**»Das Wesen des Instinkts ist es, dass man ihm folgt, ohne einen Grund dafür zu haben.«**

*Charles Darwin*

Im Laufe der Evolution werden biologische Merkmale – darunter natürliches Bewegungsverhalten und -fähigkeiten – innerhalb einer Spezies von Generation zu Generation weitergegeben. In diesem Sinne ist Evolution nicht etwas, das vor sehr langer Zeit passiert ist, sondern ein fortlaufender Prozess von der Vergangenheit bis heute in die Gegenwart – und du bist ein Teil davon.

Kannst du dich daran erinnern, wie es war, als du dich zum ersten Mal bewegt hast? Vermutlich nicht, weil dieser Moment schon sehr früh in deinem Leben stattfand. (Tatsächlich hast du dich schon im Bauch deiner Mutter bewegt, noch bevor du geboren wurdest.) Experten bezeichnen die frühe Phase motorischer Entwicklung eines Kindes als »Entwicklungsphase« und diese umfasst nicht nur die physiologischen Aspekte des physischen Wachstums eines Kindes, sondern auch dessen grundlegende motorische Fertigkeiten: die Fähigkeit, sich zu bewegen und seine Umgebung zu beeinflussen. Dies ist auch die frühe Entwicklungsphase der »natürlichen Bewegung«. Das Aneignen der Fähigkeit, dich zu bewegen, ist für dein späteres Leben und Überleben derart wichtig, dass du damit schon beginnst, bevor du überhaupt einen Gedanken formulieren, geschweige denn ein Wort sprechen kannst. Weil sie ein fundamentaler Bestandteil deines biologischen Überlebensplans ist, ist die »natürliche Bewegung« ein mächtiger evolutionärer Trieb und ein instinktives, angeborenes Verhalten.

Aus diesem Grund beginnen Säuglinge irgendwann, sich ganz natürlich zu bewegen, ohne dafür irgendeine Art von Anleitung oder visueller Demonstration zu benötigen. Sie folgen einfach einer für die Spezies spezifischen Entwicklungssequenz und Hierarchie von Bewegungsmustern, die bei fast jedem Kind gleich sind. Spezifisch für die Spezies deshalb, weil sie mit der evolutionären Ausstattung und den besonderen Fähigkeiten unserer menschlichen Spezies zusammenhängen. Menschenkinder werden nicht ständig mit den Armen schlagen, wie junge Vögel dies instinktiv mit ihren Flügeln tun, um sich aufs Fliegen vorzubereiten. Fliegen ist eine »natürliche Bewegung« für die meisten Vogelarten, aber eben nicht für uns Menschen. Später tun Menschenkinder vielleicht aus Spaß mal so, als seien sie Vögel, aber in dieser frühen Phase, um die es hier geht, ahmen sie keine anderen Tiere nach und auch keine anderen Menschen. Sie beginnen einfach instinktiv, sich wie welche zu bewegen.

Während der ersten Monate ihres Lebens und noch bevor sie laufen können, lernen Säuglinge, ihren Kopf aufrecht zu halten; sich von der Seite auf den Rücken zu drehen; ihren Körper mithilfe der Arme aufzurichten, wenn sie auf dem Bauch liegen; Objekte mit ihren Händen und Armen zu greifen; selbstständig zu sitzen; auf ihren Händen und Knien zu krabbeln und sich in eine stehende Position hinaufzuziehen, bis sie irgendwann

**»Da gibt es eine Stimme, die keine Worte benutzt – höre ihr zu.«**

*Dschalal ad-Din Rumi*

schließlich ohne fremde Hilfe gehen können. Viele Eltern sind stolz darauf, dass sie ihren Kindern »beigebracht« haben zu laufen. Doch genauso wie die verschiedenen Bewegungsmuster aus ihren ersten Lebensjahren, die übrigens nicht weniger komplex sind und sich genauso schwierig aneignen lassen, lernen Kinder das Laufen auch ohne aktives Zutun der Erwachsenen.

Ich will damit nicht sagen, dass verbale Instruktionen oder visuelle Beispiele in einer späteren Entwicklungsphase des Kindes keine wichtige Rolle spielen können. Doch in dieser sehr frühen Phase sind sie unnötig.

Ich sage auch nicht, dass Kinder und Erwachsene ihr gesamtes Potenzial der »natürlichen Bewegung« ohne jegliche Form von Anleitung, nur durch puren Instinkt entfalten können. Beispielsweise sind schon kleinsten Kindern grundlegende kämpferische Bewegungsmuster wie Greifen, Schlagen und Treten angeboren. Diese einfachen, instinktiven Fähigkeiten müssen jedoch in vielen Stunden des Trainings verfeinert, erweitert und durch fortgeschrittene Techniken ergänzt werden, damit die Kinder als Erwachsene einmal in der Lage sind, wirklich zu kämpfen.

**» Unterschätzen Sie niemals die Macht Ihres Instinkts.«**

*Barbara Corcoran*

Selbst in einer späteren Phase, wenn wir uns Techniken selbst beibringen oder mithilfe der Anleitung anderer erlernen, spielt Instinkt – ein genetisches Programm, das tief in unserem Gehirn und unserem zellulären Gedächtnis verankert ist – bei der Entwicklung weiterer Bewegungsfähigkeiten eine wichtige Rolle. Unsere Vorfahren hatten zwar keinerlei konzeptuelles oder systematisches Wissen dazu, wie man korrekt trainiert und sich fit hält, dennoch waren sie ganz ohne Frage physisch stark, agil, leistungs- und widerstandsfähig genug, um selbst widrigste Bedingungen in der Wildnis zu überleben. Mit anderen Worten: Hätten die ersten Menschen moderne Trainingsgeräte oder Fitnessübungen für ihre physische Entwicklung gebraucht und hätten wir auf die Erkenntnisse der Sportwissenschaft warten müssen, die uns Regeln und Programme zur optimalen Leibesertüchtigung an die Hand gibt, dann hätten unsere Vorfahren nicht überlebt und wir wären heute nicht hier und in der Lage, über dieses Thema zu diskutieren. Selbst heute noch müssten wir dann Personal Trainer mit Fitnessgeräten in die entlegensten Winkel der Erde entsenden, um Jäger-und-Sammler-Völkern beizubringen, wie sie »in Form« kommen, um zu überleben.

Über die Jahre habe ich viele Fitnesstrainer beraten, die vor allem drinnen arbeiten und ihre Muskulatur mit Isolationsübungen und an Maschinen trainieren. Und obwohl ihre Muskulatur gut aussah, waren ihre Bewegungsfähigkeiten in der freien Natur, wie Laufen, Springen, Balancieren, Klettern und so weiter, bestenfalls grenzwertig. Die »natürliche Bewegung« hat mit etabliertem Fitnesstraining absolut nichts zu tun. Beide besitzen weder denselben Zweck noch nutzen sie dieselben Methoden und haben demzufolge logischerweise auch völlig unterschiedliche Ergebnisse zur Folge. Instinkt, Notwendigkeit, Beobachtungsgabe, gesunder Menschenverstand, Übung und Erfahrungen aus dem Alltag waren alles, was unsere Vorfahren zur Verfügung hatten. Und auf mehr können Millionen von Menschen, die noch heute sehr naturverbunden leben, auch nicht zurückgreifen. Ihre physische Entwicklung geschieht organisch, symbiotisch und experimentell – mit anderen Worten: natürlich. Das hat vor Tausenden von Jahren schon ganz gut funktioniert und funktioniert auch heute noch.

Kannst du dir vorstellen, dass kleine Kinder ganz spontan irgendwelche segmentierten, mechanistischen, simplen und monotonen Übungen wie Bizeps -Curl oder Crunch ausführen, um fit zu werden und ihre physische Entwicklung in Gang zu bringen? Dass sie Kraft- und Konditionstraining brauchen, um ihre ganz natürlichen Bewegungen ausführen zu können? Natürlich nicht. Ein derart konventioneller Fitnessansatz ist in keiner Weise Teil des instinktiven, natürlichen Prozesses der Entwicklung unserer Physis und Bewegung. Kein wissenschaftsbasiertes Trainingsprogramm könnte das evolutionäre »Programm« ersetzen oder gar verbessern, das von Natur aus in jedem von uns installiert ist. Kinder lernen die gesamte Bandbreite der »natürlichen Bewegung« durch instinktives Üben. Der Trieb danach ist so stark, dass sie ihm nicht widerstehen können, sodass sie sich im Wachzustand praktisch konstant bewegen, selbst wenn sie von Erwachsenen umgeben sind, die physisch nicht im Entferntesten so aktiv sind, was Vielfalt, Frequenz, Intensität, Komplexität und Umfang ihrer Bewegungen angeht. Obwohl Erwachsene die meiste Zeit über auf erhöhten Oberflächen sitzen, ohne sich dabei großartig zu bewegen oder ihre Position zu verändern, sitzen Kinder gern auf dem Boden, wechseln dabei ständig von einer Position zur nächsten und sind praktisch konstant in Bewegung. Sie können gar nicht aufhören zu krabbeln und zu rollen, sich zu drehen, abzudrücken, heranzuziehen, etwas zu greifen oder zu werfen oder auf sonstige Art zu manipulieren, noch bevor sie in der Lage sind zu knien, aufzustehen, zu gehen, zu balancieren, zu rennen, zu klettern, zu springen und so weiter. Nicht falsch verstehen: Bewegungen am Boden sind nicht »simpler« als andere. Auch sie bestehen aus ausgeklügelten Mustern und erfordern spezielle Fähigkeiten, sodass viele Erwachsene inzwischen verlernt haben, wie sie richtig funktionieren, und oftmals überrascht sind, wenn sie sie wiederentdecken. Kinder sind aufgrund ihres instinktiven Bewegungsdrangs jedoch noch in der Lage, selbst komplexe Bodenbewegungen auszuführen.

Kleine Kinder kennen das Konzept gesellschaftlicher Konventionen oder andere Restriktionen, die ihren überschwänglichen Bewegungsdrang bremsen könnten, zum Glück noch nicht. Jede Umgebung ist für sie eine Möglichkeit, Neues zu entdecken, zu üben und ihre angeborenen Bewegungsfähigkeiten zu entwickeln. Kinder planen nicht bewusst, dies zu einer bestimmten Zeit, an einem bestimmten Ort, auf eine bestimmte Art und Weise oder mit einem bestimmten Ziel zu tun (zum Beispiel, um in den sozialen Medien damit zu protzen). Es ist ein unbewusster Impuls, der pure Ausdruck dessen, was sie als junge Menschenkinder sind. Sie können einfach nicht anders: Sie wachsen heran!

Tief in sich drin wissen Kinder, dass sie sich bewegen müssen, um groß und stark zu werden, und in diesem Zusammenhang ist ihnen jede Umgebung recht, ob draußen in der freien Natur oder drinnen, in künstlichen, von Menschen gemachten Räumlichkeiten. Kinder krabbeln unter einen Tisch genauso wie unter einen umgefallenen Baum und sie klettern auf ein Sofa genauso wie auf einen kleinen Felsen. Sie wollen keinen besonderen Ort, an dem sie ihren instinktiven Bewegungsdrang ausleben können, und brauchen ihn auch nicht. Stattdessen trainieren sie ganz opportunistisch. Zwar bezeichnen Erwachsene und Experten dieses Verhalten von Kindern häufig als »kreativ«, tatsächlich ist es aber eine unglaublich pragmatische und praktische Herangehensweise. Kinder erkunden nahezu unendlich viele Bewegungsvariationen, von denen die meisten elementar nützlich sind und andere wiederum für einen vernünftigen Erwachsenen, mit kulturell und gesellschaftlich vorgeprägtem Bewegungsverhalten, mitunter »verrückt« anmuten können. Erfinden Kinder wirklich neue Bewegungen oder tun sie dasselbe, was überall auf der Welt jedes andere Kind in ihrem Alter auch tut und was Generationen von kleinen Kindern vor ihnen, seit Anbeginn der Menschheit getan haben?

Wir glauben gerne, dass Kinder nur spielen. Und tatsächlich spielen sie sehr viel, doch geht es in diesem Spiel nicht nur darum, Spaß zu haben. Kinder spielen oft auf eine riskante, manchmal sogar aggressive und brutale Art und Weise. Sie loten ganz instinktiv ihre Grenzen aus, fordern sich selbst und gehen dabei Risiken ein. Würden wir Erwachsenen dabei mitmachen, müssten die meisten von uns schnell aufgeben, weil das vermeintliche »Kinderspiel« uns zu hart, zu schwer oder zu gefährlich wäre. Unsere sogenannten ausgewachsenen Körper wären mit ziemlicher Sicherheit nicht in der Lage mitzuhalten, so als seien sie für derart natürliche Bewegungen gar nicht geschaffen.

Ganz ohne Anleitung oder an subjektive Regeln und Konventionen zu denken, leben Kinder spontan ihre fantastische menschliche Körperlichkeit durch energetische Bewegungen mit unglaublich effektiver Simplizität und völliger Freiheit aus.

Und doch ist die Art und Weise ihres Erforschens nicht völlig zufällig. Das genetische »Programm«, das in jeder einzelnen ihrer Zellen steckt, verlangt bestimmte Ergebnisse und das Ausbilden bestimmter Fähigkeiten auf einem bestimmten Leistungsniveau. Und daran ist ganz und gar nichts Zufall. Wenn du siehst, wie ein Kind immer und immer wieder dieselbe Bewegung ausführt – zum Beispiel einen Sprung –, dann tut es dies nicht nur aus purem Spaß an der Freude, sondern weil Wiederholung der Schlüssel zu erfolgreichem Lernen ist. Ich habe zugeschaut, wie meine eigenen kleinen Kinder ausgelassen an Turnringen für Erwachsene in praktisch jeder denkbaren Variante geschwungen oder gehangen sind und sich gedreht haben. Ich habe aber auch gesehen, wie sie kurz darauf genau die gleichen Bewegungen hoch konzentriert ständig wiederholten, ohne dabei zu lächeln, ohne mich anzusehen und nach Bestätigung zu suchen und ohne sich sonst irgendwie ablenken zu lassen. Für sie ist Bewegung gleichzeitig Spaß und Ernst, freiwillig und engagiert, eine unbekümmerte und doch achtsame Übung.

Was ich mit all dem sagen möchte, ist, dass es ein Fehler wäre, die Aktivitäten von Kindern als bloßes »Spiel« abzutun. Es mag zufällig anmuten, erfolgt in Wirklichkeit aber vollkommen zielgerichtet. Es wirkt forscherisch und ist doch systematisch und repetitiv. Es sieht spielerisch aus, kann aber durchaus hart, herausfordernd und riskant sein. Kinder üben instinktiv die Fähigkeiten, die, zumindest aus evolutionärer Sicht, später ihr Überleben sichern sollen. Und dafür sind sowohl spielerische als manchmal auch ernsthafte, ganz und gar nicht spielerische Methoden notwendig. Spielen ist nur eine Komponente einer gänzlich instinktiven Strategie für optimale physische Entwicklung. Für Kinder ist dieses »Training« keine langweilige Pflicht. Im Gegenteil, meist bereitet es ihnen großes Vergnügen und Genugtuung, selbst wenn es beim sogenannten Spiel mal etwas derber und wilder zur Sache geht.

# *Das* Dilemma *der* Trägheit

Leider verliert unser instinktiver Drang nach Bewegung unter dem konstanten Druck gesellschaftlicher Konventionen und dem unwiderstehlichen Komfort und den Ablenkungen des modernen Alltags und neuer Technologien nur zu oft an Intensität oder verschwindet sogar völlig. Auch wenn kleine Kinder das schlechte Vorbild ihrer oft trägen Eltern noch kaum davon abbringt, sich in dem sicheren Umfeld, in dem sie sich üblicherweise befinden, viel und intensiv zu bewegen, wird dieser Bewegungsdrang, sobald sie älter werden, schließlich doch häufig davon beeinflusst, was ihnen Eltern und andere Erwachsene vorleben. Wenn Erwachsene, zu denen Kinder jeden Tag ihres Lebens aufblicken, körperlich kaum aktiv sind, den ganzen Tag sitzen, sich ohne Schmerzen nicht hinknien und keine Kniebeuge machen können, ohne umzufallen, dann nehmen Kinder dies unbewusst als Normalzustand wahr, übernehmen die eingeschränkten Bewegungsfähigkeiten der Eltern und halten eine »natürliche Bewegung« für überflüssig, für ein in den meisten Situationen »unpassendes« Verhalten, das man vermeiden sollte, weil es ohnehin viel zu gefährlich ist.

**» Durch Streben nach Normalität opfern wir definitiv unser eigenes Potenzial.«**

*Faith Jegede*

Dass manche Kinder die angeborene Lust, sich so zu bewegen, wie die Natur es vorgesehen hat, irgendwann verlieren, liegt nicht nur am fehlenden Vorbild vitaler und gesunder Erwachsener – oder anderer Kinder –, die täglich körperlich aktiv sind, sondern vor allem an der allgegenwärtigen Präsenz von Negativbeispielen: Erwachsenen und/oder Kindern, die genau das Gegenteil tun und höchstens Aufstehen, um ein paar Schritte zur nächsten Sitzgelegenheit zu gehen. Neben der Macht des Instinkts ist die Nachahmung der wohl stärkste Verhaltenstrieb, der uns zu dem macht, was wir sind. (Oder, wie ein altes Sprichwort sagt: »Der eine Affe macht's vor, der andere macht's nach.«) Wir Menschen sind hochintelligente, soziale Lebewesen, die eine Menge durch das direkte Beobachten älterer Menschen lernen. Wenn das erwachsene Vorbild eines kleinen Kindes aber nur ein schlechtes Beispiel für Bewegungsverhalten vorlebt, wird sich auch das Bewegungsverhalten des Kindes nicht so reichhaltig entwickeln, wie es eigentlich könnte.

Ich hatte das Glück, dass meine Eltern mich nicht nur dazu ermutigten, rauszugehen und mich zu bewegen, sondern mir auch verschiedene Beispiele dafür mit auf den Weg gaben – wenn auch nur bruchstückhaft –, was die »natürliche Bewegung« bedeutet. Unsere Eltern nahmen meine Brüder, Schwestern und mich ständig mit in den Wald, wo wir kilometerweit wanderten, egal bei welchem Wetter. Wir kletterten auf Felsen und Bäume, sprangen von einem Gesteinsbrocken zum nächsten oder hinunter auf den Boden, balancierten auf umgestürzten Bäumen, krochen durch die dichte Vegetation, rutschten Hänge hinunter und so weiter. Einen solchen natürlichen »Spielplatz« direkt vor der Haustür zu haben, war natürlich ein Segen, genauso wie meine Eltern, die ein hervorragendes Vorbild für mich waren und mir halfen, meine mentalen und körperlichen Grenzen immer wieder neu zu verschieben, während wir als Familie gemeinsam einer gesunden und körperlichen Beschäftigung nachgingen. Wie viele Kinder sehen heutzutage ihre Eltern, wie sie auf einen Baum klettern, und werden dazu ermutigt, es ihnen nachzumachen? Und wie viele bekommen stattdessen gesagt, sie sollen gerade nicht auf Bäume klettern, weil es viel zu gefährlich sei?

**» Es ist unmöglich zu übersehen, in welchem Ausmaß die Kultur auf Triebverzicht aufgebaut ist.«**

*Sigmund Freud*

Meine Geschwister und ich wuchsen, wenn man so will, in »Freilandhaltung« auf. Ich durfte alleine hingehen, wohin ich wollte, vor allem in den Wald. Und dort wollte ich tatsächlich so oft sein, wie ich konnte. Weil ich mich in der Natur stets gut gefühlt habe, aber auch, weil ich meinen »Radius« immer weiter vergrößern wollte. Wäre ich heute derselbe, wenn meine Eltern den ganzen Tag vorm Fernseher gesessen und mir gesagt hätten, ich solle nicht nach draußen gehen und keine »Dummheiten« anstellen, wie in der Gegend herumzuspringen oder zu klettern? Mein natürlicher Instinkt für die »natürliche Bewegung« wurde von beiden sowohl verbal als auch tatkräftig unterstützt – und so sollte es bei allen Kindern sein. Meine Mutter und mein Vater waren keine »Rabeneltern«, nicht achtlos oder fahrlässig, sondern sie vertrauten uns und mussten uns nicht ständig auf überfürsorgliche Art und Weise beaufsichtigen. Natürlich sind wir auch mal Risiken eingegangen – einige sogar –, doch wir waren dabei niemals unvernünftig, weil wir aufgrund unserer Erfahrungen über die Jahre gelernt hatten, realistisch einzuschätzen, was für uns sicher ist und was nicht. Und so ist auch nie etwas Schlimmes passiert.

Leider fehlt es den meisten Kindern heutzutage nicht nur an einem vernünftigen Vorbild für »natürliche Bewegung«, sie werden buchstäblich davon abgehalten, nach draußen zu gehen und die körperlichen Risiken einzugehen, die für eine optimale physische, psychische und emotionale Entwicklung wichtig sind. Stattdessen bekommen sie ständig gesagt, sie sollen stillsitzen und sich ruhig verhalten und werden ermutigt, sich überwiegend mit Unterhaltungselektronik zu beschäftigen. Ihnen wird laut, deutlich und omnipräsent die Botschaft vermittelt, dass Bewegung nur dafür sorgt, dass man schmutzig wird, sich verletzt und Ärger bekommt. Was ist wohl fahrlässiger: Kinder in ihrer Freizeit alleine auf Bäume klettern und draußen spielen zu lassen, sooft sie wollen, oder sie in der Wohnung einzusperren, wo sie fernsehen und mit Smartphone oder Tablet auf der Couch sitzen? Kinder, die das Glück haben, sich wenigstens auf extra für sie gebauten Spielplätzen frei bewegen zu dürfen, machen ihren Eltern vor, wie's geht. Nur dass die häufig gar nicht hinschauen, sondern auf der Bank sitzen und mit anderen Eltern plaudern oder wie gebannt auf ihre Smartphones starren, statt mit ihren Kindern zu interagieren. Immer wenn ich mit meinen Kindern in einem Park war, haben wir uns ganz natürlich bewegt. Andere Kinder blieben dann stehen und beobachteten uns, fassungslos über den Erwachsenen, der dort ihre »Sprache« beherrschte, die Sprache der »natürlichen Bewegung«. Oft versuchten sie, mir zu folgen und mir alles nachzumachen. Sie waren glücklich, endlich das Vorbild gefunden zu haben, nach dem sie unbewusst schon lange gesucht hatten.

Wir alle stehen gemeinsam an der Schwelle einer modernen Gesundheitskrise. Bewegungsarmut ist – neben ungesunder Ernährung, Stress und Schlafmangel – ein großer Teil des Problems. Sie bremst den Bewegungsinstinkt massiv und begrenzt Vielfalt, Frequenz und Intensität unserer Bewegungen. Bewegungsmangel sorgt bei Millionen und Abermillionen von Menschen auf der ganzen Welt für ein Verkümmern körperlicher Fähigkeiten. Zwar gibt es heutzutage mehr moderne Sportarten und Hobbys denn je, in denen wir unsere natürlichen Bewegungsfähigkeiten ausprobieren können – beim Frisbeespielen muss man zum Beispiel rennen, fangen und werfen –, doch wie viele Menschen beteiligen sich letztlich an solchen Aktivitäten? Alarmierend wenig. Und dieses Problem betrifft nicht nur Kinder, sondern auch die meisten Erwachsenen, die ihren Bewegungsinstinkt entweder schon verloren haben oder zur bedauernswerten Gruppe der Kinder gehörten, die nie die Möglichkeit bekamen, ihr natürliches Bewegungspotenzial voll zu entfalten. Was auch immer der Grund für deine Bewegungsarmut ist, du leidest unter ihren Folgen und merkst gar nicht, wie du das Grundproblem, das dahintersteckt, irgendwann an deine Kinder weitergibst.

In Prinzip 1, »Evolutionär«, habe ich erklärt, dass wir die »natürliche Bewegung« in unserem modernen, zivilisierten und bequemen Alltag nicht mehr zum Überleben benötigen. Sie wurde von einer absoluten Notwendigkeit zur bloßen Option degradiert, zu einem winzigen Element eines sogenannten »gesunden« Lebensstils. In unseren alltäglichen Bewegungen gibt es keinerlei Abwechslung, Intensität oder Anpassungsfähigkeit mehr.

Und was ist mit neuen Fitnesstrends und Trainingsmethoden? Sicher waren die meisten von uns schon einmal mächtig gelangweilt von den konventionellen Isolations- oder Maschinenübungen im Fitnessstudio um die Ecke. Hattest du jemals das Gefühl, dass solche Trainingsprogramme auf deinen natürlichen Bewegungsinstinkten beruhen oder sie befriedigen können? In Wirklichkeit sind herkömmliche Fitnessprogramme für die überwältigende Mehrheit der Menschen doch nicht viel mehr als eine lästige Pflichtaufgabe oder – schlimmer noch – eine Strafe dafür, dass sie nicht in Form sind. Konventionelles Fitnesstraining ist formelhaft, vorhersehbar, mechanistisch, reduktionistisch und steril. Die Übungen sehen aus und fühlen sich an wie Fabrikarbeit, das Fitnessstudio ist nichts weiter als eine Erweiterung deines Arbeitsplatzes.

Ruf dir noch einmal kurz das Prinzip »Evolutionär« ins Gedächtnis: Unser Körper und Geist sind geschaffen für eine »natürliche Bewegung« in der freien Natur und beide erwarten von uns, dass wir uns bewegen und physisch verhalten wie unsere wilden Vorfahren. Es stößt auf gesellschaftliche Akzeptanz, wenn ein Erwachsener ein »Workout« an einem Trainingsgerät absolviert. Würde er sich jedoch bewegen wie ein Kind oder einer unserer wilden Urahnen – also umherrennen, springen, balancieren, kriechen, klettern und so weiter –, dann würde man ihn schief anschauen, vor allem an Orten, die für sportliche Aktivitäten nicht »offiziell« gedacht sind. Wir sind in vielerlei Hinsicht zu zahmen, domestizierten Lebewesen geworden. Leider besteht der Prozess der Domestizierung auch aus Repression, Umlenkung, Zerstreuung und Unterdrückung unseres so wichtigen natürlichen Verhaltens. Unsere dysfunktionalen, beschränkten Bewegungsmuster und Aktivitäten sind die Folgen dieses Prozesses. Kein Wunder, dass den meisten von uns der Drang, sich zu bewegen, abhandengekommen ist! Und es verwundert auch nicht, dass moderne Menschen mitunter ganz »instinktiv« auf ineffektive Bewegungen zurückgreifen, wenn sie gezwungen sind, in unerwarteten Situationen physisch auf etwas zu reagieren. Denn ohne regelmäßiges

Üben und einen insgesamt gesunden Lebensstil wirst du mit Instinkt allein nicht weit kommen.

Wir müssen endlich aufhören, unser angeborenes Wesen zu unterdrücken und es stattdessen nähren. Normalität ist nicht unser Freund, sondern der stille Tod. Konventionelles Wissen besteht häufig nur aus Konventionen und kaum aus Wissen. Es ist an der Zeit, unseren natürlichen Bewegungsinstinkt bewusst, konstruktiv und nutzbringend physisch auszuleben. Schau dich auf einem Spielplatz mal um, wie sich die Kinder dort bewegen. Junge Kinder gehen mit dem besten Beispiel voran, weil sie noch nicht von den Fitnessgeräten und Personal Trainern großer Studioketten beeinflusst wurden und im Kopf immer noch frei genug sind, um ihren Bewegungsinstinkten zu folgen.

Kinder haben ihr natürliches Bewegungspotenzial noch nicht völlig ausgeschöpft, aber legen aktiv den Grundstein dafür, es später vielleicht einmal tun zu können. Sie vertrauen ihren menschlichen Instinkten, während Erwachsene ihnen ständig »beibringen«, es nicht zu tun. Wir müssen endlich aufhören, unsere eigene Animalität nur als »niedere« Form des Verhaltens anzusehen, sondern lernen, sie als Manifestation unserer biologischen Grundlagen und essenziellen Bedürfnisse zu schätzen, die wir nicht verleugnen sollten. Bist du hungrig, durstig, müde, sexuell erregt; kannst es kaum erwarten, nach draußen zu gehen, musst gähnen, niesen, tief durchatmen, dich am Hinterkopf kratzen oder an deinen Achseln riechen? Hallo, liebes Menschentier! Keine Sorge, mit dir ist alles in Ordnung, du bist ein biologisch lebendiges und aktives Lebewesen. Macht es dich weniger zum Menschen, diese Realität zu akzeptieren? Leiden darunter deine überlegene, abstrakte Intelligenz, deine moralische Integrität oder deine spirituelle Erhabenheit? Nicht im Geringsten.

Spontanes, forscherisches und instinktives Rückbesinnen auf die »natürliche Bewegung« ist der erste Schritt dazu, sie zu meistern, und ermöglicht dir, das gesamte System deines Körpers neu zu verdrahten, sodass es wieder so funktioniert, wie ursprünglich einmal vorgesehen. Sobald du die gewaltige Simplizität und das unglaubliche Potenzial der »natürlichen Bewegung« für deine Gesundheit und deine Fitnessziele wieder erkannt hast, ist es an der Zeit, über effektive Methoden und professionelle Anleitung nachzudenken, die dein natürliches Bewegungspotenzial auf das Niveau bringt, das es verdient (mehr dazu unter Prinzip 10, »Effizient«).

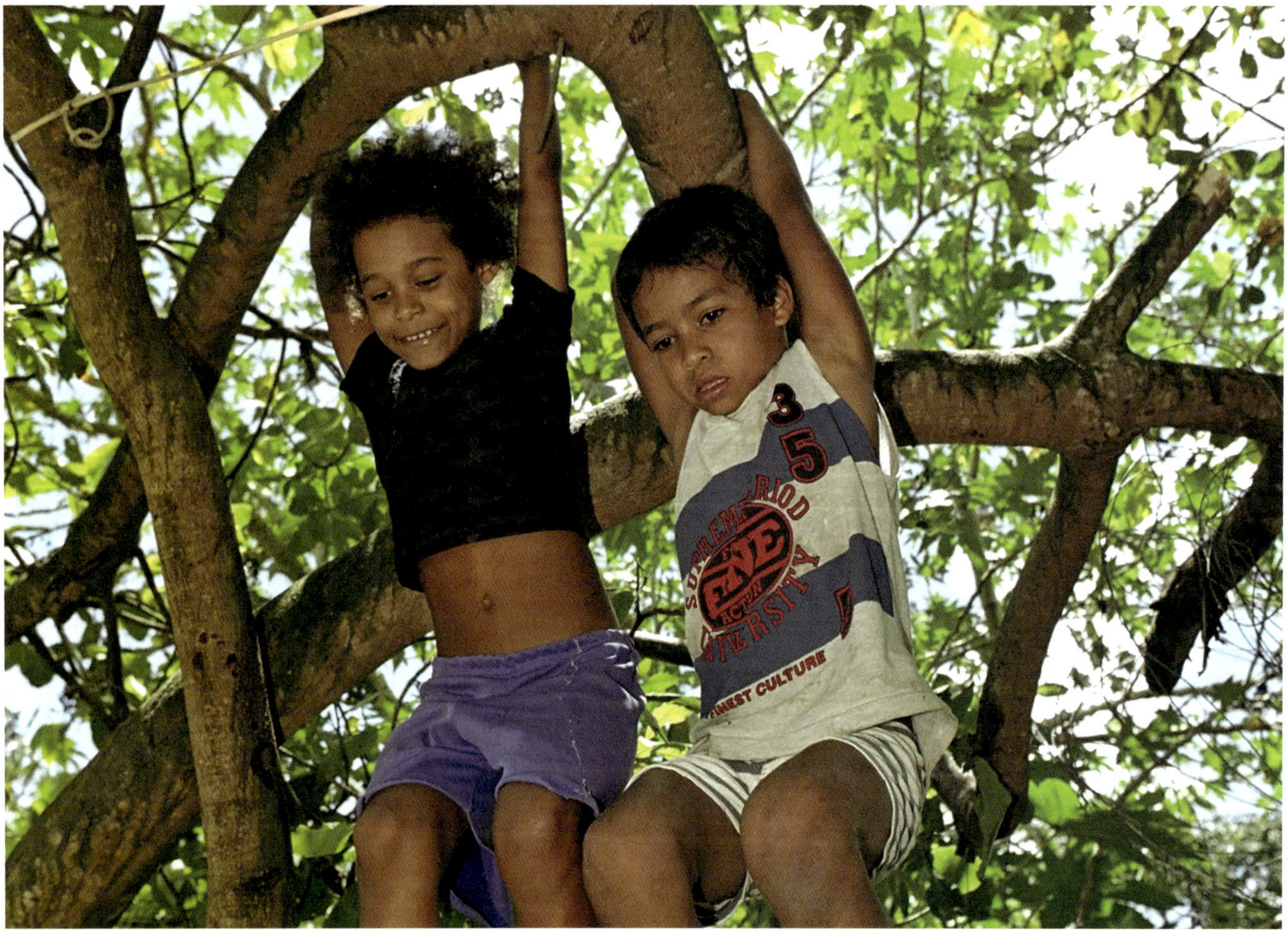

# 3 Universell

»In jedem Lebewesen, das zur Welt kommt, steckt etwas, das über Zeit und Ort seiner Geburt hinausreicht.«

*Marty Rubin*

Wir sehen alle unterschiedlich aus und dennoch sehen wir auch alle gleich aus, stimmt's? Der Phänotyp, also die sichtbaren, physischen Charakteristika, die ein Individuum ausmachen (wie Statur oder Augenfarbe) und die durch Erbanlagen und Umwelteinflüsse bestimmt werden, ist bei jedem Menschen ein anderer. Dennoch teilen wir alle eine Anzahl gleicher anatomischer und physiognomischer Merkmale, die uns wie Menschen aussehen lassen. Genauso verhält es sich auch mit Bewegung: Wir alle bewegen uns anders und doch gleich.

Die angeborenen motorischen Fähigkeiten von uns Menschen – also diejenigen, die im Rahmen evolutionärer Entwicklung und Diversifikation ausgebildet wurden – sind in allen Kulturen gleich. Weil unsere natürlichen Bewegungsfähigkeiten auf der Basis einer gemeinsamen Biologie geformt wurden, die sich wiederum im Laufe der gemeinsamen Evolution unserer Spezies entwickelt hat, sind sie ein biologisches Erbe, das alle Menschen teilen, ganz gleich, welchem Geschlecht, welcher Ethnie und welchem kulturellen oder religiösen Hintergrund sie angehören. Nicht jeder ist beim Ausführen dieser evolutionären, instinktiven Bewegungsmuster top in Form, talentiert, geschickt oder wenigstens eifrig bei der Sache – vor allem in modernen Gesellschaften nicht –, aber es muss wenigstens niemand bei null beginnen. Wirklich jeder Mensch besitzt zumindest minimale natürliche Bewegungsfähigkeiten und das schlummernde Potenzial, diese vorhandenen Basics deutlich auszubauen.

Die »natürliche Bewegung« funktioniert unabhängig von Theorien, Stilen, Traditionen, Konventionen, neuen Erfindungen oder Kreativität. Sie ist bei Afrikanern und Europäern, Japanern und Amerikanern, Christen und Buddhisten, Reichen und Armen, Männern und Frauen, Jungen und Alten gleich und wird nicht von den oberflächlichen Aspekten beeinflusst, die ihre individuellen Identitäten ausmachen. Wenn du ein Mensch bist, dann bewegst du dich grundsätzlich so wie alle anderen Menschen, genau wie sich ein Tiger so wie alle anderen Tiger bewegt.

Wenn sich also ein Tiger wie ein Tiger bewegen sollte, können wir dann einfach sagen, wir sollten uns »wie Menschen bewegen«? Diese Aussage wäre nur dann korrekt, wenn wir nicht nahezu unendlich viele Arten der Bewegung erdacht hatten, die nichts mit der »natürlichen Bewegung« zu tun haben, die uns allen gemein ist. Menschen, die skateboarden, breakdancen, Tango tanzen oder eine Pantomime aufführen, bewegen sich alle wie Menschen, doch unterscheiden sich die Bewegungen untereinander erheblich. Alle kreativen, folkloristischen, choreografischen und traditionellen Bewegungsstile sind auch menschliche Bewegungen, aber nicht universell für alle Menschen gleich.

Die Bewegungen und physischen Gewohnheiten und Fähigkeiten von Menschen werden von ihrer Kultur, Herkunft, Religion, dem sozialen Status, Geschlecht und in gewissem Maße auch von ihrem Alter beeinflusst. In einigen Ländern knien oder sitzen Leute hauptsächlich auf dem Boden, statt auf Stühlen Platz zu nehmen. In manchen Kulturen tanzen die Menschen spontan und frei, während andere Kulturen eher zurückhaltend und steif sind. Tänze im Allgemeinen können sich, je nach lokalen Bräuchen, teils erheblich unterscheiden. Bewegen sich

Menschen jedoch natürlich, wenn sie zum Beispiel laufen oder springen, während sie durch ein natürliches Umfeld navigieren, sind die grundlegenden Bewegungsmuster, die sie dabei verwenden, biomechanisch bei allen gleich, unabhängig von der Identität. Die »natürliche Bewegung« ist also wirklich universell. Sie ist ein Geburtsrecht, das jeder von uns besitzt – wer auch immer wir sind und wo auch immer wir herkommen.

Denk mal drüber nach. In jedem Winkel der Erde, auf jedem Kontinent und in jedem Land durchlaufen und meistern Kinder – wenn man ihnen die Freiheit dazu gibt – dieselben für unsere Spezies spezifischen Bewegungsphasen, während sie heranwachsen; getrieben von nichts anderem als instinktiver Neugier und Entschlossenheit. Deshalb wirst du auf der ganzen Welt keine einzige Gruppe von Menschen finden, die nicht das Potenzial für vollumfängliche natürliche Bewegungsfähigkeiten besitzt. Was du aber ganz sicher findest, sind Gruppen, in denen bestimmte natürliche Bewegungsfähigkeiten – wie Rennen, Tragen, Tauchen oder Klettern – besonders stark ausgeprägt sind, und andere Gruppen, in denen dieselben Fähigkeiten vergleichsweise unterentwickelt sind, was mit der Umgebung zu tun hat, in der diese Menschen leben, und mit den Überlebensstrategien, die sie sich dort erarbeitet haben.

Keiner Gruppe von Menschen auf der Erde muss allerdings die »natürliche Bewegung« beigebracht werden, als wäre sie für ihre Kultur etwas vollkommen Fremdes. Selbst wenn du das entlegenste Dorf der Welt besuchen und die Menschen dort fragen würdest, ob sie wissen, wie man rennt, kriecht, balanciert oder springt, dann würden sie vermutlich zustimmend nicken und sich kollektiv darüber wundern, wie man nur so eine dämliche Frage stellen kann. Würdest du sie dagegen nach Bodybuilding, Tai-Chi, Yoga oder Walzertanzen befragen, dann hätten sie vermutlich nicht die leiseste Ahnung, wovon du redest. Und das nicht, weil du für diese Dinge eine andere Bezeichnung wählst als die, die sie kennen, sondern weil sie tatsächlich nicht wissen, was all diese Dinge sind. Sie könnten diese Aktivitäten nicht mit dir gemeinsam ausführen, ohne dass du sie ihnen vorher vorführst oder ihnen ein paar Übungsstunden gibst, denn diese Arten von Bewegung wären etwas vollkommen Neues für sie. Warum ist das so? Weil diese Disziplinen, die durch Kultur oder individuelle Kreativität beeinflusst werden, aus evolutionärer Sicht noch extrem jung sind. Deshalb können sie nicht allen Menschen instinktiv eigen und demzufolge auch nicht universell sein. Jeder Mensch könnte diese Arten der Bewegung erlernen, wenn man sie ihm beibringt. Doch das macht sie nicht automatisch »universell«. Einzig Bewegungsmuster oder -fähigkeiten, die allen Menschen auf der Erde angeboren sind, für die niemand eine Anleitung benötigt, bezeichnen wir als »universell«.

Noch mal: Du kannst überall auf der Welt Menschen finden, die sich natürlich bewegen; du kannst sie fragen, wie man springt, klettert, etwas trägt oder wirft oder sich selbst verteidigt – und sie werden sofort wissen, was zu tun ist. Selbst wenn sie schlecht in Form, ungeschickt oder gebrechlich sind und nur beschränkte Fähigkeiten besitzen, sind sie doch – sofern frei von schweren körperlichen Handicaps – in der Lage, all die genannten, grundlegenden Bewegungen zumindest bis zu einem bestimmten Grad auszuführen. Sie brauchen dafür keine Erklärung, keine Einführung und keine Anleitung. Jeder kennt diese grundlegenden, menschlichen Bewegungen und jeder beherrscht sie. Unsere Evolution hat keine bestimmten »natürlichen Bewegungen« für Spitzensportler reserviert und andere für ganz normale Menschen vorgesehen. Alle »natürlichen Bewegungen« sind von jedem Menschen umsetzbar, ganz gleich, welche individuelle Leistungsfähigkeit er besitzt.

Wir besitzen vielleicht unterschiedliche Augen- und Haarfarben, Hauttöne, Stimmen, Persönlichkeiten, Körperstaturen, Erfahrungen und Ansichten, aber unsere menschliche Anatomie und ihre biomechanische und physiologische Funktion sind gleich und folgen denselben biologischen Naturgesetzen. Unsere gemeinsamen Vorfahren waren alle gleich und unser universelles natürliches Bewegungspotenzial hat ein und denselben evolutionären Ursprung. Wir sind das Ergebnis einer langen, langen Reihe von Menschen – genau wie unsere grundlegenden Bewegungen.

Kulturelle, soziale, religiöse und traditionelle Konventionen mögen wie Grenzlinien erscheinen, die uns voneinander trennen. Deshalb müssen wir über alle unsere Unterschiede hinwegsehen, um endlich erkennen zu können, was uns allen gemein ist. Tanzen, zum Beispiel, scheint ein recht starker evolutionärer Drang zu sein und ein Verhalten, das allen Kulturen vertraut ist. Im Gegensatz zu natürlichen Bewegungsfähigkeiten wird es jedoch nicht überall auf der Welt auf gleiche Weise ausgedrückt. Tanzstile variieren enorm zwischen den verschiedenen Kulturen und selbst zwischen einzelnen Individuen. Das Gleiche gilt für Körpersprache und Handgesten, die zwar alle Menschen verwenden, die aber massiv vom kulturellen Umfeld beeinflusst werden.

Wenn du aber Spielplätze und Dörfer rund um die Welt besuchst und Kinder beim Spielen beobachtest, wirst du überall das Gleiche sehen: Kinder, die sich natürlich bewegen. Alle Kinder, denen man die Freiheit dazu lässt, bewegen sich, spielen und lachen – dies sind universelle Sprachen, die man überall auf der Welt versteht. Unsere gemeinsame »natürliche Bewegung« verbindet und bringt uns zusammen. Die Universalität der »natürlichen Bewegung« ist ein wichtiger Grund dafür, dass sie so zauberhaft ist. »Natürliche Bewegung« ist ein physisches Verhalten, das alle modernen Menschen kulturell akzeptieren sollten, damit »Mensch« eines Tages die einzige »Art« und Identität ist, die noch zählt.

Stattdessen werden wir jedoch Zeuge der Entstehung einer globalen Kultur physischer Entmachtung. Unser universelles Geburtsrecht zur »natürlichen Bewegung« wird fast universell ignoriert und gerät deshalb kulturell in Gefahr. Nicht die Zukunft der »natürlichen Bewegung« steht hier auf dem Spiel, sondern unsere Zukunft als Menschen. Der Philosoph Jiddu Krishnamurti schrieb einst: »Es ist kein Zeichen von Gesundheit, an eine von Grund auf kranke Gesellschaft gut angepasst zu sein.« Eine Kultur sollte stets hinterfragt werden, wenn sie ungesund und nicht mehr funktionsfähig ist. Sich über eine ungesunde Mainstreamkultur zu erheben, ist keine neue Form des Elitismus, sondern schlicht und ergreifend gesunder Menschenverstand und biologisches Wissen. Ungesunde kulturelle Strukturen sollte man stets mit gesunden individuellen Gewohnheiten kontern. In einer Kultur ohnmächtiger physischer Entmachtung müssen wir ein Gegenkonzept freiwilliger Selbstermächtigung kultivieren.

Wenn du mit dem Motto »global denken, lokal handeln« übereinstimmst und es auf dein physisches Leben anwendest, dann ist die naheliegendste Form lokalen Handelns, dass du gut für deinen eigenen Körper sorgst, dich um seine biologischen Bedürfnisse kümmerst und seine realen Fähigkeiten nutzt; in der Hoffnung, dass die menschliche Gemeinschaft weltweit dasselbe tut, bevor wir alle in einer Welt aufwachen, die an den Film *WALL·E* erinnert.

Statt von der Fülle an verfügbaren Fitnessprogrammen irritiert zu sein, sei lieber offen für eine »neue« Erfahrung: die originale und universelle menschliche Art, sich zu bewegen. Dafür sind wir geboren und uns steht eine gewaltige Anzahl »natürlicher Bewegungen« zur Verfügung. Wie viele kennst du? Wie viele übst und beherrschst du? Mach authentische »natürliche Bewegungen« zu deinem Wohlfühlreflex Nummer eins. Beweg dich, weil du es willst; beweg dich, wann immer du kannst, und beweg dich so lange wie möglich ... bevor du es irgendwann nicht mehr kannst. Viele uralte Bewegungen werden niemals überholt sein, weil sie zeitlos sind. Die älteste Form physischen Trainings ist heutzutage ein revolutionärer Ansatz. Dein Körper ist die Maschine, mit der du dich vernetzen musst, und die »natürliche Bewegung« ist das universelle Workout, das von der Welt vergessen wurde.

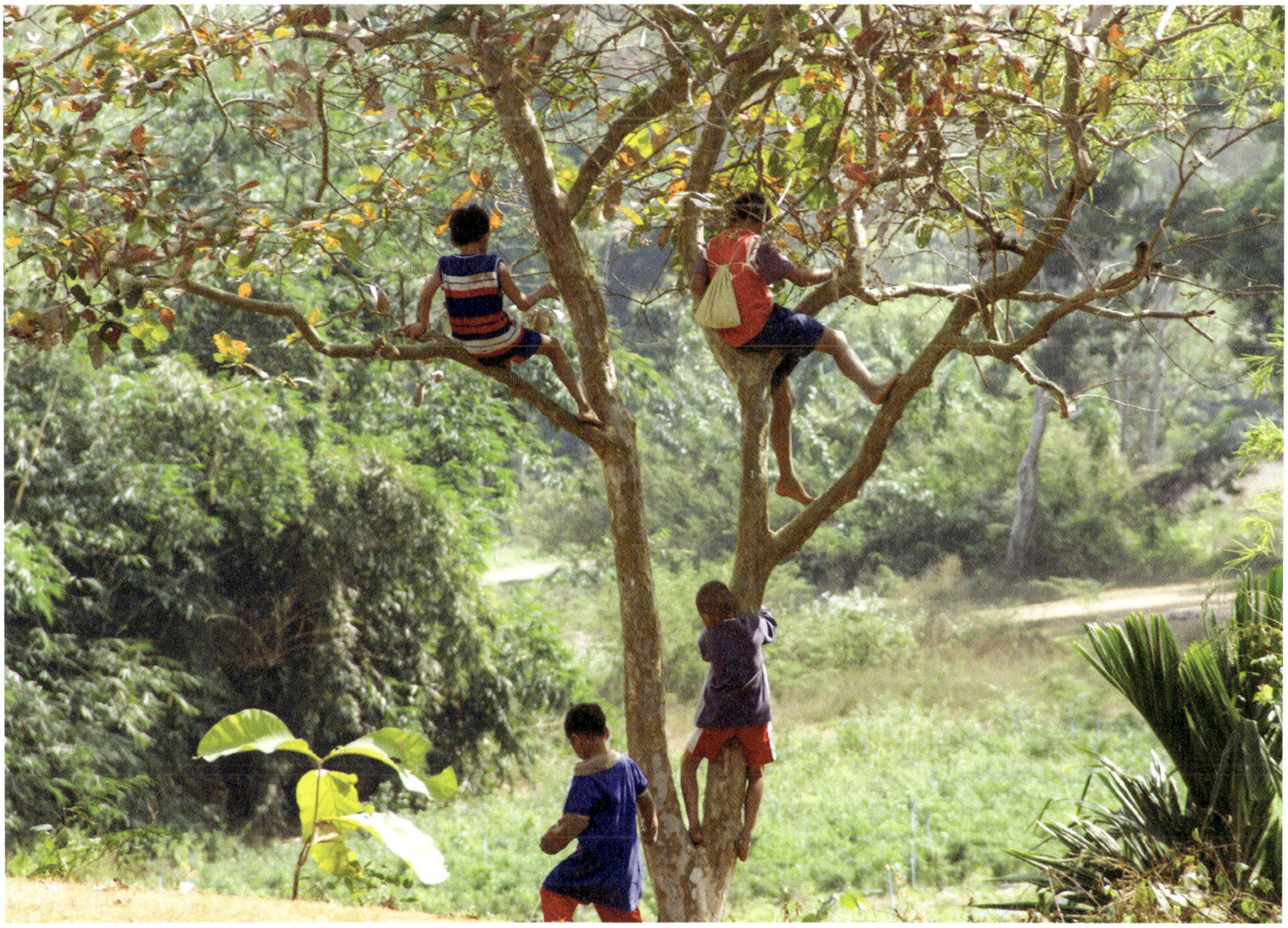

# 4 Praktisch

**»Das Wesentliche wird stets vom Unwesentlichen bedroht.«**
*René Char*

In meiner Erklärung zu Prinzip 11, »Achtsam«, schreibe ich, dass Bewegung mehr als nur ein körperliches Bedürfnis ist. Es ist eine Absicht. Bewegung wird in der Hauptsache nicht von der Muskulatur ausgelöst, sondern von einer Absicht des Gehirns – ob bewusst oder nicht –, die mithilfe des Nervensystems dann den Körper steuert. Doch um welche Absicht handelt es sich dabei? Was versuchen wir, damit zu erreichen?

Der grundlegende Zweck der »natürlichen Bewegung« ist nicht nur die lebenswichtige Fähigkeit, in gefährlichen Situationen effektiv zu reagieren und uns zu schützen (siehe hierzu Prinzip 5, »Überlebenswichtig«), sondern auch, um sicherzustellen, dass unsere alltäglichen Bedürfnisse durch körperliche Betätigung mit unterschiedlichem Schwierigkeitsgrad und Intensitätsniveau befriedigt werden. Die »natürliche Bewegung« ist einfach anzuwenden und führt schnell zu Ergebnissen, die sowohl unmittelbar als auch auf offensichtliche, greifbare Art und Weise nutzbringend sind. Sie steigert das Leistungsvermögen für das Leben in der realen Welt, das aus Bewegungskompetenz und physischer Leistungsfähigkeit erwächst. Natürliche Bewegungskompetenz umfasst die gesamte Bandbreite evolutionärer Bewegungsfähigkeiten wie Springen, Klettern, Heben und so weiter, die motorische Eigenschaften wie Koordination, Balance und Genauigkeit erfordern. Physische Leistungsfähigkeit umfasst unterschiedliche physiologische Merkmale wie Kraft, Stärke, Ausdauer oder Widerstandsfähigkeit.

Die »natürliche Bewegung« findet also keineswegs ohne erkennbaren Grund oder nur der »Freiheit der Bewegung« zuliebe statt. Sie besitzt einen praktischen Nutzen. Ursprünglich war die Kniebeuge nicht dazu da, Menschen beweglicher oder kräftiger zu machen, sondern um ihnen zu ermöglichen, in der Hocke zu kochen, zu ruhen, zu arbeiten, zu defäkieren oder auch zu gebären. Mobilitäts- und Kraftzuwächse waren nur der Nebeneffekt all dieser Tätigkeiten. Beim Anheben schwerer Objekte ging es in der Menschheitsgeschichte nicht um den Aufbau von Kraft oder Muskulatur, sondern um das Herumtragen von Kindern, das Heimbringen von erlegtem Wildbret oder das Schleppen von Wasser ins Lager und das Bauen eines Unterschlupfs. Kraft und Muskulatur entwickelten sich nebenher automatisch. Springen war nicht als plyometrische Übung oder zum Verbessern der Ausdauerleistung gedacht, Balancieren nicht als Gleichgewichtsübung, sondern man setzte diese Fähigkeiten ein, um Hindernisse zu überwinden, während man von einem Ort zum nächsten wanderte. Wenn Menschen auf der Erde krochen, dann wollten sie damit keine Tiere nachahmen, sondern sie verhielten sich so, wie Menschen sich nun mal verhalten, wenn sie sich anpirschen, verstecken oder in einer beengten Umgebung befinden.

Praktische Anwendungen sind der Hauptzweck der »natürlichen Bewegung«. Alle körperlichen Aktivitäten von Jägern und Sammlern sind praktischer Natur. Egal, ob eine Bewegung anstrengend ist oder nicht, fast jede ist notwendig und nicht optional. Bei »natürlichen Bewegungen« musst du nicht erst überlegen, ob sie leicht oder schwer, simpel oder komplex, sicher oder riskant sind – denn das ist offensichtlich.

Selbst in der Geschichte, von antiken Zivilisationen – den Assyrern, Ägyptern, Griechen oder Römern – über die Zeit des Mittelalters bis hin zur industriellen Revolution und darüber hinaus, basierte körperliches Training auf »natürlicher Bewegung« (auch wenn die Menschen diesen Begriff damals noch nicht verwendet haben). Das Ziel von Leibesertüchtigung war es, physisch leistungsfähige und belastbare Soldaten zu formen, die in der Lage waren, das eigene Land zu verteidigen oder neues zu erobern. Neben dem naheliegenden Training des Waffengebrauchs gehörte zum Programm eines Soldaten vor allem das Laufen, Rennen, Springen, Klettern, Heben, Tragen, Werfen, Fangen sowie der Nahkampf mit bloßen Händen; Bewegungsfähigkeiten, die im Krieg von Nutzen sein konnten.

Auch bei den ursprünglichen Olympischen Spielen und den verschiedenen Methoden der Leibesertüchtigung, die im 19. Jahrhundert in Europa aufkamen, waren diese Fähigkeiten gefragt. Ein Trainingsraum von damals hatte absolut nichts mit einem Fitnessstudio zu tun, wie wir es heute kennen. Statt Trainingsgeräten und Langhanteln gab es in den »Studios« des 19. und frühen 20. Jahrhunderts waagerechte Stangen, Seile, Pfähle, Keulen, Hindernisse und andere Apparaturen, die zum Zweck gebaut wurden, durch Springen, Rennen, Balancieren, Klettern, Kämpfen und das Bewegen von Objekten praktische physische Kompetenzen zu schulen.

Frühe Zivilisationen haben »natürliche Bewegungen« ganz intuitiv geübt. Sie wussten noch nichts von Kinesiologie oder Sportwissenschaft. Kurz gesagt: Sie wussten es einfach nicht »besser«. Was diese Menschen in ihren »Fitnessstudios« taten, musste einen praktischen Nutzen besitzen und sie darauf vorbereiten, physische Höchstleistungen abzurufen, indem praktische Bewegungen und Szenarien geübt wurden. Die Menschen verstanden das Prinzip der Praktikabilität ganz intuitiv, weil sie auch ein weiteres unverzichtbares Prinzip verstanden: Praktisch anwendbare physische Fähigkeiten konnten im Ernstfall Leben retten und ein Defizit derselben den Tod zur Folge haben.

Die Praktikabilität einer Bewegung wird deshalb danach beurteilt, wie nützlich sie draußen in der echten Welt ist. Beispielsweise sind das Balancieren auf einem Arm und das Balancieren auf einem Bein physiologisch beide nützlich. Mir fällt aber kein Szenario ein, in dem du draußen in der echten Welt auf einem Arm balancieren müsstest, während das Balancieren auf einem Bein eine im Alltag unverzichtbare Fähigkeit ist. Genauso ist es biomechanisch zwar möglich, einem Elefanten für eine Zirkusshow beizubringen, nur auf seinen Hinterbeinen zu stehen; was ein Elefant aber wirklich können muss, ist, frei durch die Savanne zu streifen, um die natürlichen Bewegungsfähigkeiten zu entwickeln, die er für das Überleben in der Wildnis braucht. Alles über diese lebensnotwendigen Bewegungen hinaus sind nur optionale Tricks, mit denen du Spaß haben oder auf den Putz hauen kannst, aber es sind keine fundamentalen Bewegungsfähigkeiten.

Meine Philosophie lautet, dass der Sinn von Bewegung die praktischen Aktionen sind, die ausgeführt werden sollen, und die praktischen Ziele, die erreicht werden müssen, und dass die Nebeneffekte, die bei Bewegung entstehen, nur eine untergeordnete Rolle spielen. Dass Training stets ein Ziel haben sollte, ist klar. Doch heutzutage haben unterschiedliche Leute auch viele unterschiedliche Ziele.

Nichts, was wir tun, geschieht ohne Grund, hinter allem steckt eine Absicht. Bodybuilding hat schließlich auch einen Zweck, oder etwa nicht? Das Ziel, einen massigen, muskulösen Körper aufzubauen, ist ein absolut legitimer Trainingszweck für Menschen, die diese Art von Körpertyp wertschätzen. Die Frage lautet also: Was ist deine Absicht, wenn du trainieren gehst?

Der Zweck der »natürlichen Bewegung« und der MovNat-Methode im Speziellen ist im Kern »praktische physische Leistungsfähigkeit«. Dieser Zweck mag zunächst nicht wie ein zeitloses oder universelles Bestreben klingen, bleibt aber ohne Frage eine zeitlose Notwendigkeit. Das Setzen klar definierter Ziele erleichtert es uns, effektive Strategien zu entwickeln, um diese Ziele auch zu erreichen. Andernfalls sind wir schnell von der schier unüberblickbaren Vielfalt der verfügbaren Möglichkeiten überfordert, wenn wir nicht genau wissen, welches Ziel wir eigentlich verfolgen. Ohne ein klares Ziel gibt es also keine effektiven Methoden und Programme. Erst wenn wir uns auf ein spezifisches Ziel geeinigt haben, können wir konstruktiv über die Mittel diskutieren, die nötig sind, um es zu erreichen. Verfolgen wir alle jedoch unterschiedliche Ziele, ist ein Vergleichen der Methoden dagegen vollkommen sinnlos. Das Konzept moderner, »bewegungsbasierter« Fitnessprogramme genügt nicht, um das Problem der mangelnden Praktikabilität zu lösen. Wir erinnern uns: Bewegung kann alles bedeuten, auch absolut unpraktische Bewegungen. Auch wenn jegliche Form des Bewegungstrainings natürlich löblich ist, so ist dessen Einfluss auf unsere physischen Fähigkeiten in echten Situationen – also seine Praktikabilität – am wichtigsten.

In unserer modernen Gesellschaft sind wir an einem Punkt angelangt, an dem von den Dingen, die im Sportunterricht oder im Fitnessstudio vermittelt werden, kaum noch etwas einen praktischen Nutzen besitzt. Der Großteil der Menschen ist daher physisch vollkommen ungeschickt. Die meisten von uns können ihre Unterhaltungselektronik besser bedienen als ihren eigenen Körper, sobald eine Aktivität mal mehr als Stehen und das Gehen kurzer Distanzen erfordert. Ein solches Unvermögen ist inzwischen auch niemandem mehr peinlich. Es ist sozial akzeptierte Normalität, dass Kinder signifikant mehr Zeit vor der Videospielkonsole verbringen als auf dem Spielplatz. Das Ergebnis: Sie sind Experten darin, Figuren in ihren Videospielen mit einer bloßen Daumenbewegung »umzubringen«, werden auf dem Spielplatz aber immer unbeholfener.

Noch schlimmer ist, dass sich inzwischen eine neue Norm etabliert hat, in der physisches Unvermögen gar nicht mehr hinterfragt wird, weil niemand es überhaupt als Problem wahrnimmt. In der heutigen Gesellschaft werden oft Dinge als fast schon übermenschliche Leistung abgefeiert, die früher für alle Menschen ganz alltägliche Aktivitäten waren. In dieser von physischer Degeneration gelähmten Welt erscheinen uns Menschen mit gut ausgeprägten Bewegungsfähigkeiten, als seien sie mit einer Art von Superkraft ausgestattet. Aber das sind sie nicht. Sie haben ihre Körper einfach auf Leistung getrimmt und ihre Fähigkeiten sollten nicht als etwas Besonderes angesehen werden.

Von Kindern erwartet jeder, dass sie am Ende ihrer Schulzeit genügend Grundlagenwissen gesammelt haben, um draußen in der echten Welt professionelle Leistungen abliefern zu können. Würden sie die Schule verlassen, ohne lesen und schreiben zu können, wäre das ganz offenkundig ein Skandal. Auf der anderen Seite gehen Jahr für Jahr Millionen junge Menschen ungelenk und unsportlich von der Schule ab. Der Sportunterricht verfehlt schlicht seine Aufgabe, nämlich das Ausbilden von jungen, leistungsfähigen Menschen. Schuld daran sind nicht etwa die Sportlehrer, sondern die Kultusministerien, die festlegen, wie der Sportunterricht strukturiert ist. Das Ergebnis ist eine ganze Generation von Menschen, die physisch geradezu hilflos sind. Wenn du keinen starken, verlässlichen, kompetenten und leistungsfähigen Körper aufgebaut hast, kannst du dich dann wirklich als »erwachsen« bezeichnen, nur weil du mit der Zeit ganz natürlich größer geworden bist? Muskulatur, Kraft, Mobilität und Stabilität einmal ausgeklammert; einen Körper und einen Geist, die nicht effektiv und auf jede nötige Art auf die praktischen physischen Anforderungen der echten Welt reagieren können, kann man keineswegs als »vollständig ausgebildet« bezeichnen. Du bekommst das, für was du trainierst ... oder eben nicht trainierst.

Von einigen wenigen Fällen einmal abgesehen, steht in der Fitnessindustrie aktuell das äußerliche Erscheinungsbild im Mittelpunkt und nicht die Praktikabilität und der Nutzen des Trainings in der echten Welt, weshalb sie keine adäquate Lösung für das physische Unvermögen der modernen Gesellschaft anbieten kann. Es scheint, als wolle die kommerzielle Fitnesstechnokratie die Menschen absichtlich in ihrem Zustand physischen Unvermögens belassen, indem sie Trainingsprogramme bewirbt, die im Grunde keinerlei praktischen Nutzen besitzen, sodass die Teilnehmer der Programme im Ergebnis nur einen Anschein von Fitness erreichen, statt damit das Fundament für körperliche Leistungsfähigkeit zu legen. Fitness ist nicht mehr als ein Ersatz für die biologische Notwendigkeit von physischer Aktivität, die aus unserem Alltag völlig verschwunden ist. Nur dass dieser Ersatz überhaupt nicht darauf ausgerichtet ist, wie wir von Natur aus gebaut sind und uns physisch verhalten. Der ursprüngliche Zweck von Bewegung ist verloren gegangen und damit auch unser ursprüngliches Bewegungsverhalten, so als könne sich niemand mehr daran erinnern, warum wir uns früher überhaupt mal bewegt haben. Die meisten Fitnessprogramme sind nicht praktikabel. Was nicht heißen soll, dass sie nicht effektiv sind – das eine hat mit dem anderen nichts zu tun. Effektivität wird daran gemessen, inwiefern bestimmte Ziele erreicht werden. Nur dass diese Ziele im Bereich Fitness meist nichts mit der Entwicklung praktischer physischer Leistungsfähigkeit zu tun haben.

Das Tragische an konventionellem Fitnesstraining ist, dass Menschen davon verleitet werden, Ziele zu verfolgen, die sie aus praktischer Sicht niemals fit werden lassen, selbst wenn sie alle Ziele ihres Programms erreichen. Die wenigsten Menschen wollen wirklich fit sein. Die meisten wollen nur fit aussehen. Sie wollen den Look, aber nicht die Funktionalität.

**» Die wenigsten Menschen wollen wirklich fit sein. Die meisten wollen nur fit aussehen.«** *Erwan Le Corre*

Die Idee der »Functional Fitness« wurde als Versuch geboren, die Industrie wieder in Richtung realistischer Methoden und Ziele zu lenken, brachte allerdings nur gemischte Ergebnisse. Für die meisten Menschen ist es ein großer Schritt raus aus ihrer Komfortzone, wenn sie irgendein Fitnessprogramm beginnen. Ein bewegungsbasierter Trainingsansatz, bei dem man statt zu sitzen überwiegend steht und statt Isolationsübungen Ganzkörperworkouts absolviert, fühlt sich deshalb für viele wie ein revolutionäres Konzept an. Und auch wenn solche Programme natürlich ein lobenswerter Schritt in Richtung eines gesunden Bewegungsverhaltens sind, wird dabei doch empirische Praktikabilität durch den konzeptuellen Gedanken der »Funktionalität« ersetzt.

Zwar wird das isolierte Training der Muskulatur im Rahmen von Functional-Fitness-Programmen abgelehnt, die funktionalen Bewegungen finden aber dennoch überwiegend isoliert vom eigentlichen Kontext statt, für den sie gedacht sind. (Detailliert erläutere ich dies in Prinzip 7, »Adaptierbar«.) Die extrem große Bandbreite der »natürlichen Bewegungen« wird dabei auf einige wenige »funktionale« Bewegungen reduziert (Kniebeuge, Ausfallschritte, Ziehen, Drücken, Drehen, Beugen), die losgelöst von den spezifischen Anforderungen ausgeführt werden, die Umwelt oder bestimmte Situationen normalerweise bergen. Dadurch gibt es überhaupt keine Möglichkeit, den praktischen Nutzen von Bewegungen wirklich zu verstehen und die Ergebnisse des Trainings in Echtzeit zu überprüfen. Mit »natürlichen Bewegungen« ist das möglich, weil sie überwiegend kontextbezogen ausgeführt werden.

Solche »funktionalen Bewegungsmuster« werden heutzutage behandelt wie der Weisheit letzter Schluss in Sachen funktionaler Performance, während die riesige Bandbreite tatsächlicher »natürlicher Bewegungen« nur als »unterstützendes« Beiwerk angesehen wird. Experten sprechen bei Bewegungen, die zum Wechsel von einem der »grundlegenden« Bewegungsmuster zu einem anderen benötigt werden, sogar von »Übergangsübungen«, vergessen dabei jedoch, dass alle »natürlichen Bewegungen« grundlegend und im Grunde auch Übergänge sind. In Wahrheit kann keine Gruppe ausgewählter Übungen ein adäquater Ersatz für das gesamte Spektrum der »natürlichen Bewegung« sein. Wenn du deinen Fokus nur auf eine sehr kleine Auswahl von Bewegungen richtest, dann verzichtest du auf eine Vielzahl ebenso wichtiger praktischer Bewegungen. Das Problem – das ich in Prinzip 6, »Nicht spezialisiert«, noch genauer erläutere – ist, dass all diese anderen, ausgemusterten »natürlichen Bewegungen« ebenso funktional wie fordernd sind und dass du sie, ohne sie gezielt zu trainieren, nicht kompetent ausführen kannst, ganz egal, wie viel »Functional Fitness« du sonst so trainierst.

Indem du eine beträchtliche Anzahl praktischer Bewegungen von vornherein ausschließt, grenzt du insgesamt deine praktische physische Leistungsfähigkeit ein. Umgekehrt kannst du diese besonderen funktionalen Muster natürlich stärken und kannst obendrein versierter in einem viel breiteren Rahmen praktischer Bewegungen und Fähigkeiten werden, indem du eine möglichst große Vielfalt »natürlicher Bewegungen« trainierst.

Der renommierte Physiotherapeut, Autor und Dozent Gray Cook schrieb einen Artikel namens »Function?«, in dem er sagt: »Die traurige Wahrheit ist, dass die meisten Experten für Training und Rehabilitation den funktionalen Wert einer Übung danach beurteilen, wie sie aussieht, und nicht danach, welche Ergebnisse sie bringt.«*

Es spielt keine Rolle, wie gut du glaubst, bestimmte funktionale Bewegungsmuster zu beherrschen. Bevor du sie nicht unter realen Bedingungen angewendet hast, kannst du nicht wissen, wie groß deine praktische Bewegungskompetenz tatsächlich ist. Weil Fitnesstraining permanent losgelöst von den realen Bedingungen der echten Welt behandelt wird, bringt es auch nur unrealistisch »fitte« Leute hervor. Wenn Tests unter realen Bedingungen vermieden werden oder man sie einzelnen Sportlern selbst überlässt – wenn sie denn Lust dazu haben –, wird Training zu einer Art intellektuellem Wettlauf, bei dem die Bewegung stets zur Theorie passen muss. Wenn du wirklich wissen möchtest, wie funktional dein Körper ist, dann geh raus und lauf auf natürlichem Terrain; spring und klettere über Hindernisse und hebe, trage, wirf und fang unrunde Objekte auf unebenem Grund. Erst dann wirst du herausfinden, wie funktional deine Fitness wirklich ist.

Kann es sinnvoll sein, komplexe »natürliche Bewegungen« in kleinere Bruchstücke zu zerlegen und diese Bruchstücke von allen externen Anforderungen losgelöst zu trainieren? Ja, mitunter schon, und wir verwenden diese Strategie auch in der MovNat-Methode. Entsprechende Beispiele gebe ich in diesem Buch. Was du aber nicht mehr tun solltest, ist, Bewegungen komplett von ihrem praktischen Nutzen zu trennen. Verbessere stattdessen schrittweise deine praktische physische Leistungsfähigkeit – also Techniken, Fähigkeiten, Kraft und physiologische Anpassungen, die den vielfältigen und komplexen Anforderungen der Umwelt und bestimmter Situationen entsprechen. Das Motto lautet also: Trainiere allzeit praktisch!

Leider spielen sich viele konservative Fitnessexperten häufig als Pseudowissenschaftler auf, die jeden praxisorientierten Ansatz ablehnen, der nicht »wissenschaftlich belegt« ist. Das Traurige daran ist, dass die Sportwissenschaft fast ausschließlich die vielfältigen physiologischen Veränderungen behandelt, die bestimmte Trainingsmethoden zur Folge haben, weil sie einfach messbar sind, es aber kaum wissenschaftliche Literatur zu den Effekten eines Trainings von den praktischen Fähigkeiten gibt. Es ist ein Unterschied, ob man sich smart bewegt oder »bewegungssmart« ist. Genauso gibt es einen Unterschied zwischen intellektuellem oder konzeptionellem Wissen zu Trainingsphysiologie und Biomechanik sowie zu Erfahrungswissen und Bewegungskompetenz.

Bei praktischem Training siehst du sofort, wie effektiv oder effizient es ist. Es geht dabei nicht darum, irgendeine Theorie zu bestätigen, sondern darum, deine Bewegungsfähigkeit einzuschätzen, weil sie durch viele verschiedene kontextuelle Anforderungen auf die Probe gestellt wird. Diese Beobachtungen kann man nicht leugnen. Entweder funktioniert das Training – oder eben nicht. Fortschritte (oder deren Ausbleiben) basieren auf konkreten, praktischen Konsequenzen und nicht auf theoretischen Ergebnissen. Jemand erfand einst den Spruch »Paralyse durch Analyse« und diesem Jemand würde ich gerne die Hand schütteln. Wer beim Training den Kontext realer Bedingungen der echten Welt außer Acht lässt, der blendet die Realität aus und reduziert Training dadurch auf ein künstliches Niveau. In Wahrheit ist es doch so: Wenn du sorgsam jegliche Konfrontation mit den Anforderungen der echten Welt vermeidest, dann vermeidest du auch ganz bequem, dass all deine hässlichen kleinen Mängel bloß-

* Gray Cook, *Function*, Website von Gray Cook, aufgerufen am 18. April 2018, http://graycook.com/?p=922

gestellt werden, sodass sie die tolle Theorie, an der du so leidenschaftlich festhältst, nicht ruinieren. Doch am Ende braucht jede Theorie irgendwann ihren Realitäts-Check.

Während funktionale Übungen eine (limitierte) Bandbreite von Bewegungsmustern aus dem echten Leben imitieren wollen und die Praktikabilität des Ganzen unklar ist, werden bei der »natürlichen Bewegung« alle Bewegungsmuster ausgeführt wie draußen in der echten Welt. Wenn dir die Praktikabilität einer Übung nicht ganz klar wird, dann liegt das vermutlich daran, dass sie gar nicht so praktikabel ist. Funktional vielleicht, aber nicht praktikabel. Sobald du verstanden hast, welche Macht und Spezifität kontextuelle Anforderungen besitzen und wie wichtig es ist, sich ihnen so gut wie möglich anzupassen, wirst du verstehen, dass Funktionalität eben nicht genug ist und dass Praktikabilität dein erklärtes Ziel sein muss.

Als er etwa zwei Jahre alt war, sah mein Sohn mich dabei, wie ich mich aus einer aufrechten, halb knienden Position heraus streckte, während ich darauf wartete, dass er ein Bad nahm. Völlig ohne Kontext simulierte ich damit eine Bewegung, als würde ich nach etwas greifen wollen. Er sah mich an und meinte nur: »Fangen«. Nicht »Mobilität«, »Stabilität« oder »Funktionalität« und nicht einmal »Praktikabilität«. Er fragte mich auch nicht, was ich da gerade tat, sondern benannte einfach, was er sah – und das war eine praktische Fangbewegung. Daddy streckte sich, um zu versuchen, einen unsichtbaren Gegenstand zu fangen. Mein Sohn hatte nicht Sportwissenschaften studiert, sondern brachte es mit dem seinem Alter entsprechenden Vokabular auf den Punkt. Er erkannte eine praktische Bewegung, weil er sie jeden Tag seines Lebens selbst ausübte, empirisch und auf der Basis seiner Erfahrungen. Wenn Fitnessexperten einen Vogel sehen, der im Stand mit den Flügeln schlägt, würden sie denken: »Oberkörpermobilisierung«. Ein Kind sieht genau dasselbe und erkennt, dass der Vogel gleich abheben und davonfliegen wird.

Eine pragmatische Herangehensweise an das Training sollte also vor allem mit einer kontextorientierten Einstellung beginnen und auf praktische Ziele ausgerichtet sein, die dann auch die Relevanz einer Bewegung bestätigen. Genau das ist »natürliche Bewegung«. Es geht nicht darum, dass dein Körper nun all das tun kann, was du möchtest, sondern ihn all das tun zu lassen, was in verschiedenen Umgebungen oder Situationen, die eine physische Reaktion erfordern, nötig ist.

»Natürliche Bewegung« erfordert nicht unbedingt, dass du immer draußen in einer natürlichen Umgebung oder in realen Situationen trainieren musst. Wichtig ist nur, dass du in einer ausreichend realistischen Umgebung trainierst, um mit Körper und Geist praktische Fähigkeiten zu entwickeln.

Da der Fokus bei der »natürlichen Bewegung« so stark auf der Praktikabilität liegt, fragst du dich nun vielleicht, inwiefern Spielen unser Bewegungsverhalten beeinflusst. Denn jede Art von Spiel scheint auf den ersten Blick Bewegung ohne erkennbaren Nutzen zu sein. Doch weit gefehlt! Erstens müssen nützliche Bewegungen nicht immer anstrengende Arbeit sein, genauso wie Spielen nicht immer automatisch Spaß haben bedeutet. Beim Spielen werden häufig Bewegungen eingesetzt, die dafür aber nicht zwingend notwendig sind – insbesondere große Bewegungen nicht. Du kannst auch bequem im Sitzen spielen und dazu nur deine Arme oder sogar Finger benutzen. Viele Spiele werden eher mit dem Kopf als mit dem Körper gespielt, wodurch die Spieler nicht nur Spaß, sondern auch Anspannung, Frustration und sogar Wut erleben. Selbst wenn es einen physischen Aspekt beinhaltet, ist Spiel tatsächlich in erster Linie eine Einstellungssache: Während manch einer vielleicht ungerne spielt und es als Arbeit betrachtet, gibt es andere, die Freude daran haben, Aufgaben zu erledigen, die andere Menschen als langweilig oder lästig empfinden.

Man kann aus einer Verspieltheit heraus durchaus auch nützliche Handlungen ausführen, genauso wie nützliche Handlungen natürlich auch Spaß machen können. Spaß zu haben dient einzig dem Zweck, Freude zu spüren und dadurch ein Glücksempfinden auszulösen – und dies ist ein sehr wichtiger Zweck. Training muss nicht, kann aber viel einfacher von der Hand gehen und deutlich produktiver sein, wenn man Spaß daran hat.

Bei der »natürlichen Bewegung« kann ein spielerisches Entdecken selbstverständlich auch einen praktischen Nutzen haben. Es ist eine angeborene Strategie, mit deren Hilfe die meisten Tierbabys grundlegende und überlebenswichtige Bewegungsfähigkeiten entwickeln und verfeinern. Spielen ist also eine Methode, mit der Leistungsvermögen erreicht werden kann. Selbst wenn Kinder mithilfe von Bewegungen spielen, ist der biologische, evolutionäre Zweck dieses Spiels nicht nur bloßer Spaß, sondern das Verbessern ihrer Bewegungsfähigkeiten und das Vergrößern ihrer Bewegungskompetenz.

Sobald die Fähigkeiten erlernt wurden und das Kind zum Erwachsenen herangereift ist, verschwindet der Spieltrieb zwar nicht völlig, lässt aber massiv nach. Seltsamer Zufall, oder? Wenn Jäger und Sammler spielen, dann beruht ihr Spiel häufig auf natürlichen Bewegungen wie Laufen, Springen, Balancieren oder Werfen, im Rahmen von freundschaftlichem Zweikampf, Show oder Vergnügen. Diese Art von Spiel mag wirken, als wäre sie nur zum Spaßhaben da. Aber auch ihr Zweck besteht darin, Bewegungskompetenz weiterhin zu üben und jedem zu zeigen, dass man physisch noch immer leistungsfähig und weiterhin in der Lage ist, die Gruppe zu unterstützen. Es ist ganz normal, dass Erwachsenen, die sich seit ihrer Kindheit nicht mehr richtig natürlich bewegt und als Jugendliche und junge Erwachsene als einzige Trainingsform

## PRAKTISCHE VERSUS UNPRAKTISCHE BEWEGUNG

Ich möchte auf keinen Fall Formen des Bewegungstrainings schlechtreden, die nicht auf Praktikabilität unter realen Bedingungen abzielen. Zum Glück für uns sind unsere Hirne kreativ und unsere Körper anpassungsfähig genug, um uns eine Vielfalt von Positionen und Bewegungen zu ermöglichen. Das Erforschen und Üben von unpraktischen Bewegungsformen kann Spaß machen und unseren Bewegungshorizont auf eine gewinnbringende Art erweitern.

Noch mal: »Unpraktisch« bedeutet in diesem Zusammenhang nicht »nutzlos« oder »frei von Sinn und Wert«. Spitzenturner besitzen zum Beispiel eine ganz außergewöhnlich starke Körperkontrolle, Kraft und Agilität, die gewissermaßen eine nützliche Nebenwirkung des Trainings ihrer akrobatischen Fähigkeiten sind. Wenn du allerdings auf deinen Händen besser stehen kannst als auf deinen Füßen, dann hast du im Sinne der »natürlichen Bewegung« etwas falsch gemacht. Die Fähigkeit, beeindruckende physische Tricks oder wunderschöne Choreografien zu zeigen, ist Teil des atemberaubenden menschlichen Bewegungspotenzials, aber wenn du solche Tricks beherrschst, aber nicht schnell und lang rennen, nicht springen oder klettern, keine schweren Lasten hochheben und tragen und dich nicht selbst verteidigen kannst, dann besitzt du ganz offensichtlich enorme Defizite, was deine physische Leistungsfähigkeit unter realen Bedingungen angeht, und das ist extrem problematisch.

Es gibt keine Konkurrenz zwischen praktischen und unpraktischen Bewegungsfähigkeiten. Sie schließen sich nicht gegenseitig aus und haben beide ihre Vorteile. Du musst dich nur entscheiden, was von beiden deine Priorität ist. Das Prinzip 5, »Überlebenswichtig«, zu verstehen, das ich im nächsten Abschnitt erläutere, kann dir zu entscheiden helfen, welche der beiden Bewegungsformen dir wichtiger ist.

maschinenbasierte Isolationsübungen ausgeführt haben, die »natürliche Bewegung« zunächst als ein reines Spiel vorkommt, weil sie endlich frei sind von Regeln, Konventionen und Programmen sowie künstlichen Umgebungen und Trainingsgeräten, die sie beim Ausleben ihrer natürlichen Physis bislang gebremst haben.

Noch mal: Spiel kann als Einstellungssache Teil deines Trainingsprogramms sein, aber auch eine bestimmte Form von Training darstellen. Dann nämlich, wenn sich die »natürliche Bewegung« im Spiel ausdrückt, wie beim Fangenspielen, das verschiedene natürliche Bewegungsfähigkeiten erfordert. Dennoch bedeutet Spiel nicht automatisch »natürliche Bewegung«. Ob du dein Training nun als Spiel, Training oder Üben bezeichnest, die »natürliche Bewegung« kann auf verschiedene Arten erlebt werden und du selbst entscheidest, welche das ist. Hast du Spaß dabei? Ist es harte Arbeit? Probierst du selbst ein wenig herum oder folgst du der Anleitung von jemand anderem? Erinnerst du dich an bestimmte Dinge oder entdeckst du sie neu? Lernst du etwas Neues? Oder feilst du noch an etwas Altem?

All das kann ein möglicher Teil des Trainings und dem Erleben der »natürlichen Bewegung« sein, solange du niemals die Praktikabilität von Bewegung als Hauptziel aus den Augen verlierst.

Genauso unbefriedigend, wie dem Idealbild eines fitten Körpers hinterherzurennen, ist es, nicht genau zu wissen, wie nützlich dein physisches Training ist. Die meisten Menschen wollen ein Fitnessprogramm, das in kürzester Zeit und mit so wenig Trainingszeit wie möglich schnelle Ergebnisse bringt, was daran liegt, dass die meisten Menschen Training hassen. Für sie ist es eine Bürde und für diese Bürde wollen sie so wenig Zeit und Energie wie nötig aufwenden. Oftmals müssen wir uns für das Training motivieren, aber nicht etwa, weil die Workouts so herausfordernd, sondern schlicht stinklangweilig sind. Langweilig deshalb, weil wir den praktischen Zweck vermissen, den Fitness einmal hatte, oder weil dieser Zweck nicht mehr erstrebenswert ist. Wenn du einmal die Chance hast, Fähigkeiten zu trainieren, die unter realen Bedingungen funktionieren, und sie auch zu testen – sodass du siehst, was sie dir bringen, was du damit anstellen kannst und zu was du dank ihnen in der Lage bist –, dann erkennst du vielleicht, dass sie der Zweck sind, nach dem du bewusst oder unbewusst auf der Suche bist.

Zu trainieren ist eine freiwillige Entscheidung und es hat keine sozialen Konsequenzen, wenn du es nicht tust. Unter denen, die trainieren, ist es ebenfalls eine freie Entscheidung, so zu trainieren, dass damit ein Mindestmaß an praktischer physischer Leistungsfähigkeit erworben wird. Weil unser moderner Lebensstil jedoch nur selten anspruchsvolle praktische Bewegungen erfordert, obliegt es unserer Entscheidung und Verantwortung, uns solche Anforderungen selbst aufzuerlegen und eine solche Leistungsfähigkeit zu erwerben. Es geht darum, eine bodenständige, pragmatische und realistische Mentalität zu entwickeln und sich entsprechende Ziele zu setzen. Mach dir Gedanken über realistische Situationen in der echten Welt und wie gut du sie meistern willst; über potenzielle Herausforderungen, denen du gegenüberstehen könntest und die eine physische Reaktion von dir erfordern würden. Du solltest realistische Bewegungen mithilfe imaginärer Situationen im Kopf trainieren, damit du nicht eines Tages in einer realen Situation versuchst, mit imaginären Bewegungen zu reagieren.

Der erste Schritt zu praktischer Leistungsfähigkeit ist, dich dafür zu entscheiden, dass du auf praktische Art leistungsfähig sein willst. Dann schaff dir die ältesten Bewegungsfähigkeiten drauf, die es gibt – nicht, weil das besonders cool klingt, sondern weil sie einen praktischen Nutzen haben. Zu wissen, dass es dein Ziel ist, ein Hindernis zu überwinden oder eine andere Person über eine bestimmte Distanz hinweg zu tragen, ist eine mächtige Motivationsquelle. Du kannst nie wissen, ob und wann einmal der Fall eintritt, dass ein anderer Mensch deine physische Unterstützung benötigt. Bist du darauf vorbereitet? Bist du physisch in der Lage zu helfen oder wärst du hilflos?

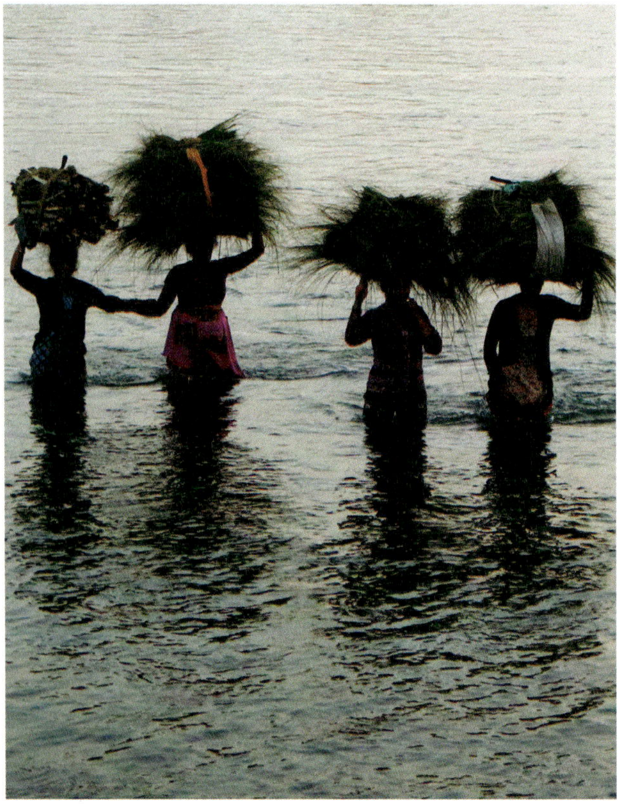

Sich physisch zu ermächtigen, bedeutet nicht, sich physisch über andere zu erheben. Es bedeutet, stark zu sein und sich selbst und anderen gegenüber niemals hilflos zu sein. Es gibt auch eine falsche physische Leistungsfähigkeit, die sich im Glauben äußert, jede körperliche Aufgabe meistern zu können, selbst solche, mit denen man keinerlei Erfahrung besitzt. Mit der »natürlichen Bewegung« sammelst du dagegen auf progressive Art Erfahrungen mit vielen verschiedenen Bewegungsabläufen, Anstrengungen, Umgebungen und Situationen. So kannst du deine Fähigkeiten realistisch einschätzen und musst nicht mutmaßen, was du kannst und was nicht. Selbstvertrauen und Glaube entstehen durch Einübung des Praktischen!

Man kann einen Körper nicht aufbauen, indem man nur die Muskulatur vergrößert, schließlich kann man auch keinen Menschen erschaffen, indem man nur einen Körper zusammenbaut. Es gibt viele Möglichkeiten, anderen Menschen auf praktische Weise zu helfen, ohne dabei körperlich aktiv zu sein; indem du ihnen beispielsweise etwas beibringst oder sie zu etwas ermutigst. Dennoch ist das Aneignen von natürlichen Bewegungsfähigkeiten eine super Grundlage, weil sie wie ein Notfallset sind, das du überall und jederzeit einsetzen kannst. Du musst dir jetzt nicht einmal eine lebensbedrohliche Situation in der freien Natur vorstellen; frag dich einfach, ob du es schaffst, dich auf den Boden zu legen und ohne Einsatz deiner Hände wieder aufzustehen. Wenn nicht, dann ist das ein Anzeichen dafür, dass deine praktische Beweglichkeit bereits massiv eingeschränkt ist. Wenn dir das Wort »praktisch«, das ich immer wieder verwende, ein wenig zu abstrakt erscheint, dann könntest du es auch ganz einfach durch *Freiheit der Bewegung* ersetzen. Wie viel dieser Freiheit hast du? Und wie viel hättest du gerne?

Die Vorteile eines praktischen Ansatzes von physischem Training gehen weit über das Training selbst hinaus. Du wirst das gelassene Selbstvertrauen und Selbstbewusstsein lieben, die das Erlernen von »natürlicher Bewegung« und physischer Kompetenz mit sich bringen. Wenn dein Selbstvertrauen schon wächst, nur weil du fit aussiehst, warte ab, was passiert, wenn du dazu auch noch wirklich fit bist. Selbstgerechte Menschen erwarten alles von anderen. Selbstermächtigte Menschen erwarten alles von sich selbst. Letztlich geht es hier nicht um physische Kraft statt physischer Schwäche oder physisches Geschick statt Ungeschick, es geht um Selbstverwirklichung statt Selbstbeschränkung. Aus dir einen physisch leistungsfähigen Menschen zu formen, erfordert auch auf mentaler und sogar spiritueller Ebene, alles zu geben; dies ist nicht nur eine Lifestyle-Entscheidung, sondern eine Pflicht, dir selbst, deiner Familie und deinem Umfeld gegenüber.

Hol dir die Macht über dich selbst zurück – für dich und alle, die dir nahestehen. Denn wenn du dich nicht selbst ermächtigen kannst, wer könnte es sonst tun?

# 5 Überlebenswichtig

**»Wir wissen gar nicht, wie stark wir sind, bis wir gezwungen werden, diese verborgene Stärke hervorzuholen. In tragischen Zeiten von Krieg und Not können wir Menschen ganz erstaunliche Dinge vollbringen. Der menschliche Drang nach Überleben und Erneuerung ist fantastisch.«**

*Isabel Allende*

Während wir Menschen ab und an über den Sinn des Lebens sinnieren, ist der fundamentale biologische Zweck aller Tiere nicht nur das Überleben, sondern auch die Fortpflanzung, die sicherstellt, dass die Gene an den Nachwuchs weitergegeben werden und sich die Art somit selbst erhält. Selbst für diejenigen unter uns, die im Leben einen höheren Sinn suchen, ist es von oberstem Interesse, so lange wie möglich am Leben zu bleiben und – zumindest für die meisten – irgendwann einmal Kinder zu zeugen.

Aus biologischer Sicht ist Fitness nichts anderes als die Fähigkeit, sich erfolgreich fortzupflanzen, was zunächst einmal voraussetzt, dass wir gesund genug sind, um so lange zu überleben, bis wir überhaupt im fortpflanzungsfähigen Alter sind. In diesem Sinne bedeutet Fitness also Überlebensfähigkeit.

Für uns ist ein fitter Körper heutzutage längst kein Muss mehr. Es ist eine Selbstverständlichkeit, dass wir unsere Pubertät erreichen. Im Laufe der Menschheitsgeschichte war das jedoch nicht immer so. Selbst in der heutigen Zeit weitgehenden Friedens und relativer Sicherheit ist ein dauerhaftes Überleben – und in diesem Zusammenhang erfolgreiche Reproduktion – nicht für jedermann garantiert. Bewegung mag heute praktisch kaum noch notwendig sein. So lange am Leben zu bleiben, wie biologisch möglich, hat weiterhin Priorität.

Was ist also der Zusammenhang zwischen dem Sinn des Lebens, biologischer Fitness und der »natürlichen Bewegung«? Es ist ein ganz grundlegender: Bricht man Überleben auf seine zwei fundamentalen Aspekte herunter, ist es unsere unverzichtbare Fähigkeit, Chancen zu erkennen und zu nutzen und gleichzeitig Gefahren und Bedrohungen zu vermeiden, sodass wir lange genug am Leben bleiben, bis wir uns fortgepflanzt haben und unser Nachwuchs selbstständig überlebensfähig ist. Egal, ob du Jäger oder Beute bist, beide Aspekte werden durch die Wachsamkeit unserer Sinne, eine scharfe Beobachtungsgabe, ein ausgeprägtes Situationsbewusstsein und reiche Erfahrung – kurz: Instinkt – sowie eine artspezifische »natürliche Bewegung« gesichert. Zusammengefasst: Je besser du dich bewegen kannst, umso größer sind deine Überlebenschancen in der Wildnis. Selbst die aufmerksamsten Beutetiere können ihren Räubern nicht entkommen, wenn sie nicht in der Lage sind, sich zu bewegen. Und auch das hungrigste Raubtier wird keine Beute fangen, wenn es nicht in der Lage ist, sich zu bewegen. Der Verlust (wenn auch nur der

**» Überleben bedeutet in der kalten Ökonomie der Biologie nichts anderes, als den Fortbestand der eigenen Gene über die folgenden Generationen zu sichern.«**

*Lewis Thomas*

Teilverlust) der natürlichen Bewegungsfähigkeit wäre das erste Anzeichen eines unmittelbar bevorstehenden Todes. Sich auf natürliche Art bewegen zu können, sichert – zumindest unter den ursprünglichen Umständen des Lebens in freier Natur – das Überleben.

Als logische Folge daraus fordert Prinzip 5 ein hohes Niveau physischer und mentaler Vitalität und Gesundheit, die für eine effektive »natürliche Bewegung« notwendig sind. Du musst dich optimaler Gesundheit erfreuen und von Natur aus voller Energie stecken, statt ungesund vor dich hin zu leben und aufgrund kultureller Einflüsse physisch vollkommen apathisch zu sein.

Trotz ständig neuer Fortschritte in der medizinischen Technologie verschlechtert sich die globale Gesundheit immer mehr. Das bedeutet nichts anderes, als dass die Menschheit sich noch immer in einem ständigen Überlebenskampf befindet, nur dass unser Überleben heutzutage von der Technik abhängt. Die »Gesundheitsindustrie« macht uns nicht wirklich gesund, sondern verwaltet lediglich unsere Ungesundheit, weshalb man sie eigentlich in »Krankheitsindustrie« umbenennen könnte. Medikamente und Medizintechnik ermöglichen es uns, an unserem ungesunden Lebensstil festzuhalten, aber sie machen uns nicht robuster und widerstandsfähiger. Das schafft nur ein gesunder Lebensstil.

Kein Zweifel, wenn du nach heutigen Lebensstandards nicht bewusst etwas Gesundes tust, dann tust du mit sehr hoher Wahrscheinlichkeit etwas Ungesundes, ohne es überhaupt zu bemerken – selbst wenn du nicht bewusst etwas tust, von dem du weißt, dass es ungesund ist. »Nichts« zu tun ist also gleichbedeutend mit »etwas Ungesundes« tun. Kleinteilige Lösungsansätze oder halbherzige Herausforderungen, die einen ungesunden Lebensstil nicht grundsätzlich infrage stellen, sind daher nur Schall und Rauch. Schlechte Angewohnheiten zu vermeiden, von denen du weißt, dass sie dir sowohl kurz- als auch langfristig schaden werden, ist heutzutage nicht nur eine wahrhaft mutige Entscheidung, sondern ein überlebenswichtiger Imperativ geworden.

In Zeiten, in denen das Vernachlässigen der eigenen Physis ein ganz normaler Zustand und zur akzeptierten Norm geworden ist, sind diejenigen, die so gesund und fit wie möglich sein möchten, regelrechte moderne Helden. Die zynischsten unter uns mögen vielleicht einwerfen, dass solche Anstrengungen nutzlos seien, weil wir schließlich alle einmal älter werden und sterben. Diejenigen, die aber bewusst etwas dafür tun, für sich ein möglichst hohes Maß an Gesundheit und Energie zu erhalten, tun dies nicht nur deshalb, weil viel Bewegung das Leben verlängern kann. Natürlich werden wir alle älter und sterben eines Tages. Training kann unser Leben vielleicht nicht verlängern, aber es verhindert den anormal schnellen Alterungsprozess, den ein Leben voller körperlicher Inaktivität garantiert mit sich bringt. Es geht nicht darum, das Altern zu verhindern, denn das ist ohnehin unmöglich. Aber wir können verhindern, dass unser biologisches Alter wesentlich schneller voranschreitet als unser chronologisches Alter. Hast du schon mal jemanden kennengelernt, der um die 40 war, aber aussah und sich bewegt hat, als sei er bereits 50 oder 60? Dann bestand bei diesem Menschen eine Diskrepanz zwischen beiden Alterstypen, dem chronologischen (kalendarischen) und dem biologischen (natürlichen) Alter. Altern ist unvermeidlich, allerdings altern manche Menschen wie ein guter Wein, wunderschön und anmutig, weil sie so gesund und vital wie möglich leben und deshalb auch so lange wie möglich ein großartiges Leben führen können. Von »Natur aus« schon nicht gesund zu sein, ist eine weitere billige und doch weitverbreitete Ausrede, um jegliche Anstrengung, gesund oder stärker zu werden, zu vermeiden.

**» Resilienz dient einzig dazu, das Unerwartete zu überwinden. Nachhaltigkeit ist Überleben. Das Ziel von Resilienz ist es zu gedeihen.«**

*Jamais Cascio*

Vitalität und Überleben sind eng miteinander verknüpft. Die Wahrheit ist, dass zumindest minimale physische und mentale Stärke, Energie und Vitalität die Grundvoraussetzungen für Bewegung darstellen und dass regelmäßige und intensive Bewegung eine der wichtigsten Grundvoraussetzungen für physische und mentale Stärke, Energie und Vitalität ist. Energydrinks verursachen nur einen temporären, künstlichen Energieschub. Die »natürliche Bewegung« hilft dagegen, natürliche, saubere, erneuerbare und nachhaltige Energie zu erzeugen. Ein solch bewusst gesundes Verhalten hat oftmals nicht nur eine physische, sondern auch eine psychologische Komponente und fördert positives Denken. Wir wissen, dass unsere Gedanken unseren Körper beeinflussen, aber vergessen nur allzu oft, dass unser Körper auch einen Einfluss auf unsere Gedanken besitzt. Die physisch erfolgreichsten Menschen sind häufig diejenigen, die auch mental besonders positiv, energisch und lebensbejahend sind.

Neben einer gesunden Ernährung, erholsamem Schlaf und regelmäßigem Kontakt zur Natur ist Bewegung eine der einfachsten, am meisten unterschätzten und am wenigsten verwendeten gesundheitlichen Maßnahmen überhaupt.

Wir müssen begreifen, dass wir gesundes physisches Verhalten nur deshalb als eine Art »Medizin« betrachten, weil ein ungesunder Lebensstil längst zur Norm geworden ist und jede Verbesserung und Rückkehr zu natürlichen, gesunden Gewohnheiten dadurch als »Heilmittel« oder »Gegengift« verstanden wird. Dabei sollten gesunde Gewohnheiten eigentlich die Norm sein, auch ohne dass wir sie als besonders nutzbringend oder heilsam betrachten. Stattdessen sollten wir ungesunde Gewohnheiten als schädlich und verderblich verteufeln.

Der hauptsächliche Fokus dieses Vitalprinzips – die Fähigkeit, natürliche Bewegungen effektiv auszuführen – beginnt mit den simpelsten, praktischsten körperlichen Tätigkeiten, die wir unter den einfachsten Umständen ausüben können, und reicht bis hin zu extremen, lebensbedrohlichen Situationen: Die »natürliche Bewegung« kann potenziell dein Leben und das Leben von anderen retten. In gefährlichen Momenten wirst du niemals hören: »Spiel Tischtennis um dein Leben!«, dafür aber sehr wahrscheinlich: »Lauf um dein Leben!«

**» Glück ist der schmale Grat zwischen Überleben und Desaster, und nicht viele Menschen sind in der Lage, auf ihm zu balancieren.«**

*Hunter S. Thompson*

Um dein Leben musst du springen, klettern, kriechen oder schwimmen, vielleicht sogar kämpfen. Oder du musst all diese Tätigkeiten ausführen, um das Leben von jemand anderem zu retten. In einer lebensbedrohlichen Situation musst du mitunter eine unangenehme Position so lange halten, bis jemand kommt, um dich zu befreien. Doch sie wird vermutlich nicht ansatzweise so seltsam und unangenehm sein wie eine komplizierte Yogahaltung. Es wird eine Position sein, die es dir ermöglicht, so lange zu überleben, bis du gerettet wirst und eine »saubere Ausführung« wird dabei keinerlei Rolle spielen. Was auch immer du in einer Überlebenssituation tun musst, hat nichts mit Kultur, Tradition, Stil, Sport oder sportwissenschaftlichen Methoden zu tun, sondern mit einer Tätigkeit von greifbarem Nutzen, die einem hochgradig praktischen Zweck dient – nämlich dich oder jemand anderen am Leben zu halten. Der Wert natürlicher Bewegungskompetenz für das Überleben ist daher zeitlos und unschätzbar groß.

In einer Welt, in der moderner Komfort langsam, aber sicher dafür gesorgt hat, dass selbst Gehen nur noch eine nebensächliche Aktivität geworden ist, magst du dich fragen, warum in aller Welt du solche zeitlosen Fähigkeiten überhaupt noch üben solltest. In einem modernen Kontext, in dem Gefahr weitgehend nicht mehr existiert, ist es weitverbreitet, das Training der »natürlichen Bewegung« nur als optionale Freizeitgestaltung zu betrachten und unsere evolutionären Bewegungsfähigkeiten als überflüssige Anachronismen. Schließlich brauchen wir sie ja kaum noch, oder? Falsch. Selbst eine hoch technologisierte Welt wie die unsere ist nicht frei von Gefahren. Einige sind anders als früher, andere komplett neu. Aber es gibt nach wie vor Gefahren da draußen und jeder kann jederzeit damit konfrontiert werden, ob bei einem Unfall, einer Explosion, Aggressionen durch andere Menschen, einer Schießerei, einer Flut, einem Sturm und in vielen anderen potenziellen Szenarien. In jedem dieser Szenarien wird deine sofortige Reaktion eine physische sein, und zwar in irgendeiner Form von »natürlicher Bewegung«. In der realen Welt anwendbare körperliche Fähigkeiten erscheinen nur so lange als optional, wie wir sie nicht brauchen. Erst uns herausfordernde Umstände lassen uns erkennen, dass sie eigentlich unverzichtbar sind. »So etwas wird mir niemals passieren«, magst du nun vielleicht sagen. Meine Antwort wäre dann: »Wie kannst du dir da so sicher sein?«

In diesem Sinne wird das evolutionäre Wesen unserer natürlichen Bewegungen, obwohl es eigentlich stets relevant bleibt, fast schon irrelevant: Ich versuche nicht auf nostalgische Art und Weise nachzuahmen, wie sich meine Vorfahren bewegten; ich bewege mich so, dass ich in der heutigen Welt physisch leistungsfähig bin und bleibe.

Von einem modernen Standpunkt aus gesehen geht es beim Thema Fitness fast ausschließlich um das Aussehen. Der Begriff »körperliche Fitness« steht daher im Gegensatz zur »biologischen Fitness«. Natürlich besteht eine enge Verbindung zwischen dem Grad deiner physischen Aktivität und deinem Aussehen, genauso wie zwischen deiner physischen Attraktivität und deinem Erfolg bei der Paarung (und somit einer erfolgreichen Fortpflanzung).

Wir neigen aber dazu, besessen davon zu sein, wie unser Körper im Spiegel aussieht, statt uns darauf zu konzentrieren, was wir in der realen Welt damit physisch zu leisten imstande sind. Was körperliche Fitness angeht, wollen die meisten Menschen einfach nur »strandfertig« sein, also einen Körper besitzen, der gut genug aussieht, um andere damit im Sommer zu beeindrucken. Aus Sicht der »natürlichen Bewegung« bist du aber nicht strandfertig, nur weil dein Körper gut aussieht. Du musst auch in der Lage sein zu schwimmen, ohne dich dabei selbst in Gefahr zu begeben, oder zu tauchen, um jemand anderen zu erreichen, der gerade zu ertrinken droht, und dann zum Strand zurückschwimmen, während du denjenigen hinter dir herziehst und darauf achtest, dass er an der Oberfläche bleibt und atmen kann. Unter Umständen musst du diese Person auch an Land tragen, um Hilfe zu holen. Das Gleiche gilt für andere lebensbedrohliche Situationen. Selbst wenn du das Glück hast, nie in die Situation zu kommen, Ersthelfer sein zu müssen, so solltest du dennoch bereit sein, schnell zu reagieren, wenn keine andere Hilfe in Sicht ist.

Feuerwehrleute und andere Rettungskräfte mögen Ausrüstung und sonstige technische Hilfsmittel verwenden, aber verlassen sie sich wirklich einzig und allein darauf oder müssen sie auch körperlich tätig werden? Und wenn sie dann physisch eingreifen, welche Bewegungen führen sie aus? Richtig: Sie rennen, klettern, springen, balancieren, kriechen, schwimmen, werfen und fangen Ausrüstung und heben und tragen Opfer. Das alles klingt für mich stark nach »natürlicher Bewegung«. All diese Fähigkeiten sind eine viel realistischere Messgröße für körperliche Fitness als der Umfang deines Bizepses.

Könntest du schnell sprinten oder eine längere Strecke rennen, wenn es erforderlich wäre? Könntest du über eine Kluft springen und elegant auf der anderen Seite landen? Könntest du mindestens zwei Minuten lang tauchen und den Atem anhalten, wenn du müsstest? Könntest du an einem Geländer herabhängen und wärst du in der Lage, dich wieder nach oben zu ziehen? Könntest du jemanden hochheben und notfalls mehrere Kilometer weit tragen, der genauso viel wie du oder sogar mehr als du wiegt? Du bist in der Lage, dir eine Vielzahl körperlicher Anstrengungen vorzustellen und einzuschätzen, wie gut du dabei abschneiden würdest. Und genau das solltest du auch tun.

**» Ich habe einen Instinkt fürs Überleben, für Selbstschutz.«**

*Julian Barnes*

*Fit zu sein bedeutet nicht zwingend, einen gut aussehenden Körper zu haben. Es bedeutet, körperlich bereit für herausfordernde Situationen in der realen Welt zu sein.* Echtes Selbstvertrauen resultiert aus dem Wissen, solch überlebenswichtige Bewegungskompetenz zu besitzen und körperlich auf den Ernstfall vorbereitet zu sein. Fitness ist nichts, womit du angeben kannst, es hat Relevanz für dein Leben. Es ist noch gar nicht so lange her, dass tatsächliche körperliche Fähigkeiten als beeindruckender galten als ein durchtrainierter Look. Damit will ich nicht sagen, dass ich mir die rauen Zeiten zurückwünsche, in denen solche Fähigkeiten eine tägliche Notwendigkeit waren, aber es kann nicht schaden, sich bewusst zu machen, dass dies in einigen Teilen der Welt bis heute der Fall ist.

Ich will dich mit diesem fünften Prinzip nicht aufschrecken oder dir Angst machen, sondern dir ins Gedächtnis rufen, dass das Leben nicht garantiert ist. Es ist vielmehr ein kostbares Geschenk und wir sind es uns selbst schuldig, dieses Geschenk auf jede uns mögliche Art zu bewahren. Die »natürliche Bewegung« ist dabei ganz besonders wichtig. Es gibt weder eine Garantie, dass du dich selbst einmal in einer gefährlichen Situation wiederfinden wirst, noch dass deine körperliche Leistungsfähigkeit trotz regelmäßigen physischen Trainings ausreichen wird, um diese Situation zu meistern. Aber du wirst unter Garantie Probleme bekommen und im schlimmsten Fall völlig hilflos sein, wenn du untrainiert, inkompetent und unvorbereitet in eine lebensbedrohliche Situation gerätst. Und wenn du dir schon selbst nicht helfen kannst, dann wirst du auch anderen nicht helfen können. Tatsächlich ist einer der besten Wege, niemals körperlich hilflos zu sein, zu lernen und zu trainieren, anderen zu helfen.

Wir wollen idealerweise sowohl körperlich als auch geistig stark sein, also physisch kompetent und mental vorbereitet für schnelles Handeln, wir wollen Reaktionsfähigkeit, Selbstkontrolle, Mut und Hilfsbereitschaft abrufen können. Um das zu erreichen, müssen wir uns eine realistischere, situationsbezogenere Art körperlichen Trainings zu eigen machen, die ohne jeden unnötigen Schnickschnack daherkommt. Egal, ob du das Ganze dann als Übung, Workout oder Fitnesstraining bezeichnest, es hat einen höheren, bedeutungsvolleren und nobleren Zweck, als dir nur dabei zu helfen, gut auszusehen oder mehr Liegestütze am Stück zu schaffen. Bei körperlichem Training sollte es am Ende darum gehen, fit (oder bereit) fürs Leben zu sein. Der schöne Nebeneffekt eines solches Trainings zur Steigerung der körperlichen Leistungsfähigkeit: Auch damit wirst du ziemlich sicher irgendwann besser aussehen und deine Attraktivität erhöhen.

Wenn du etwas nachforschst, wirst du unzählige Geschichten von Individuen oder Gruppen von Menschen finden, die in bestimmten Situationen um ihr Überleben gekämpft haben, genauso wie Geschichten von Menschen, die anderen Menschen das Leben unter extremen und harschen Bedingungen gerettet haben. Einige dieser Menschen waren vielleicht gut trainiert, die meisten sind es allerdings nicht. Doch darum soll es auch gar nicht gehen. Wichtig ist, was all diese Geschichten gemeinsam haben: Die »natürliche Bewegung« war der Schlüssel, um am Leben zu bleiben oder ein anderes Leben zu retten. Die Überlebenden mussten rennen, gehen, kriechen, springen, klettern, heben, tragen und so weiter.

Es ist daher wichtig, den praktischen Wert eines jeden Fitnessprogramms nicht nur anhand von Gesundheit, Wohlbefinden oder Ästhetik zu beurteilen, sondern auch anhand des Vermögens, falls nötig, Leben zu schützen. Du fragst dich nun vielleicht, welche essenzielle Technik du beherrschen musst, um jegliche bedrohliche Situation zu meistern. Wie ich in Prinzip 6, »Nicht spezialisiert«, beschreibe, kannst du nie genau wissen, welche natürliche Bewegungsfähigkeit dein potenzieller Lebensretter sein wird oder wie gut du eine bestimmte »natürliche Bewegung« in gefährlichen Situationen beherrschen musst. Sind also letztlich nicht alle Bewegungen überlebenswichtig?

Ich habe beispielsweise schon häufiger Leute getroffen, die viele Klimmzüge hintereinander machen konnten, es aber nicht schafften, sich bis auf die Klimmzugstange hinaufzuziehen.

In einer realen Situation musst du dich nicht 20-mal an einem Mauervorsprung hochziehen, sondern es nur ein einziges Mal auf die rettende Oberfläche hinaufschaffen – mit fatalen Konsequenzen, falls dir dies nicht gelingt. Folgendes wird passieren, wenn der einzige Zweck deines Trainings der Aufbau von Kraft oder Muskulatur ist: Du tust nichts für deine realen Fähigkeiten und verbrauchst viel Energie für Dinge, die deine Kompetenz in realen Situationen in keiner Weise fördern. Noch mal: Kraft ist natürlich wichtig und Muskelmasse kann zu einem gewissen Teil deine Kraft steigern. Es ist also absolut nichts verkehrt an diesen beiden Attributen, genauso wenig, wie gegen einen attraktiven, durchtrainierten Körper etwas einzuwenden ist. Dennoch sollte der vitale, praktische Aspekt körperlichen Trainings stets oberste Priorität haben.

Im weiteren Sinne sollte ein realweltlicher, vitaler Ansatz körperlicher Fitness mehr beinhalten als das bloße Training natürlicher Bewegungsfähigkeiten. Du solltest gelegentlich Szenarien, Umgebungen oder Kontexte simulieren, in denen diese Fähigkeiten anzuwenden sind. So trainierst du dein situatives Bewusstsein. Auch wenn »Erwarte das Unerwartete« ein beliebtes Motto bei all jenen ist, die sich darum sorgen, auf Situationen in der echten Welt nicht ausreichend vorbereitet zu sein, so solltest du dich zumindest darauf einstellen, was realistisch zu erwarten ist, vor allem in Situationen, die statistisch gesehen besonders wahrscheinlich sind. Niemand kann auf alles vorbereitet sein, aber wir können uns definitiv auf eine Reihe von Dingen einstellen. Und eine solche Vorbereitung beginnt damit, dass wir uns selbst mit den grundlegenden körperlichen Fähigkeiten ausstatten.

Weil uns Menschen die Notwendigkeit von Bewegung inzwischen vollkommen abhandengekommen ist und unsere Bewegungsinstinkte mehr und mehr erodieren, bleibt uns gar keine andere Wahl, als uns eine Mentalität anzueignen und eine Strategie zu entwickeln, die es uns ermöglichen, nicht nur »ein wenig« körperlich aktiv zu sein, sondern unser ursprüngliches, natürliches Bewegungsverhalten wiederherzustellen. Die gedankliche Auffassung, die »natürliche Bewegung« müsse praktiziert werden, weil sie evolutionär, universell und instinktiv sei, mag durchaus nützlich sein, doch sie reicht unter Umständen nicht aus, um uns zum Training zu motivieren. Doch wenn wir das Vitalprinzip verstehen und uns zu Herzen nehmen, dann können wir noch heute beginnen, mit neuer, starker Motivation zu trainieren, mit dem Ziel einer zweckmäßigen, nützlichen, hilfreichen, realweltlichen, physischen Kompetenz und Bereitschaft.

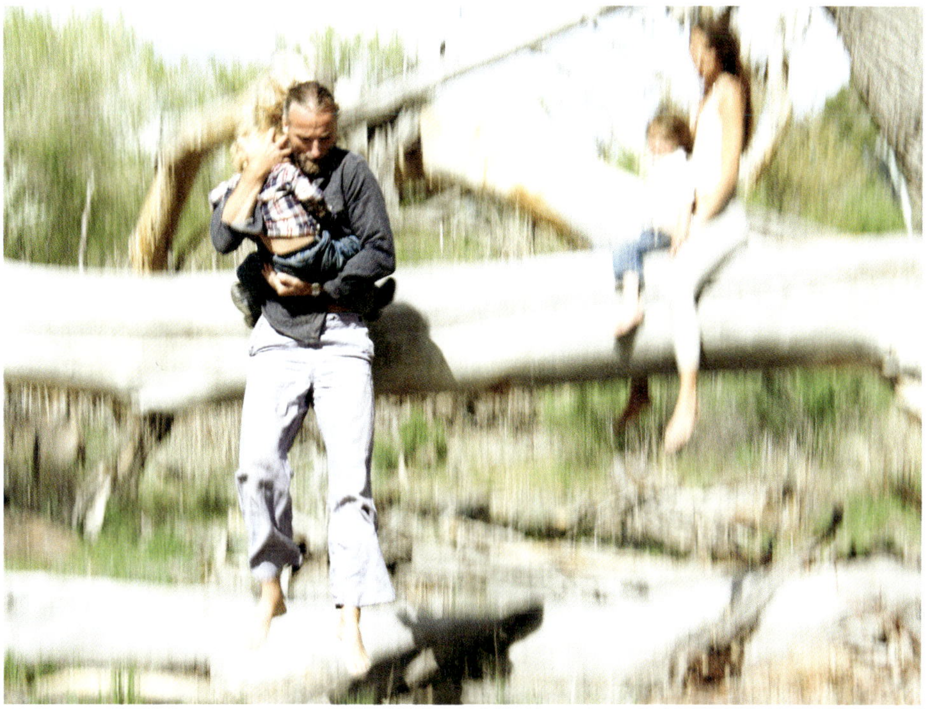

# 6
# Nicht spezialisiert

**»Wir leben in einem Zeitalter, das den einengenden Trend der Spezialisierung für logisch, natürlich und wünschenswert hält.«**

***R. Buckminster Fuller***

Die »natürliche Bewegung« ist nicht spezialisiert, wodurch ihr Training sowohl praktisch als auch überlebenswichtig ist. Dieses nicht spezialisierte Wesen macht die »natürliche Bewegung« so praktikabel, denn wir Menschen haben uns zu »Bewegungsgeneralisten« entwickelt, damit wir nicht nur in einer Vielzahl verschiedener Umgebungen überleben, sondern auch viele unterschiedliche Überlebensstrategien einsetzen können, die breit gefächerte Bewegungsfähigkeiten erfordern. Als Resultat daraus sind wir Menschen, verglichen mit anderen Spezies, bewegungstechnisch äußerst vielseitig begabt. Weil wir eben solche Generalisten sind, beherrschen wir aber keine spezielle Bewegungsfähigkeit besonders herausragend, wie andere Lebewesen dies tun. Eine einfache Ziege könnte beispielsweise locker selbst den schnellsten Menschen der Welt abhängen, der schwächste Gorilla selbst den stärksten MMA-Kämpfer besiegen und andere Tiere können uns Menschen ohne große Anstrengung im Springen, Balancieren, Klettern, Schwimmen oder Tauchen überbieten. Wieder andere Arten haben Bewegungsstrategien für ihre Fortbewegung entwickelt, die Menschen überhaupt nicht ausführen können, wie schlängeln, segeln oder fliegen.

Andererseits können wir auch stolz sein: Welches Tier der Erde ist so vielseitig begabt wie wir Menschen? Unsere natürlichen Bewegungen zum Zweck der Fortbewegung sind ziemlich mannigfaltig. Außerdem sind wir herausragend darin, externe Objekte zu manipulieren, sie also hochzuheben und über lange Strecken hinweg zu tragen oder Dinge mit unglaublicher Geschicklichkeit und Präzision zu werfen und zu fangen. Eine solche Vielseitigkeit ist bei der Anpassbarkeit von Bewegung an reale Bedingungen natürlich extrem praktisch.

Die »natürliche Bewegung« ist auch aus Überlebenssicht nicht spezialisiert. Genauso wie du nie wissen kannst, wann du einmal um dein Leben rennen musst, kannst du nie wissen, ob du in einer bedrohlichen Situation um dein Leben rennen, springen, kriechen oder schwimmen oder jemanden hochheben und tragen musst, um dessen Leben zu retten. Um darauf vorbereitet zu sein, den Herausforderungen der realen Welt effektiv zu begegnen, musst du also alle Bewegungsfähigkeiten sehr gut beherrschen, denn keine davon ist verzichtbar. Wie willst du in einer lebensbedrohlichen Situation handeln, wenn du nur eine einzige Fähigkeit wirklich gut beherrschst? Du müsstest schon extrem viel Glück haben, dass die in diesem Moment erforderliche physische Reaktion genau die eine Fähigkeit ist, auf die du dich im Training spezialisiert hast.

Genauso kannst du dir nicht erlauben, physiologisch nur auf Ausdauerleistungen oder kurze und intensive Belastungsschübe vorbereitet zu sein. Denn realweltliches Leistungsvermögen ist eine Kombination aus Bewegungskompetenz (den natürlichen Bewegungsfähigkeiten) und physischer Kapazität (der physiologischen Anpassung, die wir beim Üben dieser Fähigkeiten entwickeln). Vom Standpunkt des Vitalprinzips aus gesehen sind Defizite in Kompetenz und Kapazität unverzeihlich, was die Bedeutung des Prinzips der Nichtspezialisierung dramatisch unterstreicht.

Wenn du zwar schwer heben, aber nicht so schnell oder weit rennen kannst, wie es eine bestimmte Situation erfordert, wie fit bist du dann? Und wenn du umgekehrt in einer Situation, die kein Rennen erfordert, schnell und weit rennen, aber nichts hochheben und tragen kannst, wie fit bist du dann? In beiden Fällen bist du »spezifisch fit« und nicht realweltlich fit und steckst in argen Schwierigkeiten, sobald du mit kontextuellen Anforderungen konfrontiert bist, für die du nicht trainiert hast. Mir sind schon unzählige solcher fitten und athletischen Menschen begegnet. Diese Menschen sind so sehr an ihre spezialisierten Trainingsprogramme gewöhnt, dass sie nicht in der Lage sind, schnell auch andere Bewegungsfähigkeiten abzurufen und andere physische Anstrengungen zu unternehmen, ohne dass sie dabei sofort aus ihrer Komfortzone gezwungen werden und ihre Leistung darunter leidet.

## Spezialisierung im Sport

Selbst wenn wir nur eine Bewegungsfähigkeit betrachten, ergibt sich häufig das Problem der Spezialisierung. Vielleicht bist du ja ein großartiger Läufer auf Asphalt, wirst auf unebenem, natürlichem Terrain aber deutlich langsamer und ängstlicher. Wenn das der Fall ist, bist du dann wirklich ein großartiger Läufer? Deine Leistung hängt schließlich vom Terrain ab, auf das du dich spezialisiert hast. Wenn dein Ziel realweltliche physische Leistungsfähigkeit ist, sollte dieses simple Beispiel »spezialisierter Spezialisierung« deine Perspektive darauf verändern, was es bedeutet, fit, bereit oder einfach nur qualifiziert zu sein. Im Leben passieren erwartbare und nicht erwartbare Dinge. Erwartbare Ereignisse erfordern von uns, *angepasst* zu sein; nicht erwartbare Ereignisse, dass wir in der Lage sind, uns *anzupassen*. Normalerweise ist es relativ einfach, sich auf erwartbare Ereignisse vorzubereiten. Unerwartete Ereignisse zu meistern, kann dagegen äußerst schwierig sein, weil es oft das blitzschnelle Treffen situativer Entscheidungen beinhaltet, wie die Auswahl der passenden Bewegung anhand ungewohnter Parameter. Je mehr kontextuelle Parameter dir vertraut sind, umso besser kannst du unerwartete Situationen meistern und umgekehrt.

Die Konsequenzen der Spezialisierung sind nicht auf einen Mangel allgemeiner realweltlicher Fähigkeiten begrenzt. Spezialisierte Trainer sind nachweislich oft geradezu besessen von hochspezifischen Bewegungsmustern und verlieren dabei nicht selten generelle funktionelle Defizite aus den Augen, die die Leistung ihrer Sportler in diesen spezifischen Fähigkeiten schwächen und zu chronischen Verletzungen in den Körperpartien führen können, die ständig belastet werden. Verletzungen durch Überbeanspruchung sind bei spezialisierten Athleten überaus weitverbreitet, auch Stress und Burn-out sind bekannte Probleme. Derartige Risiken ließen sich durch ein ganzheitlicheres Training der »natürlichen Bewegung« minimieren und die Leistungsfähigkeit in einer spezifischen Fähigkeit potenziell erhöhen, weil damit Defizite und Ineffizienzen aller grundlegenden Bewegungsfunktionen behoben werden.

Die Spezialisierung von Bewegung ist ein Luxus der Moderne. Die Vielseitigkeit unserer natürlichen Bewegung ist einer der Hauptgründe, warum wir Menschen als Spezies bislang so erfolgreich waren. Warum sollten wir uns selbst beschränken? Was, außer unserer Kultur, könnte uns dazu treiben, eine derartige Spezialisierung als etwas völlig Normales und Erstrebenswertes zu betrachten, bis hin zu einem Punkt, an dem wir Spezialisierung selbst innerhalb einer speziellen Bewegung anstreben? Mit einer bestimmten Technik zu schwimmen und mit allen anderen nicht. Nicht unter Wasser zu schwimmen, nicht tief zu tauchen oder keine Wasserrettung zu trainieren. Oder sehr spezielle, schwere Objekte zu stemmen, andere aber nicht? Oder diese Objekte anzuheben, sie aber nicht über verschiedene Distanzen und auf unterschiedlichen Terrains zu tragen? Kurz: Woher kommt diese moderne Besessenheit nach Spezialisierung? Liegt es daran, dass die gesamte Kultur, die uns umgibt, uns schon von Kindesbeinen an in eine solche Richtung drängt?

> **»Der Geist eines Spezialisten ist Sklave seiner Spezialisierung.«**
>
> *Mokokoma Mokhonoana*

Tatsächlich wird im Schulsport bei Weitem nicht die gesamte Bandbreite natürlicher Bewegungsfähigkeiten vermittelt, die unsere Kinder lernen sollten – und mit Sicherheit gerne lernen würden. Stattdessen sind sie von einem jungen Alter an gezwungen, sich in spezialisierten Sportarten zu messen. Oft werden sie sogar von ihren Eltern dazu gedrängt, die hoffen, ihre Zöglinge könnten in einer bestimmten Disziplin einmal der nächste Weltmeister werden. Kinder erhalten keinen Sportunterricht, der sich an den Prinzipien der »natürlichen Bewegung« orientiert, sondern werden nur phasenweise und mit hochgradig regulierten Sportarten beschäftigt.

**» Die Zukunft gehört jenen, die mehr Fähigkeiten erlernen und sie auf kreative Weise kombinieren.«**

*Robert Greene*

Die traurige Realität ist, dass Generationen von Kindern, die schon früh zu spezialisierten Sportarten gezwungen werden, am Ende körperliche Defizite und Ungleichgewichte entwickeln. Und während eine kleine Minderheit an einer bestimmten Sportart oder an Sport im Allgemeinen Gefallen finden mag, entwickelt der Großteil der Kinder eine Aversion gegen körperliche Aktivitäten. Diese Kinder, die intensiv gedrillt werden, um die Weltmeister von morgen zu sein, enden oftmals als psychische Wracks, denen eine Kindheit voller Freude und Unschuld geraubt wurde, weil man ihnen die Einstellung eines erwachsenen Olympioniken aufgezwungen hat, obwohl sie doch nur Kinder waren, die etwas Spaß haben wollten. Und das sind nur die paar wenigen, hochtalentierten Kinder, die es in die Sportleistungszentren schaffen. Wir müssen aber auch über die sprechen, die kein besonderes Talent besitzen, die keine künftigen Olympiahoffnungen sind, denen kaum Aufmerksamkeit, Anleitung oder Lob zuteilwird und die entmutigt und niedergeschlagen glauben, sie seien für Sport »einfach nicht gemacht«. Diese Kinder werden dazu verdammt, Sport höchstens am Fernsehschirm zu erleben. Wie unfair und bescheuert ist das eigentlich?

## Spezialisierte Fitness

Selbst die moderne Industrie, die wir als Fitnessindustrie kennen, stützt sich zum größten Teil auf Spezialisierung. Das beginnt mit spezialisierten Trainingsmaschinen: eine für die Waden, eine für den Quadrizeps, eine für den Bizeps, einige für Kraft und andere für Ausdauer und so weiter. Dabei gibt es die dabei gewünschte Muskelisolation im Fitnessstudio technisch gesehen überhaupt nicht, sondern höchstens auf dem Seziertisch.

Unsere Muskeln sind so geschaffen, dass sie synergetisch zusammenarbeiten, um effektive und anpassbare Bewegungen zu ermöglichen. Sie zu isolieren, ist biologische Irrlehre und schlicht falsches physisches Verhalten. Das einzige »Ganzkörperworkout«, das mir bekannt ist, ist jenes, das die gesamte Bandbreite der »natürlichen Bewegungen« des Menschen abdeckt. Konventionelle Fitnessprogramme, die auf der Isolation der Muskulatur beruhen, missachten auf schockierende Art und Weise grundlegend, wie der menschliche Körper eigentlich funktioniert und physisch Leistung erbringt. Diese Programme ignorieren das natürliche Bewegungspotenzial, das in uns steckt.

Statt den Fokus an einem Tag auf den Ober- und an einem anderen Tag auf den Unterkörper zu legen, was für Bodybuilding tatsächlich effektiv ist, sollten die meisten Menschen nicht lieber jeden Tag den ganzen Körper trainieren? Statt Muskelgruppen künstlich zu isolieren, um sie aufzupumpen, sollten wir nicht lieber daran arbeiten, geschickter und kräftiger zu werden, und lernen, unseren Körper durch komplette praktische Bewegungen zu steuern? Die Antwort ist ein klares »Nein«, zumindest wenn dein erklärtes Ziel nur der der Aufbau von Muskulatur zu ästhetischen Zwecken ist und es praktisch keine Rolle spielt, was du mit ihr anstellst. Die Antwort lautet jedoch »Ja«, wenn dein Ziel praktische Leistungsfähigkeit in der realen Welt ist. Methoden sind nur in Bezug auf das Ziel, das mit ihnen verfolgt wird, relevant und Muskelisolation ist hocheffektiv für das Erreichen von Bodybuilding-Zielen.

Ein »bewegungsbasierter» Ansatz statt eines »muskelbasierten« Ansatzes wäre sicher viel natürlicher, aber eben auch nur zu einem bestimmten Grad. Denn der Begriff »Bewegung« kann praktisch alles bedeuten. Wenn du deinen ganzen Körper rhythmisch zu lauter Technomusik bewegst, könnte man das als bewegungsbasiertes Trainingsprogramm bezeichnen, obwohl du dabei keine »natürlichen Bewegungen« trainierst und deinen Körper nicht auf die vielfältigen Anforderungen der realen Welt vorbereitest. Du bereitest dich damit nicht einmal auf die Zombie-Apokalypse vor, sondern betreibst weiterhin bloße Spezialisierung.

# Segmentiertes Fitnesstraining

Unter den funktionaleren Fitnessprogrammen, die nicht auf Muskelisolation setzen, beinhalten die meisten dennoch einen isolierten Ansatz, und zwar in dem Sinne, dass sie Kraft, Elan, Ausdauer, Mobilität, Balance und Koordination systematisch trennen und gezielt mit spezifischen Drills und Methoden isoliert voneinander trainieren, als sollte oder könnte man sie nicht gemeinsam bearbeiten, so wie wir Menschen es bis vor nicht allzu langer Zeit immer getan haben. Das soll nicht heißen, dass kleinteilig segmentiertes Fitnesstraining nicht ab und an verwendet werden kann, um einen bestimmten Nutzen damit zu erzielen. Auch im MovNat-Programm kommt unterteiltes Training vor, es ist jedoch nicht die primäre, hauptsächliche Methode.

Ist ein vollständig segmentierter Ansatz – also die Trennung von Beweglichkeit, Kraft und metabolischer Konditionierung – tatsächlich das beste Mittel, um die physische Leistungsfähigkeit von uns Menschen zu schulen, vor allem für Nichtsportler? Eine solche Aufteilung kann in bestimmen Fällen hilfreich und effektiv sein. Aber warum sollte man systematisch all diese Komponenten voneinander trennen und dabei das große Ganze vergessen: den Fakt, dass all diese »Systeme« so geschaffen wurden, dass sie synergetisch zusammenarbeiten? Der gemeinsame Nenner all dieser physischen Attribute und physiologischen Anpassungen – gewissermaßen der »Leim«, der sie einst zusammenhielt – ist natürliches Bewegungsverhalten.

Die Evolution hat unser Hirn meisterhaft so gestaltet, dass es verbinden und synchronisieren kann, was unser moderner analytischer Geist unbedingt gedanklich trennen und subjektiv teilen möchte. Mobilität, Kraft, Ausdauer, Koordination, Balance und so weiter waren nie eigenständige Disziplinen und auch nicht dafür gedacht, unabhängig voneinander zu operieren, sondern dienen einzig der »natürlichen Bewegung«, die wiederum dafür gedacht ist, dem Leben zu dienen. Wilde Raubtiere trainieren ihre Mobilität, Kraft oder Koordination nicht getrennt voneinander, bevor sie in der Lage sind, ihre Bewegungsfähigkeiten einzusetzen, um Beute damit zu jagen, denn dann würden sie verhungern. Stattdessen bewegen sie sich natürlich und führen praktische, adaptierbare Handlungen aus, wodurch sie die physischen Attribute entwickeln und erhalten, die nötig sind, um ihre Fähigkeiten so effektiv wie möglich einsetzen zu können.

In diesem Sinne hat die »natürliche Bewegung« auch nichts mit »Crosstraining« zu tun, wie man es aus dem Fitnessbereich kennt. Schließlich müssen wir verschiedene Fitnessdisziplinen nur dann »crosstrainieren«, wenn wir sie sonst voneinander isoliert und uns dabei auf bestimmte Disziplinen spezialisiert haben. Als spezialisierter Sportler benötigst du sehr wahrscheinlich ergänzendes Training, um die Defizite deiner bevorzugten (oder einzigen) Disziplin auszugleichen. Solche ergänzenden Übungen, die man als »physische Vorbereitung« bezeichnen könnte, sind ein Versuch, physische Defizite zu beheben, den Mangel an Geschick und sogar chronische Verletzungen auszugleichen, die durch Spezialisierung verursacht werden. Ironischerweise würde eine solche physische Vorbereitung für einen Kraftsportler bedeuten, zu laufen, um seine Ausdauer zu verbessern, und für einen Läufer wäre das Stemmen von Gewichten angeraten, um an Kraft zuzulegen. Doch gäbe es diesen Nutzen für ihre bevorzugte Aktivität nicht, würde der Kraftsportler nicht laufen, nur um seine Lauffähigkeiten zu verbessern, und der Läufer würde keine Gewichte stemmen, nur um ein besserer Gewichtheber zu werden oder praktische Kraft aufzubauen.

Wir wissen nun, dass natürliche Bewegungsfähigkeiten nicht mehr zu ihrem eigentlichen Zweck trainiert werden – nämlich ihrer praktischen Anwendung. Stattdessen werden sie für indirekte, manchmal ultraspezifische Ergebnisse eingesetzt. Ich habe das in meinen Ausführungen zu Prinzip 4, »Praktisch«, schon einmal erklärt: Wenn wir mit unserem Training versuchen würden, realweltliche Praktikabilität zu erlernen, könnten wir dadurch unsere körperlichen Fähigkeiten erweitern und stärker aneinander angleichen. Im Ergebnis könnten wir massive Defizite in unserer physischen Kompetenz vermeiden. Wenn es dir wichtig ist, dass du »auf alles vorbereitet bist, was das Leben für dich bereithält«, dann solltest du lieber breit aufgestellte Bewegungsfähigkeiten erlernen als nur spezialisierte.

**»Keine einzelne Übung kann das volle Spektrum menschlicher Bewegung repräsentieren.«**

*Gray Cook*

Selbst ein Programm mit 20 grundlegenden funktionalen Bewegungen – basierend auf dem Konzept der sogenannten General Physical Preparedness (GPP, zu Deutsch: »allgemeine physische Vorbereitung« – ein grundsätzliches

Trainingskonzept zur Steigerung von Kraft, Schnelligkeit, Ausdauer und Beweglichkeit, das spezifische Bewegungsfähigkeiten und die Leistungsfähigkeit unterstützen soll) – ist eindeutig besser als die meisten anderen Ansätze allgemeiner physischer Vorbereitung. Trotzdem sind sie immer noch viel zu begrenzt und einschränkend, wenn man sie mit der großen Bandbreite des Trainings der »natürlichen Bewegung« vergleicht. Die meisten Fitnessprofis und -anhänger lieben die praktische Vorstellung, dass eine Handvoll Bewegungsmuster ausreicht, um »in Form« zu bleiben, ohne jedoch zu realisieren, dass Dutzende Techniken und Hunderte Bewegungsvarianten regelmäßig geübt werden müssten, um ein optimales Niveau von Funktionsfähigkeit, Bewegungskompetenz und Bereitschaft zu erhalten.

Du musst dafür ein vielseitig trainierter, nicht spezialisierter Bewegungssportler sein, der physisch wie mental auf eine weitgehend spezifische Art konditioniert ist. Lass mich das kurz erklären: »Weitgehend spezifisch« bedeutet, dass du spezifisch – Achtung: Hier geht es um Spezifizität, nicht Spezialisierung – an eine große Bandbreite motorischer Fähigkeiten und physiologischer Adaptionen angepasst bist, die wiederum davon herrühren, dass du einer großen Bandbreite spezifischer praktischer Anforderungen ausgesetzt bist. Und das macht dich nicht spezialisiert, sondern in hohem Maße anpassungsfähig. Eine einzige Bewegungsvariante genügt nicht, um eine ganze Bewegungsfähigkeit zu üben. Klimmzüge sind zum Beispiel ein Kletterbewegungsmuster, repräsentieren allerdings ganz eindeutig nicht die volle Bandbreite aller Kletterbewegungen. Kurz gesagt: Gut in Klimmzügen zu sein, mag deine Kletterfähigkeiten in einem gewissen Maß verbessern, ohne jedoch eine echte Klettertechnik zu beherrschen. Ohne die verschiedenen physiologischen Anpassungen, die solche Techniken mit sich bringen, bist du aber keinesfalls bereit, unterschiedliche Oberflächen heraufzuklettern. Die »Konditionierung« deiner Beine auf allgemeine Art und Weise mithilfe spezifischer Übungen lässt dich nicht automatisch besser laufen, springen oder landen. Eine solche allgemeine physische Vorbereitung ist nicht spezifisch genug und aus diesem Grund ist sie eben auch ein spezialisierter Ansatz. Das Training der »natürlichen Bewegung« ist allgemein und doch hochgradig spezifisch. Es gibt keine Abgrenzung zwischen Kraft und anderen physiologischen Adaptionen oder spezifischen motorischen Fähigkeiten, und die Kraft geht der Entwicklung motorischer Fähigkeiten nicht voraus. Beide passieren (größtenteils) symbiotisch. Kurz gesagt, auch wenn es wie ein Oxymoron klingt: Training, das zu allgemein ist, ist grundsätzlich auch zu spezifisch. Kraft und Ausdauer sind nicht das Ein und Alles und Technik ebenfalls nicht. Physische Leistungsfähigkeit erfordert nicht nur beide Komponenten, sondern dass beide synergetisch zusammenarbeiten, was vor allem dadurch erreicht wird, dass du synergetisch trainierst. Die reale Welt ist viel zu komplex, um ernsthaft erwarten zu können, dass irgendein Programm zur allgemeinen physischen Vorbereitung dich tatsächlich auf irgendetwas vorbereiten könnte.

**» Um im Sport als Individuum von überlegenem physischen Wert betrachtet zu werden, genügt das Abliefern einer außergewöhnlichen Leistung, selbst wenn diese Person in anderen Disziplinen ein hoffnungsloser Fall ist. Die Rekorde, die von Spezialisten aufgestellt werden, verzerren deshalb den Wert der Individuen, die auf eine ganzheitliche und praktische Art und Weise leistungsfähig sind. Letztere beherrschen zwar alle möglichen Disziplinen, können mit den Einzelleistungen von Spezialisten jedoch nie mithalten.«**

*Georges Hébert*

# Angleichung

Die »natürliche Bewegung« ist ein integratives, ganzheitliches System, in dem ein grundlegendes Leistungsniveau jeder natürlichen Bewegungsfähigkeit – also sowohl Fertigkeiten als auch die damit verbundenen physiologischen Anpassungen – in einer »angeglichenen« Art und Weise etabliert wird. Dies gilt vor allem für Anfänger, die auf jeden Fall ein natürliches Bewegungstraining betreiben sollten, das so integrativ wie möglich ist. Vielleicht magst du eine oder mehrere Fähigkeiten besonders gern oder bist ganz besonders gut darin, vielleicht betonst du diese spezielle Fähigkeit sogar hin und wieder und genießt die spezifischen Vorteile temporärer Spezialisierung, aber die Notwendigkeit allumfassender realweltlicher Leistungsfähigkeit lässt dir gar nicht wirklich die Option, ein reiner, dauerhafter Spezialist zu werden. Keine natürliche Funktion von Bewegung sollte je gänzlich vernachlässigt werden. Dein Ziel muss es sein, ausgewogen trainiert zu sein und höchstens ein paar spezielle Stärken zu besitzen.

Ich möchte betonen, dass dieses Prinzip in keiner Weise einige der großartigen Vorteile von Spezialisierung geringschätzen soll. Ebenso negiert es nicht die Fortschritte, die sportliche Spezialisierung in den vergangenen Jahrzehnten in Bezug auf Technik, Trainingspläne oder das Sammeln wissenschaftlicher Daten gebracht hat. Sportliche Spezialisierung hat erwiesenermaßen zum Verständnis und, in vielerlei Hinsicht, zur Steigerung von physischer Leistungsfähigkeit beigetragen. Doch von diesen Errungenschaften und Vorteilen profitieren wir nicht alle gleichermaßen. Millionen von uns jagen keiner olympischen Goldmedaille oder Weltrekorden nach und sind auf keinen bestimmten Sport spezialisiert. Sollten wir nicht einfach danach streben, unser natürliches Bewegungspotenzial auszuschöpfen und uns mit einem grundlegenden Niveau an Bewegungsfähigkeiten und physischer Bereitschaft auszustatten, das uns so lange wie möglich einen gesunden Körper und ein gesundes Leben genießen lässt?

**» Es gibt noch Hoffnung, dass selbst in diesen Tagen wachsender Spezialisierung eine Einheit im menschlichen Erleben besteht.«**

*Allan McLeod Cormack*

Wenn du nicht tiefsten Herzens ein purer Spezialist bist oder ein erstklassiger Elitesportler und Wettkämpfer, dann kannst du vom Trainieren evolutionär-natürlicher Fähigkeiten auf angeglichene Art und Weise nur profitieren – und zwar im Hinblick auf Gesundheit, Spaß und Genugtuung beim Training. Die »natürliche Bewegung« ist alles, was unsere menschliche Biologie an physischem Verhalten benötigt. In diesem Zusammenhang sind alle anderen körperlichen Aktivitäten entweder unvollständig oder nur optional.

Der Großteil natürlicher Bewegungsfähigkeiten, auf einem soliden Effektivitäts- und Effizienzniveau, lässt sich in deutlich weniger Zeit aneignen, als nötig ist, um in spezialisierten Sportarten konkurrenzfähig zu sein. Warum sich für eine Fähigkeit entscheiden, wenn du doch gleichzeitig mehrere auf einmal entwickeln könntest, ohne sie im Training voneinander zu isolieren? Es heißt, Tausende Stunden Übung seien nötig, um eine bestimmte Fertigkeit zu meistern. Dabei könntest du in nur Dutzenden Stunden engagierten Trainings der »natürlichen Bewegung« viele verschiedene Fähigkeiten auf einmal erlernen. Ist das nicht atemberaubend? Oftmals ist es viel einfacher, dich auf eine bestimmte Fähigkeit zu spezialisieren, nachdem du zuvor all deine Fähigkeiten aneinander angeglichen hast. Im Gegensatz dazu ist es viel schwerer, deine Fähigkeiten anzugleichen, wenn du dich zuerst auf eine bestimmte Disziplin spezialisiert hast. Deshalb solltest du immer erst angleichen, bevor du dich spezialisierst.

Ein nicht spezialisierter natürlicher Bewegungsansatz im Training kann sogar Sportspezialisten in vielerlei Hinsicht massiv helfen – und zwar beim Aneignen von physischen, physiologischen und sogar psychologischen Fähigkeiten.

Für den Einstieg würde ich dir ganz klar raten, zuerst an deinen Defiziten zu arbeiten, statt deine Stärken noch mehr herauszuarbeiten. Bevor du deine Stärken weiter stärkst, solltest du mindestens das Spektrum der praktischen Bewegungen vergrößern, die du mit einem soliden Effizienzniveau ausführen kannst, auch wenn sich einige Bewegungen für dich zunächst ganz und gar nicht »natürlich« anfühlen werden und du dich dafür aus deiner Komfortzone herauswagen musst. Dir deine eigenen Schwächen einzugestehen, erfordert definitiv Ehrlichkeit zu dir selbst und jede Menge Mut.

# Lifestyle-Spezialisierung

Kein Mensch kommt als spezialisierter Athlet oder spezialisierter »Mover« (Beweger) auf die Welt. Wir sind geborene »Polymover«, keine »Monomover«. Hamster laufen nicht stundenlang im Rad, weil sie das besonders gerne tun, sondern weil sie eingesperrt sind. Im Prinzip aus genau demselben Grund laufen wir Menschen stundenlang auf Laufbändern. Wegen kulturell bedingter, selbst auferlegter Einschränkungen limitieren wir uns selbst auf eine einzige körperliche Aktivität. Wir kennen es nicht anders, denn jeder um uns herum tut es genauso.

Das Verhalten und die Einstellung, die für Spezialisierung nötig sind, gibt es nicht nur in der Welt von Sport und Fitness, sondern auch zu Hause. Das beginnt schon bei der Bandbreite der Bewegungen, die wir dort ausüben – und bei der noch viel größeren Bandbreite an Bewegungen, die wir selten und niemals ausüben, die unsere Vorfahren aber täglich nutzten. Für die meisten modernen Menschen nimmt Sitzen, Arbeiten, Essen und Spielen auf erhöhten Oberflächen 90 Prozent ihrer wachen Zeit ein. Die übrigen 10 Prozent werden entweder stehend oder mit dem Gehen kurzer Distanzen auf flachen, geraden, stabilen und vorhersehbaren Untergründen verbracht. Wie würdest du ein solches Bewegungsverhalten und solche Bewegungsmuster nennen? Eben: Spezialisierung. Es handelt sich dabei um keine »versteckte« Form von Bewegungsspezialisierung, sondern schlicht um eine Form, die uns gar nicht mehr auffällt. Beispielsweise ist stundenlanges, tägliches Sitzen ganz eindeutig eine Art von physischer Spezialisierung, die vom Problem moderner »Bewegungsarmut« herrührt.

Außer in seltenen und sehr bedauernswerten Fällen werden wir alle mit einer unglaublichen Beweglichkeit geboren. Aber wie erklärt es sich dann, dass Millionen »moderner« – um nicht zu sagen: »fortschrittlicher« – Menschen keine tiefe Kniebeuge mehr hinbekommen? Liegt es daran, dass sie nicht genügend Yoga machen, sich nicht ausreichend dehnen oder zu wenig Mobility-Drills absolvieren? Dass sie sich von ihrem, wie auch immer gearteten, segmentierten und spezialisierten Fitnessprogramm abgemeldet haben, das dieses Problem hätte beheben können? Oder liegt es einfach daran, dass sie niemals oder zu selten die essenzielle natürliche Bewegung der tiefen Kniebeuge nutzen und ihnen deshalb die Beweglichkeit abhandengekommen ist, die dafür nötig ist? Beweglichkeit – oder Mobilität – ist bei uns Menschen quasi ab Werk eine physische Fähigkeit, und doch ist sie inzwischen ergänzendes Training geworden, weil unser Lebensstil signifikante Defizite grundlegender natürlicher Bewegungen aufweist. Dies ist nur ein Beispiel. Wenn du das Gefühl hast, dass deine Muskeln mit der Zeit schwächer werden, dann gibt es eine spezielle Fitnesssparte, die dieses Problem behebt. Wenn du mit der Zeit immer ungelenker wirst, dann mach mehr Yoga. Wenn du schnell außer Atem bist, brauchst du Ausdauertraining. Sobald du der Meinung bist, dass ein »Bereich« deines Körpers Mängel aufweist, absolvierst du einfach eine Reihe entsprechender Übungen, ein zusätzliches Training, eine notwendige Pflicht, ein temporäres Programm oder eine Therapie, bis es dir besser geht. Vielleicht denkst du dir: »Für ein spezifisches Problem brauche ich auch eine spezialisierte Lösung«, aber indem du das tust, hast du eine der mannigfaltigsten physiologischen Funktionen separiert und isoliert, die für Bewegung notwendig ist.

Unter Umständen leidest du sogar an verschiedenen Problemen, die von mangelhaftem Bewegungsverhalten herrühren. Statt einem spezifischen Mittel für jedes dieser Probleme, das aus dem Fehlen eines natürlichen Bewegungsverhaltens in deinem Leben resultiert, musst du vielleicht nur ein Training der »natürlichen Bewegung« beginnen, um all deine Funktionalitätsprobleme auf einmal zu beheben.

Täglich oder ein paarmal pro Woche ein kaum segmentiertes, spezifisches Training zu absolvieren, kann durchaus hilfreich sein (und ja, es ist besser als gar nichts), aber eine solche Herangehensweise ist nur ein ergänzender Ansatz, um ein insgesamt verarmtes Bewegungsverhalten zu »reparieren«. Schließlich kann man die schädlichen Auswirkungen einer Ernährung, die größtenteils aus verarbeiteten Industrieprodukten besteht, auch nicht aufheben, indem man einfach jeden Tag ein paar Nahrungsergänzungsmittel einwirft. Die Supplementierung einer defizitären, ungesunden Ernährung kann niemals so effektiv sein wie eine gesunde Ernährung ohne Supplementierung. Genauso kann die Supplementierung eines defizitären, ungesunden Bewegungsverhaltens mithilfe einer kleinteiligen Lösung niemals so effektiv sein wie gesundes, vollumfängliches Bewegungsverhalten ohne Supplementierung durch spezifische Übungen.

Noch einmal: Spezifische Strategien oder Therapien können extrem hilfreich sein. Ohne ein gesundes, beständiges Bewegungsverhalten werden sie langfristig jedoch keinen Erfolg haben. Wir betrachten stets den winzigen Prozentsatz bewusster Bewegungsaktivität, die wir unserem Leben hinzufügen könnten, um etwas zu verändern, begreifen aber nicht, dass es der überwältigend große Prozentsatz unbewussten Bewegungsverhaltens ist, das die Probleme verursacht, für die wir ergänzende Übungen benötigen.

Wenn du an Spezialisierung denkst, dann denkst du normalerweise daran, wie du dadurch in der einen Sache besser wirst, die du am häufigsten tust. 95 Prozent oder mehr unserer wachen Zeit sitzen die meisten von uns einfach herum und bewegen sich überhaupt nicht. Wenn wir uns bewegen, dann gehen wir in der Regel nur äußerst kurze Distanzen. Dies ist ein spezialisiertes Bewegungsverhalten, wenn auch kein »Training«. Bedeutet das also, dass alle Menschen heute hervorragend im Gehen sind?

Absolut nicht! Erstens können die meisten Menschen weder besonders weit noch besonders schnell gehen, ohne dass sie bald außer Atem sind. Zweitens werden sie noch langsamer und wirken äußerst unbeholfen, sobald sie unebenes Terrain betreten. Und zu guter Letzt sehen sie geradezu lächerlich aus, sobald sie ohne schützendes Schuhwerk auf steinigem Untergrund unterwegs sein müssen. Dann fuchteln sie aufgeregt mit den Armen, bewegen sich extrem langsam und verziehen das Gesicht. Diese Form der »Spezialisierung« hat die Menschheit also ganz offensichtlich nicht zu Experten im Gehen gemacht. Das Einzige, worauf wir spezialisiert sind, ist, physisch nutzlos zu sein.

Doch was haben wir erwartet? Wir können unser ursprüngliches natürliches Bewegungsverhalten nicht immer weiter so stark abbauen und vernachlässigen und dann erwarten, dass wir, wenn es drauf ankommt, plötzlich auf magische Weise ganz geschickt darin sind. Was die Menschen brauchen, ist keine genetische Umprogrammierung, kein besonderer »Biohack«, der ihnen hilft, in ihre Körper einzudringen, als seien sie irgendwelche externe Wesen. Die Menschen benötigen keine temporären, schnellen Lösungen, sondern langfristige Verhaltensumstellungen. Das magische Wundermittel, das dir wieder auf die Beine hilft, ist unser Lifestyle der »natürlichen Bewegung«, der eine bedeutende Anzahl verlorener, vergessener und natürlicher Bewegungsmuster wieder neu implementiert. Das ist keine schnelle Lösung und kann auch nie eine sein. Deine Biologie lässt sich nicht austricksen, reinlegen oder hacken. Du kannst sie nur verstehen, respektieren und nähren.

Die Wunderwaffe, die du brauchst, ist jene, die die Auffassung totschießt, dass ein wenig Bewegung gut für dich sei (vor allem, wenn sie wissenschaftlich belegt ist). Zäumen wir dieses Pferd mal von hinten auf: Die Wahrheit ist, dass sehr wenig Bewegung extrem schlecht für dich ist, und sehr wenig Bewegung ist höchstwahrscheinlich die Realität deines Alltags. Ein großer Teil dieser Bewegung ist deine vorgegebene biologische Pflicht. Wenn du die »natürliche Bewegung« auf die konventionelle Dreimal-pro-Woche-Art angehst, dann spezialisierst du dich immer noch in dem Sinne, dass dein Bewegungsverhalten den Großteil der Zeit sehr eingeschränkt bleiben wird.

Ein nicht spezialisierter Ansatz bedeutet, dass dein Training nicht auf den »speziellen« Moment des Trainings begrenzt ist, das zu einer bestimmten Zeit, an einem bestimmten Ort und mit bestimmter Kleidung oder Ausrüstung stattfinden muss. Nicht alle Bewegungen sind »Training« im eigentlichen Sinne, aber du kannst aus jeder Bewegung eine Übung machen und im Laufe des Tages viele verschiedene solcher Übungen ausführen. Frag dich nicht, wie oft pro Woche du trainieren solltest, sondern wie oft am Tag du Bewegungen üben solltest.

Das Schöne an der »natürlichen Bewegung« ist der Fakt, dass dein Verlangen, besser zu werden, so stark sein wird, dass du nicht mehr auf die Uhr schauen wirst, dass du keine Wiederholungen mehr zählen wollen wirst und – last but not least – deine Bewegungseinheiten, statt sie zu beschleunigen und zu verkürzen, eher verlängern wollen wirst. Statt zusätzliches Training zu vermeiden, wirst du dich über jede Gelegenheit freuen, ein paar zusätzliche Bewegungsübungen zu absolvieren. Und du wirst Strategien entwickeln, um mehr solcher Gelegenheiten zum Üben zu schaffen. Du wirst dir deine Zähne in einer tiefen Kniebeuge putzen, kniend an deinem Laptop arbeiten, auf dem Boden sitzend ein Buch lesen, auf Zehenspitzen stehen, während du in einer Schlange wartest, im Sitzen eine korrekte Haltung und Atmung üben, die Treppen hochlaufen oder -springen, statt die Rolltreppe zu nehmen, dich ein paar Sekunden an jeden Ast hängen, unter dem du durchgehst, und so weiter und so fort. Du wirst deine Liebe zur Bewegung neu entdecken und dich von da ab ununterbrochen nur noch bewegen wollen.

Du wechselst nicht in einen anderen Körper oder wirst ein anderer Mensch, sobald du aufhörst zu trainieren. Deine Tätigkeiten mögen dann andere sein, aber die Person, die du bist, und die Biologie, die in dir lebendig ist, werden sich nicht verändern. Wie alles andere, was du tust, ist Bewegungstraining nicht allein eine Sache, die du tust, sondern ein Ausdruck dessen, wer du bist. Zu erleben und zu offenbaren, wer du bist, ist niemals kleinteilig segmentiert, sondern ein ununterbrochener Prozess. Das Du, das trainiert, und das Du, das physisch inaktiv ist, sind ein und dieselbe Person. Je mehr du diesen Zusammenhang verstehst, umso klarer wird dir die Illusion einer Trennung der verschiedenen Aktivitäten und Beschäftigungen in deinem Leben. Nur die Aktivitäten verändern sich, doch die Person bleibt dieselbe.

Verabschiede dich von deinem physisch nutzlosen Selbst und vereinige dich wieder mit dem physisch lebendigen, indem du eine Verbindung zu dem ursprünglichen, vielfältigen natürlichen Bewegungsverhalten herstellst, dass alle Menschen einst praktiziert haben.

# 7
# Adaptierbar

**»Anpassungsfähigkeit ist das simple Geheimnis des Überlebens.«**

*Jessica Hagedorn*

## Kontextbezogene Anforderungen

*Umgebungen und Situationen schaffen kontextbezogene Anforderungen*

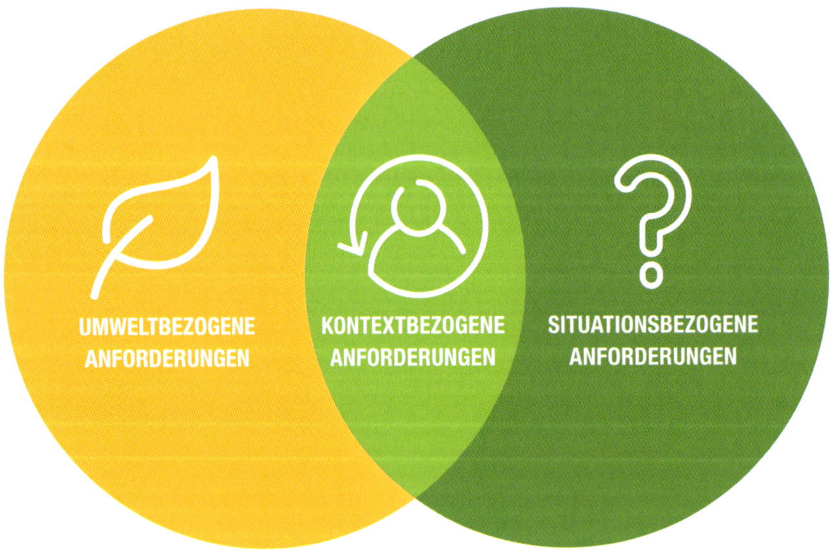


Anpassungsfähigkeit – oder Adaptierbarkeit – ist die Essenz von Evolution. Aus evolutionärer und biologischer Sicht besitzen alle tierischen Lebewesen – wir Menschen eingeschlossen – ihre Gehirne hauptsächlich zur Fortbewegung sowie zur Ausführung adaptierbarer Bewegungen innerhalb komplexer Umgebungen und Situationen, die bestimmte Handlungen erfordern. Pflanzen können sich wiederum nicht fortbewegen, weshalb sie auch keine Gehirne besitzen.

Es überrascht nicht, dass Anpassungsfähigkeit eines der Grundprinzipien der »natürlichen Bewegung« und ihres Trainings ist. Doch an was sollte sich unsere Bewegung anpassen? An einen sich konstant verändernden Kontext, inklusive verschiedener Umweltfaktoren und sich ebenfalls veränderlicher, situativer Anforderungen. Ein Kontext ist nichts anderes als eine Kombination aus Umgebung und Situation. Adaptierbarkeit ist wiederum die Fähigkeit, mithilfe von Bewegung und körperlicher Anstrengung auf kontextbezogene Anforderungen zu reagieren, die du entweder selbst gewählt hast oder die dir auferlegt wurden.

Es ist wichtig, den Unterschied zwischen Umwelt- und situativen Faktoren zu verstehen. Die »natürliche Bewegung« passt sich von Natur aus deinem direkten Umfeld und dessen spezifischen Parametern an (matschig, sandig, vereist, steinig, trocken, feucht, kalt, warm, weich, schroff, rutschig, eben, abschüssig, schmal, breit, stabil, instabil, gerade, kurvig und so weiter), genauso wie an die Situation, in der du dich gerade befindest (gewohnt oder ungewohnt, sicher oder gefährlich, planbar oder unberechenbar, wichtig oder unwichtig, dauerhaft oder kurz, absichtlich oder zufällig). *Anpassungsfähigkeit beinhaltet eine Reaktion auf oder eine Interaktion von uns selbst mit etwas Externem.* In einigen Fällen, wie beim Kämpfen, ist die Umgebung nicht nur der Ort, an dem der Kampf stattfindet. Auch der Körper des Gegners und dessen Bewegungen sind Umweltfaktoren, deren böse Absichten uns gegenüber der Situation bestimmen. So kann ein einziges Individuum durchaus einen ganzen Kontext verkörpern, mit dem wir uns auseinandersetzen müssen. In gewisser Hinsicht ist die Bezeichnung kontextbezogene Adaptierbarkeit redundant, weil Adaptierbarkeit immer bedeutet, auf einen bestimmten Kontext zu reagieren.

Stell dir vor, du läufst auf einem flachen Untergrund, dessen Oberfläche jedoch ständig zwischen hart und weich wechselt. Du müsstest deinen Gang ständig umstellen, um auf beiden Oberflächentypen so effizient wie möglich zu laufen, weil sich die Umweltfaktoren mit der Zeit immer wieder ändern. Was, wenn du auf einen Berg hinaufläufst und anschließend auf der anderen Seite wieder herunter? Dann bleibt die Umgebung zwar dieselbe, dafür ändern sich deine Richtung, Orientierung, Position und Bewegungsinteraktion mit dieser Umgebung. Du passt dich daran an. Du musst dich sogar daran anpassen – absichtlich oder nicht, bewusst oder unbewusst –, um so effektiv und effizient wie möglich zu agieren.

Auch Situationen sind Teil des Kontexts, an den wir uns anpassen müssen. Eine Situation muss nicht zwingend etwas Unerwartetes, Herausforderndes oder Einzigartiges sein. Jetzt im Moment sitzt du vielleicht ganz entspannt auf dem Sofa und liest. Diese Situation impliziert, dass du eine bestimmte Position eine Zeit lang hältst, und auch wenn es sich dabei auf den ersten Blick um nichts Besonderes handelt, an das du dich anpassen musst, ist es das zu einem bestimmten Grad eigentlich doch, wenn man genauer hinschaut. Tagsüber könntest du arbeiten, entspannen, eine bestimmte Routine durchgehen, Probleme lösen, eine Party veranstalten, denselben abgedroschenen Kram wie immer machen oder etwas Neues ausprobieren. Du tust vielleicht etwas, das du dir ausgesucht hast, oder du musst auf etwas reagieren, das man dir aufgetragen hat. Je nach Fall musst du entweder still sitzen bleiben oder dich angestrengt bewegen, nur für einige wenige Sekunden oder den ganzen Tag lang körperlich aktiv sein. Vielleicht hast du einen klaren und simplen Lösungsweg im Kopf oder musst übereilte Urteile fällen und schwere Entscheidungen treffen.

Vielleicht ist dein Kontext heute, dass du mehrere Stunden im Büro sitzt. Oder dass du stundenlang durch den Wald wanderst. Dies sind zwei komplett unterschiedliche Kontexte. An beide musst du dich physiologisch, psychologisch und natürlich bewegungstechnisch anpassen. Selbst ein Kontext vermeintlich körperlicher Inaktivität erfordert ein bestimmtes Verhalten und eine Reaktion von dir, was du vielleicht gar nicht wahrnimmst, weil du dich schon so sehr daran gewöhnt hast.

**» Adaptierbarkeit ist die Fähigkeit, sich zu jeder Zeit an jede beliebige Situation anzupassen.«**

*John Wooden*

Du kannst dich auch in einer natürlichen Umgebung befinden und dich trotzdem dafür entscheiden, nur dazusitzen und nichts zu tun, wenn die Situation gerade keine Bewegung von dir erfordert. In diesem Fall wird die Situation von deiner eigenen Entscheidung, regungslos zu bleiben, bestimmt. Sollte allerdings ein Raubtier vorbeikommen oder Hunger, Kälte oder lästiges Ungeziefer dich plagen, dann ändert sich die Situation und du bist unter Umständen gezwungen, dich zu bewegen, weil die Situation und dein Selbsterhaltungstrieb es nun erfordern. Das gegenteilige Beispiel wäre, dass du selbst dann »natürliche Bewegungen« praktizieren willst, wenn du in einem kleinen, leeren Raum eingesperrt bist. Die Vielfalt an möglichen Bewegungen wäre dann noch immer recht groß, aber nicht annähernd so groß wie in einem größeren, weitläufigeren Umfeld, weil die Umweltfaktoren, mit denen du interagieren könntest, nur flache, glatte Oberflächen in deinem kleinen Bereich wären.

Deine Umwelt ist der Ort, an dem du dich bewegst – und sie beeinflusst, wie du dich bewegst. Die Situation ist das, was du zu tun entscheidest oder was dir widerfährt und wie du darauf reagierst – und auch sie beeinflusst, wie du dich bewegen (oder nicht bewegen) solltest. Sagen wir, du machst dich locker und entspannt zu einer einstündigen Wanderung auf deinem Lieblingspfad auf. Zu Beginn ist das Wetter noch wunderbar, ändert sich aber plötzlich dramatisch. Es beginnt, eiskalt zu regnen, der Pfad wird matschig, rutschig und nur schwer zu bewältigen. Am Ende dauert die Wanderung deshalb mehrere Stunden. Die abrupte Wetterveränderung verursacht einen radikalen Wechsel der Umweltbedingungen, die wiederum deinen Gang und deinen körperlichen Einsatz insgesamt beeinflussen. An einem anderen Tag mag sich das tolle Wetter vielleicht nicht ändern, aber etwas Unerwartetes könnte passieren und dich dazu zwingen, eilig zu rennen, zu springen, zu kriechen oder zu klettern, um an den Ausgangspunkt deines Weges zurückzukommen.

Dein physisches Erlebnis würde sich dann von einer entspannten Wanderung in einen intensiven, andauernden und erschöpfenden »Hindernisparcours« verwandeln. In beiden Fällen machst du – obwohl dir der Pfad bekannt ist – komplett unterschiedliche Erfahrungen, weil sich der Kontext aufgrund von Veränderungen der Umwelt oder Situation radikal verändert. Tatsächlich kann sich der gesamte Kontext auch wegen dir selbst ändern. Deine Fähigkeit, Leistung zu erbringen und dich anzupassen, hängt vom physischen und mentalen Zustand ab, in dem du dich in einem bestimmten Moment befindest. Erschöpfung, Krankheit oder Müdigkeit, kalte und taube Füße oder eine ängstliche, abgelenkte oder unsichere Haltung sind einige individuelle Parameter, die deine Fähigkeit, dich anzupassen, beeinflussen können. Du kannst nicht vorhersagen, was passieren wird. Deshalb musst du für alles Mögliche bereit sein. Wie anpassungsfähig bist du?

**»Im Leben geht es zu 10 Prozent darum, was dir passiert, und zu 90 Prozent darum, wie du darauf reagierst.«**

*John Wooden*

# Angepasstheit *versus* Anpassungsfähigkeit

Realweltliche körperliche Tätigkeiten werden aufgrund von kontextbezogenen Anforderungen ausgeführt, die manchmal vorhersehbar und manchmal unvorhersehbar sind. Nur weil er vorhersehbar ist, lässt sich ein bestimmter Kontext nicht immer ohne Weiteres handhaben, genauso wie ein unvorhersehbarer Kontext nicht automatisch auch ein besonders herausfordernder sein muss. Wie schwer oder einfach ein Kontext zu bewältigen ist, bestimmen der Grad deiner körperlichen Leistungsfähigkeit und mentalen Kontrolle im Verhältnis zum Schwierigkeitsgrad des Kontexts. Egal, ob ein Kontext vorhersehbar ist oder nicht, er ist nur selten eindimensional. Wenn sich die Umwelt oder die Situation verändern, verändert sich auch der Kontext. Und wenn sich der Kontext ändert, dann verändern sich auch die kontextbezogenen Anforderungen und demzufolge sollte sich auch dein physisches Verhalten ändern.

Mit wie vielen Schwierigkeiten kannst du umgehen, bevor du die Grenzen deiner Fähigkeiten erreichst? Und mit wie viel Komplexität kannst du umgehen, bevor du die Grenzen deiner Anpassungsfähigkeit erreichst? Du wirst merken, dass der Grad deiner Adaptierbarkeit die wahre Messgröße deiner Leistungsfähigkeit ist.

Nehmen wir als konkretes Beispiel eine Person, die – an konventionellen Standards gemessen – fit genug ist, um auf einer Tartanbahn wirklich schnell zu sprinten. Diese Person ist auf Sprints trainiert, an diese Art von Bewegung und körperlicher Anstrengung also angepasst. Ist dieselbe Person nun gezwungen, kilometerweit über steiniges Terrain zu laufen, wird sie vermutlich schnell erschöpfen, vielleicht sogar umknicken und sich am Knöchel verletzen, weil sie für ein solches Terrain, eine solche Distanz oder Dauer nie trainiert hat. Trotz einer spezifischen Anpassung (Sprinten) ist die Lauffähigkeit dieser Person durch Überspezialisierung auf Umwelt, Bewegungsmuster und physiologischen Aufwand massiv reduziert worden, wodurch sie beim Laufen nur eine sehr geringe Anpassungsfähigkeit besitzt, sobald sie mit ungewohnten Herausforderungen oder Stressfaktoren konfrontiert wird. *Angepasstheit* und *Anpassungsfähigkeit* sind also zwei verschiedene Paar Schuhe.

Ohne kontextbezogene Notwendigkeit ist bewusstes Training sowohl für *Angepasstheit* wie auch *Anpassungsfähigkeit* ein notwendiger Input. Trotzdem sind Angepasstheit und Anpassungsfähigkeit nicht dasselbe. *Angepasstheit* entwickelst du durch regelmäßiges Training, zum Beispiel von motorischen Fähigkeiten oder physiologischen Verbesserungen. Sie ist jedoch nicht der Hauptzweck des Trainings, sondern nur Mittel zum Zweck. *Anpassungsfähigkeit* ist, was du tun und zeigen musst, wenn du dich in einem realen Kontext effektiv und effizient bewegen möchtest. Ohne das Üben einer großen Bandbreite kontextbezogener Anforderungen – real oder simuliert – kannst du keine Anpassungsfähigkeit entwickeln. Schon die kleinste Komplexität könnte dich überfordern, selbst ein einfaches Hindernis auf deinem Weg, während du sprintest. Ein unebener Untergrund, wenn du etwas hochhebst oder irgendwo landest. Ein instabiler Untergrund, wenn du balancierst. Eine Oberfläche, von der du herabhängst, die viel dicker ist, als du es gewohnt bist, und so weiter.

**» Nimm jedes Detail deiner Umwelt wahr und passe dich an.«**

*Carlos Wallace*

Auch wenn die Umgebung, in der du dich bewegst und physisch Leistung erbringst, völlig ungeordnet und die Situation chaotisch ist, so zielt deine physische Reaktion stets auf ein bestimmtes Ergebnis ab: praktische Effektivität und idealerweise eine effiziente und sichere Leistung.

Anpassungsfähigkeit bei der »natürlichen Bewegung« bedeutet nicht nur, wie du in bestimmten Momenten reagierst, sondern sie erfordert ein Erkennen und Erwarten der unmittelbaren Zukunft, um schnelle Reaktionen zu ermöglichen, sowohl bewusste als auch reflexartige. Du bewegst dich nur »willkürlich«, wenn du nicht weißt, was du tust oder wie du das tun kannst, was du tun solltest. Vereinfacht gesagt, tust du willkürliche Dinge, weil du dich zuvor niemals an bestimmte Herausforderungen anpassen musstest. Du hast nur deshalb das Gefühl, »improvisieren« zu müssen, weil du nie die Techniken gelernt oder beständig für die Umstände trainiert hast, die ein bestimmter Kontext erfordert. Deine Bewegung ist nicht zufällig oder improvisiert, wenn du darin trainiert und erfahren bist, reflexartig in einer Weise zu reagieren, von der du weißt, dass sie zu einem gegebenen Kontext am besten passt, und wenn du in der Lage bist, dich sofort, Bewegung für Bewegung, auf jede erforderliche Art anzupassen. Dann ist deine Bewegung anpassungsfähig – also adaptierbar. Man kann auf mehr als eine Art springen, doch mit wie vielen Techniken und Bewegungsmustern hast du bereits experimentiert? Unter wie vielen verschiedenen Umweltbedingungen hast du all diese Sprungbewegungen schon geübt, um ihre Adaptierbarkeit zu steigern?

Der größte Bärendienst, der dem physischen Training je erwiesen wurde, war es, natürliche Umweltfaktoren und -anforderungen zu eliminieren. Menschen, die Bewegungsmuster isoliert von den Anforderungen ihrer Umwelt ausführen, sind wie Goldfische in einem Aquarium – sie drehen sich ständig im Kreis und führen gelangweilt ein nutzloses Leben.

Ursprünglich, aus evolutionärer Sicht, fand Bewegung nur sehr selten von externen Anforderungen getrennt statt, weil sich diese Anforderungen schlicht nicht ausblenden oder ignorieren ließen. Umgebungen und Situationen sorgten immer für Veränderungen in der Art und Weise, wie Bewegungen im Sinne von Bewegungsmustern und Physiologie ausgeführt wurden, sodass dem Körper keine andere Wahl blieb, als sich auf jeder Ebene anzupassen und auf dem Niveau zu arbeiten, das ihm abverlangt wurde.

Anpassung geschieht, wenn ein spezifischer und wiederholter Input auf dein Nervensystem und deine Physiologie wirkt. Beständigkeit spielt dabei eine wichtige Rolle. Die Tatsache, dass sich dein Körper an Anforderungen nur anpasst, wenn er sie immer wieder erlebt, bezeichnet man als »SAID-Prinzip«. Es steht für *Specific Adaptation to Imposed Demand*, zu Deutsch etwa *spezifische Adaption an auferlegte Anforderungen*, und gilt sowohl für motorische Fähigkeiten als auch physiologische Anpassungen. Vereinfacht gesagt, kannst du motorische Fähigkeiten und physiologische Anpassungen also nur beherrschen, wenn du sie regelmäßig übst.

Je vielfältiger die kontextbezogenen Anforderungen sind, die du dir selbst auferlegst, desto vielseitiger werden die Anpassungen und umso anpassungsfähiger wirst du sein. Die Stromlinienförmigkeit und Berechenbarkeit der meisten Fitnessstudios sowie das Fehlen vielfältiger Umwelteinflüsse führen zu einer »Atrophie« der Adaptierbarkeit der Bewegungen von Sportlern zugunsten einiger weniger »hypertrophierter« Anpassungen wie Kraft oder metabolische Konditionierung. Versteh mich nicht falsch: Kraft und metabolische Konditionierung sind extrem wertvoll, doch ohne adaptierbare Bewegungsfähigkeiten, mit denen du sie einsetzen kannst, ist physisches Training spezialisiert, was zu Defiziten führt. Obwohl es ganz verständlich ist, dass hoch spezialisierte Athleten sich auf spezifische Anpassungen konzentrieren, verlangt realweltliche Leistungsfähigkeit doch eine viel größere Bandbreite an Fähigkeiten und Anpassungen.

**» Sich anzupassen bedeutet, sich weiterzuentwickeln.«**

*Byron Pulsifer*

# Freiheit *der* Bewegung

Im Sinne der »natürlichen Bewegung« bedeutet Freiheit der Bewegung die Fähigkeit, sowohl auf eine sich verändernde Umgebung als auch auf sich verändernde Situationen adäquat und so schnell, genau und effizient wie möglich zu reagieren. Es bedeutet nicht, frei von Naturgesetzen oder Effizienzprinzipien zu sein, dafür aber frei von traditionellen, konventionellen oder selbst auferlegten Grenzen, sodass du sofort die zum Kontext passendste physische Reaktion bestimmen kannst. Die Vielfältigkeit natürlicher Bewegungstechniken und -variationen rührt nicht von subjektiver oder überflüssiger Bewegungskreativität her, die keinen praktischen Nutzen besitzt. Wenn du über unebenes Terrain rennst, auf einen Baum kletterst oder über ein Hindernis springst, dann bist du dabei nicht wirklich kreativ, sondern nur anpassungsfähig. Du entdeckst wieder, was deine Vorfahren allesamt in deinem zellulären Gedächtnis gespeichert haben, und machst es zu deinem eigenen Wissen. Natürliche Bewegungsvielfalt ist die angeborene biologische Notwendigkeit, physisch Leistung zu erbringen und sich an die schier endlose Umweltkomplexität der natürlichen Welt anzupassen.

Aus biologischer und praktischer Sicht sowie im Sinne der Lebensnotwendigkeit der »natürlichen Bewegung« ist es ein Fehler, den Kontext auszublenden, in dem sich eine Bewegung ursprünglich einmal entwickelt hat. Ohne eine kontextbezogene Bewertung deiner Bewegungsfähigkeiten wirst du keine Risiken eingehen und potenzielle Schwächen nicht entlarven, indem du sie mit externen Anforderungen konfrontierst. Deine Bewegungen mögen komplex sein, wenn sie kontextunabhängig (mit anderen Worten: auf flachem, ebenem Untergrund) ausgeführt werden, aber adaptierbar – anpassungsfähig – sind sie nicht. Für dich steht, vereinfacht gesagt, nichts auf dem Spiel. Wenn Menschen kontextbezogen trainieren, lernen sie, sich schnell anzupassen, weil sie nicht von Anforderungen, die ihnen selbst fremd sind, beziehungsweise den Konsequenzen ihrer Defizite isoliert sind. Stell dir folgenden Vergleich vor: An einem ruhigen Ort zu meditieren ist einfacher, als an einem chaotischen Ort zu meditieren. Ebenso ist es in einer kontextunabhängigen Umgebung einfacher, dich kontrolliert zu bewegen, als in einer komplexen Umgebung.

# Perfekte Form

Der Begriff »perfekte Form« wird in der »natürlichen Bewegung« als hochgradig irreführend betrachtet. Wenn ich »perfekte Form« definieren müsste, würde ich sagen, es ist die Bewegung, die sich am besten dem Kontext anpasst, und nicht diejenige, die am besten einer Konvention entspricht, die aus Tradition, analytischer Interpretation einer wissenschaftlichen Theorie oder einem subjektiven, individuellen Kriterium erwachsen ist. Wenn Bewegungstraining permanent ohne Interaktion mit der Umwelt und externen Faktoren stattfindet, wird Adaptierbarkeit nicht nur überflüssig, wir beginnen sogar, sie zu vermeiden.

Im klassischen Fitnesstraining und der dazugehörigen Theorie beginnt das Erreichen »perfekter Form« mit dem Kontrollieren des Kontexts, indem zunächst Umweltfaktoren so weit wie möglich ausgeschaltet werden und anschließend eine Situation geschaffen wird, in der nur vordefinierte Positionen und Bewegungen erlaubt sind. Ein gutes Beispiel ist eine Trainingsmaschine, die deinem Körper den exakten Bewegungsverlauf mechanisch vorgibt. Ein weiteres Beispiel ist eine Tradition, die konventionell die exakte Position vorgibt, die dein Körper einnehmen muss. In beiden Fällen ist dein Körper entweder mental oder physisch gezwungen, einem bestimmten Verhalten zu entsprechen. Konformismus und Adaptierbarkeit sind zwei radikal gegensätzliche Ideen und ein »natürlicher« Ansatz physischen Trainings, der adaptierbare Bewegungsinteraktionen mit der Natur vermeidet, ist in Wirklichkeit ganz und gar nicht natürlich.

**» Wir sollten Muskeln so trainieren, wie wir sie einsetzen.«**

*Gray Cook*

Im MovNat-Prinzip ist Bewegung technisch entweder effizient oder ineffizient, letztlich zählt aber die Form am meisten, die sich am besten an deine direkte Umgebung oder aktuelle Situation anpasst. Eine effiziente Lauftechnik erfordert normalerweise – neben einer Reihe anderer Kriterien – einen geraden Rücken. Trotzdem solltest du ihn vorübergehend etwas beugen und dich nach vorn lehnen, wenn du einem tief hängenden Ast ausweichen willst, oder? Das nennen wir Anpassungsfähigkeit. Wenn du stattdessen das Dogma perfekter Form über praktische Anwendbarkeit und Adaptierbarkeit stellst, dann würdest du dir an dem tief hängenden Ast eine ziemliche Beule holen. Realweltliche Umstände lassen sich einfach nicht ignorieren, nur damit deine Vorstellung davon, wie eine perfekte Bewegung aussehen sollte, aufgeht. Deshalb gilt es nicht, als »natürliche Art« zu trainieren, wenn du eine Beinstreckmaschine mit in den Wald nimmst oder »Bodyweight«-Übungen, die auf bestimmte Muskelgruppen abzielen, in freier Natur ausführst. Sich in der Natur aufzuhalten und mit ihr auf praktische, anpassungsfähige Art und Weise zu interagieren, sind nicht ein und dasselbe.

Die Natürlichkeit von Bewegungsverhalten liegt hauptsächlich in der Praktikabilität und Adaptierbarkeit der Bewegungen an deine Umgebung als in der Natürlichkeit oder Künstlichkeit der Umgebung, in der du sie ausführst. Maschinen und Konventionen fördern Anpassungsfähigkeit nicht, sondern beschneiden sie.

# Wenig Anpassungsmöglichkeit, wenig Komfortzone

Wir haben gelernt, wie die evolutionäre Diskrepanz zwischen dem Lebenswandel und den Umständen unserer Vorfahren und denen von uns modernen Menschen uns beeinflusst, auch unsere Bewegungen und physiologische Adaptierbarkeit, die beide massiv geschrumpft sind. Ich will damit nicht sagen, dass die Anpassungsfähigkeit komplett aus unserem alltäglichen Leben verschwunden ist; wir passen uns – mehr oder weniger passiv und mehr oder weniger effektiv – weiterhin physisch an eine Vielzahl verschiedener Umweltstressoren an, zum Beispiel mit der Art von Stühlen, auf denen wir sitzen, den Schuhen, in denen wir herumlaufen, den Matratzen, auf denen wir schlafen, oder wie wir unsere Kinder oder Einkaufstüten tragen und so weiter.

**»Handeln und Anpassungsfähigkeit schaffen Chancen.«**

*Garrison Wynn*

Dennoch: Unsere moderne Kultur, die effizientes Management von praktisch allem im Leben predigt, reguliert und standardisiert die meisten Aspekte unserer alltäglichen Umgebungen, wodurch unser Verhalten innerhalb dieser Umgebungen gleichartiger, allgemeiner und inhärent vorhersehbarer wird. Unbewusst neigen wir dazu, unser mentales und physisches Verhalten zu automatisieren, um Routinen daraus zu machen, die wir schließlich optimieren können. Veränderung wird unser Feind und jede Abweichung davon, was wir zu erwarten gewohnt sind, zur unwillkommenen Herausforderung, die wir vermeiden müssen, indem wir unerwünschte Variationen und Variablen unterdrücken. Dies ist das Paradoxe am Zeitalter der unendlichen Möglichkeiten, in dem wir leben.

Die gleiche Beobachtung gilt für physisches Training. Wenn deine Umgebung stets quadratisch, rechteckig, flach oder glatt ist, dann hast du ein großes Problem. Dein Körper und Geist sind nicht dafür geschaffen, in einer Schublade zu leben. Wenn dein physisches Verhalten zu stark von Traditionen, Konventionen oder Programmen diktiert wird, hast du ebenfalls ein Problem. Dein zentrales Nervensystem und dein Körper sollten nicht derart eingeschränkt werden.

Anpassung findet nicht ohne Wiederholung statt, aber Anpassungsfähigkeit entwickelt sich nicht durch monotones Repetieren allein, wenn keine externe Variabilität existiert. Im Training ist *Wiederholung* das mehrfache Ausführen einer bestimmten Position, eines Bewegungsmusters oder einer anderen Anstrengung. Sie ist notwendig, um neue Fähigkeiten zu lernen, bereits vorhandene zu optimieren oder bestimmte physiologische Adaptionen auszulösen.

*Monotones Repetieren* beginnt dort, wo eine Wiederholung keine weitere Verbesserung zur Folge hat. Sie ist das Ende des Fortschritts und der Tod der Anpassungsfähigkeit. Selbst wenn die Betonung derselben Muster und derselben Messgrößen aus Sicht eines spezialisierten Sportlers wünschenswert sein mag, so ist monotones Repetieren für das Entwickeln realweltlicher Fähigkeiten ein großes Problem, weil es dazu führen kann, dass du alles aus den Augen verlierst, was du nicht messen oder auswerten und auf was du dich nicht vorbereiten kannst. Wenn du dich auf bestimmte Anpassungen fokussierst, wirst du blind für das große Ganze – die Anpassungsfähigkeit an sich.

Ein abwechslungsreiches physisches Training besteht aus 10 oder 20 verschiedenen Übungen, vielleicht mehr. Eine abwechslungsreiche »natürliche Bewegung« besteht aus Dutzenden Techniken und mehreren Hundert Bewegungsvariationen. Doch eine Vielfalt an Bewegungen allein genügt nicht: Die »natürliche Bewegung« beinhaltet nahezu konstante Variabilität hinsichtlich der Komplexität der Umgebung (Oberflächen, Formen, Winkel, Entfernungen), der Intensität und der Wiederholungsanzahl, mit der diese Bewegungen ausgeführt werden, und der Art und Weise, wie sie miteinander kombiniert werden und wie du von einer zur anderen übergehst. Vielfalt und Variabilität müssen nicht willkürlich ins Training eingebaut werden. Du kannst beide präzise bestimmen und einem individuellen Muster folgen, bis du den gewünschten Fortschritt erzielt hast. Dank eines unglaublichen Potenzials der Variabilität von Bewegungsmustern sowie von Wiederholungsanzahl, Intensität und Umgebungskomplexität wird die »natürliche Bewegung« niemals zur monotonen Wiederholung.

**» Feste Muster, unfähig zu Anpassung und Flexibilität, bieten nicht mehr als ein besserer Käfig. Die Wahrheit liegt außerhalb aller Muster.«**

*John Wooden*

Je weniger Vielfalt und Variabilität du in deinem Training einsetzt, desto mehr unterdrückst du die Notwendigkeit von Anpassungsfähigkeit, was wiederum deine Fähigkeit schrumpfen lässt, anpassungsfähig zu sein und auch zu bleiben. Indem deine Anpassungsfähigkeit schrumpft, verkleinerst du deine Komfortzone, weil eine Komfortzone, aus der du dich so gut wie nie herauswagst, nicht gleich groß bleibt, sondern mit der Zeit immer kleiner und kleiner wird. Wenn du mit einer bestimmten Bewegung oder einer Anstrengung, der du all deine Aufmerksamkeit und Energie widmest, übermäßig spezifisch bist, wirst du bequem. Denn was ist mit allem anderen, das es da draußen noch gibt? Es spielt keine Rolle, ob du als Kind vielleicht aktiv warst. Nach Jahrzehnten physischer Trägheit neigst du dazu, Bewegungsaktivität zu meiden, weil sie dich aus deiner Komfortzone herauszwingt. Deine physische Komfortzone war viel größer, als du noch ein Kind warst, und ist seitdem dramatisch kleiner geworden.

**» Du brauchst nicht Ausgeglichenheit, sondern Anpassungsfähigkeit.«**

*Erwin Raphael McManus*

Wenn deine Anpassungsfähigkeit und deine Komfortzone schrumpfen, schrumpft auch die Freiheit in deinem Leben. Weil du dich an weniger Faktoren anpassen kannst, kannst du weniger unternehmen und bist auch weniger mutig. Du bist weniger offen für Träume und Chancen, weil du nicht mehr in der Lage bist, die Herausforderungen zu meistern, die damit verbunden sind. Stattdessen bleibst du lieber innerhalb der sicheren Grenzen deiner selbst auferlegten, kontrollierten Routinen, Angewohnheiten und deines alltäglichen Kontexts. Weniger anpassungsfähig zu sein bedeutet, dass du weniger robust, sondern gebrechlicher wirst. Das gilt sowohl für Bewegungstraining, klassisches physisches Training und auch die Art und Weise, wie du dein Leben lebst. Hör auf, beim Thema Bewegung in Schubladen zu denken. Du bist keine Maschine. Du bist ein menschliches Wesen mit extrem vielseitigen Fähigkeiten, dich zu bewegen. Du bist von Natur aus superanpassungsfähig.

Routinen, die sich nicht mehr weiterentwickeln, sind Sackgassen und der einzige Weg, ihnen zu entkommen, ist, deine Komfortzone zu verlassen. Der griechische Philosoph Archilochos sagte einst: »Wir erheben uns nicht auf die Ebene unserer Erwartungen, sondern fallen auf das Niveau unserer Ausbildung.«

### ANMERKUNG

Weißt du, wie schwierig es für Robotik-Ingenieure ist, selbst simpelste Bewegungen zu programmieren? Bewegungen, die wir Menschen jeden Tag ausführen, ohne darüber nachzudenken? Ausgehend von unseren natürlichen Bewegungen sind wir zu ganz erstaunlichen Bewegungen in der Lage und sie alle besitzen die unglaubliche Fähigkeit, sich an unsere Umgebung anzupassen. Warum sollten wir uns also auf Bewegungen beschränken, die man nur an einer Trainingsmaschine ausführen kann?

Je näher dein Training also an den Herausforderungen orientiert ist, die dir in der echten Welt vielleicht begegnen, umso größer ist die Chance, dass du diese Herausforderungen erfolgreich meisterst. Wohl wissend, welch unglaubliche Vielfalt kontextbezogener Anforderungen in der echten Welt existieren, musst du sicherstellen, dass dein physisches Training auch beim Thema Anpassungsfähigkeit der Bewegungen ansetzt.

Bewege dich in Umgebungen, die Anpassung und komplexe motorische Fähigkeiten erfordern. Wenn du dich in keiner herausfordernden Situation befindest, dann simuliere einfach eine. Solche Situationen können innerhalb kontrollierter Umgebungen sogar mit einer erforderlichen Skalierbarkeit reproduziert werden, sodass sichergestellt ist, dass du Fortschritte machst und die nächste Stufe der Herausforderung erreichst.

Die verbesserte Fähigkeit, effektiv mit einer Vielfalt, Komplexität und Schwierigkeit von Umgebungen und Situationen umzugehen, die du beim Training der »natürlichen Bewegung« erlangst, wird deine wahre menschliche Fitness freisetzen und sich in Form eines größeren Selbstbewusstseins und mehr Einfallsreichtum und Kreativität auch auf alle anderen Bereiche deines Lebens übertragen. Auch wenn du vielleicht niemals deine Umgebung beherrschen wirst, so kannst du doch zumindest die Bewegungen beherrschen, mit denen du dich darin fortbewegst.

Du musst verstehen, dass Anpassungsfähigkeit an Umgebungsvielfalt mehr beinhaltet als nur Bewegung. Sie besitzt auch einen physiologischen Aspekt, darunter das Anpassen an sich verändernde Wetterbedingungen. Natürliche Bewegungen in deine täglichen Abläufe einzubauen, mag zunächst ein großer Schritt heraus aus deiner Komfortzone sein, doch du wirst schnell bemerken, dass es gleichzeitig ein riesiger Schritt hin zu einer deutlich größeren Komfortzone in deinem Körper und deinem Leben sein wird.

Je technologisch bequemer und angenehmer unser alltägliches Leben wird, desto mehr müssen wir den Wert und die Fähigkeit zu physischer und physiologischer Anpassungsfähigkeit mithilfe strategischer Übungen zurückerobern, wie zum Beispiel mit dem progressiven Steigern unangenehmer Situationen. Und beginnen kannst du mit dem Training der »natürlichen Bewegungen«. Bewegungsadaptierbarkeit ist gleichzeitig die größte Anforderung und die größte Belohnung. Eine anpassungsfähige Bewegung ist der »Heilige Gral« der »natürlichen Bewegung«.

**» Die Kunst des Lebens beruht auf einer dauernden Neueinstellung zu unserer Umgebung.«**

*Kakuzō Okakura*

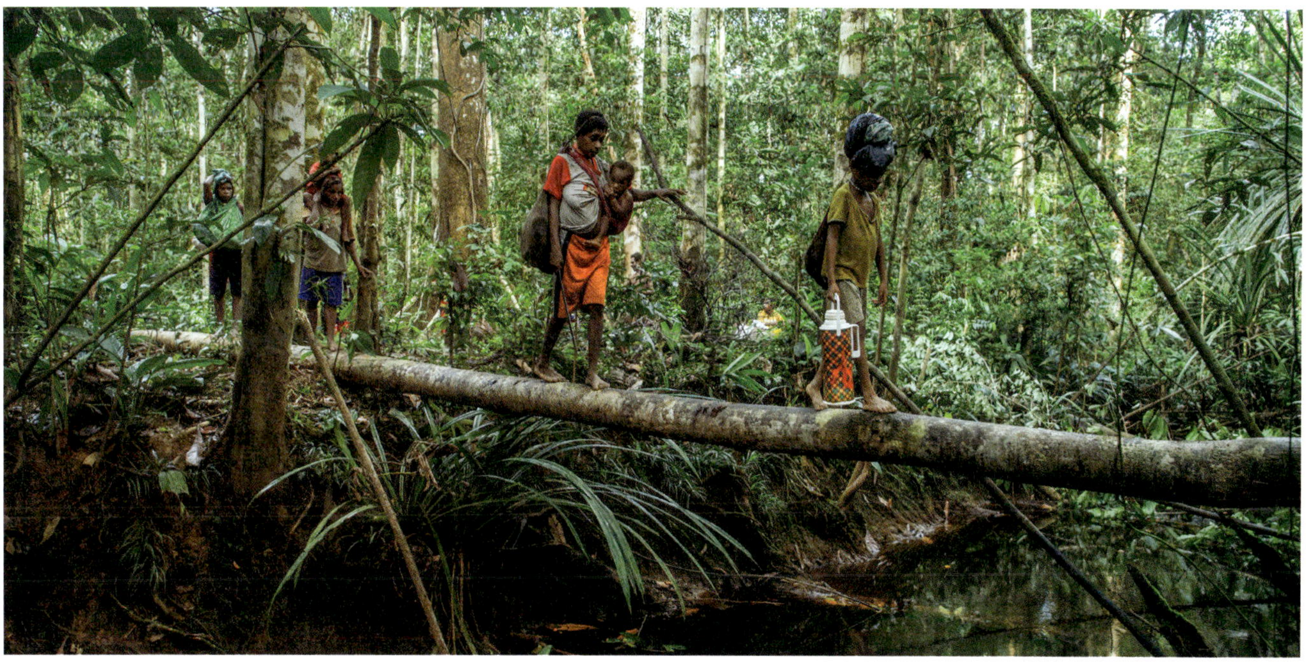

# 8 Umweltbezogen

**»Die Zukunft gehört denen, die sich die Natur zurück in ihr Leben holen – den Individuen, Familien und Unternehmen, die ein tieferes Verständnis für die transformative Kraft der natürlichen Welt entwickeln und ein Gleichgewicht zwischen virtueller und realer Welt schaffen. Je mehr wir von Hightech umgeben sind, desto mehr brauchen wir die Natur.«**

*Richard Louv*

Wir Menschen wurden nicht aus synthetischen Komponenten im Labor gefertigt, genauso wie wir nicht dazu geschaffen wurden, die meiste Zeit über untätig zu sein oder in einer künstlichen Umgebung zu leben. Über Millionen Jahre Evolution hinweg war die Natur die Wiege, in der frühe Menschen organisch, intuitiv und empirisch experimentierten, sich erprobten und entwickelten und zur nächsten Generation ihrer natürlichen menschlichen Bewegungsbegabungen übergingen. Wilde, natürliche Umgebungen bieten die größtmögliche Anzahl verschiedener Variablen, was Terrain, Oberfläche, Struktur oder Wetter angeht. Im vorherigen Prinzip »Adaptierbar« habe ich erwähnt, dass Tiere ihr Gehirn vorrangig zum Zweck besitzen, die immense Herausforderung zu bewältigen, die die anpassungsfähige, effektive und sichere Bewegung in komplexen natürlichen Umgebungen darstellt. Unsere Hirne wurden nicht geschaffen, um uns durch stromlinienförmige, sterile, vorhersehbare und künstliche Umgebungen zu navigieren.

Verbundübungen – auch als »mehrgelenkige Übungen« bezeichnet – oder Ganzkörperübungen mögen, zumindest zu einem gewissen Grad, geeignet sein, um im anatomischen und physiologischen Sinne funktionell zu trainieren, aber sie sind ungeeignet, um physisches Training ohne kontextbezogene Anpassungsfähigkeit natürlich zu gestalten. Sicher benötigen wir einen anatomisch funktionalen Körper, um Bewegungen effektiv ausführen zu können. Aber es gibt einen enormen Unterschied zwischen *anatomischer* und *praktischer* Funktionalität. Anatomische Funktionalität hat etwas mit der Funktionsfähigkeit des Körpers und vor allem mit dessen grundlegenden Bewegungsmustern – also Ziehen, Drücken, Drehen und so weiter – zu tun, unabhängig von den Umgebungs- und Situationsfaktoren, unter denen diese Bewegungsmuster ausgeführt werden sollen. Kurzum: Eine anatomisch funktionale Übung ist »kontextfrei«.

Das bedeutet, dass einige funktionale Muster ohne Interaktion mit komplexen internen Variablen ausgeführt werden, selbst wenn sie komplex aussehen mögen. Vergleichen kannst du das mit einem Musiker, der ohne sein Instrument probt: Er mag seine Finger so bewegen, wie sie normalerweise mit dem Instrument interagieren würden, doch es gibt kein externes sensorisches Feedback, das sich auswerten ließe. Um ein Musikvirtuose zu werden, muss der Musiker deshalb auf einem echten Instrument üben, andernfalls spielt er nur Luftgitarre (oder Luftklavier oder Luftgeige).

Der Vorteil funktionaler Übungen ist, dass damit statt einzelner Muskeln ganze Bewegungsmuster trainiert werden. Aber solltest du Bewegungen isoliert von der Umgebung trainieren, in der sie normalerweise ausgeführt werden? Meine Antwort darauf ist ein klares Nein. Komplexe Bewegungen ungeachtet des Kontexts auf ihre Kernstruktur zu vereinfachen, kann eine temporäre Strategie sein, die auch in der MovNat-Methode Anwendung findet. Ihr Zweck ist es, grundlegende Bewegungsmuster zu isolieren, um sie einfacher zu evaluieren und verbessern zu können. Systematisch ausschließlich so zu trainieren, wäre jedoch völlig falsch. Wenn anpassungsfähige Bewegung innerhalb komplexer Umgebungen der ursprüngliche Grund für die »natürliche Bewegung« ist, warum solltest du dann beide voneinander trennen?

Wenn möglich, sollten Bewegungsmuster stets in die Umgebung wiedereingeführt werden, in der sie ursprünglich ausgeführt werden sollten. Für dein Zentralnervensystem ist es wichtig, dass du motorische Kontrolle im Umfeld vielfältiger kontextueller Faktoren übst, und zwar stufenweise von ganz einfach bis ganz schwierig. So förderst du deine Anpassungsfähigkeit, was wiederum deine Bewegungskompetenz verbessert. Ohne realistischen physischen Faktoren ausgesetzt zu sein, verbleibt die Adaptierbarkeit motorischer Kontrolle in einer Art Winterschlaf – und eine niedrige Adaptierbarkeit von Bewegung ist nicht gerade Ausdruck einer besonders hohen Funktionalität.

Zum Glück bedeutet dieses Prinzip nicht, dass wir die »natürliche Bewegung« ausschließlich in einem natürlichen Kontext trainieren müssen. Vielmehr kannst du »natürliche Bewegung« auch in einer urbanen oder künstlichen Umgebung üben und einsetzen.

Evolutionäre Psychologie hat unser psychologisches Verhalten nicht limitiert, sondern beinhaltet einen natürlichen Instinkt zur Bewegung, ungeachtet der Natürlichkeit unserer Umgebung. Man kann das am Beispiel von Kindern hervorragend beobachten, die überall kriechen, springen, hängen und klettern, wo es ihnen möglich ist – auch im Wohnzimmer oder auf von Menschenhand erbauten Spielplätzen. Ähnlich verhält es sich mit Klettersportlern, die indoor an einer künstlichen Kletterwand trainieren, oder mit einem wilden Tier, das sich in die Stadt wagt. Falken sitzen in Großstädten oftmals auf hohen Gebäuden, als wären es Felsvorsprünge. Von dort aus jagen sie kleinere Tiere, genauso wie sie es in freier Natur tun würden. Unser natürliches Bewegungsverhalten verschwindet nicht, nur weil unsere Umgebung auf einmal eine künstliche ist. Selbst wenn jemand aus der bewussten Motivation heraus, »in Form zu bleiben« und etwas für die »Ausdauer« zu tun, auf ein Laufband im Fitnessstudio steigt, dann könnte dieser Jemand dabei unbewusst einen Teil seines natürlichen Bewegungsinstinkts ausdrücken, indem er auf einer Oberfläche läuft, die lange Entfernungen simuliert.

Weil Bewegung kontextabhängig ist und die Umgebung, in der Bewegung stattfindet, den primären Aspekt dieses Kontexts darstellt, steht das Prinzip der Umweltbezogenheit in enger Verbindung zu Prinzip 7, »Adaptierbar«. Bewegung sollte sich stets an die Umgebung anpassen, in der sie stattfindet.

Vom praktischen Standpunkt der Bereitschaft aus betrachtet, ist das Anpassen an die Umgebung sinnvoll. Möchtest du ausschließlich an saubere, glatte, rutschfeste, verlässliche und vorhersehbare Umweltfaktoren angepasst sein oder dich lieber an eine große Vielzahl verschiedener Faktoren anpassen? Möchtest du in der Lage sein, auf Asphalt bequem laufen zu können, beim Wandern in freier Natur aber Probleme bekommen? Willst du Klimmzüge an einer Klimmzugstange schaffen, aber dennoch nicht in der Lage sein, an einem hohen Ast zu hängen, dich daran hochzuziehen und hinaufzuklettern, weil er dir zu dick, rutschig und wackelig ist?

Wie ich bereits beschrieben habe, ist eine gesteigerte Anpassungsfähigkeit die notwendige Grundlage für gesteigerte physische Leistungsfähigkeit. Und eine solche Anpassungsfähigkeit kannst du nur entwickeln, wenn du dich immer wieder vielfältigen, komplexen Umgebungsfaktoren aussetzt. Die Wissenschaft hat bewiesen, dass komplexe Bewegung in komplexen Umgebungen die Hirnfunktion stimuliert und erhöht, was die Entwicklung einer höheren Körperintelligenz und einer verbesserten Verbindung zwischen Körper und Geist fördert, die sich auch auf andere Bereiche des Lebens positiv auswirkt. (Mehr über die Verbindung von Geist und Körper erfährst du bei Prinzip 11, »Achtsam«.) Du solltest also regelmäßig »natürliche Bewegung« in einem Umfeld üben, das erfordert, dass du komplexe motorische Fähigkeiten in immer komplexer werdenden Umgebungen einsetzt. Natürliche Umgebungen sind oft die komplexesten sowie am wenigsten vorhersehbaren. Als Konsequenz daraus sind sie zwar die herausforderndsten, gleichzeitig aber auch die lohnendsten.

Wenn du in einer Stadt lebst oder einfach seit längerer Zeit keine natürlichen Bewegungen mehr praktiziert hast, dann fängst du vielleicht nicht gleich in der freien Natur an; irgendwann dort zu üben, sollte aber dein Ziel sein. Natürliche Umgebungen bieten üblicherweise – allerdings nicht immer! – mehr Abwechslung als Indoor-Umgebungen und die Vielfalt der Natur stimuliert stark deine Anpassungsfähigkeit, Aufmerksamkeit und Reaktionsfähigkeit. Das liegt daran, dass die Natur keine künstlich »angereicherte« Umgebung, sondern – zumindest an den meisten Orten – ganz natürlich reichhaltig beschaffen ist. Nur ein ödes Umfeld wie eine Indoor-Umgebung kann angereichert werden. Moderne Zoos werden heutzutage beispielsweise so gestaltet, dass sie einige der natürlichen Faktoren besitzen, die Tiere aufgrund ihres originalen Biotops erwarten. Zoos sind nichts anderes als Gefängnisse für wilde Tiere, in denen jede Zelle genug »angereichert« wird, um völlige Langeweile, Depression und Tod der Insassen zu vermeiden. Wilde Tiere benötigen mehr als nur Nahrung und Wasser, sie brauchen eine Umgebung, die ihnen ihr natürliches Bewegungsverhalten ermöglicht, das wiederum Grundvoraussetzung für ihre physische und psychische Gesundheit ist. Und bei uns Menschen ist das nicht anders.

**» Die Stadt ist kein Dschungel aus Beton, sondern ein menschlicher Zoo.«**

*Desmond Morris*

Urbane Umgebungen werden mit Spielplätzen angereichert, die einen Teil der Umgebungsvielfalt und Komplexität nachahmen sollen, die man in der freien Natur findet, und die Stadtkindern ermöglichen sollen, ihr angeborenes, natürliches Bewegungsverhalten auszuleben. Das ist selbstverständlich sowohl physisch als auch psychisch äußerst förderlich für die Kinder, auch wenn die Oberflächen der Spielplätze nicht aus Stein und Holz, sondern aus Metall, Plastik und anderen künstlichen Materialien bestehen. Dennoch müssen wir uns die Frage stellen, ob das bisschen ergänzende Umgebungskomplexität (sei sie nun künstlich oder natürlich) gut für uns ist oder das fast komplette Fehlen von Umgebungskomplexität unwahrscheinlich schädlich für uns ist?

Wollen wir natürliches Bewegungsverhalten im Rahmen vielfältiger und komplexer Umgebungen als etwas für uns Menschen Exotisches betrachten und das extrem vereinfachte, moderne physische Verhalten in extrem vereinfachten, künstlichen Umgebungen als die Norm? Oder sollten wir einsehen, dass ein natürliches Bewegungsverhalten – biologisch gesehen – für optimale physische und psychische Gesundheit und Wohlbefinden unabdingbar sind? Das Prinzip der Umweltbezogenheit erinnert uns daran, dass natürliche Bewegungsinteraktion mit externen Faktoren, ob natürlich oder künstlich, der Verhaltenskontext ist, auf den unsere Biologie aus physiologischer Sicht heraus am besten reagiert. Kurz gesagt: Du musst dich mehrmals täglich natürlich bewegen und du musst mit einem bestimmten Grad von Umweltkomplexität interagieren.

# Umweltstressoren

Das Prinzip der Umweltbezogenheit fordert uns außerdem dazu auf, selektiver vorzugehen, was die Arten von Umgebungen angeht, mit denen wir täglich interagieren. Weil wir evolutionär durch die Natur und unsere Interaktion mit ihr geformt wurden, reicht unser biologischer Bezug zur Natur weit über eine »natürliche Bewegung« hinaus. Auch wenn moderne Menschen überwiegend in künstlichen Umgebungen geboren und aufgezogen werden, haben sich unsere biologischen Bedürfnisse kaum verändert. Der Kontakt zur Natur – oder das Fehlen desselben – hat einen Einfluss auf jeden Aspekt unserer Gesundheit: physisch, physiologisch, psychologisch und sogar spirituell. Wir benötigen immer noch die Vielfalt und Komplexität natürlicher Umgebungen und die extrem abwechslungsreichen und stimulierenden sensorischen Einflüsse, die nur die Natur uns bietet.

Wir alle verstehen ganz alltägliche physiologische Anpassungen, zum Beispiel dass Muskelkraft und -umfang größer werden, wenn wir schwere Gewichte heben, aber kleiner werden, wenn wir wochenlang im Bett liegen; dass wir braun werden, wenn wir Zeit in der Sonne verbringen, aber blass, wenn wir niemals rausgehen oder unsere Kleidung ausziehen.

Die Kausalität – also der direkte Zusammenhang zwischen Ursache und Wirkung – ist in den genannten Fällen ganz offensichtlich. Vielen Menschen ist jedoch nicht bewusst, dass noch eine Reihe weiterer physiologischer Anpassungen in unseren Körpern stattfinden, die von einer Vielzahl anderer Einflüsse herrühren, wie der Qualität (oder deren Mangel) unserer Nahrung, unserer Atemluft, unseres Schlafs oder der Art und Weise, wie wir denken, um nur einige wenige zu nennen. All diese Variablen besitzen einen zumindest kurzfristigen – in einigen Fällen aber sogar langfristigen – Einfluss darauf, wie wir uns fühlen, was wir zu leisten imstande sind oder wie wir aussehen, weil unsere Anpassungsfähigkeit an Umweltstressoren nämlich über unsere Bewegung hinausgeht. Sie findet physiologisch statt, abhängig von den verschiedenen Faktoren der Umwelt, die uns umgibt. Jahrzehntelang wurde uns beigebracht, dass unser individueller genetischer Code so ziemlich jeden Aspekt dessen bestimmt, wer wir sind. Inzwischen wissen wir, dass andere Faktoren, sogenannte Umweltstressoren, einen viel größeren Einfluss darauf haben können, wie wir uns fühlen, was wir leisten können und wie wir aussehen, als die Gene, die uns in die Wiege gelegt wurden.

Die *Epigenetik* ist eine Biowissenschaft, die erforscht, wie die Umwelt unsere Zellen und unsere genetische Ausprägung beeinflusst. Sie zeigt, dass dauerhafter Kontakt mit bestimmten Stressoren uns auf Zellebene beeinflusst (also Knochen, Muskeln, Gehirn, Blut, Organe, Hormone und so weiter), unsere physiologischen Funktionen auf nutzbringende oder schädliche Weise verändert und für mehr oder weniger Gesundheit, Kraft, Vitalität, Wohlbefinden, Widerstandsfähigkeit und sogar Glück und Zufriedenheit sorgt. Noch einmal: Unsere Gene spielen selbstverständlich eine wichtige Rolle für unsere Gesundheit – unsere Umwelt und unser Verhalten, beides Faktoren, die wir frei bestimmen können, allerdings ebenso.

Stressoren verursachen Stress, doch nicht jeder Stress ist negativ. In der Stadt zu leben und zu arbeiten oder in der Natur zu leben und zu arbeiten, setzt uns jeweils einer Vielzahl von Umweltstressoren aus. Die Stressoren sind jedoch in beiden Umgebungen verschieden und haben unterschiedliche Auswirkungen auf unser Energieniveau und unsere Gesundheit.

**» Alles, was wild sprießt, ist hundertmal stärker als das, was im Garten wächst.«**

*Forrest Carter*

Stell dir vor, du verbringst einen Tag, an dem du Stressoren ausgesetzt bist wie sanften Naturgeräuschen, reiner Luft, natürlichem Licht und organischen Oberflächen, unverarbeiteten Lebensmitteln sowie »natürlicher Bewegung« und Aktivitäten, die zwar anstrengend sind, aber dir Spaß machen. Am darauffolgenden Tag bist du konstantem, lautem Lärm, »klimatisierter« oder verschmutzter Luft, künstlichem Licht und polierten Oberflächen, kleinen und engen Räumen, Fenstern ohne Blick auf den Horizont, Orten, die mit Menschen und Autos überfüllt sind, hochgradig verarbeiteten Produkten, die Chemikalien enthalten, physischer Untätigkeit und einem Beruf, der dich wütend oder depressiv macht, ausgesetzt. Beide Tage werden physisch, physiologisch und psychisch einen ganz beträchtlichen Effekt auf dich haben, je nachdem, wie du auf die verschiedenen Stressoren reagierst. Wenn du schon nach einem einzigen Tag einen Unterschied spürst, wie groß werden erst die Auswirkungen sein, wenn du jahrzehntelang auf eine von beiden Weisen lebst, selbst wenn du dich irgendwann daran gewöhnst? Die Auswirkungen von Umweltstressoren, denen du konstant ausgesetzt bist, sind unvermeidbar und nicht zu leugnen.

Die Epigenetik ist nicht nur auf unser direktes Umfeld begrenzt. Ein Blick auf den Einfluss externer Umweltfaktoren ist nicht möglich, ohne nicht auch unser Bewegungsverhalten – und wie es unsere Körper beeinflusst – zu beachten. Wenn wir verstehen, wie massiv (im positiven wie negativen Sinn) allein die Wahl unserer Lebensmittel beeinflusst, wie wir uns fühlen, was wir leisten können und wie wir aussehen, dann sollte es uns nicht allzu schwerfallen, auch den Einfluss unseres Bewegungsverhaltens oder unserer alltäglichen Umgebung auf unser Wohlbefinden, unsere Leistungsfähigkeit und unser Aussehen zu verstehen.

Unsere (bewussten und unbewussten) Entscheidungen über unser Bewegungsverhalten – inklusive der Positionen, die wir einnehmen, und Bewegungen, die wir ausführen, des Intensitätsniveaus, der Dauer und Frequenz – sind Teil dieser »Umweltstressoren«, die unsere Gene an- oder abschalten. Natürlich werden die Zellen deiner Muskulatur nicht von selbst stärker und potenziell größer, nur weil du daheim oder im Büro Hanteln und Gewichte herumliegen hast. Deine Ausdauerleistung wird sich auch nicht wie von Zauberhand verbessern, nur weil du deinen Blick durchs Fenster über die Weite der Natur streifen lässt. Deine Umgebung ist nicht der einzige bestimmende Faktor deiner physiologischen Anpassungen. Um deine Physiologie auf eine bestimmte Art und Weise positiv zu verändern, braucht es ein entsprechendes Bewegungsverhalten, das diese Veränderung auslöst. Vereinfacht gesagt: Ohne physische Aktivität und Engagement kann dir die Umwelt allein keinen maximalen Nutzen bringen. Niemand wird ein geschickter, starker, anpassungsfähiger und robuster »natürlicher Beweger (oder Natural Mover)«, nur weil er an einen Baum gelehnt dasitzt. Dein physisches Verhalten ist ein außerordentlich wichtiger Pfeiler deiner »Umwelt«.

## Natur *bedeutet* Heilung

Viele wissenschaftliche Studien stützen die Theorie, dass, aus Sicht der menschlichen Biologie, ständiger Kontakt mit oder das Eintauchen in die Natur für optimale physische und mentale Gesundheit eher eine Voraussetzung als bloß eine Option ist. Die Natur ist nicht nur ein »Dschungel-Gym«, in dem »Zoomenschen«, die in künstlichen Umgebungen leben (die man in gewisser Weise mit Zoos vergleichen kann), vorübergehend Befreiung spüren und sich auf ihre Wurzeln rückbesinnen können. Wir stammen ohne Ausnahme alle aus der Natur, sind aber auch alle aus Natur geschaffen. Jede unserer Zellen besteht aus natürlichen Elementen. Diese Erkenntnis hat einen gewaltigen Einfluss darauf, wer wir sind und was für biologische Bedürfnisse wir haben. Weil die Natur alle Umweltstressoren beinhaltet, die zur Konstruktion und Evolution unserer spezifischen Biologie und der Struktur unserer Gehirne beigetragen haben, kann ein Mangel an Natur zu Sinnesverarbeitungsstörungen sowie kognitiven und affektiven Störungen führen.

Forschungen haben gezeigt, dass der bloße Anblick von Szenen menschengemachter, urbaner Umgebungen die Aktivität in einem Hirnareal massiv erhöht, das für Furcht und Stress verantwortlich ist. Im Gegensatz dazu führt der Kontakt mit natürlichen Umgebungen nachweislich zu weniger Missstimmung, hebt die Laune und verbessert die Konzentrationsfähigkeit sowie andere kognitive Fähigkeiten. Wenn sich gesunde Erwachsene Naturszenerien mit reicher Vegetation ansehen, werden sofort Hirnareale aktiver, die für emotionale Stabilität, Empathie und Liebe verantwortlich sind. Naturszenen erhöhen sogar die Aktivität von Gehirnwellen auf eine ähnlich positive Weise wie Meditation.

**» Die Städte mögen es überspielen […], aber tief drinnen gibt es einen angeborenen Drang nach Natürlichkeit.«**

*Sigurd Olson*

Draußen in der Natur zu sein, beruhigt den Geist – auch bei Kindern, die an einer Aufmerksamkeitsdefizitstörung (ADS) leiden –, stärkt das Immunsystem, erhöht das Energieniveau, beschleunigt den Genesungsprozess bei Krankheiten und senkt Sterblichkeitsrisiken. Aber musste uns das alles wirklich erst die Wissenschaft erklären? Oder wussten wir nicht schon vorher, zumindest intuitiv, dass Natur LEBEN bedeutet? Die alten Römer hatten eine Bezeichnung dafür: *Vis medicatrix naturae*, was so viel heißt wie »die heilende Kraft der Natur«. In Japan gibt es einen Begriff mit ganz ähnlicher Bedeutung: *Shinrin-yoku* – der Brauch, in die Natur zu gehen, um die mentale und physische Gesundheit zu verbessern.

Moderne, urbane, künstliche Indoor-Umgebungen sind hochgradig toxisch. Nicht, dass sie nicht stimulierend wären. Sie stimulieren sogar zu viel, auf eine ungesunde Weise, die uns belastet. Luftverschmutzung, Lärmbelastung, Lichtverschmutzung, toxische Lebensmittel und hormonverseuchtes Wasser, elektromagnetische Strahlung, ein konstanter Strom aus Informationen, die meist negativ oder oberflächlich unterhaltsam sind – und dazu einige unserer sogenannten normalen physischen und mentalen Verhaltensweisen, die so überhaupt nicht zu unseren evolutionären Jäger-und-Sammler-Körpern und -Geistern passen, tragen alle zu unserer Zerstörung bei.

Das Nichtvorhandensein von Krankheitssymptomen allein bedeutet nicht, dass wir gesund sind. Wie vielen Menschen fehlt es an Vitalität, wie viele sind unglücklich oder depressiv? Millionen. Antidepressiva und Energydrinks sind nicht die Heilung für diese Leiden. Sie liefern nur künstliche Linderung, indem sie die Symptome verschleiern. Nur weil wir dazu gebracht wurden, künstliche Umgebungen als »normalen« Teil unseres Lebens zu akzeptieren, und wir uns daran gewöhnt haben, bedeutet das nicht, dass wir uns auch biologisch daran angepasst haben. Physisch, mental und emotional so stark wie möglich, gesund und glücklich zu sein, wenn man in einer Stadt lebt, ist alles andere als eine einfache Herausforderung.

Überleg also noch einmal, ob der vorübergehende Kontakt mit der Natur uns guttut oder ob der dauerhafte Kontakt zur Künstlichkeit uns eher schadet. Den menschlichen Körper von der Natur zu trennen, hat Konsequenzen, genauso wie es Konsequenzen hat, den menschlichen Geist vom Körper zu trennen. Wir können keine physisch und mental gesunde Bevölkerung erwarten, wenn der Großteil der Menschheit seine Zeit drinnen verbringt, wo alles künstlich ist, und unablässig auf Bildschirme starrt.

Der Wert von Zeit, die in der freien Natur verbracht wird, und die Kosten der Zeit, die nicht in der Natur verbracht wird, werden gleichermaßen massiv unterschätzt. Wenn du eine Naturgewalt werden willst, dann musst du auch mit den Gewalten der Natur interagieren.

Trotzdem fühlen sich heutzutage die meisten Menschen in künstlichen Umgebungen sicherer als in der Natur, weshalb sie die Natur meiden. Du musst von der natürlichen Welt völlig abgekoppelt sein, um Natur abstrakt als bloße »Umwelt« zu betrachten. Und noch abgekoppelter musst du sein, um sie als einen Ort anzusehen, den es systematisch zu meiden gilt.

Die »natürliche Bewegung« als normales Verhalten und tägliche Praxis zu betrachten, ist der erste Schritt zu einem Wiederandocken an unser natürliches Erbe und dazu, es zu hegen, zu respektieren und zu ehren. Sich in freier Natur natürlich zu bewegen, ist der logische nächste Schritt bei der Rückbesinnung auf unsere Vernetzung mit der natürlichen Welt.

Trotz konstanter Weiterentwicklung medizinischer Technologien sinken die Gesundheitsniveaus in der modernen Welt. Vielleicht steckt die Lösung für die am weitesten verbreiteten gesundheitlichen Probleme ja nicht in der Entwicklung besserer Pillen und Therapien, sondern in einer »Naturalisierung« von uns selbst, in einer

Lebensgestaltung in einer natürlichen Umgebung und mit einem natürlichen, physisch orientieren Verhalten. Könnte die Lösung all unserer gesundheitlichen Sorgen wirklich so einfach sein? Selbst das Fitnessstudio der Zukunft muss am Ende gar nicht so futuristisch sein, wie man denkt.

Geh einfach öfter dorthin zurück, wo du wirklich hingehörst. Die »natürliche Bewegung« ist für dein Training dasselbe wie Biolebensmittel für deine Ernährung. Geh raus in die Natur und beweg dich! Du musst dich nicht unbedingt besonders intensiv bewegen. Beginne damit, dich deiner wahren Natur, deines wahren Selbst zu erinnern. Vielleicht fühlst du dich dabei kalt, heiß, schmutzig oder unsicher; vielleicht holst du dir hier und da ein paar Kratzer oder blaue Flecken, Platzwunden oder Beulen. Aber du wirst dich anschließend garantiert völlig lebendig fühlen, vielleicht bis hin zu einem regelrechten Rausch. »Natürliche Bewegung« in der Natur ist nicht weniger als eine physische Erfahrung für deinen Geist und eine spirituelle Erfahrung für deinen Körper. Sei einfach draußen in der Natur, spüre den Wind in deinen Haaren, das Sonnenlicht auf deiner Haut, sieh die Farben, höre die Geräusche und beobachte die Bewegungen von den Bäumen und Tieren, die dich umgeben. Atme tief ein und nimm den Geruch von Regen und Erde in dich auf. Die Erde! Vergiss niemals die Erde!

**» Bleib eng verbunden mit dem Herz der Natur … und reiß dich dann und wann völlig los, indem du auf einen Berg kletterst oder eine Woche im Wald verbringst. Wasche deine Seele rein.«**

*John Muir*

## RESPEKTIERE DEINE NATÜRLICHE UMGEBUNG

Biophilie ist die angeborene Neigung, sich mit anderen lebenden Kreaturen oder Prozessen zu verbrüdern. Es ist, vereinfacht gesagt, die Liebe zur natürlichen Welt und allem Leben darin.

Ich habe bereits erklärt, dass die Umwelt, die du als Erstes respektieren und schützen solltest, du selbst bist. Trotzdem solltest du ein Verständnis deiner selbst kultivieren, das viel weiter reicht und die gesamte natürliche Welt mit einschließt. Wenn du eine solche Sichtweise entwickeln kannst, dann wird die Sorge um das Bewahren der Natur genauso logisch, natürlich und wichtig für dich wie die Bewahrung deiner selbst.

**» Die Umwelt ist in uns, nicht um uns herum. Die Bäume sind unsere Lunge, die Flüsse unsere Blutbahnen. Wir sind alle miteinander verbunden und was du der Natur antust, das tust du letztlich dir selbst an.«**

*Ian Somerhalder*

Du beginnst mit »leichtem Schreiten«, tritt bei Bewegung und Training also so sanft wie möglich auf. Du hast jedes Recht, draußen in der Natur zu sein, aber solltest dich dort nicht wie ein Vollidiot aufführen, nur weil du denkst, dass du an der Spitze der Nahrungskette stehst. Du musst die Natur respektieren und für sie sorgen, so wie du dich selbst respektierst und für dich sorgst. Wir wissen, dass menschliches Tun für den weltweiten Wandel und die Zerstörung der Natur verantwortlich ist. Doch wenn wir die gesamte Natur ruinieren, wozu brauchen wir dann noch einen fitten, athletischen und gesunden Körper?

**» Ohne Wildnis gibt es keine Freiheit.«**

*Edward Abbey*

Wir müssen eine Kultur schaffen, in der »Humanismus« nicht länger der Fortschritt der Menschheit auf Kosten der natürlichen Welt ist, sondern der Fortschritt der Menschheit gemeinsam mit der natürlichen Welt. Wir brauchen eine Kultur mit »naturgesetzestreuen« Erdenbewohnern.

# 9 Progressiv

**»Wir machen ständig Fort- oder Rückschritte, so etwas wie Stillstand gibt es in diesem Leben nicht.«**

*James Freeman Clarke*

Die »natürliche Bewegung« ist progressiv, also fortschrittlich, in dem Sinne, dass das Aneignen von Bewegungsanpassungsfähigkeit ein relativ langsamer Prozess ist, genau wie die Entwicklung von physiologischen Anpassungen. Sich dabei zu hetzen oder gar einzelne Stufen zu überspringen, führt später nur zu Problemen. Das Progressivitätsprinzip ist eine direkte Erweiterung des Prinzips 7, »Adaptierbar«.

Dieses Fortschrittsprinzip steht auch in enger Verbindung mit Prinzip 1, »Evolutionär«. Dinosaurier verwandelten sich nicht innerhalb weniger Jahrhunderte zu viel kleineren, gefiederten Vögeln – und wir entwickelten uns nicht in ein paar Millennien vom Menschenaffen zum Homo sapiens. Die Evolution dauerte Hunderttausende Jahre. Evolution wird durch Anpassungsfähigkeit ermöglicht und Anpassungsfähigkeit beruht auf Fortschritt.

Genauso kann sich niemand den vollen Umfang seiner natürlichen Bewegungsfähigkeiten über Nacht aneignen, nicht einmal innerhalb weniger Wochen oder Monate. Und jeder von uns beginnt dabei bei null. Obwohl wir alle mit einem enormen Instinkt und evolutionären Drang nach Bewegung auf die Welt kommen, besitzen neugeborene Babys noch keinerlei Fähigkeiten zur Bewegung. Selbst Tage nach der Geburt können wir noch immer nicht krabbeln und schon gar nicht stehen, rennen oder springen, weil wir dafür weder die motorischen Fähigkeiten noch die Kraft besitzen. Das Aneignen dieser Fähigkeiten folgt dem Prinzip des Fortschritts – also verschiedenen Entwicklungsstufen – über den Zeitraum mehrerer Jahre. Um physische oder motorische Autonomie zu erreichen und auf dasselbe Fortbewegungsniveau wie Erwachsene unserer Spezies zu gelangen, benötigen junge Menschen viel mehr Zeit als die Jungen der meisten anderen Spezies.

Selbst wenn ein Menschenkind in der Lage ist zu laufen, ist es physisch noch lange nicht voll entwickelt. Der menschliche Körper benötigt Jahre, um im Sinne motorischer Fähigkeiten (die »natürliche Bewegung«) und seines physiologischen Niveaus vollständig »ausgewachsen« zu sein – solange unsere physische Entwicklung nicht durch gesellschaftliche Konventionen oder unseren Lebensstil massiv beeinträchtigt oder komplett gestoppt wird (wie es in der heutigen Zeit leider keine Seltenheit ist).

## Regressiver Lebensstil

Die Prinzipien der Adaptierbarkeit und Umweltbezogenheit haben verdeutlicht, dass sowohl die Umweltfaktoren, die uns umgeben, als auch unser bewusstes und unbewusstes physisches Verhalten unsere genetische Ausprägung auf einer zellulären Ebene beeinflusst – und damit auch unser Befinden, unsere Leistungsfähigkeit und unser Aussehen. Zwar kannst du Veränderungen in manchen Fällen sofort ausmachen, meist fallen Verschlechterungen aber gar nicht auf, weil sie nur sehr langsam vonstattengehen. Außer im seltenen Fall eines Unfalls oder einer Erkrankung wird niemand über Nacht physisch schwach und funktionsunfähig. Dies ist ein Prozess, der mehrere Monate, Jahre oder gar Jahrzehnte andauern kann. Wie wir uns bewegen, sitzen oder stehen, erzeugt ein biomechanisches Umfeld, in dem das Zusammenwirken von Körpergewicht und Schwerkraft all unser Körpergewebe zu einem gewissen Grad belastet und beeinflusst.

Kinder, die sich viel bewegen, haben oft Löcher in den Socken oder durchgescheuerte Kleidung an Ellbogen und Knien, weil sie diese Körperpartien nutzen, um sich beim Bewegen abzustützen. Biomechanisch gesehen, belasten die Kinder diese Bereiche (und alle anderen, die an den Bewegungen beteiligt sind) durch ihre vielfältigen und häufigen Bewegungen und das Zusammenspiel ihres Körpergewichts mit Schwerkraft und Umwelt, wodurch sie wachsen und stärker werden.

Wenn umgekehrt eine Person tagelang im Bett bleibt, ohne sich zu bewegen, dann gibt es kein mechanisches Zusammenwirken von Körpergewicht und Schwerkraft. Weil Knochen und Muskulatur jedoch belastet werden müssen, um stark zu bleiben, ist eine abnehmende Knochen- und Muskeldichte die Folge. Wenn jemand jahrelang beim Stehen einen Buckel macht, dann wird dieses chronische Verhalten die Wirbelsäule mit der Zeit buchstäblich umformen, sodass sie dauerhaft gerundet ist. Solche strukturellen Veränderungen sind selbstverständlich alles andere als harmlos und können zu massiven Schmerzen führen. Wenn die Form deiner Wirbelsäule dauerhaft verändert werden kann, weil du längere Zeit auf eine bestimmte Art stehst oder sitzt, was für fortschreitende physische und physiologische Veränderungen passieren noch in unseren Körpern und schaden uns, ohne dass wir sie überhaupt bemerken? Zum Glück können wir unser Verhalten, unsere Gewohnheiten und unser Umfeld ändern und verbessern, was dazu führt, dass wir auch unsere Funktionen progressiv wiederherstellen und verbessern.

Das Fehlen einer natürlichen Bewegungsweise äußert sich hauptsächlich in einer sogenannten Inaktivitätsatrophie. Wir werden physisch weniger stark und funktional, weil wir aufgehört haben, unsere Körper so einzusetzen, wie von der Evolution eigentlich vorgesehen. Den ganzen Tag sitzen und nur kurze Distanzen zu gehen, ist nicht ansatzweise das, was unsere Physiologie von uns erwartet. Die Variabilität von Bewegungsmustern und Umweltfaktoren ist aus unserem modernen Lebensstil verschwunden. Die Intensität, Dauer und Häufigkeit von Bewegung wurden so weit reduziert, dass sie biologisch nicht mehr substanziell genug ist, um weiterhin gesund zu sein und optimal zu funktionieren. Doch mehr Bewegung allein genügt oft nicht, um das Problem zu beheben, denn eine Inaktivitätsatrophie führt zu Fehlhaltungen und unsauberen, ineffizienten Bewegungsmustern.

Wenn wir aufgrund chronischer physischer Untätigkeit ein gewisses Maß an Funktionalität verlieren, werden wir weniger versiert, was Bewegungsvariabilität und Anpassungsfähigkeit angeht. Kurzum: Wenn wir uns bewegen, dann bewegen wir uns ineffizient. Stehen, gehen und selbst atmen erfolgt nur noch funktionsgestört. Unser Körper ist für alle Funktionen zuständig, eine Funktionsstörung beeinflusst deshalb alles, was wir physisch tun, und zwar negativ. Im Ergebnis wächst unsere Furcht vor Bewegung und wir meiden sie noch mehr, so als sei sie etwas Ungesundes – schlecht für die Gelenke, zum Beispiel. Doch wenn Kriechen schlecht für unsere Handgelenke ist, Springen schlecht für die Knie und Werfen schlecht für die Schultern, ist Denken dann auch schlecht für unsere Gehirne? Zu viel negative, stressige Gedanken vielleicht, aber davon abgesehen würde dich niemand vom Denken abbringen wollen, weil es ungesund sein könnte. Genauso ist zu viel Bewegung, ineffiziente Bewegung oder zu intensive Bewegung nicht gut für uns, wenn wir unsere Zeit normalerweise weitestgehend untätig verbringen. Dennoch sollten wir nicht jede Form von Bewegung vermeiden.

Unsere moderne Gesellschaft hat ein Problem mit dem obsessiven Wunsch nach Komfort und Sicherheit. Unsere Komfortzone lässt sich sowohl verkleinern als auch erweitern, je nach individueller Einstellung und Lebensstil. Je seltener du deine Komfortzone verlässt, desto mehr schrumpft sie, und je kleiner sie wird, umso unbehaglicher fühlst du dich. Je mehr Komfort wir uns durch externe Annehmlichkeiten erhoffen, umso weniger Komfort bringen wir mit unseren internen Fähigkeiten zuwege. Die meiste Zeit über zu sitzen und sich so wenig wie möglich zu bewegen, kann durchaus bequem sein, sorgt auf Dauer aber dafür, dass deine Körperfunktionen verkümmern und deine Bewegungskomfortzone progressiv schrumpfen wird. Je weniger du dich bewegst, umso weniger konditioniert bist du. Das heißt, dein Verletzungsrisiko steigt, was die Furcht vor Bewegung noch vergrößert und dazu führt, dass du dich noch weniger bewegst. Und so geht dieser Kreislauf immer weiter. Dauerhafter Komfort führt irgendwann zu Unbehagen und Stress.

**»Veränderung ist nur möglich durch Bewegung.«**

*Aldous Huxley*

Wenn du dich selbst verwöhnen willst, indem du jeden Tag deines Lebens physisch inaktiv bist, dann schwächst du dich damit nur ganz langsam selbst. Obwohl chronischer Bewegungsmangel ein gesundheitsschädliches Verhalten ist, betrachten wir ihn jedoch interessanterweise nicht als »Sünde« wie den übermäßigen Genuss von Alkohol oder Süßigkeiten. Dabei »sündigen« wir ständig durch lange Phasen physischer Inaktivität und sind uns kaum oder gar nicht bewusst, dass dies zu der Art von Befindlichkeitszustand beiträgt, die wir nicht wollen.

Spielt es eine Rolle, dass ein solcher Bewegungsmangel von der Gesellschaft als »normal« angesehen wird, weil die meisten Menschen ihr Leben auf diese Art führen? In diesem Fall sollten wir uns weniger fragen, ob unser Bewegungsverhalten normal ist, sondern eher, ob es gesund und nutzbringend für uns ist. Normalität kann ein leiser, unsichtbarer Killer sein und ständiger Komfort ist eine seiner liebsten Waffen.

### Dekonditionierungszyklus

*Wie Bewegungsmangel und falsche Bewegungen zu Schmerzen und Angst vor Bewegung führen.*

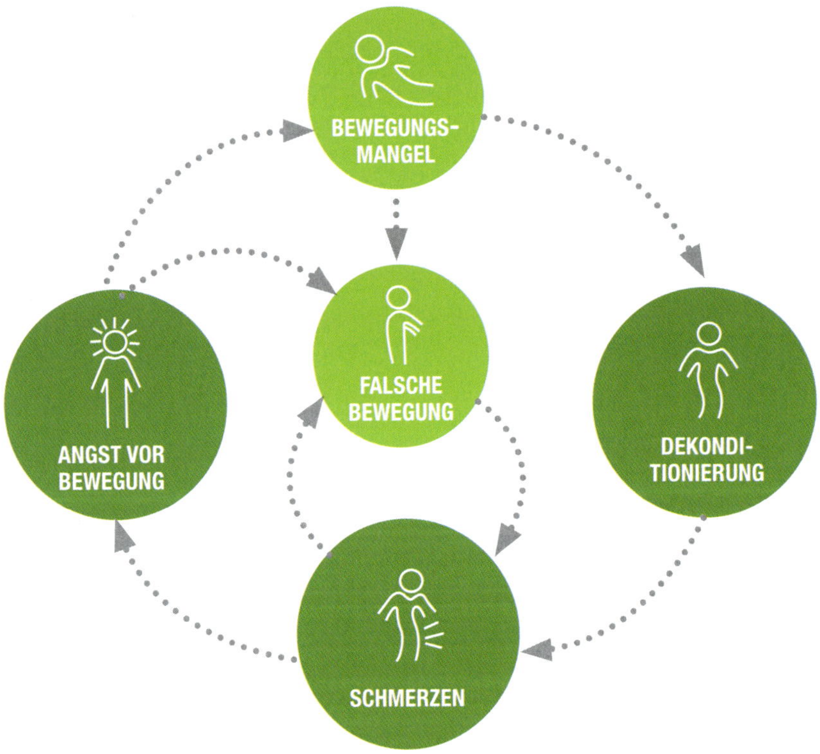


# Selbstzerstörer

Viele Menschen suchen ihr Körperheil in radikalen Programmen, sobald sie bemerken, dass sie sich in einem Zustand physischer Verwahrlosung und Schwäche befinden. Es ist zwar lobenswert, dass Menschen diese Erkenntnis haben und eine Lösung dafür suchen, doch der Ansatz, den sie dabei wählen, ist häufig nicht sonderlich hilfreich. Beim Fitnesstraining werden Menschen, die ihre Bewegung dauerhaft vernachlässigt haben, häufig zu kurzzeitigen Selbstzerstörern, weil sie glauben, dass sie ihre Körper nach jahrelangem Bewegungsmangel innerhalb weniger Wochen wieder fit knüppeln können.

Es ist fast so, als würden sich die Menschen unterbewusst selbst für ihre jahrelange körperliche Untätigkeit bestrafen wollen und als dächten sie, die gesundheitsschädlichen Auswirkungen von jahrzehntelangem Bewegungsmangel und Trägheit ließen sich in nur wenigen Wochen oder Monaten wieder rückgängig machen. Wenn du deinen Körper so viele Jahre lang vernachlässigt hast, dann wirst du dich mit dem Gedanken anfreunden müssen, dass der Weg zurück zu einem vollständig funktionierenden Körper ein sehr langer und langsamer ist.

Wenn du grundlegende Bewegungen mit niedriger Intensität nicht effizient ausführen kannst und deine fundamentalsten Bewegungsmuster nur mittelmäßig sind, was wird dann passieren, wenn du plötzlich versuchst, eine Vielzahl komplexer Bewegungen mit hoher Intensität auszuführen? Wenn deine Lebensweise einen funktionsgestörten Körper hervorgebracht hat, dann solltest du dich zu Beginn deines Weges zurück zu Gesundheit, Bewegungskompetenz und Fitness vor allem auf *Bewegungsqualität und -häufigkeit* konzentrieren und nicht auf *Bewegungsquantität und -intensität*. Wer mit grundlegenden Bewegungen bereits Probleme hat und trotzdem schon versucht, komplexe Bewegungen zu meistern, wird entweder von Ignoranz oder dem eigenen Ego getrieben – oder von beidem.

Aus biologischer Sicht gibt es für physiologische Veränderungen keine Abkürzungen oder schnelle Lösungen. Es gibt auch keine direkte Belohnung. Es gibt nur einen Prozess, der seine Zeit dauert; dieses Konzept wird in unserer Kultur der Dringlichkeit und sofortiger Befriedigung leicht ignoriert.

Der Motivationsspruch »No pain, no gain« – zu Deutsch etwa: Ohne Schmerz kein Erfolg – hat sich in den vergangenen Jahren zu einem geflügelten Begriff entwickelt. Dabei können nicht nur massive Schmerzen, sondern auch gravierende Rückschritte eintreten, wenn du deine Rückbesinnung auf Gesundheit und Fitness nicht behutsam angehst. Wenn du eine Reihe von Signalen deines Körpers, einen Gang zurückzuschalten, ignorierst und deinem Körper stattdessen gewaltige Mengen physischer Belastung auferlegst, dann ist das kontraproduktiv. Statt Fortschritte zu machen, könntest du dich ernsthaft verletzen und lange Zeit unter großen Schmerzen leiden. Was dich nicht umbringt, macht dich nicht unbedingt stärker, es kann dich auch schwächen. Wir sehen immer wieder beeindruckende Vorher-nachher-Fotos, mit denen Fitnessprogramme beworben werden, aber hören so gut wie nie die Geschichten des Scheiterns, in denen Menschen manchmal dauerhafte Verletzungen erleiden, die nicht nur eine hohe finanzielle Belastung verursachen, sondern auch eine Menge Lebensqualität kosten.

**» Ungeduld hat noch nie zum Erfolg geführt.«**

*Edwin H. Chapin*

Horden von Fitness- und Sportbegeisterten, die sich verletzt haben, weil sie zu schnell und zu ineffizient trainiert haben, können bestätigen, dass eine Steigerung der Befindlichkeit nur langsam und behutsam stattfinden kann. Kraft, Fitness und Gesundheit sind keine statischen Zustände, sondern Bestandteile eines Prozesses, dem wir dauerhaft und beständig folgen müssen.

»Physische Leistungsfähigkeit« geht nicht nur Topathleten und Breitensportler an. Leistungsfähigkeit beschreibt, wie du deine alltäglichen physischen Aufgaben und Bewegungen meisterst. Die meisten von uns müssen nicht wie Spitzensportler ranklotzen. Auch dann nicht, wenn der Sommerurlaub naht und wir eilig sichtbare Erfolge sehen wollen. Wir müssen uns einfach nur bewegen und uns zunächst die Grundlagen der »natürlichen Bewegung« wie Variabilität, Häufigkeit und Beständigkeit ins Gedächtnis rufen, bevor wir Wiederholungshäufigkeit, Intensität oder Komplexität progressiv steigern können. Unsere Gesundheit und Fitness zu hegen, ist eine lebenslange biologische Pflicht, die wir smart angehen müssen, also mit Demut und Geduld.

**» Entweder machen wir uns das Leben schwer und legen uns einen Haufen Steine in den Weg, oder wir leben bewusst und räumen die Steine auf dem Weg zu unserem Ziel aus dem Weg. Der Arbeitsaufwand ist der gleiche.«**

*Carlos Castaneda*

# Fortschreitende Weiterentwicklung

Das Prinzip der Adaptierbarkeit beschreibt, dass Anpassung immer spezifisch zur Art der Anforderung erfolgt. Aus diesem Grund trainieren und performen Sprinter, Marathonläufer und Trailläufer nicht gleich, auch wenn sie allesamt Läufer sind. Die Knochen und Muskeln des dominanten Arms eines Pitchers im Baseball sind stärker als die des anderen Arms. Das Üben komplexer Fähigkeiten, wie das Spielen eines Instruments, verändert buchstäblich die Strukturen des Gehirns, die für das Ausführen dieser Tätigkeit zuständig ist. Körper und Geist müssen sich anpassen, indem sie sich selbst strukturell verändern, um all jene Aufgaben besser ausführen zu können, die regelmäßig von ihnen gefordert werden.

Wenn du weißt, welche Veränderungen fortschreitend stattfinden, ist es sinnvoll sicherzustellen, dass die Inputs, die für das Auslösen dieser Veränderungen nötig sind, ebenfalls steigerbar sind, um die bestmögliche Anpassung zu gewährleisten und Verletzungen zu vermeiden. Wir lernen schon früh, dass wir einen schlimmen Sonnenbrand bekommen, wenn wir nach einem langen Winter ohne Sonnenlicht mehrere Stunden lang nackt in der Sommersonne liegen. Deshalb setzen wir uns zu Beginn des Sommers nur wenige Minuten der Sonne aus und danach jeden Tag etwas länger. Deinen Körper mit höherer Intensität, Frequenz und Ausdauer zu bewegen, erfordert dieselbe wohlüberlegte Steigerung.

**» Es mag hilfreich sein, dir deinen Körper eher als Garten denn als Fabrik vorzustellen.«**

*Matt Perryman*

Das Progressionsprinzip ist in das Prinzip der Adaptierbarkeit eingebettet, weil man sich nicht brutal an irgendetwas anpassen kann. Die richtige Dosis spielt für die Effektivität des Anpassungsprozesses eine wichtige Rolle, und zwar sowohl kurz- als auch langfristig. Die richtige Dosis, ob von Sonne oder Bewegung, muss regelmäßig und schrittweise erhöht und konstant »verabreicht« werden. Veränderung geschieht in einem einzelnen Moment, sie erfordert eine ganze Folge von Bemühungen und ständige Aufmerksamkeit. Nur wer engagiert ist, wird belohnt. Der ganze Prozess beinhaltet zahllose Mikrosteigerungen, Mikrozuwächse und sogar »Mikroerleuchtungen«. Sehen wir uns an, wie sich Kinder eine neue Fähigkeit aneignen. Sie machen dabei eine organische Entwicklungssteigerung durch, in der sie lernen, sich besser zu bewegen und schwierige Bewegungsmuster geschickter auszuführen. Beherrschen Kinder beispielsweise direkt richtige Klimmzüge? Nein, absolut nicht. Sie lassen sich zunächst nur hängen, dann hängen sie vielleicht immer öfter und schließlich bei jedem Mal immer und immer länger. Außerdem nutzen sie verschiedene Bewegungen, zum Beispiel schwingen sie beim Hängen. Irgendwann ziehen sie sich dann beim Klettern nach oben, setzen dabei also noch ihre Füße ein. Durch dieses Klettern (oder »Schwinghangeln«) schulen sie ihre Griffkraft, Oberkörperkraft und Koordination. Kinder überstürzen nichts, nur weil Klimmzüge angeblich das Nonplusultra für Oberkörperkraft und Fitness oder eine essenzielle »funktionale Bewegung« sind. Ein Klimmzug ist nur eines von vielen Bewegungsmustern eines Kindes. Und wenn Kinder nichts überstürzen, dann sollten Erwachsene das auch nicht tun, vor allem, weil wir proportional weniger Kraft als Kinder besitzen und oft schon viel von unserer kindlichen Kondition verloren haben.

Erwachsene sollten zunächst einmal die Funktionen, die sie verloren (oder nie entwickelt) haben, wiederherstellen, bevor sie versuchen, sie zu verbessern. Egal bei welcher spezifischen natürlichen Bewegungsfähigkeit, du solltest stets den gleichen fortschrittlich orientierten Ansatz verwenden: Arbeite zunächst an der Sauberkeit und Effizienz grundlegender Bewegungsmuster. Erst danach kannst du darangehen, dir neue oder komplexere Versionen derselben Bewegungen anzueignen.

**» Nicht jede Veränderung bedeutet Wachstum, genauso wie nicht jede Bewegung eine Vorwärtsbewegung ist.«**

*Ellen Glasgow*

Wenn du dieses Prinzip der Progressivität respektierst, wirst du keine Rückschritte mehr machen oder dich mit einfacheren Versionen von Bewegungen oder Übungen abgeben müssen, weil sie dir zu schwergefallen sind, denn nun machst du einen Schritt nach dem anderen und erhöhst langsam die Herausforderung. Mit anderen Worten: Zu wissen, dass der Schwierigkeitsgrad einer Bewegung skalierbar ist, ist gut. Diese Skalierbarkeit funktioniert jedoch nur, wenn du sie dir mithilfe sachlicher, adäquater Entwicklungssteigerung erarbeitest.

# Wiederholung, Intensität, Komplexität

Natürlich ist ein steigender Schwierigkeitsgrad der Bewegungskomplexität nicht der einzige wichtige Aspekt der Entwicklungssteigerung. Jede Technik, jedes Bewegungsmuster kann auch auf anspruchsvollere Weise ausgeführt werden, ohne das Muster dafür signifikant zu verändern. Typischerweise sind höhere Intensität und Wiederholungsanzahl die naheliegendsten Variablen, die das Training bestimmter Bewegungen herausfordernder gestalten.

Die Ausführungssteigerung ist schnell erklärt: Entweder steigt die Wiederholungsanzahl (also wie oft du eine Bewegung am Stück oder in einer gesamten Einheit ausführst) oder die Dauer (also die Länge der Zeit, während der du eine Bewegung ausführst). Die Intensität steigerst du einerseits über die Geschwindigkeit einer Bewegung, aber auch über die Distanz oder die Höhe oder Tiefe, über die du diese Bewegung ausführst. So kann die Intensität beim Heben, Tragen, Werfen oder Fangen durch die Variation des Gewichts und beim Schlagen oder Treten durch die Wucht des Aufpralls bestimmt werden.

Komplexität, vor allem Umgebungskomplexität, ist dagegen ein Aspekt der Entwicklungssteigerung, der häufig übersehen wird. In Prinzip 8, »Umweltbezogen«, habe ich bereits angedeutet, warum das so ist. Noch mal: Deine Fähigkeit zu laufen verbesserst du nicht nur durch ein Erhöhen der Schnelligkeit oder Dauer. Auch auf einem unebenen Terrain, das immer anspruchsvoller wird, zu laufen, ist eine Form der Steigerung. Mehr Wiederholungen eines bestimmten Sprungs sind eine Steigerung in der Ausführung. Mehr dabei zurückgelegte Distanz ist eine Steigerung der Intensität. Und eine Steigerung der Höhe oder des Schwierigkeitsgrads von Absprung oder Landung bedeutet Steigerung der Komplexität. Eine Erhöhung der Umgebungskomplexität kann sowohl deinen Körper als auch deinen Geist fordern, weil es mentale Beherrschung braucht, bei Unsicherheit oder gar Angst die Kontrolle über deine Bewegungseffizienz zu wahren.

Sich zu trauen, eine Bewegung einmal auszuführen und dabei erfolgreich zu sein, ist toll. Eine dauerhafte Fähigkeit daraus zu entwickeln, ist jedoch noch viel besser. Genauso wie du dir körperliche Fähigkeiten progressiv, also fortschreitend, aneignen solltest, sind Selbstvertrauen und Selbstkontrolle wichtige Elemente realweltlicher physischer Leistungsfähigkeit, die du schrittweise entwickeln musst. Mit Furcht umzugehen, die ein erweiterter Aspekt der mentalen Seite natürlicher Bewegungsleistung ist, ist eine Frage der fortlaufend gesteigerten Umgebungskomplexität. So wie ständiges Üben natürlicher Bewegungen dein Energieniveau anheben wird, ist das potenteste Heilmittel gegen Furcht, dich deinen Ängsten zu stellen und sie immer wieder zu überwinden. Tatsächlich befinden sich die meisten unserer Grenzen nicht in unseren Körpern, sondern in unseren Köpfen.

Umgekehrt kann es eine praktische Lektion in Demut für alle leichtsinnigen Draufgänger sein, die Steigerung der Umgebungskomplexität zu respektieren. Du besitzt nur einen Körper und ein Leben. Ein einziger Fehler kann alles ruinieren, was du eigentlich erreichen wolltest. Indem du realistisch bleibst und keine unnötigen Risiken eingehst (außer du hast wirklich die Kontrolle), kannst du lernen, unangebrachte Selbstüberschätzung zu vermeiden.

Egal, um welchen Aspekt es geht – Wiederholung, Intensität oder Frequenz –, alle Formen der Steigerung wollen gut durchdacht sein. Prinzip 10, »Effizient«, unterstreicht die Bedeutung effizienter Bewegung und Prinzip 11, »Achtsam«, betont, wie wichtig Aufmerksamkeit bei der Ausführung effizienter Bewegungsmuster ist. Doch Effizienz und Achtsamkeit lassen sich nur schwer gewährleisten, wenn der Schwierigkeitsgrad einer Bewegung schier erdrückend ist, wenn du dich mit anderen Worten also nicht an das Prinzip der Entwicklungssteigerung hältst. Erhöhe die Anforderungen regelmäßig ein kleines bisschen, achte dabei aber stets auf ausreichend Bewegungseffizienz.

## ANMERKUNG

Dieses Kapitel erklärt die Philosophie des Progressivitätsprinzips. Eine »Schritt-für-Schritt-Anleitung« zu Fortschritt allgemein findest du in Teil 3, »Prinzipien der Trainingseffizienz«. Die Wissenschaft hinter effektiver Entwicklungssteigerung beruht auf Programmgestaltung. Diese Programmgestaltung kann entweder intuitiv oder rational und akribisch erfolgen.

# Erholung

Erholung ist die Menge an Ruhe, die dein Körper benötigt, um die physiologischen Anpassungen effektiv vorzunehmen, die durch einen Input – dein Training – ausgelöst werden, und ist damit ein ganz wesentlicher Teil deiner Entwicklungssteigerung. Sie findet nicht nur im Körper, im Kraft- und Energiesystem, statt, sondern auch im Kopf, wodurch sich die motorische Kontrolle verbessert.

**» Lass dich vom Leben nicht entmutigen. Jeder, der heute dort ist, wo er ist, musste irgendwann einmal dort beginnen, wo er war.«**

*Richard L. Evans*

Vielleicht fühlst du dich nach einer Trainingseinheit frustriert, weil du eine Technik nicht so meistern konntest wie erhofft. Dabei vergisst du jedoch, dass selbst suboptimale Wiederholungen den Input liefern, den dein Zentralnervensystem benötigt, um nach dem Ende der Einheit deine Bewegungsmuster zu optimieren. Vielleicht bist du überrascht, wenn du dann in der darauffolgenden Einheit eine sofortige Verbesserung bemerkst. Die Entwicklungssteigerung fand also während der Pause statt, in der du mit anderen Dingen beschäftigt warst.

Abhängig von der Art der Anpassung – physiologisch oder neuronal –, ist eine bestimmte Menge Erholung nötig oder gar obligatorisch. Deine Ernährung und dein grundsätzlicher Lebenswandel sind ebenfalls Teil deiner Erholung. Wenn du deiner Regeneration nicht genügend Beachtung schenkst, dann sabotierst du automatisch auch das Prinzip der Progression, weil du dadurch effektive Anpassungen verhinderst. Während häufiges Üben von Techniken und Bewegungsmustern äußerst nutzbringend sein und für schnellere Fortschritte sorgen kann, schadet zu häufiges Training metabolischer Konditionierung mitunter deinem Körper. Tägliches, hochintensives Training ist nicht nachhaltig, weil es deinen Hormonhaushalt völlig durcheinanderbringt. Obwohl es dann äußerlich wirkt, als würdest du »übertrainieren«, gönnst du dir in Wirklichkeit einfach nicht genügend Pausen, in denen du dich ausreichend erholen kannst.

Das Training der »natürlichen Bewegung« ist ein Prozess, der das Wiederherstellen verloren gegangener Funktionen, das Aktivieren ruhender Funktionen, das Verbessern vorhandener Funktionen sowie das Entwickeln potenzieller Funktionen ermöglicht, die nie gelernt wurden. Das Wort »Funktion« könnte an dieser Stelle auch durch die Begriffe »Fähigkeit«, »Kraft« oder »Kondition« ersetzt werden. Es spielt keine Rolle, auf welcher Stufe des Prozesses du dich befindest. Wie ich in Prinzip 3, »Universell«, bereits erwähnt habe, gibt es keine natürlichen Bewegungen für Elitesportler und andere Bewegungen für »normale« Menschen, sondern nur alltägliche Bewegungen für alle. Was die einzelnen Trainingsstufen voneinander unterscheidet, ist nicht die Art, wie ein bestimmtes Bewegungsmuster geübt wird, sondern der Schwierigkeitsgrad, den du dir, abhängig von deinem physischen Leistungsstand, erlauben kannst. Training sollte niemals zu leicht oder zu schwer sein.

Genau wie Kraft ist physisches Leistungsvermögen kein festgelegter Zustand, sondern ein von Natur aus progressiver Prozess. Sobald du dich nicht mehr um diesen Prozess kümmerst, wirst du schwach und unfähig. Bleibst du aber am Ball und strengst dich an, wirst du stark und leistungsfähig. Stellst du dir Leistungsfähigkeit jedoch nicht als Prozess, sondern als Zustand vor, dann wirst du schnell entmutigt. Wir sollten uns keine Gedanken darüber machen, ob wir die Voraussetzungen für eine Fähigkeit erfüllen oder ihrer würdig sind, sondern stattdessen den Prozess angehen, ganz egal, an welchen Ausgangspunkten wir stehen. Sobald wir unseren physischen Zustand der Leistungsfähigkeit als einen fortlaufenden Prozess betrachten, müssen wir nur noch die Notwendigkeit beständiger, andauernder Übung verstehen. Unser Trainingsniveau, zu dem wir heute imstande sind, mag nicht genauso hoch sein wie noch vor einigen Jahren, wenn wir seitdem eine Phase physischer Inaktivität durchgemacht haben; aber das Trainingsniveau, zu dem wir in Zukunft imstande sein werden, wird höher sein als das heutige, wenn wir konstant üben und den Schwierigkeitsgrad der Übungen stetig erhöhen.

**» Es ist nicht fair, Menschen so zu behandeln, als seien sie fertige Wesen. Jeder befindet sich zu jeder Zeit in der Entwicklung.«**

*Kathleen Winter*

Ich habe viele Menschen gesehen, die man nach konventionellen Maßstäben und aufgrund äußerlicher Merkmale als »fit« bezeichnen würde, die sich am Ende aber als unbeholfene Anfänger herausstellten, wenn wir mit dem

Training der »natürlichen Bewegung« begonnen haben. Ebenso muss jemand, der komplett außer Form ist, gerade mit dem Training beginnt und selbst mit grundlegenden Übungen und einem absolut geringen Niveau von Wiederholungsanzahl, Intensität und Komplexität Probleme hat, nicht weniger leisten als jemand, der schwierige Übungen schnell lernt und meistern kann.

Schwierigkeitsgrad und Anforderungsniveau sind nämlich nicht ein und dasselbe. Wenn eine austrainierte oder begabte Person eine recht schwierige Übung spielend leicht ausführen kann, dann ist sie dabei nicht wirklich gefordert. Für eine untrainierte Person, die mit einer eigentlich sehr einfachen Übung hingegen zu kämpfen hat, ist das Anforderungsniveau dagegen extrem hoch. Wenn diese Person sich trotz der Schwierigkeiten mit ganzem Herzen der Übung widmet, dann erbringt sie dabei mehr Leistung als Person 1, die selbst schwierige Übungen problemlos absolviert, sich aber nicht durch ein Erhöhen des Schwierigkeitsgrads selbst pusht. Wenn es für dich eine große Herausforderung ist und enorme Willenskraft und Courage erfordert, ein paar Sekunden lang von einer waagerechten Stange herabzuhängen, wie könnte man dir dann vorwerfen, du würdest nicht hart genug trainieren? Vielleicht trainierst du sogar härter als andere, fortgeschrittenere Sportler?

Zwei der wichtigsten psychologischen Aspekte von Training sind Bescheidenheit in Bezug auf deinen derzeitigen physischen Leistungsstand sowie deine Fähigkeiten und Geduld in Bezug darauf, wie viel und wie schnell du Fortschritte bei Wiederholung, Intensität oder Komplexität machen solltest. Diese Qualitäten sind genauso wichtig wie die erforderliche Willenskraft und Selbstdisziplin, die nötig sind, um Fortschritte zu machen. Du solltest außerdem stolz sein auf die Anstrengungen, die du unternimmst, und die Hingabe, die du zeigst. Wenn du dich an eine langfristige Strategie hältst, ist jeder Schritt nach vorn Teil eines Prozesses und mit der richtigen Einstellung kann er sich anfühlen wie eine sofortige Belohnung.

### ANMERKUNG

Ich musste einmal mehrere Tage lang in einem Krankenhausbett verbringen, um mich von einer Malariaerkrankung zu erholen. Als ich wieder nach Hause kam, war ich so außer Form und meine Kraftwerte dermaßen gesunken, dass die Willenskraft, die nötig war, um eine Wiederholung Kreuzheben mit 20 Kilo auszuführen, gigantisch war. Diese persönliche Erfahrung erinnerte mich an etwas, an das ich schon immer geglaubt habe: Aufwand und Leistungsniveau sind nicht dasselbe und wirkliche Leistung im Training hat eher mit Ersterem denn Letzterem zu tun.

# Beständigkeit

**» Es gibt kein Scheitern, außer, es nicht weiter zu versuchen.«**

*Elbert Hubbard*

Zwar führt Beständigkeit nicht automatisch zu einer Entwicklungssteigerung, eine Entwicklungssteigerung erfordert allerdings immer Beständigkeit. Der Pfad zur Entwicklungssteigerung – von Bewegungseffizienz oder physiologischer Anpassung – erfordert Beständigkeit; und der Pfad zu Beständigkeit erfordert Hingabe und Engagement, da führt kein Weg dran vorbei. Viele Menschen sind schon nach kurzfristigen Versuchen, ihre gesundheitlichen oder physischen Probleme in den Griff zu bekommen, entmutigt. Sie beginnen zu glauben, buchstäblich alles versucht zu haben, aber erkennen nicht, dass ihre fehlende Hingabe verhindert, dass eine Verbesserung überhaupt stattfinden kann. Es ist ein Produkt unserer modernen Einstellung, schnelle und dramatische Ergebnisse trotz geringen persönlichen Aufwands zu erwarten. Die meisten Menschen sind nicht unbedingt abgeneigt, sich vorübergehend für eine Veränderung anzustrengen, lehnen dauerhaftes Engagement aber ab, insbesondere wenn eigene, tief verwurzelte Gewohnheiten und Routinen davon betroffen sind. Gewohnheiten und Routinen können gut oder schlecht sein und du musst dich der schlechten entledigen, bevor sie dir schaden. Verwende deine Anstrengungen immer auf beständige, nutzbringende Veränderungen, sodass diese irgendwann zu neuen Gewohnheiten werden.

**»Wir sind das, was wir wiederholt tun. Vorzüglichkeit ist daher keine Handlung, sondern eine Gewohnheit.«**

*Aristoteles*

Du kannst dich bewusst und beständig so entwickeln, dass du allmählich derjenige wirst, der du gerne sein möchtest. Um dich in die Richtung deiner Wahl zu entwickeln, musst du jedoch gewillt sein, aus deiner Komfortzone herauszutreten und dich selbst immer wieder neu herauszufordern. Ständige Bequemlichkeit wird paradoxerweise irgendwann unbequem. Deine Komfortzone lässt sich nur erweitern, wenn du sie verlässt. Gewohnheiten, Routinen und andere Lifestylemuster, die sich nicht weiterentwickeln und dich nicht ständig fordern, sind hohl, steril und fördern nur die Stagnation.

*Woher weißt du, wann du deine Komfortzone verlässt? Nun, wenn du es nicht bemerkst oder dir nicht sicher bist, dann hast du sie ganz sicher noch nicht verlassen.* Je angenehmer, wohliger und betäubter dein Leben wird, umso stressiger wird es auch, weil deine Komfortzone immer kleiner wird. Sie zu erweitern, ist ganz einfach: Tritt regelmäßig aus ihr heraus, so verschiebst du ihre Grenzen. Mit anderen Worten: Sobald du dich an eine Bewegung gewöhnt hast, steigere die Wiederholungsanzahl, die Komplexität oder die Intensität, sodass die Bewegung wieder eine Zeit lang unangenehm wird. Irgendwann wirst du dich auch an diese neue Stufe gewöhnen. Dann ist es an der Zeit, die Übung erneut unangenehmer zu gestalten.

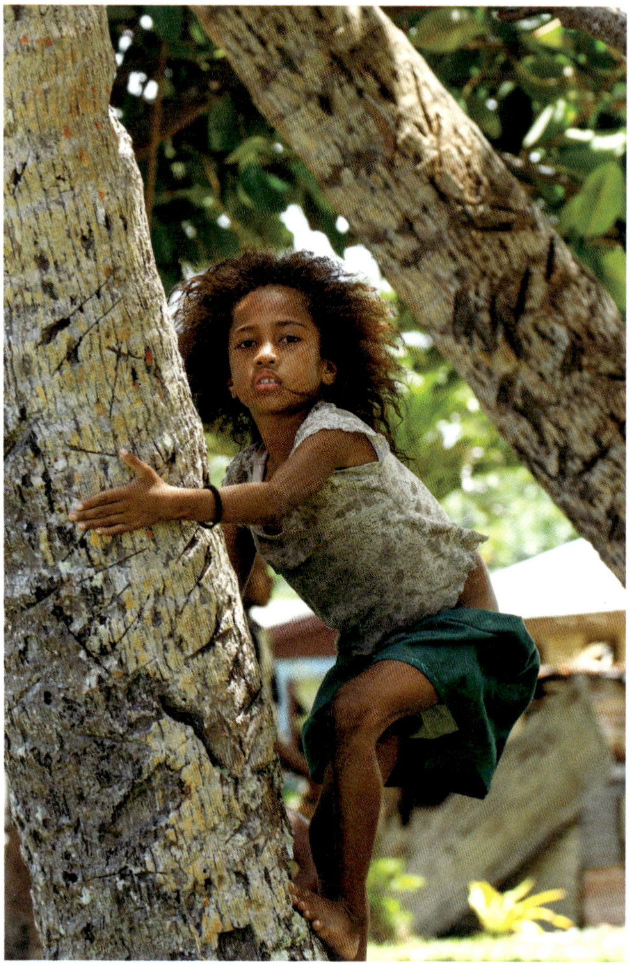

Nicht die besten Gene zu besitzen, ist keine Entschuldigung für einen faulen Lebenswandel und kein Grund für chronische körperliche Untätigkeit. Fortschritt erfordert ein lebenslanges Streben nach Veränderung. Schluss ist damit erst, wenn irgendwann auch mit unserem Leben Schluss ist – du hast also keine Eile. Was ist dir lieber: kurzlebige, gute Neujahrsvorsätze oder ein einziger, lebenslanger Lösungsansatz, der einem beständig ansteigenden Pfad folgt?

Dein Körper mag zunächst nicht so stark und geschickt sein, wie du ihn gerne hättest, aber mit einem starken Herzen und einem starken Geist, dem Willen, etwas zu erreichen, sowie Beständigkeit, Hingabe und einigen mentalen Anstrengungen, wenn es mal etwas schwieriger wird, kommen Geschick, Körperkraft und Energie von ganz alleine. Alles, was wir tun, wie wir es tun und wie oft wir es tun, formt uns als Menschen, ob man das nun sofort äußerlich sieht oder nicht – irgendwann sieht man es garantiert. *Immer wenn du deine Schwächen schwächst, stärkst du so automatisch deine Stärken.* Deine physische Leistungsfähigkeit und Gesundheit von morgen gestaltest du durch deine Entscheidungen von heute.

# 10
# Effizient

**»Nicht das Gewicht lässt dich zusammenbrechen, sondern die Art und Weise, wie du es trägst.«**

*Lou Holtz*

**»Erfolg bedeutet, gewöhnliche Dinge ganz außergewöhnlich gut zu machen.«**

*Jim Rohn*

In den Prinzipien »Evolutionär«, »Instinktiv« und »Universell« erläutere ich, dass jeder Mensch grundlegende und angeborene menschliche Begabungen besitzt. Jeder kann effektiv kriechen, gehen, laufen, springen, balancieren, heben und tragen – zumindest bis zu einem gewissen Grad. Aber kann auch jeder diese Bewegungen geschickt ausführen? Dinge, die für uns natürlich sind, tun wir effektiv, aber tun wir sie auch immer effizient?

Die Antwort liegt im Unterschied zwischen Begabung und Fähigkeit. Eine Begabung ist das angeborene Vermögen, etwas zu tun. Oft geschieht das spontan und unbewusst und nicht selten simpel, roh und ganz und gar nicht geschickt. Wer eine Begabung für Bewegung besitzt, führt Bewegungen effektiv, aber nicht unbedingt effizient aus. Man kann mit anderen Worten also »ineffizient effektiv« sein. Ineffiziente Effektivität ist hinsichtlich des Erreichens unserer Ziele kein Fehlschlag, aber wir erzielen damit nicht den größtmöglichen Erfolg, der potenziell möglich wäre. Eine Fähigkeit ist dagegen das Vermögen, etwas gut zu machen; sie ist gewissermaßen eine weiterentwickelte Begabung, eine Expertise. Durch Effizienz werden aus Begabungen Fähigkeiten und Fähigkeiten machen Bewegungen effizient. Effektivität ist die einfachste Form von Erfolg, Effizienz die optimalste Form.

Wenn wir uns bewegen, erzeugen wir etwas, das Experten als »kinetische Energie« bezeichnen, die Energie unserer eigenen Bewegung. Natürlich erfordert es einige Mühe und Energie, effektive natürliche Bewegungen auszuführen. Doch wir bewegen uns ja nicht nur der Bewegung halber, sondern mit einer Intention, einem praktischen Zweck, und wir erwarten einen Ertrag für die kinetische Energie, die wir investieren. Wird unsere Energie optimal eingesetzt und komplett für das Erreichen unseres gewünschten Ergebnisses genutzt? Oder wird hier und da etwas verschwendet? Je gezielter diese Energie verwendet wird und je effizienter wir sind, umso erfolgreicher, sicherer und ökonomischer können wir praktische Aufgaben ausführen. Wenn umgekehrt deine Bewegung nur mittelmäßig ist – also wenig effizient – dann erbringst du auch weniger erfolgreich Leistung, verbrauchst mehr Energie als nötig und kannst dich sogar verletzen. Tatsächlich können Versuche, körperliche Tätigkeiten auszuführen, sogar komplett ineffektiv sein, wenn sie ineffizient ausgeführt werden, was einen Totalverlust der investierten Energie zur Folge hätte.

Weil wir alle getrieben sind, uns effizient zu bewegen, selbst wenn wir nicht erklären können, was uns dazu motiviert, besitzen wir Menschen die angeborene Fähigkeit, effiziente Bewegung auch bei anderen zu erkennen, genauso wie andere sofort Unbeholfenheit an uns feststellen können. Die drei hauptsächlichen und hochgradig wünschenswerten Folgen der Effizienz sind: verbesserte

# Folgen von Effizienz

*Effizienz ermöglicht bestmögliche Leistung, niedrigste metabolische Kosten und größtmögliche Sicherheit.*

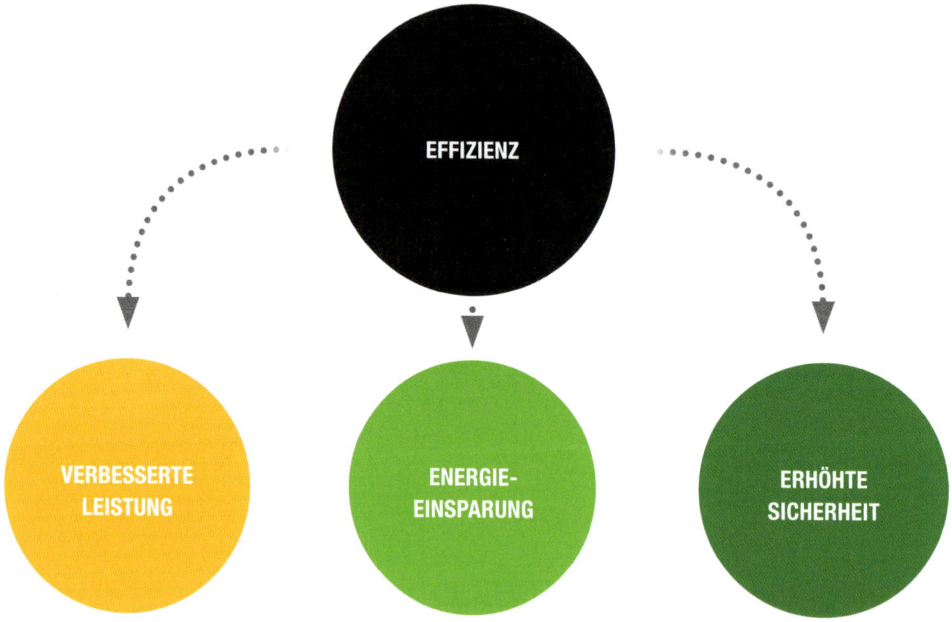


Leistung, das Einsparen von Energie und erhöhte Sicherheit. Mit einfachen Worten: Zusätzlich zur Fähigkeit, physisch mehr erreichen zu können, erzielst du auch bessere Ergebnisse sowohl beim Haushalten mit deiner Energie als auch beim Erhalt deiner körperlichen Unversehrtheit. Effizienz ermöglicht es, Tätigkeiten mit einem Minimum an Energie auszuführen, was im Sinne der Sicherung des Überlebens absolut wichtig ist.

**»Ich bin pragmatisch. Ich mag Effizienz. Ich möchte lesen, was aufgeschlagen vor mir liegt, ohne dass meine Hände gefesselt sind.«**

*Susan Brooks*

Effizienz ist für deinen gesamten Körper dasselbe wie Geschicklichkeit für deine Finger, Hände und Handgelenke bei Tätigkeiten mit den Händen, beispielsweise das Spielen eines Instruments. Du erkennst sofort, wenn ein Virtuose ein Instrument spielt, weil die Effizienz, mit der er dies tut, offensichtlich ist. Genauso einfach lässt sich die Effizienz eines Bewegungsvirtuosen erkennen. Der Unterschied zwischen Melodie und Kakofonie oder kontrollierter Bewegung und willkürlicher Hampelei gründet im Unterschied zwischen Effizienz und Ineffizienz. Eine Bewegung zu beherrschen, erfordert Können, und Können bedeutet Effizienz.

Die Bedeutung von Effizienz darf nicht unterschätzt werden. Das wirst du leichter verstehen, indem du dir die Konsequenzen von Ineffizienz vor Augen führst. Diese mögen relativ harmlos wirken, vor allem in der simplifizierten Umgebung eines Fitnessstudios, in der Bewegungen stur als eine Wiederholung nach der anderen ausgeführt werden. In der echten Welt sind Bewegungen allerdings stets Teil eines zusammenhängenden Ganzen und eine Ineffizienz beim Ausführen einer bestimmten Übung kann Konsequenzen über die Bewegung hinaus haben, weil sie mitunter dazu führt, dass du nicht mehr effektiv zur nächsten Bewegung übergehen kannst, dass du die nächste Bewegung ineffizient ausführst oder überhaupt keine nächste Bewegung mehr stattfindet. Abhängig vom Kontext könnte ein solch ineffektiver Übergang eine Verzögerung oder einen Aufmerksamkeitsverlust verursachen, weswegen du vielleicht eine Chance verpasst oder eine Gefahr nicht rechtzeitig erkennst. Oder schlimmer noch: Du könntest dich verletzen, was dramatische Konsequenzen haben kann.

### DEFINITION DER EFFIZIENZ

Das Effizienzprinzip wird häufig dahingehend missverstanden, als gelte es, eine so minimale Energiemenge wie möglich aufzuwenden. Es gibt jedoch einen wichtigen Unterschied zwischen »minimal« und »Minimum«.

Wenn wir nur eine minimale Menge Energie verwenden wollen, dann dürfen wir nur Bewegungen ausführen, die sehr wenig Kraft oder Energie erfordern. Effizienz verlangt jedoch nach dem Einsatz eines Minimums an Energie, unabhängig von der Intensität, mit der eine Bewegung ausgeführt wird.

Du kannst wertvolle Energie selbst dann verschwenden, wenn du grundlegende Bewegungen ausführst, die eigentlich nur minimale Energiemengen erfordern. Du verbrauchst insgesamt zwar wenig Energie, aber immer noch mehr, als nötig gewesen wäre. Umgekehrt kannst du große Mengen an Energie aufwenden, um hochintensive körperliche Tätigkeiten zu verrichten, und dennoch nur das absolute Minimum an Energie einsetzen, das für ebensolche Tätigkeiten benötigt wird. Ineffiziente Bewegung zwingt dich, Energie zu verschwenden, selbst wenn du vermeintlich einfache Bewegungen ausführst, wogegen Effizienz dir ermöglicht, Energie zu sparen, indem du während körperlich intensiver Tätigkeiten nicht mehr davon verbrauchst als nötig. Unabhängig von der erforderlichen Intensität geht es bei Effizienz also darum, Energie zu sparen, indem du nur das benötigte Minimum davon aufwendest, und nicht, indem du minimal viel Energie einsetzt. Oder, um es auf den Punkt zu bringen: Verwende nicht mehr Energie als nötig, egal, ob eine körperliche Tätigkeit viel Energie erfordert oder wenig.

Dies erzeugt beim Training zum Zweck der metabolischen Konditionierung (hochintensive Bewegung zur Optimierung des Energiesystems) nach der MovNat-Methode ein offensichtliches Paradoxon: Dabei wird nämlich innerhalb einer bestimmten Zeit die größtmögliche Menge an Energie verbraucht – bei Einsatz des absoluten Minimums an Energie. Das mag zunächst wie ein Widerspruch klingen, ist aber keiner. Intensität bedeutet, dass du eine große Menge an Energie verbrauchen musst. Effizienz bedeutet, dass du ein Minimum an Energie einsetzen sollst. Ein »hoher Energieverbrauch« darf aber nicht zum »unnötigen Verschwenden« von Energie führen, während »energieeffizientes« Training nicht unbedingt den »kleinstmöglichen« Energieverbrauch bedeutet. Nutze genauso viel Energie, wie für eine effektive Ausführung nötig ist – nicht mehr und nicht weniger. Das Streben nach Bewegungseffizienz ist das Streben nach Bequemlichkeit, das Finden des leichtesten Wegs, selbst wenn es sich um eine intensive Tätigkeit handelt – und es erfordert Aufmerksamkeit und Einsatz.

## Warum *du* eine Methode *benötigst*

Obwohl wir den Begriff »natürlich« gemeinhin mit dem Begriff »spontan« assoziieren, können wir nicht davon ausgehen, dass etwas, was spontan ist, automatisch auch effizient ist. Dies gilt für viele Aspekte dessen, wer wir sind und was wir tun, und trifft definitiv auch darauf zu, wie wir uns bewegen. Es gibt einen Unterschied zwischen einer angeborenen Begabung und einer angeeigneten Fähigkeit; und selbst eine Bewegung, die sich »natürlich« anfühlt, ist nicht gleichbedeutend mit einer effizienten Bewegung. Vielleicht ist die Bewegung eine schlechte Angewohnheit, die schlicht zum Automatismus geworden ist, sodass sie sich nun ganz intuitiv und sogar angenehm anfühlt. Wir halten uns immer an unsere gewohnten Muster, ganz gleich, wie effizient sie sind. Effizienz ist nichts Subjektives und mehr als nur ein bloßes Gefühl. Sie ist ein Ergebnis, das du während einer Bewegung spürst, das aber auch von anderen beobachtet, verglichen, verifiziert und, in einigen Fällen, gemessen werden kann. Obwohl die »natürliche Bewegung« ein angeborenes, instinktives, physisches Verhalten ist, braucht es auch Übung, um die Effizienz natürlicher Bewegungen in Fleisch und Blut übergehen zu lassen. Wir müssen unsere Veranlagung fördern und weiterentwickeln, um unser volles Potenzial zu entfalten.

Wir alle sind mit verschiedenen Begabungen für die »natürliche Bewegung« sowie dem Instinkt auf die Welt gekommen, in jeder dieser Bewegungen, die wir beständig ausführen müssen, effizienter zu werden. Erwachsene sind beispielsweise in der Lage, ohne großen Aufwand aufrecht zu stehen, während es für Säuglinge zu Beginn noch schwierig und energieaufwendig ist.

Doch es gibt ein Problem: Jahre (sogar Jahrzehnte) des Vernachlässigens unserer körperlichen Fähigkeiten durch Nichtgebrauch oder Fehlgebrauch haben uns in »Zoomenschen« verwandelt. Ohne ein Bewegungsverhalten, das dem Verhalten unserer Vorfahren entspricht, ist es ziemlich schwierig, angeborene Begabungen in Fähigkeiten zu verwandeln, die selbstverständliche Gewohnheiten für uns sind. Während die »natürliche Bewegung« ursprünglich bei jedem Menschen nach einer gewissen Zeit spontaner, notwendiger oder sogar absichtlicher Übung effizienter wurde, ist eine solche Effizienz in unserer modernen Zeit keineswegs garantiert. Ich habe immer wieder beobachtet, dass untrainierte, moderne Menschen selbst einfachste natürliche Bewegungen so gut wie gar nicht effizient ausführen, wenn sie dies spontan tun müssen – vor allem im Vergleich zu Menschen aus sogenannten unterentwickelten Ländern, die dieselben Bewegungen regelmäßig in alltäglichen Tätigkeiten verwenden.

Zu schnell blenden wir die Notwendigkeit einer Methode zum Lernen und Lehren aus, weil wir der romantischen Vorstellung anheimgefallen sind, etwas Natürliches ließe sich nicht lernen oder lehren. Doch wie ich schon erwähnte, ist das, was natürlich ist, nicht immer automatisch auch effizient. Gibt es beispielsweise etwas Natürlicheres, als zu atmen? Trotzdem würden die meisten modernen Menschen massiv davon profitieren, wenn sie die natürliche Atemtechnik wieder erlernen würden, die sie als Kinder benutzt haben. Und wenn dies schon fürs Atmen zutrifft, ist es dann unangemessen, in Betracht zu ziehen, dass wir auch in jeder anderen Fähigkeit der »natürlichen Bewegung« Effizienz hinzulernen können?

**» Grundsätzlich gesagt: Wenn man Materie präziser kontrollieren kann, lässt sich jeder Prozess effizienter gestalten.«**

*Steve Jurvetson*

Effiziente Bewegung basiert auf dem Wissen von Prinzipien und Techniken. Bewegungseffizienz zu lernen, ist ein Prozess, der sich durch das bewusste Anwenden einer Methode beschleunigen lässt. Seit Anbeginn der Zeit haben wir Menschen Technologien oder Methoden für viele verschiedene Bedürfnisse und Anwendungen erfunden. Unsere Vorfahren entwickelten Methoden zum Feuermachen oder Jagen zum Zweck der Effizienzsteigerung und gaben sie anschließend durch Lehren und Lernen weiter. Eine Methode ist ein systematischer und effektiver Weg zu lernen, zu lehren und zu üben. Natürliche Bewegung, natürliche Prozesse und Phänomene finden sich in der Natur, Methoden allerdings nicht. Eine »natürliche Methode« existiert nicht und du wirst auch nicht zufällig über eine stolpern, wenn du durch die Natur spazierst. Methoden sind ein Produkt eines bewussten, rational denkenden Geistes. Dank einer Methode bemerkst du vielleicht Dinge, die dir vorher gar nicht aufgefallen sind, die du aber erkennen, verstehen und verbessern musst. Methoden helfen uns, Fortschritte zu machen, wenn unser Instinkt verloren gegangen ist oder an seine Grenzen stößt. In einer perfekten Welt bräuchten wir keine Methoden oder Programme, um die »natürliche Bewegung« – die unser universelles Geburtsrecht ist – perfekt zu meistern. Leider sieht die Realität in der heutigen Welt aber so aus, dass Millionen von Menschen dieses Geburtsrecht kompetenter, geschickter Bewegung erst wieder zurückfordern müssen. Die moderne Menschheit wird von einem gewaltigen Gesundheitsproblem bedroht, das zur Folge hat, dass die meisten Menschen ihren Lebensstil grundlegend reformieren müssen. Für den Einstieg sollten sie mit den fundamentalsten natürlichen Bewegungen beginnen. Es gibt den weitverbreiteten Glauben, dass Effizienz nur für komplexere Bewegungen wichtig sei, dabei kann sie auch bei einigen der vermeintlich simpelsten Bewegungen, wie zum Beispiel Aufstehen, einen großen Unterschied machen. Fehlt es solchen grundlegenden Bewegungen an der nötigen Qualität, beeinflusst dies auch die Effizienz komplexerer, technischerer Bewegungen.

Deine instinktiven Bewegungsmuster zu erforschen, ist nur der erste Schritt auf deinem Weg zu Bewegungskompetenz. Du benötigst zwar keine bestimmte Methode, keinen Trainer oder wissenschaftliche Untersuchungen, um rauszugehen und dein natürliches Bewegungstalent einzusetzen. Doch instinktive Fähigkeiten sind sehr selten. Bedenkt man, dass die meisten von uns die Verbindung zu ihrem natürlichen Verhalten inzwischen verloren und wir so viele unserer Instinkte so lange unterdrückt haben, dann führt es vermutlich nicht zu den gewünschten Lösungen, einfach unserem »Instinkt zu folgen«.

Wenn selbst hochkompetente Beweger wie wilde Tiere, die geboren und großgezogen werden, um sich natürlich zu bewegen und so ihren »Lebensunterhalt zu bestreiten«, dann und wann einmal scheitern und ihre eigenen natürlichen Bewegungen fehlerhaft ausführen – zum Beispiel ausrutschen und stürzen – warum sollten dann untrainierte, dekonditionierte, moderne Menschen annehmen, eine natürliche Bewegungseffizienz nicht lernen zu müssen? Glaubst du, Effizienz entstehe ganz spontan, weil du plötzlich Lust hast, auf einen Baum zu klettern oder dich der Natur hinzugeben? Vielleicht, vielleicht aber auch nicht. Du machst sicher ein paar Fortschritte, aber kommst nicht so schnell voran, wie du es mit einem durchdachteren Ansatz tun würdest. Grundlegende Effizienz und Exzellenz der Bewegung entsteht durch bewusste, methodische und beständige Übung.

Das Worst-Case-Szenario ist, dass der totale Mangel an Anleitung zu unklugen Bewegungen führt, die Verletzungen hervorrufen können oder zu einem unmotivierten Erforschen der eigenen Bewegung, das in totaler Entmutigung endet. In den meisten Fällen kommst du mit Instinkt allein nicht allzu weit. Glücklicherweise helfen die Informationen, die ich in diesem Buch mit dir teile, in dieser Hinsicht ungemein weiter. Wenn du fertig bist mit Lesen, werden sie vielleicht Teil deiner Praxis, dessen, was du bist und was du »natürlich« tust, und vielleicht vergisst du ja nie wieder, wie viel du daraus gelernt hast. Dieses Buch enthält zumindest alle Informationen, die du brauchst, um grundlegende Begabungen in wahrhaft natürliche Bewegungsfähigkeiten zu verwandeln.

Übung macht nicht zwangsläufig den Meister. Ineffizientes Üben nämlich kann viele Dinge noch verschlimmern, wohingegen effizientes Üben vieles verbessern kann. Genauso wie es Beständigkeit erfordert, mehr Kraft oder Ausdauer zu entwickeln, braucht es auch Beständigkeit, um ein höheres Niveau an Technik und Effizienz zu entwickeln. Untersuchungen haben gezeigt, dass die Besten der Besten in den meisten Bereichen mehrere Tausend Stunden »bewusst« – also aufmerksam – trainieren. Umfangreiches Training ist eine Bedingung für das Aneignen perfekter Expertise in einer bestimmten Fähigkeit oder Aktivität. Selbstverständlich ist Effizienz in den meisten Fällen nicht angeboren, sondern muss gefördert werden, damit du sie dir aneignen kannst. Dennoch müssen wir zum Glück nicht Tausende Stunden damit verbringen, jede Fähigkeit, die wir beherrschen wollen, zu trainieren, damit wir einigermaßen geschickt darin werden. Effiziente Anweisungen und aufmerksames Training können manchmal sogar innerhalb weniger Minuten die Effizienz spürbar erhöhen. Ich habe schon häufig sofortige und beeindruckende Verbesserungen beobachten können, wenn ich einem Schüler einen einzigen verbalen Hinweis gegeben habe und dieser Schüler anschließend, basierend auf meiner Anweisung, nur einen einzigen Versuch für eine Bewegung durchgeführt hat. Natürlich geht Fortschritt nicht immer so schnell und einfach vonstatten, aber jeder kann sich sehr effektive Fähigkeiten aneignen, ohne auch nur ein Zehntel der Zeit zu investieren, die es für das Erreichen eines absoluten Eliteniveaus bedarf.

Denk daran: Ein anspruchsvolles Trainingsprogramm allein ist keine Garantie dafür, dass du dich verbesserst, wenn du nicht auch über eine vernünftige Methode verfügst. Du kannst massig Zeit und Energie für Training aufwenden, ohne dabei Fortschritte in Sachen Effizienz zu machen, wenn du nicht weißt, was ein bestimmtes Bewegungsmuster effizient macht. Wiederholung ist nur dann ein Schlüssel zum Erfolg, wenn du etwas beständig mit dem Ziel wiederholst, dich darin zu verbessern. Mit einer hohen Anzahl mittelmäßiger Wiederholungen kannst du dich sogar verschlechtern, weil du dabei falsche Bewegungsabläufe verinnerlichst. Ungeprüfte Bewegung wird garantiert immer wieder auf die gleiche Weise wiederholt, bis sie sich als festes Muster eingeschliffen hat, ob sie nun effizient ist oder nicht – in den meisten Fällen ist sie es nicht und du führst weiterhin Bewegungen mit schlechter Qualität und niedriger Effizienz aus.

## Technik *versus* Kraft *und* Kondition

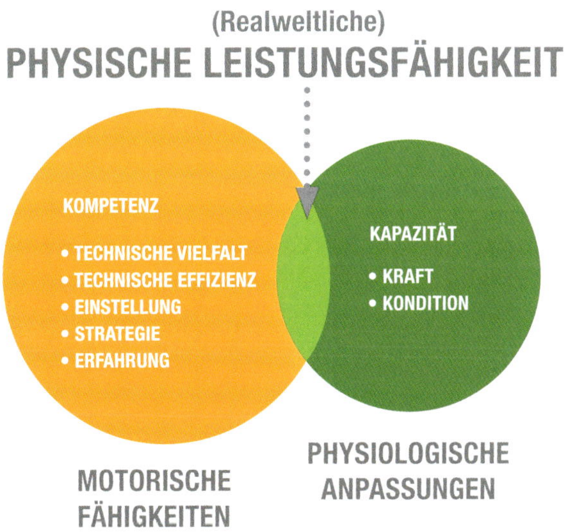


Um deine realweltliche physische Leistungsfähigkeit zu verbessern, muss es deine oberste Priorität sein, deine Bewegungskompetenz zu verbessern, indem du deine Fähigkeiten so effizient wie möglich gestaltest, während du gleichzeitig deine Arbeitskapazität (deine Kraft und Ausdauer) fortlaufend erhöhst.*

Dabei gibt es kein Entweder-oder. Arbeitskapazität ist kein Ersatz für Bewegungskompetenz und Technik kann fehlende Kraft und Kondition nicht wettmachen. Abhängig von der Komplexität der Bewegung, der Umgebung, in

* Mehr zu diesem Thema findest du im Artikel *Exercise-Based Performance Enhancement and Injury Prevention for Firefighters: Contrasting the Fitness and Movement-Related Adaptations to Two Training Methodologies* unter www.ncbi.nlm.nih.gov/pubmed/25763518.

der sie ausgeführt wird, und dem Intensitätsniveau, das die jeweilige Situation erfordert, kann sich das Verhältnis der Bedeutungen von Technik sowie Kraft und Kondition stark verändern. Doch keiner von beiden Aspekten wird jemals irrelevant sein. Niemals.

Kraft und Kondition können das Aneignen von Bewegungskompetenz in einem gewissen Maß unterstützen wie auch bessere Bewegungsfähigkeiten sich dramatisch darauf auswirken, wie vorhandene Kraft und Kondition für realweltliche Leistungserbringung eingesetzt werden können. Allerdings erfordern nur sehr wenige Bewegungsmuster oder natürliche Bewegungstechniken ein Kraftniveau über dem Durchschnitt. Jeder, der gesund ist, kann natürliche Bewegungen wie Kriechen, Gehen, Balancieren, Rennen, Heben, Tragen, Werfen oder Fangen ausführen. Vielleicht nicht jeder mit einer hohen Intensität, aber ein gesunder Mensch ist, zumindest auf einem gewissen Niveau, in der Lage, all diese Dinge zu tun. Effiziente Hebetechniken kann man auch mit Objekten lernen, die nur wenige Kilogramm wiegen. Die einzigen Techniken, die ein gewisses Kraftniveau – im Oberkörper – erfordern, sind bestimmte Klettertechniken, bei denen du an deinen Händen von etwas herabhängst. Und die Kraft für diese Art von Techniken lässt sich durch Regressionen der Techniken selbst – zum Beispiel durch Teilbewegungen – leicht aufbauen. Mit anderen Worten: Für die Ausführung von 99 Prozent aller natürlichen Bewegungen musst du nicht ins Fitnessstudio gehen, um »stärker« oder »ausdauernder« zu werden. Mach einfach die natürlichen Bewegungen.

**» Ich wusste, dass ich bestimmte Dinge kontrollieren kann, und zwar meine Zeit, meine Stunden, meinen Einsatz und meine Effizienz.«**

*Ryan Seacrest*

Diejenigen, die sich mehr für ihre tatsächliche Arbeitskapazität als für ihr Aussehen interessieren, sind unter Fitnessanhängern in der Minderheit. Und der Prozentsatz derer, die von dieser Minderheit Wert auf Technik und Bewegungseffizienz legen, ist sogar noch geringer. Um sich für die Anforderungen der realen Welt bereit zu fühlen, legen die meisten Menschen den Fokus auf ein Erhöhen ihrer Arbeitskapazität, weil sie glauben, diese sei das A und O physischer Leistungsbereitschaft. Was diese Menschen nicht verstehen, ist, dass Kraft und Kondition motorische Fähigkeiten zwar unterstützen, aber keine erzeugen. Kraft und Kondition können dich nicht vorm Ertrinken retten, wenn du nicht schwimmen kannst. Sie bewahren dich nicht vorm Sturz von einer schmalen Oberfläche, wenn du nicht zu balancieren in der Lage bist, und sie helfen dir auch nicht, dich selbst zu verteidigen, wenn du nicht kämpfen kannst.

Menschen, die sich ausschließlich auf den messbaren Aspekt physischer Fitness wie die Arbeitskapazität konzentrieren, weisen unter Garantie starke Defizite in ihrer Bewegungskompetenz auf und damit auch ihrer realweltlichen physischen Leistungsfähigkeit. Kein zusätzlicher Betrag an allgemeiner Kraft und Kondition kann jemals das Fehlen motorischer Fähigkeiten und Bewegungsanpassungsfähigkeit kompensieren. Obwohl man auch sagen könnte, dass das Beherrschen bestimmter Fähigkeiten nicht das Fehlen allgemeiner Kraft und Kondition kompensiert, gibt es doch einen beträchtlichen Unterschied. Denn einige spezifische physiologische Anpassungen – darunter eine gesteigerte Kraft und Kondition – finden statt, wenn du Bewegungsfähigkeiten kontextbezogen übst, sodass es möglich ist, Techniken zu verbessern und gleichzeitig stärker zu werden und die Ausdauer zu verbessern. Umgekehrt erzeugt das Training für allgemeine physische Bereitschaft zwar Kraft und Ausdauer, du musst aber trotzdem noch all die Techniken und Fähigkeiten erlernen, die von deiner Kraft und Kondition unterstützt werden sollen.

Ich will damit nicht sagen, dass ergänzendes Kraft- und Konditionstraining nicht sinnvoll oder kein Teil der MovNat-Methode sind. Ich meine nur, dass beides beim Erlernen der meisten Techniken und Fähigkeiten im Rahmen der »natürlichen Bewegung« nicht zwingend notwendig ist. Bei der »natürlichen Bewegung« kommt Kompetenz stets vor Kapazität. Einige Kapazität entwickelt sich symbiotisch beim Trainieren und Aneignen von Kompetenz, zumindest bis zu dem Punkt, an dem Bewegungskompetenz so ausreichend gefestigt ist, dass Arbeitskapazität weiter in den Fokus rücken kann. Beim Erlernen von Hebetechniken kannst du beispielsweise deine Fähigkeiten verfeinern, indem du leichtere Objekte benutzt, bis du irgendwann ganz offensichtlich schwerere Gewichte benötigst, um mehr Kraft und Stärke zu entwickeln. So tun es Elitesportler und so ergibt es auch für Breiten- und Hobbysportler Sinn – wenn sie vorher die wichtige Bedeutung der Bewegungskompetenz verstanden haben.

Bewegungseffizienz lässt sich nicht einfach quantifizieren, dennoch ist es die wichtigste Stufe der Leistungsfähigkeit, um die du dir Gedanken machen solltest. Uns wird eingetrichtert, dass nur Übungen, die man zählen oder messen kann, produktiv sind. Aber so vieles, was bei Bewegung wirklich wichtig ist, kann eben nicht gezählt oder gemessen werden. Effizienz ist einer dieser Aspekte, der schwer zu messen sein mag, aber dennoch eine gewaltige Rolle spielt.

»Alles geben«, »hart trainieren« und »No pain, no gain« sind Einstellungen, die den zermürbenden Aspekt physischen Trainings betonen, so als würdest du ohne zu schwitzen, das Gesicht zu verziehen und herumzubrüllen nicht »richtig« trainieren. Wenn das Streben nach Wiederholungen, Schnelligkeit oder der Anzahl verbrannter Kalorien die größere Rolle spielt, dann wird es in den meisten Fällen von fehlender Berücksichtigung einer sauberen Technik begleitet. Selbst wenn Leute eine saubere Form beherrschen, sind viele bereit, ihre Technik zu opfern, wenn sie dafür bessere Werte erzielen – so als wäre Bewegungseffizienz kein fundamentaler Teil unserer Leistungsfähigkeit, sondern nur ein optionaler Aspekt davon.

Komplexe Bewegungen einzusetzen, um die Arbeitskapazität zu erhöhen, kann schädlich sein, wenn du dabei effiziente Bewegung vernachlässigst. Ein solcher Ansatz bringt gravierende Probleme mit sich. Erstens könntest du eine falsche Vorstellung deines physischen Leistungsvermögens entwickeln, weil du dich stark und bereit fühlst, aber nicht wirklich stark und bereit bist. Prinzip 7, »Adaptierbar«, erläutert, dass Anpassungsfähigkeit von ausreichend Spezifität im Training herrührt. Ohne Anpassungsfähigkeit ist die Effizienz sofort beeinträchtigt. Vielleicht verfügst du über die Arbeitskapazität, um 30 Klimmzüge am Stück zu schaffen, wenn du an einer herkömmlichen Klimmzugstange hängst, schaffst es aber nicht, auf eine dicke Naturoberfläche zu klettern, weil es schwieriger ist, an einer Kante zu hängen, dir dabei die Griffkraft fehlt und du nicht weißt, welche Bewegungstechniken du anwenden sollst, um es nach oben zu schaffen. Vielleicht glaubst du, dass die Kraft in deinem Unterkörper es dir ermöglicht, schnell zu sprinten, bedenkst dabei aber nicht, dass ein schroffer, steiniger Untergrund dich stark verlangsamen würde und du darauf stolpern und sogar stürzen könntest, weil du nicht die Fähigkeit besitzt, auf einem solchen Terrain mit hohem Tempo zu laufen.

Zweitens bemerkst du wichtige Signale deines Körpers vielleicht nicht, die anzeigen, dass eine Verletzung kurz bevorsteht, wenn du nicht die Intensität reduzierst oder sogar komplett damit aufhörst, was du gerade tust. Es ist ein Fehler zu glauben, dass es in Ordnung wäre, deine langfristige körperliche Unversehrtheit zu riskieren, aber nicht in Ordnung, kurzfristige Ergebnisse aufs Spiel zu setzen.

Traurigerweise sehen die meisten Menschen erst nach einer Verletzung, beim Auftreten von Schmerzen, nach Rehamaßnahmen und einer längeren Trainingspause ein, was für einen Fehler sie gemacht haben. Leider erholt sich nicht jeder vollständig von seinen Verletzungen. Und viele, die sich nach einer Verletzung erholen und wieder ins Training einsteigen, erreichen nie mehr ihr altes Leistungsniveau.

Nicht zuletzt prägen unzählige Wiederholungen eines ineffizienten Bewegungsmusters eine fehlerhafte Technik in dein neuromuskuläres Gedächtnis ein. Wenn du nicht bewusst das effizienteste Bewegungsmuster wählst, wird dein Gehirn konsequent, reflexiv und unterbewusst das Bewegungsmuster auswählen, das du am häufigsten wiederholt hast. Das bedeutet: Wenn du 20 Wiederholungen einer bestimmten Technik ausführst, um deine Effizienz zu verbessern, und direkt im Anschluss daran die exakt selbe Technik 80-mal im Rahmen eines High-Intensity-Workouts ausführst und dabei ihre saubere Form zugunsten höherer »metabolischer Konditionierung« oder »Arbeitskapazität« opferst, dann erinnert sich dein Gehirn unabhängig von der Effizienz an das Bewegungsmuster, das du am häufigsten ausgeführt hast. Du dachtest vielleicht, dass du mit diesem 20:80-Verhältnis zwei Fliegen mit einer Klappe schlagen würdest, aber das Gegenteil ist der Fall. Du hast deinem Gehirn beigebracht, deinen Körper bei hoher Intensität mit unsauberer Technik zu steuern. Nicht nur ist dann das Risiko, dich zu verletzen, deutlich höher, du wirst auch jedes Mal wieder automatisch in dieses fehlerhafte, mittelmäßige Muster verfallen, sobald du die Intensität erhöhst, mit der du die Technik ausführst. Stumpfsinnige Wiederholungen mittelmäßiger Bewegungen führen auf Dauer nur zu Ineffizienz.

## ANMERKUNG

1000 stumpfsinnige Wiederholungen eines ineffizienten Bewegungsmusters sind zwar ein Zeichen absoluten Engagements, aber leider auch von Ignoranz.

Es gibt einen Grund, warum Kampfsportler geradezu besessen davon sind, im Training sowohl bei hoher als auch niedriger Intensität eine perfekte Form zu wahren und niemals ihre Technik zu vernachlässigen. Sie wissen, dass in einem realweltlichen Kontext, wo Faktoren wie Furcht oder Erschöpfung auftreten können, Technik und Effizienz die Aspekte ihrer Leistungsfähigkeit sind, die am ehesten leiden. Mit derselben Einstellung solltest auch du an all die natürlichen Bewegungsfähigkeiten herangehen, die du übst.

Es mag wie ein Klischee klingen, aber unsere Knochen und Muskeln sind unsere Hardware und unsere Bewegungsfähigkeiten sind die Software. Selbst die leistungs-

stärkste Hardware ist ohne die richtige Software nutzlos. Mit anderen Worten: Kraft bringt nur etwas, wenn sie effizient eingesetzt wird – und nicht brutal, stumpfsinnig, vage oder ungenau. Das gilt sowohl für Fitnessstudio und Sportplatz als auch für die echte Welt. Ohne einen funktionierenden Körper und die Technik, die zum Entwickeln und Einsetzen von Kraft oder Energie bei einer immer höheren Intensität nötig ist, verletzt du dich schneller, als dir lieb ist. Nicht dein physiologisches Potenzial ist dein Limit, sondern deine Effizienz – und ineffizient zu sein, kann dich daran hindern, jemals dein volles Potenzial auszuschöpfen.
Es mag funktionale, physiologische Gründe dafür geben, dass deine Bewegung nicht effizient ist. Im Fall eines physischen Problems, das die Unversehrtheit deines Körpers bedroht, besitzt dein zentrales Nervensystem (ZNS) die gesunde, konservative Tendenz, Bewegungen selbst zu limitieren. Um Bewegungen einzuschränken, verwendet das ZNS verschiedene Strategien, darunter lokale Spannung, um den Bewegungsumfang von Gelenken zu begrenzen, oder ein Minimieren der Fähigkeit, Kraft einzusetzen, um Schnelligkeit und Power deiner Bewegungen zu reduzieren. Weil die meisten natürlichen Bewegungen den gesamten Körper einbeziehen, ist praktisch jede Körperpartie Teil der meisten Bewegungsmuster und kann anderweitig normale Funktionen negativ beeinflussen. In diesem Fall sprechen wir üblicherweise vom »schwächsten Glied« in einer »kinetischen Kette«.

**»Werde süchtig nach konstanter, nie endender Selbstverbesserung.«**

*Anthony J. D'Angelo*

Neue Bewegungen zu lernen oder bereits vorhandene zu verbessern, wird dann eine richtige Herausforderung, weil die natürlichen Muster zwangsläufig modifiziert werden, um das Problem zu kompensieren. Schlimmer noch, ineffiziente Muster können angeeignet und manchmal noch lange nach Abheilen oder Verschwinden der körperlichen Probleme beibehalten werden. Das Problem langwieriger »Zipperlein« und anderer funktionaler Einschränkungen ist in der heutigen Bevölkerung alles andere als zu vernachlässigen. Dennoch ist das Hauptproblem beim Erreichen von Bewegungseffizienz der eigene Kopf sowie die Auffassung, dass Effizienz nur etwas Optionales oder Arbeitskapazität ein genügender Ersatz für mangelhafte motorische Fähigkeiten ist.

Wenn korrekte Bewegung in deinem Training nur noch zweitrangig oder gar nebensächlich wird, dann wirst du eine stumpfsinnige, ineffiziente Fitnessmaschine und die Auswirkungen auf deine realweltliche Effektivität sind äußerst negativ. Technik kann Kraft und Kondition absolut nicht ersetzen. Technik ist der effizienteste Gebrauch von Kraft und Kondition. In diesem Sinne ist ein »Flow« der Bewegung nicht das Beseitigen von Widerstand, sondern die Fähigkeit, Kraft optimal anzuwenden und Energie richtig einzusetzen. Der »Weg des geringsten Widerstandes« ist Bewegungseffizienz. »Hart« zu trainieren ist einfach, »smart« zu trainieren schon schwieriger und auf intelligente Weise hart zu trainieren offenkundig die größte Herausforderung. Es gibt keinen Widerspruch zwischen Qualität und Quantität, Kompetenz und Kapazität. »Wie kann ich etwas besser machen?« ist keine wichtigere Frage als »Wie kann ich mehr tun?«, sie besitzt nur eine höhere Priorität.

## ANMERKUNG

Dich mehr zu bewegen, führt nicht automatisch dazu, dass du dich besser bewegen kannst, aber dich besser zu bewegen, führt immer dazu, dass du dich mehr bewegen kannst.

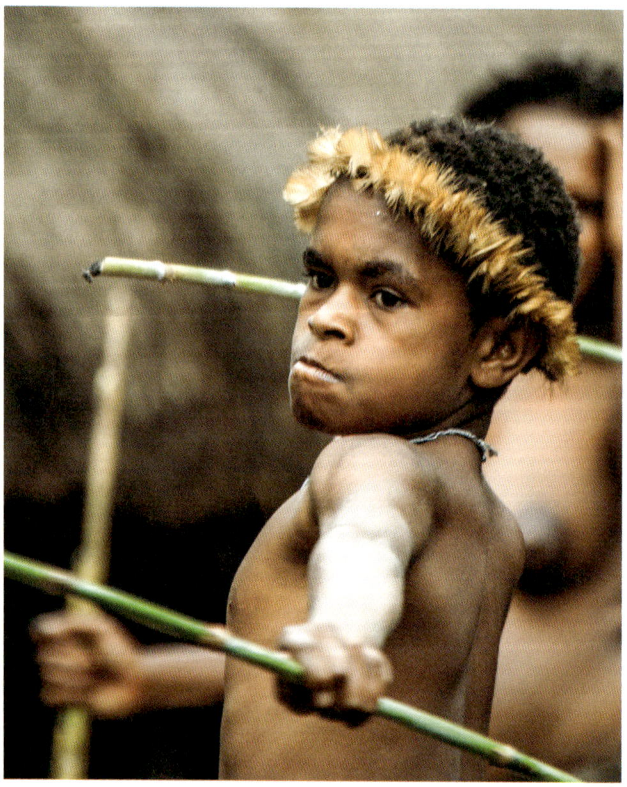

# Bewegungseffizienz *ist nicht* genug

Es genügt nicht, nur Bewegungseffizienz zu beherrschen, du benötigst auch Trainingseffizienz. In diesem Buch erkläre ich sowohl die Prinzipien von Bewegungs- als auch Trainingseffizienz. Wie effizient du trainierst, ist nicht auf die Effizienz deiner Bewegung beschränkt. Genauso hängt es nicht von deinen technischen Fertigkeiten ab, wie effizient du deine körperlichen Fähigkeiten in der echten Welt anwendest. Du kannst mit unglaublicher Technik und Schnelligkeit laufen, läufst du dabei jedoch in die falsche Richtung oder zur falschen Zeit, dann bist du nicht effektiv. Effiziente Bewegung garantiert nicht, dass du in der Lage bist, im echten Leben immer die cleversten Entscheidungen zu treffen, wenn eine Situation eintritt, die eine körperliche Reaktion erfordert. Du benötigst eine situative Intelligenz, die man auch als »kontextbezogenen« oder »taktischen Sachverstand« bezeichnen könnte.

Um situationsbezogene Effizienz bewerten und einen optimalen Handlungsverlauf bestimmen zu können, musst du, wenn die Handlung stattfindet, die Beziehung zwischen den kontextbezogenen Anforderungen der Situation und deinen individuellen Handlungsoptionen in Relation zu deinem Leistungsniveau bedenken. Der »beste« Handlungsverlauf ist dabei mitunter nicht immer der ideale. Kontextbezogene Parameter können erfordern, dass du die ideale Ausführung einer Technik vorübergehend modifizierst, was die Effizienz potenziell zu einem gewissen Grad reduzieren kann.

**» Wenn dein Ziel Perfektion lautet, wird dir auffallen, dass es ein bewegliches ist.«**

*George Fisher*

Eine suboptimale Ausführung ist mitunter ein erforderlicher Kompromiss; manchmal muss etwas Effizienz verloren gehen, um Anpassungsfähigkeit und Effektivität zu ermöglichen. Vielleicht hast du zum Beispiel die Möglichkeit, um ein Hindernis herumzulaufen, wenn du weißt, dass du es nicht effektiv oder sicher überwinden kannst. Das würde bedeuten, dass du länger brauchst, du würdest aber so das Risiko vermeiden, dich zu verletzen. In anderen Fällen bist du vielleicht gezwungen, dasselbe Hindernis zu überwinden, weil du den Luxus ausreichender Zeit nicht besitzt. Dein Leistungsniveau bestimmt, ob du verschiedene Möglichkeiten hast, wie diese aussehen und welche Entscheidungen du bezüglich der Bewegungen treffen solltest, die in einer Situation auszuführen sind. Am Ende musst du Entscheidungen basierend auf den Bedingungen des jeweiligen Kontexts treffen, was ein Thema ist, das über den Inhalt dieses Buchs hinausgeht. Rettungskräften wie Feuerwehrleuten, Notärzten und Polizisten werden beispielsweise die relevantesten, effektivsten, effizientesten und sichersten Reaktionen in bestimmten Situationen beigebracht – und dennoch ist das Sammeln von Erfahrung auch für sie ein niemals endender Prozess. Wenn sich diese Profis schon mit ihrer Bewegung schwertun, dann werden sie sich zwangsläufig auch mit der Gesamtsituation schwertun, der sie gegenüberstehen. Letztlich sind Bewegungseffizienz, Trainingseffizienz und kontextbezogene Effizienz die drei Säulen eines umfassenden Spektrums realweltlicher Leistungsfähigkeit.

Du kannst niemals den Kontext meistern, in dem du körperlich und geistig agierst, du kannst nur lernen, wie du dich darin richtig verhältst.

Uns Menschen ist es ohne Technologie unmöglich, zu fliegen wie ein Vogel, außer in unseren Träumen oder unserer Fantasie. Keine Technik wird es Menschen jemals ermöglichen, aus eigener körperlicher Kraft zu fliegen. Effiziente Bewegung und effizientes Training machen das Unmögliche nicht möglich, aber sie lassen ein bestehendes Potenzial Wirklichkeit werden. »Geht das nicht noch besser?«, ist eine der nützlichsten Fragen, die du dir bei deinem Streben nach mehr Effizienz selbst stellen kannst.

Effizienz ist tatsächlich mehr als nur ein Prinzip, sie ist eine Einstellung, die uns nach ständiger Verbesserung streben lässt, selbst wenn wir eine bestimmte Bewegung oder Aufgabe scheinbar bereits sehr gut beherrschen. Das ist das Paradoxe an der modernen Fitnessindustrie: Sie lässt einfache, segmentierte Bewegungen – wie den Bizeps-Curl – komplex aussehen, obwohl sie es nicht sind. Effizienz lässt dagegen komplexe, anpassungsfähige, natürliche Bewegungen – wie das Springen über eine Grube – einfach aussehen, obwohl sie es nicht sind.

Wir hegen den kulturell bedingten Glauben, dass unser altersbedingter körperlicher Verfall uns daran hindert, Fortschritte in etwas Neuem zu machen, das wir gerne lernen möchten. Aber das stimmt ganz und gar nicht. Die kontinuierliche Optimierung deiner Bewegungsleistung hängt nicht von deinem Alter, deinem Gesundheitszustand oder deiner Vitalität ab, sondern von der Kraft und Beständigkeit deines Willens. Wird das Streben nach Effizienz jemals enden? Niemals, selbst wenn du die Effizienz, die du dir bereits angeeignet hast, nur erhalten möchtest.

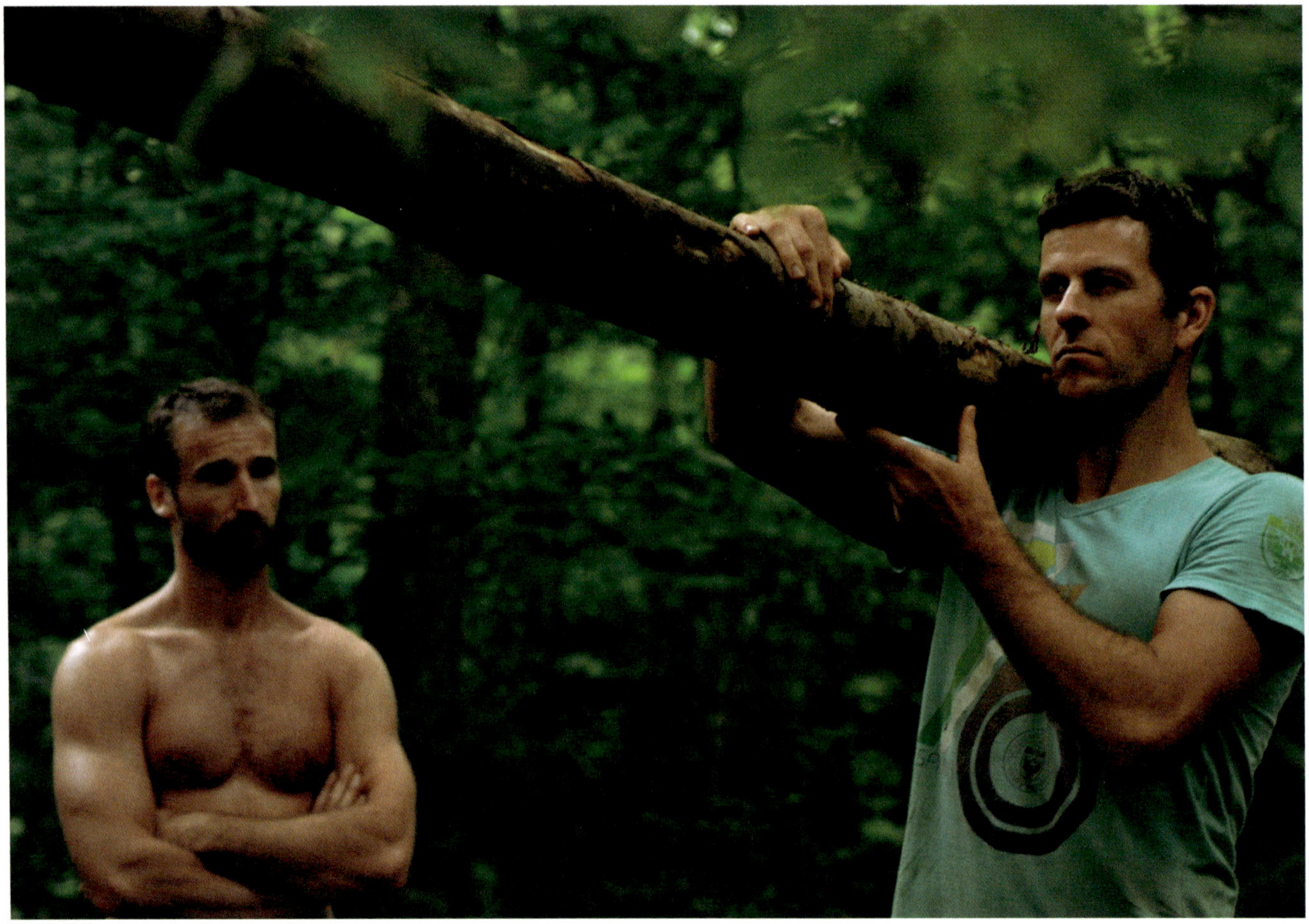

**»Perfektion ist unerreichbar, doch beim Streben nach Perfektion können wir Exzellenz erreichen.«**

*Vince Lombardi*

Wie viel Effizienz solltest du dir als Ziel setzen? Musst du wirklich Weltklasseniveau erreichen? Natürlich nicht. Wenn du die Prinzipien und Techniken, die ich in diesem Buch beschreibe, lernst und anwendest, hast du 90 Prozent dessen abgedeckt, was du wissen musst, um die meisten Bewegungen und Techniken effektiv, effizient und sicher auszuführen.

Du wirst dir die Grundlagen physischer Kompetenz angeeignet haben, die jeder benötigt, um in praktischen Situationen der realen Welt Leistung zu erbringen. Hier noch einige weitere gute Nachrichten: Es dauert viel länger, Fähigkeiten abzubauen, nachdem du sie einmal erlernt hast, als es dauert, Kraft abzubauen. Und verloren gegangene Effizienz lässt sich viel schneller wieder zurückerlangen als verlorene Kraft. Wenn du eine Fähigkeit oder Technik allerdings ganz besonders perfekt beherrschen möchtest, dann benötigst du vermutlich den Rat eines spezialisierten Experten – und Tausende Stunden Training.

Erfahrungsgemäß lernst du beim Lernen von Bewegungseffizienz auch immer etwas über dich selbst. Du versuchst schließlich nicht, die Technik, den Drill, das Gym, die Stoppuhr oder das Programm zu perfektionieren, sondern immer dich selbst, oder? Bewegungsperfektion mag unerreichbar sein, aber Selbstverbesserung ist immer möglich. Selbst kleinste Verbesserungen deiner Bewegungseffizienz sind eine Form der Selbstverbesserung. Manchmal ist es so einfach, dass du nur darauf achten musst, wie du stehst und atmest. Effiziente Bewegung zu erlernen, kann dir dabei helfen, körperliche Beschwerden und Schmerzen beim Bewegen – und im Ruhezustand – zu reduzieren. Es kann deine Bewegungen eleganter wirken lassen. Und es kann dir mehr Selbstkontrolle, Selbstsicherheit und Selbstwertgefühl verleihen.

# 11 Achtsam

**»Das, was wir als Denken bezeichnen, ist die evolutionäre Internalisierung von Bewegung.«**

*Rodolfo Llinás*

Zu oft identifizieren wir unser »Selbst« fast ausschließlich hinsichtlich unseres Intellekts. Wie passt der Körper in diese Selbstwahrnehmung? Wie kommunizieren Körper und Geist miteinander? Durch achtsame Bewegung. Aber was ist achtsame Bewegung? Sie ist sowohl das bewusste Üben einer Absicht als auch das absichtliche Üben von Bewusstsein – beides lässt sich nicht voneinander trennen.

Wenn du Prinzip 7, »Adaptierbar«, gelesen hast, dann hast du gelernt, dass wir unser Gehirn besitzen, um in der Lage zu sein, physisch durch komplexe Umgebungen zu navigieren. Bäume und Pflanzen besitzen kein zentrales Nervensystem, weil sie Wurzeln schlagen und sich nicht bewegen. Lokomotion erfordert andererseits mehr als nur die physische Fähigkeit zur Dislokation, sie erfordert auch die Fähigkeiten, eine künftige Position an einem anderen Ort vorherzusagen, den Pfad, der dorthin führt, zu bestimmen, die verschiedenen notwendigen Schritte auf diesem Pfad zu kalkulieren und schließlich jede Bewegung an das Terrain, die Bedingungen und die Dinge, die während der Reise passieren, anzupassen. Das bedeutet, dass »rein physische« Bewegung nicht existiert. Du benötigst mehr als Muskeln, Gelenke, Nerven und Faszien, um dich zu bewegen. Du brauchst auch ein Motiv oder eine Intention. Die »natürliche Bewegung« ist eine physische Manifestation des Drangs zur und der Agenda der Selbsterhaltung sowie des Verlangens, das Leben so weit wie möglich zu verlängern.

**» Nur Organismen, die sich bewegen, besitzen Gehirne.«**

*Rodolfo Llinás*

Die Annahme, dass Bewegung oder gar körperliches Training »rein« physisch sein kann, ist absurd. Deine Muskeln verfügen nicht über Neuronen. Sie können nicht denken, sind nicht »verwirrt« und kennen nicht ihre Namen. Sie wissen nicht, wie man bis zehn zählt. Sie haben keine eigenen Absichten. Bewegung passiert in deinem Kopf, bevor sie in deinem Körper stattfindet. Sie ist ein interner Prozess, bevor sie zu einer externen Manifestation wird. Die Bewegungen, die extern vonstattengehen, entstehen im Nervensystem, das dem Rest des Körpers die Anweisung gibt, sich zu bewegen. Kurzum: Bewegung entsteht von innen nach außen. Und sie erfordert Bewusstsein.

Rodolfo Llinás, ein angesehener Neurophysiologe, behauptet sogar, dass kontextbezogene, anpassungsfähige Bewegung der Ursprung menschlichen Denkens ist und dass Selbstwahrnehmung mit unserem beweglichen Körper begonnen haben könnte. Obwohl Bewegung eine Intention des Geistes und Bewusstseins verlangt, damit der Körper Leistung erbringen kann, bedeutet das nicht, dass dieser Prozess Denken erfordert. Rationales Denken ist nicht schnell genug, um mit der Geschwindigkeit der meisten Bewegungen mitzuhalten. Tatsächlich ist Denken – also das Formulieren von Gedankenstrukturen mithilfe von Worten – absolut keine Voraussetzung für Bewegung. Wir können uns nicht bewegen, ohne dass unser Bewusstsein die Bewegung von unserem Körper fordert, aber wir müssen dabei nicht denken; genauso wie wir meditieren und bei Bewusstsein bleiben können, ohne zu denken.

Wir können uns nicht nur bewegen, ohne nachzudenken, wir bewegen uns sogar am effizientesten, wenn wir nicht darüber nachdenken. Effizientes Bewusstsein bei einer Bewegung ist ein wortloser Geisteszustand, eine Form der Intelligenz, frei von geistiger Ablenkung oder Unruhe.

Gedankenlose Bewegung ist nichtsdestotrotz achtsam, genauso wie gedankenlose Stille achtsam sein kann. Wir können sogar in Bewegung genauso meditieren wie in körperlicher Ruhe. Auch wenn die Absicht zur Bewegung ausreichen mag, um effektive Bewegung zu erzeugen, genügt diese Intention allein nicht, um effiziente und anpassungsfähige Bewegung zu garantieren. Intention ist das Urmotiv für Bewegung, aber hauptsächlich ist es das Bewusstsein (oder Achtsamkeit), das erfolgreiche Bewegung ermöglicht.

Dennoch glauben die meisten Menschen, Training sei etwas ausschließlich Physisches. Wenn sie dann ihr Training der »natürlichen Bewegung« beginnen, erkennen sie, dass Effizienz gar nicht so natürlich ist. Wenn sie zurückfallen in das Verhalten, mit dem sie sonst die meisten ihrer Probleme lösen – nämlich zunächst über ein Problem nachzudenken –, dann fällt ihnen auf, dass auch das nicht sonderlich hilft.

Als Kinder bewegen wir uns viel, ohne darüber nachzudenken, aber als Erwachsene denken wir zu viel nach, ohne uns zu bewegen. Uns wurde beigebracht, die Welt fast ausschließlich mit unserem Geist zu erleben. Erwachsene neigen daher dazu, sich zu viel über den Moment den Kopf zu zerbrechen, in dem sie grundlegende Bewegungen verbessern wollen, von denen sie »denken«, dass sie sie beherrschen. Die Fähigkeit zu entwickeln, ohne zu denken völlig bewusst in einer Bewegung zu sein, ist das beste Mittel gegen Kopfzerbrechen beim Erlernen von Techniken. Dieses Aufgeben bewusster Gedanken ist eine Form der aktiven Meditation, die eher bei körperlicher Bewegung als bei Stillstand stattfindet.

## Achtsamkeit *ist der* Pfad *zu* Effizienz

Bei Prinzip 10 habe ich für Effizienz plädiert und erklärt, dass eine neue Bewegung, die du spontan ausführst, nicht zwingend effizient sein muss, nur weil sie dir scheinbar »natürlich« von der Hand geht. Genauso sind gewohnte Bewegungsmuster nicht zwingend effizient, nur weil sie sich ganz »natürlich« für dich anfühlen. Oft mag es dir genügen, dein Ziel zu erreichen, ohne dass du dabei vielleicht realisierst, wie inkorrekt du es getan hast. Viele Menschen, die körperlich aktiv sind, leiden immer noch an »unbewusster Inkompetenz«. Obwohl diese Menschen ihre Bewegungen zwar mit einem gewissen Grad an Aufmerksamkeit ausführen – denn wir erinnern uns: Bewegung ist niemals wirklich gedankenlos –, ist ihr Geist dabei mitunter nicht völlig im Einklang mit ihrem Körper.

Indem du dich bewusst darauf konzentrierst, die Effizienz all deiner Bewegungen systematisch zu erhöhen, beginnen dir vielleicht Defizite und Ineffizienzen in deinen Fähigkeiten aufzufallen. Dann wirst du »bewusst inkompetent«. Statt dieselben ineffizienten Bewegungen auszuführen, ohne darüber nachzudenken, erkennst du, dass du daran etwas verbessern musst, und versuchst, sie effizienter zu gestalten.

Wenn du die Fehler in deiner Bewegung zunächst erkennst und verstehst, begreifst du nicht nur, was falsch läuft und warum, sondern bekommst im besten Fall auch eine Idee, was du wie verbessern kannst. Wenn du dann bestimmte Prinzipien und Techniken lernst (entweder deine eigenen oder die von jemand anderem) und diese Prinzipien und Techniken aufmerksam physisch anwendest, wird sich deine Leistung rapide verbessern und du erreichst irgendwann den Zustand »bewusster Kompetenz«.

Die Ironie an einer sauberen Form und effizienten Technik ist jedoch, dass sie sich häufig beim ersten Mal irgendwie nicht richtig anfühlen. Wenn du dich an eine unsaubere Bewegung gewöhnt hast, fühlt sich die modifizierte, effiziente Variante zu Beginn »unnatürlich« an. Auf jeden Fall ist Effizienz auf dieser Stufe nicht garantiert und kann im ersten Moment, in dem du abgelenkt bist, verschwinden, weil du dich noch bewusst auf deine Kompetenz konzentrieren musst.

Die letzte Stufe ist deshalb die der »unbewussten Kompetenz«. Ab diesem Punkt musst du nicht mehr länger darüber nachdenken, was zu tun ist, um effizient zu sein. Vielleicht mag es dir sogar so vorkommen, als ob du überhaupt nicht mehr richtig bei der Sache seist, weil dein Bewegungsbewusstsein sich auf eine unterbewusste Stufe verschoben hat und dein bewusster Geist von der Aufgabe der Effizienzerfüllung befreit ist.

Der Weg zur unbewussten Effizienz erfordert Achtsamkeit und kann folgendermaßen beschritten werden:

- **Unbewusste/unterbewusste Inkompetenz:** Du bewegst dich natürlich, aber inkorrekt, ohne es zu wissen. Deine Ineffizienz fällt dir nicht auf.
- **Bewusste Inkompetenz:** Deine mangelhaften Bewegungsfähigkeiten sind dir bewusst. Deine Ineffizienz fällt dir auf.
- **Bewusste Kompetenz:** Du hast Bewegungseffizienz gelernt, musst aber noch aktiv daran denken. Du musst weiterhin lernen und Achtsamkeitsübungen verwenden, um effizient zu sein.
- **Unbewusste/unterbewusste Kompetenz:** Deine Bewegungskompetenz erfordert kein Nachdenken mehr. Du bist ganz automatisch effizient.

Am Anfang ist ein Sprung für dich nur ein Sprung. Durch Achtsamkeitsübungen ist er dann plötzlich nicht mehr länger nur ein Sprung, weil dir auffällt, dass er komplexer ist, als er aussieht, und in eine viel bessere Bewegung verwandelt werden kann. Irgendwann ist ein Sprung dann doch wieder nur noch ein Sprung für dich, allerdings ein völlig anderer als ganz am Anfang. Effiziente Bewegung ist dir dann dank Achtsamkeit in Fleisch und Blut übergegangen.

Mit der Achtsamkeit, die du angewendet hast, konntest du dir Bewegungskompetenz in einem wortlosen, gedankenlosen Geisteszustand aneignen. Die »natürliche Bewegung« verlangt kognitiven Einsatz, der zu Beginn ein gewisses intellektuelles Verständnis erfordern mag, irgendwann aber frei von jeder Analyse sein wird. Dies bezeichne ich als »achtsame Bewegung«.

### Der Weg zur unbewussten Kompetenz

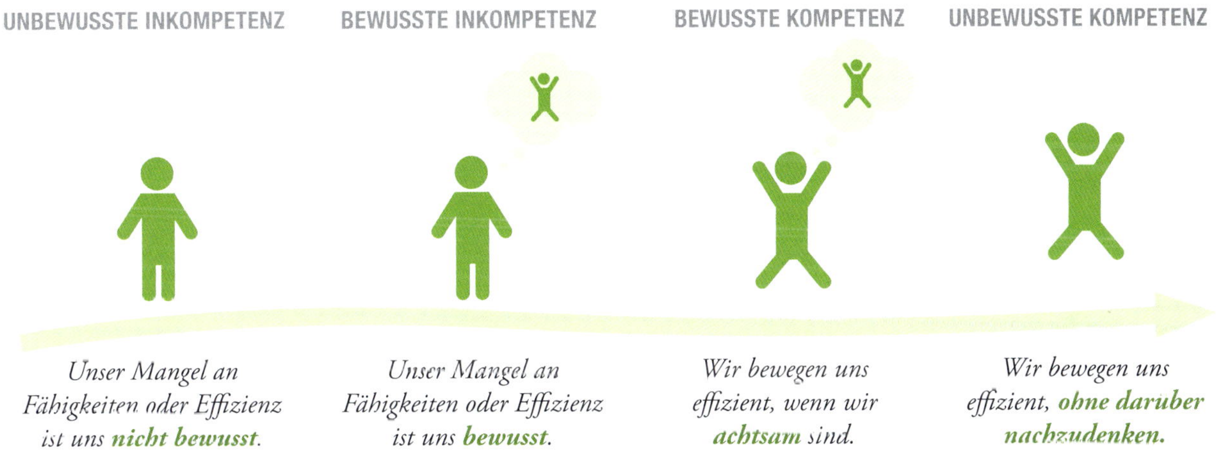
UNBEWUSSTE INKOMPETENZ
BEWUSSTE INKOMPETENZ
BEWUSSTE KOMPETENZ
UNBEWUSSTE KOMPETENZ
Unser Mangel an Fähigkeiten oder Effizienz ist uns nicht bewusst.
Unser Mangel an Fähigkeiten oder Effizienz ist uns bewusst.
Wir bewegen uns effizient, wenn wir achtsam sind.
Wir bewegen uns effizient, ohne darüber nachzudenken.

# Achtsamkeitstraining *ist ein* Feeling

Wenn der Körper das nötige »Werkzeug« für Bewegung ist und Technik das nötige Werkzeug für Bewegungseffizienz, dann ist Achtsamkeit das nötige Werkzeug für das Anwenden der Technik. Bewusstes Training bedeutet achtsames Training mit der Absicht, Effizienz und konstante Verbesserung sicherzustellen. Das zentrale Nervensystem benötigt keine Zahlen, um Bewegung zu erzeugen. »Zehn« oder »hundert« mögen für deinen Intellekt eine Bedeutung besitzen, nicht aber für dein Zentralnervensystem.

> **»Bis du dem Unbewussten bewusst wirst, wird es dein Leben steuern und du wirst es Schicksal nennen.«**
>
> C. G. Jung

Der Zweck des Achtsamkeitstrainings ist es, nach Bewegungseffizienz zu streben, und nicht, dich brutal zu verausgaben. Das zentrale Nervensystem stützt sich auf das Erkennen von Mustern: deine Position im Raum, die Beziehung zur Umgebung, Balance, Timing, Intensitätsniveau und so weiter. Wir könnten nun in »interne« und »externe« Achtsamkeit unterscheiden, in dem Sinne, dass wir einen Unterschied zwischen dem Input aus interner Wahrnehmung von Körperbewegung und -lage im Raum (sogenannte Propriozeption) und dem Input aus der Umgebung machen, in der die Bewegung stattfindet (Exterozeption).

Achtsamkeitstraining erfordert, dass du auf zwei hauptsächliche Aspekte deiner körperlichen Leistung achtgibst, wenn du dich bewegst:

- Praktische Effektivität, also das konkrete Ziel, das du mithilfe deiner Bewegung zu erreichen strebst. Dies ist eine effektivere Art der Bewegung, als während des Bewegens an alle verschiedenen Muskeln zu denken, die du dazu benötigst. Zwar gehört es auch zum Achtsamkeitstraining, auf die einzelnen Phasen einer Bewegungssequenz und die daran beteiligten Körperpartien zu achten, allerdings nicht im Sinne einer gedanklichen Übung der Kinesiologie und Anatomieanalyse. Wie ich bereits erklärte, ist Bewegung zu schnell, als dass unser Geist mit ihrer Geschwindigkeit mithalten könnte.
- Während dein Geist auf das praktische Ergebnis konzentriert ist, achtet er auch auf das Feedback deines Körpers. Die praktischen Ziele werden dabei nicht vergessen, aber der Prozess, der die Erfüllung dieser Ziele ermöglicht, erhält gesonderte Aufmerksamkeit. Effektivität allein ist nicht zufriedenstellend, mit Achtsamkeit soll letztlich effiziente Effektivität erreicht werden. Wenn eine solche Effektivität in Teilen dazu führt, dass du eine gewisse Quantität erreichst – etwa 20 Wiederholungen in unter 60 Sekunden –, dann ist das toll. Ohne achtsame und effiziente Bewegung ist Training dagegen effektiv, aber ineffizient, und dein Wachstum und deine Leistung werden beeinträchtigt. Der Fortschritt, den du nur beobachten oder spüren kannst, ist nicht weniger wichtig als der messbare Fortschritt. Das Gleiche gilt für die »Daten«, die du im Training sammelst – das mit Abstand wichtigste Feedback ist, wie du dich im Training fühlst. Vielleicht verwendest du messbare Daten, um dich selbst zu motivieren, aber auf deine Eindrücke zu achten, ist genauso effektiv. Das sensorische Feedback deines Körpers in Bewegung (der kinästhetische Sinn) präsentiert sich deinem Geist nicht in Form von Zahlen, sondern ist ein allumfassendes Gefühl sowohl in deinem Körper als auch in deinem Geist.

Auf Eindrücke zu achten – und auf Gedanken oder Gefühle, die vor, während und direkt nach einer Bewegung auftreten –, ist essenziell, um über Einsatz und Maßnahmen zu entscheiden. »Erfahrungsabhängiges« Lernen ist ein für die Hirnentwicklung wichtiger Prozess und verbunden mit Erfahrungen, die für jeden Einzelnen einzigartig sind. Um es einfach zu sagen: Wir müssen Bewegung physisch erleben, um sie zu lernen. Je aufmerksamer wir diese Erfahrungen machen, desto mehr können wir davon profitieren. Aufmerksamkeit findet durch achtsame »natürliche Bewegung« statt.

Es ist nicht einfach, etwas zu kontrollieren, das man nur schwer wahrnehmen kann. Wenn deine Hände zum Beispiel in der Kälte taub werden, lässt sich die Bewegung deiner Finger nur schwer kontrollieren und du bist damit deutlich weniger geschickt als normalerweise. Unachtsame Bewegung ist, als würdest du dich mit einem Körper bewegen, der vor Kälte komplett taub ist. Den Eindrücken deines Körpers zu vertrauen, wenn du dich bewegst, und mehr Anstrengung in ihre Wahrnehmung und ihr Verständnis zu investieren, ist ein gesunder Instinkt. Feedback ist nur nützlich, wenn wir ihm auch Beachtung schenken, und doch ist dies nicht zwingend eine aktive geistige Tätigkeit. Als du noch ein kleines Kind warst, erfolgten all deine Versuche, dir eine neue Bewegung anzueignen oder sie zu verbessern, ohne darüber nachzudenken. Jeder Versuch führte entweder zu einer positiven oder negativen Verstärkung (wie du dich bewegen oder nicht bewegen solltest) deines zentralen Nervensystems (und zwar ohne aktiv daran zu denken). Bewusstes Denken kann dir helfen, deine Aufmerksamkeit oder Ziele vor einer Bewegung zu steuern – wenn du zum Beispiel die Informationen in diesem Buch liest –, oder es kann helfen, visuelles oder kinästhetisches Feedback nach einer Bewegung zu analysieren, was passieren wird, sobald du mit dem Training beginnst. Wir können über Bewegung direkt davor oder im Anschluss nachdenken, nur währenddessen darüber nachzudenken, bringt überhaupt nichts.

Noch immer wissen wir nicht genau, wie das menschliche Zentralnervensystem Bewegung kontrolliert. Die

**» Lässt sich ursächliches Wissen auch nur ansatzweise mit spürbarem Wissen vergleichen?«**

*Louis Aragon*

Wissenschaft hilft uns zu verstehen, wie verschiedene Hirnareale wie das Kleinhirn, die Basalganglien, der Hirnstamm, der Frontalhirnlappen und – im erweiterten Sinne – das Rückenmark ihren Teil dazu beitragen, motorische Kontrolle zu ermöglichen. Doch all dieses konzeptuelle Wissen hilft uns nicht dabei, uns besser zu bewegen, weil wir uns eben nicht denkend bewegen.

Du musst dich von mentalen Spannungen und »Störgeräuschen« lösen, wenn du subtile Signale deines Körpers besser und so klar wie möglich wahrnehmen willst, während du in Bewegung bist. Das Üben achtsamer Bewegung schärft deine Wahrnehmung des Körpers in Bewegung. Du kannst Bewegung sogar visualisieren, das heißt, wie jeder Körperteil sich in seiner Abfolge bewegt, das Timing der Bewegungen und die physischen Eindrücke, die diese Bewegungen auslösen – ohne zu denken und ohne dich überhaupt zu bewegen. Möglich ist das, weil das zentrale Nervensystem eine sogenannte somatotopische Erinnerung der Bewegung erzeugt, eine Art dreidimensionale Darstellung des Bewegungsmusters. Und die ist nicht nur ein visuelles »Hologramm«, sondern beinhaltet auch Empfindungen. Wenn du dir achtsam vorstellst, wie du eine Bewegung ausführst, dann kannst du das in deinem Körper spüren. Um eine Ansicht der Schriftstellerin Maya Angelou zu paraphrasieren: Du magst die Programme vergessen, die du einst geplant hast, und die Werte, die du einst erreicht hast, aber du wirst niemals vergessen, welche Gefühle Bewegungen in dir hervorgerufen haben.

# Ein effizienter Geist

Das Konzept der Achtsamkeit hat nichts mit der Redewendung zu tun, der Geist triumphiere über die Materie. Du kannst effiziente und anpassungsfähige Bewegung und physische Leistungsfähigkeit nicht erreichen, wenn du nicht achtsam bist. Der Schlüssel zum Etablieren, Verbessern und Optimieren einer solchen Kompetenz ist konstantes Achtsamkeitstraining. Mir hat einmal jemand gesagt, er brauche kein »natürliches Bewegungstraining«, weil sein »Achtsamkeitstraining« – Yoga und Meditation – es ihm ermöglichen würde, alle herausfordernden realweltlichen Umstände, die eine physische Reaktion erfordern, zu bewältigen. Er sei nämlich durch seine Yogapraxis in der Lage, auf sein angeborenes Potenzial zurückzugreifen, seine Stärken zu vervielfachen. Ich habe Geschichten von Leuten gehört, die tatsächlich unbekannte Kraftreserven anzapfen konnten, wenn es darauf ankam. Doch sind solche Geschichten äußerst selten im Vergleich zu jenen von Menschen, die völlig unvorbereitet und hilflos waren, wenn das Leben sie mit Situationen konfrontierte, mit denen sie niemals gerechnet hatten.

Dein Geist kann deinen Körper nur kontrollieren, indem er den Regeln folgt, die ihn steuern. Achtsamkeit ist kein magischer Trick, kein Wundermittel oder Zauberspruch, sie ist die einfache, bodenständige Fähigkeit, deinen Körper optimal zu steuern. Und eine so effiziente Verbindung zwischen Körper und Geist lässt sich nicht ohne Übung herstellen. Während ein solches Training selbstverständlich körperliche Aktivität erfordert, ist auch die mentale Arbeit, die nötig ist, um die Ausführung neuer Bewegungen zu erlernen (oder bekannte Bewegungen effizienter auszuführen), wichtiger, als viele Menschen glauben. Dein Hirn arbeitet, wenn du Techniken lernst und verbesserst, selbst wenn du nur einfachste Bewegungen übst.

Im Gegensatz zur Überzeugung der meisten Menschen, verursacht es metabolische Kosten, aufmerksam, mental wachsam und empfänglich zu sein! Es spielt keine Rolle, ob die Bewegungen langsam oder schnell, niedrig- oder hochintensiv, einfach oder komplex sind; je mehr du dich darauf konzentrieren musst, dich effizient zu bewegen, umso größer ist die Aktivität deines Gehirns. Und je größer die Aktivität deines Gehirns ist, desto mehr Energie verbrauchst du. Um diese metabolischen Kosten – auf jedem Intensitätsniveau – zu reduzieren, benötigen wir effiziente metabolische Konditionierung und Bewegungsmuster. Und um die Effizienz von Bewegungsmustern zu verbessern, müssen wir achtsam sein. Doch Achtsamkeit erhöht ebenfalls die metabolischen Kosten. Klingt also wie ein Paradoxon, oder?

Ich habe aber gute Nachrichten: Die metabolischen Kosten, die durch eine erhöhte Hirnaktivität verursacht werden, sinken mit der Zeit. Nicht weil du früher oder später nicht mehr achtsam zu sein bräuchtest, sondern weil dein zentrales Nervensystem irgendwann in der Lage ist, Bewegung mit deutlich weniger Aufwand effizient zu gestalten. Mit jeder Bewegung, die du achtsam mit der Intention ausführst, ihre Effizienz zu verbessern (was das oberste Ziel jeder Übung sein sollte), verändert sich dein Zentralnervensystem. Diese Fähigkeit nennt sich »Neuroplastizität« und sie optimiert die motorische Kontrolle und Muskelaktivität. Mit anderen Worten: Durch das Üben achtsamer Bewegung kannst du die Effizienz deiner Hirnaktivität verbessern und deren metabolische Kosten verringern.

### DAS TRAINING DES MIXED-MARTIAL-ART-KÄMPFERS

Als ich dem Top-MMA-Kämpfer Carlos Condit half, an seiner Beinarbeit, einem stabileren Stand und seinem Tempo zu arbeiten, nutzte ich viele Schrittvarianten, Balancetechniken und Sprünge. Keine dieser Bewegungen war besonders komplex und er sollte sie nie mit sonderlich großer Intensität ausführen. (Meine Mission war es, die Qualität seiner Bewegungen zu verbessern, nicht seine »Kondition«.)

Zu Carlos' eigener Überraschung überkam ihn am Ende jeder Einheit die Lust, ein Nickerchen zu machen – das hatte er so vorher noch nie erlebt, selbst nach den körperlich anstrengendsten Trainingseinheiten nicht. Wenn man bedenkt, wie gut Carlos als Spitzenathlet in Form ist und wie wenig intensiv das Training war, das wir gemeinsam absolvierten, dann kann es nicht daran gelegen haben, dass er körperlich erschöpft war. Aber sein Nervensystem war beansprucht, weil jede Einheit extrem viel Konzentration erforderte, um auf viele verschiedene Aspekte der Bewegung auf einmal zu achten. Er war deshalb für eine relativ lange Zeit (zwei bis drei Stunden pro Einheit) geistig ungemein aktiv. Einige Einheiten später fühlte Carlos sich nicht mehr so erschöpft, weil sein Nervensystem sich daran angepasst hatte, effizienter darin zu sein, zwei oder drei Stunden lang ohne Unterbrechung hochintensiv auf seine Bewegungen zu achten.

Wenn du dich also nach einer Einheit achtsamen Bewegungstrainings erschöpft fühlst, dann behalte im Hinterkopf, dass selbst Spitzensportler müde werden, wenn sie neue Herausforderungen angehen, die neben ihrem Körper auch ihren Geist anstrengen.

## Körper-Geist-Kontext: die Rolle *deines* Hirns *bei* achtsamer »natürlicher Bewegung«

Die »natürliche Bewegung« beinhaltet eine Stufe der Aufmerksamkeit, die über die Körper-Geist-Verbindung hinausgeht, um effizient zu sein. Sie erfordert eine Körper-Geist-Kontext-Verbindung, die mit einer Körper-Geist-Umwelt-Verbindung beginnt.

Kannst du dich noch an Prinzip 7, »Adaptierbar«, erinnern? Die »natürliche Bewegung« ist niemals vom realweltlichen Kontext, in dem sie stattfindet, losgelöst. Auch wenn Meditation ein Teil des natürlichen Bewegungstrainings ist – wenn du in Bewegung bist, kannst du dir nicht erlauben, die Augen zu schließen und dich vom Rest der Welt abzuschotten, um eine Verbindung mit deiner inneren Welt einzugehen. Dies ist eine *mächtige* Erkenntnis: Die »natürliche Bewegung« erfordert, dass du achtsam mit der Außenwelt interagierst und dich nicht von ihr zurückziehst. Deine Sinne müssen scharf und deine Aufmerksamkeit sowohl auf interne als auch externe Reize ausgerichtet sein. Natürlich ist das kein rein physischer Vorgang, sondern ein extrem achtsamer, weil die Welt und die Faktoren, die dich umgeben, real, greifbar, ständig im Wandel und unmöglich auszublenden sind.

Wenn man sich Körper und Geist als zwei separate Einheiten vorstellt, eine Theorie, die als »cartesianischer Dualismus« bekannt ist und unter Experten intensiv diskutiert wird, dann musst du eine Verbindung vom Geist zum Körper herstellen und diese Körper-Geist-Verbindung muss wiederum eine Verbindung mit der realen Welt herstellen, mit der du durch deine Bewegungen interagierst. Welche dieser beiden Verbindungen erfordert mehr Aufmerksam- und Achtsamkeit? Oftmals heißt es, bei einer Körper-Geist-Verbindung müsse man im Moment sein, im »Hier und Jetzt«, was tatsächlich sehr hilfreich ist. Dennoch besteht die Möglichkeit, dass du abgelenkt wirst und mental an einen anderen Ort und in eine andere Zeit abdriftest. Anpassungsfähige Bewegung lässt einen solchen »Luxus« häufig nicht zu, weil die Bewegung in dem Moment, wo du abgelenkt bist, schiefgeht. Deine Bewegung lässt sich unmöglich von externen Faktoren und Anforderungen trennen. Als Konsequenz daraus tauchst du ganz natürlich in eine achtsame Interaktion mit ihnen ein. Das »Hier und Jetzt« ist der Kontext.

Wissenschaftliche Studien haben gezeigt, dass wir uns nach dem Training besser und glücklicher fühlen, weil dabei Endorphine ausgeschüttet werden. Die machen genauso süchtig wie Morphium und helfen uns, mit körperlichem Unbehagen während und nach dem Training umzugehen. In manchen Fällen können Endorphine sogar eine regelrechte Euphorie in uns auslösen. Nur 20 Minuten von praktisch jeder körperlichen Aktivität genügen, um diese Effekte zu bewirken und unsere Hirnfunktion anzukurbeln, darunter auch die Neurogenese (also die Regeneration von Neuronen).

Wenn selbst maschinenbasiertes Training solche positiven Auswirkungen auf dein Gehirn haben kann, welche hat dann erst eine »natürliche Bewegung«, die achtsame, anpassungsfähige und effiziente Bewegung beinhaltet? Wäre es nicht sinnvoll anzunehmen, dass die Verwendung unserer Gehirne für ihren biologischen Zweck – das Ausführen natürlicher Bewegungen – potenziell zu einem größeren Anstieg der Hirnfunktion führt als das Ausführen mechanistischer Übungen?

Studien haben gezeigt, dass reichhaltige, natürliche Umgebungen genauso wie angereicherte, künstliche Umgebungen zu einem gesünderen, funktionaleren Gehirn und einem glücklicheren Leben beitragen. (Mehr darüber erfährst du in Prinzip 8, »Umweltbezogen«.) Diese Idee wurde in modernen Zoos umgesetzt, die so gestaltet sind, dass sie die wilde Umgebung, in der die Tiere normalerweise leben, möglichst genau abbilden, damit sich die Tiere so natürlich wie möglich verhalten können, was enorm dazu beiträgt, dass sie gesund bleiben. Eine solche »gesteigerte Umweltstimulation« wirkt auf mehrere Arten positiv auf das Gehirn: Sie erhöht das Grundniveau vieler Wirkstoffe und sogar Größe und Masse des Gehirns und verbessert das neuronale Wachstum, die neuronale Verarbeitung und die Konnektivität zwischen verschiedenen Teilen des Gehirns, was das Lernen erleichtert und das Gedächtnis stärkt. Eine derart verbesserte Hirnfunktion wirkt sich selbstverständlich auch positiv auf deine Bewegungskompetenz aus – und auf andere Bereiche deines Lebens. Neurowissenschaftler wissen schon lange, dass körperliches Training auch das Gehirn gesund hält. Erst seit Kurzem beginnen sie aber zu verstehen, dass körperliche Aktivität allein, also beispielsweise das Rennen auf einem Laufband, die Hirnfunktion nicht so stark verbessert wie »kognitives Interagieren« mit komplexen Umgebungen, so wie unsere Vorfahren es taten.

Allerdings reicht es nicht aus, einen Menschen oder ein Tier einfach in eine stimulierende Umgebung zu verfrachten. Ein apathischer oder depressiver Mensch wird dadurch nicht aus seiner geistigen Vernebelung aufwachen und vermutlich überhaupt keine positive Veränderung spüren. Wie viel Nutzen jemand aus einer stimulierenden Umgebung zieht, hängt vom Grad der kognitiven Interaktion mit einer reichhaltigen, natürlichen Umgebung ab. Um es auf den Punkt zu bringen: Ohne bewusste und achtsame Teilhabe hast du nichts von einer externen Stimulation. Dein Körper wird keine Verbindung zu deiner Umwelt eingehen, wenn es nicht vorher dein Geist tut. Die externe Umgebung muss präsent sein, dein Geist muss präsent sein und du musst beide durch deinen in Bewegung befindlichen Körper verbinden.

## ANMERKUNG

Wenn du mehr über die positiven Auswirkungen von Training allgemein auf dein Gehirn erfahren möchtest, dann empfehle ich dir den Artikel »Brains Evolved to Need Exercise« von Alexis Blue, den du hier im Internet findest: https://uanews.arizona.edu/story/ua-research-brains-evolved-need-exercise.

Dein Arbeitsgedächtnis ermöglicht es dir, Informationen effizient zu verarbeiten; in Studien hat man festgestellt, dass es bei der Bestimmung der Fähigkeiten einer Person sogar als wichtiger eingestuft wird als der IQ. Hierbei wurden drei Gruppen evaluiert: Die erste Gruppe war physisch überhaupt nicht aktiv, die zweite Gruppe machte Yoga und die dritte Gruppe je einen Satz von zwei natürlichen Bewegungsübungen – auf einem Balken entlangbalancieren und einen Baum hinaufklettern. Das Arbeitsgedächtnis der Probanden wurde vor und nach der Aktivität überprüft. Bei der ersten Gruppe gab es keinerlei Unterschied zwischen beiden Messwerten. Auch bei der Yogagruppe unterschieden sich die Werte nicht, was bedeutet, dass diese Art von Bewegung hinsichtlich des Arbeitsgedächtnisses keinerlei Vorteile mit sich bringt. Die natürliche Bewegungsgruppe verzeichnete dagegen einen signifikanten Anstieg des Arbeitsgedächtnisses, nachdem sie rein »körperliche« Aktivitäten ausgeführt hatten, die scheinbar nicht allzu viel Aufmerksamkeit bedurften. Doch nur scheinbar. Effizienz beim Anpassen von Bewegung an die Umgebung erfordert einen hohen Grad an Aufmerksamkeit und verbessert die Hirnfunktion. Und was ist Aufmerksamkeit schließlich anderes als Achtsamkeit?

Jedoch nicht jede achtsame körperliche Aktivität ist gleichermaßen zuträglich für das Gehirn. Achtsamkeit im Sinne von »Stille« und interner »Selbstfindung« ist nicht so förderlich wie eine dynamische Achtsamkeit in Bezug auf etwas Externes, das eine kognitive Interaktion und sowohl physisch als auch mental eine anpassungsfähige Reaktion von dir erfordert. Anpassungsfähig mit einem

**ANMERKUNG**

Einen Artikel über die Studie zum Arbeitsgedächtnis und zur natürlichen Bewegung findest du unter www.medicaldaily.com/climbing-tree-can-improve-your-working-memory-capacity-50-345450.

externen und komplexen Kontext zu interagieren, erfordert ein Maß an Aufmerksamkeit, Wachsamkeit und Reaktionsfähigkeit, mit dem Meditation nicht mithalten kann.

Ohne Wachsamkeit ist Reaktionsfähigkeit unmöglich. Und ohne Reaktionsfähigkeit ist Aufmerksamkeit nutzlos. Die Interaktion zwischen dir und der realen Welt mithilfe von Körperbewegung erfordert die ursprünglichste und älteste Form von Intelligenz. Diese simple Vorstellung schafft eine neue Form von Achtsamkeitstraining, die ich die Körper-Geist-Kontext-Verbindung nenne (und von der ich schon Jahre vor Veröffentlichung der oben erwähnten Studie gesprochen habe). Damit will ich nicht sagen, dass die Verbindung zwischen Körper, Geist und Achtsamkeit auf dieser Ebene nicht auch herausfordernd, lohnenswert und förderlich ist. Aber durch eine Körper-Geist-Kontext-Verbindung kannst du eine viel stärkere kognitive Aktivierung und noch größere Achtsamkeit erreichen. Selbstwahrnehmung in Isolation ist eine tolle Sache, aber Selbstwahrnehmung in Relation zur realen Welt ist noch viel besser.

Für die »natürliche Bewegung« ist die Bedeutung des Kontexts so groß, dass du ohne kontextuelle Anforderungen – wenn du dich zum Beispiel in einer leeren Indoor-Anlage befindest, in der es keinerlei Umweltfaktoren außer flachen Böden und Wänden gibt – am besten dieselben Hindernisse oder Situationen visualisierst, mit denen du normalerweise trainierst. Du kannst über imaginäre Hindernisse springen oder darunter hindurchkriechen oder vor imaginären Gefahren davonlaufen. Ohne realen Kontext verleiht die Simulation deinen Bewegungen die Bedeutung, die sie benötigen und stets verdienen. Wenn wir unsere nächsten Handlungen voraussehen können, bevor sie geschehen, dann können wir schließlich auf jeden Fall auch den Kontext, in dem diese Handlungen idealerweise stattfinden sollen, mental stimulieren. Der Kontext mag dann imaginär sein, aber deine Bewegungen sind dennoch real. Ich möchte die Bedeutung von Kontext für natürliche Bewegung an dieser Stelle nicht noch einmal unterstreichen. Verlier einfach niemals den eigentlichen, fundamentalen Grund aus den Augen, aus dem wir überhaupt in der Lage sind, uns zu bewegen.

# Achtsamkeit *und* Einstellung

Unsere Einstellung ist die Summe der Meinungen, die wir haben, oder der Bewusstseinszustand, den wir unbewusst oder absichtlich annehmen, und diese Haltung ist sehr eng mit Achtsamkeit verbunden. Bewusstseinszustand, Geisteszustand, Verhalten, psychologischer Antrieb, Perspektive, Herangehensweise, Psychologie, Philosophie, Stimmung oder Haltung: Welche Bezeichnung auch immer du wählst, die Einstellung ist etwas, was im Grunde aus deinem Geist erwächst und darin stattfindet und einen direkten Einfluss auf dein physisches Training hat. Wir erinnern uns: Bewegung ist niemals nur auf segmentierte, vom Verstand getrennte, physische Handlung begrenzt. Die Bedeutung dieser Tatsache lässt sich nicht leugnen. Deine Einstellung oder dein Bewusstseinszustand können bei deinem Bewegungstraining oder deiner physischen Leistung entweder ein Vorteil oder ein Hindernis sein.

Dir während des Trainings deines Bewusstseinszustands gewahr zu sein, ist wichtig, um bestimmen zu können, ob Schwierigkeiten beim Erbringen einer Leistung

**» Wahre Stärke, in ihrem weitesten Sinne, muss als das Ergebnis der Synthese von physischer und moralischer Kraft angesehen werden. Sie weilt nicht nur in den Muskeln, dem Atem, der Agilität [...], sondern vor allem in der Energie, die sie einsetzt, dem Willen, der sie steuert, oder dem Gefühl, das sie lenkt.«**

*Georges Hébert*

durch psychische oder physische Gründe verursacht werden. Weil Bewegung einer Intention entspringt und die »natürliche Bewegung« stets einer positiven Absicht entspringen sollte, ist Achtsamkeit nicht nur auf das »Hier und Jetzt« oder genau den Moment beschränkt, in dem du physisch trainierst. Achtsamkeit bedeutet auch, dir die Zukunft vorstellen zu können und schon im jetzigen Moment vorherzusehen, wie du diese Zukunft gestaltest. Diese nicht physische Komponente deines Trainings kann äußerst wirkungsvoll sein. Wie du dich *jetzt* bewegst, bestimmt, wie du in Zukunft in der Lage sein wirst, dich zu bewegen. Und wie du jetzt bewusst an deine zukünftige Bewegung denkst oder sie dir vorstellst, kann ebenfalls einen positiven Einfluss auf deine zukünftigen Fähigkeiten und Erfahrungen haben. Dein Verstand bremst oder behindert dich mehr als dein Körper.

Selbstgespräche sind ein Aspekt psychologischen Trainings, in dem wir entweder auf negative Weise selbst bestätigen, was wir glauben, wer wir sind, oder auf positive Weise bestätigen, wer wir gerne sein möchten. Solche Selbstgespräche beeinflussen deshalb unsere Leistung, wie wir Dinge erleben, mit Herausforderungen umgehen und so weiter. Sie können entweder schädlich oder nutzbringend für uns sein. Du musst nicht darauf warten, dass wirklich etwas Schlimmes passiert, um damit anzufangen, dich mental darauf vorzubereiten, im Angesicht widriger Umstände stark zu sein. Selbstbeherrschung, Gelassenheit und sogar Mut – mentale Robustheit und Belastbarkeit – sind nicht nur angeborene Eigenschaften, man kann sie trainieren.

Manche Dinge hindern uns an effektivem Achtsamkeitstraining, darunter Aufmerksamkeitsdefizite, Ablenkung, ein Mangel an Motivation (weil die Bewegung zu einfach oder zu schwer ist, weil wir bestimmte Bewegungen nicht mögen oder ihren Wert nicht verstehen), geistige Unruhe, ein Mangel an Selbstvertrauen oder Selbstachtung (vor allem wenn andere Menschen zuschauen) und alle Arten negativer Gedanken oder Emotionen, die für das Training keine Rolle spielen.

**» Sie können es, weil sie glauben, dass sie es können.«**

*Vergil*

Menschen mit einer schwachen internen »Kontrollüberzeugung« haben gelernt, sich hilflos zu verhalten, so als hätten sie keine Kontrolle über ihre Lebensumstände, darunter auch ihre physische Bewegungsleistung. Es spielt keine Rolle, wie viel Zuspruch du erfährst; wenn du nicht zuallererst an dich selbst glaubst, wirst du entmachtet bleiben. Genauso kann es schwierig sein, achtsam zu sein und zu verhindern, dass deine Gedanken und Emotionen deinem Training und deiner Leistung in die Quere kommen, wenn du an »Neurotizismus« leidest, also der Tendenz, negative Emotionen wie Wut, Angst, Depressionen oder andere Ausdrücke emotionaler Instabilität zu erleben. Auch übermäßiges Nachdenken, die »Paralyse durch Analyse«, kann auftreten, wenn du dich eher an die theoretischen Details des Trainings hältst als an empirische Erfahrung. Einige Menschen tun das – bewusst oder unbewusst –, um praktische Herausforderungen oder schwere Arbeit zu vermeiden.

Glücklicherweise reduziert ein konstantes Training der »natürlichen Bewegung« die meisten psychologischen Hürden und löst sie irgendwann komplett auf. Positive Visualisierung und Affirmation vor, während und nach dem Training kann sich als äußerst effektiv und hilfreich erweisen. Meditation und Stille sind ebenfalls extrem nutzbringend. Diese Art mentalen Trainings sollte sogar fester Bestandteil deines Alltags werden, ganz unabhängig von deinem physischen Training. Wenn du zum Training erscheinst, bist du der, der du bist. Und wer du bist, wird durch deine täglichen mentalen Gewohnheiten und Entscheidungen bestimmt. Wenn du achtsam verbessern kannst, wie du deinen Geist täglich einsetzt, beeinflusst das dein Training genauso positiv, wie physische und mentale Selbstverbesserungen durch natürliches Bewegungstraining sich auf alle Aspekte deines Lebens übertragen und deine Selbsteffizienz stärken.

**» Ein Pessimist sieht eine Schwierigkeit in jeder Gelegenheit, ein Optimist sieht eine Gelegenheit in jeder Schwierigkeit.«**

*Winston Churchill*

Es kann deine Leistung ganz extrem positiv beeinflussen, wenn du in der Lage bist, eine bestimmte Einstellung bewusst anzunehmen. Verschiedene Einstellungen – Eigenwille, Verspieltheit, der Wille zur Zusammenarbeit, Entschlossenheit – passen zu verschieden Arten von Bewegungsübungen oder physischen Anforderungen. Bevor du beispielsweise einen Sprung wagst, der nicht ganz ungefährlich und vielleicht sogar gefährlich ist, benötigst du Entschlossenheit. Du musst stark und gleichzeitig gelassen sein. Eine Tätigkeit, für die Kraft und Schnelligkeit nötig ist, um mehrmals die gleiche Leistung abzuliefern, erfordert unter Umständen eine etwas aggressivere Einstellung (natürlich nur während der Dauer der Tätigkeit). Die Intention, physisch etwas zu erreichen, kann vom Ziel motiviert sein, zum Beispiel in der Lage zu sein, anderen zu helfen, wenn sie physische Unterstützung benötigen. In diesem Fall lautet das Ziel praktischer Altruismus – und realweltliche Bewegungsfähigkeit ist das Mittel zum Erreichen dieses Ziels.

In jedem Fall werden solche Einstellungen als Werkzeuge verwendet und resultieren aus einer Entscheidung und mentaler Kontrolle. Sie finden nicht zufällig statt. Was hochgradig qualifizierte Bewegungspraktiker von Anfängern unterscheidet, ist der interne Grad an Kontrollüberzeugung (also wie gut sie ihren Geist kontrollieren können), während sie in einer Vielzahl von Situationen physisch Leistung erbringen. Außerdem verfügen sie über einen realistischen, auf Erfahrung basierenden Sinn für Selbsteffizienz. Unabhängig vom Trainingszustand lenkt der Geist und der Körper führt aus – und du steuerst beide. Du stehst an der Spitze der Kommandokette und gibst die Befehle. Ohne Selbstdisziplin ist keine Verbesserung möglich und ohne Selbstautorität gibt es auch keine Selbstdisziplin.

Wie wir uns bewegen, stehen und atmen, spielt eine größere Rolle als unsere Fähigkeit, überzeugend über Kinesiologie, Biomechanik oder Trainingswissenschaft zu referieren. Unsere Positur und unsere Körperhaltung lassen große Rückschlüsse auf unsere Intention und unsere Einstellung zu. Wir verkörpern unsere Einstellung durch physisches Verhalten. Die »natürliche Bewegung« erfordert eine Philosophie der Selbstverwirklichung und Selbstermächtigung zu deinem eigenen Vorteil und dem anderer. (Dies ist eine Idee, auf die ich in Prinzip 12, »Kooperativ«, noch genauer eingehe.) Für negative Gedanken und Emotionen in Bezug auf uns selbst und andere ist natürlich kein Platz im Training der »natürlichen Bewegung«. Sie werden irgendwann ohnehin verschwinden. Wenn du Spaß hast und deine Erfahrungen mental positiv sind, dann wird deine Liebe zur Bewegung weiterwachsen. *Bewegung kann ein effektiverer Stimmungsregulator sein als Stille.*

Menschen, die Training als Bürde betrachten, schauen dabei ständig auf die Uhr. Menschen, die Bewegung genießen, verlieren die Zeit dagegen völlig aus den Augen. Eine positive, lohnende und befriedigende Erfahrung hängt nicht nur von der Art der Erfahrung ab, sondern auch von unserer Fähigkeit, sie dazu zu machen.

Wie ich bereits erwähnte, ist Achtsamkeit nicht nur auf die Zeit beschränkt, in der du trainierst. Du kannst die Fortschritte und Errungenschaften, die du machen willst, auch antizipieren und visualisieren. Der Prozess der »Zielsetzung« ist eine Intention für die Zukunft, eine wirkungsvolle Methode, um motiviert zu bleiben, jetzt und immer zu trainieren. Visualisierung ist das mentale Proben deiner Bewegungen, ohne sie physisch auszuführen. Du kannst dir die Sequenz der Positionen, der die Bewegungen folgen, den Kontext, in dem sie stattfinden, und wie sie sich für Körper und Geist anfühlen, teils sehr lebhaft vorstellen. Mit anderen Worten antizipiert dein Gehirn bereits das Gefühl der Bewegung, bevor du es im Rest deines Körpers tatsächlich spürst. Du hast die Bewegung in deinem Geist visualisiert, bevor du dich tatsächlich bewegst. MovNat, die Praxis der »natürlichen Bewegung«, muss mental genauso angegangen werden, wie Kampfsportler ihre Disziplin angehen: Lerne Techniken und strebe nach größerer Effizienz durch achtsames Training. Achtsames, anpassungsfähiges natürliches Bewegungstraining bietet eine sofortige Belohnung. Fokus, Anpassungsfähigkeit, Verspieltheit und Kampfgeist kreieren in Kombination mit physischer Bewegung eine wirksame und positive psychologische Erfahrung. Die direkte Belohnung, die du bekommst, mag nicht in beeindruckenden Bewegungsfähigkeiten oder in Rekordzeit angeeigneter physischer Leistungsfähigkeit liegen, aber in einem physisch wie mental energiegeladenen Gefühl, jedes Mal, wenn du trainierst.

Das Trainieren von mentaler Stärke ist kein ergänzendes, optionales Element des natürlichen Bewegungstrainings, sondern ein wichtiger Teil davon. Unabhängig von Muskelkraft und bärbeißigem Aussehen; wenn jemand, der mental schwach ist, mit einem bestimmten Maß an Widrigkeiten konfrontiert wird, gibt dieser Mensch sehr schnell auf, obwohl sein Körper seine Grenzen noch lange nicht erreicht hat. Oftmals ist es überraschend, wenn unauffällige Menschen ohne besondere physische Kraft oder Fähigkeiten plötzlich eine beeindruckende mentale Stärke zur Schau stellen. Wer diese mentale Eigenschaft besitzt, kann schneller Fortschritte machen als diejenigen, die zwar über angeborene Athletik verfügen, aber über keinerlei Willenskraft oder Selbstdisziplin.

Das »Erkenne dich selbst«-Prinzip aus der Psychologie ist nicht nur auf die Psyche beschränkt. Es muss auch Wissen über unsere physischen Fähigkeiten enthalten. Wenn du nicht weißt, zu was dein Körper imstande ist, wirst du niemals wissen, wozu dein Geist wirklich imstande ist. Komplexe Bewegungen und kontinuierliche physische Anstrengung offenbaren den Grad deiner mentalen Stärke, doch auch der Kontext ist ein Faktor. Achtsames Bewegungstraining mit niedriger Intensität darf kein sicherer Hafen sein, in dem dein Mangel an physischer und mentaler Stärke Unterschlupf findet. Gelegentliches physisches wie auch mentales Training mit einem schwierigen, realweltlichen, natürlichen Bewegungskontext – der raue Witterungsbedingungen und sogar Nahrungs- oder Schlafentzug beinhalten kann – zwingt dich in eine realistische Situation, in der mentale Unzulänglichkeiten in kürzester Zeit entblößt werden.

# Forme deinen Geist

Menschen brauchen nicht unbedingt wissenschaftliche Belege, um sich für Bewegungstraining zu motivieren, es genügt eine einzige Bewegungserfahrung, um sich hervorragend zu fühlen.

Die meisten Menschen wollen Isolationstraining und maschinenbasierten Fitnessdrills mental entfliehen. Praktisches und anpassungsfähiges natürliches Bewegungstraining zwingt dagegen deinen Geist ganz automatisch, mit deinem Körper und der Welt, die dich umgibt, zu interagieren. Eine veränderte Erfahrung kann auch zu einer veränderten Wahrnehmung führen, doch eine andere Wahrnehmung führt garantiert zu einer veränderten Erfahrung.

**»Nicht alles, was man zählen kann, zählt – und nicht alles, was zählt, kann man zählen.«**

*Bruce Cameron*

Kein einzelner Fitnessdrill kann deinen Körper verändern, doch eine einzige Erkenntnis kann dein Verhalten, dein Training und vielleicht dein ganzes Leben verändern. Indem du etwas aufmerksam tust, fühlt es sich an, als würdest du es zum ersten Mal tun. Es sorgt dafür, dass alles, was du tust, »neu« bleibt.

Dein Körper und seine Funktionen sind unglaublich komplex. Das bedeutet allerdings nicht, dass dein Bewegungsansatz ebenfalls übermäßig komplex sein muss. Uns geht es um achtsames Training, nicht jedoch um analytisches, denkerisches Training. Wenn du achtsam auf deinen Körper »hörst«, wenn er in Bewegung ist, dann wirst du dadurch nicht nur ein großartiger Zuhörer, sondern auch ein besserer Übersetzer deines eigenen Geistes.

In unserem hektischen, modernen Leben, in dem Individuen fragmentiert werden und der Alltag zerstückelt wird, ist Achtsamkeit eine seltene Fähigkeit und eine unbezahlbare Erfahrung geworden. Achtsamkeit und Bewegungsfähigkeiten sind eine Art unsichtbare, gewichtslose »Ausrüstung«, doch sie sind mehr als nur ein Werkzeug. Sie stellen uns ein ganzes Betriebssystem zur Verfügung, mit dem wir zu der Persönlichkeit werden können, die wir sein wollen. Körper und Geist lassen sich gleichermaßen trainieren. Der Unterschied ist, dass du deinen Geist nicht nur dann trainieren kannst, wenn dein Körper ruht, sondern auch dann, wenn er aktiv ist.

Deinen Körper zu formen, ist wichtig, doch deinen Geist zu formen, noch viel wichtiger. Ein starker Körper ohne einen starken Geist ist nicht besser als ein starker Geist in einem schwachen Körper.

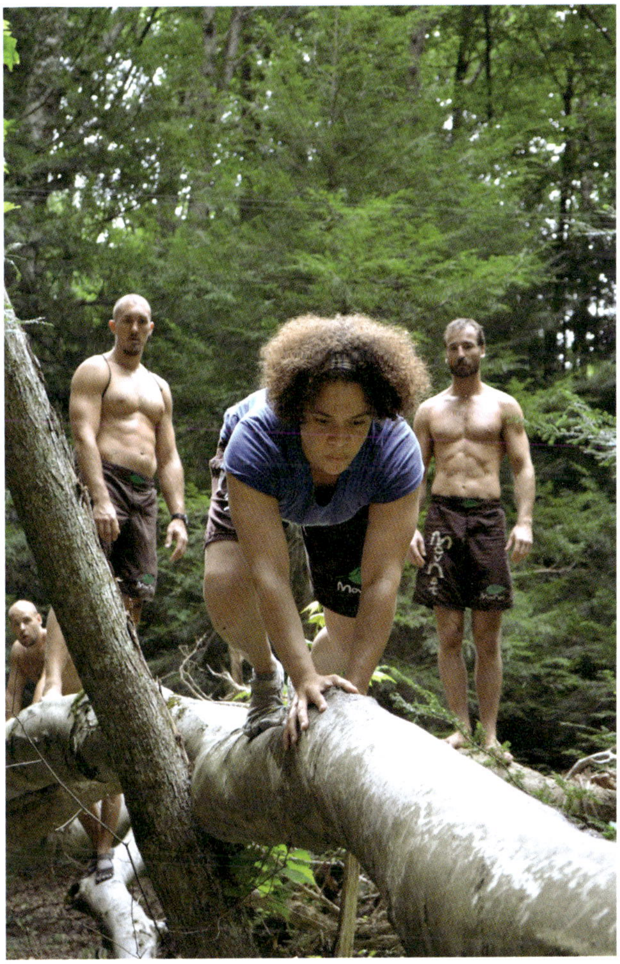

# 12
# Kooperativ

**»Das Einzige, was die Menschheit zu retten vermag, ist Zusammenarbeit.«**

*Bertrand Russell*

Kooperation zwischen den Mitgliedern einer menschlichen Gruppe, eines Klans oder Stammes war bis vor nicht allzu langer Zeit ein fundamentaler Aspekt im Leben unserer Vorfahren. Alle Individuen einer Gemeinschaft mussten kooperativ zusammenarbeiten, um sowohl das Überleben der Gruppe als auch das jedes Einzelnen zu gewährleisten. Menschen waren deshalb häufig in Rudeln unterwegs. Das war sinnvoll beim Jagen, Sammeln, beim Bauen von Unterschlüpfen, bei der Zubereitung von Nahrung, dem Suchen von Feuerholz und dem Transport von Wasser (sowie für praktisch alles andere, was für den Erhalt der Gruppe wichtig war) und es erforderte selbstverständlich die »natürliche Bewegung«.

Genau wie heute schuf gegenseitige Hilfe, Kollaboration und gute Kommunikation starke, positive Bindungen zwischen einzelnen Individuen, und diese positiven Bindungen erleichterten die Kooperation außerordentlich. Kollektive Nahrungsversorgung und Sicherheit sowie das Wohlbefinden und erfolgreiche Bewältigen von Herausforderungen waren nicht das Ergebnis gruppeninterner Konkurrenz, sondern entstanden vorrangig durch Kollaboration innerhalb der Gruppe. Kooperationsbereitschaft und Konkurrenzdenken sind beide Teil unseres menschlichen Naturells, aber Kooperationsbereitschaft hat ein mindestens genauso großes, wenn nicht sogar größeres Potenzial, uns als Gruppe stärker und erfolgreicher zu machen, als dies gruppeninternes Konkurrenzdenken vermag. Kooperationsbereitschaft macht uns auch stärker und erfolgreicher als Individuen, die der Gruppe angehören, für die wir sorgen. Wäre systematische Konkurrenz untereinander in unserer menschlichen Existenz die Regel, unsere Leben wären elend und kurz. Ein höheres Maß an Kooperation hilft dagegen jedem, der sich daran beteiligt.

Wenn wir an die prähistorische Zeit der Menschheit denken, dann stellen wir uns häufig ganz grässlich egoistische, meist männliche Grobiane vor, die um alles Mögliche kämpfen, vor allem um Nahrung. Kulturanthropologische Forschungen zeigen jedoch, dass Kooperation in unserer evolutionären Vergangenheit für das Überleben viel wichtiger als Konkurrenz war. Bis heute kann dies bei Jäger-Sammler-Völkern beobachten werden, die noch immer so überleben, genauso wie in jeder anderen Gruppe, die dem kulturellen Erbe ihrer Vorfahren treu geblieben ist. Für die Gruppe zu sorgen, bedeutete, für sich selbst zu sorgen.

**» Wer im evolutionären Prozess in der Lage ist, sich an sozialer Kooperation in ihren verschiedenen Ausprägungen zu beteiligen, wird mit höherer Wahrscheinlichkeit überleben und sich fortpflanzen.«**

*Robert Nozick*

Heutzutage werden wir ständig mit dem Konzept vom »Überleben des Stärkeren« konfrontiert und betrachten das Leben als konstanten Wettkampf, in dem der Stärkste – und Aggressivste – am Ende immer gewinnt. In der Literatur, in Comics, Zeichentrick- oder Spielfilmen sowie in Videospielen ist das Bild des Superhelden, der alle Schurken in die Flucht schlägt und jeden rettet, oder das des Einzelkämpfers, der allein in der Wildnis überlebt, omnipräsent. Dadurch werden wir massiv in unserer Wahrnehmung beeinflusst, sodass wir glauben, das Leben sei ein ständiger Kampf, in dem der Stärkste über den Rest herrsche.

In unserer evolutionären Vergangenheit war es nahezu unmöglich, in der wilden Natur und, mit primitiver Technologie ausgestattet, alleine langfristig zu überleben, und nur sehr wenige wählten einen solchen Lebensstil freiwillig. Alleine lebten Menschen meist nur dann, wenn sie von ihrer Gruppe verstoßen wurden, was mit fast sicherer Gewissheit den Tod zur Folge hatte.

Die Bedeutung von Konkurrenz auf das Leben lässt sich nicht abstreiten, wird aber überschätzt, während die Bedeutung von Kooperation unterschätzt wird. Oft glauben wir, dass die konkurrenzfähigsten Menschen auch die erfolgreichsten sind, und vergessen dabei, dass die kooperativsten Menschen ebenfalls äußerst erfolgreich sind. Kooperation bedeutet nicht den Verlust von Individualität. Sie ist keine kollektivistische, politische Idee, sondern Teil unserer evolutionären Psychologie. Wenn sich ein Individuum an einer kollektiven Anstrengung beteiligt, dann hat davon nicht nur die Gruppe etwas, sondern auch das Individuum selbst.

Wie oft erfordern Aufgaben, die du in deinem Alltag erledigen musst, die Zusammenarbeit mit anderen? Und ich meine mit Zusammenarbeit nicht nur Ermunterung, moralische Unterstützung oder Kameradschaft – das moderne Äquivalent zur Stammesbindung –, sondern das gemeinsame Ausführen von Tätigkeiten, die du alleine nicht bewältigen könntest. Heutzutage sind wir in der Lage, auf die physische Unterstützung von anderen Menschen komplett zu verzichten, wenn wir das möchten. Mainstreamfitness hatte schon immer die Tendenz zu individualistischem Training und ebensolchen Zielsetzungen. Oder hast du schon mal ein Fitnessgerät gesehen, an dem man zusammen trainieren kann? Wie oft musstest du schon an der Drückerbank oder der Beinstreckmaschine warten, bis du dran bist, weil das Gerät gerade besetzt war? Unsere Gesellschaft wird immer individualistischer, und so auch unser körperliches Training.

Als Folge daraus sind um alle möglichen Aktivitäten und Anlässe, die Menschen zusammenbringen, völlig neue Formen von Gemeinschaften entstanden. Derselbe Gemeinschaftsgedanke hat sich auch in der Fitnesswelt entwickelt und wirkt als eine Art Gegengewicht zur unverhohlen egozentrischen Einstellung, die dort überwiegend vorherrscht. *Gemeinsam* trainieren und *kooperativ* trainieren sind jedoch nicht ein und dasselbe. Wenn du kooperativ trainierst, trainierst du immer auch gemeinsam. Du kooperierst aber nicht automatisch kooperativ, nur weil du gemeinsam trainierst. Kooperatives körperliches Training oder körperliche Arbeit basieren auf realer, greifbarer Interaktion, Kommunikation und Synchronizität, um physische Handlungen und Tätigkeiten zwischen einzelnen Individuen zu koordinieren.

Gemeinsam trainieren bedeutet nur, zur selben Zeit und am selben Ort zusammen das gleiche Workout durchzuführen, auch wenn du es allein im Grunde genauso gut schaffen würdest. Obwohl es Spaß macht und motiviert, gemeinsam mit anderen zu trainieren, so lernen Individuen dabei allerdings nicht, zu kooperieren und durch gegenseitige Hilfe Aufgaben zu meistern, die sie alleine nicht bewältigen könnten.

Eine solch kooperative Aufgabe könnte sein, dass mehrere einzelne Personen einen Teil einer Gesamtlast tragen oder dass alle gemeinsam etwas anheben, das so schwer ist, dass eine einzelne Person es entweder nicht heben oder tragen könnte oder dabei extrem viel Energie aufwenden, nur langsam vorankommen oder sich beim Transport verletzen würde. Werfen und Fangen sind ebenfalls Tätigkeiten, die tadellose Kooperation und Koordination erfordern, zum Beispiel um Rettungsgerät, Lebensmittel, Waffen, Medizin oder andere wertvolle Dinge zu übergeben. Ein weiteres extremes Beispiel ist der Sprung einer Person aus einer gewissen Höhe in eine Gruppe von Menschen hinein, die sie bereitwillig auffängt. Gegenseitige Hilfe ist eine andere Form der Kooperation, bei der eine Person einer anderen beispielsweise hilft, über ein Hindernis oder in Sicherheit zu gelangen oder nicht zu ertrinken.

Kooperation ist von beiderseitigem Nutzen, ein Nehmen und Geben, und jeder, der daran beteiligt ist, profitiert zu gleichen Teilen, ganz egal, wie viel er zur Gruppenleistung beitragen konnte. Kooperation ermächtigt jeden und führt zu Freude, niemals zu Frustration. Die Gegenwart wird dadurch lebenswerter und die Zukunft nachhaltiger – sowohl für die Individuen als auch für die Gruppe, zu der sie gehören.

Dieses Prinzip vernachlässigt die Bedeutung der Individualität in keiner Weise, genauso wenig vergisst es den potenziellen Wert von Konkurrenz. Wie in Prinzip 6, »Nicht spezialisiert«, haben Spitzensportler, vom Konkurrenzkampf angetrieben, sowohl eigene ehrgeizige Ziele erreicht als auch die – dokumentierten – Grenzen menschlicher physischer Leistungsfähigkeit weiter nach oben verschoben. Konkurrenzdenken – also der Drang zu gewinnen oder so gut wie möglich abzuschneiden – kann ein mächtiger Antrieb für Fortschritt und Erfolg sein.

Dennoch ist es wichtig zu verstehen, dass nicht alles menschliche Können und nicht jeder Erfolg aus Konkurrenzkampf erwachsen ist. Schwimmend einen Ozean zu durchqueren oder zu Fuß einen ganzen Kontinent, sind phänomenale Leistungen, die im Rahmen eines Konkurrenzkampfs wohl niemals möglich gewesen wären. Beobachter erklären schnell, dass Menschen, die solche Taten vollbringen, gegen die Natur oder gegen sich selbst angetreten sind, aber das ist nur eine persönliche Ansicht. Für echten Konkurrenzkampf sind mindestens zwei Menschen vonnöten.

Die Natur ist kein Mensch und hat auch nicht die Absicht, dich zu besiegen oder über dich zu triumphieren. Sie bleibt immer gleich, egal, ob jemand da ist, was er tut oder was seine Absichten sind. Du kannst auch nicht »mit dir selbst konkurrieren«. Du bist nicht zwei Menschen und kannst nicht gegen dich selbst gewinnen oder verlieren.

All diese erfolgreichen Menschen sind unter Umständen kein bisschen von Konkurrenzdenken geprägt, und trotzdem gelingen ihnen so sagenhafte Dinge, weil sie eine ganz außergewöhnliche Entschlossenheit und Disziplin besitzen. In vielen Fällen werden Personen, die große Individualleistungen vollbringen, durch ein perfektes System unterstützt. Ganz ähnliche Leistungen vollbringen Paare oder Gruppen, die derartige Erfolge gemeinsam planen, organisieren und schließlich umsetzen. In diesem Fall wäre Konkurrenzdenken zwischen den Mitgliedern der Gruppe ein äußerst kontraproduktiver Faktor, der das Team gefährden könnte.

# Kooperative Konkurrenz

Wenn Konkurrenzkampf zwischen Gruppen auf der Teamebene stattfindet, ist Kooperation innerhalb der Teams interessanterweise ein absolutes Muss. Eine der Hauptsorgen aller Mannschaftstrainer ist es, Individualismus zu erkennen und zu beheben, um im Kopf aller Spieler größtmögliche und ehrliche Kooperationsbereitschaft zu wahren. Mannschaftstrainer wollen talentierte Individuen ohne Individualismus. Wenn Fans sich voll und ganz auf die Aggressivität ihrer Mannschaft konzentrieren, die für den Sieg nötig ist, bemerken sie oft gar nicht, dass eine solche Aggressivität von Anfang bis Ende vollkommen in eine organisierte, kooperative Zusammenarbeit kanalisiert wird. Individuelle Aggressivität allein gewinnt in Mannschaftssportarten keine Spiele.

**» Vergiss nicht, dass es nichts Erhabenes ist, besser als ein anderer zu sein. Wahre Erhabenheit ist, besser als dein früheres Selbst zu sein.«**

*W. L. Sheldon*

Individueller Konkurrenzkampf innerhalb einer Gruppe kann zu einem gewissen Grad dazu beitragen, jedes Mitglied dieser Gruppe zu motivieren, sich zu verbessern und so stärker zum Erfolg des Kollektivs beizutragen. Dabei handelt es sich jedoch um Konkurrenzdenken in dem Sinne, dass jeder versucht, sein Bestes zu geben oder zumindest das Mindestmaß an Tüchtigkeit zu zeigen, das die Gruppe erwartet. Es geht nicht darum, besser als jeder andere in der Gruppe zu sein und aus ihr herausragen zu wollen. In jeder Gruppe wird es immer Individuen geben, die besser, stärker, zäher, cleverer, freundlicher, weiser, geschickter, kreativer oder attraktiver sind (entweder von Natur aus oder weil sie es sich erarbeitet haben). Wir alle sind verschieden. Was für alle Menschen in jeder Gruppe eine Rolle spielt, ist die Absicht, die jeder Einzelne besitzt, und der Einsatz, den jeder zu leisten bereit ist. Auf den Punkt gebracht, ist großzügige, ehrliche Kooperationsbereitschaft eine Grundvoraussetzung dafür, dass du in einer Gruppe als nützlich, verlässlich und wichtig angesehen und akzeptiert wirst. Im Leistungssport wird die Zeit vor einem Wettkampf in der Regel damit verbracht, sich vorzubereiten, damit jeder Einzelne Fortschritte macht. Das Unterstützungssystem aus Trainern, Senseis oder anderen Sportlern ist es, was andere Leute bewegt, Teil der Mannschaft zu werden.

Selbst Kampfsporttraining ist nicht in erster Linie dazu da herauszufinden, wer wen besiegen kann. Es ist ein Arrangement, in dem eine Person versucht, die Schwächen der anderen zu entlarven, und dabei akzeptiert, dass die eigenen Schwächen auch von anderen entlarvt werden können. Diese Philosophie ist der Schlüssel zu gegenseitigem Fortschritt. Gegner sind nicht wirklich Gegner, sondern Partner innerhalb einer Gruppe, die das Ziel haben, dass jeder Einzelne besser und konstant stärker wird. Sie respektieren die Schwächen ihrer Partner genauso wie deren Stärken und erfreuen sich daran, wenn sie Fortschritte machen und sich weiterentwickeln. Vor und nach dem Sparring verbeugen sie sich, umarmen sich, klatschen sich ab und geben sich Fist-Bumps und mittendrin lächeln sie und nicken sich anerkennend zu. Kooperation ist – genauso wie Konkurrenzkampf – omnipräsent. Der Drang, sich selbst zu verbessern, ist in den meisten Fällen stärker als der Drang, einen Gegner zu besiegen. Zweck des Trainings ist häufig nicht der Sieg, sondern das Verbessern der eigenen Fähigkeiten, und der Sieg ist das Mittel, mit dem dieser Zweck erreicht wird.

Chronisches Konkurrenzdenken ist ein Anzeichen dafür, dass du dich anders nicht mehr motivieren kannst. Wenn du unbedingt Konkurrenz brauchst, um dich zu motivieren, deine Bestleistung zu erbringen, dann wirst du einzig von deinem Ego angetrieben. Im echten Leben sind solche Menschen, die ständig besser als alle anderen sein wollen, häufig kaum beliebt, während solche, die ständig versuchen, anderen zu helfen und sie zu unterstützen, für ihren Spaß oder ihre Sicherheit sorgen oder in Konflikten als Friedensstifter auftreten, meist sehr beliebt sind. Dafür gibt es einen evolutionspsychologischen Grund.

Die Zusammenarbeit mit anderen, das Kooperieren und Partizipieren, um zu einem gemeinsamen Zweck beizutragen, hat unzähligen Individuen geholfen, das Selbstbewusstsein und Selbstwertgefühl aufzubauen, die ihnen fehlten. Sie erzeugt mehr Bescheidenheit, Respekt, Toleranz, Geduld und Freundlichkeit anderen gegenüber und spornt Menschen an, im Leben positiver, konstruktiver, offener, hilfsbereiter, aufmunternder und freundlicher zu sein. Ich möchte noch einmal betonen, dass auch Wettbewerb im Leben von großer Bedeutung ist, er jedoch überschätzt wird, während die Bedeutung von Kooperation unterschätzt wird.

**» Ein Mensch ist ein Mensch, egal, wie klein er sein mag.«**

*Dr. Seuss*

# Praktische Kooperation

Wenn du mit dem Training der »natürlichen Bewegung« beginnst, such dir Leute, mit denen du vor allem kooperieren und von denen du profitieren kannst. Lerne von diesen Leuten und teile und trainiere mit ihnen sowohl in dem Sinne, dass ihr nebeneinander trainiert, als auch im Sinne der Zusammenarbeit, um gemeinsam etwas zu schaffen, das keiner von euch allein erreichen würde. Partizipiere physisch und interagiere mit anderen, die dasselbe Ziel haben wie du. Es spielt keine Rolle, wer der Beste ist, wichtig ist nur, wie gut du individuell und ihr als Gruppe werden könnt und wie eure Gruppe die Kollektivleistung verbessern kann. Selbst wenn man das Ganze aus dem Blickwinkel situativer Intelligenz betrachtet: Wenn positive Energie vorhanden ist, sorgt die konstruktive Interaktion zwischen zwei oder mehr Menschen oft zu Lösungen und verbesserten Strategien, die denen überlegen sind, die einzelne Menschen entwickelt hätten.

Natürlich musst du nicht immer kooperativ trainieren, wenn du mit anderen gemeinsam trainierst. Das Kooperativitätsprinzip impliziert in keiner Weise die Ablehnung von Individualität oder die Herabsetzung der Bedeutung von Selbstermächtigung. Selbst innerhalb einer Gruppe steckt die wahre Quelle von Selbstbewusstsein in dir und nur rigorose Selbstdisziplin und persönlicher Wille können dich stärker machen.

Dennoch ist kooperatives Training definitiv lohnenswert und sinnvoll. Du lernst von anderen genauso viel, wie sie von dir, und vielleicht lernt ihr gemeinsam völlig neue Dinge. Du wirst lernen, anderen zu vertrauen, und merken, dass du dich auf sie genauso verlassen kannst, wie sie sich auf dich verlassen können. Dieses gegenseitige Vertrauen ist das Ziel. Man könnte es als »reziproken Altruismus« bezeichnen.

Nichts ist ermächtigender, als dich selbst motivieren zu können – außer vielleicht zu wissen, dass du gewinnbringend für andere bist. Wir sind nicht besser als andere, wir sind besser *mit* anderen. »Gemeinsam stark« ist kein politisches und effektheischerisches Motto, sondern eine zeitlose Wahrheit, die für uns alle gilt. Das Streben nach Fitness ohne den ideellen Drang, sich als Mensch zu verbessern und anderen in einer Notlage helfen zu können, ist vielleicht nicht bedeutungslos. Aber es ist nicht so bedeutungsvoll und erhaben wie die Alternative.

Freundschaftliche Konkurrenz kann ab und an eine effektive, zusätzliche Quelle für Spaß und Motivation sein. Wettbewerb kann widrige Bedingungen simulieren, die eine physische Reaktion von dir erfordern und die sonst nicht existieren würden. Trotzdem ist Rivalität oder Wettkampf nicht der einzige – und auch nicht der effektivste – Weg, um dich zu motivieren. Eine meiner Hauptmotivationen war es, die Fähigkeit zu entwickeln und zu bewahren, meinen Freunden, Familienangehörigen und selbst Fremden physisch helfen zu können, wenn es darauf ankommt. Und tatsächlich habe ich von dieser realweltlichen Kompetenz und Bereitschaft schon dreimal Gebrauch gemacht, als ich Menschen vor dem Ertrinken gerettet habe. Meine Reaktion in diesen Situationen war nichts Besonderes: Ich wusste, was zu tun ist, und ich wusste, wozu ich in der Lage bin, denn ich hatte bewusst für solche Situationen trainiert. Tagtäglich werden sowohl von Profis als auch von ganz normalen Menschen Leben gerettet und oftmals sind diese Rettungsaktionen von Erfolg gekrönt, weil dabei mehrere Menschen zusammenarbeiten.

**» Wahrer Heldenmut ist bemerkenswert nüchtern, sehr undramatisch. Er äußerst sich nicht im Verlangen, andere um jeden Preis zu übertreffen, sondern im Verlangen, um jeden Preis für andere zu sorgen.«**

*Arthur Ashe*

Ich bin der Meinung, jeder sollte physisch darauf trainiert sein, anderen zu helfen. Diese Art von Training sollte obligatorischer Bestandteil eines authentischen, gesunden Sportunterrichts in jeder Schule sein. Wie in Prinzip 5, »Überlebenswichtig«, verdeutlicht: Es gibt keine Garantie, dass du jemals in eine Situation kommen wirst, die deine physische Leistungsfähigkeit in einem so extremen Maß fordert. Aber du solltest auf den Fall vorbereitet sein, dass du diese physischen Fähigkeiten eines Tages wirklich benötigst.

Große Muskeln haben mich noch nie beeindruckt. Dafür bewundere ich Menschen, die – unabhängig von ihrer Muskelmasse – über nützliche körperliche Fähigkeiten, einen starken Geist und ein großes Herz verfügen. Ich möchte an dieser Stelle auch die Chance nutzen, meine Bewunderung und Dankbarkeit für alle Menschen da draußen auszudrücken, die sich, in welcher Form auch immer, selbst in Gefahr begeben, um die Leben anderer Menschen zu retten – also Feuerwehrleute, Notärzte, Rettungskräfte, Polizisten und Soldaten. Selbst wenn einige von ihnen ein eher wetteiferndes Naturell besitzen, so verhalten sie sich doch nicht wie individualistische Superhelden, sondern wie ausgebildete, kooperative Teammitglieder.

**» Tue alles, was du tust, so, als ob es große Bedeutung hätte. Denn das hat es.«**

*William James*

Ich möchte auch dem Mentor danken, dem ich nie begegnet bin: Georges Hébert, dessen Schriften mich dazu inspirierten, diese Philosophie der Kooperation fortbestehen zu lassen. Héberts Motto war: »Sei stark, um hilfreich zu sein« – sowohl für dich selbst als auch für andere. Was er damit meinte, war Hilfsbereitschaft durch Kooperation und gegenseitige Unterstützung. Nützlich sind nur Dinge wie Werkzeuge. Lebewesen sind dagegen hilfreich, denn Hilfsbereitschaft erfordert eine ganz bewusste Absicht.

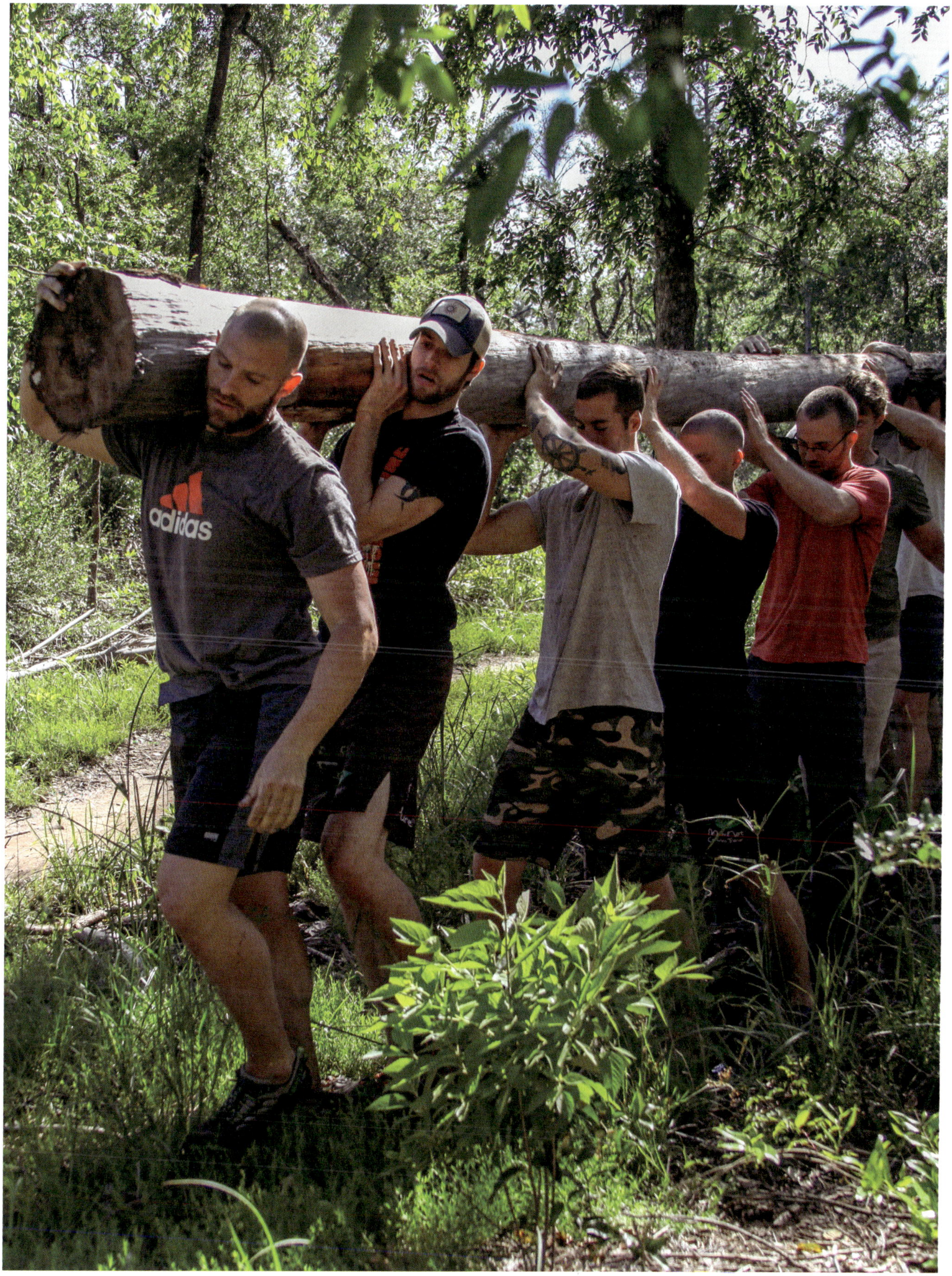
adidas

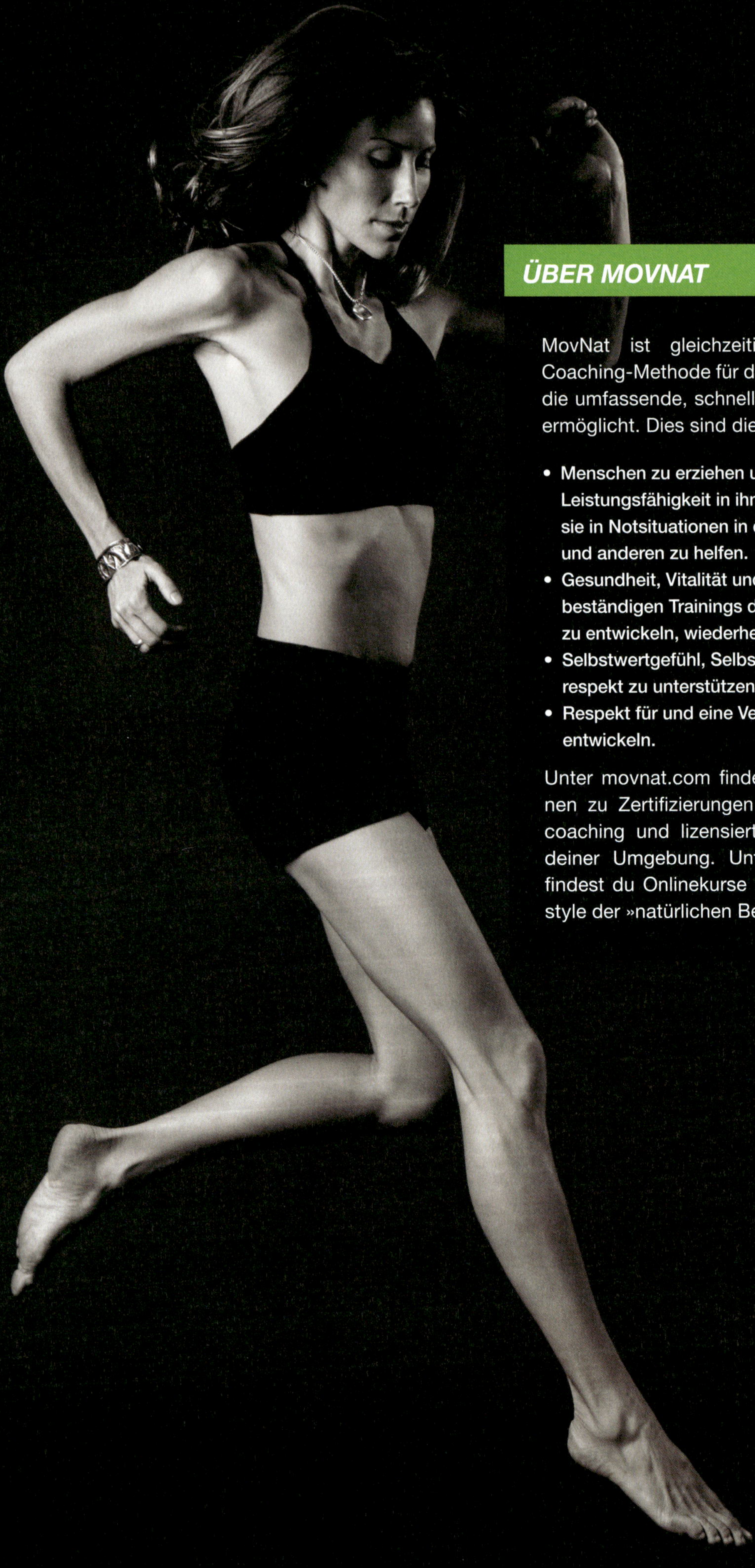

## ÜBER MOVNAT

MovNat ist gleichzeitig eine Trainings- und Coaching-Methode für die »natürliche Bewegung«, die umfassende, schnelle und sichere Fortschritte ermöglicht. Dies sind die Ziele von MovNat:

- **Menschen zu erziehen und realweltliche physische Leistungsfähigkeit in ihnen zu entwickeln, sodass sie in Notsituationen in der Lage sind, sich selbst und anderen zu helfen.**
- **Gesundheit, Vitalität und Wohlbefinden mithilfe beständigen Trainings der »natürlichen Bewegung« zu entwickeln, wiederherzustellen und zu erhalten.**
- **Selbstwertgefühl, Selbstvertrauen und Selbstrespekt zu unterstützen.**
- **Respekt für und eine Verbundenheit zur Natur zu entwickeln.**

Unter movnat.com findest du weitere Informationen zu Zertifizierungen und Workshops, Onlinecoaching und lizensierte Studios und Trainer in deiner Umgebung. Unter naturalmovement.com findest du Onlinekurse und Einblicke in den Lifestyle der »natürlichen Bewegung«.

# 2

# Prinzipien der Bewegungseffizienz

**»Lernen ist Erfahrung. Alles andere ist einfach nur Information.«**
*Albert Einstein*

In den zwölf Prinzipen der »natürlichen Bewegung« findest du unter Prinzip 10, »Effizient«, detailliert beschrieben, was Effizienz ist und warum sie so wichtig ist. In diesem Abschnitt möchte ich dir erläutern, wie Bewegungseffizienz funktioniert, was uns abschließend zu Abschnitt drei führt: dem Training von Bewegungseffizienz.

Meine Beobachtung ist, dass meisterhafte Sportler oft nicht besonders viele wissenschaftliche Kenntnisse von Bewegung besitzen und Weltklasse-Sportwissenschaftler sich oft nur mangelhaft bewegen. Ich will damit sagen, dass empirisches Wissen und konzeptionelles Wissen über Bewegung zwei verschiedene Paar Schuhe sind und unabhängig voneinander existieren können. (Das Wissen, wie man anderen Bewegung vermittelt, ist wiederum noch eine ganz andere Fähigkeit.) Trotzdem gibt es universelle Prinzipien, die sich auf menschliche Bewegung nicht nur anwenden lassen, sondern mit denen fundamentale Aspekte davon aufbereitet werden können. Ohne geschicktes Anwenden – entweder bewusst oder unbewusst – der Bewegungseffizienzprinzipien, nachdem du sie spontan erlernt oder vermittelt bekommen hast, wirst du deinen Körper nie geschickt einsetzen können.

Ich glaube fest daran, dass das Aneignen elementaren konzeptionellen Wissens zu den Grundlagen der Bewegungseffizienz ein schnelles und simples Unterfangen sein sollte und kein ewig langes und überkompliziertes intellektuelles Bestreben. Meine These ist, dass wir, obwohl wir intellektuelle und intelligente Menschen sind, nur gerade so viel lernen wollen, dass wir ein grundlegendes und effektives Verständnis davon haben, wie und warum Techniken funktionieren. Wir wollen vermeiden, uns mit einem Haufen wissenschaftlicher Details auseinandersetzen zu müssen, die wenig bis gar keine Auswirkungen auf unser Bewegungstraining oder eine bessere Bewegungsleistung haben.

> **»Es ist besser, wenig zu verstehen, als viel falsch zu verstehen.«**
> *Anatole France*

Kurz gesagt, benötigen wir zunächst elementares konzeptionelles Wissen, das wiederum ein höheres Maß an empirischem Verständnis ermöglicht, dass wir also durch unsere Empfindungen wissen, wie man sich korrekt bewegt. Letztlich muss unser Gehirn nicht darüber nachdenken, was effiziente Bewegung ist, aber unser Nervensystem muss sich erinnern, wie sich effiziente Bewegung anfühlt, damit wir sie, ohne daran zu denken, wiederholen können. In Prinzip 11, »Achtsam«, haben wir gelernt, dass wir uns achtsam bewegen müssen, was nicht bedeutet, dass wir überlegen müssen, wie wir uns bewegen.

Deshalb kombiniere ich im folgenden Abschnitt einige vereinfachte Ideen von Bewegungseffizienz mit »Wahrnehmungsdrills«, die eine physische Erfahrung ermöglichen, welche ein symbiotisches, mentales und körperliches Verständnis dieser Prinzipien schafft. Achtsames Bewegungstraining bedeutet nicht, darüber nachzudenken, was du alles über Bewegung weißt oder während einer Bewegung jeden Aspekt dieser Bewegung zu analysieren. Es bedeutet, still darauf zu achten, was in einem bestimmten Moment am wichtigsten ist. Simplizität im Bewegungstraining beinhaltet auch das Meistern der versteckten Komplexität von Bewegung, ohne für deinen Geist und deine Bewegung etwas zu verkomplizieren. Selbstverständlich steht es jedem von uns frei, sich in den verschiedenen Bereichen der konzeptionellen Seite der Bewegungslehre weiterzubilden, also zum Beispiel in Physik, Biomechanik, Kinetik, Kinesiologie und so weiter.

Behalte im Hinterkopf, dass die Theorien in diesem Abschnitt mit subjektiven Konventionen, Dogmen oder Traditionen, die strikt geachtet werden sollen, nicht konform gehen. Sie sind rationale und verlässliche Prinzipien, die du anwenden kannst, wie du möchtest, und die du persönlich mit deiner Bewegung verifizieren kannst. Im Ergebnis erhältst du eine empirische Grundlage für das Wissen, dass diese Prinzipien funktionieren, statt nur auf Annahmen oder den bloßen Glauben an diese Prinzipien angewiesen zu sein.

# Ausformung *einer* Technik

Eine *Technik* ist ein Bewegungsmuster, durch das Bewegung effektiver und gleichzeitig effizienter wird. Vereinfacht gesagt, ist eine Technik eine Bewegungsstrategie für ein bestimmtes Bewegungsziel. Weil sie für Effizienz sorgt, führt Technik zu drei essenziellen, wünschenswerten Ergebnissen: mehr Leistung, mehr Energieersparnis und mehr Sicherheit.

Effizienz allein macht ein Bewegungsmuster nicht zur Technik, es müssen auch die spezifischen Faktoren, die seine Effizienz sicherstellen, strikt identifiziert, erklärt, gelehrt, gelernt und – besonders wichtig – angewendet und wiederholt werden können. Wilde Tiere nutzen ihre Technik, ohne ein konzeptionelles Bewusstsein davon zu haben, weil für sie ein intellektuelles Verständnis der richtigen Technik überflüssig ist – sie ist bei ihnen gewissermaßen eingebaut. Wir Menschen können dagegen effizientere Bewegungen erlernen, indem wir uns eine bestimmte Technik aneignen.

Jede Technik umfasst ein spezifisches Atemmuster, eine Körperhaltung, eine Sequenz, Spannung und Entspannung sowie ein bestimmtes Timing. Die erste und wichtigste Säule der Technik ist die Atmung, weshalb ich sie in diesem Abschnitt auch als Erstes behandeln werde. Atmung ist DIE Technik, die alle anderen Techniken unterstützt. Sobald du einmal verstanden hast, dass Atmung eine Effizienztechnik ist, verstehst du von selbst, dass du mit der richtigen Technik praktisch jede Bewegung optimieren kannst.

Das oberste Ziel jeder Technik ist es, die kinetische Energie, die wir produzieren – also unseren körperlichen Aufwand –, für das praktische Ziel hinter der Bewegung optimal zu nutzen. Selbstverständlich kann keine Technik – nicht einmal die beste – alle Energie konservieren, die vom Körper produziert wird. Energieverluste sind unvermeidlich. Doch je besser die Technik ausgeführt wird, desto weniger Energie wird fehlgelenkt und verschwendet.

Es mag den Anschein haben, als würde nicht jede deiner Bewegungen auf einer »Technik« beruhen. Aber selbst simpelste Bewegungen wie das Atmen können von einer verbesserten Technik profitieren, wenn du sie nicht schon von selbst mit natürlicher Effizienz ausführst. Selbst das, was wir als »gesamtmotorische« Fähigkeiten bezeichnen und den Großteil der »natürlichen Bewegung« repräsentiert, kann hinsichtlich Wahrnehmung, Genauigkeit und Kontrolle bis ins kleinste Detail verbessert werden. Das erklärt auch, warum untrainierte, unfitte Individuen mitunter völlig steif wirken, wenn sie mit einem mangelhaften Bewegungsmuster versuchen, aus der knienden in die stehende Position zu wechseln. Oft halten sie dabei den Atem an, machen einen Rundrücken, haben weiche Knie, sind steif und nicht im Gleichgewicht, während andere Leute bei genau der gleichen Bewegung stark und souverän wirken. Wenn du in die erste Kategorie fällst, kannst du an deiner Technik arbeiten, indem du die Elemente Atmung und Körperhaltung, Ablauf und Timing sowie Spannung und Entspannung lernst und dich dadurch physiologisch anpasst.

Beim Begriff »Bewegungsfähigkeit« denken wir als Erstes an Koordination. Aber was genau koordinieren wir eigentlich? Da könnten uns natürlich die verschiedenen Körperteile (inklusive der Gelenke und Muskeln) einfallen, die in vollständige Bewegungsmuster eingebunden werden müssen und einer tadellosen Organisation bedürfen, um synergetisch zusammenzuarbeiten. Gelenke und Muskeln sind jedoch Körpergewebe, die nur funktionieren, nachdem das zentrale Nervensystem sie aktiviert und organisiert hat. Um also Koordination, Bewegungseffektivität und – idealerweise – Bewegungseffizienz zu ermöglichen, muss das Nervensystem die Koordination von Atmung und Körperhaltung, Ablauf und Timing sowie Spannung und Entspannung sicherstellen. (Die nachfolgende Illustration zeigt, wie diese drei Komponenten zusammenwirken.) Diese Prinzipien gelten, unabhängig von der Bewegungsfähigkeit, für alle Techniken. Aber genug der Vorrede, kommen wir nun zu den Effizienzprinzipien!

## Ausformung einer Technik

*durch das zentrale Nervensystem*

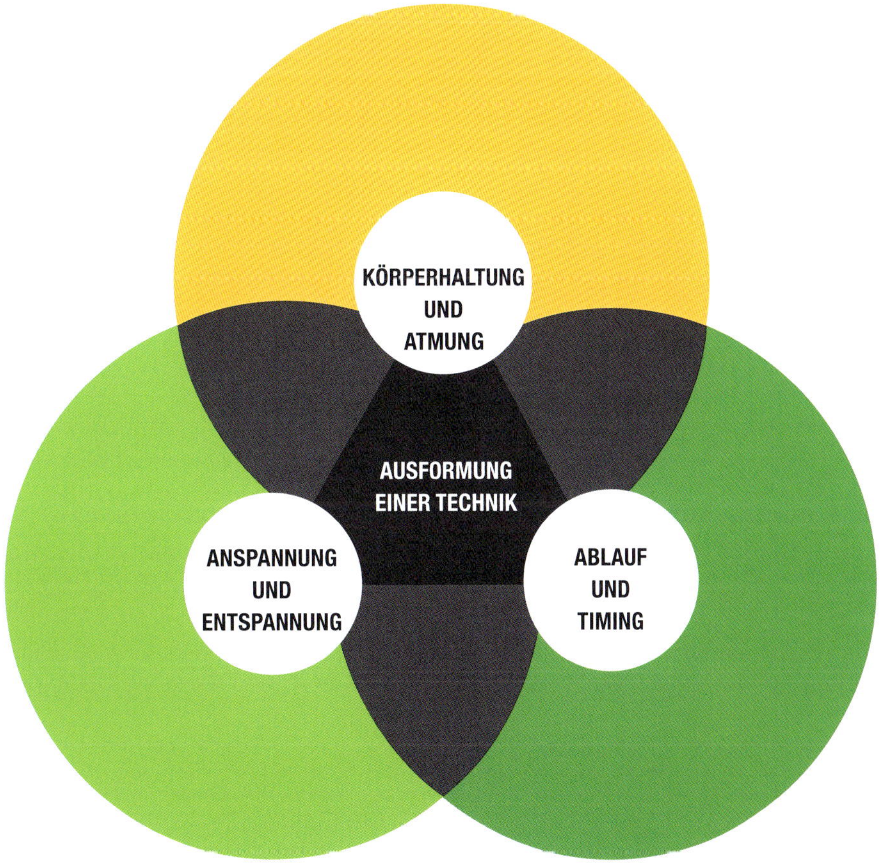

# 13 Atmung

**»Und als ich atmete, war mein Atem wie der Blitz.«**

*Black Elk*

Atmen ist eine »natürliche Bewegung«. Du bewegst deinen Körper dabei allerdings nicht durch den Raum, sondern es handelt sich um eine interne Bewegung, die dein Körper von Geburt an bis zum Moment deines Todes ausführen muss. Die meisten von uns betrachten Atmung als selbstverständlich, doch wenn du dich einmal mit jemandem unterhältst, der unter Atemproblemen leidet, dann wird derjenige dir versichern, dass er alles dafür geben würde, wieder normal atmen zu können.

Atmung ist die Kontrolle der Luftzirkulation und die Menge aller physiologischen Mechanismen, die am Transport der Luft in die Lunge (Inhalation) und aus der Lunge heraus (Exhalation) beteiligt sind, einem Vorgang, der auch als »Gasaustausch« bekannt ist. Atmung ist auch für die Zellatmung verantwortlich, den biochemischen Prozess, der Sauerstoff aus der Luft in die Zellen deines Körpers transportiert. Nachdem die Zellen den Sauerstoff verbraucht haben, bleibt nur noch Kohlenstoffdioxid, das wieder aus dem Körper heraustransportiert wird. (Später in diesem Kapitel beschreibe ich die Zellatmung noch im Detail.)

Zum Glück passiert Atmung unbewusst, durch das vegetative Nervensystem. Weil sie so automatisiert abläuft, stellen wir unsere Atmung jedoch auch kaum infrage, weshalb sie eine oft übersehene Komponente der Bewegungseffizienz ist. Nur wenigen Menschen ist klar, dass sie bewusst darauf hintrainieren können, die Art ihrer Luftzirkulation zu kontrollieren und die Effizienz ihrer Atemmuster zu optimieren, selbst wenn sie nicht darüber nachdenken. Letztlich ist Atmung auch eine Bewegungsfähigkeit – wenn auch eine interne und keine externe –, und das bedeutet, dass sie methodisch und achtsam trainiert werden kann.

Nutzen und Wirksamkeit achtsamer, kontrollierter Atmung waren während der gesamten Menschheitsgeschichte auf der ganzen Welt bekannt und wurden trainiert. Du kannst dein Atemmuster umprogrammieren, verbessern und meistern, den Atemapparat stärken und die Zellatmung umgestalten. Neben besserer Gesundheit und größerer Vitalität unterstützt die im Bewegungstraining angewendete Atemkontrolle die Energiesysteme, fördert Entspannung, mentale Klarheit, Wachsamkeit oder Gelassenheit, steigert die Erholung und selbst die Koordination. Ich muss nicht extra erwähnen, dass korrekte Atmung die Lebensqualität erhöht. Aber die Kontrolle der Atmung während der Bewegung sorgt auch für ein höheres Leistungsniveau; ohne sie fehlt ein wichtiger Aspekt deiner Bewegungskompetenz.

Was kann bei der natürlichsten Bewegung von allen – der Atmung – also schiefgehen? Bevor ich darauf eingehe, bitte ich dich, diese beiden schnellen Selbsteinschätzungen vorzunehmen, während du exakt genauso atmest, wie du es normalerweise tust. Hol nicht extra tief Luft, denn das würde diese Selbsteinschätzung ad absurdum führen.

- Zähle, wie viele Atemzyklen du in einer Minute schaffst (ein Atemzyklus besteht aus einer Ein- und einer Ausatmung).
- Leg eine Hand auf deine Brust und die andere direkt unterhalb des Brustbeins auf deinen Bauch. Atme einfach so wie immer und fühle, welcher Teil (oder welche Teile) sich bewegt oder als Erstes bewegt. Wie viel bewegt er sich? In welche Richtung bewegt er sich? Atmest du reflexartig durch die Nase oder den Mund?

Merke dir, was du an deiner jetzigen Atmung beobachtet hast, sodass du es mit den Atemmustern vergleichen kannst, die ich später beschreibe und/oder empfehle.

# Ineffiziente Atmung

*Brustatmung* ist ein Atemmuster, das mithilfe der oberen Brust- und Atemmuskulatur ausgeführt wird. Es ist ein Muster, das wir alle nutzen, wenn wir uns stark anstrengen und schwer atmen, sodass unsere Brust sich in einem viel größeren Maß ausdehnt als im Ruhezustand. Das Problem ist, dass wir häufig auch oberflächlich in die Brust atmen (mit kleiner Ausdehnung), wenn wir uns nicht körperlich anstrengen.

Bei der Brustatmung ziehen wir unseren Bauch ein und nur der obere Teil der Brust weitet sich, während wir einatmen. Die *Schlüsselbeinatmung* – die normalerweise ebenfalls nur bei hochintensiver Anstrengung eintritt – ist sogar noch schlimmer. Dabei heben sich nur Schlüsselbeinknochen und Schultern, während der Rest des Brustkorbs regungslos bleibt. Bei einer so flachen Atmung strömt nur eine geringe Menge Luft durch den Atemapparat, die nur die oberen Lappen der Lunge erreicht, wo weniger Blutzirkulation stattfindet. Das Resultat dieser flachen Atmung ist eine zu geringe Sauerstoffaufnahme ins Blut und ein Sauerstoffdefizit in dem Gewebe, das Atemluft benötigt.

Als Konsequenz daraus kommt es zum sogenannten Überatmen. Beim Überatmen (auch als »Hyperventilieren« bekannt) atmen wir unaufhörlich mit kurzen, schnellen Zügen durch die obere Brust. Es handelt sich dabei um einen unbewussten Kompensationsversuch, der den Körper ausreichend mit Sauerstoff versorgen soll. Jemand, der in die Brust atmet, wird immer irgendwann auch überatmen.

Das Atemmuster, das Brust- und Überatmung kombiniert, wird nur deshalb als »normal« angesehen, weil die Menschen sich daran gewöhnt haben. Dennoch handelt es sich dabei um eine ineffiziente Art zu atmen. Es fühlt sich schwach an, ist weder entspannt noch entspannend und äußerst unbefriedigend. Mitunter bist du gar nicht mehr in der Lage, tief zu atmen, selbst wenn du es wolltest. Wenn du jemanden siehst, der mit geschlossenen Augen daliegt und auf diese Art flach atmet, dann ist diese Person mit ziemlicher Sicherheit weder entspannt noch schläft sie, sondern ist vermutlich wegen irgendetwas besorgt und kann nicht einschlafen.

Ein normaler, gesunder Atemrhythmus sollte im Schnitt bei 12 bis 14 Atemzügen (jeweils einmal ein- und ausatmen) pro Minute liegen. Geschulte Menschen kommen mit weniger als acht Atemzügen pro Minute aus, die meisten benötigen allerdings 20 oder mehr. Wer zehnmal pro Minute atmet, atmet etwa 15 000-mal am Tag. Bei 20 Atemzügen pro Minute sind es schon 30 000-mal am Tag.

Je mehr du atmest, desto mehr Sauerstoff als benötigt nimmst du auf, was paradoxerweise die Sauerstoffversorgung verschlechtert und oxidative Schäden sowie den Alterungsprozess beschleunigt. Physische Anzeichen, die Überatmen begleiten, sind Mundatmung, regelmäßiges Seufzen oder die ständige Notwendigkeit großer Atemzüge.

Bewegungsverhalten wird häufig von Familie, Einstellung oder Kultur unbewusst beeinflusst, wenn nicht sogar bestimmt. Genau wie die Art und Weise, wie du stehst oder gehst, wird das Atmen hauptsächlich unbewusst durch Nachahmung erlernt, sodass du deine Art zu atmen vermutlich von deinen Eltern »geerbt« hast. Hinzu kommt, dass unzählige Faktoren deine Atmung negativ beeinflussen können – und zwar mental (negative Emotionen, Stress, Stimmungsschwankungen) wie auch physisch (wenn du zu viel oder in falschen Positionen sitzt). Bewegungsmangel, Luftverschmutzung, Rauchen, Junkfood, Schlafentzug, Übergewicht, Entzündungen und allgemeine Erschöpfung gehören zu den Hauptfaktoren, die zum Muster der Überatmung führen können. Eine Schwangerschaft erschwert es ebenfalls, in den Bauch zu atmen und das monatelange flache Atmen kann zu einem ineffizienten Atemmuster führen, das auch nach der Geburt des Kindes anhält.

Wenn du standardmäßig nur mithilfe deiner oberflächlichen Atemmuskulatur atmest, werden die sonst primären Atemmuskeln wie das Zwerchfell und quer verlaufende Bauchmuskeln geschwächt. Beckenboden, Wirbelsäule und Brustbein werden dadurch weniger gestützt, was wiederum negative Auswirkungen auf deine Haltung hat sowie die Fähigkeit, deine Atmung durch Bewegung zu kontrollieren. Und nun stell dir vor, wie sehr deine Leistung beeinträchtigt werden kann, wenn du dich dabei auch noch bewegst.

Selbstverständlich kannst du dein Gewebe, deine Organe und dein Gehirn wieder ausreichend mit Sauerstoff versorgen, Stress abbauen und deine Energie- und Gesundheitslevel sowohl während einer Bewegung als auch im Ruhezustand steigern, sobald du deine Atemmuster optimierst und lernst, wie man in den Bauch und durch die Nase atmet und Atemrhythmus und -volumen auf ein normales Maß absenkt. Wenn deine Atmung noch nicht ganz effizient ist, sollte es deine oberste Priorität sein, sie richtig zu lernen. Dies ist die wirksamste Methode, um deine Bewegung, deine physische Leistung und dein gesamtes Leben zu verbessern.

Die Bedeutung des Einatmens durch die Nase (Nasenatmung) – außer, wenn die Intensität einer Anstrengung dies zu sehr erschwert – kann nicht genug betont werden. Tatsächlich belegen Forschungen, dass Atmung durch die Nase (und nicht den Mund) das Gehirn und die kognitiven Funktionen positiv beeinflusst und unter anderem die Art und Weise verbessert, wie wir Emotionen und Erinnerungen verarbeiten. Allerdings ist Nasenatmung im Grunde nicht wirklich eine Technik, weil dafür nicht mehr nötig ist, als dass du deinen Mund geschlossen hältst.

**ANMERKUNG**

Um mehr über die positiven Auswirkungen der Nasenatmung zu erfahren, lies den englischen Artikel *Nasal Respiration Entrains Human Limbic Oscillations and Modulates Cognitive Function* (www.jneurosci.org/content/36/49/12448).

# Atemkontrolle *und* ihre positiven Folgen

Atemkompetenz bedeutet, eine optimale Atemfunktion und einen hochfunktionalen Atemapparat zu besitzen, sowohl im Ruhe- als auch im aktiven Zustand. Natürliche, effiziente Atmung zentriert sich im Bauch – speziell im Zwerchfell.

Nicht weniger als zehn Muskeln können beim Einatmen zum Einsatz kommen, doch das Zwerchfell ist unser primärer Atemmuskel. Er ist groß, von kuppelförmiger Gestalt und erstreckt sich über den unteren Teil der Thoraxhöhle (in der sich auch Herz und Lunge befinden), wo er diese von der Bauchhöhle abgrenzt. Wenn sich das Zwerchfell zusammenzieht, zieht es von den Rippen weg und erzeugt somit einen Unterdruck, eine Art Vakuumeffekt, der Luft in den unteren Teil der Lunge saugt, der sich direkt am Unterteil des Brustkorbs befindet. In den unteren Lungenlappen findet die meiste Blutzirkulation statt. Das bedeutet, dass Zwerchfellatmung die Luftzirkulation und Sauerstoffversorgung dramatisch verbessert. Diese Art der Atmung bringt viele offensichtliche physische und mentale Vorteile sowohl im Alltag als auch im Sport sowie bei realweltlichen körperlichen Aktivitäten.

Atemkontrolle beginnt mit der Fähigkeit, im Ruhezustand langsam und still in den Bauch (und durch die Nase) zu atmen. Obwohl diese Methode auch als »Zwerchfellatmung« bekannt ist, bevorzuge ich die Bezeichnung »Bauchatmung« weil der querv erlaufende Bauchmuskel (*Musculus transversus abdominis**) die Bewegung des Zwerchfells ausgleicht, indem er das Ausatmen ermöglicht. Ein weiterer Begriff für Bauchatmung ist »Tiefenatmung«, doch dieser Begriff impliziert, man müsse tief einatmen, was bei der Bauchatmung jedoch nicht zwingend der Fall ist. An der Bauchatmung wirkt nicht nur das Zwerchfell, sondern die gesamte Bauchregion mit. Dank eines »Baroreflex« genannten Mechanismus, der den Blutdruck über den Herzrhythmus reguliert, senkt langsame Bauchatmung deinen Herzrhythmus und Blutdruck, was deinem Hirn signalisiert, dass alles in Ordnung ist und somit Entspannung auf einer hormonellen Ebene (im parasympathischen Nervensystem) bringt. Weniger Stress, mehr mentale Entspannung und Konzentration, weniger Entzündungen (und damit einhergehendes Unbehagen und Schmerzen) im Körper, erholsamerer Schlaf und das Nachlassen (oder gar Verschwinden) von atembedingten Schlafstörungen sind einige der direkten Folgen einer langsamen, entspannten Atmung im Ruhezustand.

Im Bewegungstraining und während körperlicher Aktivität ist Atemkontrolle die Fähigkeit, mit einer Frequenz, einem Volumen und Timing zu atmen, die am besten zu deinem aktuellen Bewegungsmuster passt. Einige der Vorteile sind:

- eine verbesserte Zellatmung, die dazu führt, dass der bestehende Grad metabolischer Konditionierung effizienter genutzt wird;
- eine verbesserte Haltungs- und Positionskontrolle, weil der Torso steifer wird (»Bracing«);
- eine gesteigerte Fähigkeit, hochintensive physische Aktivitäten länger auszuführen (indem Luftzirkulation, Muskelentspannung und Energiestoffwechsel optimiert werden);

* Der *Musculus transversus abdominis* ist die tiefste der vier Schichten der Bauchdecke (Bauchmuskulatur). Im Gegensatz zu den anderen Bauchmuskeln verläuft er waagerecht. Neben dem Ausatmen ist der *Musculus transversus abdominis* außerdem für die Stabilisierung von Wirbelsäule und Becken zuständig.

- eine schnellere Regeneration, auch zwischen mehreren Runden hochintensiver Aktivität;
- die Förderung von Motivation und das Überwinden negativer Emotionen;
- ein Beitrag zur effizienten Wärmeregulierung und zu einem starken Immunsystem;
- dass es dich länger die Luft anhalten lässt, wenn es mal nötig ist (zum Beispiel wenn du dich unter Wasser befindest oder von Rauch oder giftigen Dämpfen umgeben bist).

Häufiges, bewusstes Üben effizienter Atemmuster – sowohl im Ruhezustand als auch während des Bewegungstrainings – programmiert den Teil deines Gehirns neu, der für den Atemapparat zuständig ist, sodass effiziente Atemmuster entstehen und Atmung ein gesundes Verhalten wird, egal, ob du gerade darauf achtest oder nicht. Natürlich schützt dich dies nicht vor unfreiwilligen, normalen und gesunden Reflexen, die deine Atmung vorübergehend verändern, wie Niesen, Seufzen, Aufstoßen oder Husten. Es verhindert auch nicht, dass Alkohol, Medikamente, Wetter, Staub, Rauch, Schwangerschaft, gelegentliche negative Emotionen oder körperliche Aktivität dein Atemmuster verändern. Aber Atemkontrolle hilft, das Ausmaß und die Dauer der negativen Folgen all dieser Dinge zu minimieren, und ermöglicht dir, schneller wieder zu einer normalen, langsamen und entspannten Atmung zurückzukehren.

## Bevor *du* mit dem Training beginnst

1. Das Atmen wird einfach und unkompliziert vermittelt und geübt, und das sollte auch so bleiben.

2. Such die sauberste Luft, die du finden kannst. Die Übungen helfen dir, eine großartige Luftzirkulation, Atemkontrolle und Zellatmung zu entwickeln. Wenn deine Atemluft aber verschmutzt oder toxisch ist, hat das negative Konsequenzen auf deine Gesundheit und dein Energieniveau.

3. Dein gewohntes Atemmuster absichtlich zu verändern, kann eine kleinere physische oder emotionale Reaktion auslösen, die sich anfangs vielleicht nicht gut anfühlt. Zu den unangenehmen Symptomen gehören leichter und vorübergehender Schwindel oder Benommenheit, weshalb du für den Anfang am besten auch im Liegen, Sitzen oder Knien übst. Übe nicht stehend, nicht in Bewegung und auf gar keinen Fall während des Fahrens, bis du genug Übung hast, dass keine Benommenheit mehr auftritt. Sobald du dich benommen fühlst, hör auf, bis du wieder klar im Kopf bist. Übertreib es am Anfang nicht.

4. Dein primäres Ziel ist es, im Ruhezustand eine beständige Atemeffizienz – also Atmung in den Bauch und durch die Nase – zu entwickeln. Du kannst dafür jeden Morgen und Abend oder während du sitzt oder andere Tätigkeiten ausführst Atemübungen machen.

5. Wie jede andere Übung auch, kannst du Atemübungen in Sätzen ausführen und zwischen diesen Atemsätzen andere Bewegungen üben. Konzentriere dich dabei stets auf das Gefühl deines Körpers und nicht auf die Anzahl der Sätze.

6. Du musst die folgenden Übungen nur machen, wenn du Probleme hast, sie korrekt auszuführen, oder sie dir besonders schwerfallen. Sobald du Atemeffizienz im Ruhezustand gemeistert hast, ist der nächste Schritt und das oberste Ziel eines Atemtrainings die Atemkontrolle in Bewegung. Du kannst aber natürlich auch später immer wieder deine Atmung im Ruhezustand üben, wenn du magst.

Die Kontrolle über deine Atmung auch während der Ausführung komplexer Bewegungen und/oder hoher Intensität aufrechtzuerhalten, ist die höchste Stufe der Atemkontrolle. Denn wenn du die Kontrolle über deine Atmung nur im Ruhezustand aufrechterhalten kannst, nicht aber in Bewegung, hast du dann überhaupt Kontrolle über deine Atmung?

Also ab ins Training!

# Kontrolle *der* Bauchatmung

Stelle sicher, dass du in den Bauch hinein beziehungsweise mithilfe der Bauchmuskulatur atmest und nicht mit der Brust. Dafür musst du zunächst das Zwerchfell finden und fühlen und darauf achten, dass deine Atembewegung korrekt ist.

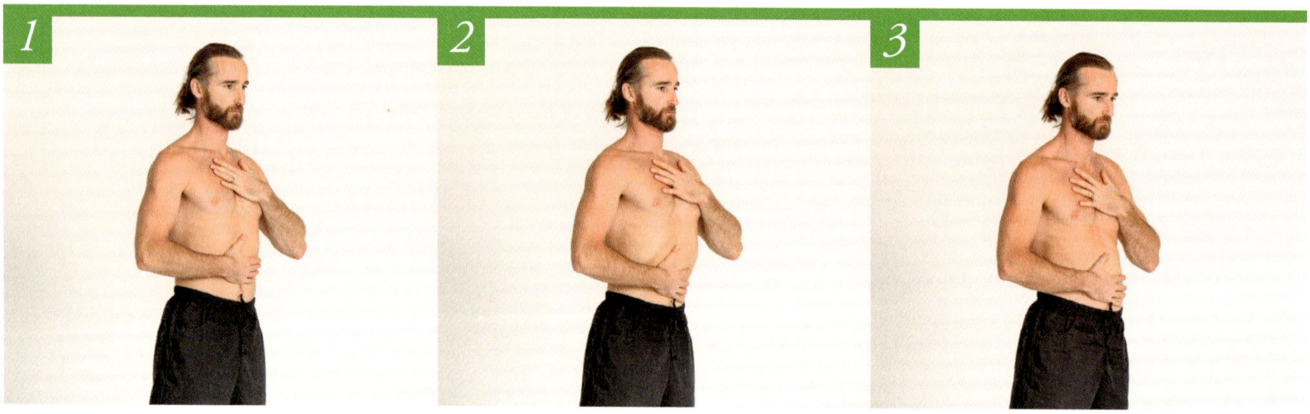


**1** Nimm eine sitzende oder kniende Position ein und platziere eine Hand auf deiner Brust und die andere auf dem oberen Teil der Bauchregion, direkt unterhalb des Brustkorbs (wie bei der Selbsteinschätzung, die du bereits vorgenommen hast). Wenn du auf dem Rücken liegst, kannst du statt deiner Hände auch zwei Bücher verwenden, um ein Feedback zu bekommen: Eins liegt auf deiner Brust und das andere auf dem oberen Teil deines Bauchs. Du kannst die Augen schließen, um deine Wahrnehmung zu intensivieren. (Führe diesen Schritt nur dann im Stehen aus, wenn du von dieser Atmung nicht mehr benommen wirst.)

**2** Achte auf die Bewegung, die du während der Atmung fühlst. Wenn du auf der Höhe deiner Brust eine kleine Bewegung wahrnimmst und der Großteil der Bewegung in deinem Bauch stattfindet (dein Bauch also beim Einatmen deine Hand wegdrückt), dann bravo! Du atmest von Natur aus in den Bauch. Wenn du beim Atmen jedoch den Hauptteil der Bewegung im Brustbereich spürst und unter deiner unteren Hand (der auf dem Bauch aufliegenden) fast gar keine Bewegung wahrnimmst oder wenn sich dein Bauch beim Atmen vorher einzieht, sich die Brust aber bewegt und ausdehnt, dann bist du ein Brustatmer. Es besteht außerdem die Möglichkeit, dass die Anzahl der Atemzyklen während deiner Selbsteinschätzung sehr hoch war, was auf Überatmung schließen lässt. Beides gilt es zu beheben.

**3** Beginne auszuatmen – entweder durch die Nase oder den Mund –, indem du deine Bauchmuskeln sanft anspannst. Während du dies tust, kontrahieren deine quer verlaufenden Bauchmuskeln und dein Zwerchfell entspannt sich. Du solltest spüren, wie deine Hand sich bewegt, während dein Bauch eingezogen wird. Erzwinge das Ausatmen nicht. Lass nun dein Zwerchfell übernehmen und sich ausdehnen, sodass du durch die Nase einatmen kannst, sich der Bauch wieder aufbläht und deine Hand sich wieder nach vorn bewegt. Deine Brust sollte sich komplett entspannt anfühlen und nicht an der Atembewegung beteiligt sein. Wenn du aus Reflex deine Brust heben und deine oberflächliche, obere Atemmuskulatur einsetzen möchtest, widerstehe dem Drang danach. Visualisiere deine Atmung als etwas, das vor allem tief unten in deiner Bauchgegend stattfindet. Deine obere Hand sollte maximal kaum spürbare Bewegungen in deiner Brustregion wahrnehmen.

Lediglich der untere Teil deiner Rippen sollte sich passiv ein wenig zur Seite ausbreiten, weil sich der untere Teil deiner Lunge durch die Bewegung des Zwerchfells aufbläht.

Atme für einige Zeit so weiter und achte einfach nur darauf, dass deine Brust entspannt und unbewegt bleibt und dein Bauch sich konstant aufbläht und einzieht. Sobald du beginnst, die Bauchatmung zu kontrollieren, kannst du deine untere Hand wegnehmen und lässt nur die obere Hand auf der Brust ruhen. Solange du dort keine Bewegung spürst, atmest du in den Bauch. Irgendwann kannst du beide Hände wegnehmen, sobald du fühlst, dass du beständig bauchatmest. Ab und an kannst du einen tiefen Atemzug in die Brust nehmen, aber nur um dir noch einmal den starken Kontrast zwischen Bauch- und Brustatmung zu vergegenwärtigen.

Nun, wo du die Bewegung der Kontraktion und Ausdehnung deines Zwerchfells beim Einatmen und die Entspannung und das Einziehen beim Ausatmen lokalisiert hast, werde ich dir erklären, wie du dein Verständnis und deine Kontrolle der Atmung noch vergrößern kannst.

## Spüre *die* Kraft *deines* Zwerchfells im Bauch

Die folgende Übung ist dieselbe wie die auf der vorigen Seite, nur dass du dafür einen Partner benötigst, der dir ein ehrliches Feedback gibt und dir hilft, die Kraft der Zwerchfellatmung zu spüren, die in deinem Bauch ruht.

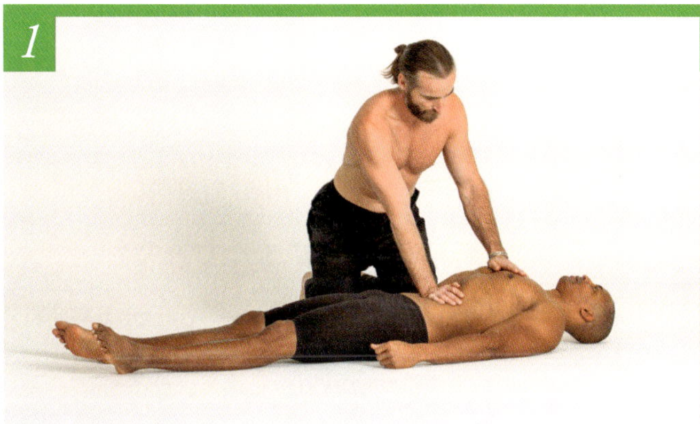


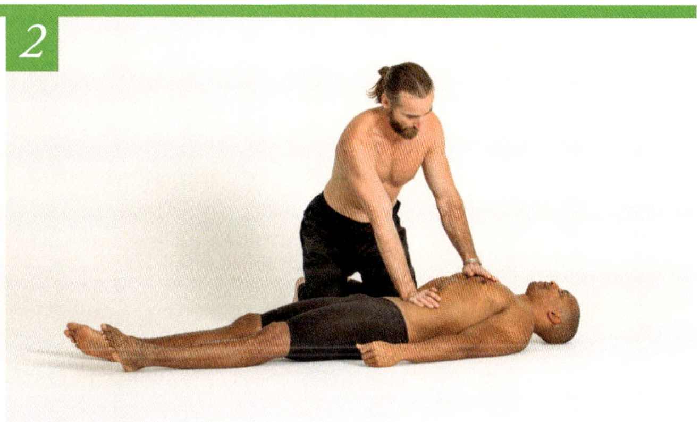


1 Lege eine Hand fest auf den Bauch deines Partners (unterhalb des Brustkorbs/Brustbeins) und die andere leicht auf dessen Brust. Deine Arme sollten vollständig gestreckt sein, sodass du schrittweise und ohne Anstrengung Druck nach unten ausüben kannst, indem du dich einfach etwas mehr nach vorne lehnst und auf deine Hände stützt. Dein Partner sollte sein Zwerchfell entspannen, um auszuatmen, sodass sich sein Bauch einzieht und deine Hand sich absenkt.

2 Nun sollte dein Partner sein Zwerchfell – nicht die Bauchmuskeln – anspannen, sodass sein Bauch nach oben gegen deine Hand drückt und sie anhebt. Hole die Erlaubnis deines Partners ein, dass du jedes Mal, wenn er einatmet, dein Körpergewicht ein wenig mehr auf deine untere Hand verlagern darfst, was einen erhöhten Widerstand zur Bewegung des Zwerchfells erzeugt und deinem Partner zu erkennen hilft, wie kraftvoll das Zwerchfell ist.

Wenn dein Partner in die Brust hinein atmet (achte darauf, dies nicht mit Kraft zu verhindern), fällt er entweder unbewusst in ein ineffizientes Atemmuster zurück oder er traut der Kraft seines Zwerchfells nicht – es sei denn, du wendest zu früh zu viel Druck auf sein Zwerchfell an und verursachst dadurch ein unangenehmes Gefühl.

# Kontrolle *von* Amplitude *und* Kraft

Nun ist es an der Zeit herauszufinden, mit welcher Amplitude – also in welcher Länge – du mit dem Bauch ein- und ausatmen kannst. Dies tust du, indem du kraftvoll so stark wie möglich ausatmest, sodass du deine Lunge völlig absenkst und anschließend das Zwerchfell so stark wie möglich kontrahierst (ohne jedoch hinterher mithilfe der Atemmuskeln in der oberen Brust den Brustkorb auszudehnen).

An dieser Stelle geht es nicht darum, so viel Luft wie möglich aufzunehmen, sondern komplett mit dem Bauch ein- und auszuatmen. Indem du die Amplitude des Einatmens in den Bauch erhöhst, erhöhst du automatisch auch die Amplitude deines Ausatmens mithilfe des Zwerchfells. Entspanne dazu zunächst das Zwerchfell und atme ganz normal aus, was vom maximal möglichen Ausatmen ganz weit entfernt ist. Beginne im Moment zwischen dem Ende des Ausatmens und dem Beginn des Einatmens, deine Ausatemmuskulatur stärker zu kontrahieren. (An einem so kraftvollen, erzwungenen Ausatmen sind ganze acht Muskeln beteiligt, nicht nur die quer verlaufenden Bauchmuskeln!) Dies sollte sich anfühlen, als würdest du in der Öffentlichkeit deinen Bauch einziehen, um ihn flacher erscheinen zu lassen, als er ist, nur dass du ihn immer und immer weiter einziehst, so lange und weit wie möglich. Zieh deinen gesamten Taillenbereich ein, bis du eine ganz intensive Straffheit spürst, deine Lunge sich komplett leer anfühlt und sich der Umfang deines Brustkorbs signifikant reduziert hat. Du kannst beim Ausatmen bewusst ein Geräusch mit deiner Kehle machen, falls dir das hilft, das Ausatmen zu betonen und zu verstärken. Sobald du spürst, dass deine Lunge komplett geleert ist – was sie nicht wirklich ist, aber es wird sich so anfühlen –, fahre damit fort, ganz normal einzuatmen, bis du den Punkt zwischen Ein- und Ausatmen erreichst, an dem du normalerweise aufhören würdest, einzuatmen. Drück deinen Bauch an diesem Punkt noch mehr heraus, bis es nicht weiter geht. Dein Bauch sollte nun so prall wie möglich aussehen, weil dein Zwerchfell im vollen Maße aufgebläht ist, was deinen Bauch so weit wie möglich hervorschiebt.

Während des in dieser Übung erzwungenen Ein- und Ausatmens kannst du mitunter Anspannung, Unbehagen oder leichten Druck in Bereichen deines Körpers spüren, von denen du gar nicht erwartet hättest, dass sie an deiner Atmung beteiligt sind. Das liegt daran, dass die Atemmuskulatur im Bauch intraabdominalen Druck erzeugen kann und damit eine ganz wesentliche Rolle sowohl bei der Stabilisierung deiner unteren Wirbelsäule als auch des Beckens spielt. (Diesen »Bracing« genannten Effekt beschreibe ich ausführlich in Teil 4.) Bei erzwungenem Ein- und Ausatmen kontrahieren sowohl dein Zwerchfell als auch deine quer verlaufenden Bauchmuskeln maximal, was stark an deinen unteren Rippen, dem Brustbein, der Wirbelsäule und dem Beckenbereich zieht. Es übt außerdem Druck auf deine Organe aus, was du vielleicht nicht gewohnt bist.

**WARNUNG!**

Wenn du ein unangenehmes Gefühl verspürst, höre entweder ganz auf oder reduziere Kraft und Amplitude deiner Bauchatmung. Es erfordert progressives Training, um die Atemmuskulatur in deinem Bauch und die verschiedenen Gewebe, die am Einsatz dieser Muskulatur beteiligt oder davon betroffen sind, zu kräftigen. Behalte in jedem Fall im Hinterkopf, dass diese Übung nur für deine »Wahrnehmung« gedacht ist. Sie hilft dir, die Atemmuskulatur in deinem Bauch besser zu spüren und dadurch auch besser einzusetzen. Unter realen Bedingungen wirst du, wenn du in Bewegung bist, kaum eine vollständige Bauchatmung hinbekommen. Doch das erkläre ich etwas später in diesem Kapitel noch ausführlich. Die Kräftigung aller an der Bauchatmung beteiligten Muskeln und Gewebe findet primär dann statt, wenn du Bauchatmung während Bewegung oder körperlicher Anstrengung anwendest.

# Kontrolle *des* Rhythmus

Als Nächstes lernst du, Zwerchfell und quer verlaufenden Bauchmuskeln abwechselnd mit verschiedenen Tempi und Amplituden zu kontrahieren und wieder zu entspannen, was dir dabei hilft, deinen gewünschten Atemrhythmus zu erzeugen. Führe die folgenden Atemübungen aus und achte darauf, dabei nur durch die Nase zu atmen.

## Langsame Atmung

Das primäre Ziel der folgenden Übung ist es, Überatmung zu vermeiden und dein unbewusstes Atemmuster so neu zu programmieren, dass du im Ruhezustand langsam (oder zumindest langsamer) atmest. Trainiere, deinen Atem so weit es geht zu verlangsamen – sowohl beim Ein- als auch beim Ausatmen –, allerdings ohne deinen Atem anzuhalten. Das Ausatmen lässt sich in der Regel leichter verlangsamen, weshalb du normalerweise mehr Zeit mit Ausatmen als mit Einatmen verbringst. Deine Fortschritte kannst du leicht überprüfen, indem du auf die Uhr schaust und mitzählst, wie viele Atemzüge du pro Minute nimmst. Setz dir als erstes Ziel, nicht mehr als zehnmal pro Minute ein- und auszuatmen. Später könntest du bis zu einem einzigen Atemzug pro Minute heruntergehen.

Auch wenn du nicht wirklich den Atem anhältst, ist diese langsame Atmung ein wirksames Mittel, um deine Zellatmung zu verbessern. Bedenke, dass es sinnvoller ist, auf einen Punkt hinzuarbeiten, an dem du eine minimale Anzahl Atemzüge pro Minute mindestens zehn Minuten lang aufrechterhalten kannst, als nur einmal pro Minute zu atmen, die Übung aber nach 60 furchtbaren Sekunden abbrechen musst, weil du wie ein Ertrinkender nach Luft schnappst.

In jedem Fall wird dir die langsame Atmung nicht nur helfen, deine Zellatmung zu optimieren und dir einen ruhigeren Atemrhythmus anzugewöhnen, sondern du wirst unmittelbar ihre beruhigende Wirkung spüren, die geradezu süchtig macht.

## Hyperventilation

Diese Übung ist das genaue Gegenteil der vorherigen Übung zur langsamen Atmung und gewissermaßen eine Art freiwillige, übertriebene Form der Überatmung. Der Unterschied zwischen dieser Übung und unabsichtlicher Hyperventilation ist, dass du dabei in den Bauch und nicht oberflächlich in die Brust hinein atmest. Die Übung lehrt dich, in der Lage zu sein, die Spannungs-Entspannungs-Bewegung von Zwerchfell und quer verlaufenden Bauchmuskulatur schnell sein zu lassen und trotzdem einen schnellen Umsatz beizubehalten. Dabei kann es recht schwierig werden, die perfekte Kontrolle über dein Bauchatemmuster zu behalten, ohne durcheinanderzukommen und wieder in die Brustatmung zurückzufallen.

Es ist deshalb sinnvoll, deine Hände beim Ausführen dieser Übung auf Bauch und Brust zu platzieren, sodass du ein direktes Feedback erhältst, wenn du in ein inkorrektes Atemmuster verfällst und deine Brust beginnt, sich zu heben. Beschleunige deine Atmung fortlaufend, bis auf bis zu zwei Atemzyklen pro Sekunde (mindestens aber auf 100 pro Minute), was eine sehr hohe Frequenz ist, die du nicht lange aushalten kannst. Je schneller du atmest, umso stärker musst du selbstverständlich Amplitude und Dauer jedes Atemzugs reduzieren.

Du musst diese Übung nicht länger als 30 Sekunden am Stück ausführen. Sobald du ein so schnelles Bauchatemmuster etwa eine halbe Minute lang ohne Unterbrechung, Verwirrung, unregelmäßige Rhythmen oder Rückfall in die Brustatmung gleichmäßig beibehalten kannst, kannst du aufhören zu üben.

## Freier Rhythmus

Nun, wo du sowohl lange und langsam als auch schnell und kurz atmen kannst, kannst du dir vorstellen, du seist ein »Atem-Schlagzeuger«, der beim Spielen ständig den Atemrhythmus wechselt. In der folgenden Übung vermischst du absichtlich kurzes, langes, langsames und schnelles Ein- und Ausatmen und wechselst zwischen ihnen hin und her, wie es dir beliebt. Du kannst die Geräusche, die dabei in deiner Nase oder Kehle entstehen, akzentuieren, um die Übung noch akustischer und »musikalischer« zu gestalten.

Diese Übung fördert echte Kontrolle der Bauchatmung und du kannst damit deinen Atem nach Belieben mit spezifischen Bewegungen oder Aktivitäten synchronisieren.

# Maximale Lungenkapazität erreichen

Nachdem du dich durch die Übungen zur langsamen Atmung, zur Hyperventilation und für einen freien Rhythmus gearbeitet hast, kannst du beginnen, die Kapazität deines Brustkorbs voll auszunutzen, was – mit Bauchatmung kombiniert – eine gesteigerte Luftaufnahme ermöglicht. Gesteigerte Luftaufnahme bedeutet in diesem Fall mehr Luftvolumen pro Atemzug, was nicht unbedingt heißen muss, dass du deine Atemfrequenz erhöhst, je nachdem, aus welchem praktischen Grund du deinen Brustkorb erweiterst. Hier ist eine gesteigerte Luftaufnahme etwas anderes als Überatmung, bei der viele kleine Atemzüge zu einer insgesamt zu hohen Menge eingeatmeten Sauerstoffs führen.

Die Fähigkeit, den Brustkorb optimal zu erweitern, ist uns angeboren und beim Ausführen kurzer Phasen hochintensiver Bewegungen nützlich. Sie hat folgende positive Auswirkungen:

- Sie hilft dir, eine Anstrengung zu bewältigen, was deine Atemfrequenz erhöht.
- Sie hilft dir, dich schneller von einer Anstrengung zu erholen, was deine Atemfrequenz in der Regel wieder normalisiert.
- Sie ermöglicht dir – wenn nötig –, den Atem anzuhalten, was deine Atemfrequenz verlangsamt.

Du tauschst dabei weder Bauch- gegen Brustatmung noch verfällst du in diesen Situationen wieder in die oberflächliche Brustatmung, sondern du verlängerst deine Atmung und erweiterst sie bis in die Brust hinein. Dabei beginnst du stets mit (einer schnelleren) Bauchatmung und füllst die Lunge weiter bis oben hin, indem du deine oberen Atemmuskeln verwendest.

Ziel der folgenden Übungen ist, deine Wahrnehmung der dreidimensionalen Ausdehnung deines Brustkorbs und der »Räume«, in denen diese Ausdehnung stattfindet – vor allem die Seiten und Rückseite des Brustkorbs –, zu verbessern. Es ist ein weitverbreiteter Irrtum, dass sich der Brustkorb nur nach vorn ausdehne (wie eine Brust, die herausgestreckt wird). In Wirklichkeit dehnt sich der Brustkorb aber ringsum aus, dein Atem ist vermutlich nur zu flach und zu schwach, als dass es dir auffallen würde. Die »Rundum«-Ausdehnung des Brustkorbs passiert bereits, wenn du einen tiefen Atemzug in den Bauch nimmst. Du wirst die Ausdehnung jedoch weniger auf der Rück- oder Vorderseite (der Brust) wahrnehmen, sondern vor allem an den Seiten, weil dieses Aufblähen größtenteils im unteren Teil der Lunge stattfindet, was wiederum die unteren Rippen nach außen drückt. Sobald du die Grenze deiner Zwerchfellatmung erreicht hast, solltest du in der Lage sein, deinen Brustkorb spürbar seitlich, frontal und nach hinten auszudehnen, um deine Lungenkapazität zu maximieren.

Je flexibler dein Brustkorb ist – genauer gesagt, je mehr Flexibilität deine Brustwirbelsäule besitzt, wie beweglich also Brustkorb und Wirbelsäule sind –, desto mehr Platz hat deine Lunge, sich auszudehnen und ihre volle Kapazität zu erreichen. Viele »natürliche Bewegungen« – einschließlich, aber nicht ausschließlich Kriechen, Rollen, Hängen und Lasten über Kopf heben, tragen dazu bei, die Brustwirbelsäule biegsam zu machen oder zu halten, was dir erlaubt, freier zu atmen. Du kannst die teilweise oder vollständige Ausdehnung des Brustkorbs als separate Übung ausführen, um Beweglichkeit und Volumen deines Brustkorbs zu erhöhen.

**WARNUNG!**

Ähnlich wie die erzwungene Bauchatmung fordert auch die erzwungene Brustatmung die Muskulatur und das Gewebe des oberen Atemapparates, sodass sich diese Übung unangenehm anfühlen kann. Die erhöhte Luftzufuhr kann zu Schwindel führen. Achte deshalb auf Warnsignale und erste Anzeichen für Schwindelgefühle und pausiere oder reduziere die Intensität des Trainings, sobald du dich unwohl fühlst.

Beginne jede Übung mit einem kraftvollen, doch nicht erzwungenen Ausatmen, gefolgt von einem vollständigen Einatmen mithilfe des Zwerchfells. Achte in jedem Bereich, auf den du dich konzentrierst, auf den spürbaren Volumenunterschied zwischen vollständigem Aus- und Einatmen.

## Rippenatmung *(untere Rippen)*

1 Lege deine Hände um den unteren Bereich deiner Rippen und übe leichten Druck aus. Du kannst deine Daumen in Richtung deiner Nieren/des Rückens ausstrecken, um ein noch besseres Rundum-Feedback deiner Rippen zu bekommen. Lass komplett die Luft aus dem unteren Teil deiner Lunge.

2 Atme tief durch dein Zwerchfell ein und drück dabei weiter mit den Händen gegen deine Rippen. Erlaube deinen Rippen aber, sich zu den Seiten maximal auszudehnen.

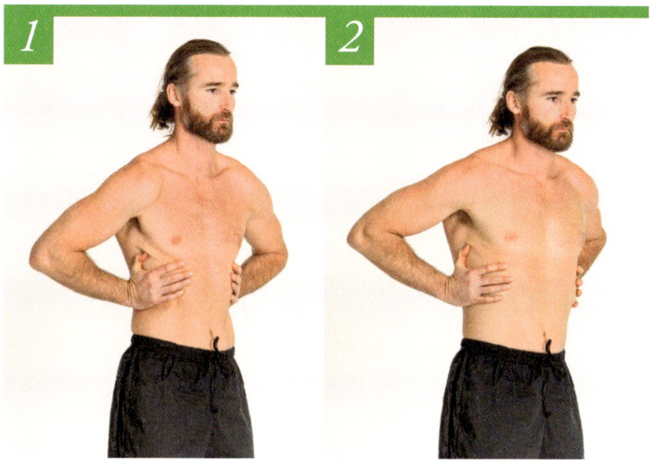


## Rückenatmung

Dein Rücken ist der Ort, an dem sich der Brustkorb am stärksten ausdehnen kann und deine Lungenkapazität sich potenziell am meisten vergrößern lässt. Das erklärt, warum Radsportler trotz ihrer nach vorn gekrümmten Haltung effektiv atmen können: Ihr Brustkorb kann sich dabei zwar nicht nach vorn ausdehnen, dafür aber vollständig nach hinten.

1 Nimm eine stehende (oder sitzende oder kniende) Position ein, streck die Wirbelsäule und drück deine Unterarme eng gegeneinander und gegen die Brust, um zu verhindern, dass sie sich ausdehnt. Atme zuerst tief (aber nicht vollständig) aus und anschließend vollständig ein (bis zum Punkt vollständigen Einatmens in den Bauch, an dem du nicht weiter durch das Zwerchfell einatmen kannst). Dies sollte für ein mildes Gefühl der Ausdehnung auf der Rückseite deines Brustkorbs sorgen. Nutze nun deine oberen Atemmuskeln, um deinen Brustkorb so weit wie möglich nach hinten auszudehnen. Wenn du im hinteren Teil deines Brustkorbs beweglich genug bist, bekommst du dabei einen Rundrücken –, nicht weil deine Wirbelsäule rund wird, sondern weil dein Brustkorb vollständig nach hinten aufgebläht ist.

2 Lege dich bäuchlings hin und lass von einem Partner mit flachen Händen kräftig Druck auf deinen oberen Rücken ausüben (die Position kann sich mit jedem Einatmen ändern). Atme tief (aber nicht vollständig) aus, dann atme vollständig durch den Bauch ein, sodass du spürst, wie dein Bauch gegen den Boden drückt. Der Widerstand deines Partners gegen die Ausdehnung der Rückseite deines Brustkorbs wird ganz deutlich, wenn du dich wirklich auf das Ausdehnen dieses Bereichs konzentrierst. Du wirst spüren, dass auch deine Brust sich ausdehnen will, es aber nicht kann, weil der Boden im Weg ist.

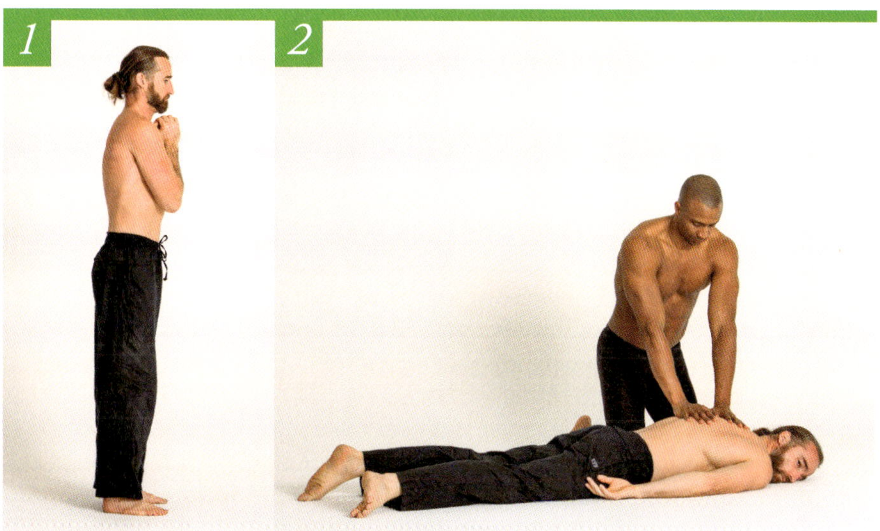

## Brustatmung

Die Ausdehnung der Brust beherrscht jeder ganz reflexartig, was jedoch nicht bedeutet, dass man es nicht auch optimieren könnte.

Beuge dich aus der Hüfte heraus nach vorne und lege die Hände auf die Knie, um deinen Torso zu stützen. Strecke den oberen Teil deiner Wirbelsäule, als ob eine Hand dagegendrücken würde. Atme aus, atme in den Bauch und dehne deine Brust beim Einatmen so weit wie möglich aus. Du solltest spüren, wie sich dein Schlüsselbein leicht bewegt, wodurch sich auch das obere Drittel deiner Lunge mit Luft füllen kann. Diese Bewegung des Schlüsselbeins findet immer statt, wenn du deine Brust vollständig ausdehnst; in dieser Position spürst du sie aber wahrscheinlich ganz besonders, weil du dich speziell darauf konzentrierst.

1

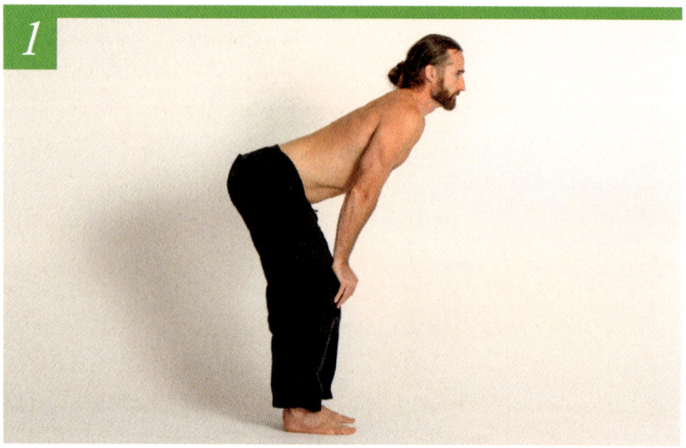

## Bracing und Widerstandsatmung

Widerstandsatmung, auch bekannt als »inspiratorisches Muskeltraining« (IMT), ist eine effektive Möglichkeit, die Kraft und Ausdauer deines Zwerchfells zu steigern, um während Anstrengungen länger eine effiziente Atmung aufrechterhalten zu können, vor allem bei hoher Intensität. Sie unterstützt außerdem eine Verbesserung der Zellatmung. Wenn du die Bauchatmung bereits gut beherrschst, findet Widerstandsatmung bei körperlicher Anstrengung ganz automatisch statt, zum Beispiel wenn die Bauchwand unter großer Spannung steht (wie beim Heben oder Tragen schwerer Lasten, kraftvollen Sprüngen oder Grappling vom Rücken aus). Es ist ein Reflex – und eine Technik –, die »Bracing« (deutsch etwa: Versteifung) genannt wird und dir hilft, deine untere Wirbelsäule zu stabilisieren. Trotz der hohen Spannung müssen Zwerchfell und quer verlaufende Bauchmuskeln optimal funktionieren, ohne in die Brustatmung zurückzufallen. Es ist jedoch eine Sache, in den Bauch hinein zu atmen, wenn du darauf achtest und dich im Ruhezustand befindest, aber eine ganz andere, Bauchatmung aufrechtzuerhalten, wenn du schnell deine Position oder Bewegungsmuster, Intensität oder Anstrengung änderst, was bei der »natürlichen Bewegung« häufig der Fall ist. Um Brustatmung zu vermeiden, wenn du dich bewegst, musst du zunächst den Reflex und die Stärke entwickeln, um Zwerchfellatmung unter Bauchspannung beizubehalten – mit anderen Worten: Du musst die Fähigkeit entwickeln, deinen Körper zu versteifen, zu »bracen«. Bracing muss zu einem Reflex werden, denn während adaptierbarer Bewegung musst du deine Aufmerksamkeit vielleicht anderen Aspekten deiner körperlichen Tätigkeit oder Anstrengung widmen, wie Antizipation, Timing, Genauigkeit und so weiter. Bracing sollte reflexartig stattfinden, mit einem Grad der Anspannung, der von der Intensität der Anstrengung abhängt und davon, wie viel Unterstützung deine Wirbelsäule benötigt, um während deiner Bewegung stabil zu bleiben.

Mit der folgenden Übung zur Bauchatmung mit Widerstand kannst du diese Art von Anforderung nachahmen und die Kraft und Ausdauer deiner Bauchatmung dadurch verbessern. (Hinweis: Die Übung zur Widerstands-Bauchatmung verbessert nicht die Zellatmung, es sei denn, du kombinierst sie mit der Widerstands-Mundatmung.) Du musst die Bauchdecke – das Netz aus Bauchmuskeln und Gewebe im Rumpf – kontrahiert lassen, um deine untere Wirbelsäule zu stabilisieren und die sitzende Position im Gleichgewicht beizubehalten, egal, ob dein Zwerchfell angespannt oder entspannt ist. Während das Zwerchfell während des Einatmens also völlig entspannt sein kann und muss, müssen die quer verlaufenden und anderen Bauchmuskeln in dieser Position konstant kontrahiert bleiben – und nicht nur beim Ausatmen. Wenn das Zwerchfell beim Einatmen kontrahiert, dann muss es dabei gegen den Widerstand deiner Bauchmuskeln drücken, wodurch es sich prima kräftigen lässt.

Wenn du Bauchkontrolle unter sehr starker Kontraktion der Bauchmuskulatur in einer kontrollierten Position bewusst meistern kannst, dann gelingt dir dies auch eher bei dynamischeren Bewegungen, bei denen deine Bauchmuskulatur ebenfalls stark kontrahiert wird. Selbstverständlich erleichtert dir das Meistern der Kontrolle unter starker Anspannung auch die Bauchatmung bei nur leichter oder gar keiner Spannung in der Bauchmuskulatur.

## Bauchwiderstand

Nimm eine sitzende Gleichgewichtsposition ein, hebe beide Füße vom Boden und verlagere das gesamte Körpergewicht auf dein Gesäß, wodurch große Spannung in deiner Bauchmuskulatur entsteht. Atme ausschließlich in den Bauch, während du diese Position hältst. Du kannst deine Hände auf Bauch und Brust legen, um zu prüfen, ob du auch wirklich nur bauchatmest und nicht etwa in die Brustatmung verfällst. Dir sollte auffallen, dass die Bewegungsamplitude deiner Bauchdecke aufgrund der Spannung nicht so hoch ist wie normalerweise. Du kannst dabei etwas nach vorn oder zur Seite schaukeln und auch den Rhythmus deiner Atmung verändern. Pausiere, wenn es dir zu schwerfällt, die Position oder dein Atemmuster beizubehalten.

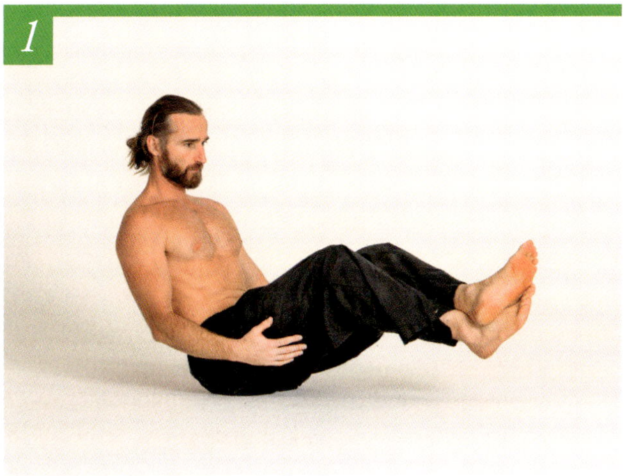


## Mundwiderstand

Eine weitere Möglichkeit, deine Atemmuskulatur zu trainieren, ist, die Luftzufuhr mit einem Widerstand zu erschweren. Entweder mithilfe einer entsprechenden Apparatur (schon eine einfache, leere Kugelschreiberhülse genügt) oder indem du deine Lippen schürzt und dadurch der Luft den Weg in deine Lunge erschwerst. Der Widerstand findet hier also am Eintrittspunkt deines Atems statt und hat gleich zwei Vorteile:

- Er kräftigt deine Atemmuskulatur, weil du kraftvoll, langsam und kontinuierlich Luft einziehen musst, um deine Lunge zu füllen. Wenn du den Fokus auf das Zwerchfell legst, wird auch das während dieser Übung gestärkt. Atmest du dagegen mit deinen oberen Atemmuskeln, kräftigst du diese. Du kannst diese Übung in jeder Position und sogar während langsamer Bewegung, zum Beispiel beim Spazierengehen, ausführen. Wichtig ist nur, wie hoch der Widerstand beim Atmen ist.
- Er verbessert die Zellatmung, was ich im folgenden Abschnitt genauer erläutere.

## Zellatmung

Ich habe den Begriff »Zellatmung« zu Beginn dieses Kapitels definiert und erklärt, dass eine effiziente Luftzirkulation die wirksamste Methode zur drastischen Verbesserung der Zellatmung darstellt.

Unabhängig von der Funktionsweise deiner Luftzirkulation verbessern sowohl hochintensives als auch Ausdauertraining deine metabolische Konditionierung insgesamt, darunter auch die Zellatmung. Außerdem kannst du die Zellatmung durch Mundatmung mit Widerstand verbessern, wie mit der letzten Übung, die ich oben beschrieben habe (oder durch Übungen, bei denen der Atem angehalten wird). Weil Widerstandsatmung deine Atemfrequenz deutlich verlangsamt, brauchst du Geduld, bis du genügend Sauerstoff aufgenommen hast. Wenn du zusätzlich das Ausatmen verlangsamst, sind die Wirkung und der Nutzen für die Zellatmung sogar noch größer, ähnlich den positiven Folgen des Luftanhaltens. Zwar hältst du nicht wirklich deinen Atem an, verlangsamst aber die Luftzirkulation derart, dass du deine Zellatmung so richtig forderst und zu Anpassungen zwingst.

Indem du langsam ausatmest und die Luft länger in deiner Lunge behältst, steht weniger Sauerstoff für dein Gewebe zur Verfügung, was den Sauerstoffeinsatz auf zwei Arten optimiert. Du kannst plötzlich

- mehr Sauerstoff aus einem bestimmten Volumen Luft extrahieren;
- Sauerstoff schneller zu dem Gewebe transportieren, das ihn benötigt (Organe, Muskeln, Zellen).

Doch das ist noch nicht alles. Wenn du deine Atmung verlangsamst (oder den Atem anhältst), wird der Sauerstoff in deinem Körper verbraucht und in Kohlenstoffdioxid ($CO_2$) verwandelt, das sich so lange ansammelt, bis du es irgendwann ausatmest. Indem du das Ausatmen verzögerst (weil du damit beschäftigt bist, gegen einen Widerstand einzuatmen oder deinen Atem anzuhalten), baust du eine höhere Toleranzgrenze für $CO_2$ auf, was bei extrem anstrengenden Tätigkeiten, wie beispielsweise Ausdauertraining und anaeroben Aktivitäten, sehr nützlich ist. Diese höhere Toleranz kann helfen, deine Leistung deutlich zu erhöhen.

Den Atem anzuhalten ist eine weitere Form des Atemtrainings, die vor allem für die Fortbewegung und Bewegungskompetenz im Wasser eine große Rolle spielt, insbesondere beim Tauchen und Schwimmen unter Wasser. Auch bei giftiger Luft ist es nützlich, wenn du deinen Atem längere Zeit anhalten kannst. Meiner Meinung nach ist es ziemlich wichtig, deinen Atem eine gewisse Zeit lang anhalten zu können, und zwar aus praktischen, realweltlichen Gründen und nicht nur zur Optimierung deiner körperlichen Leistungsfähigkeit. Ein Minimum von drei Minuten ist ein ganz gutes Ziel, doch das Luftanhalten über längere Zeit erfordert Trainingsmethoden und -programme, die den Rahmen dieses Buchs sprengen würden. Du kannst für dich selbst ein wenig experimentieren. Eine verbesserte Atemfunktion wird dabei von großem Nutzen sein.

# Atmen *in* Bewegung

Deine Fähigkeit, Atmung bei jeder Form von Bewegung oder körperlicher Aktivität zu nutzen und damit zu synchronisieren, bestimmt, wie viel Kontrolle du über deine Atmung besitzt. Wenn du in einer komfortablen, ruhenden Position deine Atmung kontrollieren kannst, während komplexer und intensiver Bewegungen aber die Kontrolle verlierst, besitzt du dann wirklich Atemkontrolle?

Atmen unterstützt achtsame Bewegung, Entspannung sowie die Positionskontrolle der unteren Wirbelsäule und des Beckens, was wiederum für eine bessere Körperhaltung und korrektes Timing bei der Ausführung der richtigen Bewegungsfolge einer bestimmten Technik sorgt. Atmen hilft dir außerdem, deine Energiesysteme effizienter zu nutzen.

Um Atemkontrolle in Bewegung zu entwickeln, ist es natürlich am wichtigsten, aufmerksam zu bleiben, weil deine Aufmerksamkeit leicht zu anderen Aspekten deiner Tätigkeit abdriften kann, wie Details einer spezifischen Technik, die du gerade versuchst zu erlernen oder zu verbessern, die sich verändernde Umgebung, durch die du navigierst, oder die schiere Willenskraft, die nötig ist, um eine intensive körperliche Anstrengung zu bewältigen. Weil dein Fokus so leicht von der Atmung abdriftet, ist es wichtig, mit vergleichsweise einfachen Übungen, Tätigkeiten und Umgebungen zu beginnen und all diese Faktoren progressiv zu steigern. Du beginnst also nur mit der Atmung und ergänzt all die anderen Faktoren Schritt für Schritt, während du die Atemkontrolle beibehältst. Eine großartige Atem-/Bewegungsübung ist beispielsweise das Ausführen verschiedener Bewegungen am Boden mit niedriger Intensität, während du die Bauchatmung beibehältst. Während deine Atmung normalerweise synchron mit deiner Bewegung erfolgen sollte, sollte eine beständige Bauchatmung den Kern deines Trainings bilden und die Bewegungen daran angepasst werden, wenn du beginnst, Atemkontrolle und Bewegung gemeinsam zu trainieren.

Die Hauptprobleme bei Atmung in Bewegung sind das Verfallen in Brustatmung, Überatmung und häufige, ungewollte und anhaltende Phasen unbewusster Apnoe (Luftanhalten). Insgesamt solltest du dich darauf konzentrieren, die Bauchatmung beizubehalten, ohne im Moment des Ein- und Ausatmens zu viel darüber nachzudenken. Dies gilt vor allem für zyklische Bewegungen wie Laufen, wo die Anstrengung ununterbrochen und mit hoher Schrittfrequenz zwischen beiden Beinen aufgeteilt wird, wodurch die Entscheidung für ein optimales Timing des Ein- und Ausatmens irrelevant wird. Synchronizität ist also von großer Bedeutung und kann die Effizienz von Bewegung fördern. Während die Relevanz einer solchen Synchronizität beim Schwimmen (wenn sich dein Gesicht phasenweise unter Wasser befindet) sehr deutlich wird, so spielt sie auch an Land eine wichtige Rolle, vor allem bei großen Anstrengungen und spezifischem Timing.

Zu guter Letzt solltest du bedenken, dass Einatmen für Spannung im Körper sorgt, während Ausatmen zu Entspannung führt und du dies zu deinem Vorteil nutzen kannst. Du kannst einatmen und deinen Körper damit vor einer intensiven Muskelkontraktion »aufladen«. Du kannst deinen Atem kurz anhalten, um den Anspannungseffekt aufrechtzuerhalten, während du große Mengen Kraft entwickelst, und du kannst entspannen, indem du sofort nach der Kontraktion ausatmest. Du kannst das Timing des Ausatmens auch frei wählen und es auf den Moment legen, in dem du während einer Bewegung die meiste Entspannung benötigst. Bei zu tiefem oder zu kräftigem Ein- oder Ausatmen kann diese an- und entspannende Wirkung deine Leistung allerdings negativ beeinflussen, wenn sie nämlich zum falschen Zeitpunkt geschieht. Wie ich bereits knapp angerissen habe, solltest du während einer Bewegung kaum vollständig ein- und ausatmen, genauso wie du im Alltag nur selten deine volle Lungenkapazität verwenden oder maximal ausatmen musst. Tatsächlich erfordert effiziente Atmung während der meisten Bewegungen und körperlichen Anstrengungen eine konstante, leichte Kompression (das oben erwähnte Bracing) deiner Bauchregion und das Vermeiden zu langen Ein- und Ausatmens bis hin zum Erreichen der maximalen Bauchausdehnung. Ich kann das leider nicht anhand von Fotos zeigen, aber lade dich ein, für dich selbst ein wenig zu experimentieren, während du mit dem Training von Atemkontrolle in Bewegung beginnst.

Die beste Art, dies zu tun, ist, einige Bewegungsvarianten aus der Bodenbewegung, die in Kapitel 24 und 25 vorgestellt werden, für dich zu entdecken.

# 14 Positionierung

**Wenn du effiziente Kontrolle über die fundamentale interne Bewegung der Atmung zurückgewonnen hast, möchtest du sicher dieselbe Effizienz und Kontrolle auch über die Bewegungen deines gesamten Körpers, beginnend mit den Positionen und Körperhaltungen, die du regelmäßig benötigst und einsetzt, erlangen.**

Die Zahl menschlicher Körperhaltungen ist geradezu unüberschaubar groß. Natürlich befindet sich deine primäre Position, im Sinne deines Standorts, zunächst einmal auf dem Planeten Erde, egal, wo du dich im Moment geografisch aufhältst. Diese Allgemeingültigkeit ist wichtig, denn in diesem Kapitel wird es auch um Schwerkraft gehen und wie sie uns beeinflusst – speziell unsere Körperhaltungen und Bewegungen.

Darüber hinaus bezieht sich der Begriff »Position« (Körperhaltung) auf eine enorme Vielfalt möglicher physischer oder anatomischer Konfigurationen des menschlichen Körpers, weshalb wir auch *menschliche Positionierung* dazu sagen. Menschliche Positionierung kann alles bedeuten, von der Position deiner Finger, Zehen, Augen oder Zunge bis hin zur Stellung deines gesamten Körpers. Genauso wie das Spektrum menschlicher Bewegung nicht auf die »natürliche Bewegung« begrenzt ist, ist menschliche Positionierung nicht auf natürliche Positionen begrenzt. Jeder kann atypische Positionen entdecken oder neu erfinden, zum Beispiel beim Tanzen, Schauspielern oder während akrobatischer Übungen. Positionen können auch mit bestimmten Traditionen oder Riten verknüpft sein (Yoga, Religion, Spiritualität). Du kannst eine Pose aus ästhetischen, artistischen oder albernen Gründen einnehmen.

Dieses Buch hingegen konzentriert sich auf die verblüffend große Anzahl natürlicher Positionen wie Liegen, Kriechen, Knien, Sitzen, Kniebeugen, Stehen, Balancieren oder Hängen (und andere). Natürliche Positionen sind alle praktischer Natur und können zum Warten, Ausruhen, Erholen, Schlafen, Essen, sich Erleichtern, Meditieren, Arbeiten, Fahren, Schießen, Verstecken, Schützen, Spielen, Sex und Gebären eingesetzt werden. Das Leben ist eine endlose Folge von Positionen – absichtlichen, reflexartigen und unbewussten.

Obwohl wir beim Begriff »Position« primär an etwas ausschließlich Statisches und Bewegungsloses denken, was tatsächlich auch ein Teil davon ist, dürfen wir auch dynamische Positionen während einer Bewegung nicht vergessen. Bewegung selbst ist nichts anderes als eine dynamische Veränderung der Körperposition. Es ist illusorisch, Position und Bewegung als zwei getrennte Entitäten zu betrachten. Wenn du dich nicht gerade total entspannt in einer liegenden Position befindest, erfordert es aktive Partizipation, eine bestimmte Position zu halten, mit einem gewissen Grad an Kraft und Anspannung, um überhaupt die Bewegung zu ermöglichen, mit der du die Position einnimmst und hältst, was letztlich auch nichts anderes als Bewegung ist. Andererseits ist Bewegung nichts anderes als eine dynamische Abfolge von Positionen, die du nacheinander mit einem bestimmten Timing, einer bestimmten Dauer und Intensität einnimmst. Bewegung ist der Prozess von Positionswechseln. Starke, effiziente, kontrollierte Positionen verschaffen dir einen signifikanten mechanischen Vorteil, was Bewegung, Balance, Entspannung, Koordination und den Übergang zur nächsten Bewegung (oder nächsten Position) angeht.

Positionierung zu verstehen und zu meistern, bedeutet, Bewegung schneller zu lernen, zu verbessern und letztlich ebenfalls zu meistern. Kontrolliere die Position, und du kontrollierst die Bewegung. Je besser du eine Position kontrollierst, umso besser bewegst du dich. Der nächste Abschnitt beschäftigt sich daher mit Positionskontrolle.

# Positionskontrolle

*Positionskontrolle* ist die Fähigkeit, Körperpartien bewusst so optimal zu organisieren, dass du eine bestimmte Position halten oder eine bestimmte Bewegung oder körperliche Aktivität in einem bestimmten Kontext so effektiv und effizient wie möglich ausführen kannst.

Positionskontrolle erfordert zunächst eine korrekte Ausrichtung – also die Kontrolle darüber, wie du jedes Segment deines Körpers in Bezug auf andere Partien, unabhängig von der Komplexität* der Umgebung, positionierst oder »ausrichtest«. Mit anderen Worten: Ausrichtung ist die bewusste Organisation oder relative Position (Orientierung, Winkel) der Knochen zueinander für optimale Positionseffizienz (hinsichtlich maximaler Stabilität, Hebel und Kraftentwicklung, minimalem Energieverbrauch und minimaler Gelenkbelastung).

Weil das Ziel von Ausrichtung Effektivität und Effizienz lautet, bedeutet perfekte Ausrichtung nicht zwingend Linearität. Ein »gerader Rücken« ist beispielsweise großartig geeignet, um etwas Schweres zu heben, und ein »runder Rücken« nicht. Mit einem geraden Rücken kannst du allerdings nicht rollen. Damit dir das flüssig gelingt, benötigst du eine ausgeprägte Krümmung der Wirbelsäule. Im ersten Fall ist die Wirbelsäule perfekt ausgerichtet, die gekrümmte Wirbelsäule im zweiten Fall ist es allerdings auch, wenn auch nicht gerade »ausgerichtet«.

Haltung ist ein ganz wesentlicher Teil von Ausrichtung. Normalerweise bezieht sich der Begriff »Haltung« speziell auf die lineare Ausrichtung der Wirbelsäule vom Kreuzbein bis zum Hals (der berüchtigte »gerade Rücken«), wenn sich der Körper in einer aufrechten/senkrechten Position befindet, wie beim Stehen oder Sitzen. Ich würde den Haltungsbegriff gerne auf jede Position erweitern, die einen geraden Rücken erfordert, um effizient zu sein, wie das Beugen aus der Hüfte und das Kriechen auf Füßen und Händen, die zufällig zu den besten Bewegungen für die Stimulation derselben Muskeln gehören, die auch eine korrekte und kontrollierte Haltung unterstützen. Haltungskontrolle ist die Fähigkeit, eine stabile, »neutrale« Wirbelsäule (also einen geraden oberen und unteren Rücken) beizubehalten, und ist ein Aspekt der Positionskontrolle, der von großer Bedeutung ist. Sobald du deine Positionen während langsamer Bewegungen ordentlich kontrollieren kannst, ist der nächste Schritt, dieselbe positionelle Integrität aufrechtzuerhalten, wenn du in einem höheren Tempo von Position zu Position wechselst, was du ja tust, wenn du beginnst, dich zu bewegen.

Positionen erfordern meist dieselben Elemente, die auch für Bewegung nötig sind:

- **Kraft:** Außer bei Positionen, in denen dein Körper vollständig entspannt und deine Muskulatur nirgends angespannt ist (wirklich »passive« Positionen sind Bewusstlosigkeit, Lähmung oder Tod), beginnt das Einnehmen einer Position immer mit muskulärer Kontraktion. Die Spannung ist nötig, um eine Position erst einzunehmen und dann mit Stabilität in jedem daran beteiligten Gelenk zu halten. In Kapitel 15, »Spannung – Entspannung«, gehe ich noch weiter auf dieses Thema ein. Genauso beeinflusst die Position auch die Muskelfunktion und -leistung.
- **Beweglichkeit:** Du musst beweglich genug sein, um Positionen ungehindert einnehmen zu können und in deinem Bewegungsumfang nicht eingeschränkt zu werden.
- **Propriozeption (auch als »Tiefenwahrnehmung« bekannt):** Dies ist die angeborene Fähigkeit, Signale des Körpers in Bezug auf Position, Bewegung und Gleichgewicht wahrzunehmen. Mit anderen Worten: Wenn du eine Position hältst, bist du dir der Position jedes Körperteils im Verhältnis zu den anderen, aber auch zur Umgebung und Schwerkraft bewusst, was dir ermöglicht, Balance herzustellen und zu halten. Das Thema Balance wird in Kapitel 26, »Balancierbewegungen«, ausführlich behandelt.
- **Exterozeption:** Dies ist der Teil der Propriozeption, der sich speziell auf Positionierung und die Umweltfaktoren bezieht, mit denen du durch physischen Kontakt direkt interagierst. Exterozeption ist eine angeborene Fähigkeit – die sich aber auch entwickeln lässt – mit der du Stimuli wahrnimmst, die von der Oberfläche stammen, die deinen Körper stützt. Du kannst damit deine Position bestimmen und einschätzen, wie gut sie sich beibehalten lässt. Diese Fähigkeit ermöglicht dir, die Balance zu halten und zur nächsten Bewegung überzugehen. Ein bedeutender Teil der Exterozeption hat deshalb damit zu tun, Reibungswiderstand oder »Reibung« zu erkennen, worauf ich aber noch einmal detailliert auf Seite 122 unter dem Punkt »Wahrnehmung von Reibung und Stützoberflächen« eingehe.

* Das bedeutet, dass die Umgebung flach und stabil ist und keine spezifischen Positionsanpassungen erfordert.

Zu guter Letzt hat Positionierung auch etwas damit zu tun, wie du bewusst jeden Teil deines Körpers in Relation zur Umgebung positionierst – und nicht nur mit der Wahrnehmung davon (Exterozeption). Die Umgebung kann jegliche externe Variable sein (Terrain, Wetter, der Körper von jemand anderem), an die du dich anpassen musst, um Effektivität und Effizienz zu gewährleisten. Beispielsweise ist die Position deiner Arme auf einer horizontalen Oberfläche, wenn du daran hängst und dich ausruhst, eine andere, als wenn du versuchst, dich daran hochzuziehen und auf diese hinaufzuklettern. Die Umgebung birgt Anforderungen, die sich nicht verleugnen lassen – und die du durch Exterozeption fühlen kannst –, und sie diktiert, wie du sowohl kleine als auch große Positionsänderungen ausführst. (Es geht also wieder einmal um Adaptierbarkeit.) Sobald du deine Positionen bei der Ausführung mit niedriger Intensität ordentlich kontrollieren kannst, ist der nächste Schritt, dieselbe Positionskontrolle auch bei höherer Intensität in einer vereinfachten Umgebung aufrechtzuerhalten – wenn du zum Beispiel schneller rennst, höher springst und so weiter. Die ultimative Herausforderung ist es, eine solche Kontrolle über deine Positionen auch dann hinzubekommen, wenn du dich durch komplexe Umgebungen bewegst. Wenn du nicht jetzt bereits in der Lage bist, grundlegende Positionen fehlerfrei und nach Belieben zu halten, wenn du keine winzigen Korrekturen vornehmen kannst, ohne groß darüber nachzudenken, oder wenn du ohne Intensität (Geschwindigkeit, Entfernung, Höhe) oder Umgebungskomplexität (unebene, rutschige, sich bewegende Oberflächen) bereits verwirrt bist – was wird dann passieren, wenn du die Positionen bei einem höheren Intensitätsgrad oder innerhalb komplexer Umgebungen einnehmen musst?

Ganz einfach: Dann hast du ein mächtiges Problem. Bei der »natürlichen Bewegung« ist Positionierung eine ganz wesentliche Fähigkeit, denn je weiter du mit deinem Training voranschreitest und je größer die Komplexität der Umgebung wird, umso größer wird auch die Intensität. Deshalb geht es bei der Positionskontrolle letztlich darum, Positionskorrekturen vorausschauend vorzunehmen, und zwar in Abhängigkeit davon, wie eine Bewegung in einem bestimmten Kontext – Umgebung und Situation – ausgeführt werden muss, um Stabilität und somit auch Effektivität und Effizienz der nächsten Position oder Bewegung zu garantieren, was ja der ganze Kern der Adaptierbarkeit von Bewegung ist. Wenn Menschen sich draußen in der Natur sehr langsam bewegen, weil das Terrain unebener wird, dann benötigen sie nicht unbedingt mehr Kraft oder Ausdauer, sondern brauchen vielleicht deshalb so lange, weil sie bei jeder Bewegung erst einmal eine verlässliche und sichere Position finden müssen.

Wie alle Aspekte des Bewegungstrainings wird auch Positionierung mithilfe aufeinander aufbauender Progressionen trainiert, von einfachen Umweltanforderungen bis hin zu komplexen und solchen mit steigender Intensität.

## Positionsvariabilität und der Mythos der »Allzweckposition«

Hast du je von der »Allzweck-Kniebeuge«-Position gehört? Dahinter steckt die Idee, dass eine einzige Kniebeugeposition für jeden Zweck verwendet werden kann. Wirklich jeden Zweck? Warum sind wir dann in der Lage, verschiedene Varianten der Kniebeugenposition einzunehmen? Weil jede dieser Varianten einen Zweck besitzt, einen bestimmten praktischen Kontext, in dem sie am besten geeignet ist. Vielen Dank, Evolution! Zu wissen, welche Variante für den Kontext, in dem sie verwendet wird, am passendsten ist, lässt dich verstehen, welchen Zweck jede Variante eigentlich besitzt und warum es so etwas wie Positionsvariabilität überhaupt gibt. Und wo wir gerade dabei sind: Welche Position ist eine »Variante«? Ist eine tiefe Kniebeuge mit enger Fußstellung und nach außen zeigenden Füßen eine Variante der Kniebeuge mit hüftbreiter Fußstellung und nach vorn zeigenden Füßen – oder ist es doch andersherum? Mich erinnert das Ganze an zwei Menschen, die dieselbe Sprache sprechen, aber mit unterschiedlichem Akzent. Wer von beiden hat dann den Akzent? Eigentlich beide, oder?

Um mit unterschiedlichen kontextbezogenen Faktoren umgehen zu können, bedarf es vielseitiger und häufiger Veränderungen deiner Position. In diesem Fall ist »zweckspezifische Position« ein besserer Begriff als »Allzweckposition«, auch wenn jede Positionsvariante mehr als einen Verwendungszweck haben mag.

Vergiss also die Vorstellung, dass irgendeine Position die »einzig richtige«, der »Standard« oder sogar die »beste« ist und andere Varianten dieser Position als unnütz oder weniger wichtig abgehakt werden können. Das nämlich geschieht, wenn man beginnt, an eine »Allzweckposition« zu glauben. Das Prädikat »die Beste« bedeutet rein gar nichts, ohne zu wissen, für welche spezifische Anwendung sie eingesetzt werden soll. Allzweckpositionen existieren schlicht und ergreifend nicht. Keine einzelne Position erfüllt absolut jeden kontextbezogenen Zweck, was auch der Grund dafür ist, warum der menschliche Körper zu vielen verschiedenen Positionsvarianten imstande ist – nämlich um Adaptierbarkeit und Effizienz zu gewährleisten. Geh einfach ab und an raus in die Natur und bewege dich dort ein wenig, um diese Wahrheit hautnah zu erleben.

Du wirst keine Kontrolle über eine singuläre Kniebeuge-, Sitz-, Knie- oder Hängeposition haben, die dir angeblich erlaubt, bequem auch alle anderen Varianten zu kontrollieren. Das ist ein Mythos. Um tatsächliche Positionskontrolle zu entwickeln, musst du eine große Bandbreite an Positionen üben, bis du sie alle sicher beherrschst und kontrollierst und leicht und flüssig von einer zur nächsten übergehen kannst. Darüber hinaus musst du die Stärken und Schwächen einer jeden Position in unterschiedlichen Kontexten kennenlernen, sodass du in jeder Situation ohne Zögern die ideale Position einnehmen kannst, ohne Zeit zu verschwenden und ohne deine Balance zu verlieren.

Die Idee der »Powerposition« ist ebenfalls kontextabhängig. Eine Powerposition in einem bestimmten Kontext wird schwach, sobald sich dieser Kontext ändert. In dieser Situation mag die Alternative eine Position sein, die du nie übst, sodass du dich dabei schwach oder inkompetent fühlst, weil es sich dabei eben um keine »Powerposition« handelt und du sie bislang völlig ignoriert hast. Beispielsweise bist du vielleicht in der Lage, bequem eine tiefe Kniebeuge mit breitem Stand einzunehmen, in der du dich stark fühlst, andererseits fühlst dich aber schwach und aus dem Gleichgewicht, sobald du eine tiefe Kniebeuge mit enger Fußstellung einnehmen musst, obwohl die im jeweiligen Kontext eigentlich deine »Powerposition« sein sollte.

Den spezifischen Kontext zu verstehen, hilft zu erkennen, ob eine bestimmte Position relevant oder irrelevant, effektiv oder ineffektiv und effizient oder ineffizient ist. Es bedeutet, zu verstehen, welche Position Power besitzt und wo, wann und was diese Power ist. Dies ist ein wichtiger Teil der Positionskontrolle.

# Konzeptionelles *und* empirisches Verständnis

An dieser Stelle gäbe es viel Wissenswertes zum Verständnis von Positionskontrolle und Bewegungseffizienzprinzipien mitzuteilen, das wir als »konzeptionelles Verständnis« bezeichnen. Ich glaube aber, dass du dieses Wissen am besten aufnimmst, wenn du parallel dazu auch ein Wahrnehmungs- oder »empirisches« Verständnis davon bekommst. Bevor wir einige unterschiedliche Positionen und Muster durchgehen, möchte ich dich durch eine Reihe einfacher »Wahrnehmungs«-Übungen führen, die dir sowohl ein breit gefächertes Wahrnehmungs- als auch empirisches Verständnis von einigen der grundlegendsten und universellsten Aspekte von Bewegung geben werden. Obwohl die Wissenschaft wesentlich detailliertere Informationen über derartige Bewegungseffizienzprinzipien liefern kann, bringt dich konzeptionelles Wissen im echten Leben eben nur bis zu einem bestimmten Punkt und nicht weiter. Ab diesem Punkt bestimmt empirisches Verständnis über deine Fähigkeit (oder den Mangel derselben), dich effizient zu bewegen. Letztlich soll nicht nur dein Verstand kapieren, wie eine Position funktioniert, sondern auch dein Körper und dein »Bewegungsgehirn«.

» **All unser Wissen hat seinen Ursprung in der Wahrnehmung.«**

*Leonardo da Vinci*

Die folgenden zehn Wahrnehmungsübungen stehen im Zusammenhang mit der Schwerkraft. Schwerkraft – auch »Gravitation« genannt – ist eine universelle und omnipräsente Kraft, die jeden Körper, der eine Masse besitzt, in Richtung Zentrum der Erde zieht. Astronauten, die Zeit in einer schwerelosen Umgebung verbringen, verlieren rapide an Muskelmasse (Sarkopenie) und Knochendichte. Doch selbst bei vorhandener Schwerkraft führt das Ausbleiben von Interaktion mit dieser Schwerkraft durch Bewegung zum selben Resultat, nur nicht im selben Maß und mit demselben Tempo. Du musst dich nicht ins Weltall schießen lassen, um die negativen Folgen von Schwerelosigkeit zu spüren. Alles, was du dafür tun musst, ist, dich nicht mehr zu bewegen.

Wir Menschen haben uns in einem Gravitationsfeld entwickelt und existieren bis heute darin. Und nicht nur Bewegung und das Leben in der Natur, sondern auch Bewegung in Abhängigkeit zur Schwerkraft hat die Art und Weise geformt, in der wir uns bewegen. Weil es bei jeder Bewegungstechnik um Effizienz und Effektivität geht, spielt Schwerkraft immer eine Rolle und du musst verstehen, wie du sie am besten »überwindest«. Du kannst die Schwerkraft nicht ändern, sondern nur, wie effizient du mit ihr interagierst. Dein Geist kann deinen Körper nur dann optimal steuern, wenn du vorher die Kräfte verstehst und ihre Regeln befolgst, die seine Bewegung steuern. In dieser Hinsicht ist Schwerkraft die wichtigste Kraft überhaupt.

Während du dich durch die folgenden Übungen arbeitest, empfehle ich dir, die Augen geschlossen zu halten, sodass du besser fühlen kannst, was in deinem Körper passiert. Los geht's!

» **Bekämpfe Kräfte nicht – nutze sie.«**

*R. Buckminster Fuller*

## Wahrnehmung von Schwerkraft, Körpergewicht, Stützpunkten und Kontaktkraft

Wenn du daliegst und entspannst, warum hebt dein Körper dann nicht ab und schwebt? Aufgrund der Schwerkraft natürlich!

Stell dir die Erde vor und die immense Kraft ihrer Gravitation. Wenn du daliegst und entspannst, nimmst du diese Kraft dann physisch wahr? Falls ja, kannst du sie beschreiben? Wie fühlst du sie oder wo kannst du sie spüren? Schwerkraft spürst du in jedem Körperteil, der in diesem Moment einen Teil deines Körpergewichts stützt. Körpergewicht ist die Menge gravitationsbedingter Anziehungskraft zwischen deinem Körper und der Erde. Du solltest ein Gewicht oder einen Druck an deinem Hinterkopf, deinen Schultern, Armen, Beinen, Füßen und deinem Gesäß spüren, richtig?

Nimm dir einen Moment, um dich auf das Gefühl des Drucks an diesen Stellen zu konzentrieren. Spüre die gesamte Oberfläche deines Körpers, die den Boden berührt. Diese Bereiche nennt man »Stützpunkte«, weil sie zumindest einen Teil deines Körpergewichts stützen – und, je nach Position, manchmal sogar alles davon. Alle Körperteile können Stützpunkte sein, primär sind es aber die Füße, Hände und das Gesäß, sekundäre Stützpunkte sind Knie, Ellbogen, Unterarme, Schultern, Bauch und so weiter.

Außer in den vereinzelten Momenten, in denen sich dein Körper in der Luft befindet, ist er durch seine Stützpunkte mit der Umgebung verbunden. Die Stützpunkte sind hauptsächlich für deine Wahrnehmung sowohl von der Schwerkraft als auch von deinem eigenen Körpergewicht verantwortlich. Wir erleben Gravitation aber auch in unseren Muskeln, die kontrahiert werden müssen, damit wir aktiv Positionen halten können, indem wir der Schwerkraft widerstehen und verhindern, dass sie unser Körpergewicht nach unten zieht.

> **» Der Fuß spürt den Fuß, wenn er den Boden spürt.«**
>
> *Ernest Wood*

In jeder Position, bei der du dich nicht in der Luft befindest, bist du physisch mit der Umgebung – dem Boden, einem Ast oder Wasser – verbunden. Diese physische Verbindung unseres Körpers mit der Umgebung erzeugt unabhängig von ihrer Dauer eine Kontaktkraft. Kontaktkraft ist eine direkte Kraft, die auf die Kontaktfläche zwischen zwei Objekten, wie deine Stützpunkte und die Umgebung, einwirkt, allerdings in unterschiedliche Richtungen. Wenn du zum Beispiel ein schweres Objekt vom Boden anhebst, gibt es Kontaktkraft zwischen deinen Händen und dem Objekt und zwischen deinen Füßen und dem Boden. Letztere nennt sich »Bodenreaktionskraft«. Dieselbe »Boden«-Reaktionskraft wirkt, wenn du dich zum Beispiel an einem Ast hochziehst oder davon abstößt, auch wenn der Ast technisch gesehen nicht der Boden ist. Beide Kontaktkräfte wirken so lange, wie du dastehst und das Objekt festhältst. Wenn du rennst, wirkt die Kontaktkraft (in diesem Fall Bodenreaktionskraft) in kurzen Schüben, jedes Mal, wenn einer deiner Füße den Boden berührt. Die Idee hinter all dem ist im Grunde, dass die Umgebung dich genug stützt, damit du stehen, hängen, dich abdrücken oder heranziehen oder irgendwo abstoßen kannst, was ohne Kontaktkraft nicht möglich wäre. Stützpunkte »verankern« deinen Körper in der physischen Umgebung, weshalb du auch nicht endlos weit springen kannst, ohne zwischendurch mal den Boden zu berühren.

Probiere die folgende Übung aus: Lege dich komplett flach auf den Rücken und streck Arme und Beine aus (überkreuze sie dabei nicht). Atme entspannt und lockere jede muskuläre Spannung. Hebe nun langsam beide gestreckten Arme diagonal nach oben. Während das Gefühl des Drucks, das die Kontaktkraft verursacht, an der Rückseite deiner Arme verschwindet, beginnt sich muskuläre Spannung in deinen Schultern aufzubauen, die nötig ist, um der Zugwirkung der Schwerkraft entgegenzuwirken, was dich wiederum ebenfalls den Zug der Schwerkraft, aber auch das Gewicht deiner Arme spüren lässt. Löse nun jede Spannung in deinen Schultern und lass deine Arme von der Gravitation wieder herabziehen. Die Schwerkraft übernimmt, sobald du die Spannung in deinen Schultern gelöst hast.

## Wahrnehmung der Stützbasis

Halte eine reguläre stehende Position. Fühlst du irgendwelchen Druck auf der Hinterseite deines Körpers? Nein, tust du nicht. Du spürst den gesamten Druck deines Körpergewichts in beiden Füßen, was dir sagt, dass deine Füße momentan die beiden Stützpunkte sind, die dein gesamtes Körpergewicht tragen. Der Bereich zwischen und unter deinen Füßen nennt sich »Stützbasis«. Allgemein formuliert, sorgt eine breitere Stützbasis für eine stabilere Position und umgekehrt ist eine kleinere Stützbasis weniger stabil. Auf einem Fuß zu stehen, ist beispielsweise ganz eindeutig weniger stabil, als sich auf allen vieren zu befinden und beide Knie sowie beide Hände als Stütze zu nutzen.

## Wahrnehmung der Verlagerung und Verteilung des Körpergewichts ohne Änderung der Stützbasis

Wir machen in derselben Position wie bei der letzten Wahrnehmungsübung weiter, dein gesamtes Körpergewicht ist also gleichmäßig auf beide Füße verteilt, sodass jeder Fuß 50 Prozent deines Körpergewichts trägt. Verlagere dein Gewicht nun von einem Fuß auf den anderen, lass dabei aber beide auf dem Boden. Dadurch ändert sich zwar deine Stützbasis nicht, wohl aber die Verteilung deines Körpergewichts auf beide Stützpunkte. Als Folge daraus steigt der Druck unter einem Fuß und wird unter dem anderen weniger. Du kannst fast 100 Prozent deines Körpergewichts auf einen Fuß verlagern, aber eben nicht die ganzen 100 Prozent, denn dafür müsstest du den anderen Fuß vom Boden heben. Eine schnelle Veränderung der Gewichtsverteilung mithilfe der Erdanziehungskraft kann ein nützliches Momentum (eine Eigendynamik) erzeugen, worauf ich in Kapitel 16, »Sequenz und Timing«, noch näher eingehen werde.

## Wahrnehmung des Gravitationszentrums

Das *Gravitationszentrum* (auch »Masseschwerpunkt« genannt) deines Körpers ist der Punkt im Raum, um den dein Körpergewicht gleichmäßig verteilt ist. Wenn du aufrecht stehst, befindet sich dein Gravitationszentrum um deinen Bauchnabel herum.

Je nach Körperbau kann dein Gravitationszentrum im Stehen aber auch etwas höher oder tiefer liegen als das anderer Personen. Die präzise Lage deines Gravitationszentrums verändert sich mit der Position deines Körpers, weil das Gravitationszentrum davon bestimmt wird, wie das Gewicht in all deinen Körperteilen im Verhältnis zueinander positioniert ist. Wenn du deine Position veränderst, verändert sich dadurch die Verteilung deines Körpergewichts und konsequenterweise zu einem gewissen Grad auch die Position deines Gravitationszentrums. Das Gravitationszentrum verschiebt sich durch Bewegung stetig hin zur höheren Konzentration deines Körpergewichts.

Wenn du beispielsweise beide Arme anhebst, verlagerst du einen Teil deines Gewichts nach oben, wodurch sich auch dein Gravitationszentrum vom Nabel zum Brustbein hin nach oben verschiebt. Wenn du auf allen vieren kriechst, verschiebt sich dein Gravitationszentrum dagegen nach unten und sogar bis aus deinem Körper heraus.

## Wahrnehmung von Gravitationslinie und Gleichgewicht

Das Gravitationszentrum ist ein theoretischer Punkt, der physisch nur schwer zu lokalisieren ist. Die Wahrnehmung der Gravitationslinie und der Verlagerung des Körpergewichts kann helfen, ein Gefühl dafür zu bekommen, wo sich das Gravitationszentrum befindet. Die Gravitationslinie ist eine imaginäre Linie, die senkrecht von deinem Gravitationszentrum zum Boden (oder Erdmittelpunkt) verläuft. Gravitationszentrum, Gravitationslinie und Erdmittelpunkt befinden sich stets auf einer Linie. Damit du dich in jeder statischen Position im Gleichgewicht befindest – was als »statische Balance« bezeichnet wird –, müssen Gravitationszentrum und Gravitationslinie allerdings senkrecht zu deiner Stützbasis ausgerichtet sein. Umgekehrt musst du, um Bewegung zu initiieren – hier geht es also um dynamische Balance –, die Gravitationslinie außerhalb der senkrechten Ausrichtung zur Stützbasis verschieben. Amplitude und Geschwindigkeit dieser Verschiebung hängen von der Bewegung ab, die du ausführst.

Spüre, wie dein Gewicht im Stehen gleichmäßig auf beide Füße verteilt ist. Dann stell dir deine Gravitationslinie vor, wie sie vom Gravitationszentrum zum Zentrum deiner Stützbasis und weiter zum Erdmittelpunkt verläuft, während sie dich stabil im Gleichgewicht hält. Wenn du dein Körpergewicht auf einen der beiden Füße verlagerst, verschiebst du damit auch dein Gravitationszentrum und deine Gravitationslinie zur Seite deiner Stützbasis hin, was immer noch tragfähig, aber nicht mehr ganz so stabil ist.

Würdest du dein Körpergewicht noch weiter zur Seite verlagern, dann würdest du damit dein Gravitationszentrum und deine Gravitationslinie über eine senkrechte Ausrichtung zu deiner Stützbasis hinaus verschieben und ohne die Stützbasis würde dich die Schwerkraft sofort aus dem Gleichgewicht und zu Boden ziehen. Aus diesem Grund ist die vertikale Ausrichtung deines Gravitationszentrums zu deiner Stützbasis die Hauptbedingung, die für mehr Stabilität in alle Richtungen sorgt.

Nachfolgend sind noch einige weitere Möglichkeiten aufgelistet, wie du deine Stabilität verbessern kannst:

- Vergrößere deine Stützbasis (erhöhe also die horizontale Entfernung zwischen der Gravitationslinie und den Rändern deiner Stützbasis), indem du sie erweiterst oder zusätzliche Stützpunkte hinzufügst.
- Verkürze die Distanz zwischen dem Gravitationszentrum und der Stützbasis.

## Wahrnehmung linearer Gelenkausrichtung

Nimm die gleiche Position wie in der letzten Übung ein und visualisiere und spüre, wie das Zentrieren deines Gravitationszentrums und der Gravitationslinie mit dem Mittelpunkt deiner Stützbasis dazu führt, dass du instinktiv all deine Körperteile und deren Teilmasse zentrierst, indem du sie von Kopf bis Fuß, so gut du kannst, vertikal übereinandertürmst, wodurch du so stabil wie möglich stehst, jede unnötige Anspannung vermeidest und dich so wenig wie möglich anstrengen musst. Das ist, als ob du einen Turm aus Holzklötzen baust: Je gerader der Turm, desto stabiler steht er.

Effiziente statische Balance erfordert, dass du deine Gelenke auf neutrale Weise und abhängig vom Kontext »zentrierst«, um so die strukturell stabilste und energieeffizienteste Körperhaltung einzunehmen. Dies gelingt dir durch Gelenkzentrierung, also das Organisieren aller Gelenke in einer linear-vertikalen Ausrichtung, wodurch du die nach unten gerichtete Druckkraft aus Schwerkraft und eigenem Körpergewicht besser bewältigen kannst. Dies ist ein mechanischer Vorteil, denn deine Knochen sind dann so ausgerichtet, dass das Gewicht durch die Zentren deiner Gelenke nach unten geleitet wird und Bänder und Muskeln deshalb so wenig wie möglich daran mitwirken müssen.

Dieses Prinzip lernen wir unbewusst, wenn wir zu stehen lernen. Doch so einfach, wie sich eine vertikal gut zentrierte, stehende Position auch anfühlen mag, wirklich einfach ist sie eigentlich nicht – und zwar aus zwei Gründen:

- Ein bestimmter Grad der Anspannung, wenn auch nur ein minimaler, ist erforderlich, um die Position zu halten.
- Deine Balance ist niemals eine Selbstverständlichkeit.

Schließe deine Augen, während du eine stehende Position einnimmst. Achte auf die leichten, kaum wahrnehmbaren Schwingungen deines Körpers, der sich minimal nach vorn, hinten und zur Seite bewegt, sowie auf die winzigen Positionskorrekturen, die diese Schwingungen begleiten. Dies ist das sogenannte vestibuläre System, das Gleichgewichtssystem das deine Balance aufrechterhält. Eine statische Position zu halten, ist auch Teil von Bewegung, weil es sich dabei um eine Interaktion mit der Schwerkraft handelt. Du kannst versuchen, diese Schwingungen zu verhindern und verschwinden zu lassen, indem du dich entspannst oder deinen Körper zusätzlich anspannst: Aber was du auch versuchst, es wird nicht klappen. Du kannst deinen Körper nicht zwingen, perfekt still zu stehen, wann immer du eine statische Gleichgewichtsposition hältst. Das liegt daran, dass du kein lebloses Objekt, sondern ein Lebewesen bist, das die mehrfach gegliederte Struktur seines Skelettsystems organisieren und den Gleichgewichtspunkt seines Körpers finden und halten muss. Dieser Gleichgewichtspunkt kann optimal sein, aber niemals perfekt. Er ist stets temporär, aber niemals von den Auswirkungen der Schwerkraft abgeschirmt.

## Wahrnehmung angularer (nicht linearer) Gelenkausrichtung

Neige nun deinen Kopf nach vorn. Spürst du, wie die Teilmasse deines Kopfs sich aus der vertikalen Ausrichtung mit dem Rest deines Körpers bewegt hat? Bewege deinen Kopf noch weiter, indem du deinen Rücken beugst. Möchtest du jetzt nicht schon wieder in die gerade Position zurückkehren? Dein Kopf ruht nun nicht mehr genau auf deinem Körper und deine Wirbel sind nicht mehr übereinandergetürmt. Damit ist deine Stütze verschwunden und die Schwerkraft zieht das Gewicht deines Kopfs ganz natürlich nach unten, was dich dazu zwingt, Nacken und Rücken zusätzlich anzuspannen und dein Gleichgewichtszentrum etwas zu verschieben, um zu verhindern, dass du nach vorn kippst. Wenn es der Kontext nicht erfordert, diese Position einzunehmen, ist dies eine äußerst ungünstige Körperhaltung.

Beuge nun Knie und Hüfte und spüre die Extraspannung, die in deinem Rücken nötig ist, um diese Position zu halten. Dies ist eine stabile Position, aber ganz eindeutig eine sehr unökonomische Art zu stehen, oder? So ist es, denn deine Hüft- und Kniegelenke sind nicht länger senkrecht zu deiner Stützbasis und dem Rest deines Körpers ausgerichtet. Dadurch hast du in mehreren deiner Gelenke die Vorteile der Gelenkkonzentration verloren, wodurch Gelenke und Muskeln mehr arbeiten müssen. Wenn du jedoch etwas Schweres vom Boden aufheben möchtest, dann musst du Knie und Hüfte beugen (und einige weitere Positionskorrekturen vornehmen) und deine Gelenke und Körperteile absichtlich auf diese Art ausrichten, um so deine Effizienz zu maximieren. (Wir erinnern uns: Ausrichtung ist nicht immer nur linear.) Du musst Winkel an den Gelenkpunkten schaffen, um Kraft zu erzeugen. Schließlich kannst du auch nicht aus dem Stand nach oben springen, ohne vorher deine Ausrichtung zu verändern, deine Gelenke zu beugen und deine Position zu modifizieren.

## Wahrnehmung einer Veränderung der Stütze

Eine Veränderung der Stütze bedeutet Veränderungen sowohl des Stützpunkts als auch der Stützbasis, was die Quintessenz der Fortbewegung und nicht nur der »Bewegung« darstellt. Tatsächlich ist es möglich, Bewegung ohne

Fortbewegung zu erzeugen, indem du dich auf der Stelle bewegst, ohne deine Stützbasis oder deinen Standort zu verändern.

Verlagere aus der stehenden Position all dein Körpergewicht auf einen einzigen Fuß und richte Gravitationszentrum und Gravitationslinie vertikal dazu aus. Hebe nun den anderen Fuß an. Deine Stützbasis besteht jetzt aus einem einzigen Stützpunkt und fühlt sich weniger stabil an. Streck das freie Bein nach vorn aus und setz den Fuß etwa einen halben Meter vor dir wieder ab. Voilà, schon hast du einen deiner beiden ursprünglichen Stützpunkte versetzt, den Standort deiner Stützbasis verändert und nicht nur Bewegung, sondern Fortbewegung initiiert. Du stehst nun nicht mehr auf derselben Stelle!

Wann immer du Fortbewegung erzeugen willst, musst du bestehende Stützpunkte aufgeben, um neue in einer gewissen Entfernung zu etablieren. Dabei musst du aber auch dein Gleichgewicht an deiner vorhandenen Stützbasis aufgeben, bis du ein neues Gleichgewicht an einer neuen Stützbasis etablieren kannst. Klingt einfach? Nun, jeder kann seine Position und Stützpunkte aufgeben und damit seine Balance zerstören, doch nicht jeder ist sicher, diese Balance auch woanders auf neuen Stützpunkten wieder aufbauen zu können. Wenn du daran scheiterst, dein Gleichgewicht wiederzuerlangen, was passiert dann? Die Schwerkraft bringt dich zu Fall (das weißt du schon, seit du ein kleines Kind bist). Dies ist der Unterschied zwischen einer Person, die sich geschickt bewegt, und einer, die sich ungeschickt bewegt, sowie zwischen einer Person, die sich selbstsicher bewegt, und einer, die dies ängstlich und zögernd tut.

## Wahrnehmung einer Verlagerung des Körpergewichts mit einem Wechsel der Stützbasis = Wahrnehmung der Schwerkraft als Antrieb der freien Energie

Was aber würde passieren, wenn du einen deiner Füße ganz schnell anheben würdest, ohne vorher dein Gravitationszentrum vertikal zur beabsichtigten nächsten Stützbasis auszurichten? Indem du einen Fuß anhebst, entfernst du einen Stützpunkt (von zwei Füßen zu einem Fuß auf dem Boden). Dies verlagert das Gravitationszentrum nach außerhalb und über eine vertikale Ausrichtung mit der Stützbasis hinaus, sodass die Schwerkraft dein Gravitationszentrum aus dem Gleichgewicht heraus und in die Richtung zieht, in die es bereits geneigt ist.

Ist es schlimm, wenn dein Gravitationszentrum nicht mehr im Gleichgewicht ist? Nicht unbedingt. Passiert es jedoch unabsichtlich, ist es nicht erstrebenswert, denn dann bist du plötzlich aus dem Gleichgewicht und musst schnell einen neuen Stützpunkt etablieren, der es dir ermöglicht, dein Gleichgewicht zurückzuerlangen. Gelingt dir dies nicht, fällst du zu Boden. Diese Art von Reflex beschreibe ich in Kapitel 26, »Balancierbewegungen«, genauer. Die Verlagerung des Gravitationszentrums kann jedoch auch eine absichtliche Strategie für effiziente Bewegung sein, worauf ich in Kapitel 16, »Sequenz und Timing«, genauer eingehe.

## Wahrnehmung von Reibung und Stützoberflächen

Für die nächste Übung musst du dich wieder auf den Rücken legen. Platziere beide Füße nahe deines Gesäßes auf dem Boden, Rücken und Hüften berühren den Boden ebenfalls. Drück dich nun mit Füßen und Beinen ab, als würdest du versuchen, mit deinem Körper nach hinten zu rutschen. Gelingt es dir? Nicht, wenn die Oberfläche, auf der du dich befindest, nicht rutschig ist (und deine Kleidung vielleicht nicht synthetisch ist). Wahrscheinlicher ist, dass deine Füße nach vorn rutschen, wenn du noch härter drückst.

Der Grund dafür, dass du nicht rutschen kannst, ist die unterschiedliche Reibungskraft (oder Reibung) unter den einzelnen Stützpunkten, also Rücken, Hüften und Füße. Der Reibungswiderstand unter deinem Rücken und Gesäß ist wesentlich größer als der unter deinen Füßen, und das aus zwei Gründen:

- Die Gesamtfläche in Kontakt mit dem Boden ist bei Rücken und Gesäß deutlich größer als bei den Füßen.
- Rücken und Gesäß stützen viel mehr deines Körpergewichts und erhöhen somit die Reibung in diesen Bereichen.

Aufgrund des unterschiedlichen Reibungsgrads kannst du nur eine bestimmte Menge Kraft aus den Beinen auf deine Füße wirken lassen, bevor sie entweder nach vorne rutschen oder deine Hüfte sich vom Boden hebt, wenn du versuchst, dich auf dem Rücken nach hinten zu schieben. Dabei spielt es keine Rolle, wie kräftig deine Beine sind; wenn die statische Reibung unter deinem Rücken größer ist als die statische Reibung unter deinen Füßen, dann trifft die Kraft, die auf deine Füße wirkt, auf den Widerstand unter Rücken und Gesäß – und zieht den Kürzeren.

Noch »schlimmer« wäre es, wenn deine Fußsohlen ölig wären oder auf einer feuchten oder vereisten Oberfläche ruhten. Dann würden sie nämlich ganz leicht und hilflos nach vorn rutschen. Umgekehrt würde es sich verhalten, wenn deine Füße auf einer rauen, festen Oberfläche stünden, die viel Reibung erzeugt, und Rücken und Gesäß auf einer vereisten Oberfläche liegen würden (oder du ein Oberteil aus Synthetikfaser tragen würdest) –, dann wäre es leicht, auf deinem Rücken vor und zurück zu gleiten.

Es ist der Reibungswiderstand, der an unseren Stützpunkten »statische Reibung« oder »segmentäre Trägheit« verursacht, wodurch Kraft auf andere Körperteile wirken kann und Bewegung kontrolliert in eine bestimmte Richtung ermöglicht wird. Ohne statische Reibung, selbst wenn nur für eine Millisekunde, können wir nicht die Stützpunkte gewährleisten, die nötig sind, um uns selbst in irgendeine Richtung zu ziehen oder zu schieben, und die erzeugte kinetische Energie würde einfach verpuffen. Vereinfacht gesagt, reduziert fehlende statische Reibung unter einem Stützpunkt die Menge an Kraft, mit der wir darauf einwirken können; bei einem totalen Fehlen von Reibung wird dieser Stützpunkt gar völlig nutzlos. Deshalb ist es auch so schwierig, sich auf glatten Oberflächen zu bewegen.

Verlagere dein Körpergewicht nun aus der liegenden Position auf die linke Seite, hebe deine Hüfte vom Boden und belaste deine linke Schulter mit deinem Körpergewicht. Spanne deine Füße an und »verankere« deine Fersen mit Druck nach unten im Boden. Drück dich mit den Fersen ab und streck deine Beine komplett aus, lass die Hüfte sich dabei zur Seite und auf deine Schultern zubewegen. Hast du dich jetzt nach hinten bewegt? Hast du – und du warst dazu nicht deshalb in der Lage, weil dabei keine Reibung existierte, sondern weil du sie effizient genutzt hast, indem du deine Stützbasis verändert hast, bevor du mit Kraft auf deine Beine eingewirkt hast. Diese Technik nennt sich »Hip-Thrust Crawl« und wird in Kapitel 24, »Bodenbewegungen 1: Liegen, Rollen, Krabbeln«, genauer beschrieben.

Was diese Technik uns lehrt, ist, dass wir Reibung verstehen müssen, um uns effizient zu bewegen. Die Stärke und Zuverlässigkeit deines Kontakts mit der Umgebung, deine Fähigkeit, eine Position zu halten, und deine Fähigkeit, Kraft und Momentum – also Schwung – zu erzeugen und zu lenken, beruhen darauf, wie viel Reibung du zu etablieren und erhalten in der Lage bist, während du Kraft anwendest oder Schwung nutzt.

Reibung hängt von vier Hauptfaktoren ab:

- von der externen Oberfläche, mit der du in Kontakt bist und die dich stützt, genannt die »Stützoberfläche«. Wenn du springst und auf einer Oberfläche landest, die feucht ist, dann besitzt sie weitaus weniger Reibung, als wenn sie trocken wäre – und weniger Reibung kann dazu führen, dass du ausrutschst. Ist die Oberfläche mit Sand bedeckt, wirst du beim Landen ebenfalls weniger Reibung unter deinen Füßen haben. Unterschiedliche Oberflächen sorgen für verschiedene Reibungsgrade und auch Wetterbedingungen können den Grad der Reibung beeinflussen.
- von der externen Oberfläche der Stützpunkte, die sich mit der Stützoberfläche im Kontakt befinden: Wenn du barfuß auf einer trockenen Oberfläche landest und deine Füße feucht sind, ist die Reibung geringer, als wenn deine Füße trocken wären, was wiederum dazu führen kann, dass du ausrutschst.
- von der Gesamtfläche, mit der sich deine Stützpunkte in Kontakt mit der Stützoberfläche befinden. Die Reibung der gesamten Oberfläche deiner Fußsohlen ist größer, wenn du mit beiden Füßen flach auf dem Boden stehst, als wenn du nur auf einer kleineren Oberfläche stehst, zum Beispiel dem Ballen, was passieren kann, wenn du deine Fersen aus einem bestimmten Grund anheben willst oder die verfügbare Stützoberfläche schlicht zu klein für die Auflage deiner kompletten Füße ist.
- von der Position deiner Stützpunkte in Bezug auf die Schwerkraft und die Kraft, die auf sie einwirkt. Je senkrechter zum Stützpunkt das Körpergewicht einwirkt, umso größer ist die Reibung. Wenn du deinen Fuß auf die horizontale Oberfläche einer Klippe aufsetzt und damit nach unten drückst, wirkt die Kraft senkrecht zum Fuß, der von der horizontalen Oberfläche gestützt wird, und du kannst deine Position erhöhen. Setzt du deinen Fuß jedoch auf die vertikale Oberfläche einer Klippe und drückst ihn nach unten, wirkt auf deinen Fuß keinerlei Reibungswiderstand, sodass er abrutscht und du abstürzt, egal, wie sehr du mit dem Bein versuchst, dich abzudrücken. Um Reibung zu erzeugen, musst du deine Position verändern, damit du gegen die Oberfläche drücken kannst.

Mit anderen Worten bezieht sich »Reibung«, aus der praktischen Perspektive der »natürlichen Bewegung« und Bewegungseffizienz betrachtet, darauf, wie zuverlässig ein Stützpunkt ist, was eine wichtige Rolle spielt, wenn du dich schnell durch eine unbekannte und komplexe – sowie insbesondere natürliche – Umgebung bewegst. Der Grund, warum der Faktor Reibung in der Fitnesswelt weitgehend übersehen oder gar komplett ignoriert wird, ist wahrscheinlich, dass Trainingsprogramme und Studioumgebungen weder für adaptierbare Bewegungen geschaffen sind noch dafür, dass sich Sportler darin der Herausforderung stellen können, physisch durch vielseitige, komplexe und unvorhersehbare Umgebungen zu navigieren. In einem Fitnessstudio ist versehentliches Ausrutschen nicht unbedingt an der Tagesordnung, es sei denn, es wurde frisch gebohnert oder so viel geschwitzt, dass der Boden rutschig ist.

Du siehst also: Reibung ist extrem wichtig für die »natürliche Bewegung«. Fortbewegung erfordert einen konstanten Wechsel deiner Stützen. Stützpunkte ermöglichen dir den Transfer deines Bewegungsimpulses und produzieren Kraft. Je schneller du dich bewegst und je komplexer und unbekannter die Umgebung ist, in der du dich bewegst, desto schwieriger ist es, Reibung zum Wechsel deiner Stützen zu gewährleisten sowie ein teilweises oder komplettes Ausrutschen und den Verlust von Energie, Zeit und Balance zu vermeiden, die zu einem Sturz und Verletzungen führen können. Diese Art von Bewegungstraining und physischer Leistung ist anstrengender als das Bewegen auf einer flachen Oberfläche und in einer vorhersehbaren, sich nicht verändernden Umgebung. Bei jeder Bewegung und jeder Veränderung deiner Stützen ist die Wahrnehmung von Reibung einer der Hauptgründe für Erfolg oder Misserfolg, Sicherheit oder Verletzungen. Unsere Stützpunkte, die uns mit der Umgebung verbinden, in der wir uns befinden, nehmen wir nicht nur durch Körpergewicht und Schwerkraft wahr, sondern auch durch Reibung.

Die Wahrnehmung von Reibung lässt uns spüren:

- wie gut und sicher wir auf einer bestimmten Stützoberfläche balancieren können;
- wie unsere Stützpunkte in Bezug auf die Stützoberfläche optimal positioniert sein sollten und wie der Rest des Körpers ausgerichtet sein sollte;
- wie viel Kraft wir produzieren und in welche Richtung wir sie lenken müssen, damit wir ausreichend Reibung sicherstellen können;
- wie viel Kraft wir relativ zum Grad der Reibung produzieren können, von dem wir annehmen, dass wir uns auf ihn stützen können;
- wie viel Schwungkraft wir von unserer Stützbasis transferieren können;
- wie lange wir es uns leisten können, in einer Position auf einer bestimmten Stützoberfläche zu verharren;
- sogar was, wann, wie und wo unsere nächste Bewegung stattfinden sollte. Basierend auf einer anders als erwarteten Wahrnehmung von Reibung kann eine sofortige Entscheidung getroffen werden, die Bewegung zu modifizieren, zu der wir übergehen wollen.

Es ist nicht ungewöhnlich, dass Menschen, die ansonsten einen »normalen« Gleichgewichtssinn besitzen, plötzlich Schwierigkeiten damit haben, effiziente Positionen einzunehmen (sich also in Relation zur Umgebung zu positionieren) und ihren Stützpunkten zu vertrauen. Vielleicht hast du diese Erfahrung selbst schon gemacht, wenn du an regnerischen Tagen durch die Natur spaziert bist. Menschen – darunter auch Sportler und Fitnessfans, die nicht darauf trainiert sind, sich in der Natur zu bewegen – werden dann deutlich langsamer und können einfach nicht schneller, vor allem abseits fester Pfade. Das liegt daran, dass keine Stützoberfläche der anderen gleicht und die statische Reibung nur geschätzt werden kann. Unerfahrene Menschen wissen entweder nicht, was sie bei jeder ihrer Bewegungen zu erwarten haben, oder erwarten das falsche Ergebnis. Sie haben Angst auszurutschen, fühlen sich unsicher und wollen auf keinen Fall stürzen und sich verletzen, was zu Anspannung und Steifheit im Körper führt und die Ungeschicktheit nur noch intensiviert. Du kannst die Oberflächen, auf denen du dich bewegst, nicht immer aussuchen oder frei wählen. Du kannst ohne Erfahrung nicht einfach deinem »Körper vertrauen«. Um dich schneller zu bewegen, musst du geschickt darin werden, deine Stützen schnell zu verändern, und das bei gleichzeitiger Gewährleistung statischer Reibung – eine Aufgabe, die viel Übung und Erfahrung erfordert, wenn du dich innerhalb einer komplexen Umgebung bewegst, die du nicht kennst und in der sich die Oberfläche bei jeder deiner Bewegungen verändert.

Reibungswiderstand kann es an jedem Körperteil geben, weil so ziemlich jedes Körperteil als Stütze fungieren kann. Die meiste Zeit über bewegen wir uns jedoch mit unseren Füßen oder Händen oder beiden gemeinsam als Stützen. Reibung sicherzustellen ist vermutlich einer der Hauptgründe, warum unsere Füße und Hände so extrem empfindlich auf Umweltreize für Fortbewegung reagieren. (Im Fall der Hände hat dies sowohl mit Fortbewegung als auch mit Manipulation zu tun.)

Ist das Sicherstellen von Reibung ein Problem, passen wir uns durch diverse Strategien zur Vermeidung des Rutschens daran an (Wechsel von Position, Positionierung, Gangart, Geschwindigkeit, Timing, Richtung, Intensität und so weiter), um die maximale Leistungsfähigkeit zu erhalten, die kontextabhängig möglich ist.

In diesem Buch zeige ich dir spezifische Positionen, die eine optimale Reibung für jede Technik sicherstellen, doch am Ende garantiert nur dein Training unter vielfältigen realweltlichen Umweltfaktoren eine effiziente und adaptierbare Propriozeption.

Dies ist die letzte Übung dieses Kapitels: Schließe deine Augen, um dir selbst eine größere interne Achtsamkeit zu ermöglichen. Erforsche langsam eine Vielfalt von Bewegungen und Positionen an deinem jetzigen Standort und binde viele Teile deines Körpers als Stützpunkte ein – zum Beispiel die Hände und Füße, Knie und Ellbogen, Schultern, Pobacken, den Rücken, die Fersen, die Fäuste und so weiter. Achte auf die Interaktion zwischen der Oberfläche und den neuen Stützpunkten, der Reibung und der Verlagerung des Körpergewichts. Kontrolliere dabei die gesamte Zeit deinen Atem.

# 15 Spannung – Entspannung

»Die Reife ist erreicht, wenn eine Person das Leben als voller Spannung akzeptiert.«

*Joshua L. Liebman*

Der erste Hauptsatz der Thermodynamik besagt, dass wir Energie verbrauchen, wenn wir Arbeit erzeugen. Kinetische Energie – also die Energie der Bewegung – ist das Ergebnis der Arbeit, die primär von der durch muskuläre Spannung erzeugten Energie produziert wurde. Muskuläre Spannung wiederum ist das Ergebnis von Muskelkraft und Muskelkraft ist die Fähigkeit, Spannung auszuüben und die Kraft zu produzieren, die zum Halten von Positionen und zum Ausführen von Bewegung nötig ist. Selbst Stehen erfordert ein gewisses Maß an Kraft, wenn auch nur ein ganz minimales. Ohne Spannung gäbe es also weder eine Position noch eine Sequenz oder ein Timing.

## Praktische, adaptierbare Kraft

Damit Kraft auf eine Weise produziert werden kann, die einem bestimmten praktischen Zweck hinter einer Bewegung dient, verändern Muskelgewebe ihre Länge. Diese Fähigkeit nennt sich »Kontraktilität«. Kraft äußert sich durch verschiedene Muster der Muskelkontraktion, abhängig von den vier hauptsächlichen physischen Tätigkeiten, für die sie benötigt wird:

- Beschleunigen,
- Verlangsamen,
- Übergehen,
- Halten.

### Beschleunigen

Wenn du die Bewegung von etwas, das eine Masse (oder ein »Gewicht«) besitzt – also einem Körperteil, dem gesamten Körper, einer externen Last oder einem Objekt –, initiieren und beschleunigen willst, müssen sich deine Muskeln verkürzen, um Kraft zu erzeugen. Dieser Vorgang heißt »konzentrische Kontraktion«. Vollführst du beispielsweise einen weiten Sprung, geschieht beim Absprung eine konzentrische Kontraktion, die deinen Körper beschleunigt und abheben lässt. Diese Beschleunigung ist eine Bewegung im Raum (oder Dislokation) mit einem bestimmten Grad im Verhältnis zur Zeit, genannt »Geschwindigkeit« (oder in einfachen Worten: Schnelligkeit). Je mehr Kraft mit größtmöglicher Geschwindigkeit erzeugt wird, umso größer ist die Leistung, die sich daraus ergibt.

### Verlangsamen

Wenn du umgekehrt etwas nicht beschleunigen, sondern verlangsamen möchtest, müssen sich deine Muskeln ausdehnen, um ebenfalls Kraft zu produzieren. Dies nennt sich »exzentrische Kontraktion«. Nach dem Sprung setzt dein Körper beispielsweise exzentrische Kontraktion ein, um bei der Landung zu bremsen und dadurch den Aufprall zu minimieren und deine Bewegung zu stoppen.

## Übergehen

Obwohl man sagen könnte, dass Bewegung im Grunde nichts anderes als ein konstanter Übergang ist, kann es vorkommen, dass du einen Übergang im Sinne eines scheinbar gleichzeitigen Beschleunigens und Verlangsamens mithilfe plyometrischer Kontraktion – eines extrem schnellen Wechsels zwischen exzentrischen und konzentrischen Kontraktionen – ausführen musst. Das würde geschehen, wenn du nach deinem Sprung nicht in einer statischen Position landen würdest, in der sich nur die Muskulatur in deinen Beinen ausdehnt und so deine Geschwindigkeit bis auf null verringert, sondern du prompt zum nächsten Sprung ansetzt, sodass deine Muskeln große Geschwindigkeit erzeugen, indem sie sich innerhalb von Millisekunden wieder verkürzen. Diese Kraft wird daher häufig auch als »elastische Kraft« bezeichnet: Die durch exzentrische Kontraktion erzeugte Kraft wird kurz in den Sehnen gespeichert und erzeugt einen Rückstoß oder »Dehnungsenergie«, die schließlich wieder in die konzentrische Spannung zurücktransferiert wird. Auf diesen Aspekt von Muskelspannung gehe ich in Kapitel 28, »Bewegungen durch die Luft«, noch genauer ein.

## Halten

Eine statische Position zu halten, erfordert das Vermeiden von Bewegung und daher das Verhindern von Beschleunigung. Dafür ist isometrische Kontraktion nötig, bei der sich die Länge des Muskels nicht verändert. Stell dir vor, du hältst mehrere Sekunden lang eine halbe Kniebeuge, bevor du abspringst und direkt wieder nach der Landung. Dieser Vorgang wird als »Yielding« bezeichnet, also als das Erbringen eines Ertrags, denn beim Halten der Position wird »potenzielle Energie« erzeugt.

### ANMERKUNG

Interessanterweise erledigen in den eben genannten Beispielen dieselben Muskeln die Aufgaben des Erhöhens oder Verringerns der Geschwindigkeit, des Übergangs und des Haltens. Wie alle anderen Aspekte physischer Leistungsfähigkeit entsteht auch Spannung durch unsere Absicht, uns zu bewegen, und nicht, weil wir analytisch darüber nachdenken, während wir uns bewegen. Während der Bewegung müssen wir die Auswirkungen von Kraft spüren, statt darüber nachzudenken.

Tief greifende, wissenschaftliche Details zu jedem Aspekt von Kraft zu verstehen, lässt uns nicht zu besseren Bewegern werden, aber hilft uns, effektivere Trainingsprogramme zu erstellen, mit denen sich maximale Leistung entwickeln und unsere Kapazität steigern lässt, was ein wichtiger Aspekt realweltlicher physischer Leistungsfähigkeit ist. Unsere Hauptaufgabe in dieser Phase ist es jedoch, simple und nützliche Erkenntnisse darüber zu erlangen, wie wir uns unabhängig von unserem derzeitigen Kraftniveau effizient bewegen können.

Unabhängig von der Art der muskulären Kontraktion, die für eine spezifische Bewegung oder physische Aufgabe eingesetzt wird, wissen wir, dass die Arbeit, die dabei produziert wird, Energie kostet. Die sogenannten Energiekosten beschreiben die Menge an Energie, die dafür gebraucht wird, eine solche Arbeit zu verrichten.

Selbstverständlich soll das alles möglichst ökonomisch vonstattengehen, weshalb der Gesamtbetrag der Energie, die für eine bestimmte Menge an Arbeit aufgewendet wird, so klein wie möglich bleibt. Je geringer die Energiekosten für eine bestimmte Aufgabe sind, desto effizienter sind wir und umso weiter können wir Erschöpfung und Muskelermüdung hinauszögern. Indem wir nicht mehr Energie als nötig aufwenden, können wir mehr Kraft über einen längeren Zeitraum produzieren.

# Mentalität *der* Anspannung

Muskelkraft, -masse und -form werden oftmals als höchster Fitnesserfolg wahrgenommen. Und sie sind ohne Frage tolle Errungenschaften, nur aus Sicht der »natürlichen Bewegung« eben nicht die wichtigsten. Schließlich ist Bewegungskompetenz unsere oberste Priorität. Die Bedeutung von Kraft für physische Leistungsfähigkeit kann nicht genug betont werden. Dennoch ist es stets sinnvoll, im Hinterkopf zu behalten, dass es – biologisch gesehen – auf die Kraft selbst gar nicht so sehr ankommt, sondern Kraft vielmehr nur das Mittel ist, mit dem Bewegung und Fortbewegung zu praktischen Zwecken der Selbsterhaltung ermöglicht werden. Kurz gesagt: Während physische Bewegung Kraft erzeugt und/oder erhält, ist es letztlich der Zweck von Kraft, der Bewegung zu dienen und nicht andersherum.

Kraft als das Ein und Alles zu betrachten, führt nur allzu oft dazu, dass wir geradezu besessen sind von Muskelspannung und unsere Muskulatur möglichst hart anspannen und maximal aufpumpen wollen. Es scheint, als wollten moderne Männer und Frauen so hart sein wie der Marmor antiker Statuen, die unsere zeitgenössische Körperkultur seit über tausend Jahren bis hinein in die moderne Bodybuildingbewegung beeinflusst haben. Die Modelle der alten Bildhauer bauten ihre Körper jedoch nicht mit Isolationsübungen auf, sondern mithilfe abwechslungsreicher, athletischer, natürlicher Bewegungen. Wir können ziemlich sicher davon ausgehen, dass diese antiken Körper zu mehr in der Lage waren, als nur steif zu posieren, sondern dass sie geschickt darin waren, sich adaptierbar zu bewegen. Tatsache ist, dass die meisten ursprünglichen olympischen Disziplinen genau die verschiedenen körperlichen Fähigkeiten erforderten, die Krieger in ihren Schlachten benötigten. Die ästhetischen Folgen des dafür erforderlichen Trainings – Muskelwachstum und -definition – wurden damals schon genauso hoch geschätzt wie heute, allerdings nicht ansatzweise so sehr wie realistische und nützliche, körperliche Leistungsfähigkeit. Ich sehe ein, dass dies eher philosophisch als praktisch klingt, aber du sollst verstehen, wie eine bestimmte Einstellung zu einer bestimmten Herangehensweise und Erwartungshaltung führt, die wiederum ein bestimmtes Verhalten und bestimmte Konsequenzen zur Folge haben.

Wenn du realweltliche Bewegungseffizienz erreichen möchtest, musst du dich vom Prinzip der angespannten Muskulatur verabschieden und dir die Macht der Entspannung zu eigen machen. Verstehe mich nicht falsch: Ich will damit nicht sagen, dass Kraft und eine intensive Muskelspannung unnötig sind oder du muskuläre Anstrengung vermeiden solltest, indem du dich den ganzen Tag lang entspannst und dehnst. Ich behaupte, dass Muskelspannung und -entspannung Hand in Hand gehen müssen, um Bewegungseffizienz zu erreichen. Du musst lernen, deine Muskulatur selektiv anzuspannen und zu entspannen.

Obwohl wir natürlich wissen, dass ohne ein gewisses Maß an Muskelspannung keine Bewegung möglich ist, müssen wir auch verstehen, dass Bewegung genauso unmöglich wird, wenn jeder Muskel in unserem Körper gleichzeitig angespannt ist. Versuch doch einfach mal, im Stand jeden Muskel deines Körpers vollständig zu kontrahieren und dann zu laufen oder zu springen. Es wird nicht funktionieren. Du hast zwar eine maximale Gesamtspannung erzeugt, unterm Strich allerdings null Nettokraft.

Vielleicht kannst du dich ja trotz der enormen Menge an Spannung in deinem Körper ein klein wenig bewegen. Dann liegt das daran, dass einige Muskeln in deinem Körper – trotz deiner gegenteiligen Absicht und Anstrengung – noch entspannt sind, auch wenn du es nicht wahrnimmst. In jedem Fall wird die viel zu große Menge absichtlicher Spannung in deinem Körper zu ineffizienter Bewegung führen und sich sehr unangenehm anfühlen, so als würde sich dein Körper in einem Konflikt mit sich selbst befinden.

Wenn du einen bestimmten Körperteil bewegen möchtest, dann musst du die Muskeln, die für die Bewegung in eine bestimmte Richtung zuständig sind, anspannen und die Muskeln, die für die Bewegung in die entgegengesetzte Richtung zuständig sind, entspannen, weil die Kräfte, die von den entgegengesetzten Muskeln – den sogenannten Gegenspielern – erzeugt werden, sich andernfalls gegenseitig aufheben. Stell dir vor, du würdest deinen Oberarm anspannen (wie bei einem Bizeps-Curl) und gleichzeitig strecken wollen (wie beim Trizepsdrücken). Das würde selbstverständlich nicht funktionieren.

Die *Nettokraft* ist die Menge an Kraft, die in eine bestimmte Richtung gelenkt wird, minus der Kraft, die im selben Moment vom Gegenspielermuskel erzeugt wird. Du wirst niemals alle Muskeln gleichzeitig anspannen müssen und du brauchst keine Muskeln anspannen, die mit deiner Tätigkeit nichts zu tun haben. Das bewusste Verteilen von Muskelspannung auf Bereiche des Körpers, die nicht direkt an einer Bewegung oder physischen Tätigkeit beteiligt sind, nennt man »Irradiation«, zu Deutsch etwa: (Be-)Strahlung. Irradiation gilt es unbedingt zu vermeiden.

Unzureichende Spannung während einer Bewegung führt nämlich zu einer Reihe von Problemen, die leider nicht bei einem Anstieg der metabolischen Kosten aufgrund der Verschwendung wertvoller Energie enden. Sie bringt nämlich außerdem deine Koordination durcheinander, mindert die Krafterzeugung, Leistung und Ausdauer, lässt dich weniger genau und vermindert reaktiv sein und bremst deinen Erholungsprozess, egal, welche Bewegung du ausführst. Jede Bewegung, die durch unzureichende Spannung ineffizient wird, ist dadurch auch ineffektiv, was – wir erinnern uns – bedeutet, dass sie komplett gescheitert ist. Dies sorgt wiederum dafür, dass du Zeit verschwendest, um deine Spannung zurückzuerlangen, bevor du deine Bewegung fortsetzen oder zur nächsten übergehen kannst. Als Fazit lässt sich formulieren, dass das ganze Prinzip von Spannung und Entspannung für deine Technik und Bewegungsleistung extrem wichtig ist.

# Selektive Anspannung

Um Bewegung effizient auszuführen, muss Muskelspannung selektiv erfolgen. *Selektive Anspannung ist der optimale Einsatz von Muskelspannung zur Steigerung der Leistungsfähigkeit bei gleichzeitiger Minimierung des Energieverbrauchs.* Selektive Anspannung erlaubt es dir, Körperteile extrem schnell miteinander zu vernetzen, wieder voneinander zu lösen und neu zu vernetzen, indem du dank unserer Fähigkeit, Muskeln abwechselnd anzuspannen und zu entspannen, Sequenz und Timing eines bestimmten Bewegungsmusters befolgst. Um Spannung effizient einzusetzen, musst du folgende Dinge beachten:

- **Wo wird die Spannung eingesetzt?** Körperpartien und Muskeln, die nichts zur Bewegung beitragen, müssen entspannt bleiben.
- **Wann wird die Spannung eingesetzt?** Wird Spannung zu früh oder zu spät eingesetzt, wird sie verschwendet. Spannung muss synchron zur korrekten Abfolge und dem richtigen Timing einer Bewegung stattfinden. Vor einer Handlung muss die Muskulatur entspannt sein und nach Abschluss der Handlung wieder in einen entspannten Zustand zurückkehren.
- **Wie lange wird die Spannung eingesetzt?** Wird Spannung zu kurz oder zu lang eingesetzt, kann eine Bewegung scheitern oder zumindest massiv an Effizienz verlieren.
- **Wie viel Spannung wird eingesetzt?** Zu viel Spannung ist natürlich Energieverschwendung und kann außerdem die Effektivität einer Bewegung beeinträchtigen, ihre Effizienz mindern oder die nachfolgende Bewegung stören.
- **Welche Art von Spannung wird eingesetzt?** Die Art von Spannung, die in den Beinen für einen Sprung benötigt wird, ist nicht dieselbe, die du anschließend zum Landen brauchst (konzentrische Kontraktion, exzentrische Kontraktion, plyometrische Kontraktion, isometrische Kontraktion).

Um Bewegung zu ermöglichen, findet Spannung im Körper kurz vor Beginn der eigentlichen Bewegung statt, um damit Stabilität zu erzeugen, bevor die großen Muskeln – die »Hauptantriebsquellen« des Körpers –, die an der Erzeugung von Stabilität insgesamt beteiligt sind, den Großteil der für dynamische Bewegung nötigen Energie erzeugen. Das Erzeugen von Kraft durch große Muskeln oder von Eigendynamik durch die schnelle und weite Bewegung von Körperteilen wird deine ursprüngliche Position spürbar durcheinanderbringen, wenn sie von Beginn an zu schwach war. Interaktive Störungen werden als »bewegungsabhängige Effekte« oder auch als »Interaktionsdrehkraft« bezeichnet. Sie können deine Startposition verändern und die anschließende Bewegungsfolge, die du ausführen möchtest, beeinträchtigen. Während große, kräftige Muskeln für das Erzeugen von Kraft verantwortlich sind, wirken kleinere Muskeln an der effizienten Steuerung dieser Kraft mit – entweder vor oder nach der Krafterzeugung durch die großen »Hauptantriebsquellen«. Ein gutes Beispiel ist der »Forearm Swing-up« (zu Deutsch: Unterarmaufschwung), bei dem du auf beide Unterarme gestützt und mit einem Bein eingehakt an einer waagerechten Stange hängst. Dein freies Bein muss dabei nach oben gestreckt und anschließend sofort nach unten geschwungen werden, um deinen Schwerpunkt zu verlagern und Schwung nach oben zu erzeugen. Die Bewegung aus dem Bein kann leicht deine gesamte Position durcheinanderbringen, beginnend bei der Stellung deiner Unterarme auf der Stützoberfläche. Wenn du nicht in der Lage bist, die Position deines Oberkörpers stabil zu halten, kannst du den Schwung aus dem Bein nicht korrekt umleiten und die Handlung wird scheitern.

In den meisten Fällen ist Spannung nichts, über das du während einer Bewegung nachdenken kannst. Sie geschieht einfach – schnell, in verschiedenen Bereichen und mit vielen Veränderungen, während du von einer Bewegung zur nächsten übergehst und dich an die vielfältigen Faktoren einer komplexen Umgebung anpasst. Nicht in der Lage zu sein, an Spannung zu denken, bedeutet allerdings nicht, dass du sie nicht wahrnehmen kannst. Ein anderer Teil deines Gehirns übernimmt diese Aufgabe, sodass du es, ohne darüber nachzudenken, tust. Im Grunde kannst du froh sein, dass du während der Bewegung nicht über die Spannung in deiner Muskulatur nachdenken kannst, weil Denken erstens zu langsam und zweitens zu unzuverlässig für diese Aufgabe wäre.

# Wahrnehmung *von* Spannung *und* Entspannung

Es kann nützlich sein, dir die grundlegende Fähigkeit anzueignen, zu spüren, wenn du selektive Anspannung generierst oder Entspannung aufrechterhältst, indem du verschiedene Übungen absolvierst. Wenn du die nachfolgenden simplen Übungen als schwierig empfindest, was soll dann erst passieren, wenn du dich tatsächlich dynamisch bewegst?

## Wahrnehmung selektiver Anspannung

Die folgende Partnerübung zur selektiven Anspannung veranschaulicht äußerst überzeugend, wie wichtig das Prinzip derselben ist. In dieser Übung musst du einen Arm so kräftig wie möglich anspannen, während der andere Arm komplett entspannt bleibt. Beide Arme müssen also voneinander getrennt agieren.

1

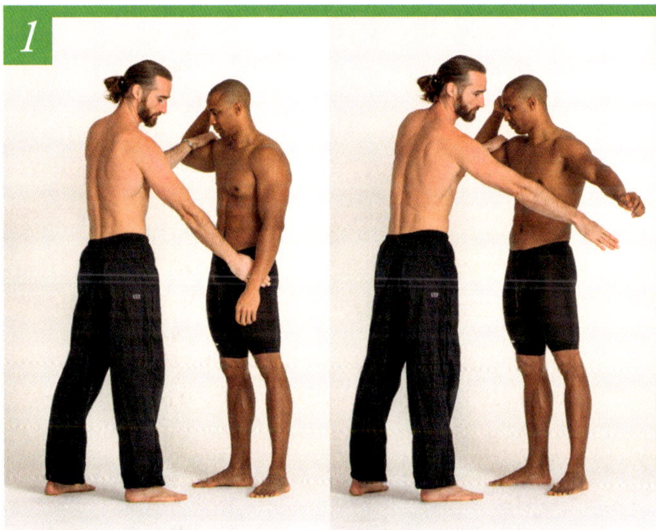

2

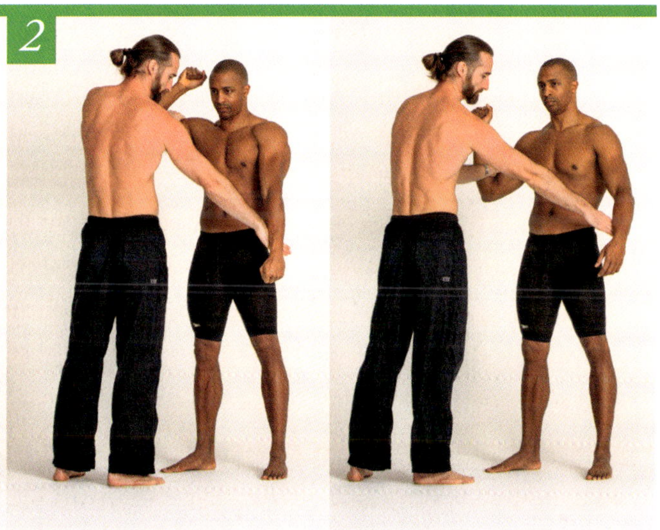

1 Stell dich nah vor deinem Partner auf, in Blickrichtung zu ihm. Beuge einen Arm um 90 Grad und lass den anderen völlig entspannt an der anderen Seite deines Körpers herabhängen. Lass deinen Partner eine offene Hand auf dem Bizeps deines gebeugten Arms ablegen und damit progressiv nach unten drücken. Deine Aufgabe ist es, dagegen zu halten. Gleichzeitig schiebt dein Partner deinen entspannten Arm zur Seite vom Körper weg, indem er mit der Handaußenfläche von innen gegen deinen Unterarm drückt. Hier hältst du nicht dagegen. (Vermeide außerdem selbstverständlich, deinen Arm anzuheben und so zu tun, als wärst du entspannt.)

2 Um Spannung im angespannten Arm zu erzeugen, dem Abwärtsdruck der Hand deines Partners entgegenzuwirken und dabei weiterhin stabil zu stehen, musst du andere Körperpartien miteinbeziehen, was wiederum häufig dazu führt, dass Spannung im anderen Arm entsteht, der ja eigentlich vollkommen entspannt bleiben sollte. Während du dich nun darauf konzentrierst, den Arm weiterhin entspannt zu halten, neigst du wiederum dazu, Spannung im angespannten Arm zu verlieren.

Du kannst diese Übung sogar noch komplizierter gestalten, indem du die Positionen deiner Arme – und damit auch Spannung und Entspannung – ständig wechselst. Denn das bedeutet, dass du dasselbe Maß an An- und Entspannung in den entgegengesetzten Armen wiedererlangen musst. Dann beginnen deine Gedanken zu rasen, du kommst durcheinander und musst vielleicht sogar den Atem anhalten, nach unten schauen und wirst nicht mehr in der Lage sein, dich auf etwas anderes zu konzentrieren.

Wenn es schon eine Herausforderung für dich ist, deine beiden Arme getrennt voneinander anzuspannen und zu entspannen, während du dich bewusst nur darauf konzentrierst, kannst du dir dann vorstellen, was passiert, wenn eine Bewegung deinen gesamten Körper miteinbezieht (wie beim Klettern, Kriechen, Schwimmen oder Schlagen), während du dich auf abwechslungsreichem Terrain bewegst?

Wie oft wirst du deine Spannung an den falschen Stellen, zu früh oder zu spät, zu kurz oder zu lang, zu viel oder zu wenig einsetzen? Dadurch verschwendest du nicht nur Energie, sondern schmälerst deine Leistung insgesamt. Achte bei jeder neuen Technik auf selektive Anspannung und das korrekte Timing, und du wirst deine Lernkurve verkürzen, deine Leistungsfähigkeit gehörig steigern und schnelle Fortschritte machen.

Sobald du durch kontinuierliches Wiederholen eines bestimmten Bewegungsmusters eine gute Entspannung dabei entwickelt hast, ist der erste Teil deiner Arbeit erledigt, aber noch lange nicht die komplette Aufgabe. Bewegungen wie Gehen, Laufen, Kriechen oder Schwimmen formen das nahezu perfekte Abbild eines Kurzzyklus, die es dir ermöglichen, einen »Rhythmus« zu finden, in dem du dich entspannt fühlst und die Kontrolle hast. Jede Bewegung fühlt sich nach ausreichend Übung toll an, vor allem wenn du sie auf vorhersehbaren, ebenen und linearen Oberflächen ausführst. Die Bewegung kann jedoch zur Herausforderung oder sogar komplett kaputtgemacht werden, sobald sich deine Umgebung verändert und komplexer wird oder wenn plötzliche, vorübergehende Übergänge zu völlig anderen Bewegungsmustern zwingend nötig werden. Und genau das passiert in der echten Welt. Vielleicht fühlst du dich entspannt, wenn du irgendwo drinnen eine Pose in einer meditativen Stellung hältst – mit perfekter Atemkontrolle und Balance. Aber dieses Gefühl der Ruhe ist ganz abrupt dahin, wenn du versuchst, hoch oben auf einem Ast genauso zu balancieren. Wo ist sie hin, deine »Selbstbeherrschung«? Wieso bist du plötzlich nicht mehr in der Lage, zu entspannen? Wirst du in der Lage sein, denselben Grad der Entspannung aufrechtzuerhalten, oder verfällst du zurück in körperliche und geistige Anspannung, von der du geglaubt hast, du könntest sie vermeiden, als alles – deine Bewegung und der gesamte Kontext – noch extrem vereinfacht gewesen ist?

Ich will damit nicht sagen, dass überflüssige Spannung niemals vorkommen darf, wenn du in einer anspruchsvolleren Umgebung zurechtkommen musst – denn die »Fähigkeit« der Entspannung in Bewegung ist ganz besonders schwierig, wenn die Bewegung anpassungsfähig ist –, aber die Spannung darf nicht so sehr ausarten, dass du nicht mehr effektiv bist. Adaptierbarkeit ist nicht nur die Fähigkeit, mit komplexeren und sich verändernden Umgebungen umzugehen. Es ist auch die Fähigkeit, effizient damit umzugehen, was bedeutet, dass du dabei so entspannt wie möglich bleiben musst.

### ANMERKUNG

Wenn du der selektiven Anspannung ausreichend mächtig bist, gerätst du mitunter in den berühmten Flow-Zustand, in dem du dich fühlst, als hättest du die Kontrolle über all deine Bewegungen, ganz so, als würden sie keinerlei Anstrengung bedürfen (was natürlich nicht der Fall ist). Bewegung kann sich dabei manchmal anfühlen, als geschehe sie in Zeitlupe. Denk daran: Wenn du in Bewegung bist, ist Flow – oder in diesem Fall Entspannung – nicht das Nichtvorhandensein von Spannung, sondern der optimale Gebrauch davon. Um Entspannung zu meistern, musst du deshalb zunächst einmal Anspannung meistern.

## Wahrnehmung der Entspannung

Beim Üben stellst du manchmal vielleicht fest, dass du zu viel nachdenkst oder übermäßig anspannst. Und einfach an Entspannung zu denken, hilft dir nicht dabei, wirklich zu entspannen. Wenn das passiert, mach eine kurze Pause und absolviere die folgende Übung mit dem Ziel, dein körperliches und geistiges Gefühl für Entspannung neu auszurichten. Das sollte nur wenige Sekunden dauern. Achte darauf, die folgenden Übungen in Kombination mit reichlich entspannter Atmung auszuführen.

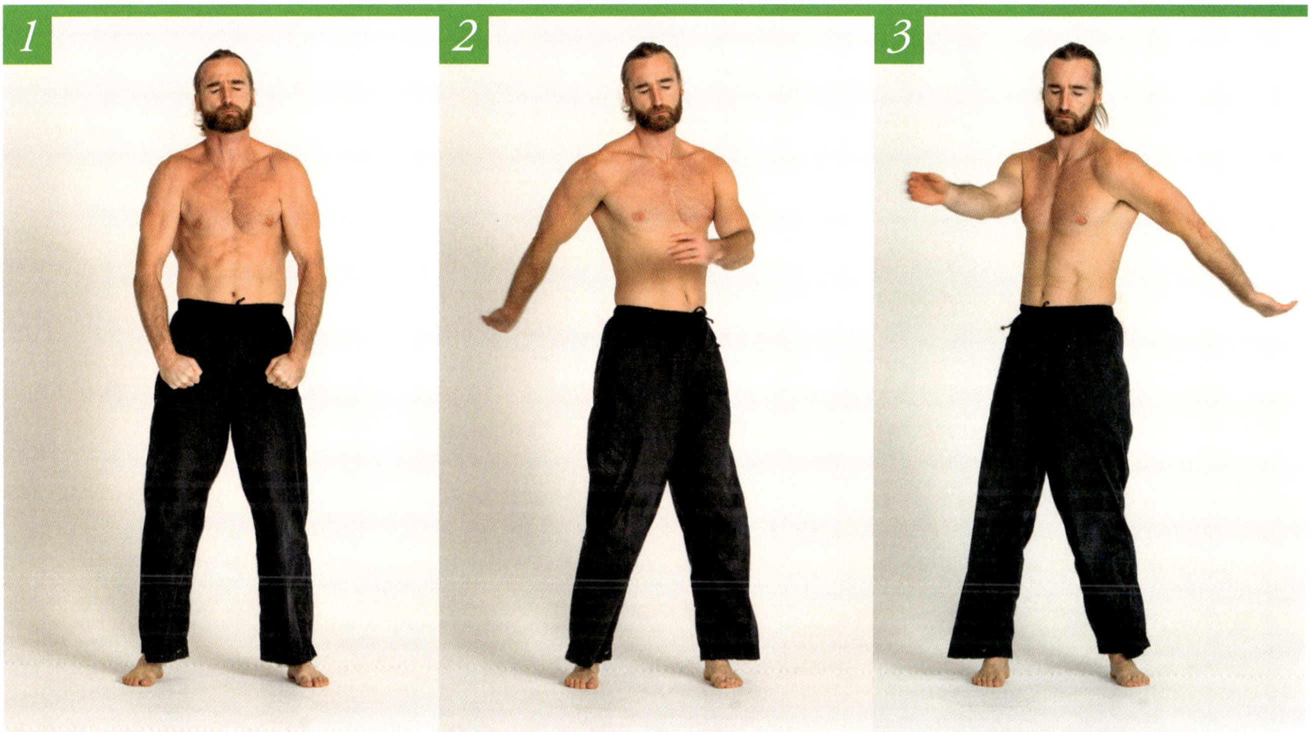


1 Nimm irgendeine Position ein, die du dir frei aussuchst. Halte den Atem an, während du deinen kompletten Körper (beziehungsweise so viele Körperpartien, wie du kannst) 5 Sekunden lang anspannst. Entspanne dich anschließend 5 Sekunden lang, während du kräftig ausatmest. Wiederhole das Ganze. Ziel dieser Übung ist es paradoxerweise, die Spannung zu erhöhen, um deinem Körper zu ermöglichen, sich zu entspannen. Dies ist eine Form des bewussten Gliederstreckens.

2 Dreh deine Hüfte schnell in beide Richtungen, lass die Arme dabei aber vollkommen entspannt, sodass sie sich durch deine Hüftbewegung und ohne aktives oder absichtliches Zutun deinerseits mitbewegen. Diese Übung gibt dir ein gutes Gefühl für Spannung zurück (aktive Hüftbewegung/ Entspannung und passive Armbewegung).

3 Bewege im Stehen Hüfte, Wirbelsäule, Schultern und Hals in Wellenform, als wärst du ein Tänzer.

### ANMERKUNG

Gliederstrecken kennen wir gemeinhin als das »Dehnen« – also das Recken und Strecken nach dem Aufstehen. Tatsächlich könntest du deine Arme ausstrecken, so wie du es morgens beim Dehnen nach dem Aufwachen tust – du hättest dieselbe Wirkung wie bei dieser Übung erzielt.

# 16 Sequenz und Timing

**»Alle Dinge besitzen einen steigenden und einen fallenden Zeitablauf. Du musst in der Lage sein, dies zu unterscheiden.«**

*Miyamoto Musashi*

Sequenz und Timing sind eng verknüpft mit Atmung, Körperhaltung, Spannung und Entspannung. Bewegung ist nichts anderes als eine Abfolge von Positionen und muskulärer Spannung, die einem bestimmten zeitlichen Ablauf – oder mit anderen Worten: Bewegungsmuster – folgt. Koordination ist nichts anderes als die Fähigkeit, motorische Einheiten systematisch zu aktivieren, um ein bestimmtes Muster auszuführen. Die Betonung liegt in diesem Fall auf dem Wörtchen »bestimmt«.

Wir neigen dazu, Koordination als eine allgemeine Eigenschaft zu betrachten, die, ob angeboren oder antrainiert, die Antwort auf jede Bewegungsaufgabe ist, mit der wir es zu tun bekommen. Wenn du während einer bestimmten körperlichen Aktivität ein gutes Gefühl für Koordination erlangt hast, erleichtert das zu einem gewissen Grad das Aneignen neuer Bewegungsmuster, spart dir aber trotzdem nicht die Zeit und Energie, die nötig sind, um zu lernen, sie perfekt auszuüben. Du besitzt als Schwarzgurtträger im Karate eine hervorragende Koordination? Toll! Wenn du dich nun aber entscheidest, Judotechniken zu erlernen, bist du plötzlich wieder ein Weißgurt. Vielleicht lernst du die Techniken schneller als jemand ohne jegliche Kampfsporterfahrung, vielleicht auch nicht. Auf alle Fälle musst du trotzdem noch die neuen Bewegungsmuster lernen, auch wenn sie hier als »Techniken« bezeichnet werden. Koordination mag eine allgemeine Eigenschaft sein, erfordert aber dennoch eine Menge Spezifität, um bestimmte Bewegungsaufgaben effizient bewältigen zu können. Da haben wir es wieder, das SAID-Prinzip! (Die Definition des SAID-Prinzips findest du in Kapitel 7, »Adaptierbar«.)

Sequenz und Timing sind ein außerordentlich wichtiger Bestandteil jedes Bewegungsmusters (beziehungsweise jeder Technik). Eine Sequenz ist die bestimmte Reihenfolge, nach der jeder Körperteil mit anderen Körperteilen interagiert, um eine komplette Bewegung oder Verbundbewegung auszuführen. Das Timing bezeichnet den optimalen Moment für Beginn und Ende sowie Dauer und Geschwindigkeit einer Sequenz.

In den meisten Fällen ist es falsches Timing, was eine Bewegungsausführung durcheinanderbringt. Denn falsches Timing verändert die Sequenz einer Bewegung (oder ruiniert sie komplett) und die veränderte Sequenz stört deine Körperhaltung. Dies wiederum bringt dich durcheinander und führt mitunter dazu, dass du dein Gleichgewicht verlierst, Zeit und Energie vergeudest, die Bewegung wiederholst und – im schlimmsten Fall – eine Verletzung erleidest. Genauso wie fehlerhafte Körperhaltungen Effizienz ruinieren und sogar zu einem ineffektiven Ergebnis einer ganzen Bewegung führen können (selbst wenn Sequenz und Timing korrekt befolgt wurden), können fehlerhafte Sequenz und Timing selbst die beste Positionskontrolle kaputtmachen.

Stell dir vor, du möchtest aus dem Stand so weit wie möglich nach vorn springen (einen sogenannten Power Jump ausführen), bist aber nicht in der Lage, deine Arme nach vorn zu schwingen, wodurch die Sequenz, der ein solcher Sprung normalerweise folgt, unvollständig ist. Dein Sprung mag trotzdem effektiv sein, aber nicht effizient, weil ein Element der Sequenz fehlt (die nach vorn geschwungenen Arme). Das wird sich »unnatürlich« anfühlen und du wirst vor allem nicht in der Lage sein, so weit zu springen, wie du eigentlich könntest. Ähnlich verhält es sich, wenn du deine Arme zwar nach vorn schwingst, dies aber zu spät tust – zum Beispiel erst nach dem Absprung. Dann ist die Sequenz zwar vollständig, das Timing stimmt aber nicht – und das Ergebnis ist das gleiche, als wenn du deine Arme überhaupt nicht geschwungen hättest. Deine Körperhaltung lässt sich also ganz offensichtlich nicht von Sequenz und Timing trennen (genauso wie du Sequenz und Timing sowie Spannung und Entspannung nicht voneinander trennen kannst).

Eine korrekte Sequenz und tadelloses Timing können den Unterschied zwischen der Ausführung einer effektiven und effizienten Bewegung und dem Scheitern an derselben ausmachen. Sie sorgen dafür, dass eine Bewegung funktioniert und dass sie sich »natürlich« anfühlt. Handelt es sich dabei um eine zyklische Bewegung wie Laufen oder Schwimmen, dann kann man dabei auch von Rhythmus sprechen. Das Wort »Rhythmus« drückt eine reibungslose, sich wiederholende Sequenz mit perfektem Timing aus. Eine Bewegung wie der Foot-Hand-Crawl (zu Deutsch: Vierfüßlergang) kann mit der exakt selben Position von Rücken, Beinen und Armen ausgeführt werden, aber deren Positionen im Verhältnis zueinander könnten ganz individuellen Sequenzmuster-Variationen und Timings folgen. Zum Beispiel kannst du den Foot-Hand-Crawl ausführen, indem du ein ipsilaterales Bewegungsmuster verwendest – Arm und Bein auf derselben Seite des Körpers bewegen sich also gleichzeitig –, oder du verwendest ein kontralaterales Muster, bei dem sich Arm und Bein auf verschiedenen Seiten des Körpers gleichzeitig bewegen. Für all diejenigen, die nicht richtig aufpassen oder noch nicht eingeweiht sind, mögen beide Bewegungsmuster gleich aussehen. Und wenn du beide Muster beim Ausführen des Foot-Hand-Crawls nicht unterscheiden kannst, dann hast du gar keine andere Möglichkeit, als dich so zu bewegen, wie du kannst, ohne zu wissen, ob es kontextbezogen am effizientesten ist.

**ANMERKUNG**

**Der Körper besitzt die natürliche Tendenz zum »Cross-Lernen«. Das bedeutet, dass eine angeeignete motorische Kontrolle in einem Gliedmaß oder in beiden Gliedmaßen auf einer Seite des Körpers das Aneignen derselben motorischen Kontrolle auch auf der anderen Seite des Körpers unterstützt.**

Sequenz und Timing können außerdem auch bei der Synchronizität von Atmung und Bewegung eine Rolle spielen, also dafür, wann du einatmen, ausatmen oder den Atem kurz anhalten solltest. Beispielsweise ist das Timing der Atmung bei der Sequenz einer schweren Gewichthebeübung extrem wichtig. Und zu guter Letzt muss das Erzeugen von Kraft oder Schwung, ob groß oder klein, sowie der Spannung, die dafür benötigt wird, auch zu einem bestimmten Zeitpunkt einer Sequenz stattfinden.

# Kraftsummation

An jeder Bewegung oder Technik ist mehr als ein Muskel beteiligt. Der relative Beitrag jedes Muskels zur Nettokraft, die eine Muskelgruppe ausübt, nennt sich »Kraftverteilung«. »Kraftsummation« beschreibt dagegen die Gesamtsumme der Kraft oder des Momentums, die durch Beteiligung aller Körperpartien oder motorischen Einheiten erzeugt werden, zum Beispiel die Gesamtmenge an Kraft, die in dem Moment erzeugt wird, in dem ein Objekt beim Werfen losgelassen wird. Obwohl das Konzept der Kraftsummation in der Regel für Schlagen oder Treten angewendet wird, bin ich der Meinung, dass es für jede Art von Bewegung geeignet ist. Auch wenn wir zu einem Sprung abheben, gibt es eine Kraftsummation.

Wenn wir Bewegung erzeugen möchten, denken wir zunächst an das Kontrahieren unserer Hauptantriebsquellen, der großen Muskeln in unserem Körper, die dafür verantwortlich sind, den Großteil der Kraft und Leistung zu entwickeln, die wir dafür benötigen, wenn wir uns beispielsweise mit unseren Beinen abdrücken oder mit unseren Armen heranziehen. Menschen, die sich ineffizient bewegen, neigen häufig dazu, sich ausschließlich auf die kleineren Körperteile, wie etwa ihre Arme, zu verlassen, ohne daran zu denken, dass auch der Rest ihres Körpers etwas dazu beitragen könnte, ihre Leistung zu verbessern und ihre Bewegung ökonomischer zu gestalten. Stell dir einen Anfänger vor, der versucht, ein Objekt weit zu werfen, und dafür nur seinen Arm ausstreckt. Und dann stell dir einen erfahrenen Werfer vor, der dabei seinen gesamten Körper einsetzt, beginnend bei den Füßen über die Beine, die Hüfte, den Oberkörper bis hin zum Arm, dem Handgelenk und sogar den Fingern. Dieses Bewegungsmuster folgt einer komplexen, positionsbezogenen Sequenz und einem bestimmten Timing.

Das Einbeziehen mehrerer motorischer Einheiten in sogenannte Verbundbewegungen, wann immer es möglich (und natürlich nötig) ist, ist die Grundlage der »natürlichen Bewegung«. Diese Strategie trägt durch maximale Krafterzeugung zu einer besseren Gesamtleistung bei oder reduziert die Gesamtenergiekosten für eine bestimmte physische Tätigkeit, verglichen mit dem Einsatz von weniger Körperteilen.

Zusätzlich zum Einsatz der mächtigen Hauptantriebsmuskeln des Körpers wie den Beinen und der Hüfte – anstatt der kleineren Gliedmaßen –, sind das Verlagern und Übertragen von Körpergewicht zwei essenzielle Strategien zur Steigerung der Kraftsummation, die deine Leistung bei einer Vielzahl von Bewegungen verbessern kann, indem mehr Körperteile einbezogen werden und zur Gesamtanstrengung und -leistung beitragen. Kurz gesagt: Die beiden Methoden erlauben das Erzeugen zusätzlicher Dynamik (oder Momentums), und zwar »aus dem Nichts und auf der Stelle«.

## Körpergewichtsverlagerung

Die Verlagerung des Körpergewichts geschieht auf zwei verschiedene Arten:

- Wenn die Verteilung des Körpergewichts auf die bestehenden Stützpunkte sich verändert, wodurch die Belastung auf diese Stützpunkte steigt oder sinkt.
- Wenn ein Stützpunkt entfernt wird und das Gravitationszentrum sich aus seiner senkrechten Ausrichtung zur Stützbasis herausbewegt.

### Körpergewichtsverlagerung ohne Wechsel der Stütze

Wenn eine Körpergewichtsverlagerung von einem Stützpunkt zum anderen sehr schnell und mit ausreichend großer Amplitude stattfindet, dann wird dabei zusätzliches Momentum erzeugt, das die Geschwindigkeit erhöht und auch die Bodenkraftreaktion erhöhen kann, was wiederum hilft, mehr Kraft zu erzeugen. Je schneller und mit mehr Amplitude (größerem Bewegungsumfang) sich die Verteilung des Körpergewichts verändert, desto mehr Momentum wird dabei erzeugt – und so kann die Verlagerung von Körpergewicht zu mehr Effizienz führen.

Stell dir vor, du stehst im Stemmschritt und sollst einen Stein werfen. Nun überlege, wie weit du ihn werfen kannst (ohne dabei die Hüfte einzudrehen), wenn sich der Großteil deines Körpergewichts auf dem vorderen Fuß befindet, und wie weit du werfen kannst, wenn du dich zurücklehnst, sodass sich der Großteil deines Körpergewichts auf dem hinteren Fuß befindet – und du dann schnell all dein Körpergewicht für einen kurzen Moment auf den vorderen Fuß verlagerst, bevor du deinen Arm zum Wurf ausstreckst. Mit der zweiten Variante kommst du bedeutend weiter, weil du dabei nicht allein mit deinem Arm Kraft erzeugst. Du erzeugst Momentum, indem du dein Körpergewicht von hinten nach vorn verlagerst. Diese zusätzliche Sequenz muss mit dem richtigen Timing erfolgen, nämlich kurz bevor du Kraft mit deinem Oberkörper (Brust-, Schulter- und Trizepsmuskulatur) erzeugst. Je stärker und explosiver die Gewichtsverlagerung ist, desto mehr zusätzliche Kraft erzeugst du damit.

Das gleiche Prinzip könntest du anwenden, wenn du aus derselben Stemmschrittposition vorwärtsspringen willst. In diesem Fall erzeugt das Verlagern des Körpergewichts vom hinteren auf den vorderen Fuß nicht nur mehr Momentum, bevor im vorderen Bein Kraft generiert wird, es lädt das vordere Bein gewissermaßen auf und erhöht die Bodenkraftreaktion, wodurch du viel weiter springen kannst, als wenn du dein Körpergewicht nicht verlagert hättest. Für das zusätzliche Momentum ist nicht nur die Kraft verantwortlich, die du mit dem hinteren Bein erzeugst, um dein Körpergewicht nach vorn zu verlagern, auch der Zug der Schwerkraft – eine freie Energie – spielt dabei eine Rolle. Selbst wenn die Stützbasis unverändert bleibt, beschleunigt die Schwerkraft das Gravitationszentrum ab dem Moment, in dem es das Zentrum der Stützbasis verlässt (wenn auch nicht so sehr, als wenn es sich komplett herausbewegen würde, was auch eine Möglichkeit ist, zusätzliches Momentum zu erzeugen). Durch Üben wirst du eine Reihe von Bewegungen entdecken, bei denen du dieses Prinzip anwenden kannst.

### Körpergewichtsverlagerung mit Wechsel der Stütze

Schnell einen Stützpunkt zu entfernen und Gravitationslinie und -zentrum beide außerhalb der Stützbasis zu verlagern, kann eine bewusste Aktion zum Zweck einer möglichst schnellen und ökonomischen Orts- und Richtungsänderung sein – also Fortbewegung in ihrer effizientesten Form. Je schneller und weiter du deine Gravitationslinie und dein Gravitationszentrum aus dem Zentrum deiner Stützbasis heraus verschiebst, desto mehr Beschleunigung und Momentum wird in die Richtung erzeugt, in die sich dein Gravitationszentrum bewegt. Die Beschleunigung und das Momentum werden nicht durch das Erzeugen großer Mengen an Kraft generiert, sondern durch Antrieb (eine Kraft, die mechanische Bewegung erzeugt) und freie Energie, also den Zug der Schwerkraft. Während dein Gravitationszentrum sich aus deiner Stützbasis herausbewegt, bist du zwar nicht mehr im Gleichgewicht, aber trotzdem nicht im Ungleichgewicht, denn du wechselst mithilfe eines kontrollierten Wechsels deines Gravitationszentrums dynamisch deine Stütze – dies ist die Essenz von Fortbewegung. Du nutzt dieses Prinzip zum Beispiel, wenn du beim Laufen deine Richtung änderst, aber auch bei vielen anderen Bewegungen.

## Körpergewichtsübertragung

Eine Übertragung deines Körpergewichts geschieht, wenn Körperteile, die dich nicht stützen – und dementsprechend auch ihr Gewicht –, schnell in Bewegung gesetzt werden, wodurch ein *Teilmomentum* erzeugt und schließlich zu einem *Ganzkörpermomentum* übertragen wird. Stell dir zum Beispiel vor, wie du deine Arme vor einem Sprung nach vorn schwingst. Dies ist die Übertragung von Körpergewicht. Der Unterschied zwischen der Verlagerung und der Übertragung von Körpergewicht ist, dass das Momentum bei der Körpergewichtsübertragung durch einen Teil des Körpers erzeugt wird, der kein Körpergewicht stützt. Wenn du stehst, kannst du dein Körpergewicht von einem Fuß auf den anderen verlagern und es mit deinen Armen oder deinem Oberkörper übertragen. Wenn du nur auf einem Bein stehst, dann kann auch das freie Bein zum Erzeugen zusätzlichen Momentums beitragen. Wenn du an deinen Händen irgendwo herabhängst, kannst du dein Körpergewicht von einer Hand zur anderen verlagern und es mithilfe deiner Beine oder deines Unterkörpers übertragen.

Durch die Übertragung von Körpergewicht kann eine signifikante Menge zusätzlicher Energie erzeugt werden, wodurch du weniger rohe Muskelkraft benötigst, um ein bestimmtes Leistungsniveau zu erreichen; oder du steigerst deine Leistung auf ein Niveau, das du ohne Körpergewichtsübertragung nicht erreicht hättest.

Ich habe einen simplen Test mit improvisierten Messungen durchgeführt, um die Ergebnisse verschiedener Ausführungsvarianten eines Power Jumps (den du vermutlich als »Standweitsprung« kennst) mit unterschiedlichen Armbewegungen miteinander zu vergleichen. Die folgende Tabelle zeigt die Ergebnisse meines Tests.

| | |
|---|---|
| Keine Bewegung der Arme | **226 Zentimeter** |
| Arme schwingen nach vorn, beginnend mit den Armen an den Seiten der Hüfte | **246 Zentimeter** |
| Arme schwingen nach vorn, beginnend mit den Armen hinter dem Körper | **264 Zentimeter** |
| Arme schwingen erst zurück und dann nach vorn, beginnend mit nach vorn gestreckten Armen, die schnell zurückgezogen und anschließend sofort wieder nach vorn geschwungen werden, was den Dehnungsreflex verstärkt | **281 Zentimeter** |

Obwohl diese improvisierten Messungen zeigen, dass die Muskelkraft unserer Hauptantriebsquellen etwa 80 Prozent und damit den größten und wichtigsten Teil der maximalen Distanz, die ich mit einem Power Jump erreichen kann, ausmacht, sorgt das durch Körpergewichtsübertragung erzeugte zusätzliche Momentum immerhin für 20 Prozent der Gesamtdistanz. Das ist ein *sehr* deutlicher Wert. Ebenfalls bedeutsam ist, dass der typische teilweise Armschwung (das an der Hüfte beginnende Schwingen gebeugter Arme) nur einen geringen Teil der Distanz ausmacht, die mithilfe einer wirklich effizienten Übertragung des Körpergewichts hinzugewonnen werden kann – nämlich nur 9 bis 10 Prozent mehr, verglichen mit der Ausführung ohne Schwingen der Arme. Durch einen effizienteren Einsatz meiner Arme konnte ich die Distanz um ganze 25 Prozent verlängern! Das bedeutet: Durch Körpergewichtsübertragung kannst du einen Power Jump effizienter gestalten und weiter springen, durch effiziente Körpergewichtsübertragung mitunter jedoch noch viel weiter.

Durch welche Faktoren wird eine Körpergewichtsübertragung also effizient?

- **Gewicht:** Auf diesen Faktor hast du recht wenig Einfluss. Weil Momentum aber sowohl durch Masse als auch Beschleunigung erzeugt wird, kannst du größere und schwerere Körperteile einfach schneller bewegen, um mehr Teilmomentum zu erzeugen.
- **Geschwindigkeit:** Je schneller du einen Körperteil beschleunigst, desto mehr Teilmomentum oder Schnelligkeit verleihst du ihm und desto mehr Ganzkörpermomentum wirst du erreichen.
- **Amplitude:** Längere Körpersegmente (zum Beispiel gestreckte statt gebeugte Arme) und ein größerer Bewegungsumfang (das Schwingen der Arme von weit hinten nach vorn oder sogar von vorn nach hinten und wieder zurück nach vorn) ermöglichen eine größere Beschleunigung und demzufolge auch größeres Momentum.
- **Timing:** Das Generieren von Momentum muss dem Erzeugen von Kraft durch die Hauptantriebsmuskeln vorausgehen. (Es darf selbstverständlich nicht danach, aber eben auch nicht gleichzeitig geschehen.) Obwohl gemeinhin angenommen wird, dass jede Bewegung mit den Hauptantriebsquellen (den größeren, stärkeren Muskeln) beginnt und mit den kleineren, leichteren, weniger starken Muskeln endet, von denen sie »veredelt« wird und ihre Effizienz und Genauigkeit erhält, so ist beim Anwenden der Strategie der Körpergewichtsübertragung exakt das Gegenteil der Fall. Wenn du deine Arme bewegen würdest, nachdem du Beine und Hüfte gestreckt hast, dann würden sie deiner Bewegung keinerlei zusätzliches Momentum bescheren.

- **Richtung (»Vektor«):** Egal, ob Momentum mithilfe linearer oder winkliger (rotierender) Bewegung oder einer Kombination aus beidem erzeugt wird, es muss genau in die Richtung gelenkt werden, in die auch die Bewegung gerichtet ist. Ein Beispiel: Wenn du waagerecht springst, sollten deine Arme nicht weiter als 45 Grad nach vorn schwingen. Springst du aber nach oben, dann solltest du auch deine Arme bis ganz nach oben schwingen.

Wenn einer oder alle dieser aufgelisteten Faktoren nicht passen, wirkt sich das kontraproduktiv auf deine Effizienz aus. Vor allem das Timing ist von oberster Wichtigkeit.

Der Sit-up ist ein gutes Beispiel für den Einsatz einer Kombination aus Verlagerung und Übertragung des Körpergewichts.

1

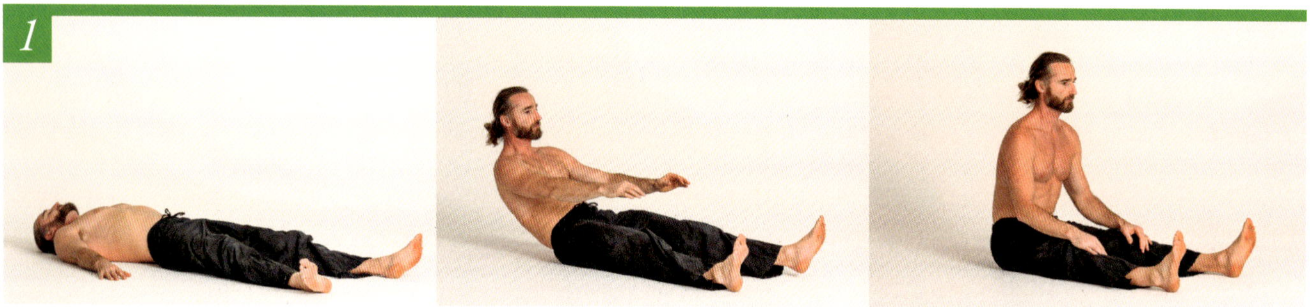

2

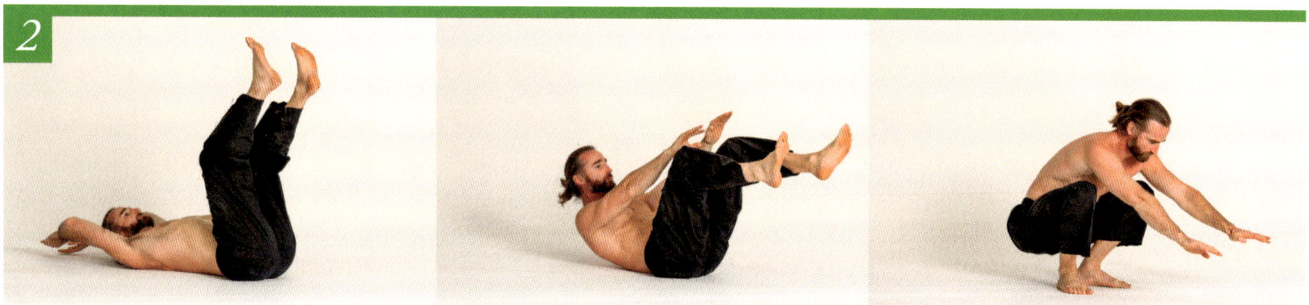

**1** Lege dich rücklings auf den Boden und führe einen Sit-up aus. Die meisten Menschen kommen bei der Ausführung nicht auf die Idee, etwas anderes als ihre Bauchmuskeln zu benutzen, weil sie dabei an einen »Crunch« denken (eine konventionelle Fitnessübung zur Kräftigung der Bauchmuskulatur) und ausschließlich mit ihren Hauptantriebsmuskeln gegen die Schwerkraft arbeiten. Wenn du dich auf diese Art aufrichtest, verlagerst du dein Körpergewicht von einem Punkt zum nächsten, doch der Vorgang ist langsam und anstrengend. Wenn du dieselbe Bewegung deutlich schneller ausführst und dabei konstant beschleunigst, bis du in der sitzenden Position angelangt bist, fühlt sich das Übertragen deines Körpergewichts vom Rücken auf das Gesäß schon deutlich leichter an. Dies ist »Körpergewichtsverlagerung«.

**2** Streck die Arme hinter dem Kopf aus und heb deine Beine an. Du kannst sogar dein Gesäß vom Boden anheben. Schwing deine Arme schnell nach vorn und setz die Füße auf dem Boden ab: Voilà, du hast einen Sit-up so schnell und mühelos ausgeführt, dass du sogar direkt in eine Kniebeuge übergehen könntest! Das ist »Körpergewichtsübertragung« und eine viel effizientere und natürlichere Sit-up-Bewegung, als wenn du ausschließlich deine Bauchmuskeln einsetzen würdest. Wenn du dich effizient bewegen möchtest, kann es nicht schaden, all deine Gliedmaßen zu verwenden. Das hat nichts mit »Schummeln« zu tun, sondern ist eine mühelose, effiziente und natürliche Art der Bewegung.

Wenn es dein Ziel ist, deine Bauchmuskeln spezifisch zu kräftigen, dann kannst du selbstverständlich auch »reguläre« Sit-ups statt der natürlichen, effizienten Variante ausführen. Bedenke aber, dass der Ganzkörper-Sit-up auch die Bauchmuskeln kräftigt und dabei gleichzeitig das dafür effizienteste Bewegungsmuster in dein Gehirn einbrennt. Es gibt viele natürliche Bewegungen, die deine Bauchmuskeln auf die effektivste, ausgeglichenste und natürlichste Art und Weise kräftigen, die es gibt, ohne dass daraus eine erschöpfende Schinderei wird.

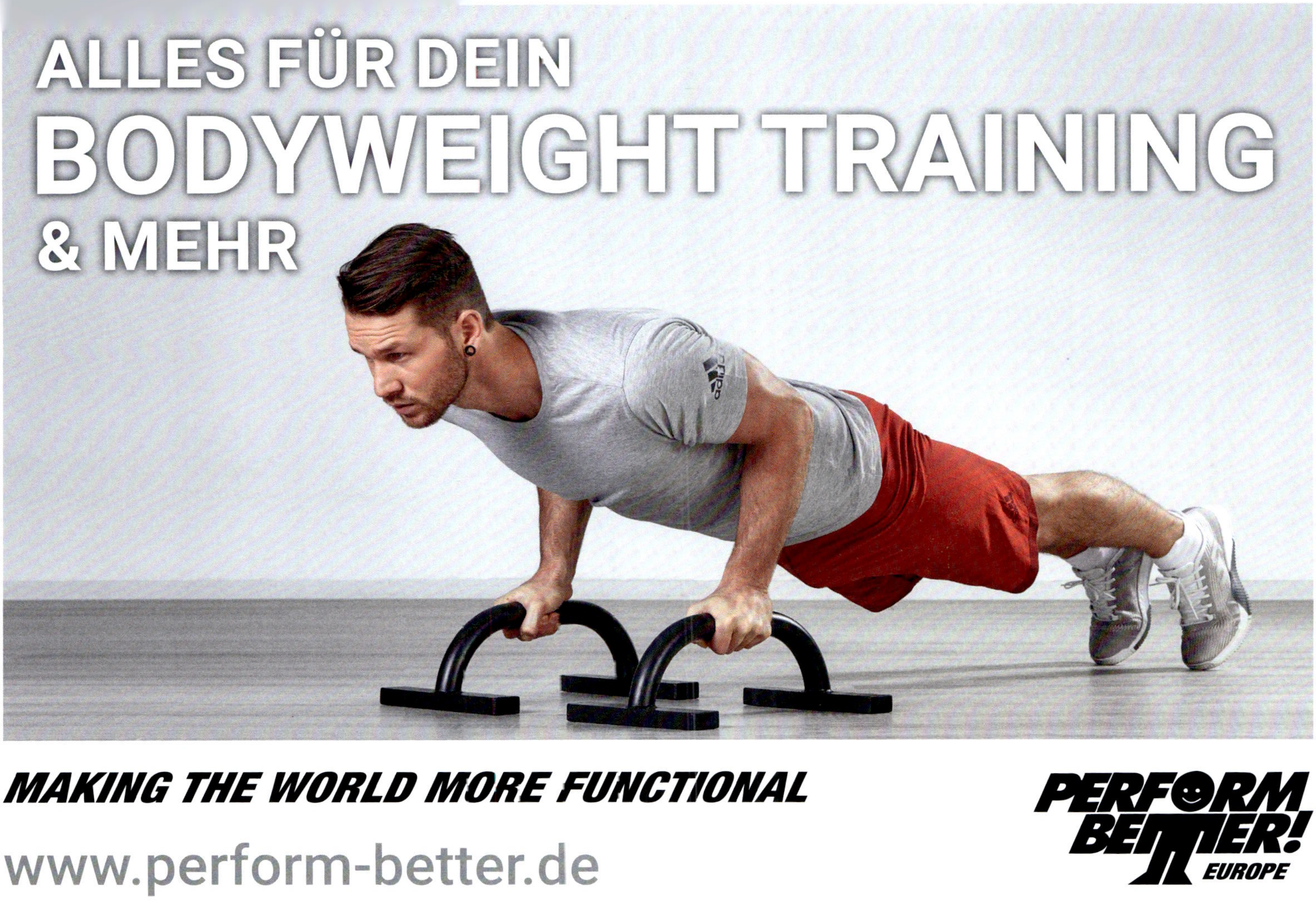
ALLES FÜR DEIN
BODYWEIGHT TRAINING
& MEHR
MAKING THE WORLD MORE FUNCTIONAL
www.perform-better.de
PERFORM BETTER! EUROPE

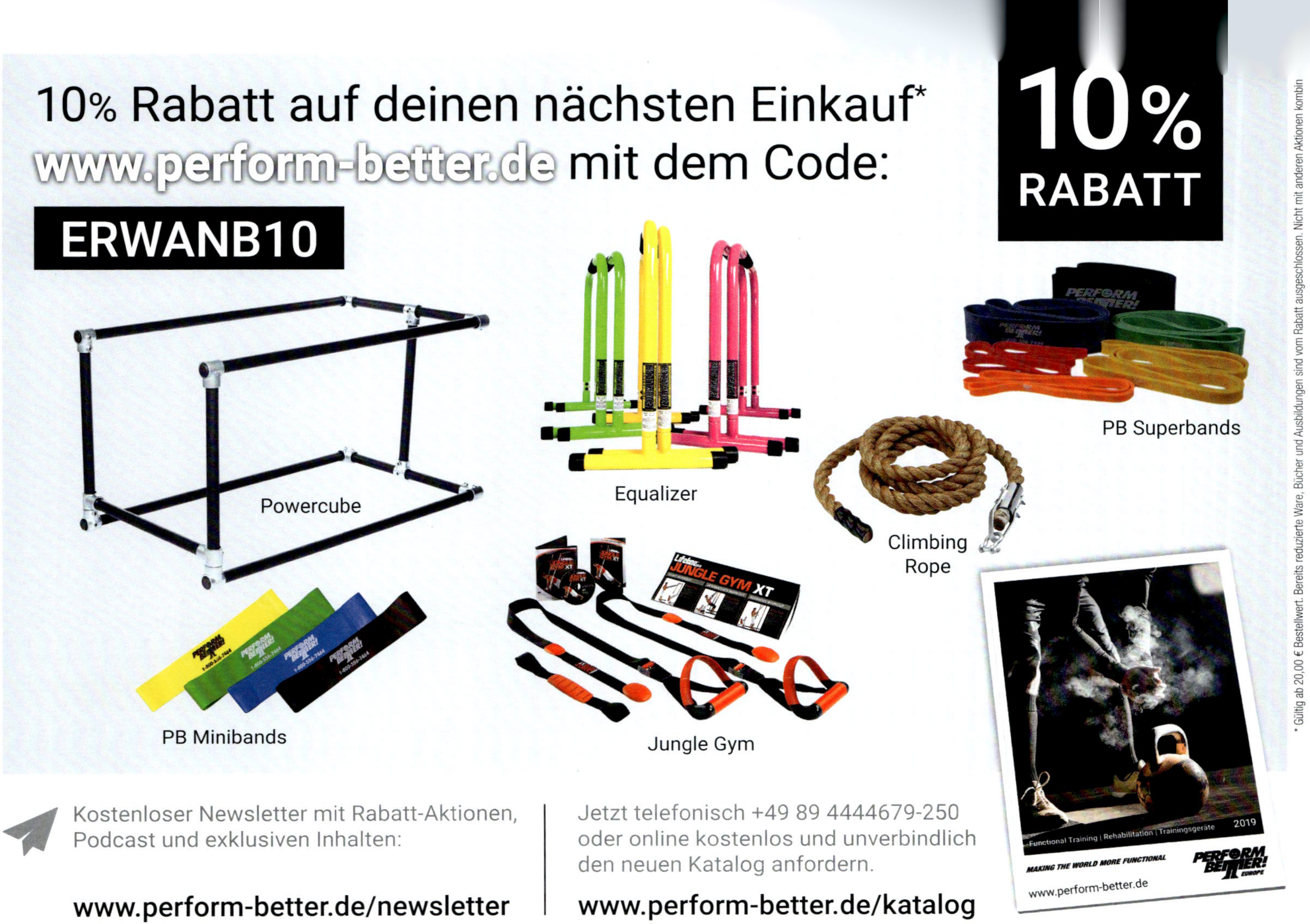
10% Rabatt auf deinen nächsten Einkauf*
www.perform-better.de mit dem Code:
ERWANB10
10% RABATT
Powercube
Equalizer
PB Superbands
Climbing Rope
PB Minibands
Jungle Gym
JUNGLE GYM XT
Kostenloser Newsletter mit Rabatt-Aktionen, Podcast und exklusiven Inhalten:
www.perform-better.de/newsletter
Jetzt telefonisch +49 89 4444679-250 oder online kostenlos und unverbindlich den neuen Katalog anfordern.
www.perform-better.de/katalog
2019
Functional Training | Rehabilitation | Trainingsgeräte
MAKING THE WORLD MORE FUNCTIONAL
PERFORM BETTER! EUROPE
www.perform-better.de
* Gültig ab 20,00 € Bestellwert. Bereits reduzierte Ware, Bücher und Ausbildungen sind vom Rabatt ausgeschlossen. Nicht mit anderen Aktionen kombin

# 17
# Lokale Positionskontrolle

Du hast nun ein besseres Verständnis von den Grundpfeilern der Technik und davon, wie grundlegende, universelle Gesetze und Prinzipien die Bewegungseffizienz regeln, sowohl konzeptionell als auch experimentell. Bevor du beginnst, komplette Bewegungen zu lernen, solltest du noch sicherstellen, dass du über *lokale Positionskontrolle* verfügst – die elementare Kontrolle über die einfachsten Bewegungsmuster deines Körpers, eines nach dem anderen. Ich werde dir im Folgenden erklären, wie du das tust, während du auf der Stelle stehst, also erst einmal ohne Fortbewegung. Du überprüfst die Ausrichtung deiner Wirbelsäule und die Position deines Kopfs, deiner Hüften, Arme, Schultern, Beine und Füße sowie deren grundlegende Bewegungen. Klingt simpel? Du wärst überrascht, wie viele Menschen Schwierigkeiten haben, solche einfachen Positionen einzunehmen und/oder eigenständige Bewegungen auszuführen, ohne darüber nachzudenken oder durcheinanderzukommen.

Das Üben lokaler Positionskontrolle kann grundlegende Probleme mit der motorischen Kontrolle, mit eingeschränkter Beweglichkeit, mit Asymmetrie und Ungleichgewichten aufdecken; schauen wir uns das an, ehe du dich im nächsten Kapitel der Ganzkörperpositionskontrolle widmest. Du kannst die eigenständigen Bewegungen, die ich hier beschreibe, ausführen, bevor du mit dem darauffolgenden Bewegungstraining beginnst, um die grundlegenden Funktionen deines Körpers zu überprüfen, lokale Steifheit oder Schmerzen zu erkennen, dich auf Bewegung vorzubereiten oder Verspannungen zu lösen. Diese Bewegungen kannst du üben, wenn dein Körper ansonsten komplett inaktiv ist (wenn du sitzt, stehst, wartest und so weiter), um etwas mehr Bewegung und Wohlbefinden in deinen sonst vielleicht bewegungsarmen Lebensstil zu bringen.

Um komplexe Bewegungsmuster zu erlernen, die wir auch als »Techniken« bezeichnen, musst du vorher volle Kontrolle über andere, viel kleinere Bewegungen erlangen, die am kompletten Bewegungsmuster beteiligt sind. Ein bekanntes Sprichwort lautet: »Eine Kette ist stets nur so stark wie ihr schwächstes Glied.« Komplette Bewegungsmuster – oder Techniken – kannst du dir wie eine Kette vorstellen. (Tatsächlich kann man sie als »kinetische Ketten« bezeichnen, deren »Glieder« eigenständige Bewegungen sind.) Ein stärkeres Glied in einer solchen Bewegungskette stärkt nicht unbedingt die gesamte Kette. Ein schwaches Glied schwächt die Kette jedoch immer.

Wenn du keine effiziente Hüftbeuge beherrschst, kannst du nicht effizient heben, springen oder landen. Wenn es dir an Beweglichkeit in Füßen und Sprunggelenken fehlt, verändert sich jede Bewegung, die du auf deinen Füßen ausführst, ein wenig. Wenn du solchen Details keine Aufmerksamkeit widmest, kannst du auch nicht verstehen, was im großen Ganzen fehlt oder nicht richtig funktioniert. Lokale Positionskontrolle ermöglicht es, dass jeder Teil des Bewegungsmusters seinen »Job« richtig macht, was bedeutet, dass sich bestimmte Körperteile nur dann bewegen dürfen, wenn sie etwas zur Effizienz der Gesamtbewegung beitragen. Deshalb ist lokale Positionskontrolle eng mit Gesamtpositionskontrolle und Effizienz verknüpft.

Wenn ich lehre, weise ich häufig auf kleine, unnötige Bewegungen hin, die meine Schüler ausführen, ohne sich darüber bewusst zu sein. Ich frage dann immer: »Habt ihr das gemerkt? War das Absicht? Seid ihr dadurch effizienter geworden?« Die Antwort lautet stets Nein. Mit ausreichend Erfahrung modifizierst du deine Positionen nur so wenig wie möglich, nicht weil du zu steif bist, sondern weil du effizient bist. Was zu dieser Effizienz nichts beiträgt, ist überflüssig, und was überflüssig ist, ist eine Verschwendung von Zeit und Energie. Dein Gehirn muss all seine Aufmerksamkeit auf die Effektivität und Effizienz von Bewegung konzentrieren. Wenn du dann ständig kleine Bewegungen ausführst, die deine Position verändern, ist das vergleichbar mit »Störgeräuschen« in einer Sinfonie. Natürlich umfassen die einzelnen Positionen und Bewegungen, die ich in diesem Kapitel beschreibe, nicht das gesamte Spektrum. Ich stelle aber die wichtigsten vor, die alle Gelenke und alle Bewegungsebenen einbeziehen. Irgendwann wird der wahre Grad der Funktionalität eines jeden Körperteils oder Gelenks durch im Kontext ausgeführte Bewegung offenbart. Du kannst deine Schulter vielleicht schmerzfrei rotieren, wenn du stehst, doch sobald du hängst, wird sie steif und kann nicht mehr so gut rotieren.

Was ich dir hier zeige, ist nur ein kurzer, unvollständiger Bewegungscheck, den du selbst durchführen kannst. Verläuft dieser Check gut, ist das jedoch noch keine Garantie, dass du bereit bist, jede Bewegung ohne Probleme, Einschränkungen oder Unannehmlichkeiten auszuführen. Es bedeutet auch nicht, dass du die Techniken der »natürlichen Bewegung« ganz ohne Anstrengung erlernen wirst. In jedem Fall können die Bewegungen zur lokalen Positionskontrolle in diesem Kapitel helfen, inaktive, schlummernde Bereiche deiner Bewegungskontrolle wiederzuerwecken. Irgendwann solltest du dann in der Lage sein, präzise Positionen und Bewegungen mit geschlossenen Augen zu visualisieren und nachzumachen.

# Ein paar Worte zur Haltung

Einer der wichtigsten Aspekte von Positionskontrolle, den du dir merken und reflexiv sofort reproduzieren können musst, ist Haltung. Unter korrekter Haltung versteht man gemeinhin einen geraden Rücken beim Sitzen, Stehen oder Gehen, aber diese Sichtweise ist zu kurz gefasst. Haltung hat etwas mit der linearen, geraden Ausrichtung der Wirbelsäule und des gesamten Oberkörpers zu tun, egal, in welcher Position wir uns befinden oder welche Bewegung wir ausführen. Zum Beispiel ist Haltung in verschiedenen knienden Positionen mit aufrechtem Oberkörper in relevantem Maße beteiligt, genauso wie beim Springen, Landen und Heben sowie bei Wurftechniken und anderen Bewegungen, bei denen der Oberkörper in einem Winkel nach vorn gelehnt wird.

Genau wie Atmung beeinflusst Haltung – ob gut oder schlecht – massiv unsere Emotionen, unseren Energiehaushalt, unser hormonelles Gleichgewicht und so weiter. Eine »eingefallene« Oberkörperposition lässt uns schrumpfen, beeinträchtigt unsere Atmung und Verdauungsfunktionen und beeinflusst unseren Cortisolspiegel negativ. (Dieses Stresshormon kann in hoher Konzentration eine Vielzahl negativer gesundheitlicher Effekte zur Folge haben.) Von anderen Menschen werden wir kleiner, schwächer und weniger präsent und leistungsfähig wahrgenommen. Umgekehrt drückt eine große, aufgerichtete Haltung Selbstbewusstsein, Präsenz und Zielgerichtetheit aus. Sie vermittelt anderen Menschen, dass wir leistungsfähig, zentriert und selbstsicher sind und die Situation unter Kontrolle haben. Dadurch macht sie uns für andere attraktiver. Es existiert ein nachgewiesener Zusammenhang zwischen Haltung und Psyche: Eine bessere Haltung sorgt für eine positivere Einstellung und eine positive Einstellung führt wiederum zu einer besseren Haltung. Mit einer guten Haltung sieht die Welt für dich gleich ganz anders aus – nämlich viel besser!

**ANMERKUNG**

Mehr über den Zusammenhang zwischen Haltung und Psyche erfährt man in einer Studie der Ohio State University, die unter folgender Adresse im Netz zu finden ist: www.sciencedaily.com/releases/2009/10/091005111627.htm.

Aus diesen Gründen ist Haltung zu Recht ein wichtiges Thema in der modernen Welt. Wir bekommen ständig gesagt, dass wir darauf achtgeben sollen. Es gibt Apparate und Vorrichtungen, die unsere Haltung verbessern sollen, und Experten, die darauf spezialisiert sind, eine »funktionsgestörte Haltung« zu reparieren, und dabei sehr detaillierte Kriterien ansetzen, wie eine gute Haltung von außen auszusehen hat. Die meisten von uns nehmen das Aufrechterhalten einer »guten« Haltung jedoch als lästige Pflicht wahr, deren Erfüllung konstante Aufmerksamkeit und Anstrengung erfordert.

Aber gibt es überhaupt so etwas wie die eine Standardhaltung? Nein. So etwas würde individuelle Variationen unserer Anatomie, unseres Körperbaus und unserer Körpermaße völlig außer Acht lassen. Mein Standpunkt zu guter Haltung begründet sich nicht auf willkürlichen Standards, sondern auf dem biomechanischen Prinzip der Gelenkzentrierung. Während die meisten Tiere vierfüßig sind und eine horizontale Ausrichtung ihrer Wirbelsäule vom Kreuzbein bis zum Hals ausgebildet haben, sind wir Menschen zweifüßig und haben gelernt, aufrecht zu stehen. Wir mögen ab und zu Positionen einnehmen, die nicht senkrecht sind, aber wollen typischerweise irgendwann ganz natürlich wieder in eine senkrecht ausgerichtete Position zurückkehren, wenn wir sitzen, knien, stehen, gehen und laufen.

Das Einnehmen einer senkrecht »gestapelten« Gelenkausrichtung erlaubt es uns, effizient mit der Schwerkraft zu interagieren, was besonders wichtig ist, wenn man bedenkt, dass solche aufrechten Positionen diejenigen sind, die wir am meisten einnehmen. Ist unsere Wirbelsäule von oben bis unten nicht gerade ausgerichtet, sondern abgerundet, erzeugt die Schwerkraft mehr Spannung im hinteren Teil des Körpers, wie dem Rücken, dem Nacken und den Schultern. Ein menschlicher Kopf wiegt beispielsweise 5 bis 7 Kilo. Neigst du deinen Kopf jedoch nach vorn, um auf dein Smartphone herabzublicken, ist das, als würde ein 30 Kilo schweres Gewicht auf deinen Nacken drücken. Hältst du eine solche Position jeden Tag mehrere Stunden lang, dann wird die Belastung mit hoher Wahrscheinlichkeit zu Verspannungen und Schmerzen (und letztlich wohl auch zu Verletzungen) in deinem Nacken führen. Ganz ähnliche Probleme ergeben sich mit einer chronisch gerundeten Wirbelsäule, die früher hauptsächlich bei älteren Menschen auftrat, inzwischen aber auch bei der jüngeren Bevölkerung weitverbreitet ist. Es mag keine »ideale« Haltung geben, die für alle Menschen gleich aussieht, aber es gibt definitiv eine ideale Art und Weise, mit der Schwerkraft zu interagieren – und deine individuelle Haltung ist immer am besten, wenn sie vertikal optimal zu Stützbasis und Schwerkraft ausgerichtet ist.

Deine Haltung im Alltag ist sehr wichtig, aber nur ein Aspekt deiner allgemeinen physischen Befindlichkeit und Bewegungsfunktion. Mitunter könnte es deutlich sinnvoller für dich sein, deine Bewegung und dein physisches Verhalten insgesamt zu überprüfen, statt zu versuchen, episodisch, also nur dann und wann, eine gute Haltung einzunehmen, ohne das allgemeine physische Verhalten zu betrachten sowie den Lebensstil, der sie unterstützt.

Durch das Üben der Bewegungsmuster in diesem Kapitel wirst du ein besseres Gefühl für die aktuelle Ausrichtung deiner Wirbelsäule bekommen. Zwar kann es auch helfen, deine Haltung zu verbessern, wenn du im Alltag beim Stehen oder Sitzen ständig auf deine Haltung achtest, doch ist dies nicht die wichtigste und auch nicht die effektivste Methode dafür. Selbst wenn du zehnmal am Tag deine Haltung überprüfst und dich zwingst, eine gute Position eine Minute lang zu halten, dann wird deine Haltung in dem Moment sofort wieder zusammenbrechen, wenn du nicht mehr daran denkst, sodass du trotzdem den überwiegenden Teil deines Tages mit einem runden Rücken, hängenden Schultern und einem nach vorn geneigten Hals verbringst.

Du solltest stattdessen dafür sorgen, dass deine Haltung reflexiv ist. Korrekte Haltung muss zu etwas werden, an das du deinen Körper nicht ständig mental erinnern musst. Mit der Zeit muss sie ein Reflex deines zentralen Nervensystems werden, der unbewusst und innerhalb von Millisekunden passiert. Ohne einen solchen Reflex wird die durch spezifische Übungen aufgebaute »Haltungskraft« nutzlos, weil sie die meiste Zeit über nicht eingesetzt wird.

Doch wie gelangst du an diesen Punkt? Die meisten Experten raten, deine Aufmerksamkeit vor allem darauf zu richten, wie du diesen oder jenen Muskel in einer Sequenz und mit einem bestimmten Prozentsatz an Spannung kontrahierst (das Anspannen der Bauchmuskeln, das Zusammendrücken der Gesäßmuskulatur und so weiter), sodass deine Knochen und Gelenke sich »natürlich« ausrichten können. Doch dies ist vermutlich nicht die beste Methode, um aus guter Haltung einen systematischen körperlichen Reflex zu machen, weil sie dazu führt, dass du zu viel darüber nachdenkst. Stattdessen musst du das originale Bewegungsverhalten deines gesamten Körpers so oft du kannst wiederherstellen, also die »natürliche Bewegung« mit all ihrer Vielfältigkeit, Häufigkeit, Beständigkeit und natürlich Effizienz ausüben. Indem du lernst, Atmung und Position durch viele verschiedene Bewegungstechniken in unterschiedlichen Kontexten zu kontrollieren, lernst du synergetisch, wie du deine Skelettstruktur effizient organisierst, und findest in den meisten Fällen ganz intuitiv heraus, welcher Grad an Spannung erforderlich ist und wo diese Spannung benötigt wird – ob in deinen Bauchmuskeln, deinem Gesäß, entlang deiner Wirbelsäule oder wo auch immer.

Bewusst an bestimmte Muskeln und Spannungsgrade zu denken, mag dazu führen, dass du auf begrenzte Bereiche deiner Haltung, wie deinen »Core«, mental fokussiert bist. Es lenkt dich zunächst einmal aber potenziell von der Tatsache ab, dass deine Haltung immer noch schrecklich ist, weil dein Kopf und oberer Rücken nicht senkrecht zu deiner Stützbasis ausgerichtet sind.

Du musst dir die Fähigkeit aneignen, physisch wahrzunehmen, was eine gesunde, effiziente Haltung ist, und zwar im Sinne deiner Position von Kopf bis Fuß und des richtigen Grads an Anspannung zum Halten dieser Position. Dabei beginnst du erst mit der Position statt mit der Spannung. Wenn du mit der Wahrnehmung einer optimal zur Schwerkraft ausgerichteten Position beginnst, dann kommt der Rest von ganz alleine. Wenn du an deinem Schreibtisch sitzt, wird sich dein zentrales Nervensystem an das gute Gefühl einer korrekt ausgerichteten Wirbelsäule, zentrierter Gelenke, einer geöffneten Brust, eines vollen Brustkorbs und breiter Schultern erinnern, die es beim Kriechen, Hängen oder Heben mit effizienter Technik kennengelernt hat. Und dieses gute Körpergefühl möchte es wieder erleben und reproduzieren – ganz von selbst und reflexartig.

# Ein paar Worte *zum* Core

Hast du schon mal etwas vom Core gehört? Bestimmt. Der »Core« ist eine komplexe Serie von Muskeln, die zusammenarbeiten, um die Mittellinie deines Körpers – den unteren Teil der Wirbelsäule und das Becken – sowohl in statischen als auch in dynamischen Positionen (also in Bewegung) zu koordinieren und stabilisieren. Der Core hat demzufolge auch etwas mit deiner Haltung zu tun. Haltungskontrolle erfordert die korrekte Ausrichtung der Wirbelsäule vom Kopf bis zum Kreuzbein beziehungsweise sogar bis hinunter zum Becken. Ein stabiler Core schützt die Wirbelsäule, vor allem den unteren Bereich davon; ist die Wirbelsäule geschützt, ist es auch das Rückenmark und damit auch die Fähigkeit des zentralen Nervensystems, Bewegung zu steuern (motorische Kontrolle). Verletzt du dich an der Wirbelsäule, raubst du dir in radikalem Maße auch die Fähigkeit, dich zu bewegen. Für »gute« Haltung spielt also nicht nur die richtige Ausrichtung eine Rolle, sondern auch die Kraft und Ausdauer der gesamten Muskulatur, die für das Stützen und Schützen deiner Wirbelsäule verantwortlich ist, vor allem während dynamischer und kraftvoller Bewegungen.

Zum Core gehören weit mehr als nur die Bauchmuskeln. Viele andere Muskelgruppen zählen ebenfalls dazu, darunter das Gesäß und einige andere mehr. Zu versuchen, all diese Muskelgruppen zu isolieren, um sie separat zu kräftigen, wäre keine so gute Idee, weil der Core im Einklang mit dem Rest des Körpers durch Bewegung trainiert werden muss. Der Core ist nicht dafür da, um mit einem stahlharten Waschbrettbrauch gut auszusehen. Er übernimmt wichtige Aufgaben, vor allem die Stabilisierung des Beckens und der unteren Wirbelsäule. Einen starken Core zu haben, ist wichtig für das große Ganze einer effizienten, praktischen und adaptierbaren Bewegung. Viele Crunches zu machen, ist nicht die beste Methode zum Entwickeln von Kraft, Ausdauer und motorischer Kontrolle, die ein funktionaler Core erfordert.

Die Fähigkeit zur kontrollierten Bauchatmung gibt dir einen großartigen Vorsprung, was Bracing und Stabilität der unteren Wirbelsäule sowie stützende Stabilität bis hoch zum oberen Ende der Wirbelsäule angeht. Sie hilft dir außerdem zu entspannen. Größtenteils ist es nicht Muskelkraft, sondern muskuläre Ausdauer, die das beständige Halten einer Position ermöglicht. Das erklärt auch, warum starke Menschen, die Kreuzheben mit gigantischen Gewichten ausführen können, oftmals schnell Schmerzen im unteren Rücken spüren, wenn sie sich eine Zeit lang auf schwierigem Terrain in freier Natur bewegen. Bewegung erfordert Ausdauer und Adaptierbarkeit deiner Fähigkeit, Becken und Wirbelsäule zu stabilisieren.

Die folgenden Bewegungsmuster und Techniken eignen sich hervorragend für das effektive Erlernen von Haltungskontrolle:

- Der Vierfüßlergang (Foot-Hand-Crawl),
- die Hüftbeuge (zunächst separat gelernt und geübt),
- die Hüftbeuge, angewendet bei Stepping Under (unter etwas hindurchgehen), Power Jump und manipulativen Techniken mit Zusatzgewicht, beispielsweise Kreuzheben, Werfen und Fangen mit dem Front Swing und Fangbewegungen.

## ANMERKUNG

Beachte: Eine gerade Haltung bedeutet bei uns Menschen kein chronisches Anspannen der Muskeln oder die »Versteinerung« von Wirbeln und Gelenken. Wenn du mit guter Haltung stehst oder sitzt, erlaube kurzfristige Korrekturen, Wellenbewegungen und Schwingungen deiner Wirbel und Knochen und bewahre flüssige Bewegungen deiner Wirbelsäule.

# Positionen im Stehen

Die Abbildungen 1 und 2 zeigen, wie Stehen mit guter Haltung und Bauchatmung aussieht. Achte auf die senkrechte Ausrichtung von der Stützbasis bis zum Kopf. Das Model drückt Ruhe und Gelassenheit, Selbstsicherheit und Bereitschaft aus und ist dennoch vollkommen entspannt.

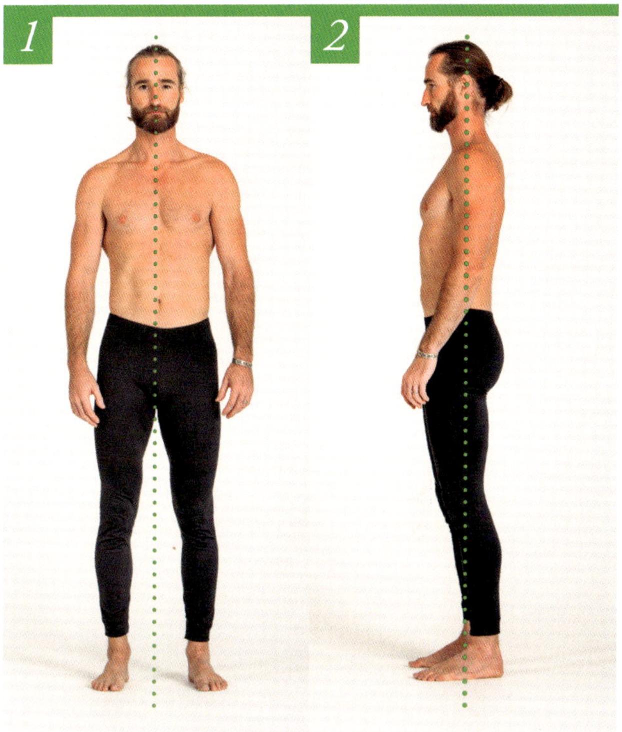

## Bewusste, zielgerichtete Positionen

Die folgenden stehenden Positionen sind alle »absichtlich«, was bedeutet, dass du sie nicht nur bewusst einnimmst und hältst, sondern dass du dies auch aus einem praktischen, zielgerichteten Grund tust. Es gibt mehr Variationen als die unten dargestellten Beispiele. Mir geht es aber darum, zu zeigen, dass stehende Positionen, genau wie jeder andere Bereich der »natürlichen Bewegung«, praktisch und kontextbezogen adaptierbar sind. Keine der abgebildeten Positionen ist »mangelhaft« oder ineffizient, solange sie einem temporären, praktischen Zweck dient.

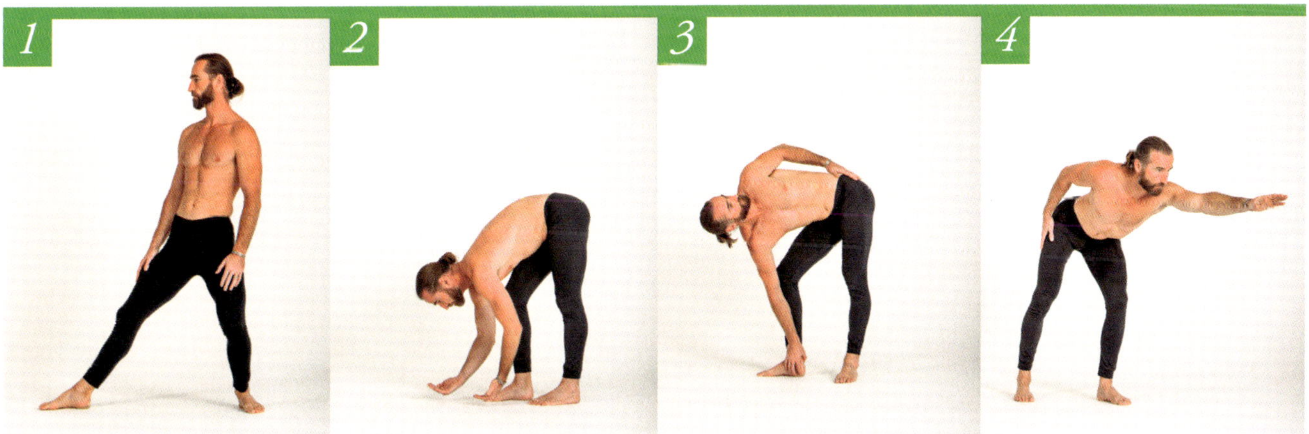

**1** Stemmschritt mit leicht nach hinten gelehntem Oberkörper: wenn du Stabilität oder Balance brauchst oder etwas beobachtest.

**2** Stemmschritt, nach vorn gebeugt: Wenn du auf dem Boden nach etwas suchst oder sehr leichte Objekte aufhebst.

**3** Stemmschritt, zur Seite gelehnt: Wenn du dich durch eine beengte Umgebung bewegst und nach einem Durchgang suchst.

**4** Stemmschritt mit Hüftbeuge nach vorn und gestrecktem Arm: Wenn du nach etwas greifst, an das du nicht näher herantreten kannst.

## Unbewusst eingenommene Körperhaltungen

Es existiert eine Reihe von Positionen im Stehen, die wir manchmal einnehmen, obwohl sie die eben beschriebenen Kriterien nicht erfüllen. Diese Positionen können vorübergehend und bewusst oder (meist) unbewusst einen bestimmten psychischen Zustand ausdrücken, was wir gemeinhin als »Körpersprache« bezeichnen. Wir betrachten diese Positionen als »normal«, einfach weil sie so weitverbreitet sind. Sie gewohnheitsmäßig oder zu häufig einzunehmen, ist allerdings ungesund. Wenn du dir die Fotos 1 bis 10 einmal anschaust, fallen dir vielleicht sogar Haltungen auf, die Menschen, die du kennst, häufiger einnehmen. Vergleiche die Fotos in diesem Abschnitt mit denen auf der letzten Seite und damit, wie du selbst in der Regel stehst.

Wenn sie nicht absichtlich und nicht nur vorübergehend eingenommen werden, sind die dargestellten Positionen fehlerhaft, weil bei keiner von ihnen eine gesunde Ausrichtung oder Entspannung zu erkennen ist. Wie ich bereits erklärt habe, kann das Training natürlicher und effizienter Bewegung und Positionskontrolle innerhalb eines bestimmten Kontexts, gepaart mit kontrollierter Bauchatmung und einem Achtgeben auf deine Haltung während alltäglicher Aktivitäten, dir helfen, solche unbewussten Fehlhaltungen schrittweise abzubauen und durch gesündere zu ersetzen.

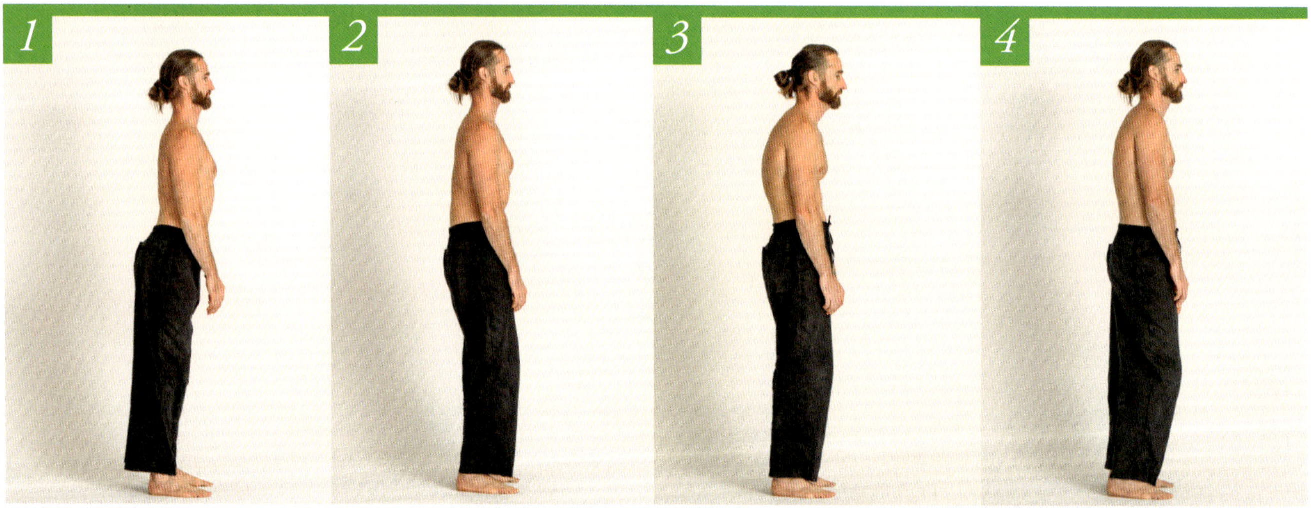


1 Überstreckte Lendenwirbelsäule: Suggeriert ein übertriebenes Durchsetzungsvermögen

2 Gekrümmte Lendenwirbelsäule

3 Rundrücken

4 Hochgezogene Schultern: Schutzhaltung, suggeriert Unsicherheit

5 Spannung in Schulter/Trapezmuskel: Suggeriert, ein »harter Kerl« zu sein, stellt Selbstsicherheit zur Schau (drückt oftmals aber den Mangel derselben aus)

6 Hüfte geneigt, Großteil des Körpergewichts auf einem Fuß: Der Kontrapost (vom italienischen *contrapposto*, zu Deutsch: entgegenstellen) war eine häufig verwendete Pose in der antiken Bildhauerei; suggeriert Entspanntheit, Sicherheit und »Coolness«, ist aber eine unausgewogene Haltung

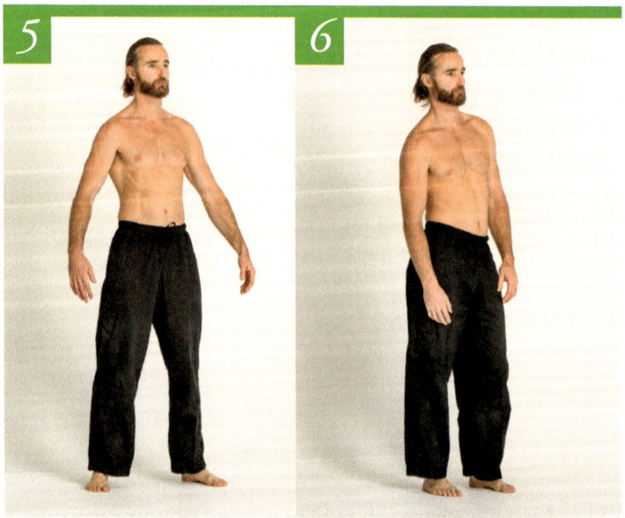

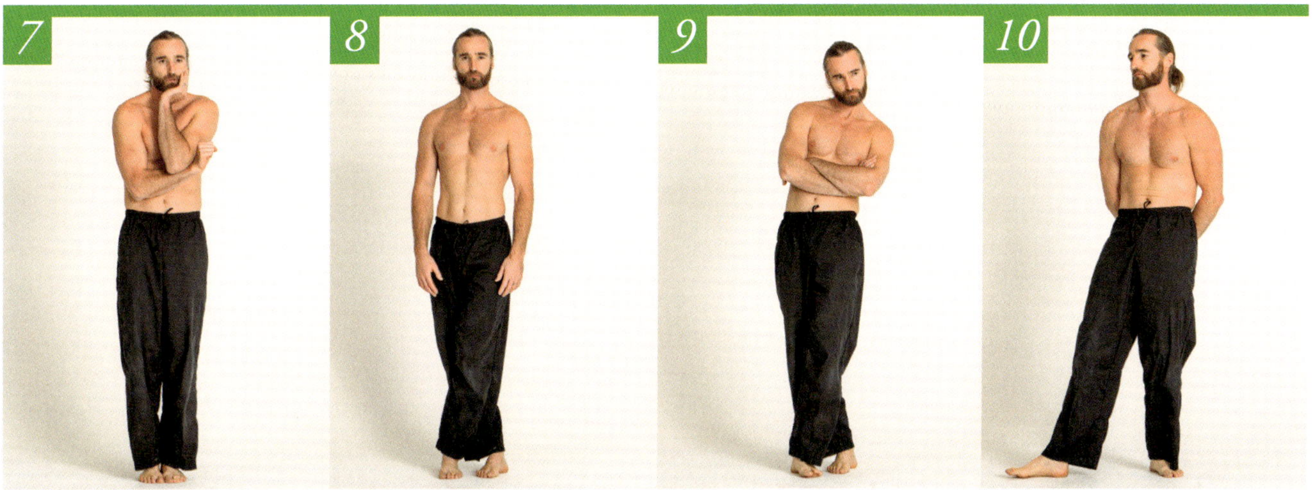


**7** Arme verschränkt, Kinn gestützt: Suggeriert Unsicherhei

**8** Beine überkreuzt: Suggeriert Unsicherheit, Unentschlossenheit

**9** Beine überkreuzt, Arme verschränkt, zur Seite gelehnt: Suggeriert Selbstschutz, Unsicherheit, Meinungsverschiedenheit

**10** Rundrücken mit geneigter Hüfte und hinter dem Rücken verschränkten Armen: Suggeriert Unsicherheit, Meinungsverschiedenheit, Desinteresse

## Neutrale Haltung des Beckens und des unteren Rückens

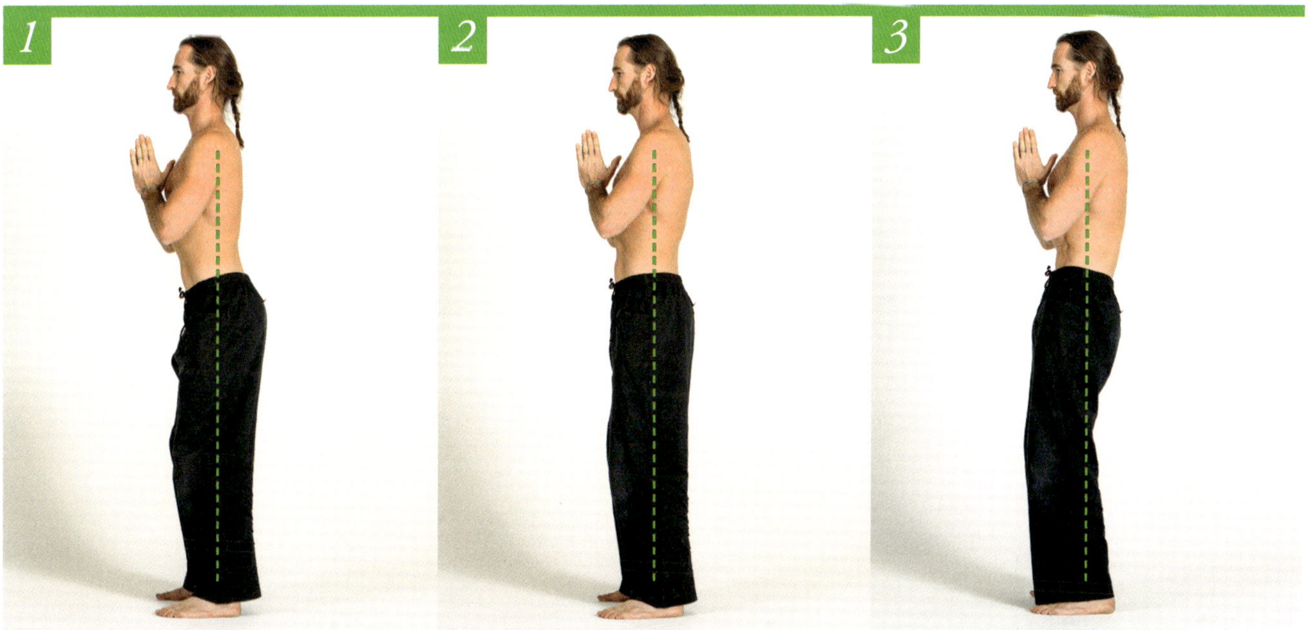


**1** Becken kippt nach vorn, Lendenwirbelsäule leicht überstreckt

**2** Becken und unterer Rücken neutral

**3** Becken kippt nach hinten, Lendenwirbelsäule leicht gebeugt

Um dir die Kontrolle deiner Haltung oder den senkrecht ausgerichteten Stand zu erleichtern, betrachten wir die Ausrichtung von der Stützbasis bis hoch zum Kopf und nicht nur den oberen Rücken und die Schultern. Achte darauf, dass deine Beine vollständig gestreckt sind, die Knie also nicht gebeugt. Dann richte deine Aufmerksamkeit auf deinen unteren Rücken, das Becken und die Hüfte (die drei sind so eng miteinander verknüpft, dass hier oft der Ausdruck »Lenden-Becken-Hüftgürtel« verwendet wird), um das Zentrum deines Beckens senkrecht zum Zentrum deiner Stützbasis auszurichten. An diesem Punkt befinden sich sowohl dein Becken als auch deine untere Wirbelsäule in einer gesunden, »neutralen« Position (der Begriff »neutral« beschreibt eine vertikale Ausrichtung zur Stützbasis). Wenn du mit Becken und Lendenwirbelsäule eine neutrale Position aufrechterhalten kannst, zusätzlich zu einem aufrechten, geraden Rücken, Hals und Kopf, dann sind die einzelnen Wirbel deiner Wirbelsäule optimal »gestapelt«, was Druck und Spannung von den Muskeln der hinteren Kette nimmt und dir ein entspannteres, stabileres Gefühl gibt.

Um deine Gelenke leichter zu zentrieren und diese neutrale Position zu finden, probiere verschiedene Beckenstände aus, indem du dein Becken nach hinten oder vorn kippen lässt, bis du ein besseres Gefühl für die mittige, neutrale Position hast. So etwas kannst du anfangs vorm Spiegel machen, um auch ein visuelles Feedback zu bekommen. Generell solltest du aber in der Lage sein, die korrekte Position deines Beckens zu erspüren und »visualisieren«, ohne dabei hinzuschauen.

Wenn du einmal dabei bist, kannst du auch gleich sichergehen, dass dein Brustkorb, deine Schultern, dein Nacken und dein Kopf ebenfalls entlang derselben senkrechten Linie zentriert sind, wobei dir ein neutraler Beckenstand und eine neutrale Position der Lendenwirbelsäule definitiv immens helfen. Ein guter Trick ist es, dir vorzustellen, dass dein Kopf nach oben gezogen wird, während dein Steißbein gleichzeitig nach unten gezogen wird, was deine Wirbel auseinanderzieht, die Wirbelsäule verlängert und begradigt* sowie ihre Stabilität verbessert – ein Vorgang, der als »axiale Streckung« bezeichnet wird.

Nun, wo du ein Gefühl für deine korrekte, senkrechte Ausrichtung von Kopf bis Fuß erlangt hast, kannst du deine Aufmerksamkeit auf die korrekte Körperspannung legen und darauf, deine Position auch stabil zu halten. Wenn ich in den Kapiteln 30 und 31 über manipulative Bewegungen spreche, lernst du auch das bereits erwähnte Bracing, wobei Bauchatmung und -kontraktion kombiniert werden, um Becken und Lendenwirbelsäule unter Belastung zu stabilisieren. Dies ist die wohl wirkungsvollste Methode, mit der du lernen kannst, deinen Core zu stabilisieren, auch wenn im Alltag natürlich viel weniger Spannung zum Stehen nötig ist, als das beim Heben schwerer Lasten der Fall ist.

Nun musst du aber nicht darauf warten, bis du Techniken zum schweren Heben erlernst, du kannst schon jetzt beim ganz normalen Stehen ein wenig Bracing anwenden. Sobald du im Stehen Becken und Wirbelsäule in eine neutrale Position gebracht hast, spann dein Gesäß und die Bauchmuskeln mit etwa 10 bis 20 Prozent deiner Maximalkontraktion an und atme in den Bauch. Der Grad der Spannung, den du dabei benötigst, ist etwa genauso groß, wie wenn du dich auf den »harten« Schlag eines Dreijährigen in deine Magengrube vorbereiten würdest. Spürst du, wie dieses bisschen Extraspannung deine Körpermitte fester und stärker macht? Eine Position auf allen vieren einzunehmen, entweder in der Knie-Hand- oder in der Fuß-Hand-Stellung (siehe für einige Beispielpositionen Kapitel 24, »Bodenbewegungen 1: Liegen, Rollen, Krabbeln«), erfordert mehr Spannung im Core, um eine neutrale Haltung beizubehalten. Dich auf allen vieren zu befinden, kann somit helfen, besser zu spüren, wo dein Körper angespannt sein muss, um die Stabilität von Becken und unterem Rücken zu gewährleisten.

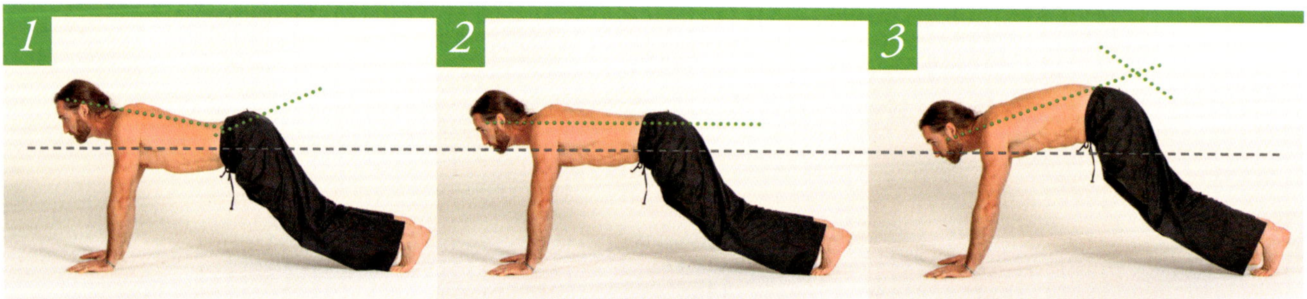


**1** Gestreckter unterer Rücken **2** Neutraler unterer Rücken **3** Gekrümmter unterer Rücken

* Der Rücken ist in Wirklichkeit niemals ganz gerade, weil die Wirbelsäule von Natur aus leichte Rundungen besitzt.

# Hüftbeuge

Die Hüftbeuge ist eine Flexion des Hüftgelenks, die mit einer neutralen Wirbelsäule und leicht gebeugten Knien ausgeführt wird. Die Hüftbeuge ist nicht nur eine Position, sondern auch ein Bewegungsmuster, das sowohl die Beugung als auch die Streckung des Hüftgelenks beinhaltet. Sie ist das wichtigste – und gleichzeitig schwierigste – Bewegungsmuster dieser Serie lokaler Bewegungen. Es ist ein wichtiger Bestandteil einer Vielzahl natürlicher Bewegungstechniken.

Obwohl es sich dabei nicht um eine aufrechte Position handelt, erfordert eine effiziente Hüftbeuge Haltungskontrolle und begünstigt sie ebenso in hohem Maße. Die Hüftbeuge lehrt dich, deine Wirbelsäule sicher zu stabilisieren, sodass du die Kraft deiner hinteren Muskelkette und Hüfte auch wirklich nutzen kannst. Indem du beispielsweise eine Streckung der Sprunggelenke einbaust, die mit einer gleichzeitigen Streckung von Knien und Hüfte endet, erzeugst du eine »Dreifachstreckung«, die den Großteil der für einen Power Jump nötigen Kraft erzeugt. Achte während der positionellen Abfolge dieses Bewegungsmusters darauf, deinen Core zu aktivieren. Führe die Hüftbeuge also mit Bracing und Bauchatmung aus.

Die Hüftbeuge wird häufig mit der Kniebeuge verwechselt. Bei der Kniebeuge werden Hüft- und Kniegelenke jedoch in fast gleichem Maße bewegt, während bei der Hüftbeuge das Hüftgelenk mit großem Bewegungsumfang bewegt wird und die Knie nur mit geringem Bewegungsumfang.

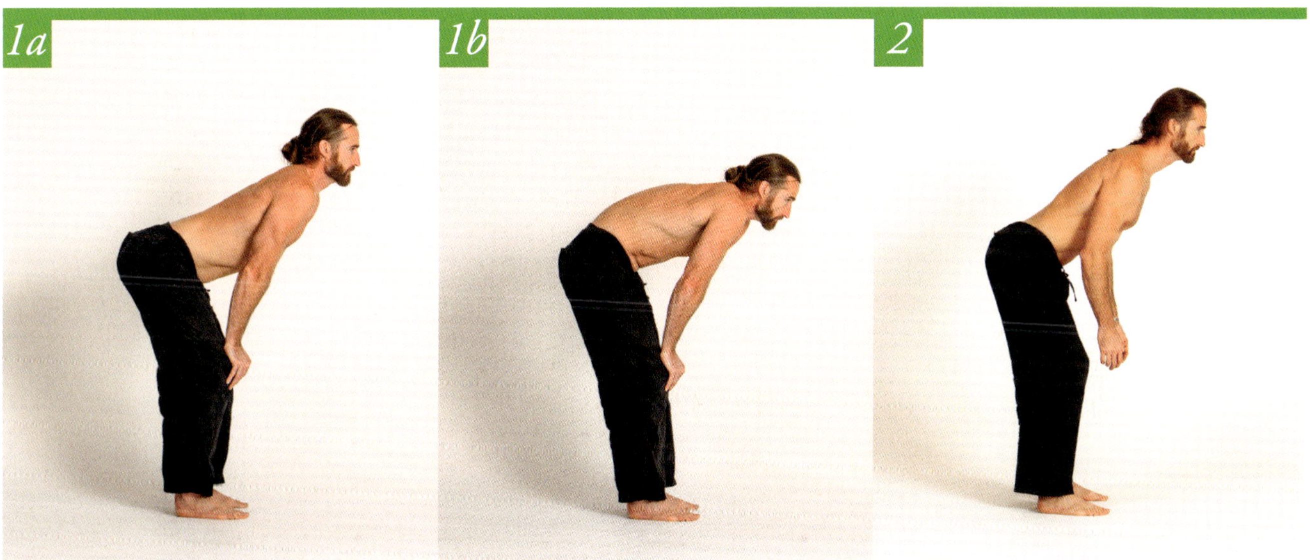


*(Fortsetzung auf der nächsten Seite)*

**1** Du bekommst ein gutes Gefühl für die Hüftbeugeposition, indem du deine Knie leicht beugst, dich um etwa 45 Grad nach vorn lehnst und die Hände dabei auf deinen Knien oder Schenkeln abstützt. Dann strecke (Foto 1a) oder beuge (Foto 1b) deine untere Wirbelsäule, um ihren neutralen Punkt zu finden.

**2** Halte die Position einen Moment, ohne dich dabei mit den Armen abzustützen, und atme dabei in den Bauch. Du musst deine Hüfte an dieser Stelle nicht maximal beugen (also nach hinten schieben), aber darfst ein wenig mit der Bewegung deiner Hüfte spielen. Anschließend nimmst du wieder eine stehende Haltung ein, indem du die Hüfte zurück nach vorn schiebst und dich streckst, und kehrst danach wieder in die Hüftbeuge zurück, indem du sie erneut zurückschiebst. Versuch dabei, den Bewegungsumfang Schritt für Schritt zu vergrößern. Während du die Hüfte vor- und zurückschiebst, sollte dein Gravitationszentrum idealerweise senkrecht zu deiner Stützbasis ausgerichtet sein. Das bedeutet, dass sich deine Gravitationslinie nicht bewegt und dadurch während der gesamten Hüftbewegung Stabilität garantiert.

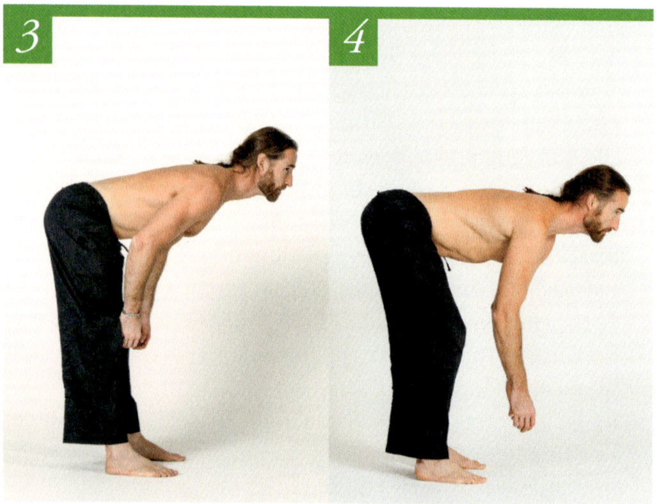


3 Wenn dein Oberkörper um fast 90 Grad nach vorn gelehnt ist und deine Knie durchgestreckt sind, dann befindest du dich technisch gesehen zwar in einer Hüftbeugeposition, allerdings in einer, die weder effizient noch lange aufrechtzuerhalten ist (außer es handelt sich dabei nur um eine vorübergehende Position in einem bestimmten Kontext, in dem du keine schwere Last bewegen musst). Wenn du nicht dazu in der Lage bist, diese Position absichtlich einzunehmen, dann mangelt es dir an Beweglichkeit.

4 Selbst mit leicht gebeugten Knien ist die Hüftbeuge übertrieben stark ausgeprägt, sobald dein Oberkörper sich in einer waagerechten Position parallel zum Boden befindet. Eine solche Haltung ist instabil, schwach und nicht durchzuhalten, wenn sie Teil einer komplexen und schwierigeren Bewegung ist (Springen, Landen, Heben und so weiter).

## Wall Drill

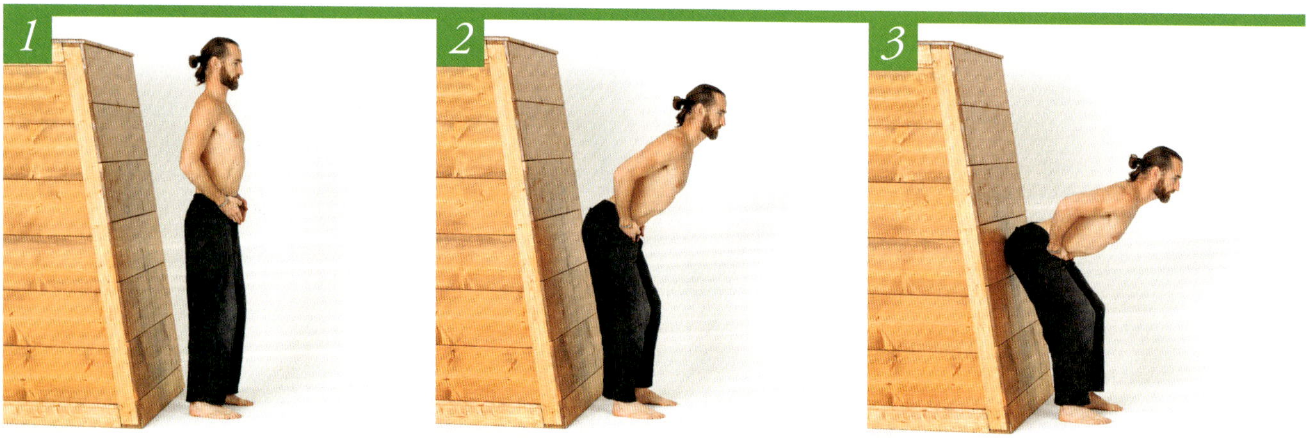


1 Stell dich aufrecht mit dem Rücken zu einer Wand auf. Dein Gesäß sollte sich etwa 30 Zentimeter von der Oberfläche entfernt befinden, die es während des Beugens berühren soll. Stütze deine Hände auf beiden Seiten in die Leistenfalte.

2 Beuge gleichzeitig beide Knie und leite die Hüftbeuge ein, während du die Ausrichtung deiner Wirbelsäule beibehältst.

3 Behalte die Flexion deiner Hüfte bei, während du deine Knie noch ein wenig weiter beugst. Die Schienbeine bleiben dabei senkrecht und die Knie auf einer Linie mit deinen Füßen. Schiebe dein Gesäß nach hinten in Richtung Wandoberfläche, bis du die Wand mit deinen Pobacken berührst. Dein Oberkörper sollte um etwa 45 Grad nach vorn gebeugt sein. Wenn du die Hüftbeuge verstärkst, solltest du spüren, wie deine Hände fest in der Leistenfalte eingeklemmt sind. Spürst du dieses leichte Drücken nicht, kann das ein Anzeichen dafür sein, dass du dich zu weit nach vorn lehnst oder deine Knie zu stark (und die Hüfte zu wenig) beugst. Befindest du dich in der vollen Hüftbeuge, aber kannst die Wand nicht mit deinem Gesäß berühren, dann rutsche mit den Füßen ein wenig nach hinten – du stehst vermutlich nur zu weit von der Wand weg. Berührst du die Wand schon, bevor du eine vollständige Hüftbeuge eingenommen hast, stehst du zu nah. Lehne dich mit dem Gesäß nicht an der Wand an, sondern berühre sie nur leicht und kurz, bevor du die Hüfte wieder durchstreckst, um in den Stand zurückzukehren.

Eine weitere Möglichkeit, eine effiziente Hüftbeuge mit korrekter Ausrichtung der Wirbelsäule zu üben, ist, mit beiden Händen einen Stab hinter deinem Rücken zu halten (einen Besenstiel, ein PVC-Rohr oder etwas in der Art), eine Hand auf Höhe des unteren und eine auf Höhe des oberen Rückens. Der Stab sollte vom Steißbein über den oberen Rücken bis hin zur Hinterseite deines Kopfs verlaufen. Nimm die Hüftbeugeposition ein, ohne dass der Stab dabei den Kontakt zu einem der genannten Körperbereiche verliert, mit denen er zu Beginn der Übung in Kontakt war. Wenn du beim Beugen der Hüfte einen Rundrücken machst, wird der Stab zum Beispiel nicht mehr mit allen Körperbereichen in Kontakt sein. Auch beim Wall Drill kannst du den Stab einsetzen. Er hilft dir, beim Beugen die korrekte Ausrichtung deiner Wirbelsäule beizubehalten, und die Wand hilft dir mit dem Bewegungsumfang deiner Hüfte. Eine Hüftbeuge mit maximaler Hüftflexion zu halten und dabei tief in den Bauch zu atmen, ist außerdem eine tolle Übung für den Aufbau von Stabilität und Ausdauer im unteren Teil der Hüftbeugebewegung – der Phase also, die für Positionsstörungen am anfälligsten ist. Der nächste Schritt wäre dann die Hüftbeuge unter (leichter) Last, wie du sie beim Kreuzheben ausführst.

# Hals- und Nackenausrichtung *und* Kopfrotation

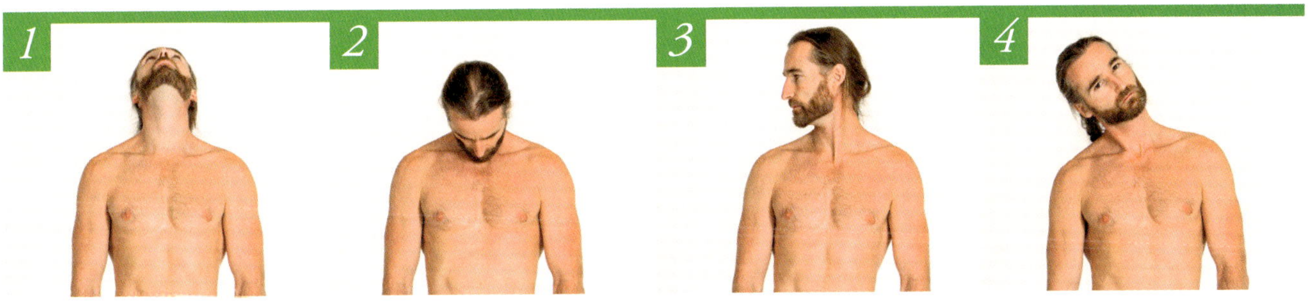


**1** Halsstreckung

**2** Halsbeugung

**3** Seitliches Rotieren von Kopf/Hals

**4** Seitliches Neigen von Kopf/Hals

Die Position des Halses gehört ebenfalls zur Positionskontrolle und das Sicherstellen von Kopfstabilität ist für effiziente Bewegung sehr wichtig – zum Teil auch deshalb, weil sich ein Großteil des vestibulären Systems, das für Gleichgewicht während Bewegung sorgt, im Kopf befindet. Je weniger das Gleichgewicht deines Kopfs gestört ist, umso besser ist das also für deine Balance insgesamt. Die besten Athleten verfügen über ganz außergewöhnliche Hals- und Kopfstabilität während ihrer Bewegungen.

Weil sich bei einer Bewegung des Halses ganz automatisch auch der Kopf mitbewegt, brauchst du für eine Gewährung deiner Kopfstabilität zunächst einmal auch einen stabilen Hals. Was allerdings nicht unbedingt notwendig ist, ist eine lineare Ausrichtung der Halswirbelsäule. Einige Experten warnen sogar vor den Gefahren einer zervikalen (den Hals betreffenden) Überstreckung (also eine übermäßige Rückneigung des Kopfs), weil es angeblich die Ausrichtung der Wirbelsäule ruiniert und die Fähigkeit zur Krafterzeugung hemmt, zum Beispiel beim Springen oder Heben von schweren Gewichten. Diese These stimmt jedoch nicht, außer in einem bestimmten Fall: bei einem Überstrecken des Halses unter der Druckkraft einer schweren Last. Dieser Fall träte ein, wenn jemand oder etwas deinen Kopf nach hinten schieben und heftig auf Kopf und Hals nach unten drücken würde, sodass dein Hals aufgrund der massiven Einwirkung von Druckkraft gezwungen wäre, zu überstrecken. Damit würdest du, vereinfacht gesagt, deine Halswirbel und dein Rückenmark komplett lahmlegen, dein zentrales Nervensystem in akute Panik versetzen und eine Schutzhaltung auslösen, die »arthrokinetischer Reflex« genannt wird. Auf die Gefahr, dass deine Halswirbel unter extremen Druck geraten, reagiert dein Körper mit einem Überlebensreflex, indem er als Schutzmaßnahme deine muskuläre Aktivität blockiert – schließlich ist der Halsbereich das wichtigste Verbindungsstück zwischen Gehirn und Körper.

Die Kompression der Wirbelsäule ist nicht das eigentliche Problem. Beim Heben und Tragen schwerer Lasten hält unsere Wirbelsäule ganz extremen Druckkräften stand, wie die Sherpas im Himalaja oder afrikanische

Frauen, die schwere Lasten auf ihrem Kopf tragen, eindrucksvoll beweisen. Das eigentliche Problem liegt in der Position – also im Überstrecken einer Reihe von Gelenken im Nacken – in Verbindung mit den großen Druckkräften. Hast du dich schon mal mit jemandem gerauft und wurdest dabei an den Haaren gezogen? Fühltest du dich dabei machtlos? Dieses Gefühl der Machtlosigkeit rührte nicht vom Schmerz in deinem Skalp her, sondern vom arthrokinetischen Reflex. Dies ist eine intuitive Anwendung dieses Prinzips, in der dein Nacken überstreckt ist (in welche Richtung auch immer), während gleichzeitig große Druckkräfte darauf einwirken. Abgesehen von einigen äußerst spezifischen Umständen wie diesem, sorgt ein Strecken deines Nackens bis zu einem gewissen Maß aber nicht zu einer Veränderung deines Kraftniveaus.

Das Problem ist vielmehr, dass Experten bereits die kleinste Streckung des Nackens als »Überstrecken« betrachten und glauben, dass Kopf und Nacken stets gerade zum Rest der Wirbelsäule ausgerichtet sein müssen, egal, was auch passiert. In Wahrheit ist ein gewisser Grad der Streckung im Nacken aber absolut vertretbar, selbst unter Druck, wie man an Ringern sehen kann, die eine »Brücke« ausführen. Wenn du eine schwere Last hebst oder trägst, dann entsteht dabei eine sehr große Druckbelastung, es sei denn, die Last befindet sich nicht auf deinem Kopf, sondern unterhalb deines Halses. In diesem Fall kannst du deinen Hals in jeder Position halten, die du möchtest. Ein wenig Streckung des Halses – vor allem ohne wirkende Druckbelastung – bereitet uns Menschen deshalb keinerlei Probleme. Im Gegenteil: Das Strecken der Halswirbelsäule kann für das Aufrechterhalten einer optimalen Blickrichtung manchmal notwendig sein. Wenn du beispielsweise hochspringst und etwas über dir greifst, dann wirst du dabei richtigerweise auch nach oben schauen – und dafür musst du deinen Hals strecken.

# Blickrichtung

Zwar muss ein Mensch nicht zwingend etwas sehen, um sich zu bewegen, trotzdem spielt das Sehvermögen selbstverständlich eine sehr wichtige Rolle für die Effizienz praktisch jeder Bewegung. Das beginnt schon damit, dass dadurch auch deine Balance gewährleistet wird, weil die Sehkraft ein Teil deines vestibulären Systems ist. Sie hilft dir außerdem, die Umgebung und Situation, in der du dich bewegst, einzuschätzen, sodass du deine Bewegungen schnell und genau anpassen kannst. Im Fitnessstudio benötigst du eine solche Form der kontextbezogenen Aufmerksamkeit nicht wirklich, weshalb du beim Training deinen Hals auch in einer neutralen Position belassen kannst. In der echten Welt musst du allerdings häufig nach oben, unten oder zur Seite schauen, um die bestmögliche Blickrichtung für deine Situation zu haben. Kannst du dir vorstellen, nicht in der Lage zu sein, Hals und Kopf in eine Position zu bewegen, in der du bestmöglich sehen kannst, nur weil dir jemand versichert hat, dass dich das deiner Kraft berauben würde? Oder glaubst du, du seist nicht mehr in der Lage, eine neutrale Wirbelsäulenposition aufrechtzuerhalten, sobald du deinen Kopf nach hinten beugst? Natürlich nicht, das ergibt nämlich absolut keinen Sinn. Positionskontrolle ist die Fähigkeit, schnelle Haltungskorrekturen vorzunehmen, ohne den Rest des Bewegungsablaufs zu stören.

Der Einfluss des Sehvermögens reicht weit über räumliche Wahrnehmung, Navigation und Balance hinaus. Es trägt zu einem gewissen Maß auch zur Positionskontrolle bei. Deine Augen nach oben zu richten, erleichtert das Strecken und blockiert das Beugen, wogegen ein Hinabschauen das Beugen erleichtert und das Strecken erschwert. Oder, um es einfach zu sagen: Wenn du nach oben schaust, neigst du dazu, deinen Rücken zu strecken, und wenn du nach unten schaust, beugst du ihn, so als würde die Blickrichtung das Verhalten deines Körpers vorgeben und das Schauen in eine bestimmte Richtung den Körper ebenfalls in diese Richtung drängen. Wenn du aufrecht stehst und deine Augen zur Seite bewegst, fühlt es sich dann nicht ganz natürlich an, auch deinen Körper in die gleiche Richtung zu orientieren? Ich will damit allerdings nicht sagen, dass Körper und Wirbelsäule sich automatisch strecken, wenn du nach oben schaust, und sich beugen, wenn du nach unten schaust. Umgekehrt meine ich auch nicht, dass du unbedingt deinen Nacken überstrecken musst, um nach oben zu schauen, oder deinen Kopf nach vorn neigen musst, um nach unten zu schauen.

Echte Positionskontrolle bedeutet, dass du unabhängig von Blickrichtung oder Hals- und Kopfposition jede gewünschte Position einnehmen und halten kannst, auch wenn sie mit der Blickrichtung in enger Verbindung stehen. Deine Blickrichtung kann aber eine bestimmte Wirbelsäulenausrichtung begünstigen, die entweder nützlich oder schädlich ist, je nachdem, welche Bewegung du ausführen möchtest. Deshalb kannst du deine Blickrichtung und die Position deiner Augen manchmal zu deinem Vorteil nutzen. Wenn du zum Beispiel beim Heben einer Last eine neutrale Wirbelsäule behalten möchtest, solltest du nach oben schauen, um das Strecken deines Rückens (und ein wenig auch das deines Halses) zu begünstigen. Mindestens aber solltest du nach vorn schauen. Wenn du hingegen nach einem Sprung eine Hechtrolle vollführen willst, solltest du eher nach unten blicken, um deinen Rücken zu beugen und abzurunden, ohne dabei deinen Kopf zu früh nach unten zu bewegen.

Wenn du umgekehrt gerade vorsichtig eine Last abgestellt hast, solltest du dir bewusst sein, dass du mit großer Wahrscheinlichkeit deine Wirbelsäule beugst, wenn du dahin schaust, wo das Objekt steht. Das soll nicht heißen, dass du nicht nach unten schauen darfst, aber du musst dabei noch aufmerksamer auf eine korrekte Haltung achten. Lass es mich noch einmal sagen: Wenn du über Haltungskontrolle verfügst (die stabile, lineare Ausrichtung deiner Wirbelsäule), dann stören Korrekturen deiner Halsposition – oder jedes anderen Körperteils – nicht die Stabilität deiner Mittelpartie und mindern auch nicht deine Fähigkeit, Kraft zu entwickeln. Die Position des Halses stört deine Positionskontrolle nur dann, wenn du über diese Kontrolle sowieso nicht verfügst.

## Seitliches Rumpfneigen

Halte beide Schultern auf gleicher Höhe und die Hüfte gerade und neutral. Lehne deinen Rumpf abwechselnd in beide Richtungen zur Seite. Atme dabei tief in den Bauch.

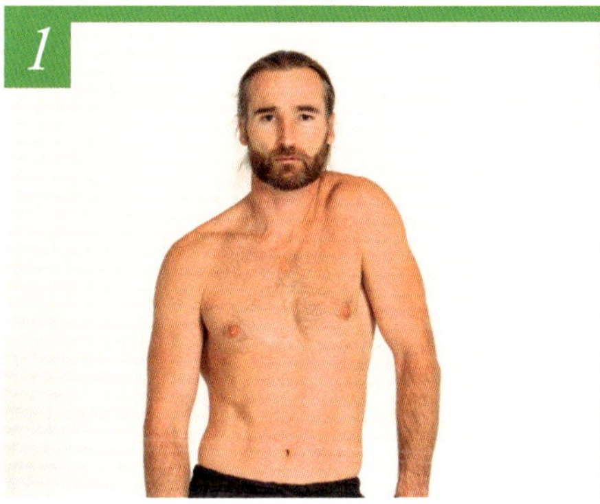

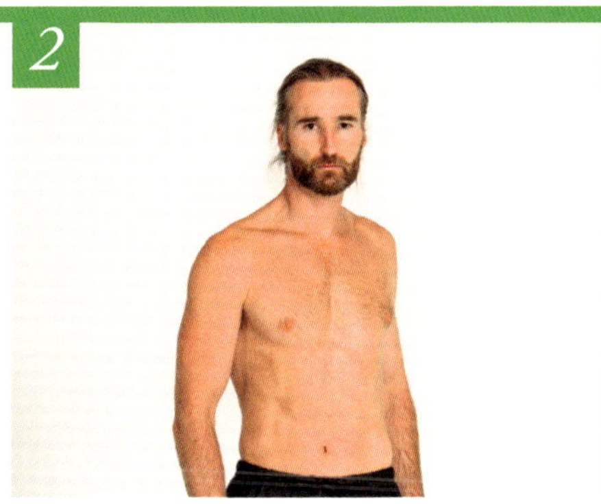

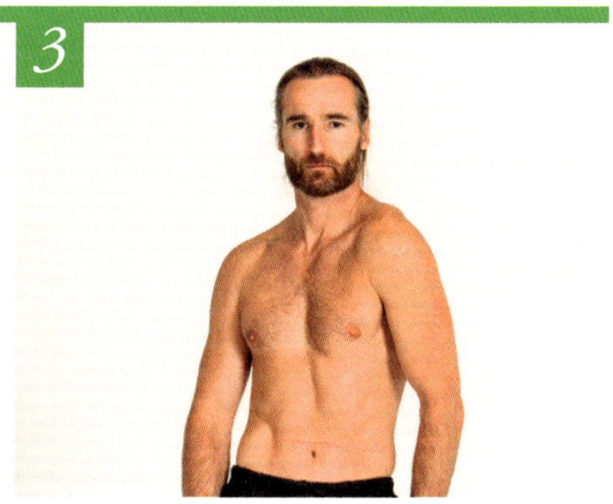


**1** Heben der Schulter (Shrug)

**2** Retraktion (Zurückziehen der Schulter)

**3** Protraktion (Vorwärtsschieben der Schulter)

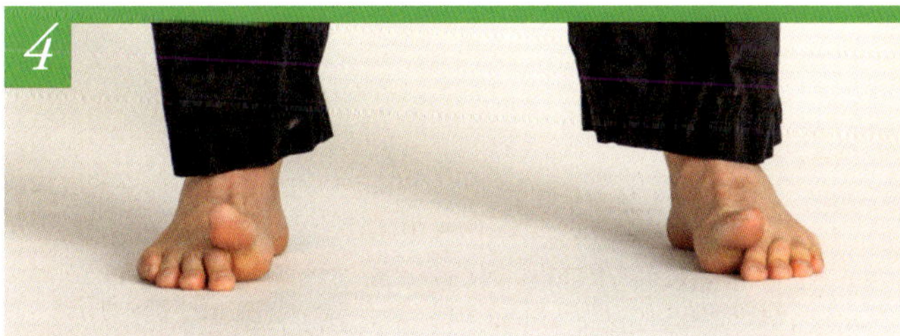

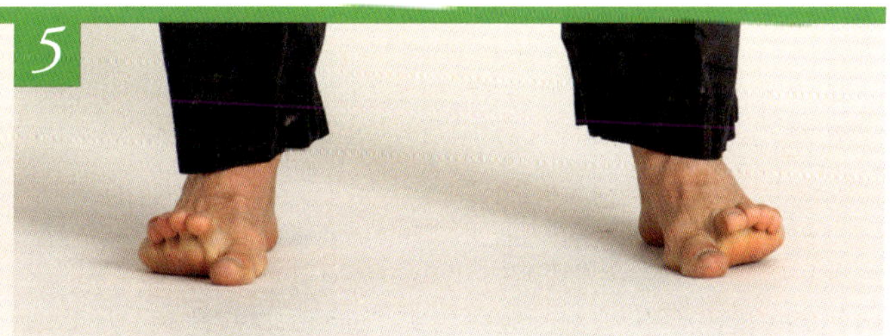


**4** Anheben des großen Zehs

**5** Anheben der kleinen Zehen

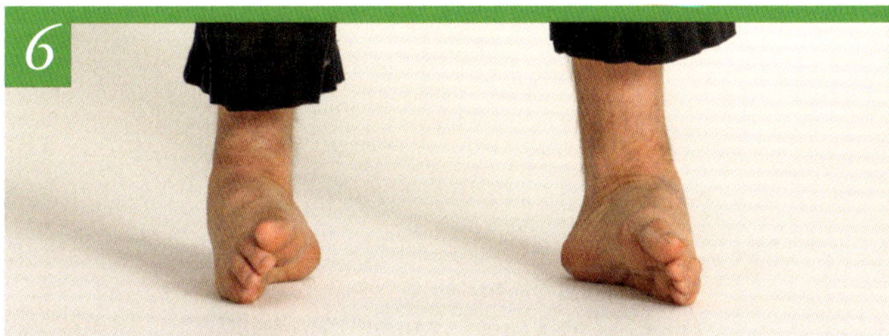

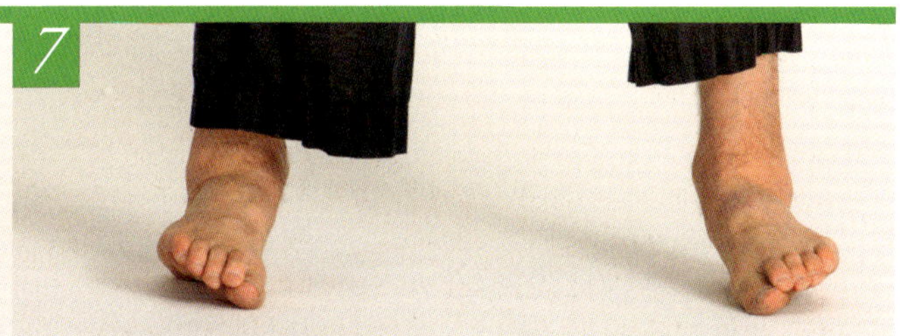


**6** Fuß-Pronation (Einwärtsdrehung) und -Inversion (Umkehrung)

**7** Fuß-Supination (Auswärtsdrehung) und -Inversion (Umkehrung)

*(Fortsetzung auf der nächsten Seite)*

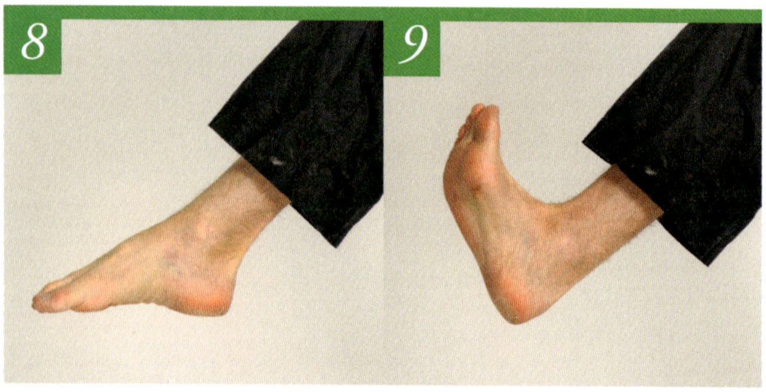


**8** Fußstreckung

**9** Fußbeugung

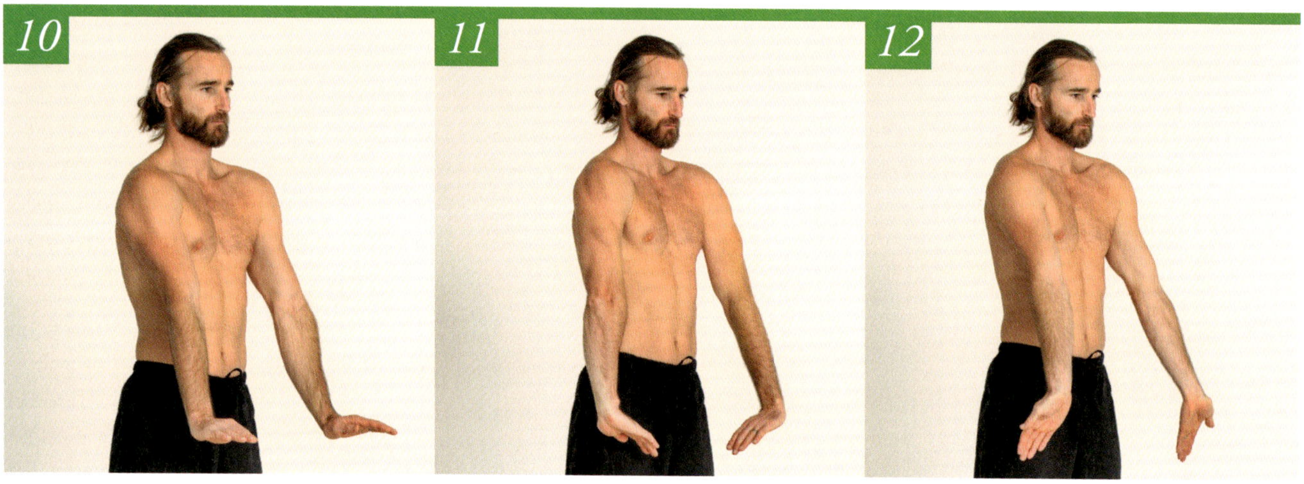


**10** Neutrale Schulterstellung

**11** Innenrotation der Schulter

**12** Außenrotation der Schulter

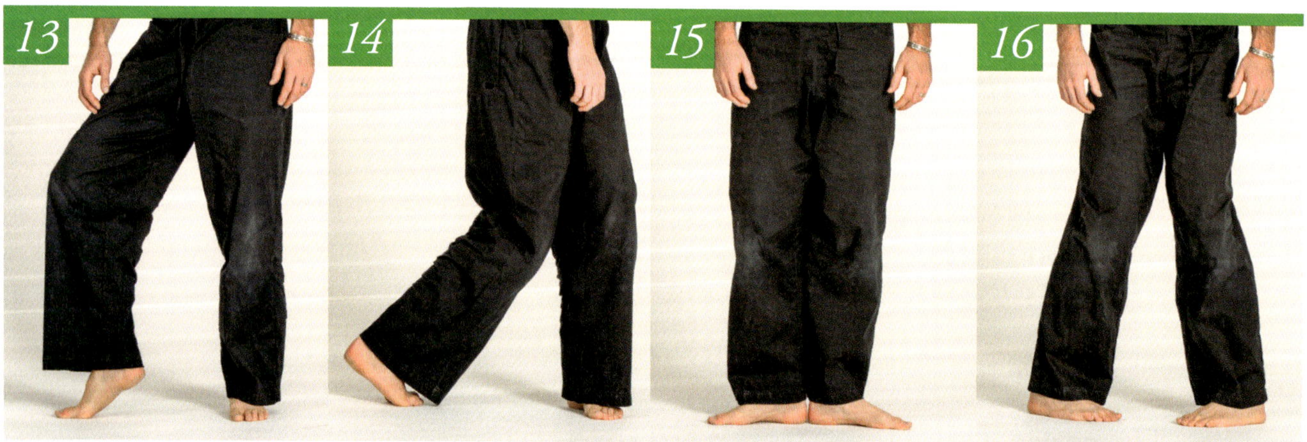


**13** Einbeinige Außenrotation (mit gebeugtem Fuß)

**14** Einbeinige Innenrotation (mit gebeugtem Fuß)

**15** Außenrotation der Beine

**16** Innenrotation der Beine

# Bewegung ist die Summe ihrer Teile

Technik und effiziente Bewegung erfordern ein hohes Maß an motorischer Kontrolle. Um diese zu erlangen, musst du verschiedene miteinander verbundene Körpersegmente steuern, damit sie zu einer bestimmten Zeit und in einer bestimmten Sequenz ihre korrekte Position einnehmen, also sich bewegen, Kraft ausüben oder sich entspannen. Diese Interaktion zwischen Atmung, Körperhaltung, Spannung, Entspannung, Sequenz und Timing bildet das gesamte Spektrum der »Koordination« und bestimmt letztlich deine Effizienz.

Ich beginne meine Workshops stets damit, mithilfe von persönlichen Einblicken und Übungen die Prinzipien von Bewegungseffizienz zu erklären, darunter auch die Grundpfeiler der Technik. Oftmals endet das damit, dass ich den Sliding Swing-up vorführe, eine Kletterbewegung an einer horizontalen Oberfläche, die im Hängen beginnt und mit dem Körper auf der Oberfläche endet. Wenn ich mit meinen Händen an der Oberfläche hänge, schließe ich meistens die Augen, um zu zeigen, dass Bewegung, sobald wir unsere direkte Umgebung visualisiert haben, im Inneren passiert, bevor sie nach außen ausgedrückt wird. Während ich die Bewegung langsam ausführe, betone ich den Einsatz von Exterozeption (Außenwahrnehmung), um mich bei der Positionierung auf der Oberfläche mit der richtigen Stützbasis und verschiedenen Ebenen der Bewegung zu unterstützen, Reibung zu sichern und ein Abrutschen zu vermeiden.

Dank der Propriozeption (Tiefenwahrnehmung) kann ich die Position meines Körpers – also meines Gravitationszentrums im Verhältnis zu meiner Stützbasis – innerlich visualisieren. Meine Positionen ändern sich im Laufe einer Sequenz mit einem Timing, das ich bereits vorhergesehen habe. Ich verwende das minimal nötige Maß an Spannung, um Energie zu sparen und so entspannt wie möglich zu bleiben. Ich verwende außerdem Körpergewichtsübertragung, um ein Schwungmomentum mit dem Bein zu generieren und die Bewegung dadurch viel effizienter zu gestalten. Zum Schluss befinde ich mich auf der Oberfläche, entspannt und im Gleichgewicht, nach einer flüssigen Bewegungssequenz, die völlig mühelos aussah. Jedes Detail der Bewegung habe ich bewusst und absichtlich ausgeführt und mein Atem blieb während der gesamten Bewegung kontrolliert.

Diese eine Bewegung beinhaltet den Großteil der Prinzipien, die ich in Abschnitt 2 dieses Buchs beschrieben habe und die das Fundament für Technik und effiziente Bewegung bilden. Ich will damit sagen, dass Effizienzprinzipien nicht nur graue Theorie sind, sondern tatsächlich auch effektiv angewendet werden können – und darum geht es. Wenn du diese Prinzipien verstanden hast und spürst, wie sie funktionieren, wenn du dich bewegst, dann kannst du sie nutzen, um dein volles Bewegungspotenzial auszuschöpfen. Es gibt noch einige weitere Bewegungseffizienzprinzipien, die über die bereits genannten hinausgehen und sich spezifisch auf ganz bestimmte Bewegungsfähigkeiten beziehen. Auf sie werde ich später in diesem Buch noch eingehen.

»Ich bin beeindruckt von der Dringlichkeit des Tuns. Wissen allein ist nicht genug, man muss es auch anwenden; auch Wollen allein ist nicht genug, man muss es auch tun.«

*Leonardo da Vinci*

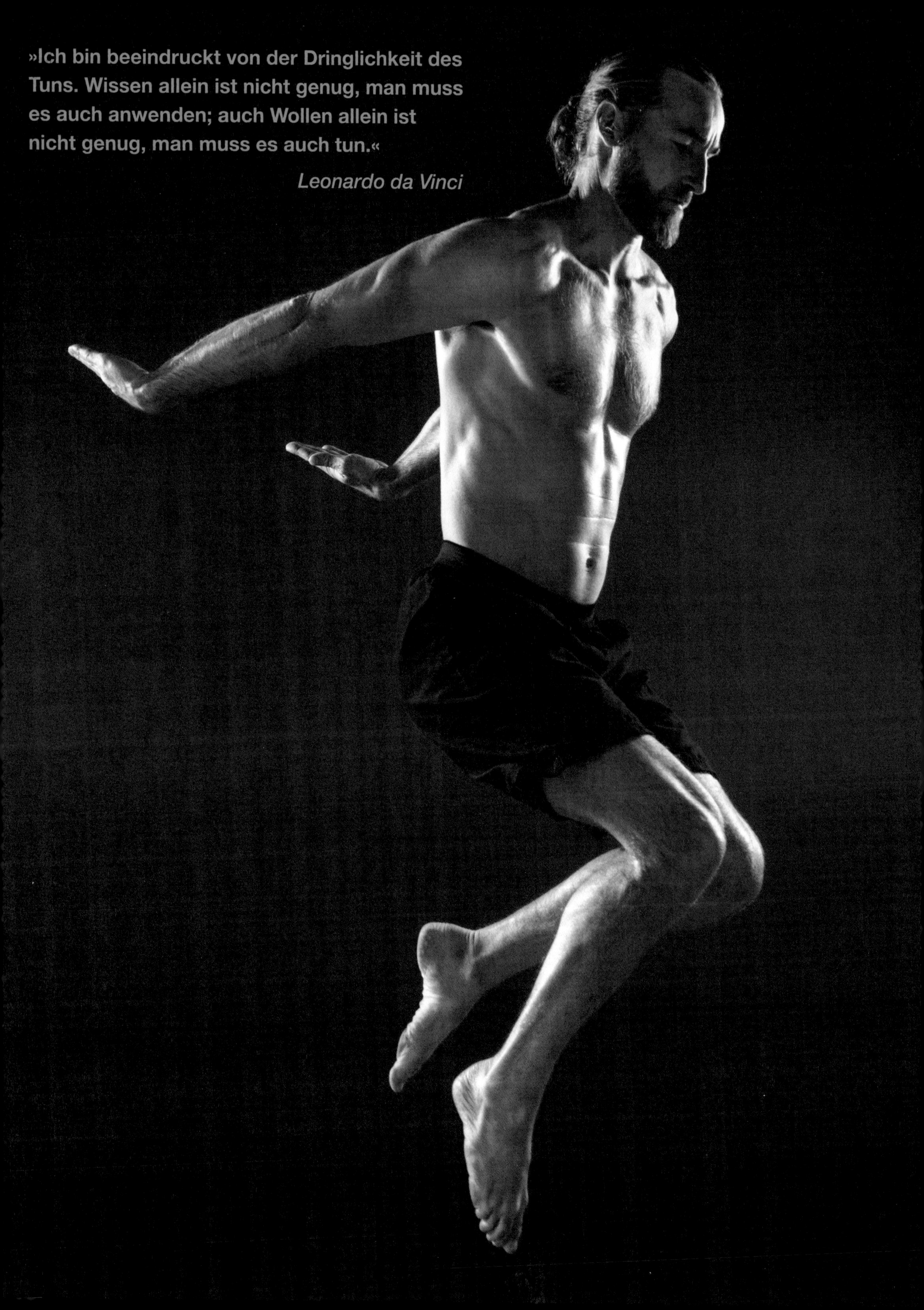

# 3

# Prinzipien der Trainingseffizienz

Bewegungseffizienz eignen wir uns im Training an und dieses Training muss ebenfalls effizient sein. Effizienz zu trainieren, erfordert eine Methode, die uns garantiert, dass wir die Zeit und Energie, die wir dem Verbessern unserer Bewegung widmen, optimal nutzen, um das bestmögliche Ergebnis zu erzielen.

Bewegungseffizienz und Trainingseffizienz arbeiten genauso Hand in Hand wie Bewegungsfähigkeiten und physische Leistungsfähigkeit. Die zwölf Prinzipien der »natürlichen Bewegung« zu verstehen – vor allem die Prinzipien der Praktikabilität, Nichtspezialisierung, Progressivität, Adaptierbarkeit, Effizienz und Achtsamkeit – sowie die Bewegungseffizienzprinzipien zu kennen, ist selbstverständlich ein guter Anfang. Im vorliegenden Abschnitt dieses Buchs möchte ich dir praktische Informationen vermitteln, mit denen der Prozess des Selbstlernens für dich so effektiv wie möglich verläuft, damit du schneller Fortschritte machen und deine Erfolge maximieren kannst.

Du verwendest praktische und nichtspezialisierte Prinzipien im Training, indem du direkt beginnst, unterschiedliche Techniken verschiedener natürlicher Bewegungsfähigkeiten zu lernen. Das Progressivitätsprinzip wendest du an, indem du mit simpleren, leichteren Bewegungen beginnst, bevor du zu komplexeren, schwierigeren Bewegungen übergehst. Zunächst etablierst du Qualität und Effizienz deiner Bewegung, bevor du Wiederholungsanzahl, Intensität oder Komplexität erhöhst. Im Rahmen des Effizienz- und Achtsamkeitsprinzips nutzt du deinen Verstand, um die Qualität und Effizienz jeder deiner Bewegungen beständig zu erhöhen. Dabei erlangst du ganz natürlich mehr Beweglichkeit, Stabilität, Kraft, Balance, Koordination, Ausdauer, Adaptierbarkeit und realweltliche physische Leistungsfähigkeit. So einfach ist das.

Und trotzdem machst du nicht allein aufgrund der Absicht und des Bemühens zur Verbesserung auch wirklich Fortschritte. Achtsamkeit an sich ist keine Garantie, dass du dich so schnell verbesserst, wie du es gerne hättest, oder dass du dich überhaupt verbesserst. Ganzheitliche, komplexe neue Bewegungen oder Bewegungen, die du zwar schon kennst, von denen du aber nicht weißt, wie man sie effizient ausführt, können eine ziemliche Herausforderung darstellen. Selbst nachdem du Techniken erlernt hast, erfolgt die fortschreitende Entwicklung von mehr Effizienz, Kraft oder metabolischer Konditionierung nicht immer ganz intuitiv.

Neben den Besonderheiten einer jeden Technik oder Bewegungsvariante, die du lernst, gibt es viele miteinander zusammenhängende Aspekte des Trainings, auf die du achtgeben musst – und es kann verwirrend und kontraproduktiv sein, wenn du dies nicht richtig tust. Ohne einen Lehrer musst du dich selbst unterrichten. Obwohl die Führung und das Feedback einer kompetenten Person immer nützlich sind, ist dieses Buch so gestaltet, dass es dir hilft, dein eigener Lehrer zu sein. Dieser Abschnitt zu den Trainingseffizienzprinzipien soll dir praktische Einblicke und simple, effektive Tipps an die Hand geben, mit denen du die Kunst effizienter Bewegung genauso lernen kannst wie die Kunst effizienten Trainings.

# 18 Fußfreiheit, Gesundheit, Funktionalität und Kraft

Studien zeigen, dass Bevölkerungsgruppen, die überwiegend barfuß leben oder aufwachsen, über deutlich gesündere Füße verfügen. Natürlich ist es aber nicht der Verzicht auf Schuhwerk selbst, der so gesund ist. Wenn du den ganzen Tag über nur herumsitzt, bringt dir das Barfußsein auch nichts. Häufiges Bewegen auf abwechslungsreichen Oberflächen sorgt für natürliche Gesundheit, Kraft und Funktionalität deiner Füße. Weil unsere Füße unser Fundament bilden, beeinflussen ihre Gesundheit und Funktionalität ganz massiv die Gesundheit und Funktionalität unserer Wirbelsäulen.

Lass mich zunächst erläutern, weshalb und auf welche Art konventionelles Schuhwerk deinem Bewegungstraining schadet.

Wenn du nicht gerade den kämpferischen Aspekt der »natürlichen Bewegung« trainierst, ist es dann sinnvoll, deine Hände während des Trainings in Boxhandschuhe zu stecken? Nein, du würdest damit nur richtig doof aussehen, wie ein Clown, der versucht, mit Boxhandschuhen Geige zu spielen. In den Handschuhen würdest du Oberflächen mit deinen Händen weder richtig fühlen noch greifen können, um so auf effiziente Weise Reibung, Grip, eine Stütze und Balance herzustellen. Und würdest du die Boxhandschuhe den ganzen Tag über tragen, jeden Tag, jahrzehntelang, dann würden deine Hände dadurch mit Sicherheit weicher und schwächer werden. Deine Hände einzupacken ist also sinnlos. Warum tust du es dann mit deinen Füßen?

Das Tragen konventioneller, stark gepolsterter Sportschuhe mit erhöhter Ferse ist nämlich durchaus vergleichbar mit dem Tragen von Boxhandschuhen. Die dicke Polsterung der Socken und die synthetischen Textilschichten der Schuhe stören das natürliche »Biofeedback« – die Exterozeption –, das du normalerweise über deine Füße wahrnimmst, wenn sie in Kontakt mit dem Boden kommen, und das es dir ermöglicht, deinen Gang und deine Positionskontrolle anzupassen, sodass du die Balance halten und dich leichtfüßig bewegen kannst. Weil die meisten unserer Bewegungen auf den Füßen stattfinden oder sie zumindest miteinbeziehen, sind unsere Füße so gebaut, dass sie hochgradig anpassungsfähig an verschiedenste Positionen sind.

Wie besitzen nicht weniger als 52 Knochen, 66 Gelenke und 40 Muskeln in unseren Füßen und haben dort dank einer außerordentlichen Zahl an Nervenenden* die Fähigkeit, eine enorme Menge Informationen mit ihnen zu sammeln. Damit diese Nervenenden ihre Arbeit richtig verrichten können, benötigen sie normalerweise jedoch fast ungehinderten Kontakt mit ihrer Umgebung.

### ANMERKUNG

Für Informationen zu einer Studie über die Vorteile des Barfußgehens gegenüber dem Tragen von Schuhen lies den Artikel *Shod Versus Unshod: The Emergence of Forefoot Pathology in Modern Humans?* unter www.sciencedirect.com/science/article/pii/S0958259207000533.

* In unseren Füßen befindet sich die höchste Konzentration von Nervenenden, pro Fußsohle etwa 200 000 Stück.

Das natürliche sensorische Feedback der Füße wird beim Tragen konventionellen Schuhwerks auf zwei Arten signifikant verändert:

- Es ist weniger intensiv. Du spürst nicht mehr so genau, wie du solltest, ob eine Oberfläche stabil oder instabil, weich oder hart, rutschig oder trocken ist und so weiter.
- Es entsteht Latenz. Das Feedback, das du von deinen Füßen bezüglich eines Stützpunkts bekommst, den du mit einem Schritt etablierst, erreicht dich stark verzögert. Bekommst du zu wenige Informationen von deinen Füßen, erreicht jeder Schritt, den du machst, dein Gehirn später, als wenn du barfuß laufen würdest, und dein zentrales Nervensystem hat es somit schwerer, Bewegungseffizienz aufrechtzuerhalten, weil es dabei in hohem Maße auf die Informationen angewiesen ist, die du aus deiner direkten Umgebung gewinnst. Ist eine Oberfläche, auf die du trittst, beispielsweise rutschig oder instabil und du spürst das nicht sofort und nicht genau, dann passt du deine Bewegung vielleicht nicht mit der richtigen Reaktion und nicht schnell genug an, um nicht aus dem Gleichgewicht zu geraten. Ein weiteres, weitverbreitetes Problem ist, dass dein Fuß häufig härter aufkommt, als er eigentlich müsste, weil deine Wahrnehmung des Aufpralls durch die Polsterung der Schuhe gedämpft ist. Dabei ist der Zweck stark gedämpfter Schuhe ja eigentlich, die wirkende Aufprallkraft bei der Landung zu verringern und Gelenkbelastungen zu minimieren – vor allem in den Knien. Doch das genaue Gegenteil ist der Fall.

Eine Gefühllosigkeit der Peripherienerven in den Füßen (und auch Händen) ist das Anzeichen einer Krankheit namens *Neuropathie*, die ernste Probleme beim Gehen verursacht und zu Stürzen und Verletzungen führt. In gewisser Weise verordnen wir uns selbst eine abgemilderte Version dieser Erkrankung, und zwar jedes Mal, wenn wir einen konventionellen Sportschuh anziehen. Stell dir vor, wie unterschiedlich du in Socken und in Schneeschuhen läufst: Mit welcher Variante bewegst du dich wohl empfindsamer und reaktiver?

Die »Plattform« des Schuhs, auf der dein Fuß sitzt, reduziert den Bewegungsumfang von Fuß und Fußgelenk und verhindert so eine optimale Positionskontrolle während der Bewegung. Der Schuh schließt deinen Fuß außerdem in eine Art Gipsverband aus Plastik ein, der eine natürliche Bewegung verhindert. Dieser reduzierte Bewegungsumfang, die dicke Polsterung und der übertriebene Schutz des Fußes über längere Zeit hinweg machen die Haut weicher und schwächen die Knochen und Muskeln in den Füßen, was irgendwann ihre Funktionalität mindert und sie verletzungsanfälliger macht.

Die erhöhte Ferse, die praktisch jeder Schuh besitzt, obwohl sie keinerlei relevantem, funktionellem Zweck dient, zwingt den Rest des Körpers, sich auf unnatürliche Weise senkrecht zur Stützbasis auszurichten, was mit der Zeit zu strukturellen Problemen, wie beispielsweise Schmerzen im unteren Rücken, führt. Die meisten Schuhe verfügen auch über einen erhöhten Zehenraum, der deine Zehen künstlich anhebt, wenn du nicht gerade dein gesamtes Körpergewicht darauf verlagerst und diesen Bereich des Schuhs nach unten drückst. Sinn des abgerundeten Zehenbereichs eines Schuhs ist es, eine unterstützte Schaukelbewegung zu erzeugen, bei der dein Vorderfuß nach unten sinkt und sich vom Boden abdrückt, statt den ganzen Fuß auf natürliche Art seine Arbeit machen zu lassen.

Eine einfache Möglichkeit herauszufinden, ob du propriozeptiv bereits von Schuhwerk abhängig bist, ist, darauf zu achten, wie du dich fühlst, wenn du deine Schuhe nach einiger Zeit des Tragens oder direkt nach einer körperlichen Aktivität ausziehst. Fühlst du dich aus dem Gleichgewicht oder erscheint dir das Barfußgefühl nicht »normal« – also fühlt es sich seltsam an, barfuß aufzutreten, selbst drinnen, wo du es gewohnt bist? Dann trittst du bereits aus deiner Komfortzone heraus. Der wahre Test ist jedoch der Wechsel von beschuht zu barfuß draußen in der freien Natur. Je größer der Unterschied in Geschwindigkeit und Bewegungsverhalten ist, den du bei deinem Gang feststellst, umso schwächer sind deine Füße.

Wahrscheinlich fühlt es sich unangenehm und schmerzhaft an, ohne durchdachten, geduldigen und progressiven Übergang in einer natürlichen Umgebung sofort barfuß zu gehen. Eine Barfußbewegung sollte sich auf den meisten Terrains von Natur aus angenehm anfühlen. Stattdessen haben Industrie und Gesellschaft dafür gesorgt, dass wir Barfußgehen als unbequem und »unnatürlich« betrachten und das Tragen von Schuhen für uns zur »natürlichen Norm« geworden ist, fast so, als wären wir mit Schuhen an den Füßen auf die Welt gekommen. Dein Körper mag stark sein, aber wenn deine Füße schwach sind, dann ist es dein gesamtes Fundament auch, was Konsequenzen für deine Bewegungsleistung hat. Ich habe erlebt, wie Winterschuhe – mit erhöhten Fersen und aus starrem Gummi – dafür gesorgt haben, dass meine Kinder sich plötzlich ganz ungeschickt bewegten und häufiger als sonst stolperten. Das Problem verschwand sofort, als sie wieder ihr normales, dünnes und flexibles Schuhwerk trugen. Die Winterschuhe hatten eine direkte Auswirkung auf ihre Propriozeption, Reaktionen, Positionskontrolle und ihren Gang allgemein. Kurzum: Ihre Bewegung wurde durch die Schuhe unsicher. Diese oder ähnlich geartete Schuhe während der frühen Jahre ihres

Wachstums weiterhin zu tragen, hätte die Funktionalität ihrer Füße mit der Zeit dauerhaft verändert.

Konventionelles Schuhwerk ist nur mangelhaft an die natürliche Funktion der Füße angepasst und fördert Fußfunktionsstörungen, Rückenprobleme und sogar Verletzungen. Trotz unzähliger sogenannter Innovationen der Laufschuhindustrie, was Struktur und Material der Treter angeht, ist die Zahl der Verletzungen unter Freizeit- und Wettkampflaufsportlern nie gesunken. Indem »technische Fußbekleidung« den Fuß mehr als nötig schützt und seine Funktionalität und die ganze Gangart verändert, schafft sie mehr Probleme, als sie löst. Der beste Schutz für einen Fuß ist effiziente, »natürliche Bewegung« und progressives Kräftigen und Konditionieren von Füßen, Fußgelenken, Waden, Knien und so weiter, bis du über einen natürlichen und effizienten Gang verfügst.

Das soll natürlich nicht heißen, dass du deine »natürliche Bewegung« ausschließlich barfuß ausführen solltest. Es gibt viele Gründe für das Tragen von Schuhwerk, ob sozialer oder beruflicher Natur oder aufgrund eines bestimmten Wetters oder Terrains. Es versteht sich von selbst, dass das Tragen von Schuhen dir ermöglicht, auf rauem Untergrund – zum Beispiel auf heißem, felsigem Wüstenboden voller Kakteen – schneller zu laufen und Schnittwunden und andere Verletzungen zu vermeiden. Nicht ohne Grund besitzen die meisten Jäger-und-Sammler-Völker ihre eigene Art von Fußbekleidung mit einem simplen Design: dünn, flexibel und leicht. Heutzutage gibt es sogenannte Minimal- oder Barfußschuhe als Alternativen, die deine Füße vor Schaden (Schnitt- und Stichwunden, Verbrennungen oder Erfrierungen) bewahren oder dir helfen, dich auf eine gesellschaftlich akzeptierte Art und Weise zu kleiden, und deinen Füßen trotzdem eine Funktionalität erlauben, die so nah wie möglich an ihre natürliche, gesunde Form herankommt.

Abgesehen von den Zeiten, in denen du die »natürliche Bewegung« übst, rate ich dir dringend dazu, dich, wann immer möglich, barfuß zu bewegen, auch wenn unser Ziel nicht lautet, 100 Prozent deines Lebens barfuß zu verbringen oder während 100 Prozent deines physischen Trainings barfuß unterwegs zu sein. Allerdings kräftigt es deine Fußstruktur, wenn du alltägliche Bewegungen barfuß ausführst, was dir wiederum auch im physischen Training hilft.

Reguläre Barfußbewegung macht deine Füße stärker, funktionaler und »genauer«, was deine funktionale Gesundheit sowie dein physisches Training und deine physische Leistungsfähigkeit verbessert. Barfuß durch die freie Natur zu spazieren – das sogenannte Earthing –, erdet, löst Stress und spendet Energie. Mehr noch, wenn du jemals in die Situation gerätst, dass deine Schuhe verloren gehen oder du keine Zeit hast, welche anzuziehen, dann besitzt du zumindest die grundlegende Fähigkeit, dich zu bewegen – trotz des Nachteils, im Moment keine Schuhe anzuhaben.

Mit Barfußtraining verhält es sich wie in jedem anderen Bereich körperlichen Trainings: Es muss progressiv sein, um dein Gewebe zu schützen und ihm Zeit zum Erholen zu geben, stärker und gesünder zu werden. Zu viel Belastung in zu kurzer Zeit kann Beschwerden, Schmerzen und sogar Verletzungen verursachen und dadurch die Anpassungen, um die es dir eigentlich geht, verhindern.

Niemand kann sagen, wie lange es dauern wird, bis du dich daran angepasst hast, dich barfuß auf natürliche Art zu bewegen. Das hängt von der Bewegung ab, die du ausführst, und von der Dauer, der Intensität und den Oberflächen, auf denen du sie ausführst. Ein insgesamt gesunder Lebensstil unterstützt den Anpassungsprozess in dieser Hinsicht. Ein bestimmter Grad an Unannehmlichkeit ist nötig, um Anpassungen in deinen Füßen auszulösen. Allerdings sollte dieser Prozess langsam und schrittweise vonstattengehen und auf keinen Fall zu einer brutalen Übung ausarten, in der du dir selber Schmerzen zufügst.

Achte während des Adaptionsprozesses auf das Feedback deiner Füße. Eine gute Strategie ist es, drei verschiedene »Stufen« von Schuhwerk zu unterscheiden, jede Stufe mit progressiv dünnerer und flexiblerer Sohle. Statt direkt von konventionellen Schuhen auf barfuß oder Minimalschuhe zu wechseln, kannst du ein Paar Schuhe verwenden, das einfach dünner und flexibler ist als deine gewohnten Treter. Sobald sich diese neuen, dünneren Schuhe selbst auf unebenem Terrain und anspruchsvolleren Oberflächen bequem genug anfühlen, kannst du auf ein neues Paar umsteigen, dass noch dünner und flexibler ist. Übe Barfußsein auf jeden Fall immer nur dann, wenn du dich wohl genug dafür fühlst und mit dem gelegentlichen Unwohlsein, das es verursachen kann, umgehen kannst.

**» Ich wuchs barfuß und schmutzig auf und kletterte auf Bäume. Dadurch weiß ich heute vieles mehr zu schätzen.«**

*Elle King*

# 19 Trainingsumgebungen

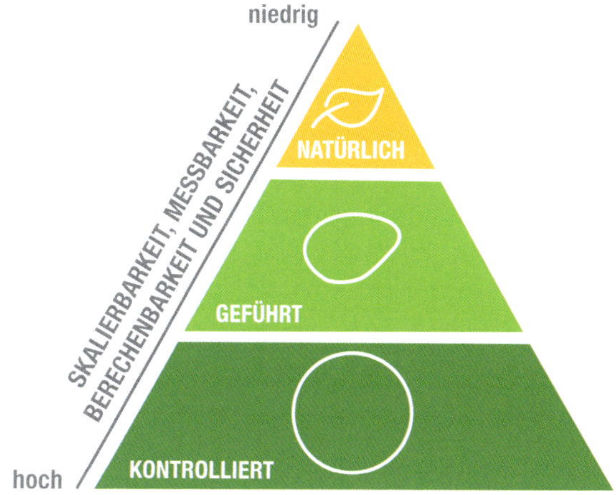


**Trainingsumgebungen im Übergang**

*Ausprägung von Trainingsfaktoren in kontrollierten und natürlichen Umgebungen*

Die Antwort auf die Frage »Wo sollte ich die natürliche Bewegung trainieren?« ist einfach: überall. Schließlich können wir nicht von realweltlicher, physischer Leistungsfähigkeit sprechen, ohne in großem Maße auch Anpassungsfähigkeit an die Umwelt ins Training einzubeziehen. Komplexität und Vielfalt der Umgebung – genau wie der Situation – ermöglichen eine Adaptierbarkeit von Bewegungen und den physiologischen Anpassungen sowie den Anpassungen der motorischen Kontrolle, die sie zur Folge haben.

Nun glaubst du vielleicht, dass du draußen in einer unkontrollierten, wilden Umgebung üben musst, damit dein Training möglichst effektiv und authentisch ist. Die Natürlichkeit eines Bewegungsmusters hängt jedoch nicht von der Natürlichkeit der Umgebung ab, in der du die Bewegung ausführst. Es gibt keine natürlichen Bewegungsmuster für draußen und andere für drinnen. Die winzigen – und doch extrem wichtigen – Anpassungen, die für die Anpassungsfähigkeit an deine Umgebung nötig sind, hängen nicht davon ab, dass du Bewegungen in natürlichen oder künstlichen Umgebungen ausführst, sondern von der Einfachheit oder Komplexität einer Umgebung. Wenn du um einen Fleck Natur lange und hohe Wände bauen und ein riesiges Dach aufsatteln würdest, wäre dieser natürliche Bereich plötzlich eine begrenzte »Indoor«-Fläche, würde aber trotzdem seine Natürlichkeit und Komplexität behalten. Umgekehrt könntest du Wände und Dach eines herkömmlichen Fitnessstudios abreißen, wodurch es jedoch kein passenderer Ort für das Training der »natürlichen Bewegung« wäre als beliebige, künstliche Fitnessstationen in einer öffentlichen Parkanlage. Natürliches Bewegungstraining in kontrollierten und natürlichen Umgebungen kann sich recht ähnlich sein, ist aber nicht exakt gleich. Beide Varianten bieten verschiedene Vorteile und Chancen, beide bringen einen Nutzen, haben aber auch Nachteile.

> **»Ich habe stets versucht, mir aufregende Umgebungen auszusuchen.«**
>
> *Kenneth Chenault*

# Unkontrollierte (natürliche) Umgebungen

Natürliche Umgebungen sind standardmäßig unkontrolliert. Unkontrolliert bedeutet dabei ganz einfach, dass die Umgebung nicht für den spezifischen Zweck des Bewegungstrainings gestaltet, erbaut, organisiert oder modifiziert wurde. Deshalb sind urbane Umgebungen, obwohl sie von Menschen künstlich geschaffen wurden, unkontrolliert, denn sie wurden nicht spezifisch zum Zweck des Bewegungstrainings erbaut. Allerdings bestehen urbane Umgebungen überwiegend aus flachen, glatten und stabilen Oberflächen, die viel ebener und vorhersehbarer sind als Oberflächen in der freien Natur.

Natürliche Bewegung innerhalb unkontrollierter Umgebungen zu trainieren, konfrontiert uns mit einer Reihe sowohl vor- als auch nachteiliger Faktoren – manchmal beides gleichzeitig. Der »Mangel an Vielseitigkeit« wird im Folgenden beispielsweise als Vor- wie auch als Nachteil aufgelistet.

Die Vorteile einer unkontrollierten Umgebung sind unter anderem:

- **Vielseitigkeit und Komplexität der Umgebung:** Natürliche Umgebungen bieten eine unglaubliche Vielfalt, was Höhe, Entfernung, Gewicht, Winkel und Oberflächen (rau, glatt, uneben, schräg, hügelig, löchrig, rutschig, schroff, kalt, heiß) angeht. Diese Eigenschaften sind für ein hohes Maß an Anpassungsfähigkeit extrem wichtig. Die Vielseitigkeit von Oberflächen ist der Aspekt unkontrollierter Umgebungen, der sich indoor am schwersten nachbauen lässt.
- **Fehlende Vielseitigkeit:** Nicht alle natürlichen Umgebungen bieten Vielfalt. Aber ein Fehlen derselben kann auch von Vorteil sein, weil es dich zwingt, so zu trainieren, dass du dich an die vorhandenen Umgebungsfaktoren anpasst und in genau diesem Kontext geschickt wirst. Es kann dich auch zwingen, einfallsreicher und geduldiger zu werden und zu lernen, dir beim Finden, was du benötigst, Zeit zu lassen.
- **Unberechenbarkeit:** In einer unkontrollierten Umgebung kannst du nicht immer genau wissen, was dich erwartet oder wie verlässlich eine Oberfläche ist. Dadurch bist du gezwungen, aufmerksam, wachsam und ständig reaktionsbereit zu sein. Sobald du etwas Erfahrung gesammelt hast, wirst du schon beim Anschauen oder Fühlen deiner direkten Umgebung wissen, wo du deinen Fuß hinsetzen und wohin du dein Körpergewicht verlagern musst. So gesehen macht dich die fehlende Berechenbarkeit paradoxerweise sogar besser darin, deine Umgebung und deine nächste Bewegung darin vorherzusagen.
- **Fehlende Mess- oder Quantifizierbarkeit:** In einer unkontrollierten Umgebung verlässt du dich hauptsächlich auf dein Gefühl und deine Beobachtungen. Vielleicht zählst du noch immer Wiederholungen, aber in einer natürlichen Umgebung ist es nicht nur schwierig bis unmöglich, sondern in gewisser Weise auch irrelevant, Distanz, Höhe, Tiefe oder Gewicht zu messen. Für Menschen, die ihre Leistung unbedingt systematisch quantifizieren müssen, kann das ein Vorteil sein, weil sie sich nun nicht mehr nur auf Zahlen konzentrieren können und dadurch die Chance bekommen, sich voll auf ihr Gefühl, ihre Beobachtungen und sogar ihren Instinkt zu verlassen.
- **Freiheit:** In der Natur gibt es keinerlei Regeln, außer den Gesetzen der Natur. Wenn du deine Umwelt und das Leben darin respektierst, kannst du tun und lassen, was du willst.
- **Verbindung zur Natur:** Sich daran zu erinnern, dass wir alle aus der Natur stammen und alle aus ihr geschaffen sind, ist eine mächtige Erfahrung, die du nur in der Natur machen kannst. Die Vorteile der Natur gibt es nicht in einer Pille; du musst Zeit in ihr verbringen.

Dies sind einige der Nachteile des Trainings in unkontrollierten Umgebungen:

- **Fehlende Vielseitigkeit und Komplexität der Umgebung:** Der Mangel an Vielfalt war bereits unter den Vorteilen einer unkontrollierten Umgebung aufgelistet, kann aber genauso gut auch ein Nachteil sein. Natürliche Umgebungen sind manchmal eindimensional und bestehen nur aus Boden, ohne Bäume zum Klettern, ohne eine Gelegenheit zum Balancieren, ohne die Existenz von Gegenständen zum Heben und so weiter, wodurch du einige Fähigkeiten und Techniken nicht üben kannst.
- **Fehlende Skalierbarkeit:** Mangelnde Vielseitigkeit kann auch einen Mangel an Skalierbarkeit (Einschätzung) zur Folge haben. Beispielsweise gibt es vielleicht eine senkrechte Oberfläche, die du erklimmen könntest, was dir mit deinen Fähigkeiten allerdings zu leicht oder zu schwerfällt, sodass du dabei keine Fortschritte machst (oder schlimmer noch: dich in Gefahr begibst). Unkontrollierte Umgebungen musst du in dieser Hinsicht als ein Angebot betrachten, das du entweder annehmen oder ablehnen kannst.
- **Unberechenbarkeit:** Oberflächen können nachgeben oder abbrechen, während du daran hängst, und sich

ohne Vorwarnung bewegen, wenn du darauf landest. Selbst Oberflächen, die du für vertrauenswürdig hältst, sind es manchmal nicht. Die Wetterbedingungen können Oberflächen außerdem vorübergehend verändern, bei Regen werden viele beispielsweise rutschig. Eine Oberfläche kann oben auch trocken, darunter aber feucht sein, sodass du darauf ausrutschst. Je nachdem, welche Fähigkeiten du besitzt, kann eine solche Unberechenbarkeit der Umgebung zum Problem werden und selbst für erfahrene Trainierende das Verletzungsrisiko erhöhen.

- **Mangel an Progression:** Der Mangel an Fortschritt ist die direkte Folge eines Mangels an Vielfalt und Skalierbarkeit, denn Fortschritt ist nur dann möglich, wenn beide Faktoren gegeben sind. Ein Mangel an angemessener Progression ist außerdem eine potenzielle Ursache für Verletzungen, wenn der Schwierigkeitsgrad nämlich nicht schrittweise, sondern viel zu abrupt ansteigt und dadurch nicht mehr zu bewältigen ist.
- **Mangel an Sicherheit:** Die Unberechenbarkeit einer Umgebung ist ein bedeutender Faktor für das Ansteigen des Verletzungsrisikos. Der Mangel an Skalierbarkeit kann ebenfalls zu Unfällen führen, denn wenn dir dein Umfeld keine passenden Optionen bietet, dann versuchst du vielleicht etwas, das deinen aktuellen Leistungsstand deutlich übersteigt.
- **Fehlende Mess- oder Quantifizierbarkeit:** Du kannst deine Fortschritte nur anhand deines Gefühls und von Beobachtungen beurteilen, weil es schwer bis unmöglich ist, Entfernungen, Höhen und Gewichte zu messen oder quantifizieren. Mess- und Quantifizierbarkeit sind nicht nur tolle Motivationshilfen, sondern auch Werkzeuge, die sichere Fortschritte garantieren.
- **Niedrigere Trainingseffizienz:** Wenn du all diese Nachteile addierst, ergeben sie ein weniger effizientes Training. Durch das Fehlen von Vielfalt und Skalierbarkeit verbringst du mitunter einen beträchtlichen Teil deiner Zeit damit, die Umgebung nach Elementen abzusuchen, die den Fähigkeiten und Techniken, die du gerne üben möchtest, oder einem für dich adäquaten Schwierigkeitsgrad entsprechen. Selbst wenn du weißt, wo du Orte findest, die ausreichend Vielfalt und Skalierbarkeit bieten, befinden sich diese Orte vielleicht sehr weit voneinander entfernt. Wenn Zeit ein kritischer Faktor ist – du zum Beispiel nur eine Stunde für dein Training zur Verfügung hast –, dann kann es ein echtes Problem sein, wenn du größere Distanzen überwinden musst. Vielleicht musst du sogar ganze Teile deines Trainings verschieben und an einem anderen Ort und zu einem anderen Zeitpunkt ausführen. Hinzu kommt, dass das Fehlen von Mess- und Quantifizierbarkeit deine Fortschritte bremsen kann, weil du dir nicht sicher bist, wie du den Schwierigkeitsgrad deines Trainings in verschiedenen Umgebungen miteinander vergleichen sollst. Alles in allem sind diese Faktoren für optimales Training nicht unbedingt förderlich, weil du dadurch nur willkürlich, instinktiv und ohne jegliche Form von Programmatik trainieren kannst. Zwar kann auch diese Trainingsmethode funktionieren, sie erfordert aber jede Menge Zeit.

## Kontrollierte Umgebungen (künstlich *oder* natürlich)

Kontrollierte Umgebungen wurden spezifisch zum Zweck skalierbaren, progressiven und sicheren Trainings maßgefertigt und bieten berechen- und anpassbare Umweltfaktoren an einem Ort. Eine kontrollierte Umgebung ist stets künstlich in dem Sinne, dass du sie in dieser Form nicht zufällig in freier Natur finden würdest, aber nur weil eine Umgebung kontrolliert ist, bedeutet das nicht, dass sie sich in einem Gebäude befinden oder aus künstlichen Materialien hergestellt sein muss. Zwar sind kontrollierte Umgebungen tatsächlich häufig Indoor-Anlagen, die mit Ausrüstung und künstlichen Oberflächen aus Gummi, Plastik, Metall und anderen synthetischen Materialen konstruiert und gestaltet sind, aber du kannst kontrollierte Umgebungen auch draußen und komplett aus natürlichen Materialien (zum Beispiel aus Stämmen mit verschiedener Länge, Dicke und Gewicht, Steinen und hölzernen Stäben und Brettern) vorübergehend errichten oder dauerhaft bauen. (Hinweis: In einer natürlichen Umgebung kannst du selbstverständlich nicht alle Faktoren kontrollieren, darunter die Wetterbedingungen und wie sie deine Umgebung beeinflussen.) Die »natürliche Bewegung« innerhalb kontrollierter Umgebungen zu trainieren, konfrontiert uns mit Faktoren, die sowohl vor- als auch nachteilig sein können – manchmal beides zur selben Zeit.

### ANMERKUNG

Denk daran: Kontrolliert bedeutet nicht künstlich, sondern berechen- und anpassbar.

Eine maßgefertigte Trainingsumgebung kann so geschaffen werden, dass sie Vielfalt, Skalierbarkeit, Progressivität, Berechenbarkeit und Sicherheit an einem einzigen Ort vereint und dadurch optimale Trainingseffizienz garantiert. Dies sind einige spezifische Vorteile des Trainings in kontrollierten Umgebungen:

- **Vielseitigkeit:** Ein kontrolliertes Umfeld kann all die vielseitigen Umgebungselemente beinhalten, die du benötigst, um das gesamte Spektrum natürlicher Bewegungsfähigkeiten zu trainieren, zum Beispiel ausreichend Platz zum Laufen, verschiedene Oberflächen zum Springen, Balancieren und Klettern sowie diverse Objekte zum Schulen deiner manipulativen Fähigkeiten.
- **Skalierbarkeit und Progression:** Ausstattung und Objekte in kontrollierten Umgebungen sind in Bezug auf Entfernung, Höhe, Tiefe, Gewicht und Oberflächenbeschaffenheit anpassbar, wodurch du den Schwierigkeitsgrad deines Trainings (Intensität und Komplexität) progressiv steigern kannst.
- **Berechenbarkeit und Sicherheit:** Die Berechenbarkeit der Trainingsumgebung (beispielsweise einer Oberfläche, die so gestaltet wurde, dass sie ein kontrolliertes Maß an Instabilität birgt) und die Skalierbarkeit des Schwierigkeitsgrades reduzieren das Verletzungsrisiko massiv und machen das Training so sicher wie möglich.

Dies sind einige mögliche Nachteile kontrollierter Umgebungen:

- **Fehlende Vielseitigkeit der Umweltkomplexität:** Wenn eine kontrollierte Umgebung nicht spezifisch für das MovNat-Training gestaltet wurde, dann ist es mitunter schwierig, eine große Bandbreite natürlicher Bewegungen darin auszuführen, weil die Möglichkeiten begrenzt sind. Indoor-Fitnessstudios verfügen vielleicht über eine Klimmzugstange, an der du aber nur eine begrenzte Anzahl an Kletterbewegungen üben kannst. Du musst kreativ und einfallsreich sein, um vorhandene Elemente für Dinge zu nutzen, für die sie eigentlich nicht gemacht wurden, und benötigst außerdem eine formelle Erlaubnis dafür. Die natürliche Vielfalt von Oberflächen in der freien Natur (wie Rinde, Sand, Felsen, Matsch, hohes Gras, Hügel, Bodenvertiefungen) und die Wetterbedingungen (wie Regen, Schnee und Sonne), die das Terrain oder die Art, wie du mit dem Terrain interagierst, während du in Bewegung bist, verändern, existieren in kontrollierten Umgebungen ebenfalls nicht.
- **Mangel an Unberechenbarkeit:** Wenn du stets weißt, was dich erwartet und dass du dich zu 100 Prozent auf die Oberflächen und die Ausstattung, die du verwendest, verlassen kannst, wirst du schnell unachtsam – oder handelst ganz ohne zu überlegen. Fehlende Aufmerksamkeit im Fitnessstudio kann zu kleineren Verletzungen führen, in der freien Natur können die Konsequenzen jedoch viel schlimmer sein.
- **Zu viel Sicherheit:** Zu wissen, dass es beim Versuch einer schwierigen Bewegung kein Verletzungsrisiko gibt, weil du auf einem Crashpad (einer dicken Gummimatte) oder einer völlig freien und ebenen Fläche landest, degradiert deine Leistung zu einem rein physischen Kraftakt. Wenn im Fall eines Scheiterns keine tatsächlichen Konsequenzen drohen, außer, dass du die Bewegung noch mal versuchen musst, dann trainierst du deine mentale Stärke nicht mit. Im Ergebnis erhältst du ein falsches Gefühl von Kompetenz, mit dem du in einem unkontrollierten Kontext, mit echten Gefahren, aber nicht weit kommen wirst.
- **Zu wenig Freiheit:** Kontrollierte Umgebungen sind oftmals kleine, von Wänden umgebene Areale, in denen es häufig Regeln und viele Verbote gibt, die deinem Tun Grenzen setzen. Dabei kann leicht das Gefühl entstehen, dass du eingeschlossen bist – denn du bist es im Grunde ja auch.
- **Luftverschmutzung:** Indoor-Locations dünsten häufig Gummi, Plastik und chemische Schadstoffe aus. Sie sind oft schlecht belüftet und es fehlt ihnen an natürlichen Materialien, Oberflächen und Energien. Beim – oft hochintensiven – Training schlechte Luft einzuatmen, ist ganz einfach ungesund.

# Trainingsoptionen

Nun fragst du dich vermutlich, welche der genannten Umgebungen für dein Training die beste Option ist. Nur eins ist sicher: Du kannst Techniken und die spezifische Art der Umgebung, in der sie ausgeführt werden müssen, nicht voneinander trennen. Wenn du beispielsweise Balancieren üben möchtest, benötigst du dafür mindestens eine schmale Oberfläche. Du hast also die Wahl zwischen kontrollierter Komplexität (zum Beispiel ein Kantholz mit 5 mal 10 Zentimetern, das auf dem Boden liegt) und unkontrollierter Komplexität (einem umgestürzten Baum voller rutschigem

Moos, der sich noch ein gutes Stück über dem Boden befindet). Um Balancieren üben zu können, benötigst du also etwas zum Balancieren, denn natürliches Bewegungstraining ist immer kontextbezogen. Was du trainierst, hängt davon ab, wo du bist, welcher Kontext verfügbar oder zugänglich ist, was du üben möchtest und auf welchem Niveau.

**»Tu, was du kannst, mit dem, was du hast, dort, wo du bist.«**

*Theodore Roosevelt*

Du solltest stets opportunistisch und anpassungsbereit bleiben, um neue Möglichkeiten zu finden, dich zu bewegen und zu trainieren. Rechne nicht damit, von zahlreichen natürlichen Objekten umgeben zu sein. Du darfst nicht auf die perfekte Umgebung, die perfekte Zeit oder die perfekte Bewegung warten.

Als Anfänger im Bereich der »natürlichen Bewegung« sollte es dein Hauptanliegen sein, unnötige Gefahren und Verletzungsrisiken zu vermeiden. Dein nachgelagertes Interesse sollte der Optimierung der (in der Regel begrenzten) Zeit gelten, die du für dein Training zur Verfügung hast, indem du die vorhandene Vielfalt und Skalierbarkeit der Umgebung nutzt, um solide Fortschritte zu garantieren. Wenn eine kontrollierte Umgebung spezifisch zum Zweck gestaltet wurde, sich darin zu bewegen, dann sollte sie alles bieten, was man benötigt, um sicher, strukturiert und effizient zu trainieren. Eine kontrollierte Umgebung ist daher die perfekte Lösung fur Anfänger.

Wenn es in deiner Nähe keine Anlage gibt, die perfekt für das MovNat-Training ausgelegt ist, rate ich dir – wenn möglich – deine eigene »kontrollierte Umgebung« zu schaffen, die du »Trainingseinrichtung« oder »natürliches-Bewegungs-Studio« nennen kannst. Die Materialien, die du dafür benötigst, müssen nicht teuer sein. Ziel ist es, eine vielseitige Umgebung zu schaffen, deren Komplexität zu vereinfachen und sie so anzupassen, dass darin sichere und effektive Fortschritte möglich sind. Dabei behältst du die Freiheit, deine neu angeeigneten Fähigkeiten jederzeit in unkontrollierten Umgebungen zu testen!

**»Wir alle leben täglich in virtuellen Umgebungen, definiert von unseren Ideen.«**

*Michael Crichton*

Egal, wo du trainierst, irgendwann wirst du zu deiner eigenen »kontrollierten Umgebung«, in dem Sinne, dass du deine Einstellung, deine Entscheidungen und dein Verhalten kontrollieren kannst. Diese Idee will ich etwas genauer erklären: Nichts in der modernen Welt erwartet irgendeine Bewegung von dir. Dein Training der »natürlichen Bewegung« ist eine optionale Strategie für ein besseres Leben. Teil dieser Strategie ist es, Zeit zum Training zu finden. Heutzutage ist jeder ständig in Eile. Trotzdem verbringen wir im Schnitt 33 Stunden pro Woche damit fernzusehen – die zusätzlichen Stunden, die wir am Computer oder auf Smartphones in den sozialen Medien oder mit Videospielen verbringen, nicht mit eingerechnet. Wenn es dir an »Zeit mangelt«, dann musst du nicht weitersuchen, denn es liegt einzig an dir, wie du deine Freizeit verbringst. Du hast die Wahl. Du solltest außerdem in der Lage sein, deine Einstellung während des Trainings zu kontrollieren, beginnend mit der selbst auferlegten Verpflichtung, die Art und Weise, wie du trainierst, nicht zu verändern – egal, ob du von Leuten umgeben bist, die dir zusehen oder nicht.

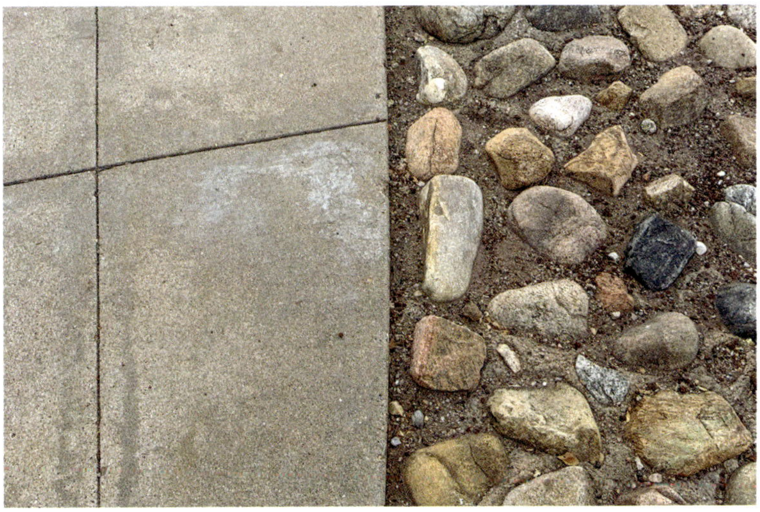

Würdest du dich für links oder rechts entscheiden? Eben oder uneben? Flach oder holprig? Gerade oder krumm? Simpel oder komplex? Monoton oder unbeständig? Bequem oder anspruchsvoll? Langweilig oder stimulierend? Konventionell oder adaptierbar? Erwartbar oder abenteuerlich? Künstlich oder natürlich? Siehst du im rechten Teil des Bildes nur eine altmodische Pflasterung oder erkennst du eine unmittelbare Gelegenheit für »natürliche Bewegung«?

# 20 Techniken erlernen

Nun, da ich die Bedeutung einer natürlichen Funktionalität der, Füße sowie das Pro und Kontra von kontrollierten und unkontrollierten Umgebungen erläutert habe, juckt es dir bestimmt schon in den Fingern und du möchtest selbst einmal »natürliche Bewegung« ausprobieren. Ich möchte noch sehr viel mehr Informationen mit dir teilen, die dir helfen werden, so optimal wie möglich zu trainieren. Bevor ich jedoch tiefer ins Detail gehe, kann es nicht schaden, wenn du ein wenig mit einigen grundlegenden Technikeder »natürlichen Bewegung« experimentierst. Die Informationen in diesem Kapitel werden noch mehr Sinn für dich ergeben, nachdem du einige echte Erfahrungen mit »natürlicher Bewegung« gesammelt hast. Ich lade dich ein, zu den Seiten dieses Buchs zu blättern, auf denen ich Techniken zeige und erkläre – und rate dringend dazu, mit Techniken zur Bewegung am Boden zu beginnen (siehe Kapitel 24 und 25), die du einfach dort, wo du dich gerade befindest, auf dem Boden ausführen kannst. Ein paar Minuten sollten für den Anfang genügen. Sei neugierig, forscherisch und gewillt, nach Lust und Laune zu experimentieren. An dieser Stelle musst du dich noch nicht um Struktur oder Programmatik deines Trainings sorgen, wir wollen für den Beginn schließlich nichts verkomplizieren.

Wende täglich eine bestimmte Menge Zeit – zum Beispiel 15 Minuten – für dein Training auf. Wenn möglich, übe mehr als einmal pro Tag. Selbst wenige Minuten andauernde, über den Tag verteilte, kurze Einheiten sind super und ein Arrangement, das vermutlich mehr bringt, als eine einzige einstündige Einheit am Tag – auch wenn dies für die meisten Menschen vermutlich nur an Wochenenden umsetzbar ist. Erwecke deinen Körper neu und erobere ihn zurück! Fühle dich frei und glücklich und bewege dich, ohne darüber zu urteilen und ohne eine vorgefasste Idee davon, wie viel du dich bewegen solltest. Bei deiner ersten Erfahrung mit der »natürlichen Bewegung« solltest du nicht zählen, sondern nur fühlen.

Denke daran: Du musst nicht fit sein, um Bewegung zu üben; das, Üben von Bewegung wird dich fit machen.

Während du ein breites Repertoire an Bewegungen entdeckst und trainierst und dich dabei auf Qualität und Effizienz konzentrierst, wirst du viele wichtige und nützliche physiologische und neuronale Anpassungen auslösen, ohne dafür gesonderte Übungen absolvieren zu müssen.

Dieses funktionelle Potenzial hat lange Zeit in dir geschlummert und nur auf das natürliche, physische Verhalten gewartet, das nötig ist, um es wieder zu aktivieren und einsatzbereit zu machen.

Sobald du dich bereit fühlst, dein Training noch etwas engagierter anzugehen, dir noch mehr Techniken anzueignen und deine Einheiten besser zu strukturieren, dann wird dir das helfen, die folgenden Informationen zu lernen und anzuwenden.

# Trainiere nur erholt

Es ist recht schwierig, Bewegungsmuster zu lernen, zu integrieren oder zu verbessern, wenn du mental und physisch bereits erschöpft bist. Schlafe deshalb ausreichend, damit du optimal erholt bist. Wenn das Ziel deiner Trainingseinheit das Lernen oder Verbessern von Techniken ist, dann solltest du außerdem nicht mit einem mörderischen »Workout« beginnen, das dir deine gesamte Kraft raubt. Erschöpfung – körperliche, geistige oder beides – verhindert das Aufnehmen neuer Bewegungsmuster. Wer müde trainiert, verbessert sich nicht nur nicht, sondern eignet sich unter Umständen eine Reihe von Unzulänglichkeiten und falschen Techniken an.

# Bewegungsvorbereitung

Der Begriff »Warm-up« suggeriert, dass du vor jeglicher Art von Bewegung nichts weiter tun musst, als auf der Stelle zu joggen oder Hampelmänner zu machen, um dein Herz auf Touren zu bringen und anschließend jeden Körperteil einzeln zu dehnen. »Bewegungsvorbereitung« ist deshalb eine akkuratere Bezeichnung, weil es verschiedene Möglichkeiten gibt, dich für Bewegung bereit zu machen. Ich nutze beide Begriffe zur Beschreibung derselben Idee. Merke dir einfach, dass ich immer, wenn ich den Begriff »Warm-up« verwende, mehr damit meine als die konventionelle Vorstellung eines Aufwärmprogramms.

**» Jeder Sieg beginnt mit der Vorbereitung.«**

*Joe Gibbs*

Bewegungsvorbereitung ist kein optionaler Vorgang, sondern ein wichtiger Teil jeder Trainingseinheit, weil er dich in die mental und physisch bestmögliche Verfassung für dein Training bringt und deshalb in den meisten Fällen mehr umfassen sollte als nur das Steigern der Herzfrequenz und das Dehnen deines Körpers. Bewegungsvorbereitung bedeutet, deinen gesamten Körper für allgemeine Bewegung oder spezifische Muskelgruppen für bestimmte Bewegungen oder Anstrengungen zu mobilisieren. Du kannst entweder eine allgemeine oder eine spezifische Bewegungsvorbereitung absolvieren oder beides.

## Allgemeines Warm-up

Eine gute allgemeine Bewegungsvorbereitung beinhaltet Bodenbewegungen und Atemkontrolle, denn diese beiden Praktiken mobilisieren beinahe alle Knochen und Muskeln in deinem Körper, was deine Muskeln aktiver und dein zentrales Nervensystem und deinen Verstand »wacher« macht.

Wenn du physisch längere Zeit nicht aktiv gewesen bist, kannst du allerdings auch die Bewegungen zur »lokalen Positionskontrolle« nutzen, die ich in Kapitel 17 beschreibe, bevor du komplette Bewegungen ausführst.

Du musst bei der Auswahl deiner Aufwärmübungen übrigens nicht nur auf Bodenbewegungen zurückgreifen. Deine Bewegungsvorbereitung kann selbstverständlich Techniken aller natürlichen Bewegungsfähigkeiten beinhalten. Die Faustregel lautet, simple Bewegungen mit niedriger Intensität, niedriger Komplexität und niedriger Wiederholungsanzahl zu absolvieren. Du kannst dich natürlich nicht »aufwärmen«, indem du gleich volle Kanne loslegst. Obwohl es kontraproduktiv erscheinen mag, als Teil der Aufwärmroutine zu springen, kannst du Sprünge zunächst mit so niedriger Intensität (nur wenige Zentimeter nach vorn oder nach oben) ausführen, dass auch sie die Anforderungen einer Aufwärmübung erfüllen. Überhaupt besteht der einzige Unterschied, der dir zwischen Warm-up und dem Rest des Trainings auffallen wird, nicht unbedingt darin, welche Übungen du ausführst, sondern vor allem, mit welcher Intensität du dies tust.

Vor einem allgemeinen Warm-up solltest du dich bereits in einen achtsamen Zustand bringen, um auf mentale und physische Entspannung, körperliche Empfindungen und Atemkontrolle achten zu können. Wenn du spürst, dass bestimmte Bereiche deines Körpers mehr Aufmerksamkeit und Zeit benötigen, dann ist die Bewegungsvorbereitung genau der richtige Zeitpunkt, sie ihnen zu widmen. Achte auf deine Empfindungen, so als würdest du deinen gesamten Körper in Zeitlupe durchleuchten. Schon bald wirst du dich bereit fühlen, die Bewegungen ein wenig dynamischer auszuführen, mit periodischen Beschleunigungen, die dich wiederum auf noch dynamischere Bewegungen vorbereiten und deine Energiesysteme für die anstehenden intensiveren Anstrengungen aktivieren.

Je jünger und physisch aktiver du bist, umso schneller und mit größerer Intensität kannst du dich aufwärmen. Umgekehrt solltest du dir beim Warm-up mehr Zeit lassen und deutlich weniger intensiv zu Werke gehen, wenn du schon älter oder physisch weniger aktiv (oder beides) bist. Für eine optimale Bewegungsvorbereitung gibt es nicht das eine Erfolgsrezept, das für alle passt. Was für den einen ein entspanntes Warm-up ist, ist für den nächsten vielleicht schon ein vollständiges Workout. Wer gesund und gut trainiert ist, kann aber praktisch jederzeit und mit relativ wenig Vorbereitung sofort mit intensiven Bewegungen beginnen.

Eins muss dir klar sein: Wenn du deine Bewegungsfähigkeiten draußen in der echten Welt anwendest, ist Bewegungsvorbereitung in der Regel ein nicht vorhandener Luxus. Meist beginnst du buchstäblich mit einem »Kaltstart«. Fortgeschrittene Trainierende üben einen solchen Kaltstart ab und an, indem sie anspruchsvolle Bewegungen oder intensive Anstrengungen mit wenig bis gar keiner Bewegungsvorbereitung ausführen, um ihre Körper für den Ernstfall zu rüsten. Diese Trainierenden leben allerdings auch auf eine Art und Weise, die es ihnen ermöglicht, stets gesund und für jede Notlage gewappnet zu sein. Anfängern rate ich dringend davon ab, einen solchen Kaltstart zu versuchen, weil er schnell zu Verletzungen führen kann. Fortgeschrittene kennen ihre Körper und wissen, was sie tun.

Wie bereits erwähnt, hängt deine Fähigkeit, dich schnell und effektiv aufzuwärmen, stark davon ab, welchen Lebensstil du dir zu eigen machst. Wenn du deinen Körper, zusätzlich zum regelmäßigen Training, über den Tag verteilt häufig in Bewegung hältst, bist du mit sehr hoher Wahrscheinlichkeit schon nach wenigen Minuten niedrig-intensiver Bewegungsvorbereitung startklar für intensiveres Bewegungstraining.

Nimm dir in jedem Fall Zeit, wenn du dich auf Bewegung vorbereitest. Eine vorgefertigte, Standard-Aufwärmroutine, die für alle Menschen oder Situationen geeignet ist, gibt es nicht. Du kannst dein eigenes Warm-up zusammenstellen, sogar mehrere davon, oder dich einfach nach deinem Gefühl richten und jedes Mal ein anderes Aufwärmprogramm absolvieren. Alle Bewegungen am Boden eignen sich hervorragend für allgemeine Bewegungsvorbereitung.

### ANMERKUNG

Wenn du draußen in der echten Welt Bewegungen unerwartet ausführen musst, ist selbst das kürzeste Warm-up eine große Hilfe. Wenn ich beispielsweise irgendwo herunterspringen muss und mich auf Sprung und Landung nicht spezifisch vorbereiten kann, dann mache ich an Ort und Stelle eine kurze, schnelle Serie von Kniebeugen, um das Abbremsen und die Muskelkontraktion zu simulieren, die beim Landen charakteristisch sind. So mobilisiere ich schnell die Gelenke und Muskeln, die ich für die anstehende Landung benötige. Eine Kombination »kontextfreier«, physischer und mentaler Mobilisierung kann äußerst hilfreich sein, wenn ein ordentliches Warm-up nicht möglich ist.

## Spezifisches Warm-up

Bei einem spezifischen Warm-up geht es darum, dass dein Körper auf einen bestimmten Bereich des Trainings spezifisch vorbereitet ist, zum Beispiel das Training motorischer Kontrolle, der Kraft, der Energiesysteme oder all dieser Dinge. Zweck eines spezifischen Warm-ups ist es, Verletzungen zu vermeiden und dich so einzustellen, dass du optimale Leistung erbringen kannst.

In einem spezifischen Warm-up folgst du simplen, formelhaften Progressionen. Dein Gleichgewichtssinn ist beispielsweise vielleicht noch nicht so ganz »wach« und muss durch einige Minuten Training erst einmal geschärft werden, bevor du das Gefühl hast, dass dein zentrales Nervensystem voll da ist und du komplexe Balancierbewegungen ausführen kann. Wenn du schwere Lasten heben und dein maximales Kraftniveau erreichen willst, dann solltest du mit einem leichten Gewicht beginnen und dich schrittweise immer weiter steigern, statt sofort das schwerste Objekt stemmen zu wollen, das du finden kannst.

Willst du ein paar Sprints laufen, dann bereite deine kardiovaskulären und metabolischen Systeme mit Aufwärmläufen und progressiver Beschleunigung darauf vor. Und wenn du eine Art »Parcours« mit allen drei Bewegungen, die ich eben beschrieben habe – oder mehr –, absolvieren möchtest, dann benötigst du für jede Art von Bewegung und Anstrengung, die du zu tun gedenkst, ein eigenes spezifisches Warm-up. Ein einfaches Beispiel für ein spezifisches Warm-up vor schwerem Heben wäre, mit einer leichten Last zu beginnen und das Gewicht progressiv zu steigern, indem du Einzelwiederholungen ausführst und bei jeder Wiederholung ein wenig mehr Gewicht verwendest, bis du nah an der Intensität dran bist, mit der du deine Hebebewegung trainieren möchtest.

# Technisches Selbstlernen

Du fühlst dich entspannt und trotzdem aufmerksam und bereit? Dann ist es nun an der Zeit, dich auf die korrekten Techniken zu konzentrieren – natürlich eine nach der anderen! Such dir eine Bewegung aus. Sieh dir die Fotos der gesamten Bewegungssequenz an und lies die dazugehörigen Beschreibungen. An dieser Stelle absorbierst du mental Informationen – konzeptionelles Wissen –, die du physisch durch die Bewegung erleben musst. Beim Lesen erhältst du Erkenntnisse, doch erst Erleben verwandelt diese Erkenntnisse in realitätsbasiertes Feedback und empirisches Wissen. Natürlich gibt es keine Garantie, dass du diese Erkenntnisse auf Anhieb auch verstehst und umsetzen kannst und die jeweilige Bewegung sofort effizient ausführst. Daher musst du regelmäßig trainieren und jede Bewegung achtsam wiederholen.

Eine neue Technik umzusetzen, beansprucht dein kinästhetisches Gedächtnis, das dafür sorgt, dass du ein Bewegungsmuster wiedergeben kannst, sobald du es erlernt hast, weil du dir die verschiedenen Positionen, das Timing und die Sequenz, der das Muster folgt, sowie die Empfindungen, die es erzeugt, gemerkt hast. Das Feedback innerer Empfindungen während der Bewegung lässt dich sofort spüren, dass du gerade das bestimmte Muster ausführst und ob du es korrekt ausführst. Um ein Bewegungsmuster so speichern zu können, muss es beständig und wiederholbar sein. »Entdecke« nicht nur ständig neue Bewegungsmuster, sondern lerne und merke dir effiziente Muster, damit du sie jederzeit, wann immer du willst oder sie brauchst, wiedergeben kannst.

Auf deinem Pfad zu technischer Perfektion wirst du auf viele Hindernisse stoßen! Vergiss nicht: Es ist nicht die Technik, die uns scheitern lässt, wir scheitern beim Ausführen der Technik – und müssen in der Lage sein, die Gründe dafür zu identifizieren.

Bist du bereit, auf jedes kleine Detail deiner Bewegung zu achten, auf Atmung und Körperhaltung, Sequenz und Timing, Spannung und Entspannung, Stützpunkte, Körpergewichtsverlagerung und körperliche Empfindungen in verschiedenen Bereichen deines Körpers? Dann los! HALT, WARTE! Wähle zu Beginn auf jeden Fall erst einmal die einfachsten Bewegungen aus und beginne mit einem geringen Grad an Intensität und Komplexität.

# Feedback *und* Beurteilung

Selbst absolute Bewegungsexperten müssen ein Leben lang auf eine perfekt saubere Bewegungsausführung achten – doch diese Achtsamkeit hört nicht in dem Moment auf, in dem eine Bewegung physisch ausgeführt ist. Sie hinterlässt eine »Spur« in deinem zentralen Nervensystem, ein Feedback, auf das du achtgeben musst, um dich dauerhaft zu verbessern. Nachdem du eine Technik ein paarmal geübt und darin einige Erfahrung gesammelt und Feedback bekommen hast, dann fällt dir vielleicht von selbst auf, was du korrigieren könntest – nur wird das deine Bewegungsmuster nicht notwendigerweise sofort oder nicht vollständig perfektionieren.

Eine Selbstkorrektur beginnt logischerweise damit, bestehende Probleme festzustellen. Ist dir Ineffizienz aufgefallen? Wenn ja, welche? Bevor du dich fragst, was du mit deinem Feedback anfangen sollst, um deine Bewegung zu korrigieren und zu verbessern, musst du dich zunächst einmal fragen, ob dieses Feedback überhaupt akkurat und vollständig ist. Und du musst sicherstellen, dass dein Feedback sinnvoll ist. Beim Training von Bewegung kannst du die folgenden Formen von Feedback verwenden:

- **Propriozeption:** Dies ist im Grunde ein Gefühl für die Ausrichtung und Position deines Körpers sowie dafür, wie sich Bewegung anfühlt: stabil oder instabil, angespannt oder entspannt, koordiniert oder ungeschickt und so weiter. Jeder Mensch, unabhängig vom Effizienzgrad seiner Bewegungen, erhält diese Art von Feedback. Der Schlüssel ist, ihm Beachtung zu schenken. Langsames Bewegungstraining kann diesen Sinn schärfen ... natürlich nur, wenn du dabei achtsam bist.
- **Visueller Input:** Durch das Beobachten von Körperhaltungen und Bewegungsmustern erhältst du ein Feedback. Möglich wird das, indem du dich langsam bewegst oder komplexe Sequenzen in einzelne Komponenten zerlegst. Ab und an vor einem Spiegel zu trainieren, kann dir ebenfalls ein nützliches Feedback geben. Deine Bewegungen zu filmen, ist sogar noch besser, weil du sie dir dann mehrfach und sogar in Zeitlupe ansehen kannst. Diese Form des externen visuellen Feedbacks kann helfen, ineffiziente Muster zu erkennen, von denen du vorher nicht wusstest, dass sie überhaupt existieren. Auch von anderen Personen kannst du Feedback erhalten, jedoch ist ein solches Feedback nur dann nützlich, wenn diese Person weiß, auf was sie achten muss und wie sie das Gesehene interpretieren soll – es müsste sich dabei also entweder um einen zertifizierten MovNat-Trainer handeln oder zumindest um jemanden, der sich mit der »natürlichen Bewegung« hervorragend auskennt.

Sobald dir ein neuer Aspekt deines Bewegungsmusters bewusst wird oder dir eine Veränderung in deiner Technik auffällt, solltest du dir die folgenden drei grundlegenden Fragen stellen:

- War das Absicht?
- Hat es meiner Leistung etwas gebracht?
- Kann ich es beliebig wiederholen?

Dein Ziel muss es sein, über jeden noch so kleinen Aspekt deiner Technik volle Kontrolle zu haben. Jede Änderung, die du vornimmst, sollte absichtlich geschehen und deine Leistung verbessern (zum Beispiel, wenn du dich an deine Umgebung anpassen musst). *Eine Technik beherrschst du nur dann, wenn du sie beliebig oft wiederholen und verändern kannst, wann immer und in welchem Ausmaß es nötig ist.*

Bevor du die Probleme, die du beobachtest, gefühlt oder gesehen hast, eilig behebst, denke über die Fragen nach, die ich in den folgenden Abschnitten abhandle.

## Ist es Ursache oder Symptom?

Den Unterschied zwischen Ursache und Symptom zu kennen, ist extrem wichtig. Ein paar Beispiele: Du legst ein Kantholz auf den Boden und läufst darüber. Dabei fuchtelst du mit den Armen und dein gesamter Körper krampft beim vergeblichen Versuch, das Gleichgewicht zu halten. Du glaubst nun, dass es dir an Core-Stabilität fehlt und dass du zu verkrampft bist. Das stimmt auch, gut beobachtet!

Vielleicht denkst du nun, du solltest mit dem Balancieren aufhören, um einige Übungen für deine »Core-Kraft« und zur Entspannung zu machen. Aber hast du dir zuvor einmal die Position deiner Füße angeschaut? Die beeinflusst nämlich, was im »Obergeschoss« passiert. Ist die Stellung deiner Füße auf dem Holzbalken nicht korrekt, hat dein Oberkörper Probleme, diese instabile Basis auszugleichen. Was deine Arme tun, ist also nur Symptom eines Problems deiner Füße. Achte darauf, dass deine Füße auf dem Brett zentriert sind, und du wirst mit hoher Wahrscheinlichkeit sofort deutlich stabiler und entspannter stehen. Statt auf ineffiziente Weise verschiedenen Symptomen hinterherzujagen, hast du eine einzige Ursache behoben. *Voilà*!

Ein weiteres Beispiel: Jedes Mal, wenn du nach vorn springst, um in einem bestimmten Bereich zu landen und diese Landung auch zu stehen, gerätst du aus dem Gleichgewicht und machst einen Schritt nach vorn. Dir fällt auf, dass du dazu neigst, deinen Atem anzuhalten, und du während der Landung unnötig verkrampfst. Also achtest du fortan auf deine Atmung und entspannst dich bewusst, machst aber immer noch bei jeder Landung einen Schritt nach vorn. Dir ist nämlich noch nicht aufgefallen, dass du stets nach unten auf den Punkt deiner Landung schaust, sodass dein Kopf beim Landen nach vorn und unten gerichtet ist, was dein Gravitationszentrum außerhalb deiner Stützbasis verschiebt und dich aus dem Gleichgewicht bringt. In diesem Fall sind Unzulänglichkeiten wie Steifheit, unregelmäßige Atmung und mentale Anspannung nicht die Ursache für den Gleichgewichtsverlust, sondern Symptome einer mangelnden Positionskontrolle. Indem du deine Hals- und Kopfposition korrigierst, die in diesem Beispiel der Grund für das Problem ist, wirst du stabile Landungen hinlegen und Atmung, Körper und Geist entspannen können.

Ich habe bereits erläutert, dass Atmung, Körperhaltung, Sequenz, Timing, An- und Entspannung während einer Bewegung komplett miteinander verknüpft sind.

Ein schlechtes Timing kann eine ganze Sequenz durcheinanderbringen, eine schlechte Position zu mehr Anspannung führen; zu viel Anspannung stört wiederum Position und Timing und so weiter. Alle Aspekte beeinflussen sich gegenseitig; herauszufinden, was Ursache und was Symptom ist (und diese Ursache dann selbst zu korrigieren), gehört zur Effizienz deines Selbstlerntrainings.

## Ist es physischer oder psychischer Natur?

Sind Körper oder Geist die Ursache für das Problem? Liegt es an der Hard- oder der Software? Vielleicht machst du vorschnell deinen Körper für Probleme verantwortlich, die in Wahrheit von einem Mangel an Aufmerksamkeit oder Selbstsicherheit herrühren. Umgekehrt schiebst du ein Problem vielleicht zu schnell auf einen Mangel an Aufmerksamkeit, weil dir nicht aufgefallen ist, dass du an einer körperlichen Einschränkung leidest, die dich davon abhält, die Leistung abzuliefern, die du möchtest.

Körperliche Ursachen können sein:

- ein Mangel an Beweglichkeit, Stabilität, Kraft oder allen dreien;
- ein strukturelles Problem in deinem Körper, eine Verletzung oder ein Schmerzreiz (ob du weißt, woher er kommt oder nicht); mangelhafte Technik rührt nicht zwingend von einer Dysfunktion her, eine Dysfunktion führt aber stets zu einer mangelhaften Technik;
- das Übersteigen deiner momentanen Fähigkeiten, was Wiederholungszahl, Intensität oder Komplexität einer Übung betrifft; eine solche Überforderung macht all deine Anstrengungen, neue Muster zu lernen oder zu verbessern, kaputt und verstärkt oder verschlimmert deine zugrunde liegenden Unzulänglichkeiten. Außerdem führt sie zu verfrühter Erschöpfung, was das Problem noch verstärkt.

Hinsichtlich körperlicher Ursachen für Ineffizienz musst du geduldig und progressiv vorgehen und zunächst das bestimmte funktionelle, physiologische oder Gesundheitsproblem beziehungsweise die Probleme beheben, mit denen du es zu tun hast und die dich davon abhalten, deine gewünschte Leistung abzuliefern. Mitunter musst du den Fokus auf bestimmte Bewegungen legen, die dir bei einem bestimmten Problem helfen (Bodenbewegungen helfen beispielsweise bei eingeschränkter Beweglichkeit), deinen Lebensstil ändern (zum Beispiel deine Ernährung umstellen, um Entzündungen in den Gelenken zu reduzieren) oder dich einer bestimmten Therapie unterziehen, bis das Problem, das dich einschränkt, gelöst ist.

Mentale Ursachen können mit verschiedenen Aspekten der Achtsamkeit zusammenhängen (ruf dir noch einmal Prinzip 11, »Achtsam«, ins Gedächtnis):

- **Ablenkung oder fehlendes Interesse:** Dein Körper führt eine Bewegung vielleicht korrekt aus und dein zentrales Nervensystem weiß, wie es sie korrekt ausführen muss. Nun musst du mit voller Konzentration bei der Sache sein und auf Bewegungseffizienz achten, um dich zu verbessern.
- **Mentale Anspannung:** Negative Emotionen wie Aufregung, Frustration, Ungeduld und negative Selbstbeurteilung stören deine Fähigkeit, dich auf eine effiziente Bewegungsausführung zu konzentrieren. Das »Grübeln«, das auch eine Form mentaler Anspannung ist, kann ebenfalls problematisch sein. Es führt dazu, dass du beim Bewegen zu sehr über alles nachdenkst oder womöglich mit dir selbst sprichst.
- **Fehlendes Selbstbewusstsein:** Wie viel Vertrauen hast du in deine Lernfähigkeit? Glaubst du, du lernst relativ schnell und begreifst alles sofort? Welche Erfahrungen hast du früher gemacht, wenn du etwas Neues gelernt hast? Deine Selbsteffizienz sinkt rapide oder verschwindet völlig, wenn du kein Vertrauen in die eigenen Fähigkeiten besitzt oder schnell verlegen bist und dich zum Beispiel unwohl fühlst, wenn andere dir zuschauen.
- **Furcht:** Wenn du nicht schon große Erfahrung mit der »natürlichen Bewegung« besitzt und noch nicht auf absolut höchstem Niveau trainierst, wo es durchaus auch mal Risiken geben und gefährlich werden kann, solltest du vor keiner Bewegung Angst haben. Frage dich stets selbst, ob du etwas versuchst, das physisch über das hinausgeht, zu was du effektiv und sicher imstande bist. Ist das der Fall, solltest du die Intensität und Komplexität der Herausforderung reduzieren, damit du dich wieder sicher fühlst und deinen Geist entspannen kannst. Um mehr über dieses Thema zu erfahren, wirf einen Blick in Kapitel 21. Birgt eine Bewegung keinerlei Gefahr – ist das einzige Risiko also, dass du scheiterst, ohne dich dabei zu verletzen –, dann ist deine Angst zwar real, aber ihre Ursache ist es nicht.
- **Mentale Erstarrung:** Wenn du dich weigerst, eine Bewegung auf eine andere Art auszuprobieren, bist du mental unflexibel und unnachgiebig. Beispielsweise bestehst du vielleicht darauf, eine bestimmte Bewegung auf eine spezifische Art und Weise kor-

rekt auszuführen, obwohl diese Art und Weise ganz eindeutig nicht die effizienteste ist. Ein weiterer Aspekt mentaler Erstarrung kann es sein, dass du darauf bestehst, komplette Techniken auszuführen, statt sie in ihre Einzelteile zu zerlegen, um das eine Problem zu beheben, das einer Korrektur bedarf. Wie auch immer diese Unnachgiebigkeit sich äußert, sie führt dazu, dass du dich nicht verbesserst. Und jede ineffiziente Wiederholung verstärkt nur die Probleme, die du hast.

- **Unkontrollierter Enthusiasmus oder der Drang anzugeben:** Sich glücklich, frei und wild zu fühlen, ist eine tolle Sache, aber dein Körper muss dennoch die Naturgesetze respektieren und auf sie eingehen. Durch leichtsinniges Bewegungsverhalten machst du dich schnell zum Deppen und kannst dich schlimmstenfalls verletzen. Eine kleine Anekdote dazu: Ich trainierte mal eine Gruppe und ließ sie langsam und vorsichtig auf dünnen Baumstämmen balancieren, die schräg aufgestellt waren, auf dem Boden begannen und in etwa einem Meter Höhe endeten. Außerdem waren die Stämme ein wenig wacklig. Als alle die Übung geschafft hatten und ich gerade ankündigte, dass wir zur nächsten übergehen würden, versuchte einer der Schüler plötzlich, einen solchen Baumstamm hinaufzurennen. Dabei stürzte er zu Boden, schlug mit dem Kopf auf und verlor für einige Sekunden das Bewusstsein. Nachdem er sich erholt hatte, gab er zu, dass er sich von seinem Ego hatte leiten lassen und gedacht hatte, er könne die Übung besser als alle anderen. Alle in der Gruppe waren überrascht, denn der Schüler war erfahren in Yoga und Meditation und gab sich bis dato immer äußerst ruhig und bescheiden. Dieser Schüler wurde nicht von seinem Körper im Stich gelassen, sondern sein Geist brachte seinen Körper dazu, buchstäblich in sein eigenes Verderben zu rennen.

## Ist es ein einfaches Problem der motorischen Kontrolle?

Einige Unzulänglichkeiten hängen mit Problemen der motorischen Kontrolle zusammen. Allerdings glaube ich, dass derartige Probleme eher vom Gehirn als vom Rest des Körpers herrühren. Stell dir vor, du besitzt die physische funktionale Fähigkeit, eine Bewegung auszuführen, und bist bei jeder Ausführung zu 100 Prozent konzentriert. Trotzdem will dein Körper die Bewegung einfach nicht korrekt umsetzen, bis das Muster in deinem Gehirn »aufgezeichnet« und vom zentralen Nervensystem gespeichert wurde. Wenn dein Gehirn nicht gelernt hat, den Körper auf eine spezifische Art zu bewegen – was etwas mit motorischer Kontrolle zu tun hat –, dann ist tatsächlich nicht dein Körper die Ursache des Problems, sondern das zentrale Nervensystem. Hier sind einige Beispiele:

- Hast du beim Springen und Landen Schwierigkeiten, deine Arme mit einwandfreiem Timing in der korrekten Sequenz zu bewegen (vorwärts, rückwärts und wieder vorwärts)? Deine Sprungbewegung sieht super aus und fühlt sich auch so an, außer dass diese Armsequenz nie so richtig funktionieren »will«. Entweder geschieht sie zu früh, zu spät, ist zu kurz oder zu ausschweifend. Dann brauchst du keine Übungen zum Kräftigen des Oberkörpers, sondern musst dir das korrekte Bewegungsmuster aneignen.
- Ein weiteres, äußerst typisches Problem beim Lernen einer neuen Technik ist, dass sich beim Versuch, einen bestimmten Aspekt deiner Bewegung zu verbessern, andere Unzulänglichkeiten verschlimmern oder bereits behobene Unzulänglichkeiten erneut auftreten. Sagen wir, du möchtest das Problem mit deiner Armsequenz beheben und nimmst deshalb einige Veränderungen vor. Es gelingt dir, das Problem in den Griff zu bekommen, dafür sind aber irgendwo anders in der Bewegung Unzulänglichkeiten aufgetaucht. Du hast also einen Schritt vor und zwei zurück gemacht. Diese Art von »Trade-off« (ein Tauschgeschäft, hier nicht zu besten Konditionen) kommt vor, wenn dein zentrales Nervensystem nicht auf alle Details zur gleichen Zeit achten kann und deshalb Effizienz in bestimmten Aspekten deiner Bewegung priorisiert und sie dafür in anderen Bereichen opfert.
- Ein ganz ähnliches Problem ist das Fehlen von »Bewegungssynchronizität in Kopf und Körper«, das typischerweise dann auftritt, wenn eine Bewegung so schnell vonstattengeht, dass deine Aufmerksamkeit nicht hinterherkommt. Beispielsweise kannst du so konzentriert auf das Abspringen sein, dass du beim Landen in Gedanken noch immer beim Absprung bist und dein Gehirn für eine achtsame Landung zu spät schaltet. Dein Verstand ist also asynchron zum Timing der Bewegung deines Körpers.

Beim Training der »natürlichen Bewegung« wirst du sehr wahrscheinlich mit vielen, wenn nicht allen dieser vielfältigen Probleme, die dich von einer optimalen Leistung abhalten, konfrontiert werden.

Nachdem du etwas Feedback und ein besseres Gefühl dafür bekommen hast, was bei deiner Bewegung falsch und was richtig läuft, musst du nun wissen, welche Strategien du anwendest, um deine Unzulänglichkeiten zu beseitigen und deine Bewegung effektiv zu verbessern.

# Selbstkorrektur

Zwar kann Training nie schaden, doch wenn psychische Probleme deine Leistung beeinträchtigen, kann Training allein sie nicht lösen. Selbstreflexion, ehrliches Feststellen und Eingestehen negativer Emotionen, die gegen dich arbeiten, positive Selbstverstärkung und Meditation sind einige der Strategien, die du zusätzlich zu Bewegungstraining einsetzen kannst, um derartige Probleme zu beheben.

**» Kürze und Prägnanz sind die Eltern der Verbesserung.«**

*Hosea Ballou*

Physische Probleme lassen sich meist teilweise oder ganz durch Training beheben – etwas, das ich schon häufig erlebt habe – oder sie lassen sich überhaupt nicht beheben. Das hängt ganz davon ab, um was für ein Problem es sich handelt. Verursacht Bewegung beispielsweise Schmerzen, ist es höchst ratsam, dass du einen Physiotherapeuten aufsuchst. Damit meine ich selbstverständlich keine leichten oder vorübergehenden Schmerzen, die ganz natürlich mit der Bewegung oder Anstrengung, die du gerade ausführst, zusammenhängen, wie ein leicht unangenehmes Gefühl im Gelenk oder ein Brennen in den Muskeln. Bevor du voreilig einen Spezialisten aufsuchst, musst du dir über die Stärke, Frequenz und Dauer des Schmerzes im Klaren sein. Es gibt zu viele mögliche Gründe für physische Probleme und zu viele Therapieformen, als dass ich an dieser Stelle eine spezifische empfehlen könnte. Beispielsweise könnten Schmerzen im unteren Rücken auf ein strukturelles Problem hinweisen, von zu viel Sitzen und zu wenig körperlicher Aktivität herrühren, von zu viel Stress und negativen Emotionen, von Entzündungen oder unpassendem Schuhwerk oder diese Schmerzen haben all diese genannten Gründe auf einmal als Ursache. Schmerzen sind ein weitverbreitetes Problem, mit dem alle Menschen in ihrem Leben konfrontiert werden, manchmal leiden sie sogar chronisch darunter. In der Regel sind Schmerzen bei gesunden Menschen aber hinsichtlich Ausprägung, Dauer und Häufigkeit begrenzt.

Grundsätzlich gesprochen: Therapeuten neigen dazu, häufig eine sofortige Erklärung für bestimmte Probleme zu haben, zu der seltsamerweise immer genau die Behandlungsmethode passt, auf die sie spezialisiert sind. Viele Spezialisten weisen vorschnell auf sogenannte Funktionsstörungen hin, dabei sind physische Einschränkungen und Symptome häufig keine solchen Funktionsstörungen, sondern bloß Defizite, die sich durch Bewegungstraining und einen gesünderen Lebensstil schnell beheben lassen würden. Je gesünder dein Lebensstil ist, desto besser wirst du dich fühlen und umso mehr Leistung kannst du erbringen. Alles hängt miteinander zusammen. Ein gesunder Lebensstil bedeutet den Verzehr hochwertiger Lebensmittel, ausreichend Schlaf, tägliche »natürliche Bewegung«, Physiotherapie, Stressabbau, Meditation und viel Zeit in der Natur zu verbringen – dies ist die wirksamste Kombination für ein starkes, gesundes und glückliches Leben. Dennoch kann ein gesunder Lifestyle dich nicht vor allen körperlichen Leiden bewahren und sie auch nicht unbedingt lindern.

Sprechen wir also über Strategien zur Korrektur ineffizienter Bewegungsausführung, deren Ursache weder psychischer noch physischer Natur ist.

# Engagement, Beständigkeit, Geduld

Metaphorisch gesprochen könnte man sagen: Bereits eingeschliffene Bewegungsmuster »kleben fest«, während neue schnell wieder »wegrutschen«. Ein technisches Problem lässt sich nur selten mit einer einzelnen Wiederholung beheben. Geduldig zu sein bedeutet, ruhig zu bleiben und engagiert an der eigenen Verbesserung zu arbeiten, egal, wie oft du dafür ein und dieselbe Bewegung üben musst, auch wenn der Prozess länger dauert, als du das gerne hättest.

Viel Zeit mit etwas zu verbringen, garantiert dir nicht, dass du darin irgendwann »Weltklasse« wirst. Für Perfektion braucht es mehr als nur Training. Sie hängt von viel mehr Faktoren ab als der bloßen Trainingszeit – zum Beispiel davon, wie du trainierst, welche Einstellung und welchen Grad an Aufmerksamkeit du besitzt, von deinem individuellen Talent, deiner physischen und psychischen Gesundheit und so weiter. Während Einsteiger häufig noch rasante Fortschritte machen – weil Achtsamkeitstraining Verbesserung herbeiführt –, kannst du nicht erwarten, dass du immer weiter so große Durchbrüche und Offenbarungen erlebst. Tatsächlich entsteht Fortschritt häufig durch kleinste Veränderungen, die wie eine Reihe von »Mikrooffenbarungen« sein können, so subtil und kaum wahrnehmbar, dass sie dir vielleicht gar nicht auffallen. Mit jeder achtsamen Bewegung oder

Wiederholung machst du Fortschritte, ohne dass du es vielleicht merkst.

Du musst also engagiert und beständig Effizienz anstreben, um sie zu erlangen. Eine einzige effiziente Wiederholung ist kein Zeichen von Beständigkeit, mehrere effiziente Wiederholungen in Folge allerdings schon. Unabhängig davon, welche Strategie du anwendest, um deine Bewegungseffizienz zu verbessern, wird sie nicht funktionieren, wenn du dabei nicht achtsam, engagiert, beständig und geduldig bist.

## Priorisierung

Wenn du eine Technik zum ersten Mal übst, ist deine Aufmerksamkeit vermutlich noch nicht auf etwas Bestimmtes gerichtet, bis du etwas beobachtest oder dir etwas auffällt, das dich stört und ganz natürlich deine Aufmerksamkeit auf sich zieht.

Wie die meisten Anfänger wirst du die meiste Zeit über mit mehr als einer einzigen Unzulänglichkeit konfrontiert sein. Versuche nicht, sie alle auf einmal zu beheben! Wenn du deinen Körper nicht perfekt beherrschst, verschwendest du damit nur Zeit und Energie. Ein schrittweiser Ansatz ist viel effektiver als der Versuch, alle deine Probleme auf einen Ruck zu lösen. *Wenn du versuchst, all deine Fehler auf einmal zu korrigieren, dann korrigierst du am Ende vermutlich gar keinen.*

Idealerweise solltest du die wichtigste Unzulänglichkeit, die du erkannt hast, zuerst lösen – und nicht die offensichtlichste. Die wichtigsten Unzulänglichkeiten sind diejenigen, die das Problem verursachen, und nicht solche, die nur Symptome anderer Probleme sind. Eine solche »Hauptunzulänglichkeit« zu beheben, hilft immer auch, damit zusammenhängende Unzulänglichkeiten zu reduzieren oder zu beheben. Sagen wir, dir fällt auf, dass du zur Brustatmung neigst, in unregelmäßigen Abständen zeitweise den Atem anhältst und während bestimmter Bewegungen übermäßig angespannt bist. Dann ist es sehr wahrscheinlich, dass du so angespannt bist, weil du nicht ordentlich atmest. Du wirst dein eigentliches Problem – die Anspannung – also nicht beheben können, wenn du dich vorher nicht um ein anderes Problem – deine Atmung – kümmerst. Deine erste Amtshandlung muss also sein, dein Atemmuster umzustellen, damit du beim nächsten Mal, wenn du die Bewegung ausführst, entspannt und tief in den Bauch atmest. In diesem Fall wirst du dich so lange auf deine Atmung konzentrieren, bis du während der Ausführung mehrerer Wiederholungen hintereinander konstant beobachtest und spürst, dass sie nun korrigiert ist. Erst wenn du sichergestellt hast, dass das Problem, das du eben behoben hast, nicht erneut auftritt, kannst du dich dem nächsten zuwenden. So machst du weiter, bis alle behoben sind.

Bewegungsmuster mit überflüssiger Muskelspannung lassen sich im Training oft am schwersten korrigieren. Jedes Bewegungsmuster, das entweder durch alltägliche Gewohnheiten oder spezialisiertes Training Tausende Male eingeschliffen wurde, ist tief in deinem neuromuskulären Gedächtnis verwurzelt und daher nur äußerst schwer durch ein neues zu ersetzen.

## Körper und Geist neu ausrichten

Wir Menschen sind mentale Lebewesen. Deshalb neigen wir dazu, ständig zu denken und zu analysieren. Grübelei kann jedoch zum echten Problem werden. Es ist nichts falsch daran, über deine Bewegung nachzudenken – tu es nur nicht, während du dich bewegst, es sei denn, du bewegst dich äußerst langsam und pausierst immer wieder, indem du Körperhaltungen bewussst mit dem Ziel hältst, zu lernen und dich zu verbessern.

Wir sind viel zu oft allein auf Quantität konditioniert und zählen in Gedanken die Anzahl der Wiederholungen, so als wären diese der wichtigste Aspekt unseres Trainings. Durch den Fokus auf die Anzahl der Wiederholungen wird Effizienz zweitrangig. Manche Menschen neigen dazu, ohne Pause von einer Wiederholung zur nächsten zu hetzen, so, als ginge es bei Bewegung einzig um Kondition, Schnelligkeit und Intensität.

Dann wird es Zeit, den Reset-Knopf zu drücken. Ein solcher Neustart ist so, als würdest du eine Pause einlegen; gönne Körper und Geist eine Art kurzer Ruhephase, die es dir erlaubt, dich zu entspannen und dich auf einen neuen Versuch vorzubereiten. Während dieser Pause kannst du deine Anspannungen einschätzen, tief atmen, deinen Geist zur Ruhe kommen lassen und deinen Fokus und deine Intention neu ausrichten. Du kannst außerdem schnell einen Teil des Feedbacks auswerten, das du bei deiner letzten Ausführung bekommen hast. Wir wissen, dass Wahrnehmung – also wie du Bewegung mental angehst – dein physisches Verhalten beeinflusst. Umgekehrt beeinflussen Bewegungsverhalten und Erfahrung aber auch deine Wahrnehmung.

Indem du deinen Körper mental steuerst, auf eine bestimmte Art zu funktionieren, und so dein physisches Verhalten veränderst, wird dieses veränderte physische Verhalten im Gegenzug beeinflussen, wie du Bewegung mental angehst und wahrnimmst, sodass du dabei eine beiderseitig nützliche Interaktion zwischen Geist und Körper etablierst.

Während der Bewegung achtsam zu sein, bedeutet, nicht mehr zehn Wiederholungen derselben Bewegung nacheinander auszuführen, ohne Zeit zu haben, jede einzelne Wiederholung zu verarbeiten. Stattdessen absolvierst du die Bewegung zehnmal, pausierst aber nach jeder Ausführung kurz. (Stell dir das Ganze wie zehn Sätze mit je einer Wiederholung statt einem Satz mit zehn Wiederholungen vor.)

Sonst führst du vielleicht stumpfsinnig eine Wiederholung nach der anderen aus und wunderst dich, warum Quantität nicht automatisch Qualität erzeugt. Wenn du von einer bestimmten Bewegung irgendwann mal die Nase voll hast oder frustriert bist, dann entscheidest du dich manchmal vielleicht dazu, erst mal etwas gänzlich anderes zu machen. Tatsächlich ist genau das ein wichtiger Teil des »Kombitrainings«, einer Form des Zirkeltrainings. Bei dieser Variante zielt die Vielfalt der Übungen nicht auf metabolische Konditionierung ab, sondern auf das Verbessern von Bewegungs- und Trainingseffizienz, indem du deinem zentralen Nervensystem erlaubst, sich neu auszurichten – und zwar nicht durch ein Pausieren jeglicher physischen Aktivität, sondern durch einen Wechsel der Bewegungsmuster.

## Das »Ein Versuch«-Prinzip

Diese Trainingsstrategie ist eine Erweiterung des »Reset«-Prinzips und du musst Körper und Geist dafür wirklich neu starten, damit es funktioniert. Die Idee dahinter ist, jede Wiederholung (oder Bewegungsausführung) so zu behandeln, als hättest du nur eine Chance, sie richtig zu machen. Das zwingt dich bei jeder Ausführung, dich voll und ganz auf jede einzelne Bewegung zu konzentrieren und dich ihr komplett zu widmen. Dein Training erfordert also absolutes mentales und physisches Engagement.

Dies überträgt sich in vielerlei Hinsicht auf einige kritische Situationen der echten Welt, in denen du auch nur einen einzigen Versuch hast, etwas zu tun, weil du dann nicht mehr übst, sondern dich in einer realen Situation befindest. Indem du diese Einstellung annimmst, nutzt du jede Wiederholung, jede Sekunde und jede Anstrengung in deinem Training so, als würdest du im Falle eines Scheiterns echte Konsequenzen befürchten müssen.

## Visualisierung

Visualisierung ist der Prozess mentaler Vergegenwärtigung und des innerlichen Spürens von Bewegung, bevor du sie physisch tatsächlich ausführst. Das Ziel ist es, deinen Verstand darauf vorzubereiten, sich auf Schlüsselaspekte der Bewegungsausführung zu konzentrieren, vor allem wenn die Ausführungszeit aufgrund der Art der Bewegung nur sehr kurz ist. Es ist beispielsweise schwierig, einen Sprung derart zu verlangsamen, dass du dabei auf seine unterschiedlichen technischen Elemente achtgeben kannst. Durch Visualisierung kannst du jedoch eine schnelle Bewegung mental aufschlüsseln und in deinem Kopf in eine langsamere verwandeln, so als würdest du sie von außen beobachten und gleichzeitig innerlich erleben, wie dein Körper sie ausführt. Mitunter spürst du, wie deine Nerven deinen Körper zum Bewegen zwingen wollen, während du im Kopf die Intention der Bewegungsausführung durchgehst, obwohl dein Körper dabei unbewegt bleibt.

Dieser Prozess muss nicht lange dauern, einige wenige Sekunden genügen, vor allem wenn du dich nur auf einen einzelnen Aspekt der Ausführung beschränkst, wie das Aufrechterhalten von Atmung und Entspannung, das Optimieren deiner Armbewegung oder das Korrigieren einer spezifischen Fußstellung. Du kannst Visualisierung selbst bei vollkommen neuen Bewegungen einsetzen, wenn jemand dir die Bewegung langsam demonstriert oder du dir eine Fotoserie oder ein Video der Bewegung anschaust.

Während du Bewegungen beobachtest, wiederholst du Sequenz und Timing innerlich, bevor du sie zum ersten Mal physisch auszuführen versuchst. Setze Visualisierung ein, während du zwischen den Wiederholungen einer Bewegung einen »Reset« machst oder wann immer du das Gefühl hast, dass du mit einem Bewegungsmuster durcheinanderkommst oder ineffizient wirst.

## Langsame Bewegung

Dich langsam zu bewegen, ist eine großartige Methode, um mit jeder Art von Bewegung zu beginnen, und hilft dir, schneller effizient darin zu werden. Etwas langsamer zu tun, ist das vielleicht simpelste, wirkungsvollste Mittel, um deine Form zu verbessern, schneller Fortschritte zu machen und die Bewegungen irgendwann schneller ausführen zu können. Einige Bewegungen lassen sich nicht langsamer ausführen – Sprünge zum Beispiel –, aber bei den meisten Bewegungen funktioniert es. Langsame Bewegung ermöglicht dir außerdem, deine aktuelle Effizienz besser zu beurteilen und einzuschätzen, ob du bei bestimmten Bewegungen bereits für eine Ausführung mit höherer Intensität bereit bist.

Langsame Bewegung birgt vielerlei weitere Nutzen. Einer ist, dass dir in einer Bewegungssequenz viel mehr Details auffallen werden. Stell dir den Unterschied in deiner Wahrnehmung vor, wenn du eine Straße entweder entlangschlenderst oder schnell mit dem Auto entlangfährst. Natürlich brauchst du länger, wenn du zu Fuß gehst, aber dir werden viele Details auffallen, die du unmöglich sehen kannst, wenn du mit dem Wagen vorbeirast. Genauso kannst du deine Bewegungsmuster besser begutachten, wenn du einen sprichwörtlichen Gang runterschaltest, statt zu rasen. Indem du die gesamte Sequenz eines bestimmtes Bewegungsmusters verlängerst, dauert auch die Ausführung jedes einzelnen Teils dieser Sequenz länger, wodurch du besser verstehst, wie die Sequenz funktioniert, was Position, Körpergewichtsverlagerung und Gleichgewicht, Spannung und Entspannung angeht. Du trennst die verschiedenen Inputs, Signale und Empfindungen voneinander, die beim Ausführen der Sequenz erzeugt werden. Zahlen spielen keine Rolle mehr, wenn du dich nur noch auf Empfindungen, Beobachtungen, empirisches Feedback und erfahrungsgemäßen Input konzentrierst. In der Langsamkeit steckt die Wahrheit.

Du wirst dir plötzlich Fragen stellen wie diese:

- Was passiert gerade mit meinem Fuß oder meiner Hand? Sind sie korrekt positioniert?
- Folge ich der richtigen Sequenz mit dem richtigen Timing?
- Kann ich die Spannung in meinem Hals und meinen Schultern irgendwie lösen?
- Sollte ich mein Gesäß und meine Bauchmuskeln mehr anspannen, um meine Hüfte und den unteren Rücken besser zu stabilisieren?
- Warum habe ich mehrere Sekunden lang meinen Atem angehalten? Kann ich meine Atemkontrolle verbessern?
- Auf was sollte ich den Großteil meiner Aufmerksamkeit richten?

Wenn du dazu neigst, dich zu stark anzuspannen, wenn deine Bewegung unkontrolliert ist oder es dir an Gelenkstabilität mangelt, dann kann langsame Bewegung dieses Problem offenlegen und dir dabei helfen, es zu beheben.

Die niedrige Intensität langsamer Bewegung ermöglicht es dir, deine selektive Anspannung zu optimieren, weil du dich besser darauf konzentrieren kannst, Spannung, die dir bei höherem Tempo gar nicht aufgefallen wäre, zu bemerken und zu minimieren. Dich langsam zu bewegen, ist eine tolle Möglichkeit, dich einmal selbst zu fragen, ob du dieselbe Bewegung mit der gleichen Effizienz, aber weniger Spannung hinbekommen würdest.

»Fitnessfreaks« fällt es oftmals nicht leicht, langsamer zu machen, und sie verstehen nicht, dass sie dadurch schlussendlich sogar schneller werden oder zumindest keine Energie mehr verschwenden würden, wenn sie nur die Geduld hätten, sich Zeit zum Verbessern ihrer Bewegung zu lassen. Langsame Bewegung erfordert eine bestimmte Einstellung: Wenn du eine Bewegung langsam und effizient ausführen kannst, dann besitzt du dadurch nicht nur das »Recht«, sie auch mit höherer Intensität auszuführen, sondern wirst dies auch viel besser können, wenn du es dann tust. Wenn Körper und Geist nicht synchron sind – etwas, auf das ich weiter vorn in diesem Buch bereits eingegangen bin –, dann kannst du dieses Problem beheben, indem du langsame Bewegung nutzt, um auf Synchronizität zu achten, bevor du schrittweise Schnelligkeit und Intensität erhöhst und die Synchronizität dabei beibehältst.

Beweg dich lieber langsam und kontrolliert als schnell und ineffizient. Übrigens: Aus einer realweltlichen, praktischen Perspektive zählen langsame und kontrollierte Bewegungen genauso wie schnelle und kontrollierte Bewegungen. Das physische Feedback langsamer Bewegung ist für dein Gehirn deutlicher verständlicher als das Feedback derselben Bewegung, wenn du sie schneller ausführst. Dadurch kann dein Gehirn dein Gedächtnis mit einer verbesserten Version des Bewegungsmusters »überschreiben«; ein Vorgang, der sich »Neuroplastizität« nennt.

## Tempowechsel

Ein weiteres nützliches Trainingseffizienzprinzip ist es, Bewegungen abwechselnd schnell und langsam auszuführen, wobei der langsame Teil nach wie vor betont wird. Die Idee dahinter ist, das zentrale Nervensystem mit unterschiedlichem Feedback zu versorgen, und zwar basierend auf dem Tempo der Ausführung statt durch wechselnde Bewegungsmuster. Deine Empfindungen zu vergleichen, wenn dasselbe Bewegungsmuster mit stark unterschiedlichen Tempi ausgeführt wird, gibt dir wertvolles Feedback und lässt dich schneller lernen. In jedem Fall gilt: Eine Technik beherrschst du nur perfekt, wenn du sie bei jeder Geschwindigkeit mit demselben Grad an Effizienz ausführen kannst.

## Dekonstruktion und Isolation

Eine komplexe Bewegung in einfachere, isolierte Segmente zu unterteilen, um sie getrennt voneinander zu verbessern und anschließend wieder in die Sequenz, zu der sie gehören, zu integrieren, kann deine Lernkurve extrem verkürzen und physische – oder mentale – Blockaden auflösen, die dich davon abhalten, die komplette Sequenz auszuführen. Spätere Kapitel in diesem Buch, die sich jeder einzelnen Bewegungsfähigkeit widmen, beginnen mit Positionen, die Teil der meisten Techniken sind, die ich vorstellen werde, was auch eine Form des Aufschlüsselns von Bewegungen ist. Ein gesamtes Bewegungsmuster aufzuschlüsseln bedeutet, separate, kleinere Bewegungsmuster zu trainieren, die Teil der gesamten Sequenz sind. Zwar ist das Üben kompletter Bewegungen und das schrittweise Abarbeiten einzelner Unzulänglichkeiten eine absolut effektive Methode, sich zu verbessern, doch zunächst einzelne Positionen einer Sequenz zu trainieren, aus der eine Technik besteht, kann ebenfalls zu Verbesserungen führen.

An separaten Segmenten zu arbeiten, hilft dir beim Identifizieren und der Lösung von Problemen. Wenn dir beispielsweise bei einer komplexen Bewegungssequenz Ineffizienz auffällt, du aber Probleme hast, sie sogar beim langsamen Üben der gesamten Sequenz zu beheben, dann kann es sinnvoll sein, die Bewegung in ihre Einzelteile zu zerlegen – sie also zu dekonstruieren – und nur den problematischen Teil zu üben und das Problem so zu lösen. Manchmal fällt dir vielleicht ein Problem auf, ohne dass du genau feststellen kannst, worin genau dieses Problem liegt oder wann es auftritt. Dann ermöglicht dir das Zerlegen der Gesamtbewegung in ihre Einzelteile festzustellen, in welchem Moment der Sequenz das Problem auftritt, und du kannst außerdem erkennen, ob es die motorische Kontrolle, Kraft, Mobilität oder etwas anderes betrifft. Natürlich musst du dich gezielt um ein Problem kümmern, um es zu beheben, was im Falle eines Problems mit der motorischen Kontrolle schnell geht, bei funktionellen Problemen und Schwierigkeiten mit der Kraftanwendung dagegen länger dauert. In jedem Fall musst du aber nicht immer an jedem Segment der Gesamtbewegung feilen, sondern kannst dich nur auf die problematischen Teile konzentrieren, bis die Probleme behoben sind und die Bewegung verbessert ist.

Dennoch bleiben Positionen nur Positionen. Sie sind keine Bewegungsmuster, die Positionen nahtlos miteinander verbinden. Irgendwann musst du die einzelnen Bewegungssegmente Stück für Stück, Glied für Glied zusammenfügen, bis du die kinetische Kette wieder zusammengesetzt (und in der Regel verbessert) hast. Du wirst eine Vielzahl praktischer Beispiele dieser Strategie des Aufschlüsselns von Bewegungen in jedem Kapitel von Teil 4 dieses Buchs finden.

## Übertreibung von Unzulänglichkeiten

Dieses Trainingseffizienzprinzip mag kontraproduktiv klingen, kann aber wirklich helfen. Statt zu versuchen, die von dir festgestellten Unzulänglichkeiten abzuschwächen oder ganz loszuwerden, was du vielleicht schon mit überschaubarem Erfolg versucht hast, kannst du sie absichtlich – und natürlich nur vorübergehend – verstärken.

Es mag seltsam klingen, eine ineffiziente Bewegung noch zu verstärken, aber so kannst du deinem zentralen Nervensystem mitunter am effektivsten beibringen, wie kontraproduktiv ein bestimmtes Bewegungsmuster ist, sodass die Übertreibung letztlich zu einer schnelleren Korrektur des Problems führt. Wenn du beispielsweise dazu neigst, während einer Bewegung zu angespannt zu sein, dann spann deinen gesamten Körper einfach noch mehr an, um das Problem besser erkennen und schneller beheben zu können.

**»Wenn du etwas wirklich verstehen möchtest, dann versuche, es zu ändern.«**

*Kurt Lewin*

## Selbst auferlegte kontextuelle Einschränkung

Bei dieser Strategie geht es um deine Wahrnehmung. Du erfindest oder simulierst dabei Umgebungs- oder situative Faktoren. Ein Beispiel: Wenn meine Schüler springen und landen, dann geraten sie dabei oft aus dem Gleichgewicht und machen einen Schritt nach vorn, bevor sie einen stabilen Stand zurückerlangen. Wenn es nicht hilft, dass ich sie auf ihre mangelhafte Ausrichtung hinweise, welche die Instabilität verursacht, dann bitte ich sie, sich vorzustellen, sie stünden auf einem Felsen und würden in einen reißenden Fluss stürzen, wenn ihnen keine stabile Landung gelänge. Das Visualisieren eines solch erfundenen Kontexts – mit der kleinen Landefläche als Umgebung, die keinen Schritt nach vorn erlaubt, und der dramatischen Konsequenz des Herabstürzens – löst das Problem manchmal. Einige Menschen benötigen jedoch eine greifbarere Motivation als ihre bloße Vorstellungskraft.

Wenn die eben genannte Methode nicht funktioniert, dann stelle ich mich einfach direkt vor den Landebereich. Ein Schüler, der aus dem Gleichgewicht gerät und einen Schritt nach vorn macht, würde heftig auf mich prallen, und das will niemand.

Als Folge daraus blicken die Schüler nicht mehr nach unten auf ihre Füße, sondern gerade nach vorn, wodurch sie beim Landen aufrechter und stabiler stehen. Voilà – Problem schnell gelöst! Funktioniert jedes Mal. Es gibt nichts Besseres als einen passenden Kontext, um eine Übung real zu gestalten und Effektivität und Effizienz zu entwickeln.

### ANMERKUNG

Du fragst dich nun vielleicht, warum ich die zweite Methode nicht gleich zu Beginn einsetze. Weil es ohne greifbaren Kontext wichtig ist, dass du in der Lage bist, die Konsequenzen deines Scheiterns zu visualisieren, und diese Konsequenzen auch ernst nimmst, obwohl sie nur deiner Vorstellung entspringen. Im Training hast du nämlich nicht immer einen greifbaren Motivator, der dir auf Kurs zu bleiben hilft. Manchmal musst du dich auf dein inneres Auge verlassen, um Risiken, Bedrohungen und Konsequenzen zu visualisieren.

## Bilaterales Training

Bilateral zu trainieren bedeutet, darauf zu achten, jede »einseitige« Technik auf beiden Seiten deines Körpers auszuführen. Beispielsweise musst du Get-ups, bei denen du einen Arm auf dem Boden abstützt, oder Sprünge, bei denen du mit einem Bein abspringst, auch auf der anderen Seite üben. Denn andernfalls wirst du immer – bewusst oder unbewusst – eine bevorzugte Seite betonen und dich später auch nur auf diese Seite verlassen. Tatsächlich solltest du sogar häufiger auf deiner weniger genutzten (oder weniger starken oder geschickten) Seite trainieren, bis du die Bewegung mit annähernd gleicher Effizienz auf beiden Seiten ausführen kannst. In der Regel fühlt es sich im ersten Moment etwas seltsam an, wenn du eine Übung auf deiner »schwachen« Seite ausführst, so als wärst du auf der einen Seite ein »Schwarzgurt« und auf der anderen ein »Weißgurt«. Die gute Nachricht: Was dein Zentralnervensystem einmal auf einer Seite gelernt hat, lernst du auf der anderen Seite schneller, als wenn du vorher auf keiner Seite Fähigkeiten oder Erfahrung mit der jeweiligen Bewegung gehabt hättest.

Eine weitere Technik ist es, dir vorzustellen, dass du dich auf dem Erdboden befindest, obwohl du in Wirklichkeit in schwindelerregender Höhe balancierst. Das hilft dir, deine Angst in den Griff zu bekommen. Umgekehrt kannst du dir vorstellen, dich irgendwo weit oben zu befinden, obwohl du in Wahrheit festen Boden unter den Füßen hast, um dadurch deine Konzentration – Achtung: Wortspiel – zu erhöhen. Diese Trainingsstrategie ähnelt dem »Ein Versuch«-Prinzip in der Hinsicht, dass du dir dabei für den Fall eines Scheiterns reale, und negative Konsequenzen vorstellst.

Strategien wie diese sind dafür gedacht, deine Wahrnehmung zu verändern, um deine Leistungen zu verbessern. In diesen Fällen folgt der Körper dem Geist und nicht umgekehrt.

### ANMERKUNG

Erinnert dich diese Strategie der selbst auferlegten kontextuellen Einschränkung an etwas? Dies ist die Erwachsenenvariante von Kinderspielen wie »Der Boden ist Lava«. Wenn du fällst, verbrennst du dich und stirbst. Kinder verwenden die von mir beschriebene Strategie ganz intuitiv, um ihr instinktives natürliches Bewegungstraining realistischer und spannender zu gestalten. Und warum auch nicht? Das ist eine brillante und äußerst effektive Herangehensweise.

## Wissen, wann man aufhören sollte

Wenn du deine Techniken und Fähigkeiten schulst, dann machst du dabei vermutlich viele Versuche, die man als teilweise oder gar komplette Fehlschläge betrachten könnte, die aber den notwenigen Pfad zu Verbesserung und Erfolg darstellen. Fehlschläge sind unvermeidbar und können ganz schön entmutigen. Sie können aber auch eine Motivation zum Weitermachen sein, bis du endlich Erfolg hast.

Es ist dennoch wichtig, dich nicht noch weiter zu pushen, wenn du bereits einen Zustand körperlicher und geistiger Erschöpfung erreicht hast. Dann wirst du nämlich plötzlich auf eine Art und Weise scheitern, die kontraproduktiv ist, weil sie zu keiner Verbesserung mehr führt. Deshalb solltest du diese Art von Fehlschlägen beim Lernen neuer Bewegungen und beim Verbessern deiner Technik vermeiden. Achte auf deine Empfindungen – sowohl physischer als auch mentaler Natur – und höre mit dem Training auf, sobald du spürst und beobachtest, dass die Qualität deiner Bewegungen, trotz deiner Anstrengungen, ihre Effizienz aufrechtzuerhalten, sinkt.

# 21 Progressionen

**Progressionen sind die Fortschritte, die du vom Grundlagentraining hin zu immer anspruchsvolleren Aufgaben machst. Sie können sich auf den Prozess des Lernens und Verbesserns einer Technik genauso beziehen wie auf das Erhöhen von Wiederholungsanzahl, Intensität oder Umgebungskomplexität deines Trainings.**

Progressionen kannst du mithilfe deines Gefühls, deiner Beobachtung und Intuition gewährleisten, ohne dass du dafür eine detaillierte Programmgestaltung bräuchtest (also einen quantifizierten, vorgefertigten Trainingsansatz, mehr dazu in Kapitel 23, »Programmgestaltung«). Diesen Prozess bezeichnen wir als »Autoregulation« und er ermöglicht es dir, den Schwierigkeitsgrad deines Trainings spontan während einer Einheit oder von Einheit zu Einheit anzupassen, je nachdem, wie gut oder schlecht deine spezifische Leistung gewesen ist und wie viele Fortschritte du insgesamt gemacht hast.

Die intuitive Variante hat für uns Menschen seit Anbeginn der Zeit gut funktioniert, während die Programmgestaltung eine relativ junge Wissenschaft ist, die auf Messungen und Quantifizierung basiert und zum Ziel hat, dir beim Erreichen sehr spezifischer Ziele zu helfen. Für die meisten modernen Menschen, die seit ihrer Geburt von der Natur getrennt leben und einer gesunden Entwicklung und einem Ausleben ihres natürlichen Bewegungsverhaltens und -potenzials beraubt wurden, mag sich die intuitive Variante allerdings nicht mehr besonders intuitiv anfühlen.

> **»Es ist nicht genug, dein Bestes zu geben. Du musst wissen, was zu tun ist, und dann dein Bestes geben.«**
>
> *W. Edwards Deming*

Die unglaublich vielfältigen Techniken, Bewegungen und verschiedenen Prinzipien für effizientes Training, die ich in diesem Buch mit dir teile, sollten dir eine solide Grundlage für selbstständiges Training ohne sofortigen Bedarf nach Programmgestaltung geben. Befolgst du die Anweisungen in diesem Buch, wird deine Praxis der »natürlichen Bewegung« nicht rein intuitiv sein, weil sie stark von all den Informationen beeinflusst wird, die ich dir vermittle, sowie von der Reihenfolge, in der ich dies tue. Ich würde es dennoch als »intuitiv« in dem Sinne bezeichnen, dass du dein Training und deine Fortschritte größtenteils oder sogar komplett durch dein Gefühl und deine Beobachtungen anpasst und weniger durch Programmgestaltung. Auf diese Art zu trainieren, bedeutet nicht zwingend, dass es deinem Training an Struktur fehlt, weil du dein Training nämlich durchaus strukturieren kannst, ohne dabei das Gefühl zu haben, jeden Aspekt davon detaillieren und quantifizieren zu müssen.

Wenn du Progressionen auf der Grundlage eines natürlichen Feedbacks durchläufst, heißt das nicht, dass dein Training nicht effektiv ist und keine signifikanten Ergebnisse produzieren kann. Umgekehrt bedeutet ein komplett programmiertes und quantifiziertes Training nicht, dass es effektiver ist als andere, nur weil Zahlen auf Papier rationaler oder »wissenschaftlicher« wirken. Tatsächlich kannst du als Anfänger sogar ganz beachtliche Fortschritte nur auf der Basis von Gefühl und Beobachtung – also durch Autoregulation – machen, sowie der Synergie extrem vielfältiger und unquantifizierbarer neuronaler und physiologischer Adaptionen. Mehr sogar, als du es durch eine Quantifizierung jedes Aspekts deiner Bewegung könntest. Ein autoreguliertes und progressives Training der »natürlichen Bewegung« nach der MovNat-Methode lässt dich garantiert beeindruckend umfassende und schnelle Ergebnisse erzielen. Alles, was du tun musst, ist, sicherzustellen, dass dein Training über genügend Abwechslung, Häufigkeit, Anzahl und Dauer der Wiederholungen, Intensität und Komplexität verfügt. Denn ähnlich wie ein programmierter Trainingsansatz ist intuitives Training strukturiert und fußt auf Beständigkeit.

# Progression *und* Skalierbarkeit

Progression ist der gesteigerte Schwierigkeitsgrad des Trainings, der zum Erreichen der verbesserten Leistung, die du anstrebst, nötig ist. Skalierbarkeit ist dagegen der Schwierigkeitsgrad, den du dir erlauben kannst, während du in Echtzeit agierst. Progressionen können darauf abzielen, motorische Kontrolle (Technik, Fähigkeiten, Effizienz), aber auch physiologische Adaptionen (Kraft, Energiesysteme) durch eine schrittweise Erhöhung der Belastung, der dein Körper ausgesetzt ist, zu erhöhen (was auch als »progressive Überlastung« bezeichnet wird).

Bei der »natürlichen Bewegung« haben Progressionen vor allem mit dem Fortbestand von Bewegungsmustern und dem Erwerb von Techniken zu tun, die einer von Umweltkomplexität unabhängigen progressiven Sequenz folgen, mit grundlegenden Positionen und Bewegungen beginnen und sich hin zu verwandten, doch immer anspruchsvolleren Techniken entwickeln, zum Beispiel vom Dead Hang über den hängenden Front Swing, Überquerungen, Klimmzüge, hohe Klimmzüge, Unterarmklimmzüge und Pop-ups bis hin zu Power-ups mit Hochdrücken.

Wenn du nicht hängen kannst, kannst du logischerweise keinen Klimmzug machen, und kannst du keinen Klimmzug, gelingt dir auch kein Power-up mit Hochdrücken! Hier spielt vor allem Progression und weniger Skalierbarkeit eine Rolle, auch wenn es Teil der Skalierbarkeit deines Trainings ist, Bewegungen zu wählen, die du auf einer bestimmten Stufe deines Fortschritts auch tatsächlich ausführen kannst. Skalierbarkeit oder *Skalierung* ist spezifisch der Aspekt der Progression, der, während du agierst, unabhängig von zukünftigen Leistungen oder Zielen, einen nachhaltigen Grad an Volumen, Intensität und Komplexität (VIC, siehe Seite 179) sicherstellt. Denn wenn du heute nicht auf einem bestimmten Schwierigkeitsgrad agieren kannst, ist der für morgen geplante Schwierigkeitsgrad irrelevant. In MovNat, der Methode zum Lehren der »natürlichen Bewegung«, setzen wir auf die Verwendung intelligenter Progressionen und eine große Bandbreite von Skalierbarkeitsvariablen, um zu gewährleisten, dass unsere Schüler im Training effiziente und zufriedenstellende Fortschritte machen.

*Wenn das primäre Ziel deines Bewegungstrainings Effizienz ist, sollte der Schwierigkeitsgrad deiner Übungen nie zu niedrig oder zu hoch sein.* Aus diesem Grund solltest du ihn, falls nötig, jederzeit hoch- oder runterskalieren, damit dein Training dich stets optimal fordert und gleichzeitig sicher bleibt.

Sagen wir, du übst verschiedene Technik gemeinsam in einer »Kombo«, im Rahmen eines Programms, das du selbst erstellt hast. (Mehr über Kombos erfährst du in Kapitel 22.) Es gibt eine bestimmte Anzahl Wiederholungen, die du von jeder Bewegung mit einem bestimmten Grad an Intensität und Komplexität absolvieren möchtest. Doch was du auf deinem Zettel stehen und in deinem Kopf geplant hast, muss nicht unbedingt funktionieren. Während du die Kombo durchgehst, fällt dir vielleicht auf, dass du Anzahl und Dauer der Wiederholungen, Intensität oder Komplexität reduzieren musst, wenn du weiterhin effizient trainieren möchtest.

Was zählt, ist, was in Echtzeit passiert, und nicht, was du dich selbst zu tun programmiert hast. Wenn weniger Wiederholungen, eine geringere Höhe oder Entfernung, niedrigere Geschwindigkeit oder Gewichte oder einfachere Oberflächen nötig sind, damit du weiterhin saubere Bewegungen ausführen kannst, dann ist das eben so, ganz egal, was in deinem Trainingsplan steht. Sich auf Teufel komm raus an ein Programm zu halten, obwohl die Wirklichkeit zeigt, dass du den Plan nicht effizient ausführen kannst, führt zum Lernen und Einprägen von Fehlern und Unzulänglichkeiten und erhöht das Verletzungsrisiko.

Skalierbarkeit bedeutet allerdings auch, dass du Anzahl und Dauer der Wiederholungen, Intensität und Komplexität erhöhen kannst, wenn dein Training besonders bequem von der Hand geht und du dich ein wenig mehr fordern möchtest. Du musst nur darauf achten, denselben Grad an Effizienz aufrechtzuerhalten.

Adaptierbarkeit im Bewegungstraining bezieht sich nicht nur auf die Umgebungskomplexität, sondern auf alle möglichen Variablen sowie darauf, wie du physiologisch und psychisch auf verschiedene Inputs reagierst. Das heißt, dass eine hundertprozentige Erfolgsquote beim Ausführen einer Bewegung mit einem bestimmten Grad an Intensität und Komplexität nicht unbedingt bedeutet, dass dein Training zu einfach ist und du es sofort hochskalieren musst, nur damit du ab und an den einen oder anderen Rückschlag erleidest. Fühlst du dich jedes Mal gefordert, obwohl du effektiv bist? Lernst du und verbesserst du dich dabei?

Falls ja, musst du den Schwierigkeitsgrad wahrscheinlich nicht sofort erhöhen. Obwohl deine Ausführung von außen betrachtet korrekt aussieht, ist dein psychologisches Erleben dabei vielleicht noch suboptimal und du hast das Gefühl, du könntest besser atmen, etwas entspannter oder genauer sein.

**» Erreichbare Ziele sind der erste Schritt zur Selbstoptimierung.«**

***J. K. Rowling***

## Trainingsprogression

*Du kannst den Schwierigkeitsgrad erhöhen, indem du dich in drei Bereichen entweder einzeln oder gleichzeitig steigerst.*

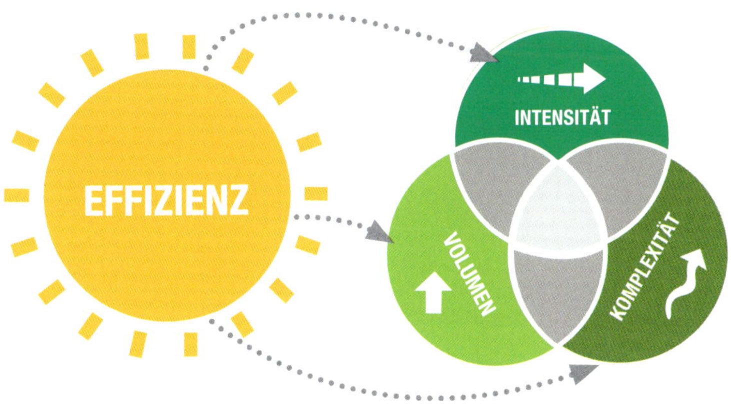


# *Das* VIC-Prinzip: Volumen, Intensität, Komplexität

»Volumen« steht für eines der folgenden beiden Dinge: Wie oft du eine Bewegung ausführst (zum Beispiel, wie viele Sprünge du insgesamt absolvierst) oder die Dauer einer Bewegung (zum Beispiel, wie lange du läufst). Durch ein höheres Volumen steigerst du deine Ausdauer; erhöhst du das Volumen mit Fokus auf die Technik, dann steigerst du auch deine Effizienz.

»Intensität« gibt an, wie schnell du eine Bewegung ausführst. Sie wird außerdem auch durch externe Umgebungsparameter wie Höhe, Tiefe, Entfernung, Gewicht oder Aufprallkraft bestimmt, die einen deutlich höheren körperlichen Einsatz verlangen. Du kannst verschiedene Faktoren kombinieren, um eine Übung besonders anspruchsvoll zu gestalten. Sprinten ist beispielsweise anspruchsvoller als Joggen und drei Meter weit zu springen erfordert mehr Einsatz, als nur einen Meter weit zu springen. Eine höhere Intensität unterstützt die Steigerung von Kraft, Explosivität und Arbeitskapazität.

»Komplexität« (engl. *complexity* – das »C« in VIC) bezieht sich zu guter Letzt auf Umgebungsfaktoren oder Verfeinerungen von Bewegungsmustern. Eine abgerundete, unebene und instabile Oberfläche ist beispielsweise eine viel komplexere Landefläche als eine flache, ebene und stabile Oberfläche. Eine höhere Umgebungskomplexität fördert die Entwicklung von mehr Bewegungskompetenz und besserer Anpassungsfähigkeit.

Ein typischer Anfängerreflex, vor allem bei jungen Menschen, ist es, auf Anhieb die schwierigsten Hindernisse auszuprobieren, so weit zu springen, so schwer zu heben, so schnell zu rennen oder so viele Wiederholungen auszuführen wie möglich und so weiter. Anfänger versuchen häufig, mit Aktionen zu beginnen, die eine hohe Intensität, eine hohe Komplexität und ein hohes Volumen besitzen. Es ist aber praktisch unmöglich, auf diese Art eine neue Technik zu erlernen, wenn du vorher nicht bereits ein hohes Maß an Effizienz erlangt hast.Progressionen in Volumen, Intensität und Komplexität funktionieren gut im Rahmen einer linearen Skalierbarkeit, also der beständigen – wenn auch kleinschrittigen – Steigerung der Variablen, die dein Training schwieriger gestalten können: eine höhere Anzahl Wiederholungen, längere Dauer, höhere Geschwindigkeit, größere Entfernung, Höhe, Tiefe und ein höheres Gewicht sowie komplexere Umgebungsfaktoren. Alle diese drei Variablen sind miteinander verknüpft, um zur Entwicklung einer höheren Leistungsfähigkeit und verbesserten Leistung beizutragen. Eine Kombination aus Volumen und Intensität fördert die Entwicklung einer höheren Kapazität. Wenn Intensität und Komplexität oder Komplexität und Volumen miteinander verbunden sind, so wird das Training durch einige der schwierigsten körperlichen Einzelhandlungen oder andauernden physischen Handlungen gekennzeichnet, mit denen du in der echten Welt konfrontiert werden kannst. Abhängig vom Grad der Intensität, der Komplexität oder des Volumens, kann eine höhere Frequenz eine verbesserte Regenerationsfähigkeit oder saubere Technik fördern.

Ein hohes Niveau dieser Variablen im Training begünstigt auch das mentale Training und erhöht Mut und Belastbarkeit. Kommt noch eine hohe Frequenz hinzu, entwickelst du dadurch Disziplin und Engagement. (Die Frequenz gibt an, wie häufig du Techniken oder Bewegungen im Verhältnis zu einem bestimmten Level an Intensität, Komplexität oder Volumen übst.)

Progressionen funktionieren im VIC-Prinzip außerdem auch wunderbar mit Variabilität. Du kannst also Schwierigkeits- und Anforderungsgrad von Einheit zu Einheit variieren, indem du jede dieser Variablen auf nicht lineare Weise veränderst, womit du deinen Körper »überraschst« und eine höhere physiologische Anpassungsfähigkeit ausbildest.

# *Der* perfekte Einstieg

Wo fängst du also am besten an? Möchtest du sofort auf einem morschen Baumstamm balancieren, der über eine tiefe Schlucht verläuft? Natürlich nicht.

Erinnere dich an das Progressivitätsprinzip. Wenn du beginnst, sorgst du für eine Grundlage in der Qualität deiner Bewegung und du erlernst fundamentale Techniken zum Entwickeln effizienter Bewegung, was mit hoher Intensität und Komplexität ganz einfach unmöglich zu erreichen ist. (Ein bestimmtes Volumen – also eine gewisse Anzahl an Wiederholungen oder eine bestimmte Menge an Zeit, die du auf eine Technik aufwendest – ist aber nötig.)

Du kannst deinen Körper mithilfe schlampiger oder sauberer Technik konditionieren, wobei du im ersten Fall Unzulänglichkeiten und in letzterem effiziente Bewegung erlernst. In beiden Fällen verbrauchst du aber gleich viel Zeit und Energie. Deshalb rate ich, mit folgenden Dingen zu beginnen:

- **Einfache Bewegungen, die für dich nicht zu schwer auszuführen sind:** Die Bewegungen sollten ausreichend herausfordernd sein, sodass du nicht gleich zu erfolgreich bist, aber auch nicht ständig scheiterst. Am meisten hast du von einem Mix aus Erfolgen, halben Erfolgen und Fehlschlägen. Die Bewegungen sollten auf keinen Fall so schwierig sein, dass du sie nicht ausführen kannst und entmutigt wirst oder dich dabei verletzt. Sie dürfen aber auch nicht so einfach sein, dass sie dich langweilen. Dennoch solltest du die einfachen Übungen nicht systematisch überspringen, denn auch sie nützen dir in vielerlei Hinsicht. Einfache Bewegungen lösen beispielsweise mentale Anspannung, können körperliches Unbehagen lindern und Körper und Geist aktivieren. Glaube niemals, niedrige Intensität sei keine Belastung für deinen Körper. Selbst das Üben eines relativ niedrigen Volumens leichter Übungen ist eine Form der Belastung. Allerdings eine verträgliche und positive Belastung, die dafür sorgt, dass du auf schwierigere Bewegungen vorbereitet bleibst oder dich sogar wieder neu darauf vorbereiten kannst.

» **Lehrer öffnen dir die Tür, aber eintreten musst du selbst.«**

*Chinesisches Sprichwort*

In diesem Buch versuche ich, dir zunächst einfachere und leichtere Positionen und Bewegungen aufzuzeigen, bevor ich progressiv komplexere und anspruchsvollere erkläre. Dies ist eine ganz natürliche Progression, der du – so gut es geht – folgen solltest.

- **Niedriges bis mittleres Volumen:** Um eine Technik zu erlernen und Effizienz zu erlangen, ist eine bestimmte Menge an Zeit oder Anzahl an Wiederholungen nötig. Das soll allerdings nicht heißen, dass du gleich am Anfang dieselbe Bewegung hundertmal ohne große Anstrengung wiederholen musst – selbst wenn du es könntest. Denn dann wirst du am nächsten Morgen unter Umständen mit dem Muskelkater deines Lebens aufwachen. Statt gleich mit extrem hohem Volumen zu trainieren, konzentriere dich zunächst einmal auf die Qualität deiner Bewegung und versuche, konstant deine Effizienz zu erhöhen. Eine kleine Anzahl achtsamer und effizienter Wiederholungen ist besser als viele stumpfsinnig ausgeführte und ineffiziente Bewegungen.
- **Relativ niedrige Intensität:** Mit der Intensität verhält es sich wie mit dem Volumen: Nur weil du weiter springen, schneller rennen oder schwerer heben könntest, solltest du das nicht gleich zu Beginn tun. Wenn du die Intensität gleich ins Unermessliche steigerst, sorgst du damit in der Regel nur für heftige Schmerzen am nächsten Tag, was – im Gegensatz zum weitverbreiteten Glauben – alles andere als produktiv ist. Sind deine Bewegungen optimal effizient? Wenn nicht, dann hast du dir eine höhere Intensität auch noch nicht verdient. Mach also lieber langsam, Cowboy oder Cowgirl, denn dein Pferd ist noch nicht eingeritten!
- **Relativ niedrige Komplexität:** Das Vorhandensein eines Kontexts macht das Training realistischer und befriedigender. Aber nur, weil es realistischer ist, von einem Objekt zum anderen zu springen, heißt das nicht, dass du gleich in gefährlicher Höhe von Ast zu Ast hüpfen sollst. Für den Anfang genügt es, deine Sprünge auf dem Boden zu üben. Ich gehe auf dieses besondere Thema im Abschnitt »Risiko-Gefahren-Verhältnis« (weiter hinten in diesem Kapitel) noch genauer ein und erläutere, warum ein sicherer und progressiver Pfad zum Erwerb von Bewegungsfähigkeit und körperlicher Entwicklung stets innerhalb einer kontrollierten Umgebung mit vereinfachter Umgebungskomplexität beginnen sollte.

Auch auf die richtige Frequenz kommt es an. Wie häufig du dieselbe Fähigkeit, Technik, Übung oder Kombo trainieren solltest, hängt davon ab, wie du dich fühlst und auf Volumen, Intensität und Komplexität der Bewegungen reagierst, die du gerade ausführst. Wenn du eine Technik mit niedriger Intensität trainieren willst, kannst du ein relativ hohes Volumen und eine hohe Frequenz anwenden. Für metabolische Konditionierung brauchst du dagegen hohes Volumen und hohe Intensität, dafür aber eine niedrigere Frequenz. Deine Zielsetzung und auch, wie dein Körper auf das Training anspricht, bestimmen, ob du eher häufige oder eher akzentuierte Einheiten absolvieren solltest, um einen Nutzen daraus zu ziehen. Wir alle befinden uns irgendwo im großen Ganzen aus Gesundheit, Fitness, Bewegungskompetenz und physischer Leistungsfähigkeit. Jeder muss basierend auf Gespür, Beobachtung und Erfahrung für sich selbst bestimmen, was für ihn am besten ist.

# Beispielprogressionen

Progressionen in VIC können getrennt stattfinden, es ist aber nicht nötig, sie getrennt voneinander zu betrachten. Du kannst den Grad aller drei Variablen schrittweise und gleichzeitig statt separat erhöhen. Nachfolgend findest du einige Beispiele vom Training des Power Jumps mit progressiven Steigerungen jeder der drei Variablen (über die Dauer von mindestens drei Tagen hinweg, je nachdem, wie dein Körper auf die Steigerungen reagiert).

## Volumenprogression

- 10 Wiederholungen, Entfernung: 1,20 Meter, am Boden, große Landefläche
- 15 Wiederholungen, Entfernung: 1,20 Meter, am Boden, große Landefläche
- 20 Wiederholungen, Entfernung: 1,20 Meter, am Boden, große Landefläche

## Intensitätsprogression

- 10 Wiederholungen, Entfernung: 1,50 Meter, am Boden, große Landefläche
- 10 Wiederholungen, Entfernung: 1,60 Meter, am Boden, große Landefläche
- 10 Wiederholungen, Entfernung: 1,70 Meter, am Boden, große Landefläche

## Komplexitätsprogression

- 10 Wiederholungen, Entfernung: 1,50 Meter, am Boden, große/ebene/stabile Landefläche
- 10 Wiederholungen, Entfernung: 1,50 Meter, 2,5 Zentimeter Steigung, mittelgroße/abgerundete/stabile Landefläche
- 10 Wiederholungen, Entfernung: 1,50 Meter, 5 Zentimeter Steigung, kleine/unebene/instabile Landefläche

Durch simultane Progression in VIC würde sich selbstverständlich der Schwierigkeitsgrad aller drei Variablen gemeinsam erhöhen. Diese Art von Kombination kann allerdings ein explosiver Cocktail mit einem massiven Verletzungsrisiko sein. Höheres Volumen bei niedriger oder mittelhoher Intensität fördert beispielsweise das Verbessern der Technik, aber höheres Volumen mit annähernd maximaler Intensität vergrößert und beschleunigt die Erschöpfung, was wiederum deine Technik zunichtemachen kann. Wenn dann noch Umgebungskomplexität hinzukommt, wirst du garantiert blitzschnell scheitern und dich dabei mit großer Wahrscheinlichkeit noch verletzen.

Wenn du alle drei Progressionsvariablen auf einmal verändern möchtest, solltest du dies nur in ganz kleinen Schritten tun, damit es effektiv, effizient und sicher geschieht. Selbst bei winzigen Progressionen kann die Kombination aus einer gleichzeitigen Erhöhung des Volumens, der Intensität und Komplexität ganz außerordentlich große Auswirkungen haben.

Oft sorgt eine vernünftige Erhöhung der Komplexität allein für einen höheren Trainingsnutzen. Ein Beispiel: Sagen wir, du absolvierst ein Volumen von zehn Abwärtssprüngen mit einer Intensität von einem Meter Tiefe. Du hast die Wahl, entweder auf dem Boden zu landen oder auf einem 2,5 Zentimeter dicken, 30 Quadratzentimeter großen Brett. In beiden Szenarien sind Volumen und Intensität gleich hoch, aber du entscheidest über den Grad der Komplexität, die bei der Landung deine Aufmerksamkeit, Präzision und Balance fordert. Du brauchst bei beiden Varianten exakt gleich viel Zeit und Energie für die zehn Wiederholungen – welche ist also sinnvoller und nutzbringender für dich? Diese Herangehensweise und

Komplexitätsstrategie kannst du auf jede Bewegung, die du ausführst, anwenden.

Wie schnell du hinsichtlich Volumen, Intensität und Komplexität Fortschritte machen solltest, hängt von vielen Variablen ab: deinem persönlichen Potenzial, deinem Lebenswandel und wie er dein Training unterstützt, deinem Engagement, wie du physiologisch auf das Training reagierst und so weiter. Vielleicht hast du die angeborene Fähigkeit, effektive Progressionen ganz intuitiv zu bestimmen; vielleicht tust du dies aber auch ganz analytisch, indem du deine Fortschritte durch methodische Programmgestaltung überwachst, oder du verwendest eine Mischung aus beiden Herangehensweisen. Die goldene Regel des MovNat-Trainings lautet, zunächst die Qualität einer Bewegung sicherzustellen, bevor du die Quantität und Intensität der Bewegung oder die Komplexität der Umgebung erhöhst, in der die Bewegung ausgeführt wird. Mit anderen Worten: Respektiere stets Skalierbarkeit und Progressionen, während du dich darauf konzentrierst, deine Technik und Bewegungseffizienz zu verbessern oder beizubehalten. Erhöhe Volumen, Intensität oder Komplexität niemals zu viel oder zu zeitig. Zu wissen, welchen Grad an Volumen, Intensität oder Komplexität (oder einer Kombination aller drei) du bewältigen kannst – oder besser: solltest –, ohne dass deine Form darunter leidet, ist der Schlüssel zu effizientem und sicherem Training beziehungsweise einer effektiven Programmgestaltung. Solches Wissen erfordert Übung, Experimentieren, Beobachtung, Erfahrung und Bescheidenheit.

Diese sehr simple und doch äußerst effektive Methode kannst du stets verwenden, wenn du den Schwierigkeitsgrad deines Trainings in einem der drei genannten Aspekte (VIC) erhöhen willst. Kannst du nacheinander drei bis fünf perfekte Versuche ausführen – und ich meine wirklich direkt nacheinander –, dann hast du genug Beständigkeit unter Beweis gestellt, um dieselbe Bewegung mit einem etwas höheren Schwierigkeitsgrad zu versuchen. Vergiss aber nicht, dass dich eine Bewegung immer noch fordert und du dich immer noch darin verbesserst, auch wenn du sie auf einem bestimmten Schwierigkeitsgrad bereits effektiv ausführst – genau wie bei der Skalierbarkeit.

# Risiko-Gefahren-Verhältnis

Das Risiko-Gefahren-Verhältnis ist ein Konzept, das hauptsächlich beim Training in komplexen Umgebungen Anwendung findet. Risiko ist die Wahrscheinlichkeit, dass du beim Vollenden einer physischen Tätigkeit nicht erfolgreich und möglicherweise Gefahr ausgesetzt bist. Es hängt ab von deiner physischen Leistungsfähigkeit, dem Kontext und deiner körperlichen und geistigen Verfassung in dem Moment, in dem du die Tätigkeit ausübst.

Das Risiko zu stürzen, wenn du über einen 60 Zentimeter breiten und 1,20 Meter langen Balken läufst, ist beispielsweise relativ niedrig, weil der Balken recht breit und die Entfernung recht kurz ist. Bei einem 2,5 Zentimeter breiten und 6 Meter langen Balken ist das Risiko für einen untrainierten Menschen dagegen ziemlich hoch – für jemanden, der im Balancieren geschult ist, bleibt es wiederum gering. Dennoch kann selbst für eine trainierte Person das Risiko eines Sturzes bestehen, wenn diese Person beispielsweise krank ist, starker Wind bläst oder jemand die Person plötzlich ablenkt, während sie über den Balken balanciert.

Gefahr ist die physische Konsequenz, die droht, wenn eine Bewegung scheitert, also die Wahrscheinlichkeit, dass du körperlichen Schaden oder sogar den Tod erleidest, unabhängig davon, wie groß das Risiko ist. Die Gefahr beim Balancieren auf einem Holzbalken, der sich auf dem Boden befindet, ist zum Beispiel null, denn im Ernstfall kannst du einfach heruntersteigen, statt herunterzufallen. Die Gefahr beim Balancieren auf einem Holzbalken, der sich 9 Meter in der Luft befindet, ist dagegen deutlich höher, denn im Fall eines Sturzes wirst du dich mit hoher Wahrscheinlichkeit schwer verletzen und vielleicht sogar sterben.

Obwohl Gefahr in den meisten Fällen von der Komplexität der Umgebung abhängt, wird sie auch von deinem Bewegungsverhalten beeinflusst. Es braucht keine hohe Gefahrenstufe, um dich zu verletzen. Du kannst das Verletzungsrisiko einer Bewegung massiv erhöhen, wenn du die Bewegung mit einem höheren Grad an Intensität oder Komplexität ausführst. Wenn du beispielsweise auf einer festen Oberfläche gehst, kannst du dich eigentlich nicht verletzen. Sprintest du jedoch und stolperst, bildet die Kombination aus deinem Gewicht, deiner Geschwindigkeit, der Schwerkraft und der Härte der Oberfläche eine offensichtliche Gefahr für deine körperliche Unversehrtheit. Wenn du auf einer Eisfläche sitzt, bist du sicher, aber darauf zu stehen und zu gehen, birgt die Gefahr, zu stürzen und dich zu verletzen.

Nicht alle Bewegungen sind gefährlich, aber alle Bewegungen bergen ein Risiko. Je mehr du dich mit höherer Intensität in komplexen Umgebungen bewegst (das Volumen erhöhst), desto höher ist dieses Risiko. Statistisch steigt die Wahrscheinlichkeit, dass du scheiterst. Bei einem simplen Spaziergang auf dem Gehweg steigt die Wahrscheinlichkeit, dass du mindestens einmal stolperst und stürzt, mit der Länge des Spaziergangs. Dieses Risiko lässt sich nicht verleugnen, auch wenn damit keine echte Gefahr verbunden ist. Wenn du weißt, dass ein Risiko besteht, bedeutet Achtsamkeit, keine Bewegungen beiläufig auszuführen und trotzdem entspannt und selbstbewusst zu bleiben.

Das Risiko-Gefahren-Verhältnis ist die Beziehung zwischen Risiko und Gefahr, und das ist in der Regel invers. *Je größer die Gefahr bei einer physischen Tätigkeit ist, umso niedriger sollte also das Risiko sein.* Und je höher das Risiko einer physischen Tätigkeit ist, desto kleiner sollte die Gefahr sein. Sind Gefahr und Risiko jedoch beide außergewöhnlich hoch, dann ist klar, dass du sterben könntest. Dies ist das Extremverhältnis, das es um jeden Preis zu vermeiden gilt.

**» Entscheidung beinhaltet ein Risiko, das auf dem Mut beruht, frei zu sein.«**
***Paul Tillich***

Wenn du die Umgebung, in der du dich befindest, nicht kennst oder sie zwar kennst, aber etwas Neues oder Schwierigeres ausprobieren möchtest, dann solltest du zuerst die Gefahr und nicht das Risiko abschätzen. Es spielt keine Rolle, ob das Risiko eines Fehltritts nur bei einem von zehn Versuchen liegt, wenn du mehrere Wiederholungen nacheinander ausführst, wirst du garantiert irgendwann danebentreten. Und was passiert dann? Das ist die Frage, die du dir stellen musst. Mit welcher Gefahr, mit welchen Konsequenzen bist du konfrontiert, wenn du wirklich danebentrittst und stürzt? Als Teil deiner Progression im natürlichen Bewegungstraining solltest du unzumutbar große Gefahren vermeiden, unabhängig davon, wie groß oder klein das Risiko ist. Ab einem gewissen Punkt trainiert zusätzliche Gefahr nicht mehr deinen Körper, sondern nur noch deinen Geist. Dennoch kannst nur du die Entscheidung treffen, ob du weitermachst, wenn ein Fehltritt schwerste Verletzungen oder gar deinen Tod zur Folge haben kann, selbst wenn das Risiko dafür nur eins zu zehn beträgt. Bist du bereit, beim Versuch einer Handlung zu sterben?

Denke darüber nach: Gefahr lässt sich nicht bewältigen, das geht nur mit Risiken. Nachdem du ein Risiko eingegangen bist, lässt sich die existierende Gefahr nicht mehr ändern, selbst mit spezifisch konfigurierten Hilfsmitteln nicht, die deine Trainingsumgebung sicherer machen und beispielsweise in kontrollierten Umgebungen speziell an dein Training angepasst werden. Während einer Handlung ist die Gefahr, die diese Handlung birgt, nicht mehr skalierbar. Eine Bewegung lässt sich nicht mehr korrigieren, wenn sie einmal gescheitert ist, und eine Verletzung nicht mehr rückgängig machen, wenn sie einmal erlitten wurde.

Um das Risiko zu senken, musst du schrittweise deine physische Leistungsfähigkeit und dein Selbstvertrauen aufbauen. Zusätzlich musst du sukzessive Erfahrung darin sammeln, Risiken realistisch einzuschätzen. Reine Willenskraft kann weder Gefahren physisch verschwinden lassen noch kannst du immer davon ausgehen, dass sie die Wahrscheinlichkeit eines Scheiterns aufhebt. Wenn eine Umgebung deine physische Leistungsfähigkeit übersteigt, ist das Risiko maximal und es gibt nichts, was du dagegen tun kannst. Wenn du dein Training sicher gestalten willst, musst du objektiv einschätzen können, dass keine – oder nur eine sehr geringe – Gefahr und nur ein begrenztes Risiko besteht und du basierend auf deiner Erfahrung und aktuellen Empfindungen davon ausgehen kannst, dass du deine Bewegung erfolgreich ausführen wirst. Besser noch, du solltest die Bewegung skalieren, indem du sie zunächst mit einem geringeren Schwierigkeitsgrad ausführst, was die effektivste Möglichkeit ist, dir eine realistische Vorstellung des Risikos im Verhältnis zu deinen Fähigkeiten zu verschaffen. Wenn du dich fürchtest, eine Bewegung auszuführen, könnte das drei Gründe haben:

- Du hast durch die Kombination aus hoher Gefahr und hohem Risiko einen rationalen Grund, dich zu fürchten.
- Du hast trotz eines sehr geringen (aber eben doch vorhandenen) Risikos und aufgrund einer hohen Gefahr eine rationale Angst vor der Bewegung.
- Deine Angst vor der Bewegung ist irrational, denn obwohl ein gewisses Risiko besteht, existiert keine wirkliche Gefahr.

Es wird Hindernisse geben, die du niemals überwinden kannst, weil sie sich jenseits deiner physischen Fähigkeiten befinden. Diejenigen, die du physisch bewältigen kannst, sind entweder permanente Grenzen oder lediglich Verzögerungen: Die Entscheidung liegt bei dir. In der Annahme, dass du dein Leben so lange wie möglich genießen möchtest und niemandem etwas beweisen musst, ist es nicht die beste Entscheidung, dich beim Risiko eines Fehlschlags großer Gefahr auszusetzen. Es sind schon zu viele Menschen beim Versuch gestorben, extrem gefährliche Wundertaten zu vollbringen.

Als Teil deines mentalen Trainings wirst du ab und an vielleicht mit begrenzten, nicht tödlichen Gefahren konfrontiert. Dadurch wirst du mutig (oder bleibst es), bewahrst deine emotionale Kontrolle und einen kühlen Kopf. Gestalte dein Training aber unbedingt nachhaltig und sicher. Extrem gefährlicher Kram ist für Situationen, in denen du keine andere Möglichkeit hast.

## BEOBACHTUNG UND GEFÜHL VERSUS QUANTIFIZIERUNG UND MESSUNG

Nicht jeder Fortschritt und jede Leistung lassen sich ohne Weiteres messen. Aspekte der Technik – wie Positionskontrolle, innere Ruhe, Entspannung, Aufmerksamkeit, Reaktionsfähigkeit, Timing, Balance und Genauigkeit – werden meist nur beobachtet oder gefühlt. Es kann aber nützlich und hochgradig motivierend sein, die Dinge zu messen, die sich messen lassen. Das können ganz einfache Messungen sein, wie weit oder hoch du springst, wie schwer du heben oder wie schnell du eine bestimmte Strecke laufen kannst.

Andererseits kann es auch sein, dass du lieber komplett auf Messungen verzichtest, weil du einfach erspüren kannst, dass du dich progressiv besser bewegst, mobiler und entspannter, schneller und stärker wirst. Vielleicht fällt dir auf, dass du vor nicht allzu langer Zeit noch nicht in der Lage warst, über ein Hindernis zu springen, das du inzwischen ohne Probleme meisterst. Kennst du den exakten Abstand zwischen den zwei Steinen, die du immer in deinem Training verwendest? Brauchst du unbedingt eine Messgröße für Dinge, die du ganz einfach beobachten kannst, wie eine längere Entfernung (die du heute schaffst) im Vergleich zu einer kürzeren Entfernung letzte Woche? In manchen Fällen genügt es, Dinge ohne konkrete Messungen wahrzunehmen, um dir ein empirisches Gefühl für deine Fähigkeiten zu geben und dir selbst zu bestätigen, dass du Fortschritte gemacht hast. Es gibt dir außerdem die Sicherheit, dass ungemessenes, nicht programmiertes Training durchaus effektiv ist, um in etwas besser zu werden. Es kann dein Training vereinfachen und Zeit sparen.

Ich bin fitten Sportlern begegnet, die genau wussten, wie gut ihr Wert im Hochsprung war, dafür aber keine Ahnung hatten, ob sie draußen mit einem Sprung die Entfernung zwischen zwei Steinen überwinden könnten, und schon gar nicht abschätzen konnten, ob sie in der Lage wären, dabei präzise und stabil zu landen. *Du musst nicht präzise wissen, welche Zahl oder welchen Messwert du schaffen kannst; um zu wissen, zu welcher realweltlichen Leistung du fähig bist oder welche Fortschritte du gemacht hast, verwendest du einfach die älteste Methode überhaupt: Beobachtung.*

Worauf es wirklich ankommt, ist deine Einstellung. Manche Menschen finden sofort Gefallen an einem »puren« Ansatz der »natürlichen Bewegung«: barfuß, draußen in der Natur und ganz intuitiv. Diese Menschen wollen in ihrem Training nichts Künstliches, keine Uhren, keine Trainingstagebücher, kein Zählen, Messen oder Quantifizieren und kein Planen oder Programmieren. Andere Menschen möchten natürliches Bewegungstraining dagegen in eine Fitnessstudio-Umgebung integrieren und ausschließlich auf quantifizierbare, vorgeplante und überwachte Art trainieren. Und dazwischen befinden sich diejenigen, die opportunistisch und anpassungsfähig sind. Sie können überall trainieren und dabei verschiedene Umgebungen, Hilfsmittel, Ausrüstungsgegenstände, Methoden und Einstellungen nutzen. Du musst keiner der beiden Kategorien angehören und kannst beide Herangehensweisen gern miteinander vermischen. Es ist nicht widersprüchlich, auf beide Arten zu trainieren; auf jeden Fall kannst du dabei jede Menge lernen.

**» Ich bin groß, ich enthalte Menschenmengen.«**

*Walt Whitman*

Diese beiden Ansätze dienen demselben Zweck, indem sie zwei unterschiedliche Methoden und Einstellungen verwenden. Keine von beiden ist richtig oder falsch, besser oder schlechter – sie sind einfach nur verschieden.

# 22 Strukturieren von Trainingseinheiten

Du kannst für deine Trainingseinheiten den Ansatz wählen, keine bestimmte Struktur zu planen, und dich stattdessen bei der Entscheidung, was zu tun ist, von deinem »Gefühl« leiten lassen. In den meisten Fällen wirst du – selbst ohne detaillierten Plan, was deine Einheit beinhalten sollte – trotzdem eine grobe Vorstellung von den Bewegungen haben, die du üben möchtest.

Das Strukturieren einer Einheit ist optional, kann aber eine effektive Methode sein, um individuelle Einheiten zu organisieren und eine gewisse Kontinuität verschiedener Aspekte deines Fortschritts über mehrere Einheiten hinweg aufrechtzuerhalten. Wie du jede Einheit strukturierst, hängt natürlich davon ab, was du damit erreichen willst und welche Ergebnisse du davon erwartest. Du kannst verschiedene Übungsarten in deinem Training anwenden, egal ob Teil eines individuell gestalteten Programms oder einer spontan improvisierten Einheit. Je kürzer die Einheit ist, umso spezifischer sollte sie sein. Wenn du beispielsweise nur 5 Minuten Zeit hast, muss dich das vom Training nicht abschrecken, aber du solltest vermeiden, zu viel zu tun oder eine zu große Vielfalt an Übungen zu absolvieren, es sei denn, dein Ziel ist es, Wachsamkeit und Funktionalität deines Körpers in der begrenzten Zeit bestmöglich zu testen. Je mehr Zeit du hast, desto mehr Bewegungen kannst du üben und umso vielfältiger kann dein Training gestaltet sein. Selbst ohne Planung solltest du zumindest über eine grundlegende Organisation verfügen, die den Ablauf deines Trainings bestimmt und deine Resultate optimiert.

Irgendwann wirst du, trotz der Vielfalt der geübten Bewegungen, deine eigenen Trainingsmodelle schaffen, von denen du weißt, dass sie am besten zu dir passen. Einige Aspekte deines Trainings werden zwar beständig bleiben, aber trotzdem einen gewissen Grad an Variabilität besitzen. Manchmal wird eine gesamte Trainingseinheit völlig spontan sein und manchmal wird in einer einzelnen Einheit der Schwerpunkt auf eine bestimmte Technik, Fähigkeit oder physiologische Adaption gelegt. Unterm Strich lässt sich sagen, dass es viele verschiedene Methoden gibt, wie du dein Training angehen kannst, um natürliche Bewegungsfähigkeit zu erlangen.

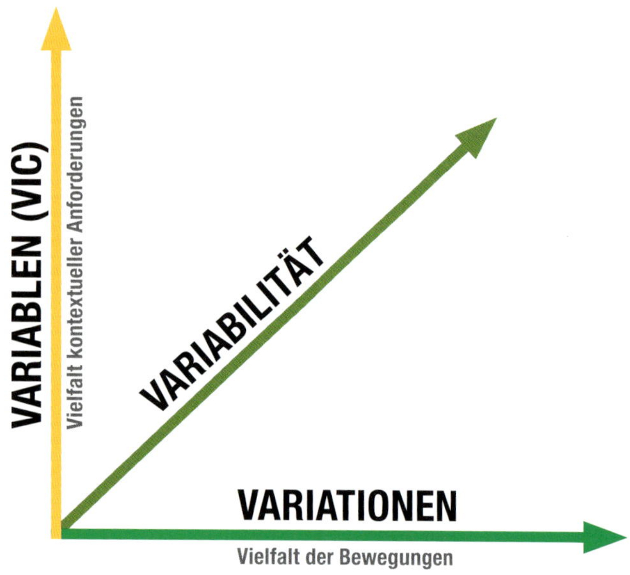


*VARIATIONEN*
Vielfalt der trainierten Bewegungen

*VARIABLEN*
Vielfalt der Trainingsparameter (Volumen, Intensität, Komplexität)

*VARIABILITÄT*
Vielfalt und Häufigkeit des Wechsels der Variationen und der Veränderung der Variablen

# Trainingsarten

Der folgende Trainingsablauf ist meine Empfehlung für eine effektive Sequenz, die in verschiedene Trainingsarten unterteilt wird, wenn du genügend Zeit zum Trainieren hast (mindestens 20 Minuten).

- **Warm-up/Bewegungsvorbereitung:** Bereite deinen Körper 5 bis 15 Minuten auf deine Bewegungen vor.
- **Schwerpunkt:** Ein Schwerpunkt kann bedeuten, dass du dich entweder auf eine oder mehrere spezifische Techniken oder auf bestimmte Aspekte deiner Leistungsfähigkeit konzentrierst (eine Trainingseinheit kann verschiedene Schwerpunkte enthalten).
- Um einen technischen Schwerpunkt zu setzen, wählst du Techniken aus, die du lernen oder verbessern möchtest. Der Fokus liegt dabei auf Effizienz (messbare Aspekte des Trainings sind hierbei zweitrangig und das Zählen von Wiederholungen ist nur dann relevant, wenn es dir hilft, einen Prozentsatz effizienter Wiederholungen einzuschätzen). Je weniger Zeit du hast, desto stärker solltest du die Anzahl der einbezogenen Techniken begrenzen. Das Techniktraining kann durchaus auch die gesamte Zeit nach dem Warm-up einnehmen, diese Entscheidung liegt bei dir. Liegt der Schwerpunkt auf deiner Leistungsfähigkeit, sollten die ausgewählten Übungen entweder deine Kraft, Explosivität und/oder Kondition verbessern (solange darunter nicht deine technische Effizienz leidet). Zu guter Letzt kannst du auch einen Schwerpunkt setzen, mit dem du sowohl Effizienz als auch Leistungsfähigkeit verbesserst, um dadurch die Fähigkeit zu entwickeln, das Verschlechtern deiner Technik bei Erschöpfung hinauszuzögern. In diesem Fall ist es am besten, die Anzahl der dabei verwendeten Techniken auf maximal drei zu beschränken.
- **Kombotraining:** Kombiniere mindestens drei und höchstens acht Bewegungen zu einer Sequenz, darunter auch die Techniken, die du gerade geübt hast. Einen ganzen Bewegungszirkel zu absolvieren, ist eine äußerst wertvolle und nützliche Art des Techniktrainings. Statt drei verschiedene Techniken unterschiedlicher Bewegungsfähigkeiten je 10 Minuten lang zu üben, kannst du 30 Minuten damit verbringen, durch dieselben Techniken zu rotieren, also erst eine oder mehrere Wiederholungen der ersten Technik auszuführen, dann zur zweiten und schließlich zur dritten überzugehen und anschließend wieder von vorn zu beginnen. Der Vorteil dieser Methode ist, dass du nicht zu lange dieselben Bereiche deines Körpers belastest, was der Fall wäre, wenn alle Bewegungen zur selben natürlichen Bewegungsfähigkeit (Kriechen, Balancieren, Springen) gehören würden. Außerdem erhält dein Zentralnervensystem die Möglichkeit, jedes Mal, wenn seine Aufgabe sich verändert, einen »Reset« zu machen. Ein weiterer, äußerst wichtiger Aspekt des Kombotrainings ist, dass es dich lehrt, nahtlos und flüssig von einer Technik zur anderen überzugehen. Du lernst, Bewegungen eher

miteinander zu verknüpfen, als sie isoliert zu trainieren, was ihre Übergänge effizienter macht.

Kombotraining hilft außerdem, die Motivation hochzuhalten und Langeweile zu vermeiden. Dasselbe Konzept kann auch auf den Aufbau von Kraft, das Erhöhen der Beweglichkeit oder das Verbessern der Energiesysteme angewendet werden. Außerdem kannst du hochintensive Bewegungen und niedrigintensive Bewegungen kombinieren, also beispielsweise auf das Heben und Tragen einer schweren Last das Balancieren über einen Balken folgen zu lassen. In diesem Fall ist das Alternieren zwischen hoch- und niedrigintensiven Bewegungen eine Form von »Intervalltraining« – und die niedrigintensiven Bewegungen erlauben dir, trotz leichter Erschöpfung mit dem Techniktraining fortzufahren, ohne dass deine Effizienz leidet.

Eine Kombo kann natürlich auch ausschließlich aus Bewegungen bestehen, die mit hoher Intensität ausgeführt werden, was eine effektive Methode ist, um deine Arbeitskapazität zu erhöhen, indem du deine Energiesysteme durch metabolische Konditionierung verbesserst.

Mit Hunderten von Techniken und Tausenden von Bewegungen und Positionsvarianten sowie all den potenziellen Unterschieden in Volumen, Intensität und Umweltkomplexitätsvariablen, kannst du buchstäblich eine endlose Anzahl von Kombos zusammenstellen.

**Kombobeispiel (10 Wiederholungen oder 10 Minuten Dauer):**

- 100-Meter-Sprint
- 6-mal Power Jump nach vorn, Distanz: 1,50 Meter, präzise und sichere Landung
- 30 Sekunden beidhändiger Seithang mit Schwungbewegung nach vorne
- 25 Meter umgekehrter Vierfüßlergang mit moderatem Tempo

## EINHEITSKOMBOS GIBT ES NICHT

Ich könnte dir unzählige Kombobeispiele nennen, doch wären die nicht auf deine individuellen Fähigkeiten und spezifischen Ziele maßgeschneidert, was sie aber eigentlich sein sollten. Das Training an deine Bedürfnisse anzupassen, ist die Programmgestaltung, die du vornehmen musst. Wichtig: Behalte im Hinterkopf, dass der Hauptzweck einer Kombo das Aufrechterhalten von Effizienz während des Trainings ist.

## DIE VORTEILE DES ABLAUFTRAININGS

Ablauftraining kann helfen, deine Fähigkeiten wirklich offenzulegen, statt darüber nur zu mutmaßen. Teil dieser Art des Trainings könnte es daher sein, dich mit schwierigen Bedingungen zu konfrontieren, die du sonst nicht erlebst, also beispielsweise Kälte, Hitze, Matsch, Angst, Dunkelheit, Glätte und mögliche Zustände des Schlaf- oder Nahrungsentzugs. Bei dieser Art von Herausforderungen geht es weniger darum, deine Technik oder körperlichen Fähigkeiten auf die Probe zu stellen, sondern dein Herz, deinen Mut und deinen Eifer. Du musst dir allerdings darüber im Klaren sein, dass das Verletzungsrisiko mit dem Schwierigkeitsgrad des Ablaufs steigt. Nicht alle solche Programme müssen jedoch zur physischen und mentalen Tortur ausarten. Du kannst einen Ablauf auch sicher und nicht übermäßig schwer gestalten, vor allem als Anfänger.

- **Trainingsablauf**: Arbeite dich durch einen Ablauf, der einem Hindernisparcours nicht ganz unähnlich ist. Wie bei der Kombomethode gibt es auch keine Standardabläufe, die für jeden gleich gut geeignet sind. Welches Programm du absolvieren solltest, hängt davon ab, wo du dich befindest und welche Umweltvariablen (Terrain, Oberflächen, Wände, Felsbrocken, umgestürzte Bäume und so weiter) dir zur Verfügung stehen. Auch die Länge oder Dauer des Trainings kann variieren. Außerdem hängen die Bestandteile der Einheit natürlich davon ab, zu was du imstande bist.

Der Unterschied zwischen einem Ablauf und einer Kombo ist, dass du in der Regel nicht denselben Ablauf mehrmals hintereinander übst. Ziel eines Trainingsverlaufs ist es nämlich nicht, Effizienz zu lernen und zu trainieren, sondern deine Fähigkeiten und manchmal auch deine Willenskraft auf die Probe zu stellen. Wenn du während einer Runde eine Bewegung nicht perfekt ausführst, dann brichst du nicht ab und versuchst es noch mal, sondern machst einfach weiter.

Ein weiterer Zweck eines Ablaufs ist es, deine Ausführung weniger technisch und dafür situationsbezogener zu gestalten. Nicht nur deine Technik oder für welche Umgebungen und Hindernisse du trainiert hast, steht im Vordergrund, es geht auch um die Simulation eines bestimmten Szenarios.

Warum bewegst du dich so schnell, wie es dir auf sichere Art und Weise möglich ist? Nicht nur zum Zweck metabolischer Konditionierung, sondern auch, um dich auf einen potenziellen Notfall vorzubereiten. Auch wenn diese Situation nur simuliert ist, so sind deine Anstrengungen dabei doch sehr real. Nicht alle Hindernisse sind Wände oder Seile: Tempo, Dauer, Distanz, Gewicht, Wetterbedingungen und selbst Angst können ganz gewaltige Hindernisse darstellen, sodass du dein Kombotraining anhand der Arten von Schwierigkeiten gestalten kannst, auf die du dich vorbereiten möchtest, und damit verifizieren kannst, dass du auch tatsächlich vorbereitet bist.

- **Spiel:** Versuche, ab und an Spiele in dein Training einzubauen. Spiele haben von Natur aus einen entweder ausgelassenen oder wettstreitenden (wenn du nicht allein trainierst) Charakter. Im Grunde musst du nicht einmal ein Spiel aus etwas machen, um Spaß daran zu haben. Balancieren macht zum Beispiel grundsätzlich Spaß, genauso wie das präzise Werfen auf ein Ziel. Der Begriff »Spiel« impliziert, dass mehrere Spieler daran beteiligt sind, dass es Regeln und ein Ziel gibt und es sich dabei möglicherweise um einen Wettkampf handelt, bei dem es einen Gewinner geben muss. Worum es aber eigentlich geht, ist Folgendes: Wie bei jedem spezialisierten Sport, der auf spezifischen natürlichen Bewegungsfähigkeiten beruht, führt das Einbinden eines Spiels in dein Training dazu, dass du verschiedene Fähigkeiten miteinander kombinierst.

# Verletzungsprävention

Nun, da ich die wichtigsten Aspekte zur Strukturierung deines Trainings behandelt habe, möchte ich noch detailliert auf das Thema Verletzungsprävention eingehen:

- **Umgebung:** Prüfe die Umgebung und die Oberflächen, auf denen du trainierst. Droht Gefahr, wenn du mal danebentrittst oder stürzt? Könntest du über einen Stein stolpern, der im hohen Gras versteckt liegt, und dir dabei die Zehen brechen?
- **Effizienz:** Wenn es auf Effizienz ankommt, ist die wichtigste Strategie zum Vermeiden von Energieverschwendung das Erlernen der Technik und die peinlich genaue Ausführung biomechanisch korrekter, sauberer Bewegungen.
- **Achtsamkeit:** Selbsterhaltung bedarf der Einstellung, sich realistisch vorsichtig und vernünftig zu benehmen, um leichtsinnige Bewegungen zu vermeiden. Zur Vermeidung von Verletzungen gehört auch, muskuläre Erschöpfung sowie eine Erschöpfung des zentralen Nervensystems zu antizipieren, lange bevor deine Bewegungsausführung zu stark darunter leidet und du nicht mehr sicher agieren kannst. Tatsächlich passieren Verletzungen häufig gegen Ende von Trainingseinheiten oder wenn die Erschöpfung ihren Höhepunkt erreicht hat. Probleme wie deutliche Leistungseinbußen oder schmerzhafte Signale deines Körpers können sich zu Verletzungen entwickeln, wenn du sie ignorierst. Höre also auf deinen Körper, wenn er dir signalisiert, besonders vorsichtig zu sein, langsamer zu machen oder gar komplett mit deiner Tätigkeit aufzuhören (was ohnehin die ganz natürlichen Reaktionen des Gehirns auf muskuläre Erschöpfung sind). Wenn du beginnst, regelmäßig zu trainieren, wird dir auffallen, dass du dich zu Beginn einer Einheit nicht immer »frisch« und erholt fühlst. Das muss allerdings nicht bedeuten, dass du das Training ausfallen lassen solltest, bis dein Körper sich wieder perfekt anfühlt. Mit leichter körperlicher Erschöpfung kannst du bedenkenlos trainieren, solange deine Bewegungsqualität nicht zu sehr darunter leidet.
- **Progressives Training in Bezug auf VIC:** Ein Körper in Bewegung ist sowohl internen als auch externen Kräften ausgesetzt. Ein einziges Bewegungsereignis mit einer Intensität, die die Fähigkeit deines Gewebes, mit übermäßig belastenden Anstrengungen umzugehen, übersteigt, kann Traumata wie Muskelrisse oder Knochenbrüche verursachen. Wisse um deine Fähigkeiten, kenne deine Grenzen und respektiere Progressionen in allen drei Aspekten von VIC.
- **Beständigkeit:** Die Leistung, die du vor einiger Zeit einmal erbringen konntest, kannst du heute vielleicht nicht mehr abrufen. Wenn du bestimmte Fähigkeiten und Techniken nicht beständig

trainiert hast – oder nicht mit einem bestimmten Grad an VIC –, dann kannst du nicht davon ausgehen, denselben Schwierigkeitsgrad bewältigen zu können wie einst. Je länger du vom Training pausiert hast, umso vorsichtiger und geduldiger musst du sein, bevor du wieder auf demselben Niveau wie früher trainieren kannst.

- **Varietät:** Wir können uns verletzen, wenn wir unabsichtlich und gewaltsam Positionen einnehmen, die unsere maximale Beweglichkeit übersteigen oder biomechanisch nicht machbar sind. Wir können uns aber auch in Haltungen verletzen, die wir nicht kennen oder auf die wir nicht vorbereitet sind, ebenso in gewohnten Positionen, deren Intensität oder Volumen größer ist, als wir das aus unserem Training kennen, und auch in für uns ungewohnten Positionen, die wir mit hoher Intensität ausführen. (In letzterem Fall ist das Verletzungsrisiko besonders hoch.) Deshalb ist es wichtig, unser Training so breit gefächert zu gestalten, dass wir regelmäßig die volle Bandbreite der »natürlichen Bewegung« mit einem angemessenen Grad an Intensität trainieren können.
- **Erholung:** Verletzungen können mit der Zeit auftreten, wenn eine körperlich belastende Tätigkeit wiederholt ausgeführt wird. In diesem Fall ist die Kraft der Belastung zu gering, um eine sofortige Verletzung auszulösen, aber es können kaum merkliche Mikroschäden dabei entstehen, die irgendwann eine Verletzung zur Folge haben, weil sich die Schäden mit jeder Verletzung summieren. Daher ist es wichtig, eine optimale Erholung zu gewährleisten (Zeit, Ruhe, Hydration, Ernährung), damit sich dein Gewebe physiologisch an die höhere Belastung anpassen kann. Gewährst du deinem Körper diese Ruhephasen nicht, wird dein Gewebe nicht stärker, sondern du schwächst es mit kumulativer Erschöpfung, was letztlich zu Verletzungen führt. Wie viel Zeit der Körper zur Regeneration benötigt, ist hochgradig individuell und hängt von verschiedenen Variablen ab, zum Beispiel:

  - vom Volumen und der Intensität im Verhältnis zu deinem aktuellen Grad physiologischer Anpassung;
  - von der Art von Anstrengung oder den spezifischen Muskeln, die an der Bewegung beteiligt sind (die gesteigerte Komponente muskulärer Anstrengung ist für den Großteil des Muskelschmerzes verantwortlich – große Muskeln erholen sich langsamer und große Muskelgruppen ebenfalls);
  - vom Alter.
- **Lebensstil:** Gesunde Gewohnheiten fördern Gesundheit, Energie, körperliche Robustheit, Erholung und Belastbarkeit, die allesamt für nachhaltiges natürliches Bewegungstraining erforderlich sind.
- **Frequenz:** Wenn du dich häufig bewegst, impliziert das, dass du in ausreichender Regelmäßigkeit eine Vielzahl verschiedener Bewegungen und Anstrengungen trainierst, um dadurch physiologisch einsatzbereit zu bleiben.
- **Therapie:** Wenn dir irgendwelche funktionellen Probleme auffallen oder du in der Vergangenheit eine Verletzung erlitten hast, dann musst du dem entsprechenden Bereich deines Körpers besondere Aufmerksamkeit und möglicherweise sogar eine Sonderbehandlung widmen. Ignorierst du das Problem, kann es sich verschlimmern.

Bei effizientem Training der »natürlichen Bewegung« – wenn du also meinen Rat befolgst und stets achtsam trainierst – besteht das Risiko, dass du gelegentlich deinen Körper minimal und für kurze Zeit verletzt. Bei chronischer körperlicher Untätigkeit wird dein Körper kontinuierlich verfallen. Natürliche Bewegung zu trainieren kann einer Vielzahl physischer Beschwerden vorbeugen. Körperliche Untätigkeit führt dagegen unvermeidlich zu körperlichen Leiden, auch wenn du beide nicht sofort miteinander in Verbindung bringst. Betrachte die »natürliche Bewegung« als Investment in dich selbst. Eine sichere Rendite ist dir garantiert und wird deine Erwartungen weit übersteigen.

# 23 Programmgestaltung

**Als Anfänger wird intuitives Training Wunder für dich bewirken. Es erlaubt dir, viele verschiedene Bewegungen zu erforschen, und eröffnet dir Möglichkeiten, auf unterschiedliche Arten zu trainieren, ohne dich damit selbst einzuschränken oder die »Wissenschaft des Programmierens« lernen zu müssen. Für Anfänger kann Programmgestaltung den Umfang und das Tempo der Fortschritte unnötig begrenzen. Um es kurz zu machen: Programmgestaltung ist für Einsteiger komplett optional und kann sich schnell als kontraproduktiv erweisen. Eine Notwendigkeit für Programmgestaltung ergibt sich erst, sobald du in einem bestimmten Bereich ein Plateau erreichst und einen spezifischeren Ansatz wählen musst, um dieses zu überwinden. Dieses Problem betrifft aber natürlich eher erfahrenere oder fortgeschrittene Trainierende, die effektive Strategien suchen, um ihre Leistung weiter zu steigern.**

Bestimmte Aspekte deines Trainings kannst du allerdings auch schon recht bald programmieren, wenn du dir die entsprechenden Techniken angeeignet hast – zum Beispiel, um in bestimmten Aspekten deiner Fähigkeiten mehr Kraft und Leistungsfähigkeit zu entwickeln, wie beim Heben oder Tragen. Bei einem nichtspezialisierten Ansatz körperlichen Trainings kannst du Programmgestaltung einsetzen, um größere oder schnellere Fortschritte dabei zu machen, eine bestimmte Fähigkeit auf ein ähnliches oder genauso hohes Leistungsniveau wie andere Fähigkeiten zu bringen. Wenn du ein Anfänger bist, solltest du nicht alle anderen Aspekte deines Trainings vernachlässigen, nur weil du Zuwächse in einem bestimmten Bereich machen möchtest. Jedes Programm, dem du folgst, sollte stets nur ein Teil deines Trainings und nicht dein einziges Training sein. Fortgeschrittene können sich vorübergehend komplett (oder fast komplett) der Verbesserung eines bestimmten Aspekts ihrer Fähigkeiten widmen, weil sie bereits eine gewisse Kompetenz in der gesamten Bandbreite der »natürlichen Bewegung« erworben haben und nun größere Schwerpunkte setzen müssen, um die Zuwächse zu erzielen, die sie gerne hätten.

Programmgestaltung bedeutet, dein Training so zu gestalten, dass du damit über Tage oder Wochen (manchmal Monate) hinweg bestimmte Ergebnisse erzielst, indem du im Vorfeld bestimmst, wie jede Trainingseinheit aufgebaut sein soll. Wenn du also den Inhalt einer einzelnen Einheit oder sogar den Inhalt all deiner Trainingseinheiten detailliert planst, zwischen den Einheiten aber keine Verbindung oder Kontinuität besteht, dann handelt es sich dabei nicht um Programmgestaltung, sondern lediglich um Planung. Programmgestaltung kann die progressive Entwicklung von Techniken und Fähigkeiten unterstützen, aber auch den Aufbau von Arbeitskapazität, darunter Kraft, Stärke und metabolische Konditionierung, die es dir ermöglichen, effiziente Bewegung, effektive Leistung und physische Tätigkeiten über einen längeren Zeitraum hinweg aufrechtzuerhalten, wodurch deine Fähigkeiten beständiger und belastbarer werden. Du kannst ein Programm so gestalten, dass du damit eine oder mehrere Fähigkeiten oder spezifische physiologische Adaptionen verbesserst oder gleichzeitig mehrere Zuwächse erzielt.

**»Disziplin ist die Brücke zwischen Zielen und ihrer Verwirklichung.«**

*Jim Rohn*

Wenn du dich dafür entscheidest, dass du dein Training und deine Fortschritte systematisch angehen willst, und bestimmt hast, welches spezielle Ziel du zu deiner Priorität machen willst – zum Beispiel das Meistern einer der Herausforderungen der »natürlichen Bewegung« und das Training dafür –, dann musst du herausfinden, was genau du an Technik, Kraft, Stärke, Energiesystemen, Beweglichkeit und so weiter verbessern willst. Danach musst du klären, mithilfe welches Prozesses du diese Ziele erreichen möchtest. Während dein grundlegendes Ziel stets bleibt, deine realweltliche physische Leistungsfähigkeit zu erhöhen, könnte ein Programm – das von Natur aus nur etwas Temporäres darstellt – Schwerpunkte auf spezifische Verbesserungen setzen, die indirekt beim Erreichen dieses grundlegenden Ziels helfen, zum Beispiel durch Gewichtsabnahme (mithilfe hochintensiven natürlichen Bewegungstrainings) oder durch das Verbessern deiner Beweglichkeit. Spezialisierte Sportler können ein Programm der »natürlichen Bewegung« außerdem einsetzen, um ihre Leistung in bestimmten Sportarten zu verbessern.

## ANMERKUNG

Beachte, dass ich nicht gesagt habe, du müsstest deinen Fortschritt rational angehen. Einen systematischen, vordefinierten, quantifizierbaren Ansatz zu wählen, ist nicht der einzige rationale Ansatz.

Ein Programm ist nur dann relevant, wenn seine Ziele leicht zu verstehen und sie spezifisch, individuell, realistisch, mess- und anpassbar sind.

- **Spezifisch:** Damit dir ein Programm effektiv beim Erreichen deiner Ziele helfen kann, müssen diese Ziele in ihrer Bandbreite begrenzt sein. Du kannst ein Programm nicht mit endlos vielen Übungen vollstopfen und am Ende spezifische Ergebnisse oder eine große Vielfalt an Verbesserungen erwarten. Du musst deine Zielsetzungen eingrenzen und konkretisieren, damit du einfacher eine Strategie entwickeln kannst, mit der du sie am effektivsten erreichst. Kurzum: Gestalte dein(e) Programm(e) möglichst simpel. Es ist bekannt, dass physiologische Adaptionen gegenseitige Konflikte verursachen können. So ist es beispielsweise schwierig, gleichzeitig Kraft und Ausdauer zu verbessern. Glücklicherweise betrifft dieses Problem weniger die Anfänger, die tatsächlich noch sehr viele verschiedene Fortschritte mit einem sehr allgemeinen Trainingsansatz machen können. Die einzige Ausnahme ist ein Fehlen von Oberkörperkraft, wodurch Anfänger verschiedene Kletterbewegungen an horizontalen Oberflächen noch nicht meistern können. Das Problem, dass spezifische Schwerpunkte und Programmgestaltung nötig werden, um Plateaus zu überwinden und weitere Fortschritte zu ermöglichen, betrifft hauptsächlich hochspezialisierte Sportler oder MovNat-Trainierende, die bereits ein äußerst fortgeschrittenes Niveau erreicht haben. MovNat-Einsteiger und selbst fortgeschrittene Anfänger können dagegen durchaus gleichzeitig mehr Kraft und Ausdauer entwickeln. Indem du Programme so gestaltest wie in dem Beispiel, das ich weiter hinten in diesem Kapitel gebe, kannst du deine Ziele erreichen und gleichzeitig bei einer Vielzahl von Ergebnissen Fortschritte machen.
- **Individuell:** Programmgestaltung beginnt notwendigerweise mit dem Bestimmen des Ziels oder der Ziele, die du damit erreichen möchtest. Dein Plan muss individualisiert und maßgefertigt sein, damit du damit deine eigenen Ziele erreichen kannst und nicht die von jemand anderem. Selbst wenn du und eine andere Person zu einer bestimmen Zeit das gleiche Ziel besitzen, bedeutet das nicht, dass ihr die gleiche Strategie zum Erreichen dieser Ziele verfolgen solltet.
- **Realistisch:** Sowohl dein Ziel als auch die dazugehörige Strategie müssen realistisch bleiben. Du wirst vermutlich niemals in der Lage sein, das Niveau eines Weltklassesportlers zu erreichen, der bereits sein gesamtes Leben dafür trainiert – es sei denn, du spezialisierst dich genauso wie ein solcher Weltklassesportler. Du wirst dein Ziel vermutlich auch nicht innerhalb weniger Tage erreichen, vielleicht nicht einmal innerhalb von Wochen oder Monaten. Verliere das große Ganze nicht aus den Augen und kalkuliere deine aktuelle physische Leistungsfähigkeit und deinen Gesundheitszustand mit ein. Ein Adaptionsprozess braucht Zeit. Setz die Messlatte nicht zu schnell zu hoch an, limitiere dich aber auch nicht zu stark, indem du denkst: »Ich darf nur diese eine Sache tun«, denn dann verfolgst du am Ende zwar ein sehr einfaches, aber auch ein sehr langweiliges Programm.
- **Quantifizierbar:** Ein systematischer Trainingsansatz erfordert, dass du Sätze, Wiederholungen, Gewicht, Entfernung und/oder Zeit notierst, sodass du jeden Aspekt deiner Arbeit und deiner Fortschritte, der messbar ist, auch quantifizieren kannst. Nicht messbare Aspekte deiner Fortschritte solltest du durch

dein Gefühl, deine Beobachtungen und/oder das Feedback von anderen validieren.

- **Anpassbar:** Obwohl du dein Programm so gestaltest, dass du in verschiedenen Variablen (Anzahl der Sätze und Wiederholungen, Gewicht, Zeit) beständige Fortschritte machst, fällt dir mitunter manchmal auf, dass du diese Progressionen spontan anpassen musst, indem du sie entweder vergrößerst oder verringerst. So ein Plan ist nichts Endgültiges, sondern nur ein Werkzeug, und wenn er dir nicht effektiv beim Erreichen deines Ziels hilft, dann musst du so pragmatisch und flexibel sein, ihn zu modifizieren. Anpassungsfähig zu sein, bedeutet hingegen nicht, dass du deinen Trainingsplan in jeder Einheit massiv umbauen sollst. Das wäre nur dann nötig, wenn das Programm von Beginn an fehler- oder mangelhaft aufgebaut ist. Adaptierbarkeit bedeutet vielmehr, dass du stets den Spielraum haben solltest, dein Programm zu modifizieren, wenn du der Meinung bist, dass es durch eine solche Modifizierung effektiver wird. Zwing dich nicht, so schnell oder langsam zu machen, wie es im Plan steht, sondern passe den Plan dem Tempo deiner Fortschritte an. Nutze dabei deinen gesunden Menschenverstand: Versuche einerseits nicht, krampfhaft schnellere Fortschritte zu erzwingen, als du schaffen kannst; mache andererseits aber auch nicht langsamere Fortschritte, als du eigentlich könntest.

Ein Beispielprogramm findest du im Leitfaden für Einsteiger – dem sogenannten Beginner's Guide – auf der MovNat-Webseite unter www.movnat.com/beginners-guide-movnat/. Dort gibt es auch Tipps für Anfänger sowie ein vierwöchiges Einsteigerprogramm.

Vergiss nicht, dass ein verallgemeinertes Programm wie das in meinem Beispiel zwar ein echtes Programm, aber keine Programmgestaltung ist. Wenn du die Fähigkeiten aus dem Beispielprogramm bereits beherrschst, dann ist dieser Trainingsplan irrelevant für dich (auch wenn sein Inhalt dir trotzdem noch immer nützen kann). Beherrschst du diese Fähigkeiten aktuell noch nicht, ist das Ziel des Plans zwar relevant für dich, sein Aufbau aber nicht auf dich zugeschnitten. Vielleicht benötigst du zum Erreichen desselben Ziels nur zwei Wochen, vielleicht aber auch sechs Monate. Du musst verschiedene Aspekte deines aktuellen Fitness- und Gesundheitszustands beachten, um zu entscheiden, was für dich realistisch ist. Mitunter musst du Anpassungen vornehmen, sowohl was die Vorgaben zu Sätzen und Wiederholungen, aber auch was die Dauer des Plans angeht. Nachdem du diese Veränderungen vorgenommen und das Programm an deine Zwecke angepasst hast, sollte es trotzdem noch anpassbar bleiben, damit du die Vorgaben weiter verändern kannst, wenn du der Meinung bist, dass der Plan dadurch effektiver wird. Auf den Punkt gebracht ist es für effektive Programmgestaltung genauso wichtig, das Programm an dich anzupassen, wie dich an das Programm anzupassen.

Programmgestaltung ist eine richtige Wissenschaft, und wie in den meisten Wissenschaften streiten sich Experten oft über die besten Methoden und verschiedenen Strategien zum Erreichen derselben Ergebnisse. Per definitionem ist Wissenschaft niemals in Stein gemeißelt und sollte sich bei neuen Erkenntnissen stets weiterentwickeln. Das Thema Programmgestaltung im MovNat-Training ist noch ein relativ junges Feld mit einer extrem vielversprechenden Zukunft.

**» In der Wissenschaft ist der Konsens irrelevant. Relevant sind nur reproduzierbare Ergebnisse.«**

*Michael Crichton*

**» Um Erfolg zu haben, müssen wir keine subtilen, ausgefeilten Theorien meistern, sondern einen gesunden Menschenverstand mit einem außergewöhnlichen Maß an Disziplin und Beharrlichkeit kombinieren.«**

*Patrick Lencioni*

## ERWÄGUNGEN FÜR FORT-GESCHRITTENERES TRAINING

Dieser Teil des Buchs behandelte die Prinzipien effizienten Trainings, nicht aber die gesamte Bandbreite der »natürlichen Bewegung« beziehungsweise des MovNat-Trainings, die auch mentale Stärke, physiologische Belastbarkeit und Situationsbewusstsein umfasst. Eine detaillierte Betrachtung dieser Aspekte des Trainings würde den Rahmen dieses Buchs jedoch sprengen.

Du kannst damit beginnen, dich physisch und mental abzuhärten, indem du dich im Bewegungstraining schrittweise immer harscheren Wetterbedingungen aussetzt. Situationsbewusstsein lernst du zwar durch spezifische Anweisungen und Training, aber vor allem durch Learning by Doing. Du kannst dein Situationsbewusstsein trainieren, indem du verschiedene Situationen simulierst, solange du dies auf eine sichere Art und Weise tust – idealerweise in einer Gruppe.

Wenn du deine natürlichen Bewegungsfähigkeiten und deine Einstellung unter realen Bedingungen testen und mehr über die Anforderungen realweltlicher Kontexte erfahren möchtest, kannst du darüber nachdenken, mit Feuerwehrleuten oder Rettungskräften zusammenzuarbeiten. Diese Menschen genießen stets meinen größten Respekt und meine Bewunderung.

## BEZEICHNUNGEN FÜR ÜBUNGEN UND POSITIONEN IN DIESEM BUCH

Als ich vor vielen Jahren damit begann, MovNat zu lehren, wurde mir schnell bewusst, dass die Bezeichnungen, die bereits in der Sport- und Fitnessbranche für meine Körperhaltungen, Techniken und anderen Bewegungsvarianten existierten, bei Weitem nicht ausreichten. Außerdem fand ich einige der existierenden Namen unbefriedigend (zu konventionell, in einer anderen Sprache gehalten, mit einer bestimmten Disziplin verknüpft, ungenau, verwirrend oder schlicht albern).

Doch um die MovNat-Methode effektiv lehren zu können, braucht jede Haltung und jede Bewegung einen Namen. Und natürlich hätte ich auch in diesem Buch nicht so viele Positionen und Techniken vorstellen können, ohne sie zu benennen. Außerdem neigen wir dazu, die Bandbreite an Positionen und Bewegungen, die wir üben, unbewusst auf diejenigen zu begrenzen, die wir benennen können, so als wären sie die einzigen von Wert, wogegen wir Positionen und Bewegungen ohne Namen leichter ignorieren und vergessen.

Ich habe mich deshalb dazu entschieden, praktisch alle Positionen und Techniken, die im Rahmen der »natürlichen Bewegung« trainiert werden – mehrere Hundert Stück –, so zu benennen oder umzubenennen, dass sie einen selbsterklärenden Namen besitzen. Aus diesem Grund sind die Bezeichnungen häufig etwas länger, manche wiederum besitzen eine sehr subjektive Bezeichnung. Als jemand, der für sich allein trainiert, musst du dir allerdings nicht alle Namen merken, es sei denn, du findest sie hilfreich.

## ÜBUNGSAUSWAHL IN DIESEM BUCH

Um den Umfang dieses Buchs im Rahmen zu halten, habe ich mich dazu entschieden, Schwimm-/Wasserfähigkeiten sowie Kampftechniken außen vor zu lassen. Aus demselben Grund schafften es auch einige weniger wichtige Techniken und Bewegungsvarianten nicht ins Buch. Das soll jedoch nicht bedeuten, dass sie in der MovNat-Methode fehlen. Es ist nur schlicht nicht möglich, absolut alles in einem einzigen Buch darzustellen.

## FOTOS IN DIESEM BUCH

Der Verlag und ich haben uns dazu entschieden, dass es besser sei, alle Fotos drinnen statt draußen in freier Natur aufzunehmen, schlicht um eine gleichbleibende Licht- und Bildqualität zu gewährleisten. Ein weiterer Faktor, der zu dieser Entscheidung beigetragen hat, war das Zeitmanagement. Schon im Studio hat es mehrere Tage gedauert, Fotos von den Hunderten Techniken und Bewegungsvarianten zu machen (wobei wir sehr darauf achten mussten, sämtliche Bildsequenzen vollständig und akkurat abzulichten).

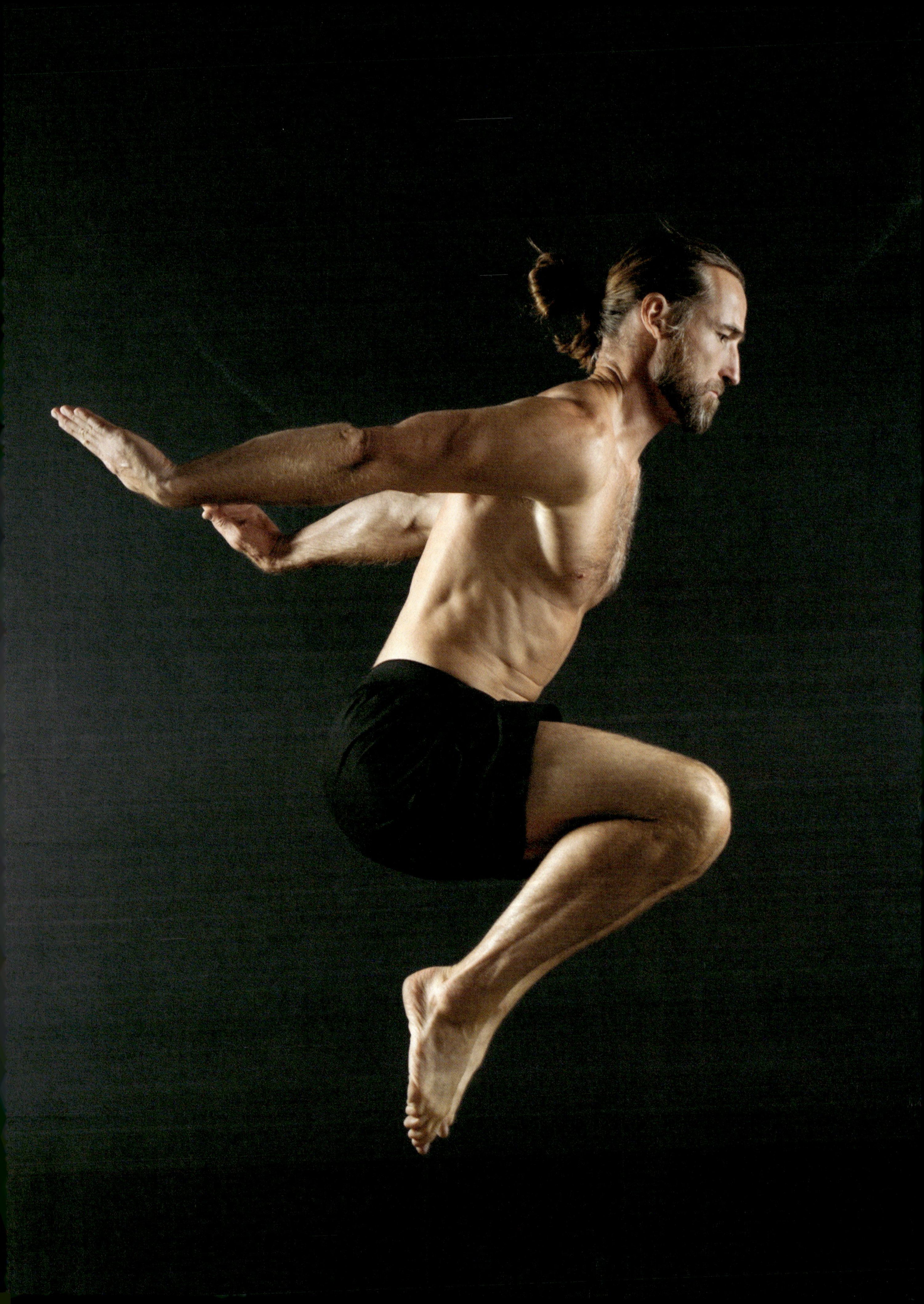

# 4
# Techniken

# 24
# Bodenbewegungen 1: Liegen, Rollen, Krabbeln

**»Nur wenn wir die Basis ›befrieden‹, können wir Probleme weiter oben im Körper ›verstehen‹.«**

*Ida Rolf*

Mit *Bodenbewegungen* sind Positionen und Bewegungen gemeint, bei denen sich der Schwerpunkt unterhalb der Knie befindet, und zwar ungeachtet dessen, welcher Körperteil die Stützbasis bildet. Zu den Bodenbewegungen zählen Liegen, Rollen, Krabbeln, Kriechen, Sitzen, Knien, Hocken und viele Arten des Aufrichtens oder der Übergänge zwischen tieferen und höheren Positionen.

Bringe etwas Klebeband auf Kniehöhe an der Wand an und senke dich in eine Position ab, in der dein Körperschwerpunkt unter dieser Markierung liegt. Dann hältst du eine Position am Boden oder machst eine Bodenbewegung.

Bodenbewegungen sind der Einstieg eines jeden Menschen in die Welt der Bewegungen. Kleinkinder durchlaufen einen Entwicklungsprozess, in dem sie lernen, ihren Körperschwerpunkt progressiv nach oben zu verlagern, bis sie in Positionen kommen, in denen sie einen aufrechten, beidbeinigen Stand einnehmen. Der praktische Wert der Bodenbewegungen ist also gewaltig. Es ist sehr bedauerlich, dass die moderne Gesellschaft Bodenbewegungen so wenig Aufmerksamkeit zollt. Die meisten werden als »tierartig« oder »kindlich« abgewertet oder finden lediglich in der militärischen Ausbildung Verwendung. Bevor du dich mit der Frage auseinandersetzt, wie gut du dich in einer aufrechten Haltung bewegst, solltest du zuerst herausfinden, wie geschickt du dich auf niedrigerer Höhe bewegen kannst. Aus einer praktischen Perspektive ermöglichen Bodenbewegungen Kleinkindern, die Welt zu erkunden, bevor sie sich aufrichten und eigenständig gehen können. Dabei lernen Kleinkinder Bewegungsmuster, die für die allgemeine Bewegungskompetenz unerlässlich sind. Bodenbewegungen sind nützlich, um unter niedrigen Hindernissen hindurchzurobben, Aufgaben und Tätigkeiten am Boden zu bewältigen, ein niedriges und schwer zugängliches Objekt zu erreichen, sich auszuruhen, sein Sichtfeld zu senken, nach etwas auf dem Boden zu suchen, sich zu verstecken oder unter etwas Schutz zu suchen; um einen Sturz zu vermeiden, sich auf allen vieren zu bewegen, wenn das Gelände für einen aufrechten Gang zu unwegsam ist, sich generell zu bewegen, wenn ein Stehen nicht möglich oder zu schwierig ist (aufgrund einer Verletzung, Krankheit, Behinderung oder Trunkenheit), um in einer verrauchten Umgebung besser zu atmen oder um mit kleinen Kindern zu spielen.

Unter einem funktionellen Gesichtspunkt sind Bodenbewegungen für den ganzen Körper hervorragend: Füße, Fußgelenke, Knie, Hüften, Lenden- und Brustwirbelsäule, Schultern, Handgelenke, Hände – sie werden alle gefordert! Wer sich nicht gut am Boden bewegen kann, ist nicht wirklich körperlich kompetent – das gilt auch für Sportler.

Richtig ausgeführt, können Bodenbewegungen den gesamten Körper kräftigen und seine Funktionsfähigkeit wiederherstellen, vor allem wenn sie regelmäßig auf einem natürlichen Untergrund wie Gras oder Sand praktiziert werden. Für Bodenbewegungen ist keine Ausrüstung nötig, höchstens eine Matte, und sie lassen sich daheim absolvieren – entweder im Haus oder im Garten. Dabei kannst du dir Szenarien vorstellen, in denen die Bewegungen im Alltag nötig werden könnten. In diesem Buch bekommen Bodenbewegungen die Aufmerksamkeit, die sie verdienen. Für alle Positionen und Bewegungen gilt dabei die Grundregel, tief in den Bauch ein- und auszuatmen. Verbinde dein Training der Bodenbewegungen immer auch mit einem Atemtraining, um zusätzlich davon zu profitieren.

# Liegen und Rollen

Verschiedene Arten zu liegen und Bewegungen aus dem Liegen sind ein hervorragender Einstieg in die Bodenbewegungen, weil hier in Bodennähe der Schwerpunkt maximal tief liegt und weil die Bewegungen denen ähneln, die du im Rahmen deiner frühkindlichen Entwicklung erlernt hast. Rollen ist eine effektive Methode, um von der Rücken- in die Bauchlage zu kommen oder umgekehrt. Bei manchen Techniken benutzt du deine Gliedmaßen nur minimal und verlässt dich vielmehr auf Rumpf, Hüften und Schultern. Diese Techniken eignen sich hervorragend für die Mobilisierung der Wirbelsäule. Andere Techniken erfordern intensivere Bewegungen der Gliedmaßen. Im Gegensetz zu arm- oder beinlosen Tieren, die über den Boden gleiten, müssen wir Menschen verschiedene Auflagepunkte benutzen, um uns zu ankern und die Reibung zu verringern, damit wir uns bei der Durchführung der tiefsten Bodenbewegungen mittels Drücken, Ziehen und Rollen effektiv fortbewegen können.

Praktisch betrachtet sind Liegepositionen und Bodenbewegungen in vielerlei Hinsicht wichtig. Wir verwenden Liegepositionen, um uns ausruhen, in Deckung zu gehen und uns zu schützen. Diese Techniken helfen uns auch bei der Fortbewegung, wenn aufrechtere Haltungen zu instabil sind oder wir unter etwas hindurch wollen, uns durch eine enge Öffnung zwängen müssen oder im Dickicht unterwegs sind. Rollen ermöglicht uns, im Liegen schnell die Orientierung und Richtung zu verändern, von einer Lande- in eine Liegeposition zu wechseln, während wir hohe Aufprallkräfte effektiv verteilen, und selbst nach einem unerwarteten Sturz schnell wieder eine aufrechte Position einzunehmen.

## Positionen

Im Gegensatz zu vielen anderen »natürlichen Positionen« sind Positionen im Liegen in unserer modernen Lebensweise gängig, und zwar aus gutem Grund: Wir gehen jede Nacht ins Bett und nehmen im Schlaf verschiedene Liegepositionen ein. Auch wenn du das Gefühl hast, dich mit den verschiedenen Liegepositionen bestens auszukennen, rate ich dir, möglichst viele der hier abgebildeten Varianten bewusst und achtsam auszuprobieren. Es gibt mehr Varianten als die, die ich hier vorstelle – du musst deine Beine zum Beispiel nicht gerade halten. Du kannst die Position deiner Beine modifizieren, um andere Positionen einzunehmen. Bei den Sitzpositionen, die in Kapitel 25 vorgestellt werden, gehst du ähnlich vor. Spüre deine Auflagepunkte und deinen Gleichgewichtspunkt, vor allem in der Seitenlage, und achte darauf, wie sie deine Atmung beeinflussen.

In manchen Positionen bist du völlig entspannt; andere sind »aktiv« und setzen voraus, dass du deine Muskelspannung hältst. Probiere auch das beliebige Durchwechseln verschiedener Positionen aus.

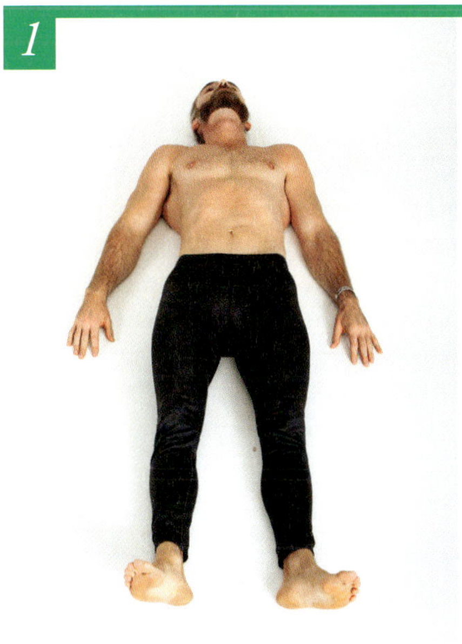


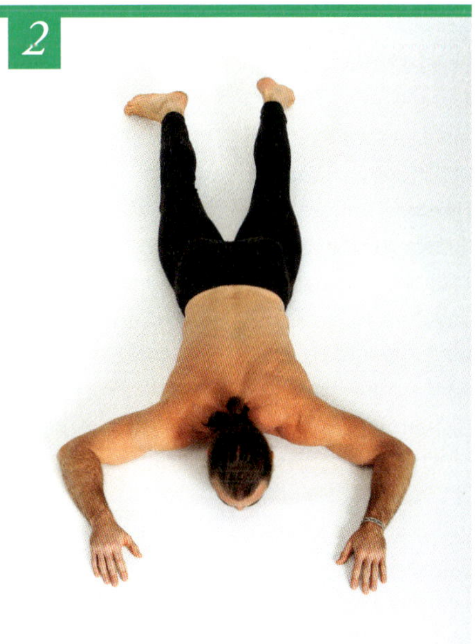


**1** Rückenlage mit seitlich am Körper abgelegten Armen (oder seitlich ausgestreckt, vor der Brust gekreuzt, Hände schützend vors Gesicht gehalten).

**2** Bauchlage mit Kopf im Nacken und Kinn am Boden, die angewinkelten Arme zeigen nach vorne.

*(Fortsetzung auf der nächsten Seite)*

3

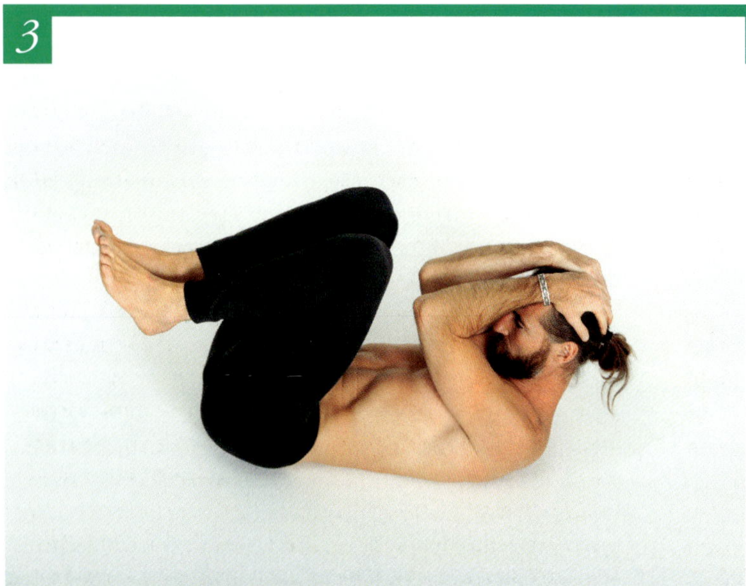

4

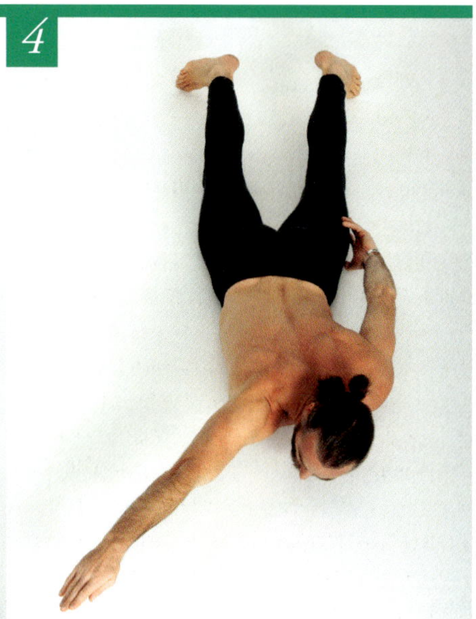

**3** Schützende Rückenlage mit angezogenen Armen und Beinen, Handflächen am Hinterkopf, die Unterarme schützen das Gesicht.

**4** Bauchlage mit angehobenem Kopf und angehobenen Armen, ein Arm schräg nach vorne gestreckt.

## Auf dem Boden rollen

Rollen ist eine Bewegung, die in der Regel Spaß macht. Die vermeintliche Einfachheit der Rollbewegungen ist aber trügerisch. Für die meisten Erwachsenen sind diese Positionen und Bewegungsmuster zunächst gewöhnungsbedürftig. Das liegt daran, weil es einen großen Unterschied zwischen dem zum Spaß ausgeführten, willkürlichen (und oft unbeholfenen) Rollen auf einem weichen Boden und dem zielgerichteten und koordinierten Rollen auf einer festen Stützoberfläche gibt. Manchmal verliert man dabei sein Gleichgewicht. Deine Propriozeption und dein räumliches Bewusstsein sind möglicherweise verwirrt und überfordert. Du merkst vielleicht, dass es dir an Beweglichkeit in der Wirbelsäule und Körperkoordination mangelt, um effizient zu rollen, oder dass deine Bauchmuskulatur zu schwach ist, um in einer liegenden Position zu rollen, wenn du zuvor nicht genügend Schwung erzeugt hast. Wenn du diese Techniken übst, können körperliche Schwächen zutage treten, die dir zuvor gar nicht bewusst waren. Es ist ratsam, das Rollen auf einer relativ weichen, nachgebenden Oberfläche zu lernen, damit du dich nicht unwohl fühlst und dich verspannst. Ich empfehle außerdem, zu Beginn das Rollen aus einer liegenden Position zu üben statt aus dem aufrechten Stand. Der Grund dafür ist naheliegend: Es ist zwar leicht, die Schwerkraft zu nutzen, um in eine Rolle zu kommen, aber wenn die Rolle unkontrolliert ausgeführt wird, könnte die Landung einem schmerzhaften Sturz gleichen. Im Liegen anzufangen ist der beste Weg, um sicherzustellen, dass man zuerst eine kontrollierte, langsame Rolle lernt. Bei den Rollen im Liegen werden sowohl die Muskelkraft als auch die Schwerkraft genutzt. Die erste Phase der Rolle erfolgt mithilfe von Muskelkraft, während sich die zweite Phase mehr auf die Schwerkraft verlässt.

Wenn dir eine gute, langsame Rolle gelingt, kannst du auch eine dynamische Rolle ausführen, aber das Gegenteil ist nicht zwingend der Fall. Wenn du langfristig effiziente und sichere Rollen aus dem Stand erlernen möchtest, musst du sie zuerst im Liegen absolvieren und die Bewegung langsam, entspannt und im richtigen Timing ausführen, mit perfekter Beherrschung deiner Positionen und des Bewegungsablaufs.

# Zur Seite rollen

Sobald du dich mit verschiedenen Positionen in Seitenlage und dem Schaukeln zur Seite vertraut gemacht hast, ergibt das vollständige Rollen auf die andere Seite Sinn, wenn du von der Rücken- in die Bauchlage oder umgekehrt wechseln willst. Die Umkehr der Körperorientierung dient in der Regel als Schutzmaßnahme oder, was wahrscheinlicher ist, als Übergangsbewegung vor der Anwendung einer anderen Krabbeltechnik. Du benutzt sie vielleicht auch, um aufzustehen und dich sofort in die gewünschte Richtung zu bewegen. Wenn du dich zum Beispiel aus der Rückenlage in Kopfrichtung bewegen wolltest, würdest du ein Robben in Rückenlage mit Schulterbewegung, Robben in Rückenlage mit Hüftbewegung oder ein Laufen auf Händen und Füßen mit dem Rücken nach unten anwenden (diese Fortbewegungsmethoden werden in diesem Kapitel noch behandelt), ohne sehen zu können, wohin du gehst oder was sich hinter deinem Rücken befindet. Indem du dich zuerst in die Bauchlage begibst, kannst du eine große Vielfalt an Krabbeltechniken anwenden oder sogar aufstehen und sofort in die Richtung blicken, in die du gehen willst. Du könntest dich auch zur Seite rollen, um relativ schnell auf flachem Gelände eine längere Strecke zurückzulegen, während du gleichzeitig dicht am Boden bleibst, wenn die Gefahr besteht, entdeckt oder von Geschossen getroffen zu werden.

Du kannst auch bergab rollen, solltest diese Fortbewegungsart aber nur als kurzen Übergang nach einem Sturz nutzen, um ein gewisses Maß an Kontrolle über deine Körperposition zu bewahren, wenn du nicht sofort anhalten kannst. Obwohl es Spaß machen kann, einen mit dichtem Gras bewachsenen Hügel seitlich hinunterzurollen, kannst du nie wissen, ob nicht ein Stein im Weg liegt, der lebenswichtige Körperteile wie Gesicht, Hinterkopf, Nacken oder Wirbelsäule bei einem Zusammenstoß ernsthaft verletzt würde. Es gibt andere Methoden, einen steilen Abhang hinunterzukrabbeln oder zu -rutschen, die weniger riskant sind.

## Seitliches Rollen von Rücken- in Bauchlage

Wenn du mit gestreckten Armen über eine Seite von der Rücken- in die Bauchlage rollst, kannst du über dieselbe Seite wieder in die Ausgangsposition zurückrollen, bevor du diese Bewegung über die andere Seite rollend wiederholst. So kannst du mehrmals zwischen Rücken- und Bauchlage wechseln. Wenn dir mehr Platz zur Verfügung steht, kannst du seitlich rollend eine bestimmte Strecke zurücklegen, also ohne Pause mehrere Wiederholungen in dieselbe Richtung ausführen, bevor du wieder in die Ausgangsposition zurückrollst.

Die seitliche Rolle kann auch mit vor der Brust gekreuzten Armen oder seitlich am Körper anliegenden Armen ausgeführt werden. Zudem kannst du eine kurze Pause einlegen, sobald du genau auf der Seite liegst, und die Rolle sehr langsam oder sehr dynamisch ausführen. Nichts hindert dich daran, deine Arme zu benutzen, um dich mit den Händen, Unterarmen oder Ellbogen vom Boden wegzudrücken, um die Rollbewegung zu erleichtern; du kannst aber mehr über die Mechanik dieser besonderen Bewegung lernen, indem du sie mit gestreckten Armen ausführst (was nötig sein kann, wenn du die Bewegung ausführen musst, während du etwas in den Händen hältst).

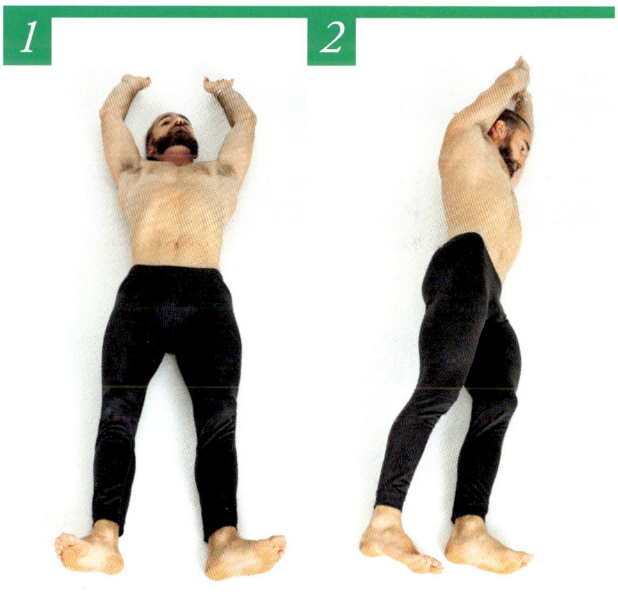


*(Fortsetzung auf der nächsten Seite)*

**1** Streck die Arme in Rückenlage neben deinen Ohren lang aus.

**2** Leite die Bewegung mit einer Hüftrotation in die Richtung ein, in die du rollen willst, und verlagere dein Gewicht auf die entsprechende Körperseite. Du kannst die Schaukelbewegung unterstützen, indem du dich mit dem gegenüberliegenden Fuß (wenn du nach links rollst, der rechte) leicht abstößt oder dieses Bein anhebst und es in die Rollrichtung schwingst.

**3** Während du die Rolle zur Seite mithilfe der Hüften fortsetzt, verlagert sich dein Körperschwerpunkt vor deine Stützbasis. Ab diesem Zeitpunkt kannst du dich entspannen und dich von der Schwerkraft in die Bauchlage ziehen lassen.

**4** Aus der Bauchlage kannst du dich über dieselbe Seite zurück in die Rückenlage rollen oder eine weitere Wiederholung machen und weiter in die gleiche Richtung rollen. Wenn du beschließt, auf flachem Terrain in dieselbe Richtung weiterzurollen, solltest du den Schwung nutzen, der durch jeden »Sturz« aus der Seitenlage erzeugt wird (nach vorne von der Rücken- in die Bauchlage und nach hinten von der Bauch- in die Rückenlage). Wenn es bergab geht, lässt dich die Schwerkraft natürlich ohne dein eigenes Zutun weiterrollen. Wenn der Abhang steil ist, kannst du vielleicht nicht einmal deine Geschwindigkeit kontrollieren und wirst deine Position ändern müssen, um anzuhalten.

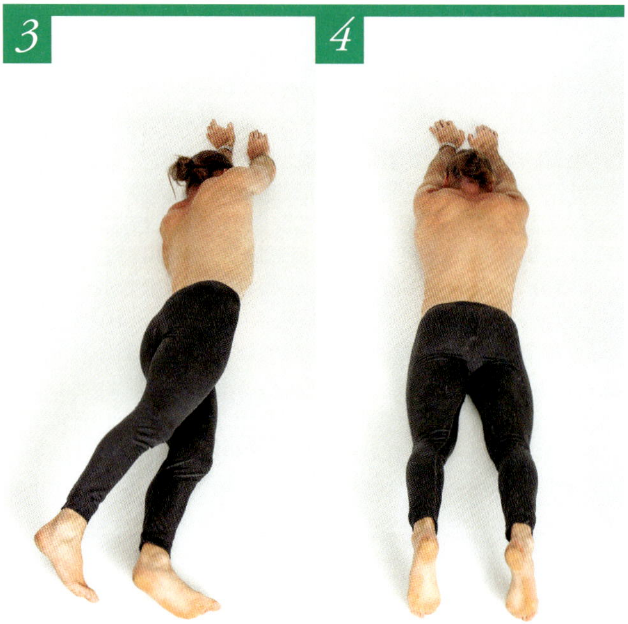


## Seitliches Rollen von Bauch- in Rückenlage

Die Rolle zur Seite von der Bauch- in die Rückenlage gestaltet sich aufgrund der Struktur des menschlichen Körpers etwas schwieriger. Wenn wir in der Rückenlage sind, ruhen unsere Hüften auf einem weichen, runden Körperteil: dem Gesäß. In der Bauchlage ruhen unsere Hüften auf dem harten, knöchernen Teil, der ein natürliches Hindernis darstellt, welches das Rollen unter ausschließlicher Verwendung der Hüftrotation ziemlich schwierig macht.

Es gibt drei Strategien, wie du deinen Körper aus der Bauchlage in eine Rolle zur Seite bringen kannst.

- Drücke dich mit dem gegenüberliegenden Vorderfuß (wenn du nach links rollst, der rechte) ab, um die Hüftrotation zu unterstützen.
- Drücke dich mit dem Vorderfuß ab, der der Bewegungsrichtung zugewandt ist, um dein Körpergewicht zu verlagern und deinen Körper leicht in die entgegengesetzte Richtung zu heben, und nutze dann den Schwung, der durch die Schwerkraft erzeugt wird, um leichter in die Zielrichtung zu rollen.
- Hebe dein hinteres Bein an (das der Bewegungsrichtung abgewandt ist), um deine Hüfte vom Boden zu heben und die Hüftrotation zu unterstützen.

## Vorwärtsschaukeln

Du kannst das Vorwärtsschaukeln als Vorstufe des Aufstehens nutzen und um den Übergang in eine Hocke oder den Fersensitz zu erleichtern. Die Rückwärtsbewegung ist auch ein natürlicher Bestandteil der Rückwärtsrolle. Als Übung eignet sich das Vorwärtsschaukeln hervorragend zur Stärkung der Bauchmuskulatur und Verbesserung der Wirbelsäulenmobilität, vor allem wenn du ganz nach hinten bis zum oberen Rücken schaukelst. Im Gegensatz zu vielen anderen Bewegungen ist hier ein gebeugter, runder Rücken notwendig, um diese Bewegung effizient auszuführen.

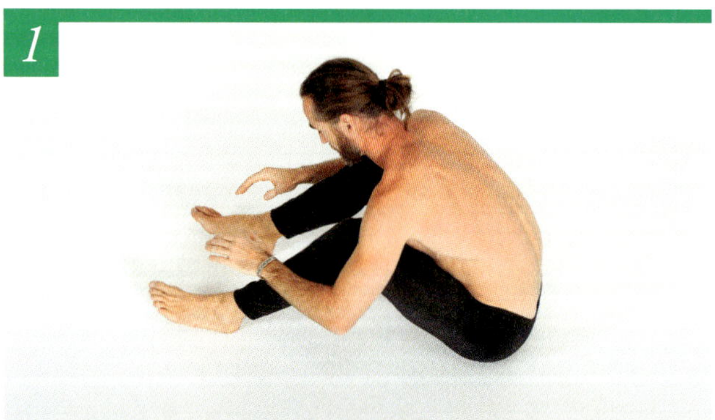


**1** Nimm eine gebeugte Sitzhaltung mit aufgestellten Knien ein und lehne dich nach vorne.

**SICHERHEITSHINWEIS**

Es ist wichtig, die Rückwärtsbewegung zu kontrollieren und maximal bis zum oberen Rücken zu rollen. Der Hinterkopf kann den Boden leicht und kurz berühren, es darf aber auf keinen Fall dein Körpergewicht darauf lasten. Um auf Nummer sicher zu gehen, solltest du am Anfang nicht zu große Schaukelbewegungen machen – rolle dich nur bis zum unteren Rücken ab, bevor du anfängst, wieder nach vorne zu rollen. Mit der Zeit kannst du dich immer weiter nach hinten abrollen.

2

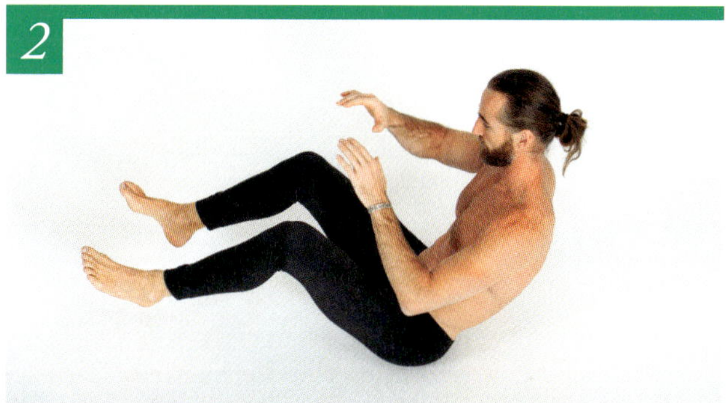

3

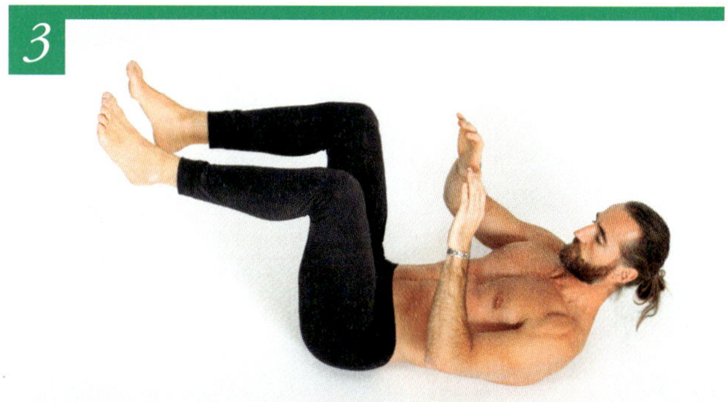

4

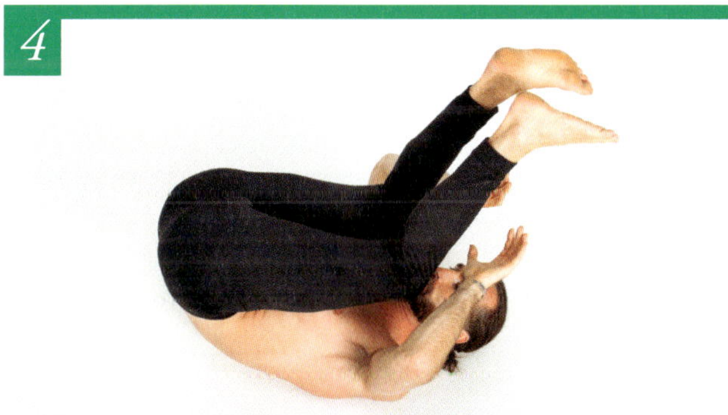

5

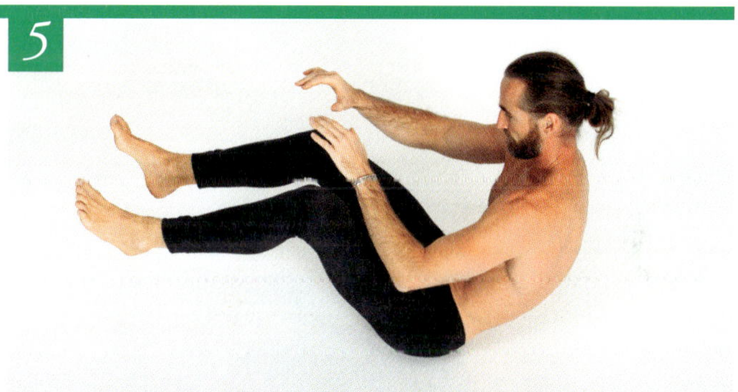

(Fortsetzung auf der nächsten Seite)

2 Du kannst dich leicht mit den Füßen wegdrücken oder dich nach hinten lehnen, um das Gewicht auf den hinteren Teil deines Gesäßes zu verlagern. Deine Füße und Beine heben sich vom Boden, dadurch verlagert sich dein Schwerpunkt hinter deine Stützbasis. Du bringst dich selbst aus der Balance und lässt dich von der Schwerkraft nach hinten und unten ziehen.

3 Sobald dich die Schwerkraft nach hinten und unten zieht, verlagerst du dein Gewicht nahtlos von deinem Gesäß auf den Rücken, während du deine gebeugten Beine aufwärts in Richtung Brust ziehst.

4 Spanne deine Bauchmuskeln an, um dein Gesäß höher anzuheben und die Beine weiter nach hinten zu bringen, damit deine Füße über dem Kopf oder etwas dahinter sind. Du verlagerst dein Körpergewicht und rollst dich bis zum oberen Rücken ab.

5 Wenn du möglichst weit nach hinten geschaukelt bist, hältst du die Position deiner gewölbten Wirbelsäule und lässt dich durch die Schwerkraft nach vorne ziehen und vorwärts schaukeln. Wenn du mit der Absicht zurückgeschaukelt bist, den Vorwärtsschwung zu nutzen, um in den aufrechten Stand zu kommen, kannst du deine Hüften und Beine kraftvoller nach vorne und unten bringen, um einen stärkeren Vorwärtsimpuls zu erzeugen, der es dir ermöglicht, leichter aufzustehen.

6

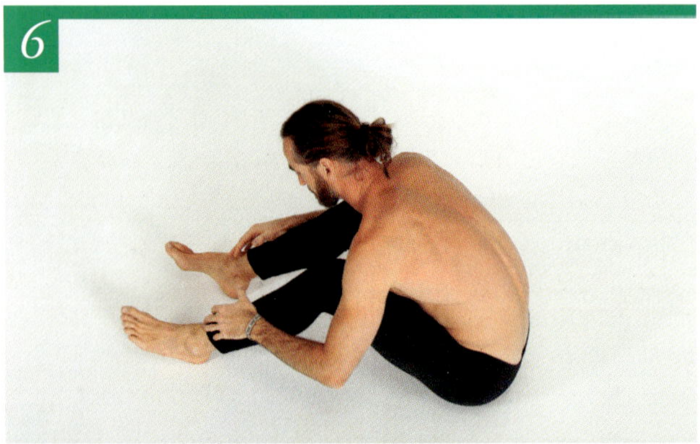

**6** Du erreichst die Ausgangsposition (das Sitzen mit gebeugten Beinen) und bist bereit, wieder nach hinten zu schaukeln, sofern du mehrere Wiederholungen in Folge machen möchtest. Wenn du über das Schaukeln in den aufrechten Stand kommen willst, hängt die Position deiner Füße und Beine von dem Übergang ab, den du ausführen willst. (Mehr dazu in Kapitel 24, »Bodenbewegungen 2: Sitzen, Knien, Aufstehen.«)

Eine Variante, die auch die Bauchmuskulatur kräftigt, ist die Durchführung der Übung ohne Bodenkontakt der Füße, das heißt, du darfst dich nicht mit den Füßen und Beinen abstoßen, um einen Rückwärtsimpuls zu erzeugen. In diesem Fall leitest du die Bewegung mit angehobenen Füßen ein. Du kannst deine gebeugten Arme vor den Körper bringen und die Hände vors Gesicht nehmen oder über dem Kopf halten, um diesen zu schützen.

## Rolle rückwärts aus der Rückenlage

Mit der Rolle rückwärts aus der Rückenlage kannst du von der Rücken- in die Bauchlage gelangen. Dabei veränderst du auch die Ausrichtung deines Körpers, sodass dein Kopf nun in dieselbe Richtung zeigt wie deine Füße vor der Rolle. Die Rolle rückwärts aus der Rückenlage kann sehr nützlich sein, wenn du in einer Situation unten bleiben musst, um nicht gesehen zu werden. Du kannst so deine Position wechseln, um besser zu beobachten oder zu zielen und so weiter. Wenn du aus einer höheren Position kommst, wie einem aufrechten Stand, kannst du die Rolle rückwärts als schnellen und behänden Übergang in die Bauchlage benutzen, um die Aufprallkräfte zu verteilen oder um dich zu stabilisieren, wenn du die Balance verlierst und nach hinten kippst.

Um die Rolle rückwärts zu üben, ist es eine sichere Methode, aus der Rückenlage zu beginnen. Später kannst du dich steigern und aus dem Sitzen, aus einer halben Hocke, aus dem Stand und schließlich aus der Landung aus unterschiedlichen Höhen in die Rolle rückwärts übergehen. Bevor du das machst, musst du sicherstellen, dass du das Grundmuster vollständig beherrschst; hierfür bietet es sich an, die Rolle ohne Schwung zu üben. Deshalb führst du zu Beginn die Rolle rückwärts aus der Rückenlage ohne Schaukelbewegung aus. Anfänger neigen dazu, schief abzurollen; das ist durchaus in Ordnung, sollte aber nur geschehen, weil du es so wolltest, und nicht, weil du die Kontrolle über deine Bewegung verloren hast. Dein Ziel ist es, eine gerade Rolle auszuführen, das heißt, deine Endposition, also die Bauchlage, sollte sich auf derselben Linie befinden wie deine Ausgangsposition in der Rückenlage.

### TECHNIKTIPP

Achte beim Rollen auf eine tiefe und entspannte Bauchatmung, um die Brustwirbelsäule zu entspannen und zu mobilisieren.

## SICHERHEITSHINWEIS

Es ist wichtig, den Rückwärtsimpuls zu kontrollieren und maximal bis zum oberen Rücken zu rollen. Der Hinterkopf kann den Boden leicht und kurz berühren, es darf aber auf keinen Fall dein Körpergewicht darauf lasten. Um auf Nummer sicher zu gehen, solltest du am Anfang nicht zu große Schaukelbewegungen machen – rolle dich nur bis zum unteren Rücken, bevor du anfängst, wieder nach vorne zu rollen. Du kannst progressiv steigern, wie weit du dich nach hinten abrollst.

## TECHNIKTIPP

Manche Leute finden es hilfreich, mit geraden Beinen anzufangen, damit die Bewegung nicht zu dynamisch wird. Wenn du deine Beine gerade hältst, erzwingt das eine reine Bauchmuskelkontraktion, die mit einem kleinen Impuls aus den Beinen kombiniert wird.

*1*

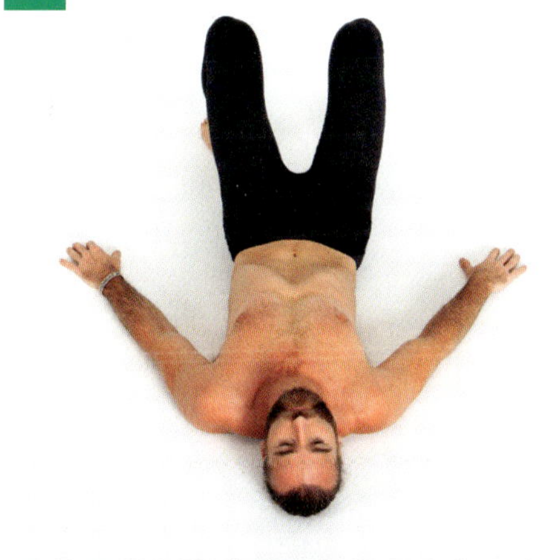

*2*

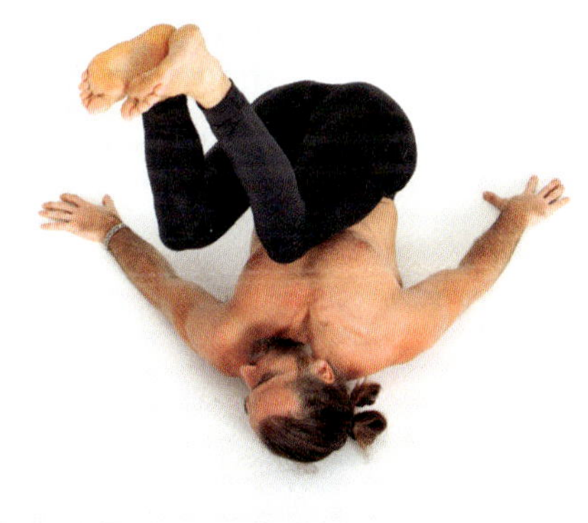

*3*

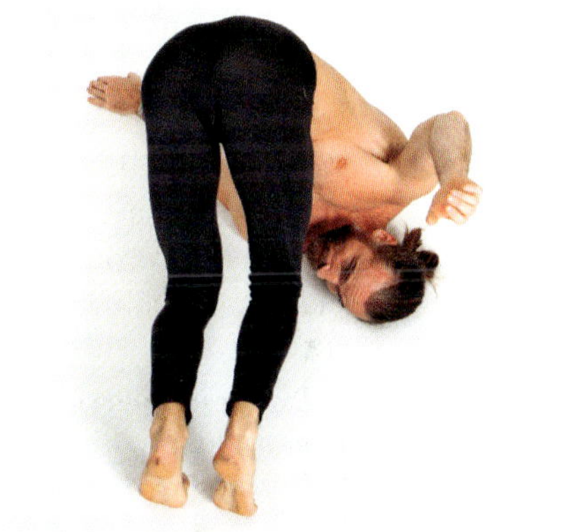

(Fortsetzung auf der nächsten Seite)

1 Fange in der Rückenlage an und halte deine Beine gebeugt. Deine Arme sind v-förmig zur Seite gestreckt, die Handflächen zeigen nach unten.

2 Stabilisiere deine Position mit deinen Händen und Armen und hebe dein Gesäß und deine Beine vom Boden in Richtung Kopf an, indem du die Bauchmuskeln maximal anspannst. Dein Unterkörper lehnt sich leicht zur Seite, aber nicht so stark, dass du zur Seite kippst. Dreh den Kopf langsam zu der Schulter, über die du abrollen möchtest. So kannst du sehen, wo deine Füße am Boden aufsetzen werden. Je mehr du deinen Kopf zur Schulter drehst und dein Kinn anziehst, umso angenehmer wird die Bewegung sein.

3 Ziehe deinen Körper weiter aufwärts und nach hinten, sodass deine Füße hinter dem Kopf über dem Boden schweben, während du dein Körpergewicht auf die Rückseite deiner Schulter verlagerst. Die gegenüberliegende Schulter fängt an, sich vom Boden abzuheben. Achte darauf, dass du deinen Nacken schützt und kein Körpergewicht auf deinem Kopf lastet.

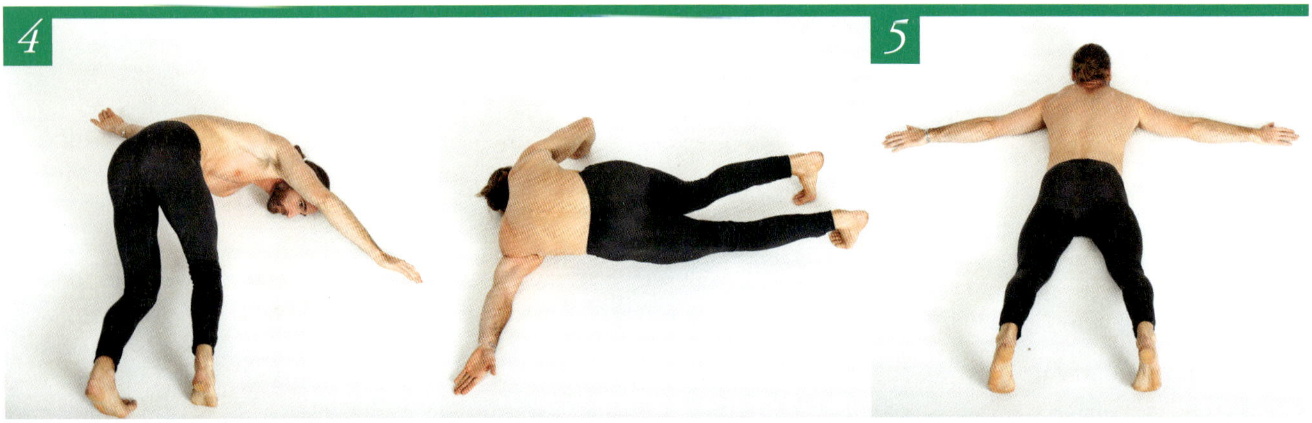


4 Dein Körpergewicht liegt jetzt fast vollständig auf der Schulter. Setze den Arm auf derselben Seite ein, um deinen Körper zu stabilisieren, damit er seitlich nicht wegkippt, wenn deine Fußballen den Boden berühren; das Einsetzen des Arms hilft dir auch dabei, deine Position zu stabilisieren. Der Arm der Gegenseite ist vom Boden abgehoben. Wenn du gerade zurückrollen willst, das heißt eng an deiner ursprünglichen Position ausgerichtet, musst du sicherstellen, dass du deine Füße hinter deinem Kopf aufstellst, auf einer unsichtbaren Linie mit der Ausgangsposition deiner Füße und deines Kopfes. Sobald du den Punkt erreichst, an dem dein Schwerpunkt direkt über deiner Stützbasis ist, musst du nur noch deine Schulter wegdrücken und deinen Schwerpunkt hinter die Stützbasis bringen, um die Rolle auszuführen; die Schwerkraft erledigt den Rest ganz ohne Kraftaufwand. Das Gewicht deines Körpers drückt auf deine Beine und du kannst deine Füße kontrolliert über den Boden rutschen lassen. Wenn du zurückrollst, unterstützt du die Rollbebewegung deines Körpers durch eine Rotation deiner Schulter und deines Arms auf dem Boden (siehe Foto), um den reibungslosen Übergang in die Bauchlage zu erleichtern.

### TECHNIKTIPP

Vergiss nicht, während des Rollens tief in den Bauch ein- und auszuatmen, um dich besser zu entspannen und die Mobilität der Brustwirbelsäule zu erhöhen.

5 Am Ende der Rolle sollte dein Körper flach auf dem Boden liegen, die Arme seitlich vom Körper weggestreckt. Du kannst deine Arme auch gerade über den Kopf strecken.

### SICHERHEITSHINWEIS

Bei der Rolle rückwärts oder der Rolle vorwärts solltest du es tunlichst vermeiden, dich die Körpermittellinie entlang gerade über den Rücken abzurollen, weil du dann über deine Wirbelsäule rollen würdest (oder auf dem Nacken) und sie möglicherweise durch harte, auf dem Boden liegende Objekte verletzen könntest. Rolle stattdessen von einer Hüfte zur gegenüberliegenden Schulter, sodass die Wirbelsäule nur sehr kurz und auf einer sehr kleinen Fläche den Boden berührt.

### SICHERHEITSHINWEIS

Wenn du eine Rolle vorwärts machst, darfst du auf keinen Fall dein Körpergewicht in Richtung Nacken drücken, und außerdem müssen sich dein Nacken und dein Kopf von der belasteten Schulter wegdrehen, wobei du gleichzeitig dein Kinn anziehst. Wenn du den Kopf gerade hältst – oder schlimmer noch, versuchst, ihn in dieselbe Richtung zu drehen wie die belastete Schulter, wie das bei der Rolle rückwärts der Fall ist – würde das dazu führen, dass du deinen Nacken überlastest und ihn möglicherweise verletzt.

# Übung: halbe Rolle rückwärts

Der wichtigste Teil der Rolle rückwärts ist die Körperposition, bei der die Wirbelsäule gebeugt ist, während du auf einer Schulter liegst und deine Fußballen hinter deinem Kopf den Boden berühren. Du kannst die Übung auf nur diesen Teil der Bewegung reduzieren. Sobald deine Ballen den Boden berühren, drückst du dich sofort vom Boden weg und lässt deinen Körper von der Schwerkraft über die gebeugte Schaukelbewegung in die Rückenlage ziehen. Während du immer wieder hin und her schaukelst, solltest du abwechselnd auf die linke und rechte Schulter rollen.

## Rolle vorwärts aus der Bauchlage

Die praktischen Anwendungen für die Rolle vorwärts sind dieselben wie für die Rolle rückwärts. Du führst sie mit seitlich am Körper angelegten, leicht abgespreizten oder t-förmig vom Körper weggestreckten Armen aus. In allen drei Fällen macht es keinen Sinn, zu versuchen, einen Arm unter den Körper zu schieben, bevor du die Rolle machst.

Wenn du anfängst, die Rolle aus einer höheren Position wie dem Kniestand oder dem aufrechten Stand auszuführen, kannst du einen Arm einwärts und abwärts zur Hüfte drehen, bevor du dich abrollst. Diese Option ermöglicht das Abfangen größerer Aufprallkräfte, indem du dich über eine gedachte Linie abrollst, die vom Handrücken zur Schulter verläuft, statt deine Schulter auf den Boden zu legen und den Arm gestreckt zu halten.

*1*

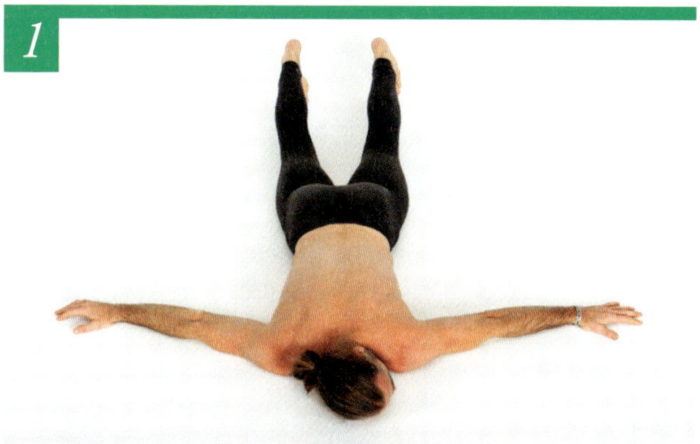

**1** Lege dich auf den Bauch und strecke die Arme seitlich vom Körper weg. (Du kannst die Arme auch seitlich am Körper anlegen oder sie leicht abwinkeln.) Deine Zehen sind aufgestellt. Dein Gesicht ist bereits von der Schulter weggedreht, die gleich das Gewicht übernehmen wird.

*2*

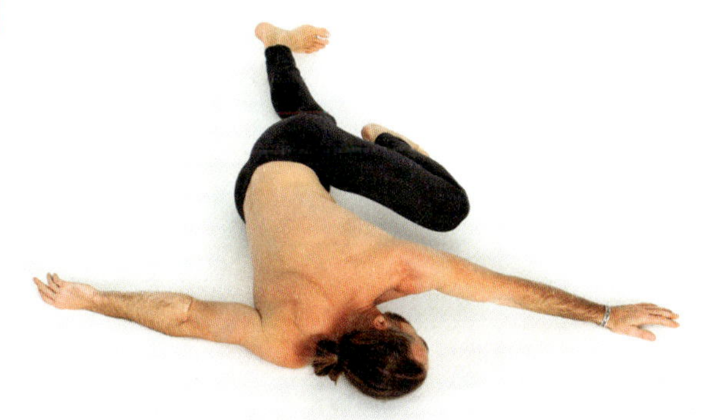

*3*

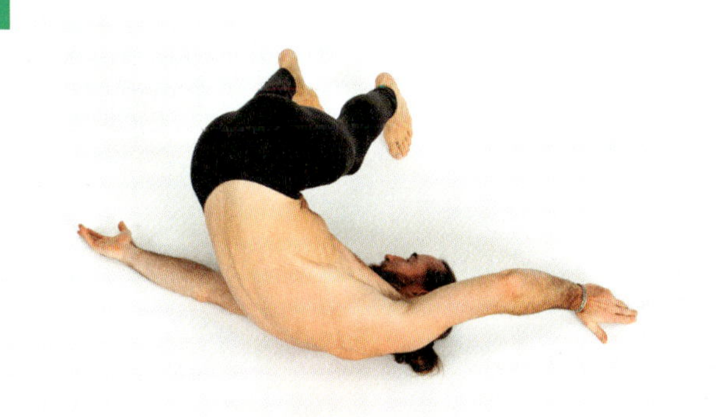

*(Fortsetzung auf der nächsten Seite)*

**2** Stoße dich mit den Fußballen ab, bringe das Bein auf der unbelasteten Körperseite mit einem großen Schritt nach vorne, dein Fuß landet etwa auf Hüfthöhe. Diese Bewegung dreht deinen Körper auf die Seite der Schulter, über die du abrollen möchtest. Um deinen Nacken zu schützen, beginne, dein Kinn anzuziehen.

**3** Du kannst deinen Rumpf auch anspannen und zwei oder drei kleine Schritte vorwärts machen, um deine Hüften vom Boden anzuheben und dein Gesäß nach oben zu schieben. Diese Variante ist ein wenig langsamer als die in Schritt 2 beschriebene.

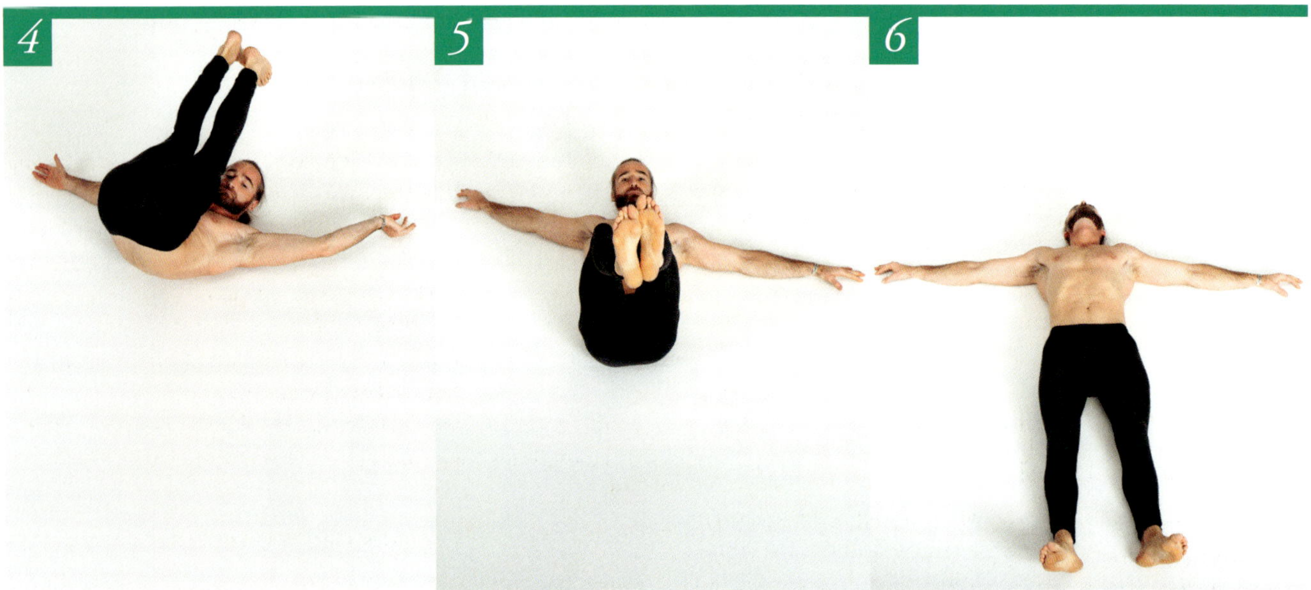


**4** Stoße dich mit dem Fuß des gebeugten Beins ab, um deinen Körper nach vorne zu bewegen; während du dein Gewicht auf die belastete Schulter verlagerst, ragt dein Gesäß in die Luft. Vermeide es, deinen Körper direkt in Richtung Kopf und Nacken zu drücken.

**5** Du hast deine Füße in den Boden gedrückt, um deine Beine vollständig zu strecken. Deine Fußballen sind immer noch am Boden, bereit für ein letztes Wegdrücken, das dazu führt, dass dein Schwerpunkt hinter deine Stützbasis kommt, sodass dein Körper kippt und auf die andere Seite rollt. Beide Arme sind am Boden, um den Körper zu stabilisieren und die Richtung der Rolle zu steuern. Du solltest in dieser Phase deine Schulter und den Arm einwärts rotieren, um die reibungslose Umpositionierung deines Körpers in die Rückenlage zu ermöglichen. Du rollst dich jetzt ohne zusätzlichen Kraftaufwand auf die andere Seite. Die Schwerkraft zieht dein Körpergewicht und die unteren Gliedmaßen nach unten. Drehe sofort den Kopf, um sicherzustellen, dass du in die richtige Richtung rollst.

**6** Während du deine Beine streckst, kannst du immer noch die Ausrichtung deines Körpers korrigieren, indem du deine Hüften bewegst. Am Ende der Bewegung liegst du auf dem Rücken, deine Ausrichtung bildet eine gerade Linie wie in der anfänglichen Bauchlage.

Es empfiehlt sich, die Rolle rückwärts und vorwärts aus einer liegenden Position zu üben, wobei die Ausrichtung des Körpers bei jeder Rolle von der Rücken- in die Bauchlage wechselt. Achte darauf, das Abrollen über beide Schultern zu üben, zuerst in einer geraden Linie – Umkehrung der Körperorientierung ohne Richtungsänderung – und dann das Rollen in unterschiedlichen Winkeln.

## Fortgeschrittene Varianten für beide Rollen

- Führe eine kontrollierte Rolle aus, sowohl langsam als auch dynamisch, ohne Schwung zu holen (also ohne kräftiges Abstoßen mit beiden Füßen oder anfängliches Schaukeln).
- Führe die Rolle ohne Zuhilfenahme der Arme aus, sowohl langsam als auch dynamisch, was eine perfekte Rumpfkontrolle erfordert. Wenn du damit ein Problem hast, kannst du die Arme beugen und die Hände zur Brust ziehen, damit sie nicht auf den Boden kommen.
- Rolle dich in einem kontrollierten Winkel – zum Beispiel in einem rechten Winkel – ab, damit du bei der Landung in eine andere Richtung ausgerichtet bist.
- Beginne die Rolle aus einer höheren Position – wie aus der Hocke oder dem Stand – oder führe sie nach einem Sprung aus, sobald du auf den Füßen gelandet bist.

# Robben

Mit dem Robben kannst du dich über eine gewisse Distanz kontinuierlich fortbewegen, während du dicht am Boden bleibst. Bewege dich robbend fort, wenn es in dem Kontext die beste oder auch die einzige Option ist. Technisch betrachtet besteht Robben im effizienten Wechsel der Auflagepunkte, um so die üblicherweise große Reibungsfläche und den Widerstand zu verringern, der bei Positionen im Liegen vorhanden ist.

## Robben in Rückenlage mit Schulterbewegung

Mit diesem Bewegungsmuster ist es möglich, sich schnell in Rückenlage fortzubewegen. Du kannst dich damit unter und/oder durch sehr niedrige Hindernisse – die schmal und lang sein können – hindurchbewegen. Falls nötig, kannst du in deinen Armen auch ein leichtes oder kleines Objekt halten und tragen. Wenn du zu steifen Schultern neigst, ist diese Bewegung eine großartige Lockerungsübung, weil die Schultermobilität (sowie die Hüftrotation) für eine effektive Bewegung essenziell sind.

Obwohl du diese Bewegung in der Realität vielleicht in einer nicht linearen Bahn ausführen musst, empfehle ich dir, diese Technik zuerst linear zu üben, damit du ein gutes räumliches Bewusstsein und Körperkontrolle entwickelst.

Das Robben in Rückenlage mit Schulterbewegung ist erstaunlich leicht, weil es ein kontralaterales Muster ist, das sich auf eine Stützbasis verlässt, die aus einem Fuß und der gegenüberliegenden Schulter besteht. Obwohl du deine Hüften rotierst, darfst du sie nicht beugen, wenn du dich möglichst effizient in einer geraden Linie fortbewegen willst. Du kannst diese Bewegung üben, indem du einer auf den Boden gezeichneten Linie (oder einem dort angebrachten Klebestreifen) folgst; versuche, der Linie zu folgen, ohne sie anzusehen. Wenn du sie effizient ausführen willst, ist diese Bewegung technischer, als sie auf den ersten Blick erscheint.

*1*

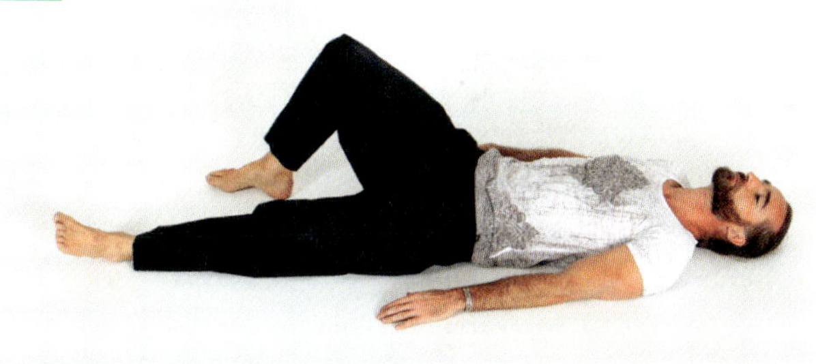

*2*

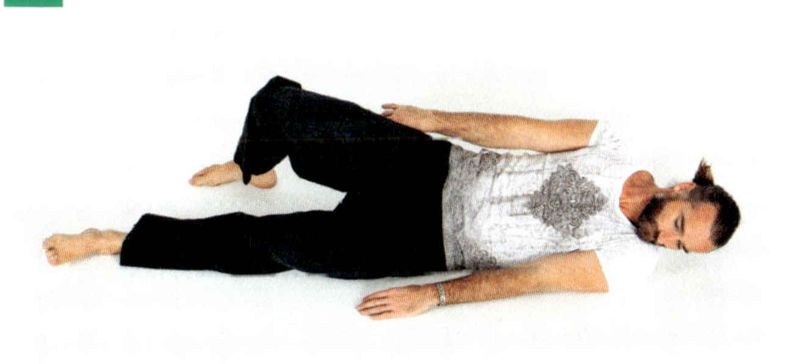

*3*

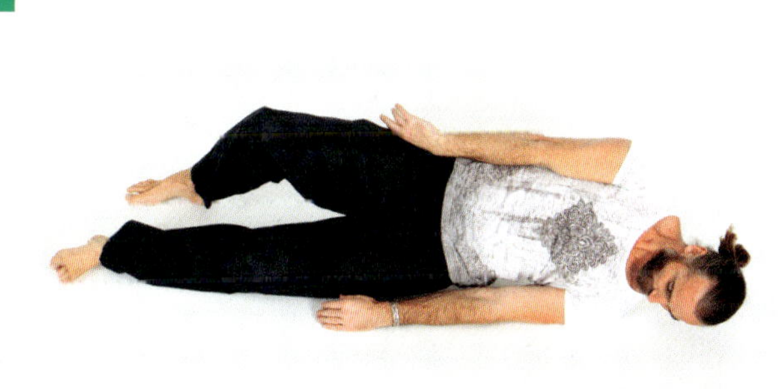

*(Fortsetzung auf der nächsten Seite)*

1 Beuge in der Rückenlage ein Bein leicht, um einen Fuß möglichst nah an dein Gesäß zu ziehen, und setze deine Ferse auf dem Boden auf, indem du dein Fußgelenk beugst. Wenn der Boden rutschig ist, kannst du den Fuß näher ans Knie ziehen, um deiner Ferse mehr Reibung zu geben, wenn du das Bein streckst. Halte das andere Bein gestreckt.

2 Setze deine Hüften ein, um dein Gewicht auf die Körperhälfte zu verlagern, die nicht auf der Seite des aufgesetzten Fußes ist. Dies reduziert den Oberflächenkontakt deines Körpers mit dem Boden enorm. Halte den Kopf durchgehend leicht vom Boden gehoben.

3 Schiebe deine Ferse nach unten, um die Reibung aufrechtzuerhalten und das gebeugte Bein zu strecken. Drücke dann den Körper hoch, während sowohl die Ferse als auch die belastete Schulter an Ort und Stelle verankert sind. Strecke dein Bein, bis du spürst, dass die Schulter möglichst weit nach unten, also weg von deinem Ohr, ist. Wenn du das Bein streckst, ziehst du die gegenüberliegende Schulter in Richtung Ohr.

4 Während du dein Körpergewicht in die entgegengesetzte Richtung verlagerst, ziehst du den anderen Fuß an, um ihn etwas näher ans Gesäß zu bringen und die Ferse fest aufzusetzen, um die vorangegangenen Schritte auf der anderen Seite zu wiederholen. Ziehe deine freie Schulter weiter nach oben in Richtung Ohr, damit sie, wenn sie den Boden berührt, möglichst weit vorne landet und du mit der Rotation eine möglichst große Distanz zurücklegst.

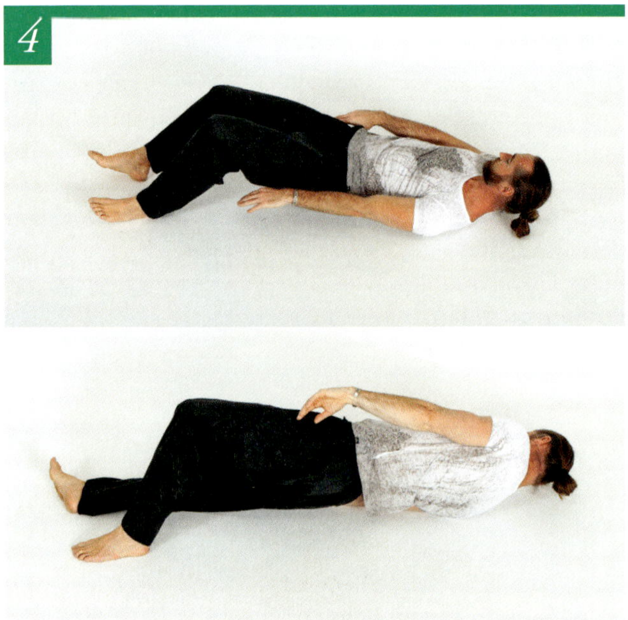


Das ist genau dieselbe Position, die ich in Schritt 2 beschreibe, nur spiegelverkehrt. Wiederhole jetzt dieselbe Sequenz, halte deinen Körper auf der Längsachse ausgerichtet und deine Schultern entspannt. Behalte eine tiefe und entspannte Bauchatmung bei.

Es treten einige Fehler und Ineffizienzen auf, die du vermeiden solltest, wenn du unter Einsatz deiner Schultern effizient in Rückenlage robben willst:

- Die Verwendung einer ipsilateralen Bewegung; du versuchst dich mit dem Fuß und dem Bein abzustoßen, die sich auf derselben Seite wie die Stützschulter befinden. Das führt dazu, dass du dich auf eine Seite lehnst, Gleichgewichtsprobleme bekommst oder die Ferse nach unten drückst, um Reibung zu erzeugen, was jedoch zu überflüssigen Spannungen führt, die die Bewegung verlangsamen.
- Du bringst den Fuß zu nah ans Gesäß und beugst das Bein zu stark. Die Länge der Beinstreckung sollte kurz genug sein, um dem begrenzten Bewegungsumfang der Stützschulter gerecht zu werden. Wenn du dich weiter mit dem Bein abstößt, nachdem du den maximalen Schulterdruck erreicht hast, zwingst du deine Hüften dazu, sich von der Linie wegzubewegen. So wird dein Weg keine Linie, sondern eine Zickzackbewegung wie bei einem Robben in Bauchlage.
- Rückwärts treten, wenn du beim Strecken des Beins die Ferse nicht nach unten drückst.
- Die Anwendung eines eingeschränkten Bewegungsumfangs in den Schultern, der begrenzt, wie groß die Distanz ist, die du pro Zyklus zurücklegst. Wenn du dieses Problem bemerkst, musst du dich aufrichten und deine Schultern fließend und mit einer maximalen Amplitude nach hinten rotieren, bevor du weiterrobbst.
- Die Beugung der Hüfte oder der Wirbelsäule, wenn sich der Körper zur Seite dreht, was die restliche positionale Sequenz stört oder deine Bewegungsbahn in einer Zickzacklinie verlaufen lässt.
- Eine unterbrochene, stockende Atmung, die normalerweise mit einer allgemeinen Anspannung in Verbindung steht, vor allem in den Schultern.
- Der Versuch, flach auf dem Rücken liegen zu bleiben und nach hinten zu rutschen. Wenn das Gelände und deine Kleidung das Rutschen zu einer einfachen und kräftesparenden Fortbewegungsmethode machen, kann es sinnvoll sein, mit flachem Rücken zu rutschen; andernfalls wirst du Probleme haben.

Alternativ dazu kannst du das Robben in Bauchlage üben, obwohl diese Variante viel schwerer und langsamer ist.

## Robben in Rückenlage mit Hüftbewegung

Das Robben in Rückenlage mit Hüftbewegung ist eine effektive Fortbewegungsmethode, wenn man auf der Seite liegt. Weil du dich in eine Richtung bewegst, die deiner Körperorientierung entgegengesetzt ist, kannst du mit dieser Bewegung Abstand zwischen dir und einer Bedrohung schaffen, während du diese im Blick behältst (damit du sofort reagieren kannst, wenn sich die Situation verändert). Wenn du diese Form des Robbens benutzt, kannst du auch ein Objekt in deinen Armen halten. In einem Gefecht könntest du dieselbe Bewegung benutzen, um deine Beine zwischen dich und einen Gegner zu bringen, der rittlings oder in der Side-Control-Position auf dir sitzt.

Sowohl im Training als auch in alltäglichen Situationen kannst du das Robben in Rückenlage mit Hüftbewegung ausführen, indem du dich mit beiden Beinen wegdrückst oder mit einem Bein abstößt und dich auf einer Körperseite entlang bewegst (damit du dich in einer geraden Linie bewegst) oder die Seiten abwechselst (womit du dich im Zickzack bewegst). Du kannst dies auch als menschliche Variante des Schlängelns oder Seitwindens betrachten, mit der sich manche Reptilien fortbewegen.

Das einbeinige Robben in Rückenlage mit Hüftbewegung, das wie folgt beschrieben wird, ist schwieriger als die beidbeinige Variante, weil es sich um ein kontralaterales Muster handelt, das sich auf den Fuß und die Schulter der Gegenseite als Stützbasis verlässt. Beginne die Übung damit, dass du beide Füße auf den Boden stellst und dich mit beiden Beinen wegdrückst, bevor du die einbeinige Version probierst.

*1*

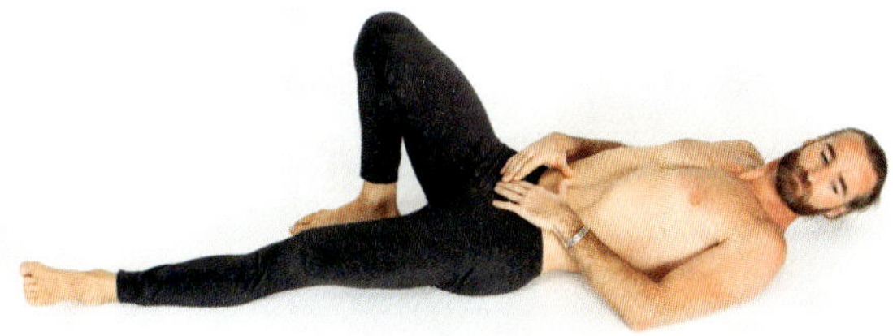

*2*

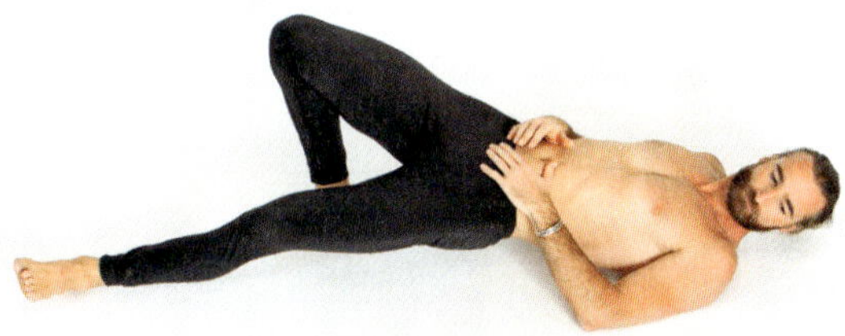

*3*

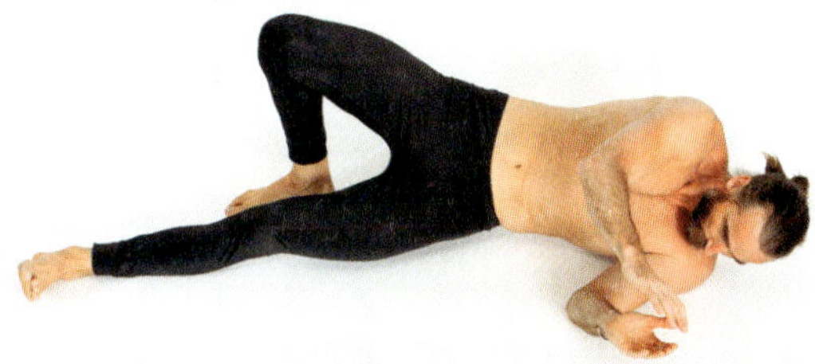

*4*

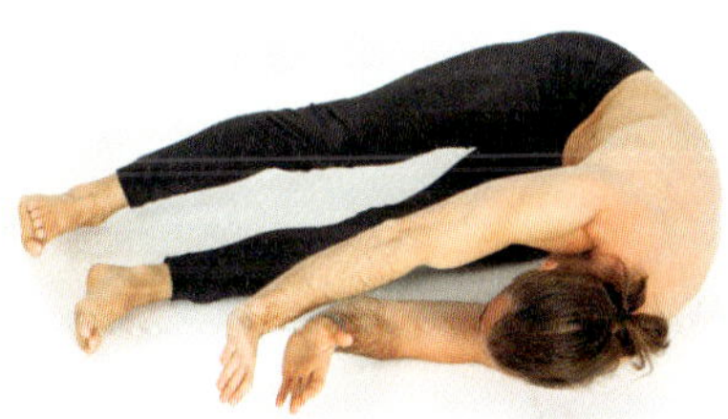

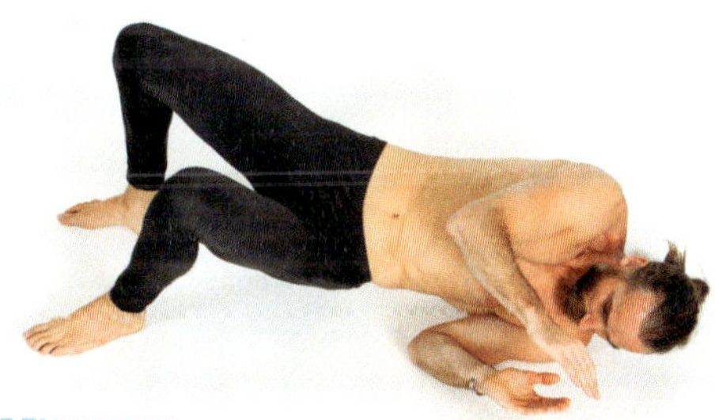

MIT BEIDEN BEINEN

1 Begib dich in die Rückenlage und schaue nach links, wenn du dich nach links bewegen willst, und beuge das rechte Bein. Ziehe den Fuß des gebeugten Beins möglichst nah ans Gesäß, um maximale Kraft zu erzeugen und eine maximale Distanz zurückzulegen; sonst musst du deinen Fuß nicht so weit nach oben bringen.

2 Drücke die Ferse in den Boden und stoße dich ab, um dein Gesäß anzuheben und deine Hüften auf die Rotation vorzubereiten.

3 Verlagere dein Körpergewicht auf die linke Schulter, um die Reibung zu verringern und die volle Streckung deiner Beine zu ermöglichen, damit sich deine Hüften zurückbewegen können. In dieser Phase sollte sich deine Stützbasis zwischen den Fersen und der Schulter befinden.

4 Drücke die Fersen in den Boden und halte die Fußgelenke leicht gebeugt, um die Reibung der Fersen beizubehalten und zu verhindern, dass sie wegrutschen, wenn du dich mit dem Bein abdrückst. Strecke das Bein vollständig, stoße deine Hüfte möglichst weit zurück und lasse diese Körperseite in Bodenkontakt kommen. Abhängig von dem Kontext, in dem du robbst, kannst du in der Bewegung auch deine Arme vollständig strecken, als ob du etwas mit ihnen wegstoßen würdest; beuge deine Arme und halte sie nah an der Brust und vom Boden angehoben oder halte deine gebeugten Arme schützend vors Gesicht. Bringe die Fersen nah ans Gesäß, um die gesamte Sequenz noch einmal auf derselben Seite zu wiederholen. Alternativ kannst du dich so bewegen, dass du dieselbe Sequenz auf der anderen Seite wiederholst.

## Halbes und vollständiges Hochdrücken in Bauchlage

Beim halben Drücken und vollständigen Drücken in Bauchlage hebst du deinen Oberkörper mithilfe der Arme an, während deine Beine und Hüften am Boden bleiben. Diese Bewegungen sind nützlich, wenn du aus dem Liegen ins Robben oder umgekehrt wechseln willst, wenn du sehr dicht am Boden entlangrobben und dein Sichtfeld anheben musst, um deine Umgebung zu beobachten, oder wenn du versuchst, nach einem Objekt zu greifen, während du dicht am Boden bleibst.

Diese beiden Positionen öffnen deine Hüften, Lenden- und Brustwirbelsäule sowie die Schultern, wie auch dein Körpergewicht auf die Handflächen, Ellbogen und Schulter verlagert wird; somit sind sie eine hervorragende Vorbereitung für Krabbelbewegungen. Sieh dir die Fotos genau an, bevor du die vorgeschlagene Übungsfolge ausführst.

**TECHNIKTIPP**

Achte auf eine kontinuierliche Bauchatmung.

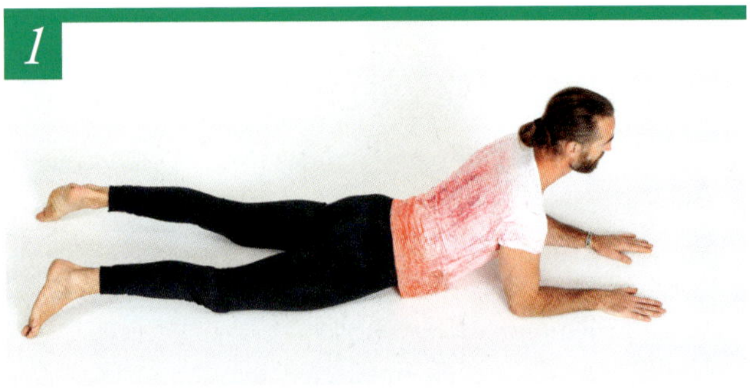

1 Halbes Hochdrücken in Bauchlage

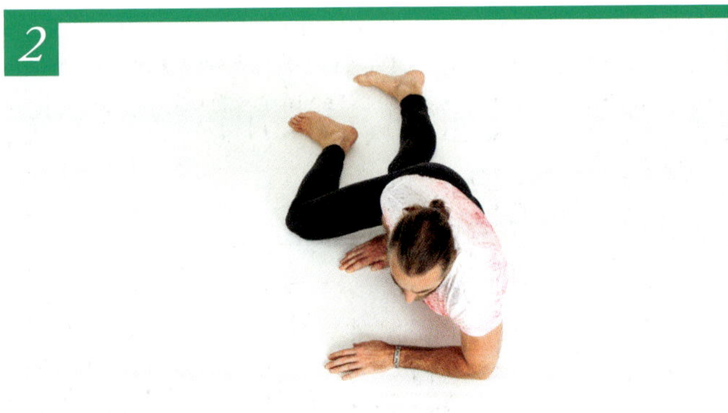

2 Halbes Hochdrücken mit Hüft-Rumpf-Rotation in seitlicher Bauchlage

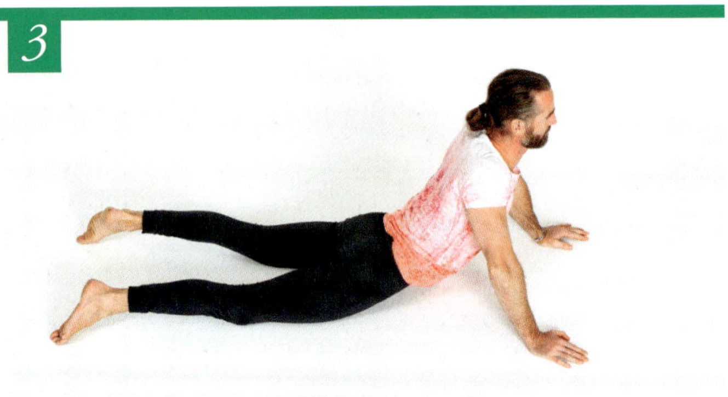

3 Vollständiges Hochdrücken in Bauchlage

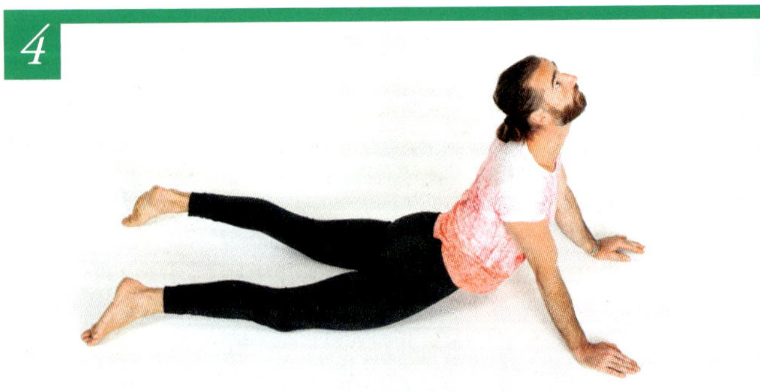

4 Vollständiges Hochdrücken in Bauchlage mit Kopfstreckung

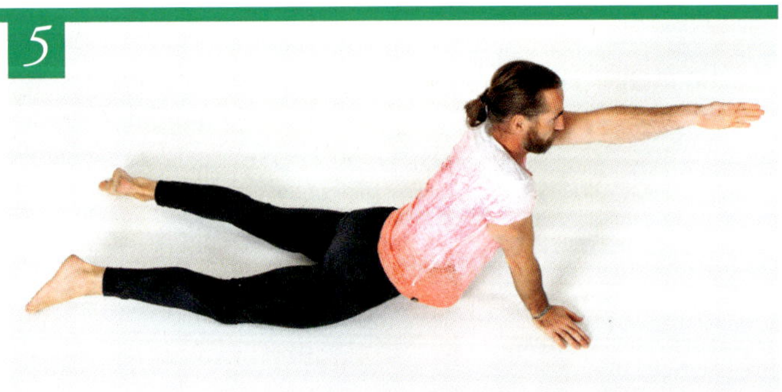

5 Vollständiges Hochdrücken in Bauchlage mit nach vorne gestrecktem, vom Boden gehobenem Arm

6

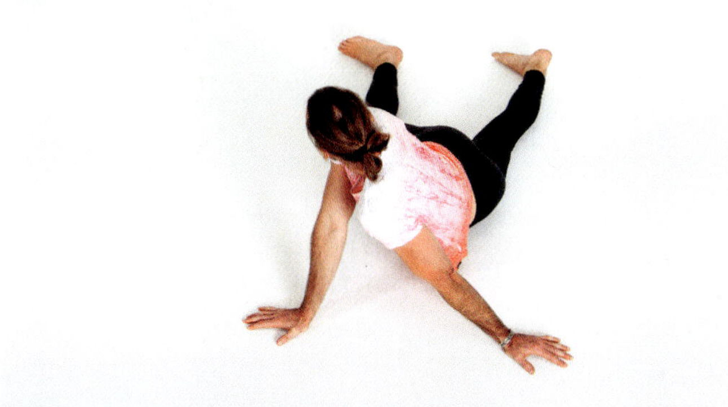

6 Vollständiges Hochdrücken in Bauchlage mit Hüft-Rumpf-Rotation

7

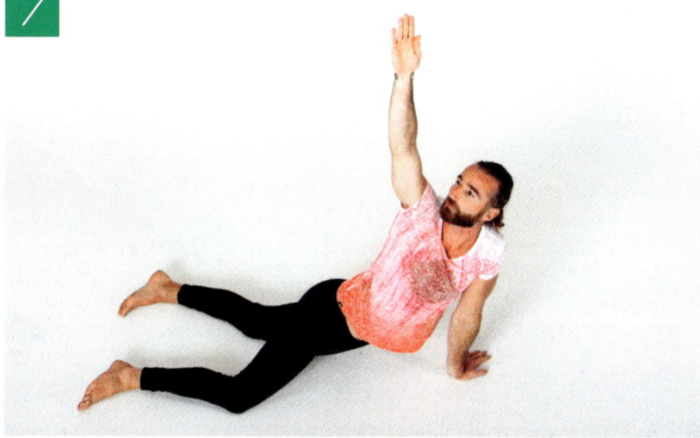

7 Vollständiges Hochdrücken in Bauchlage mit Hüft-Rumpf-Rotation und nach oben gestrecktem Arm

## Halbes Hochdrücken in Bauchlage

Gehe in die Bauchlage. Beuge deinen Ellbogen und stütze deinen Oberkörper mit den Unterarmen ab, wobei die Handflächen flach auf dem Boden liegen. Halte die Hüften unten, aber drücke sie nicht aktiv abwärts, wenn sie nicht von selbst dorthin kommen. Verändere die Position deiner Unterarme und stelle sie jetzt etwas breiter, enger, weiter nach vorne, nach innen oder nach außen ab; du kannst dein Körpergewicht auch zwischen deinen Armen hin und her verlagern. Eventuell kannst du deinen Kopf auch mit einer Hand abstützen. Strecke deine Arme nach vorne oder zur Seite. Drehe deinen Kopf zur Seite oder blicke nach oben.

Strecke einen Arm nach vorne, zur Seite oder nach oben. Strecke dich und mache dich so lang wie möglich. Du kannst auch versuchen, einen Gegenstand oder eine Oberfläche zu greifen, um die Bewegung realistischer zu gestalten.

Ziehe die eine Schulter nach vorne, die andere Schulter nach hinten und drehe dabei deine Hüften, damit du auf beiden Seiten nach hinten schauen kannst.

## Vollständiges Hochdrücken in Bauchlage

Lege jetzt die offenen Hände etwa auf Kopfhöhe oder knapp hinter deinem Kopf auf dem Boden ab und drücke dich hoch. Beide Arme sind vollständig in der Lockout-Position gestreckt, das heißt, deine Arme rotieren nach außen, die Ellbogen zeigen zum Körper und die Armbeugen weisen nach vorne, um eine größere Stabilität zu bieten. Halte die Hüften tief, aber drücke sie nicht aktiv nach unten oder strecke nicht die Lendenwirbelsäule, wenn dies unangenehm oder schmerzhaft ist. Dasselbe gilt für die Rotation von Hüften, Rumpf und Nacken sowie das Strecken deiner Arme. Finde und halte eine Position, die bequem ist oder eine leichte Herausforderung darstellt. Du kannst viele Positionen ausprobieren, die den Positionen ähneln, die du mit deinen Unterarmen am Boden gemacht hast: nach hinten blicken oder einen Arm nach vorne, zur Seite, nach hinten oder nach oben strecken.

# Krabbeln auf allen vieren: Füße, Knie, Ellbogen, Hände

Es ist nun an der Zeit, sich Krabbeltechniken zuzuwenden, die nur durch den Einsatz aller vier Gliedmaßen möglich sind. Bei dieser Art der Fortbewegung liegt der Körperschwerpunkt über dem Boden, was die Reibung enorm reduziert und eine wesentlich schnellere Fortbewegung ermöglicht als beim Robben. Auf diese Weise kannst du auch leicht erhöhte Hindernisse überwinden, die dir im Weg stehen. Aus Vierfüßlerpositionen kannst du sehr schnell deine Orientierung verändern oder wieder in die liegende Position zurückkehren; du kannst auch viel schneller als aus dem Liegen in den aufrechten Stand wechseln. Du hast hinsichtlich der Auflagepunkte, die dir zur Verfügung stehen, mehrere Optionen – Füße, Knie, Unterarme oder Hände –, mit denen du deine Höhe leicht variieren kannst. Der Einsatz deiner Knie und Unterarme sorgt zwar für eine sehr starke und stabile Position, verlangsamt aber die Fortbewegung, während der Einsatz deiner Füße und Hände dich schnell krabbeln oder kriechen lässt.

1

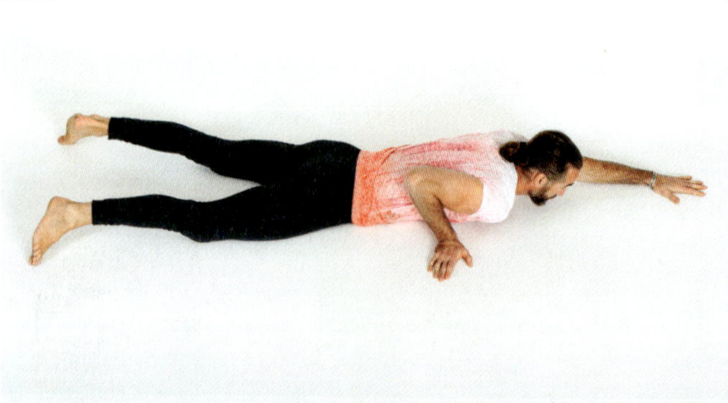

2

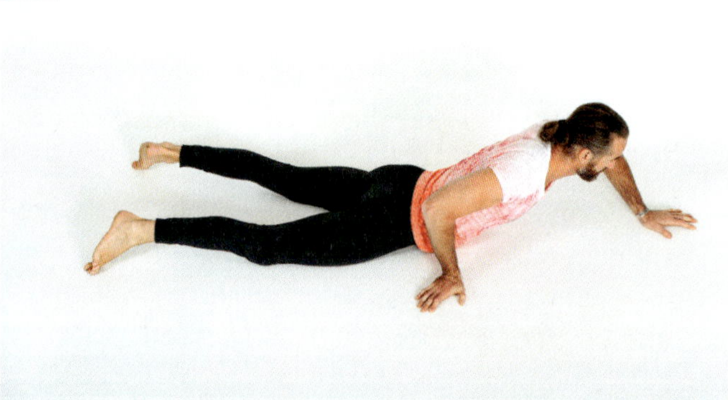

3

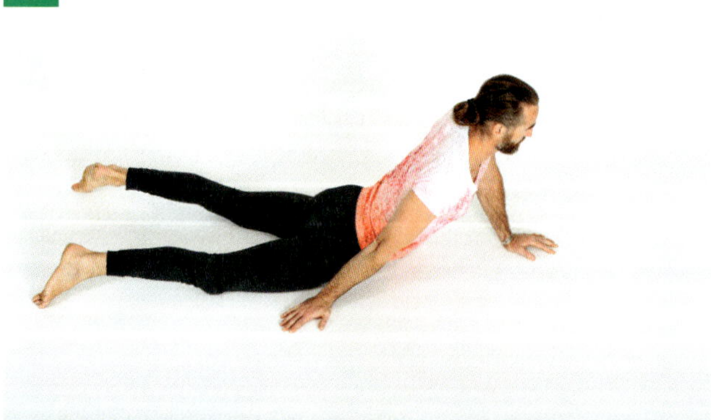

1 Beginne in der Bauchlage und stelle einen Arm so auf, dass sich die flache Hand knapp unter der Schulter befindet und nach außen gedreht ist, sodass deine Finger zur Seite oder nach hinten zeigen. Der andere Arm ist mit leicht gebeugtem Ellbogen nach vorne gestreckt; deine Hand befindet sich in direkter Verlängerung zu deiner Schulter.

2 Drücke dich mit deiner hinteren Hand ab, stemme dich in deine vordere Hand, um die Brust leicht vom Boden zu heben, und verstärke den Druck mit deinem hinteren Arm, um die Brust und den vorderen Arm noch ein wenig stärker anzuheben.

3 Schließe die Bewegung ab, indem du dich vollständig hochdrückst und beide Arme streckst, um deinen Rumpf vollständig vom Boden zu heben. Von dort ausgehend kannst du die Position deines Rumpfs und deiner Arme so verändern, dass sie wieder in die Ausgangsposition zurückkehren – oder du führst die Bewegung auf der anderen Seite aus.

## Krabbeln auf Knien und Unterarmen mit Hüftrotation

Diese Bewegung ist eine kontralaterale Krabbeltechnik in Bauchlage, die benutzt wird, um sich unter Hindernissen hindurchzuschieben, die zwar ausreichend breit, aber nicht sehr hoch sind. Typische Anwendungsbereiche sind die Fortbewegung in und durch beengte Bereiche, um sich an Wild heranzupirschen, sich ungesehen in Sicherheit zu bringen oder generell möglichst unbemerkt zu bleiben. Diese Bewegung bietet sich auch an, um bergauf zu krabbeln, während man dicht am Boden bleibt. Dasselbe Rotationsmuster in der Hüfte, das diese Bewegung antreibt, kann benutzt werden, wenn man Knie/Hand, Fuß/Unterarm oder Fuß/Hand als Auflagepunkte verwendet.

Obwohl diese Variante des Krabbelns so aussieht, als würdest du liegen, bewegst du dich hauptsächlich mit deinen Oberschenkeln, Hüften und dem vom Boden angehobenen Rumpf. Weil dieses Muster am besten als »militärisches Kriechen« bekannt ist, wird es als zermürbende, anstrengende Bewegung betrachtet, die auf reiner Konditionierung beruht. Von außen betrachtet entsteht der Eindruck, dass man sich hauptsächlich mithilfe der Arme vorwärts bewegt. Es ist eine sehr effiziente Technik, die in erster Linie die kraftvolle und permanente Bewegung nutzt, die durch die Hüftrotation erzeugt wird, welche die Knie in Bewegung setzt. Abhängig vom Gelände und der Bodenreibung ist es in der Tat manchmal notwendig, kräftig mit den Unterarmen zu ziehen, wenn die Knie nach hinten rutschen. Ansonsten sollten deine Hüften und dein Rumpf den Großteil der Arbeit erledigen. Die Arme sollten nur so weit angespannt sein, dass sie sich vorwärts bewegen, während der Rumpf vom Boden angehoben bleibt. Du kannst dasselbe Muster statt mit Knie und Hand auch mit Fuß und Unterarm ausführen; wenn das Gelände allerdings rutschig ist, wird es nicht so gut funktionieren wie die Variante mit den Knien. Du kannst diese Bewegung auch als Krabbeln oder Vierfüßlergang mit Hüftrotation umsetzen, obwohl in den meisten Fällen ein normaler Vierfüßlergang ohne Hüftrotation effizienter ist.

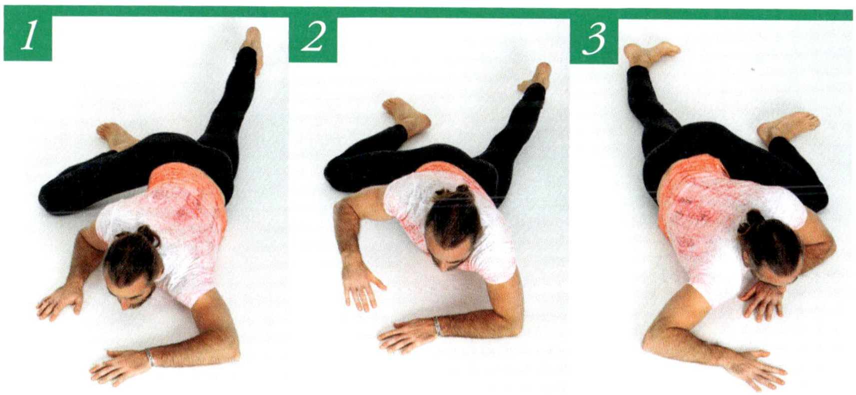


(Fortsetzung auf der nächsten Seite)

**1** Beginne in einer kontralateralen Bauchlage. Auf der einen Körperseite ist dein Bein gebeugt und angezogen, der Fuß zeigt nach außen und liegt flach auf dem Boden, die Ferse ist dabei nah am Gesäß. Der Arm ist auf dieser Seite nach hinten gezogen, die Handfläche zeigt nach unten. Auf der anderen Seite ist das Bein nach hinten gestreckt, und die Hüfte liegt leicht auf dem Boden auf. Der Arm ist auf dieser Seite gebeugt und vor dem Körper abgelegt, die Hand befindet sich direkt vor dem Kopf. In einer typisch kontralateralen Position stehen Arm und Bein der einen Körperseite eng zusammen, während sie auf der anderen Körperseite weiter voneinander entfernt sind.

**2** Spanne deine Bauchmuskeln an und stoße dich mit dem hinteren Knie ab, um deine Hüften nach vorne zu schieben. Sobald sich Hüften und Brust heben, drückst du deinen vorderen Unterarm nach unten, um deinen Rumpf anzuheben, damit er sich vorwärts bewegen kann. Ziehe gleichzeitig deinen hinteren Arm entspannt aufwärts und vorwärts.

**3** Wenn deine Hüften maximal weit oben sind, verläuft deine Stützbasis von deinem hinteren Knie zum vorderen Ellbogen. Sobald sich die Schulter auf der Seite des abgestützten Arms direkt über dem Ellbogen befindet oder diesen bereits passiert hat, rotierst du deine Hüften, um dein Körpergewicht auf die andere Seite zu verlagern. Durch diese Rotation und das Abstoßen mit deinem stützenden Knie ziehst und beugst du dein hinteres Bein, um es am Boden entlang nach vorne zu ziehen, während du deinen hinteren Arm nach vorne bringst. Die Position sollte die spiegelverkehrte Version der Ausgangsposition sein, und von dort kannst du dich weiter vorwärts bewegen. Du kannst dich auf diese Weise auch rückwärts bewegen, indem du die Sequenz in umgekehrter Reihenfolge ausführst. Wenn du hauptsächlich mit deinen Hüften und deinem Rumpf arbeitest, ist die Rückwärtsbewegung nicht schwerer oder kräftezehrender als die Vorwärtsbewegung.

4

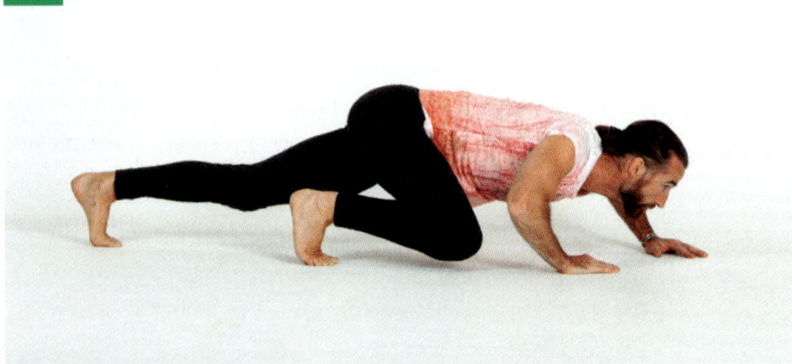

4 Vierfüßlergang mit Hüftrotation

## Kontralaterale Übung mit einem Fuß und einer Hand

Diese Übung ist eine praktische Fuß-Hand-Bewegung, wenn du versuchst, etwas zu ergreifen, das vor dir auf dem Boden liegt. Ansonsten ist sie eine hervorragende Technik, um das kontralaterale Balancieren auf einem Fuß und einer Hand zu lernen und zu entwickeln. Wenn dir die Fuß-Hand-Position zu anstrengend ist, kannst du am Anfang das Knie auf dem Boden ablegen.

1

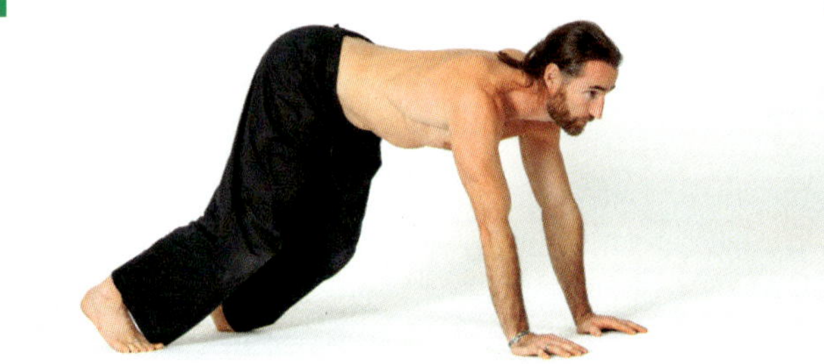

2

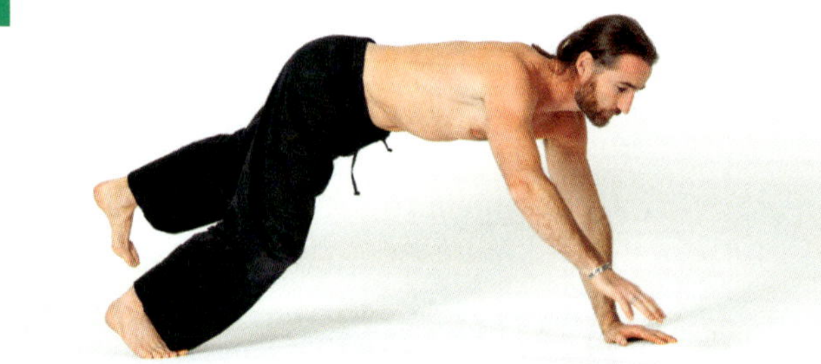

3

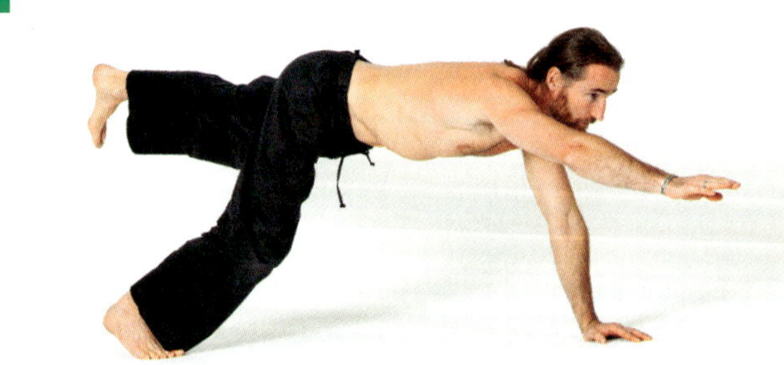

1 Fange in einem parallelen Vierfüßlerstand mit angehobenen Knien an, bei dem deine Füße und Schultern weitgehend auf einer Linie sind, aber etwas mehr Körpergewicht auf deinen Füßen lastet, sodass deine Schultern nicht direkt über den Händen stehen, sondern knapp dahinter.

2 Spanne deine Bauch- und Gesäßmuskeln an. Hebe eine Hand und den gegenüberliegenden Fuß an, um eine stabile kontralaterale Position mit einem Fuß und einer Hand einzunehmen.

3 Du kannst die Übung schwieriger gestalten, indem du das angehobene Bein und den angehobenen Arm nach hinten beziehungsweise vorne streckst. Ganz gleich, wie weit du deine Gliedmaßen streckst, halte die Position mit den zwei Auflagepunkten für einen Augenblick und kehre dann wieder in die Ausgangsposition zurück. Wiederhole die Übung auf der anderen Seite.

## Vierfüßlergang

Diese Übung ist das wahrscheinlich »tierischste« Krabbelmuster, das es gibt. Sie ist auch unter der Bezeichnung »Bärengang« bekannt (als hätten Bären das Monopol für diese Art der Fortbewegung). Die meisten Landsäugetiere bewegen sich auf allen vieren, ebenso wie Babys, bevor sie lernen, auf zwei Beinen zu gehen. Der Vierfüßlergang hat den großen Vorteil, dass du damit schneller längere Strecken zurücklegen kannst als mit anderen Krabbeltechniken. Du hast damit auch die Möglichkeit, auf einer schmalen Fläche zu balancieren sowie unter, über und an Hindernissen vorbeizukommen. Es gibt allerdings viele Fehler, die auftreten können, wenn du dich auf diese trügerisch einfache und natürliche Weise fortbewegst. Diese Fehler halten dich nicht davon ab, effektiv zu sein, aber sie können auf jeden Fall deine Effizienz beeinträchtigen und dich ermüden.

Wir gehen zuerst auf eine gute Technik ein und fangen mit der einfacheren Ausführung an: der Sequenz mit vier und drei Auflagepunkten.

### 4/3-Auflagepunkte

Ganz gleich, ob du dich vorwärts oder rückwärts bewegst, bei diesem Muster verwendest du eine Position, die abwechselnd aus vier und drei Auflagepunkten besteht: zwei Füße und zwei Hände, zwei Füße und eine Hand, zwei Füße und zwei Hände, ein Fuß und zwei Hände, zwei Füße und zwei Hände und so weiter. Indem man die Auflagepunkte auf diese Weise variiert, haben Position und Bewegung stets ein gutes und stabiles Fundament. Jedes Mal, wenn du zu den vier Auflagepunkten zurückkehrst, wechselst du zwischen einer kontralateralen und einer ipsilateralen Position. Diese Sequenz ist ein hervorragender Kompromiss zwischen Schnelligkeit und Balance/Stabilität. Diese Position ist kompakter als die Version mit 4/2-Auflagepunkten. Im Allgemeinen erfordert die 4/3-Version weniger Gelenk- und Rumpfstabilität als die Variante mit 4/2-Auflagepunkten.

#### TECHNIKTIPP

Bemühe dich darum, während der Bewegung eine (möglichst) neutrale Wirbelsäule beizubehalten. Je nachdem, wie weit du deine Hände und Füße streckst, kann deine Stützbasis etwas kompakter werden und dich dazu zwingen, einen leichten Rundrücken zu machen, was allerdings kein großes Problem darstellt.

1 Beginne in einem kontralateralen Vierfüßlerstand, wie er weiter oben beschrieben ist, bei dem die Hände und Füße versetzt sind. Die Beine sind halb gebeugt, die Arme in der Lockout-Position. Dein Kopf ist leicht nach hinten geneigt; neige ihn nur so weit zurück, dass du ungehindert nach vorne blicken kannst.

2 Verlagere dein Körpergewicht auf die vordere Hand, während du deinen Arm stabil in der Lockout-Position hältst. Hebe die hintere Hand und bewege sie nach vorne.

1

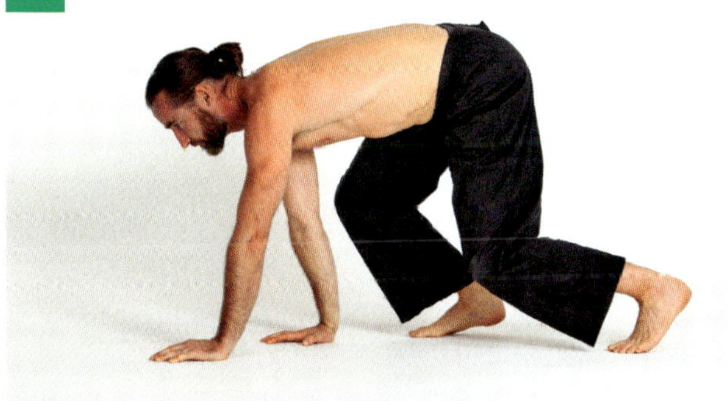

2

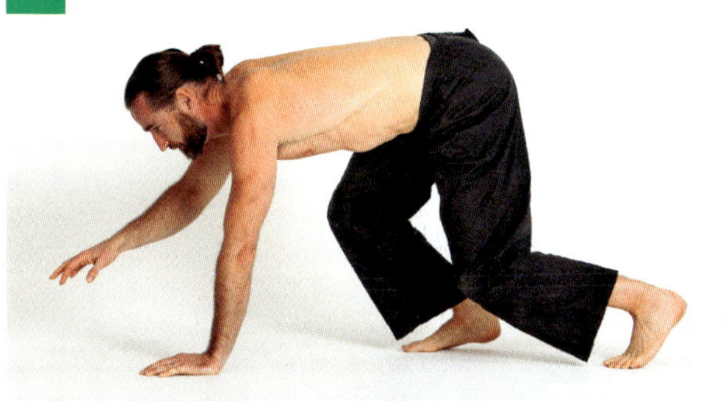

*(Fortsetzung auf der nächsten Seite)*

3

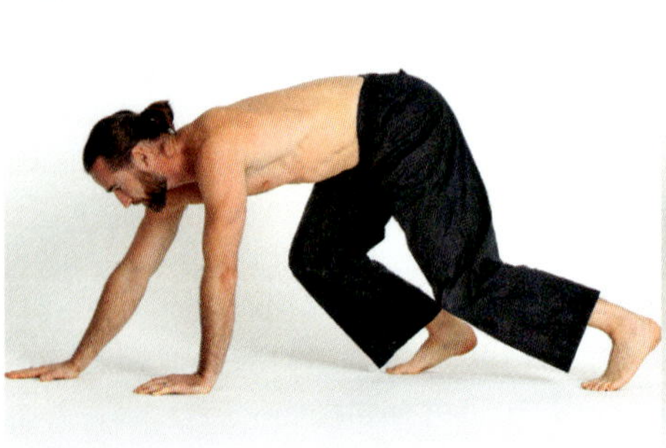

4

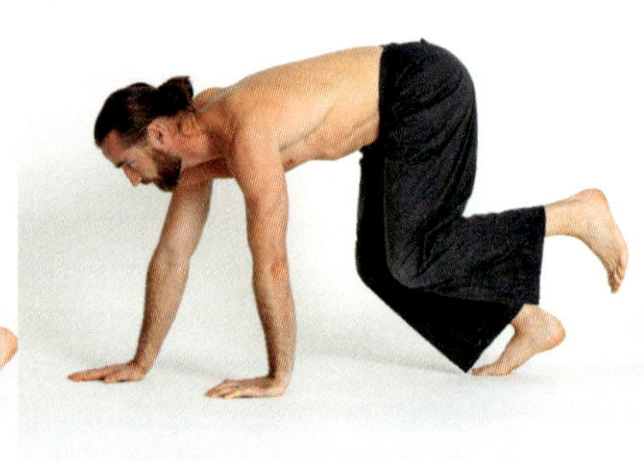

5

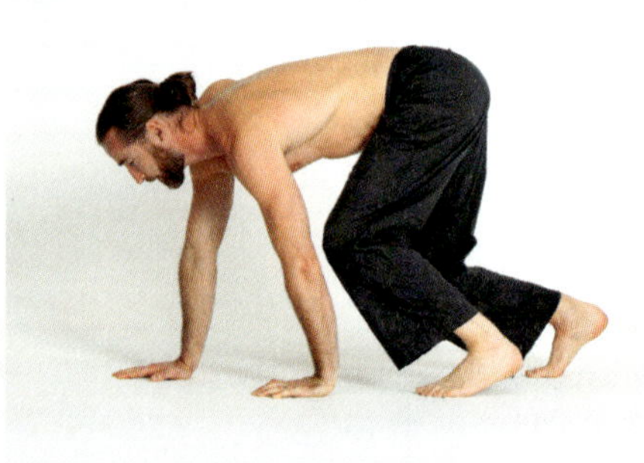

**3** Wenn die Schulter deines hinteren Arms direkt über der Handfläche steht, legst du die Hand vorne ab und stellst eine ipsilaterale Fuß-Hand-Position her.

**4** Verlagere dein Körpergewicht auf den vorderen Fuß, damit du deinen hinteren Fuß heben und nach vorne ziehen kannst.

**5** Stelle den Fuß, den du bewegst, vor dem Standfuß auf und stelle die versetzte, kontralaterale Ausgangsposition her (jetzt spiegelverkehrt).

Abgesehen von den offensichtlichen und üblichen Haltungsproblemen wie einem extremen Rundrücken, gebeugten Armen, überstreckten Nacken, angehaltener Luft und allgemeiner Ungelenkigkeit ist der folgende Punkt ein typisches Problem, das oft bei dieser Übung auftritt:

- Timing, das heißt, nicht zu wissen, wann sich die einzelnen Gliedmaßen bewegen sollen. Dies erschwert die Einnahme der korrekten Position und erzeugt weitere Probleme. Achte darauf, dass du den genauen Unterschied zwischen einem ipsilateralen und einem kontralateralen Vierfüßlerstand kennst und dich jederzeit gezielt in die eine oder andere Position bewegen kannst (immer dann, wenn du durcheinanderkommst und deine Position neu ansetzen musst).

### TECHNIKTIPP

Du kannst die Sequenz auch umkehren, um rückwärts oder seitwärts zu gehen, indem du die Arme und Beine parallel oder überkreuzt aufsetzt.

## 4/2-Auflagepunkte

In diesem Muster besteht die Position durchgehend und abwechselnd aus vier und zwei kontralateralen Auflagepunkten: zwei Füße und zwei Hände, gegenüberliegender Fuß und Hand, zwei Füße und zwei Hände, gegenüberliegender Fuß und Hand und so weiter. Diese Variante erfordert wegen der kontralateralen Phase auf zwei Auflagepunkten deutlich mehr Gelenk- und Rumpfstabilität. Sobald du dieses Muster lernst, kannst du wesentlich leichter eine gute Wirbelsäulenausrichtung und eine geschmeidige, fließende, genaue Wiedergabe der Position auf jeder Seite erzielen, die die üblichen Ineffizienzen verhindert, die im Muster mit 4/3-Auflagepunkten auftreten. Dieses Muster ist auch zuverlässiger, wenn du auf schmalen Oberflächen balancierst.

1 Fange in einem längeren kontralateralen Vierfüßlerstand an als dem, der weiter oben beschrieben wurde. Platziere deine Hände und Füße weiter nach vorne beziehungsweise hinten und halte deine Wirbelsäule lang und parallel zum Boden. Beide vollständig gestreckten Arme bilden ein aufgestelltes V, das vom Schultergürtel zum Boden verläuft. Beide Beine sind halb gebeugt, beide Arme in der Lockout-Position. Dein vorderes Knie berührt beinahe den vorderen Ellbogen, während das hintere Knie und der vordere Fuß ungefähr auf derselben Höhe sind. Dein Kopf ist leicht nach hinten geneigt, damit du gerade nach vorne blicken kannst.

*1*

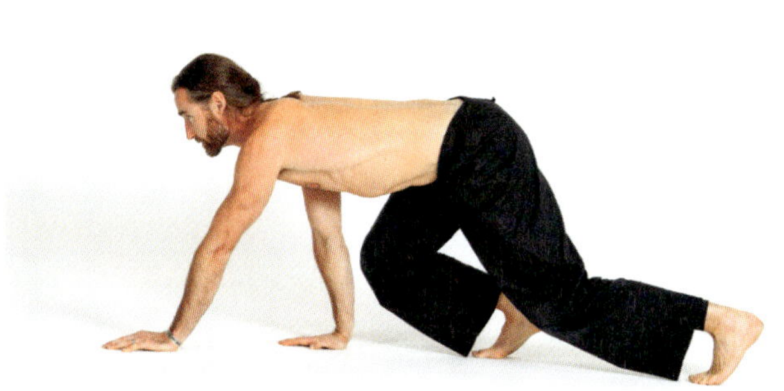

*2*

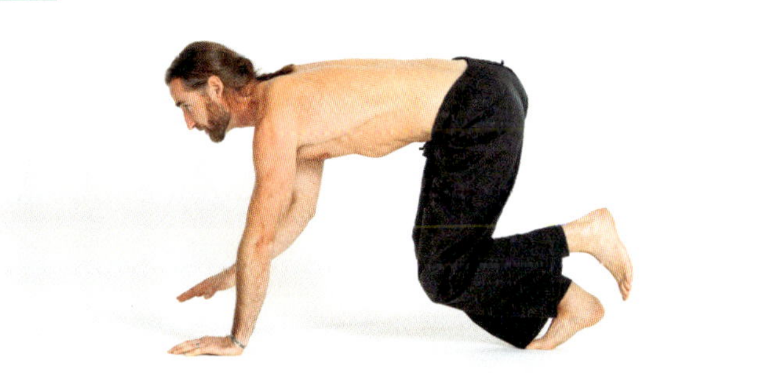

*3*

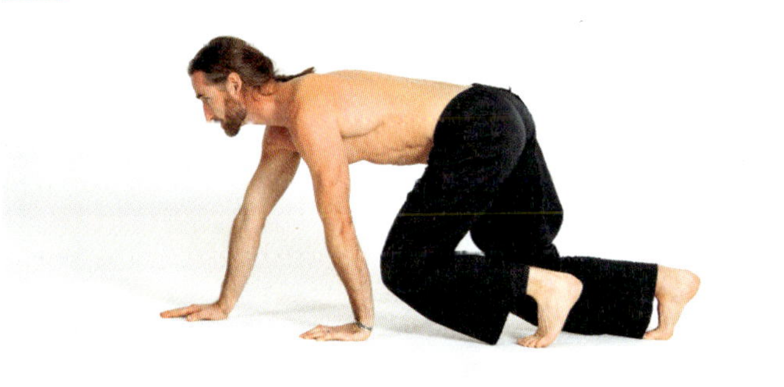

2 Verlagere dein Körpergewicht auf die vordere Hand und den vorderen Fuß, damit du gleichzeitig deine hintere Hand und den hinteren Fuß anheben kannst. Ziehe umgehend die hintere Hand und den hinteren Fuß nach vorne. Der Arm und das Bein, die sich bewegen, sollten im selben Augenblick den Stützarm und das Stützbein passieren. Du kannst auf dem Bild sehen, dass die beiden in Bewegung befindlichen Gliedmaßen hinter den abgestellten Gliedmaßen praktisch verschwinden. Halte den Stützarm fest in der Lockout-Position sowie den stützenden Fuß, das Fußgelenk und das Knie möglichst stabil.

3 Bringe deinen Körper dynamisch nach vorne, bis du den aktiven Arm vor dem Körper aufsetzen kannst, wodurch du in eine Position kommst, die spiegelverkehrt zur Ausgangsstellung ist. Im Idealfall sollten die aktive Hand und der aktive Fuß gleichzeitig den Boden berühren, sie können aber auch zeitlich leicht versetzt aufkommen. Halte kurz inne, wenn du mit beiden Händen und Füßen den Boden berührst; ansonsten sollte der Kontakt möglichst kurz bleiben. Verbringe möglichst viel Zeit in der 4/2-Position und möglichst wenig Zeit im Vierfüßlerstand. Wiederhole die Sequenz.

Wie immer zeichnet sich eine »perfekte Technik« dadurch aus, dass sie sich am besten an den Kontext anpasst; der Vierfüßlergang ist hier keine Ausnahme. Du wirst vielleicht unter ein Hindernis hindurchkrabbeln und deinen Körper hierfür absenken müssen, wodurch die Bewegung zu einem Krabbeln mit Hüftrotation wird; strecke deine Beine und hebe die Hüften an, um die Arme kurz zu entlasten oder um über ein Hindernis zu steigen; oder mache mit den Füßen große Schritte vorwärts, als ob du jeden Augenblick lossprinten würdest. Wenn du diese Anpassungen bewusst und zielgerichtet vornimmst, sind sie effiziente Modifikationen. Ansonsten sind sie große Fehler.

### ANMERKUNG

Du musst eine tadellose Gelenkstabilität beibehalten, um in dieser Phase stabil zu bleiben. Ein Mangel an Gelenkstabilität verändert die Art und Weise, wie du deinen Fuß und deine Hand aufsetzt und wie dein nächster Vierfüßlerstand ausfällt, wodurch die nächste Bewegung ebenfalls fehlerhaft ausgeführt wird. Wenn dir diese Phase der Sequenz Probleme bereitet, solltest du zur kontralateralen Übung mit einem Fuß und einer Hand zurückkehren, die weiter vorn beschrieben wurde.

## Invertierter Vierfüßlergang

Diese Bewegung ist auch unter dem Namen »Krebsgang« bekannt (obwohl ich keine Verbindung zu Krebsen erkenne). Die meisten Menschen haben aber Probleme mit dem invertierten Krabbeln, weil sie eine fehlerhafte Technik anwenden, oft eine falsche Atmung, schiefe Körperhaltung und fehlerhaftes Timing wie auch eine unzureichende Entspannung oder mangelnde Mobilität. Diese Technik erfordert jedoch eine hohe Mobilität von Schulter, Ellbogen und Handgelenk; deshalb fällt es vielen Leuten schwer, die für diese Übung erforderliche Ausgangsposition einzunehmen.

Du kannst dich auf diese Weise nicht so schnell fortbewegen wie mit dem herkömmlichen Vierfüßlergang. Das invertierte Krabbeln kommt vor allem dann zum Einsatz, wenn man einen moderaten bis steilen Abhang mit einer problematischen Bodenbeschaffenheit hinabsteigt (rutschig, schlammig, steinig und so weiter). In diesem Fall ermöglicht dir der invertierte Vierfüßlergang aufgrund des tieferen Schwerpunkts und aufrechteren Rumpfes eine größere Balance und Kontrolle über die Körperorientierung als der Stand – und verhindert ein Zurückkippen aus dem Stand, welches deine Handgelenke, Ellbogen und (insbesondere) Wirbelsäule und Kopf verletzen könnte. Du kannst diese Bewegung auf ebenem Boden benutzen, um dich über eine rutschige Oberfläche zu bewegen. Das invertierte Krabbeln eignet sich auch, um sich rückwärts oder vorwärts zu bewegen, um Abstand zu einem Objekt (oder einer Person) zu schaffen oder um den Abstand zu verkürzen, während du das Objekt im Blick behältst. In diesem Fall sind dein Körper und Kopf in die Richtung orientiert, die du ungeachtet der Bewegungsrichtung deines Körpers im Blick behalten musst.

Das invertierte Krabbeln ist eine Bewegung, die hauptsächlich mit den Beinen ausgeführt wird. Wenn du deine Arme in der Lockout-Position hast, sind sie nach außen gedreht. Es ist zwar möglich, den Arm einwärts zu rotieren, aber das führt dazu, dass du die Schultern einwärts rotierst, was wiederum dazu führt, dass du den oberen Rücken rund machst – deshalb bietet die Innenrotation der Arme keinen Vorteil. Bei einer Innenrotation der Arme kommt mehr Trizeps- und Schulterkraft zum Einsatz und sie führt viel wahrscheinlicher zu einer Ellbogenflexion und nach vorne gezogenen Schultern, während die Außenrotation dazu beiträgt, den Ellbogen und die Schulter zu stabilisieren, damit sie weiter nach hinten gezogen bleiben, was zwangsläufig zu einer Stabilisierung der oberen Wirbelsäule beiträgt. Die stabile Oberkörper- und Armposition unterstützt das Anziehen oder Wegdrücken mit den Beinen und gibt dir die Möglichkeit, jederzeit eine Pause zu machen, unter anderem auch auf einem Arm, sogar mit hoher Stabilität; mit einem einwärts rotierten Arm ist dies nicht möglich. Die Innenrotation und sogar die Flexion der Arme mit ausgestellten Ellbogen kann aber praktisch sein, wenn du mehr mit den Armen und dem Oberkörper drücken musst, was normalerweise dann der Fall ist, wenn dir ein Hindernis im Weg steht.

Es gibt mehrere Versionen des invertierten Krabbelns. Die Variante mit 4/3-Auflagepunkten ist die gängigste (wie beim herkömmlichen Vierfüßlergang). Bei dieser Variante bewegst du immer nur einen Auflagepunkt auf einmal, wobei sich ipsilaterale und kontralaterale Positionen abwechseln. Wenn du am Anfang nicht zu viel über deine Bewegung nachdenken willst, solltest du sie genau so ausführen – und in den meisten Fällen wird sich die korrekte Bewegung von selbst ergeben.

Die Methode mit 4/3-Auflagepunkten ist stabil, aber langsamer als das kontralaterale Muster mit 4/2-Auflagepunkten (das wie der herkömmliche Vierfüßlergang ist). Diese Variante ist schneller, aber schwieriger, weil du stabiler sein musst und eine tadellose Körperhaltung, Bewegungssequenz und Timing benötigst.

Das ipsilaterale Bewegungsmuster mit 4/2-Auflagepunkten ist zwar effektiv, aber sehr ineffizient. Probiere es aus. Du musst hierfür in einer ipsilateralen Position anfangen (Füße und Hände sind voneinander entfernt und auf beiden Seiten versetzt). Verlagere dein Körpergewicht auf den Fuß und die Hand auf einer Körperseite, damit du den Fuß und die Hand auf der anderen Seite heben und nach vorne bewegen kannst. Eine solche Fortbewegungsweise macht zwar Spaß, ist aber hölzern und ziemlich ineffizient.

Die Bilderreihe zeigt ein Muster mit 4/2-Auflagepunkten. Du kannst ein leichteres, stabileres Muster mit 4/3-Auflagepunkten im Training und im Alltag benutzen, aber hinsichtlich der Schulung der Körperkoordination ist es nicht so vorteilhaft wie die 4/2-Version, die deine Gelenkstabilität und Balance wesentlich stärker fordert und damit auch verbessert.

## Rückwärtsbewegung

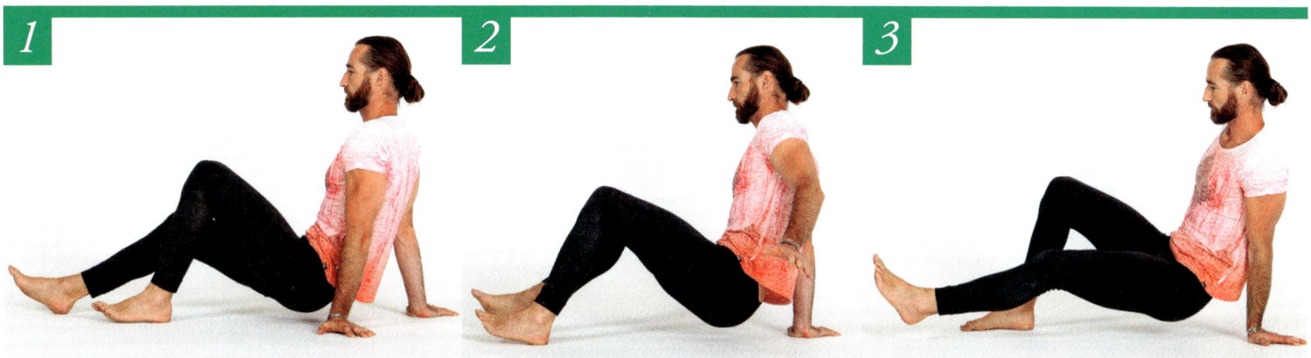


1 Fange in einem herkömmlichen, kontralateralen Stand an. Auf einer Körperseite sind dein Fuß und deine Hand relativ nah beieinander, auf der anderen Seite sind Fuß und Hand weit voneinander entfernt. Deine ideale Position sollte bequem sein – weder zu breit noch zu kompakt. Beide Arme sollten in der Lockout-Position und die Schultern nach hinten gezogen sein. Wenn du deinen Fuß anhebst und deine Ferse fest auf dem Boden aufsetzt, wird dies eine größere Reibung erzeugen, vor allem wenn das Gelände rutschig ist.

2 Verlagere dein Körpergewicht auf den hinteren Fuß und die hintere Hand, um eine kontralaterale Stützbasis mit 4/2-Auflagepunkten vorzubereiten, löse umgehend den vorderen Fuß und die vordere Hand und beginne, den Arm und das Bein nach hinten zu ziehen.

3 Ziehe den hinteren Fuß zurück und setze ihn mit gebeugtem Knie auf dem Boden auf. Strecke gleichzeitig den aktiven Arm hinter deinem Körper. Idealerweise sollten der aktive Fuß und die aktive Hand gleichzeitig den Boden berühren und dein Körpergewicht sollte sich so schnell auf diese beiden Auflagepunkte verlagern, dass du den Fuß und die Hand auf der Gegenseite sofort vom Boden heben und in einen kontralateralen Stand bringen kannst, der der spiegelverkehrten Ausgangsposition entspricht.

Du kannst bei Bedarf im Vierfüßlerstand eine Pause machen; ansonsten empfiehlt es sich, den Impuls aufrechtzuerhalten und den Großteil der Zeit auf zwei und weniger auf vier Auflagepunkten zu verbringen.

Wiederhole die ganze Sequenz von Anfang an. Eine optimale Technik zeichnet sich dadurch aus, dass deine ideale Position in jedem Zyklus auf beiden Seiten nahezu identisch ist beziehungsweise nur dann abweicht, wenn die Bodenbeschaffenheit Modifikationen erforderlich macht, die sich in einer Anpassung der Körperhaltung äußern.

### TECHNIKTIPP

Um deine Stabilität in dem kontralateralen Stand mit 4/2-Auflagepunkten zu verbessern (Foto 3), solltest du einige Sekunden in der Position verweilen und erst dann die Seite wechseln. Du kannst dein Körpergewicht auch leicht vor- und zurückverlagern (bewege deine Schulter mithilfe deiner Handfläche vor oder hinter die vertikale Ausrichtung).

## Vorwärtsbewegung

Wenn du dich vorwärtsbewegst, besteht der wichtigste technische Aspekt darin, deine Fersen als »Anker« zu benutzen und deinen Körper mit den Beinen vorwärts zu ziehen. Damit korrigierst du die oft anzutreffende Tendenz, dich nur mit den Armen nach vorne zu drücken, was sehr kraftaufwendig ist. Wenn du dir vorstellst, deinen Körper von den Füßen aufwärts nach vorne zu bewegen, benutzt du deine Beine viel stärker, wodurch sich die Last und die Anstrengung gleichmäßiger auf den Ober- und Unterkörper verteilen.

### TECHNIKTIPP

Wenn du nicht viel Platz hast oder eine bessere Technik in beide Richtungen entwickeln willst, kannst du die Rückwärts- und Vorwärtsbewegung über eine kurze Distanz kombinieren, indem du dich zwei oder drei Schritte nach vorne bewegst und dann die Richtung umkehrst.

## Fehlerquellen

Typische Fehler beim invertierten Krabbeln (in beide Richtungen) sind: ein zu kompakter Stand, ein zu aufrechter Rumpf mit rundem Rücken, nach vorne gezogene Schultern, gebeugte Arme und die Tendenz, den Körper nur mithilfe der Arme nach vorne oder hinten zu drücken. Du solltest deine Position stärker öffnen, die Arme durchstrecken, die Schultern nach hinten ziehen (Brust raus!), deine Fersen aufsetzen und mit den Beinen ziehen oder drücken, um die Hüften kraftvoll nach vorne zu bewegen. Achte auf eine kontinuierliche Bauchatmung.

### TECHNIKTIPP

Bevor ich mich anderen Bodenbewegungen zuwende, möchte ich einige allgemeine Tipps zu Trainingsfortschritten geben, die du anwenden kannst, sobald du die verschiedenen Krabbeltechniken erlernt hast. Beziehe die folgenden Progressionen (Steigerungen) und Varianten in dein Training ein, wenn du bereits etwas mehr Erfahrung hast:

- Größere Distanz zurücklegen
- Sich schneller bewegen
- Größere Distanz zurücklegen und sich schneller bewegen
- Richtungswechsel
- Übergang von einer Technik oder Technikvariante zur anderen
- Höhere Komplexität durch das Üben auf unterschiedlichem Gelände, beispielsweise auf unebenen, glatten, rauen, rutschigen, weichen, harten, abschüssigen oder steil ansteigenden Oberflächen
- Krabble in eine Richtung und blicke dabei in die entgegengesetzte Richtung: rückwärts bergauf, vorwärts bergab, schräg auf abschüssigen oder steil ansteigenden Oberflächen
- Krabble über, unter und unter Hindernisse hindurch, vor allem schmale
- Verwende ein Zusatzgewicht, das du auf deinem Rücken, der Brust oder dem Schoß trägst
- Krabble und schiebe oder ziehe dabei ein Objekt

# 25 Bodenbewegungen 2: Sitzen, Knien, Aufstehen

Die zweibeinige Fortbewegung ist der grundlegendste Aspekt der menschlichen Bewegung und eines der Hauptmerkmale, die uns erst zu Menschen machen. Es gibt jedoch ein breites Spektrum an Bewegungsmustern, die wir uns aneignen müssen, bevor wir überhaupt einen aufrechten Stand einnehmen können. Diese Bewegungsmuster sind Teil der frühkindlichen Entwicklung, die wir alle durchlaufen, bevor wir stehen und gehen können. Dieses Kapitel deckt die Bodenpositionen ab, die man größtenteils mit aufrechtem Rumpf hält, während man sich darum bemüht, seinen Körper anzuheben, bis man schließlich auf beiden Füßen in einer tiefen Hocke steht.

Wie ich in anderen Teilen des Buches bereits erwähnt habe, hat unsere moderne Lebensweise dazu geführt, dass die Vielfalt, die Häufigkeit und der Umfang der Bewegungen, die wir jeden Tag ausführen, deutlich abgenommen haben. Sitzen, Knien und Aufstehen leiden unter demselben eingeschränkten Bewegungsumfang wie auch andere Körpermotorik. Vielleicht entdeckst du einige Positionen und Bewegungen, die du seit Jahrzehnten nicht benutzt hast, wieder neu für dich und kannst somit das enorme Bewegungs- und Gesundheitspotenzial verwirklichen, das diese grundlegenden Bewegungen repräsentieren.

Bevor wir also einen effizienten, aufrechten, beidbeinigen Stand einnehmen, müssen wir ganz von vorne – beziehungsweise vielmehr von unten – anfangen und die Funktion und Bewegungsqualität neu entdecken. Ich zeige dir, wie du progressiv deinen Körper aus dem Sitzen in den Kniestand und schließlich in den aufrechten Stand bringst, indem du deine Körperhaltungen allmählich aufbaust, bis du schließlich im beidbeinigen Stand ankommst.

Im Gegensatz zu anderen natürlichen Bewegungsformen wie Springen und Klettern zeichnen sich die meisten Bewegungen in diesem Kapitel durch eine niedrige Intensität aus. Wenn du die Intensität steigern willst, kannst du das Aufstehen in höherem Tempo oder mit einer Zusatzlast wiederholen; ansonsten liegt der Schwierigkeitsgrad und Wert dieser Muster in der Mobilität, Stabilität, korrekten Haltung, Atemkontrolle, Entspannung und Geschmeidigkeit der Bewegung.

Weil diese Bewegungen relativ unspektakulär und wenig intensiv sind, werden sie in den meisten Fitnessprogrammen vernachlässigt; viele Menschen betrachten diese Muster nicht als der Kategorie »Workout« zugehörig. Im besten Fall werden einige wenige Bewegungen als ergänzende »Mobilitätsübungen« benutzt, aber die gängige Annahme ist, dass Sitzen, Knien und Aufstehen nicht dafür da sind, »Ergebnisse« zu erzielen. Meiner Meinung nach ist die flüssige Ausführung des Ablaufs Setzen–Hocken–Knien–Aufstehen für die Gesundheit viel wichtiger als ein um einige Zentimeter geschrumpfter Bauchumfang. Stimmst du mir zu?

Sitzen, Knien und Aufstehen sind natürliche Bewegungen, die wir jederzeit beherrschen und auch im Alter täglich anwenden können sollten. Die Ergebnisse, die du erzielst, wenn du alle Bewegungen in diesem Abschnitt übst, sind für deine Gesundheit und dein Wohlbefinden von größter Wichtigkeit. Brasilianische Wissenschaftler haben eine Studie durchgeführt, die zeigte, dass die Leichtigkeit, mit der Menschen mittleren oder höheren Alters sich ohne Abstützen auf den Boden setzen und wieder aufstehen, eine zuverlässige Prognose ihrer Lebenserwartung lieferte. Testpersonen, die ihre Hände und Knie einsetzen mussten, um sich zu setzen und wieder aufzustehen, hatten eine um das Siebenfache erhöhte Wahrscheinlichkeit, innerhalb der nächsten sechs Jahre zu sterben. Die Studie zeigte auch, dass diese Bewegungsfähigkeit nicht einfach eine Frage der Unterkörperkraft war; sie war eine Frage der Mobilität, Stabilität, Balance und Koordination.

## ANMERKUNG

Wenn du mehr über diese Studie aus Brasilien erfahren möchtest, kannst du den Artikel »Ability to Sit and Rise from the Ground as a Predictor of All-Cause Mortality« lesen, der unter http://journals.sagepub.com/doi/abs/10.1177/2047487312471759 verfügbar ist.

Demzufolge befasst sich ein großer Teil dieses Kapitels mit den verschiedenen Strategien des Aufstehens und Hinsetzens, angefangen mit leichteren Bewegungen, bei denen du deine Knie und Hände benutzen kannst – bis hin zu anspruchsvolleren Mustern, bei denen du nur deine Füße verwenden darfst. Aufstehen und Hinsetzen fangen aber damit an, dass du dich mit den tieferen Positionen des Sitzens und Kniens vertraut machst.

Die Positionen und Bewegungen in diesem Abschnitt wirken einfach, aber du wirst staunen, wie viele dich davon auf die Probe stellen werden. Du musst viel üben und geduldig sein, um eine hervorragende Haltung, Balance, Entspannung und Flüssigkeit in allen diesen Bewegungen zu erlangen. Vergiss nicht: Ein müheloses Hinsetzen und Aufstehen wirkt sich auf deine Lebenserwartung aus!

# Sitzen

Ist Sitzen schädlicher für deine Gesundheit als Kette zu rauchen? Vermutlich nicht, aber wissenschaftliche Studien fördern immer mehr Beweise für einen Zusammenhang zwischen körperlicher Inaktivität, beispielsweise in Form einer sitzenden Tätigkeit, und gesundheitsschädlichen Ergebnissen zutage.* Wer mehrere Stunden am Tag sitzt, hat eine höhere Sterbewahrscheinlichkeit als jemand, der nicht so lange sitzt. Der Zusammenhang zwischen Herzinsuffizienz, Diabetes, Depression und Sitzen ist mittlerweile gut erforscht. Längeres Sitzen wird sogar mit Hirnschwund assoziiert, der als Vorstufe der kognitiven Degeneration gilt.** Man muss gar nicht als Astronaut ins Weltall geschossen werden, um von den negativen physiologischen Auswirkungen einer Umgebung betroffen zu sein, in der es keine Schwerkraft gibt; hierzu zählen etwa der Verlust von Knochendichte und Muskelmasse. Du musst dich nur auf einen Stuhl setzen, dich minimal bewegen und möglichst wenig mit der Schwerkraft in Berührung kommen.

Wir essen, lernen, arbeiten, lesen und spielen auf einer erhöhten Sitzfläche wie einem Büro- oder Lehnstuhl; unsere Beine sind unter dem Körper gestreckt und unsere Füße berühren den Boden. Wenn wir reisen, sitzen wir. Wenn wir warten, sitzen wir. Selbst wenn wir in einem herkömmlichen Fitnessstudio trainieren, sitzen wir oft an den Kraftgeräten! Die meisten von uns sitzen tagein, tagaus in derselben Position, die normalerweise auch noch schlecht ist – und das bringt uns um.

Das lange Sitzen ist in der Menschheitsgeschichte ein relativ neues Phänomen. Es gibt immer noch viele Länder, in denen die Menschen den Großteil des Tages nicht im Sitzen verbringen; und wenn sie sitzen, nehmen sie oft eine ganz andere Haltung ein als wir in der industrialisierten Welt. Sie hocken sich auf den Fußboden oder die Erde, um zu arbeiten, ruhen, warten, reden, spielen, meditieren und beten – und sie benutzen verschiedene Positionen und weisen normalerweise eine hervorragende Körperhaltung auf.

* Stuart Biddle, Jason Bennie, Adrian Bauman, Josephine Chau, David Dunstan, Neville Owen, Emmanuel Stamatakis, Jannique van Uffelen. *Too Much Sitting and All-Cause Mortality: Is There a Causal Link?*, BMC Public Health 16 (2016): 635, www.ncbi.nlm.nih.gov/pmc/articles/PMC4960753/

** *The More Hours You Sit per Day, the Smaller Your Medial Temporal Lobe (MTL) Seems to Become, Brain Scans Show.* SharpBrains Website, 17. April 2018, Zugriff am 18. Juni 2018, https://sharpbrains.com/blog/2018 /04/17/the-more-hours-you-sit-per-day-thesmaller-your-medial-temporal-lobe-mtl-seems-to-become-brain-scans -show/?mc_cid=9096e9c805&mc_eid=1146690848

Leider können wir die negativen Auswirkungen des langen Sitzens nicht durch Training ausgleichen. Den ganzen Tag im Stehen zu verbringen, ist auch keine Lösung; die negativen Wirkungen des langen Stehens sind ebenfalls bekannt. Aber wir können uns positive Gewohnheiten aneignen und bei jeder sich bietenden Gelegenheit eine möglichst gesunde Sitzhaltung einnehmen.
Werfen wir einmal einen Blick auf die positiven Aspekte des Sitzens:

- Sitzen ist eine praktische Bewegungsfähigkeit, mit der es dir möglich ist, eine Pause zu machen und dich zu erholen, zu warten, zu beobachten oder zu arbeiten.
- Sitzen kann helfen, deine Mobilität zu verbessern oder wiederherzustellen, wenn dein Körper im Lauf der Zeit steif geworden ist; Sitzen hilft außerdem, deine Mobilität zu erhalten.

Damit das Sitzen seine funktionellen Vorteile entfaltet, solltest du dich möglichst oft auf den Boden setzen und verschiedene Positionen einnehmen. Je wohler du dich dabei fühlst, wenn du auf dem Boden eine natürliche Sitzhaltung einnimmst, umso leichter wird es dir fallen, vom Sitzen in den aufrechten Stand zu kommen beziehungsweise dich aus dem Stand auf den Boden zu setzen.

Die Einnahme verschiedener Sitzpositionen ist aus zwei naheliegenden Gründen wichtig:

- Von einem praktischen Standpunkt aus kann sich eine bestimmte Sitzposition für eine bestimmte Oberfläche oder Situation besser eignen als andere Positionen.
- Von einem funktionellen Standpunkt aus solltest du in der Lage sein, jede Sitzposition bequem zu halten.

## Sitzen üben

Technisch betrachtet ist das Sitzen eine Position, bei der das Körpergewicht auf dem Gesäß oder den Oberschenkeln lastet. Deine Beine können gebeugt oder gestreckt sein, parallel oder gekreuzt sein und deine Füße können auf derselben Höhe wie dein Gesäß sein (sofern du nicht auf einem Stuhl sitzt). Dein Rumpf ist üblicherweise aufrecht; manchmal lehnst du dich vor, zurück oder zur Seite und manchmal stützt du dich auch mit den Armen ab.

In diesem Teil wirst du keine Sitztechniken lernen, sondern die große Vielfalt an Sitzpositionen wiederentdecken, die dir zur Verfügung stehen, wenn du auf dem Boden sitzt. Ich mache auch Vorschläge, wie du daraus eine achtsame, nutzbringende und gesunde Übungsfolge machen kannst. Du wirst vielleicht feststellen, dass sich deine Mobilität verbessert, je mehr Sitzpositionen du einnimmst und je häufiger du sie übst.

Du wirst außerdem bemerken, dass andere Bewegungsfähigkeiten davon profitieren, darunter auch die Hocke.

Zuerst werfen wir einen Blick auf die vielen Sitzpositionen, für die ich nachfolgend Begriffe verwende, die relativ selbsterklärend sind; zum Beispiel beschreibe ich die Position der Beine als lang (am Boden gestreckt), gebeugt, geschlossen (eng zusammen), offen (gespreizt), gekreuzt oder seitlich ausgerichtet.

Beginne mit einer beliebigen Position und halte diese einige Sekunden, bevor du langsam zur nächsten wechselst. Diese einfache Übung verwandelt das Sitzen sofort in eine dynamische Bewegung und weniger in eine statische Haltung. Sofern du nicht gerade meditierst, Schmerzen hast oder dir keine andere Möglichkeit zur Verfügung steht, solltest du niemals zu lange in einer Position verweilen. Sobald dir die Bewegung leichter fällt, kannst du die Übergänge dynamischer gestalten. Zögere nicht, dich nach vorne oder zur Seite zu lehnen und dich mit der Hand oder den Fingerspitzen abzustützen, wenn dir eine Position schwerfällt. Es geht darum, einen Teil deines Körpergewichts auf einen anderen Körperteil zu verlagern, um die Bewegung skalierbar zu machen. Mit der Zeit wirst du immer besser in aufrechte Positionen kommen, ohne deine Arme zu Hilfe zu nehmen. Widerstehe dem Drang, aus schwierigen Sitzpositionen eine Dehnübung zu machen, indem du sie mehrere Minuten hältst, während du andere Positionen vernachlässigst. Stattdessen solltest du verschiedene Sitzpositionen einnehmen und dabei regelmäßig zu den schwierigeren Positionen zurückkehren. Wechsle auf diese Weise von einer Haltung zur anderen.

### »Perfekt« bedeutet nichts

Vergiss nicht, dass keine Position »perfekt« oder in Stein gemeißelt ist; wie jede natürliche Bewegung sind natürliche Sitzpositionen anpassbar. Für mich ist es zum Beispiel nicht wichtig, alle Sitzhaltungen systematisch mit einer vom Steißbein bis zum Nacken »perfekt« ausgerichteten Wirbelsäule auszuführen. Bei manchen ist das der Fall, bei anderen wiederum nicht. Wenn du allerdings normalerweise immer einen Rundrücken hast und deinen Rücken nicht senkrecht ausrichten kannst, fehlt dir Mobilität. Sofern die Position nicht absichtlich eingenommen wird, weist ein runder unterer Rücken darauf hin, dass das Becken nach hinten gekippt wird. Wenn du nicht in der Lage bist, das Becken nach vorne zu kippen oder zumindest in eine neutrale Stellung zu bringen, ist das eine Einschränkung, an der du arbeiten musst. Deshalb solltest du gezielt daran arbeiten, eine korrekte Sitzhaltung einzunehmen, und die Position des Beckens ist ebenso wichtig wie die Ausrichtung des oberen Rückens. Deine Fähigkeit, die korrekte Körperhaltung länger als einige Sekunden zu halten, steht mit der muskulären Ausdauer in Zusammenhang, die du regelmäßig trainieren musst, um sie überhaupt zu entwickeln; wenn du allerdings mit einer unzureichenden Mobilität zu kämpfen hast, verkürzt das die Dauer, in der du die Ausrichtung halten kannst.

Damit die Stellungen noch aktiver und nutzbringender werden, solltest du die folgenden kleinen Übungen im Sitzen ausprobieren:

- Nimm für einige Sekunden eine aufrechte Sitzhaltung ein, lass die Schultern nach vorne fallen, damit dein Rücken rund wird, und richte dich dann wieder auf.
- Halte den Rücken gerade, während du dich vor, zurück und zur Seite lehnst. Wenn du dich nach vorne lehnst, beugst du die Hüften (Vorwärtskippen) und hältst dabei den Rücken gerade.
- Verlagere dein Körpergewicht abwechselnd auf die linke und die rechte Gesäßhälfte.
- Kippe das Becken (vor und zurück).
- Vollführe eine rollende Bewegung aus dem Becken. Das bedeutet, dass du mit den Hüften und dem Becken eine wellenförmige Bewegung machst.
- Rolle die Wirbelsäule vom Steiß bis zum Nacken auf (kann zusammen mit den Hüften und dem Becken ausgeführt werden).
- Strecke deine Arme in viele verschiedene Richtungen. Das ist eine hervorragende Art, um den Oberkörper zu lockern (Schultern, Schulterblätter und Brustwirbelsäule), weil beim Strecken nicht nur die Arme aktiv sind. Du kannst dich in vielen Positionen strecken und musst dafür nicht auf dem Boden sitzen oder liegen, was dir bei Fähigkeiten wie Fangen, Klettern, Ringen oder Schlagen hilft. Wenn du das Armstrecken übst, solltest du dir immer vorstellen, dass du versuchst, etwas zu ergreifen, das knapp außerhalb deiner Reichweite liegt, weil dieser Gedanke dich dazu anhält, dich so lang wie möglich zu machen. Strecke abwechselnd den linken und den rechten Arm, aber halte dabei niemals die Luft an.

Gehe auf Entdeckungsreise! Es macht noch mehr Spaß, einen leichten Gegenstand (Ball, Stock) zu werfen und zu fangen, während du und dein Trainingspartner von einer Sitzposition in die andere wechselt. Ganz gleich, wie du deine Sitzhaltungen üben willst, achte dabei stets auf deine Atmung.

## Oberflächen

Du kannst deine Sitzübungen überall dort ausführen, wo es flach ist und du ungehindert von einer Position in die nächste wechseln kannst. Wenn du eine gepolsterte Stützoberfläche brauchst, kannst du eine Matte, einen Teppich, eine zusammengefaltete Decke, Gras oder Sand benutzen, die alle eine dämpfende Wirkung haben. Meide aber allzu weiche Oberflächen, weil sie dir eine falsche Beurteilung deiner Mobilität und Körperbeherrschung vermitteln und verhindern, dass deine Gelenke von dieser Übung profitieren. Meide auch zu harte Oberflächen – außer du fühlst dich darauf wohl –, weil du sonst deine Knochen verletzen und Schmerzen bekommen kannst.

## Wann du üben solltest

Die beste Übungsmethode besteht darin, so oft wie möglich ein herkömmliches und funktional schädliches Sitzen durch eine natürliche, gesunde Sitzweise zu ersetzen. Versuche, dich möglichst oft auf den Fußboden oder die Erde zu setzen, und zwar wenn du isst, ein Buch liest, am Laptop arbeitest, fernsiehst und so weiter, weil dies Situationen sind, in denen du normalerweise sowieso sitzen würdest. Wenn du eine Reihe natürlicher Bewegungen übst, kannst du verschiedene Varianten des Sitzens als Teil einer Übungsfolge mit Schwerpunkt auf Mobilität benutzen oder du kannst im Rahmen eines Intervalltrainings hochintensive Bewegungen mit Sitzpositionen unterbrechen (das heißt, du verbringst die Erholungsphasen mit dem Einüben von Sitzhaltungen). Sobald dir die meisten oder alle Sitzpositionen leichtfallen, kannst du diese regelmäßig in deine von natürlicher Bewegung geprägte Lebensweise integrieren.

# Sitzpositionen

**SITZ MIT GEBEUGTEN BEINEN**

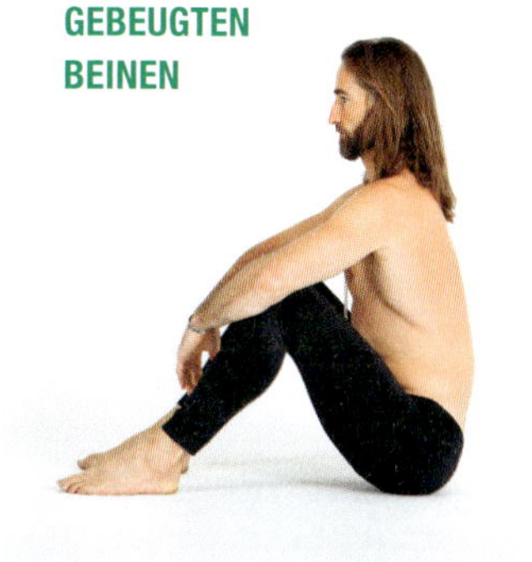

**SITZ MIT GESCHLOSSENEN, GESTRECKTEN BEINEN**

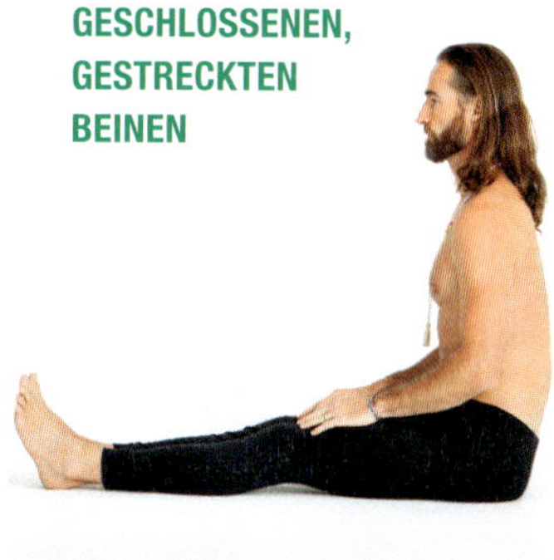

**SITZ MIT GEKREUZTEN, GESTRECKTEN BEINEN**

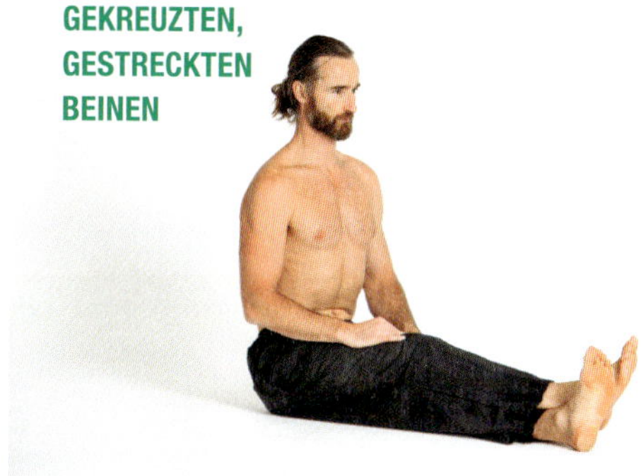

**GRÄTSCHSITZ**

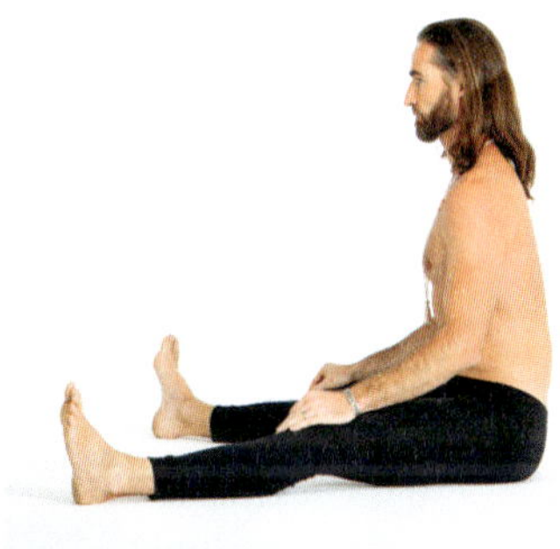

**HALB OFFENER SITZ MIT GEBEUGTEN BEINEN** (leicht überkreuzt)

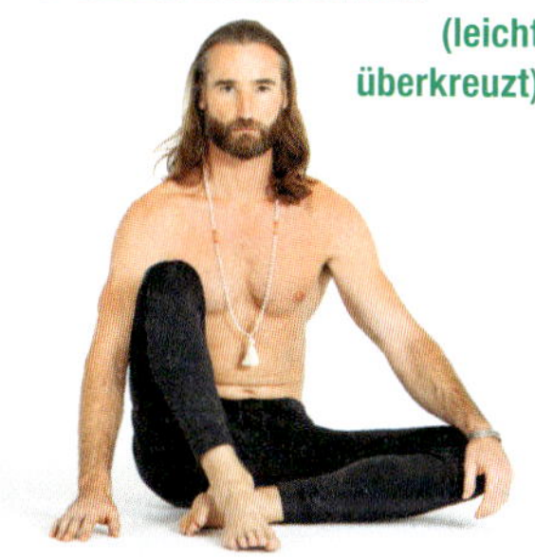

**SCHMETTERLINGSSITZ**

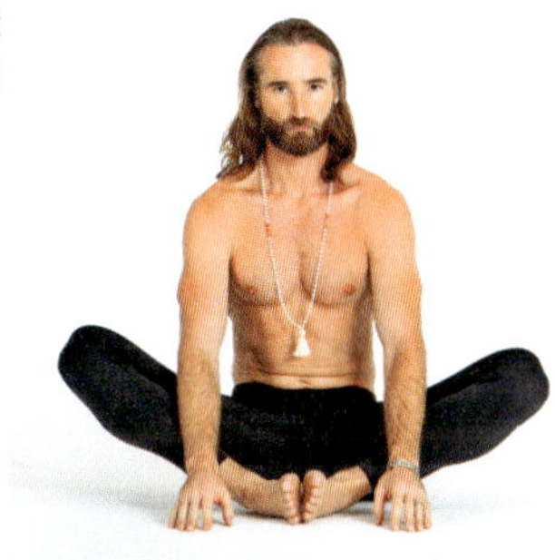

Beim Schmetterlingssitz zeigen beide Füße zueinander, die Fußsohlen berühren sich.

**SCHNEIDERSITZ**

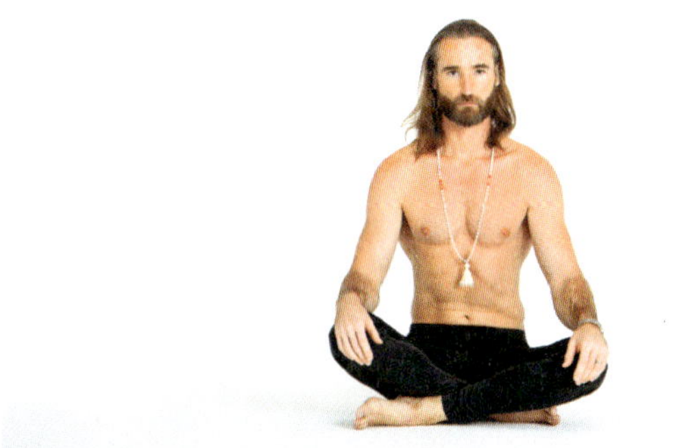

Der Schneidersitz ist eine Position, die in nahezu allen Kulturen bekannt ist; er wird manchmal auch als »Türkensitz« bezeichnet. In Japan heißt er *agura* und ist eine Position, die nur Männern vorbehalten ist. Die Füße liegen dabei jeweils unter dem Oberschenkel des gegenüberliegenden Beins.

**LOTUSSITZ**

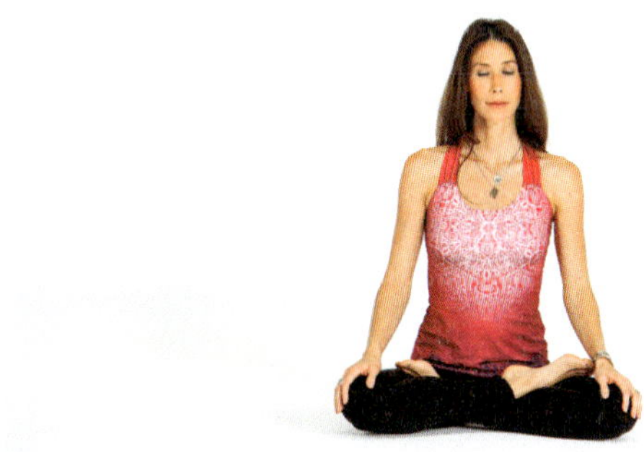

Beim Lotussitz liegen die Füße jeweils auf dem Oberschenkel des gegenüberliegenden Beins, und die Fußsohlen zeigen nach oben. Beim halben Lotussitz ruht nur ein Fuß auf dem Oberschenkel der Gegenseite, während der andere auf dem Boden liegt.

**| LANGSITZ MIT EINEM GEBEUGTEN BEIN**

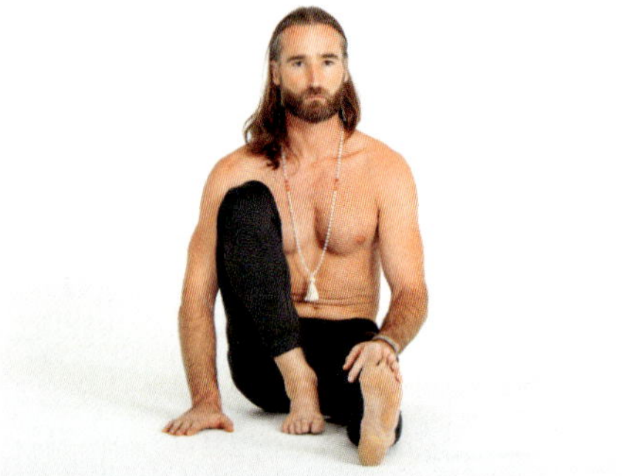

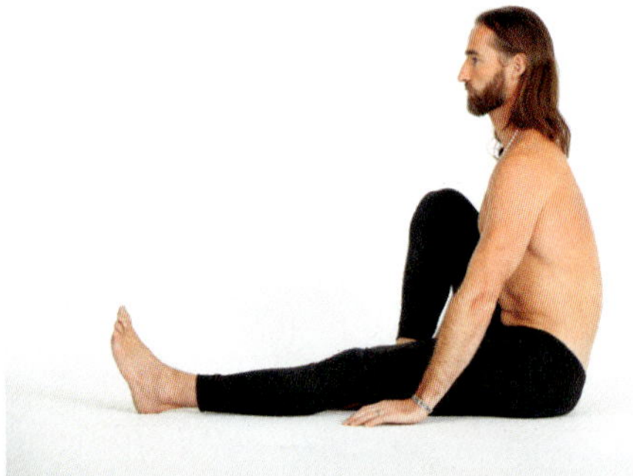

**| MODIFIZIERTER HÜRDENSITZ**

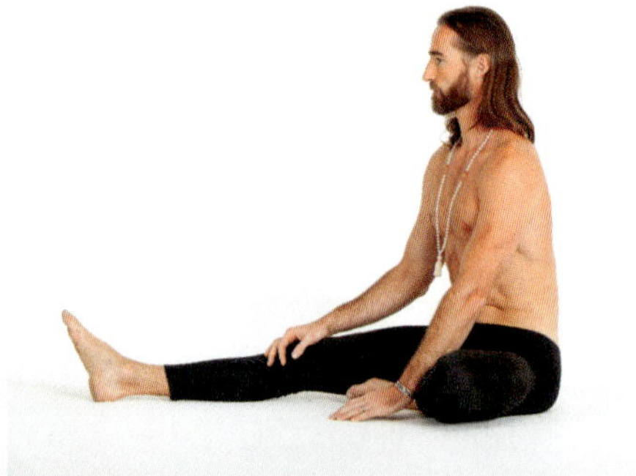

**| SEITSITZ MIT GEBEUGTEN BEINEN**

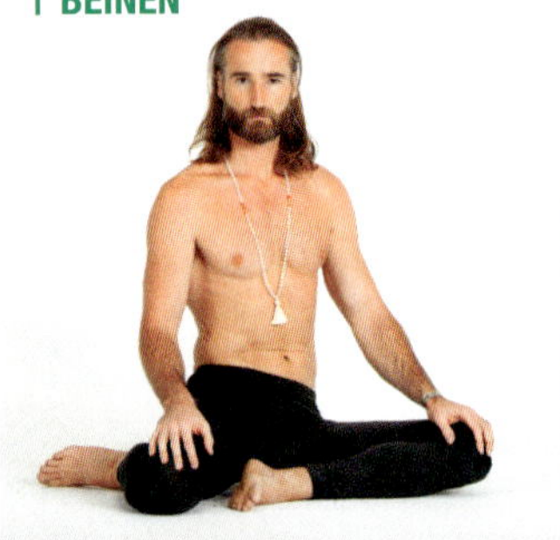

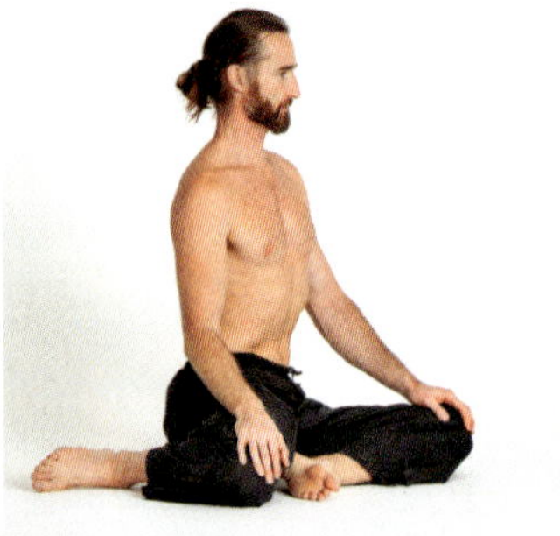

**| LANGSITZ MIT ÜBERGESCHLAGENEM BEIN**

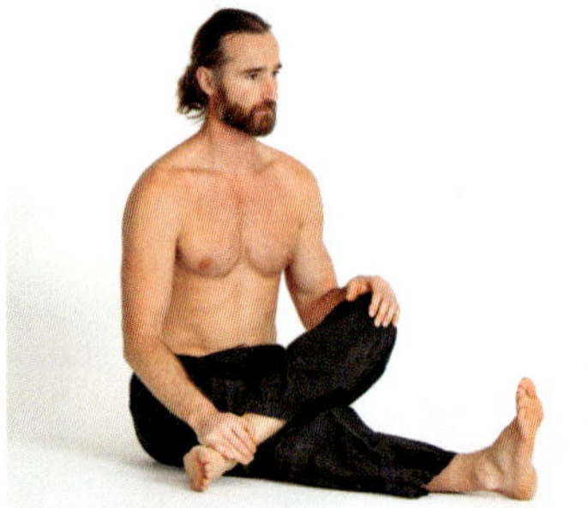

**| HALB OFFENER SITZ MIT GEKREUZTEN GEBEUGTEN BEINEN**

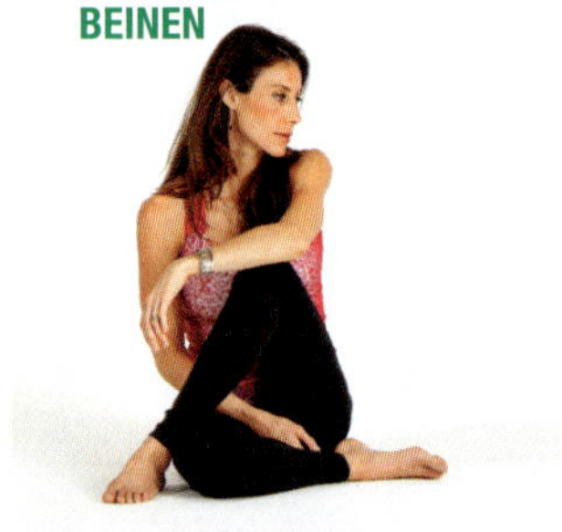

Beim Sitzen mit seitlich gebeugten Beinen kannst du deine Basis vergrößern, wenn du den Abstand zwischen deinem vorderen Fuß und deinem hinteren Knie vergrößerst; oder die Basis kann schmaler sein, wenn das hintere Knie auf deinem vorderen Fuß liegt.

Nachfolgend siehst du Beispiele für Sitzpositionen, die aus praktischen Gründen oder zu Übungszwecken mehr oder weniger modifiziert worden sind.

**| LANGSITZ MIT GESCHLOSSENEN BEINEN UND NACH OBEN GESTRECKTEM ARM**

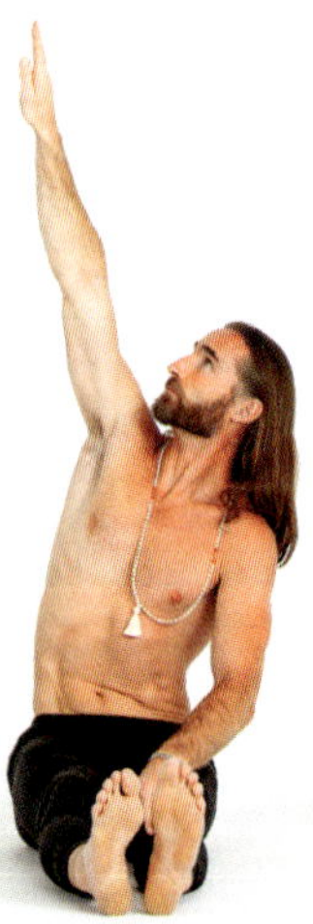

**| LANGSITZ MIT GEBEUGTEM BEIN, RUMPFNEIGUNG ZUR SEITE UND ABGESTÜTZTEN HÄNDEN**

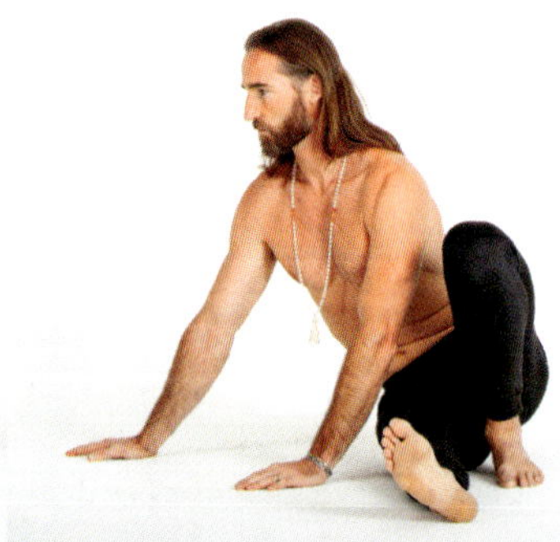

**| SEITLICHER LANGSITZ MIT AUFGESTELLTEM ÜBERKREUZTEM BEIN, RUMPFNEIGUNG ZUR SEITE UND EINHÄNDIGEM ABSTÜTZEN**

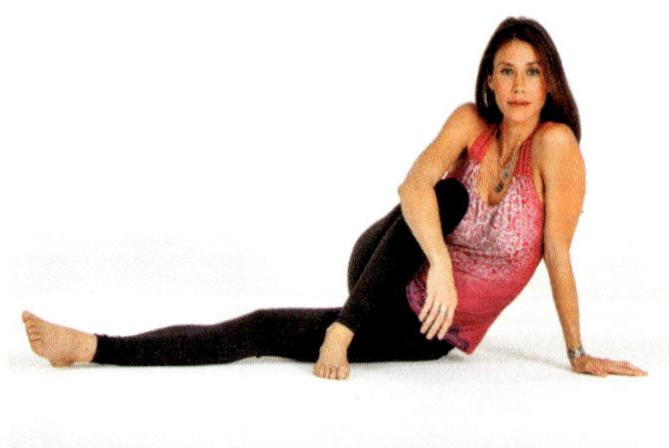

SCHMETTERLINGSSITZ MIT RUMPFNEIGUNG NACH HINTEN UND BEIDHÄNDIGEM ABSTÜTZEN

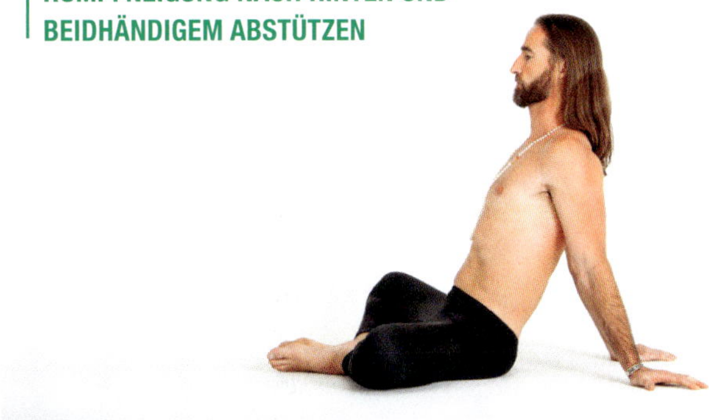

SCHNEIDERSITZ MIT RUMPFNEIGUNG ZUR SEITE UND ABGESTÜTZTEM OBERSCHENKEL UND UNTERARM

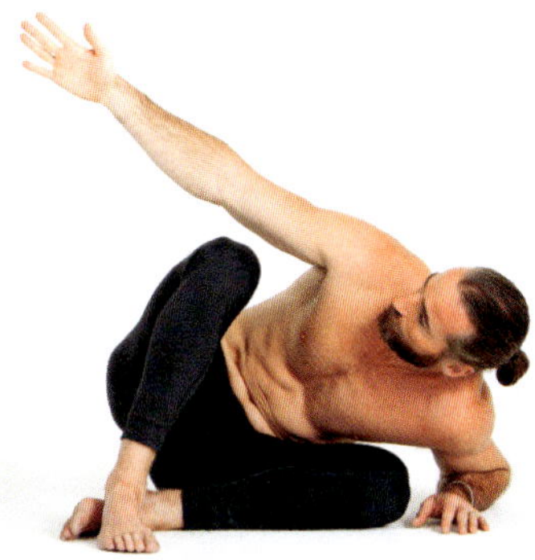

LOTUSSITZ MIT AUSGEPRÄGTER RUMPFNEIGUNG NACH VORNE UND GESTRECKTEN, ABGELEGTEN ARMEN

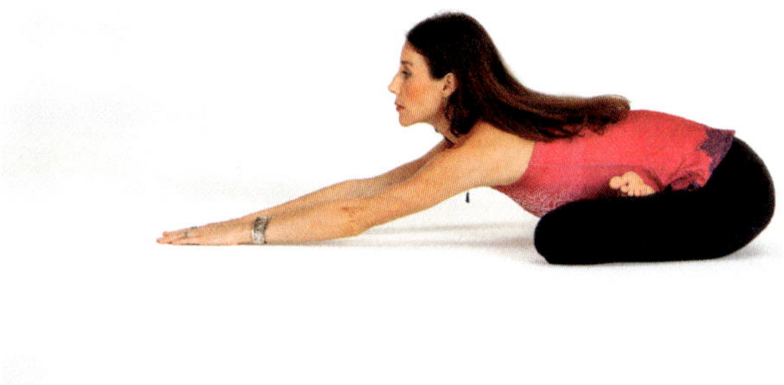

SITZEN MIT SEITLICH GEBEUGTEN BEINEN, AUSGEPRÄGTER RUMPFNEIGUNG NACH VORNE UND EINEM NACH VORNE GREIFENDEN ARM

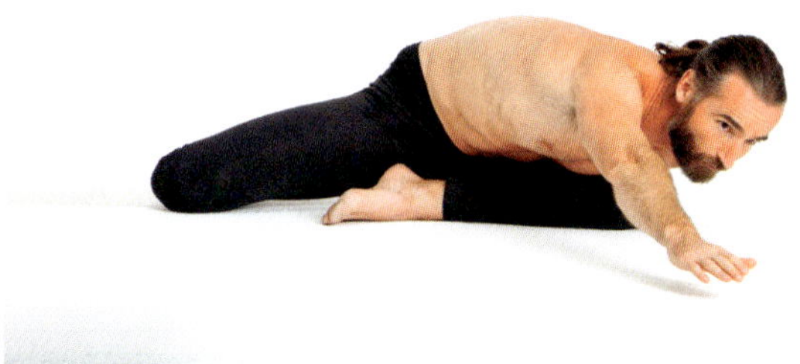

## Sitzen in erhöhter Position

Die meisten erhöhten Oberflächen können wir Menschen als Sitzgelegenheiten nutzen, ob sie nun speziell für diesen Zweck geschaffen wurden (wie Stühle, Hocker und Bänke) oder natürliche Objekte sind (wie Baumstümpfe und Felsen). Eine erhöhte Oberfläche macht an und für sich noch keinen Sitz in erhöhter Position aus; du kannst auf einer erhöhten Oberfläche sitzen und dabei deine Füße auf derselben Höhe wie dein Gesäß halten, als würdest du auf dem Boden sitzen.

In den meisten Fällen zeichnet sich ein »Sitzen in erhöhter Position« dadurch aus, dass die Beine nach unten, vom Gesäß weg, gestreckt sind und sich unter dem Körper befinden; normalerweise berühren die Füße dabei den Boden. (Natürlich gibt es Unterschiede in der Art und Weise, wie du die Beine halten kannst – zum Beispiel geschlossen, offen, überkreuzt, nach vorne oder hinten gestreckt, mit den Füßen auf dem Boden, mit den Füßen auf einer Ablage oder mit in der Luft baumelnden Füßen.) Diese Form des Sitzens ist per se nicht »unnatürlich« und es ist in keiner Weise schädlich, wenn du diese Position kurzzeitig einnimmst, solange du dabei auf eine gute Haltung achtest.

### ANMERKUNG

Eine alternative Variante des erhöhten Sitzens ist der Grätschsitz auf einer leicht erhöhten Oberfläche, bei dem die Beine gebeugt sind und Knie und Füße über dem Boden sind oder diesen nur leicht berühren. Diese Sitzhaltung ähnelt der Position, die man einnimmt, wenn man in einem Sattel sitzt.

Vergiss nicht: Es ist die Art und Weise, wie wir sitzen – erhöht, mit rundem Rücken, flacher Atmung und über eine lange Dauer hinweg –, die schädlich ist. Das Problem beim erhöhten Sitzen ist, dass nicht dieselbe Mobilität nötig ist wie beim Sitzen auf dem Boden, welches sich dadurch auszeichnet, dass sich die Füße auf derselben Höhe befinden wie das Gesäß. Ein längeres erhöhtes Sitzen führt zu Muskelverspannungen und einer Verkürzung der ischiocruralen Muskulatur. Mit der Zeit wird es dadurch immer schwieriger, bequem auf dem Boden zu sitzen; dann bemerken wir Mobilitätsprobleme, die unsere allgemeine Bewegungsfähigkeit einschränken. Außerdem neigen die meisten Menschen dazu, den ganzen Rücken rund zu machen und die Schultern nach vorne fallen zu lassen, was wiederum die Atmung beeinträchtigt und zahlreiche physiologische Konsequenzen hat. Wenn du über eine längere Dauer hinweg in einer erhöhten Sitzposition verweilst, kannst du negative physiologische Konsequenzen nicht vermeiden, aber du kannst zumindest die negativen Auswirkungen verringern, die von einem runden Rücken und schlechter Atmung herrühren – indem du die beste Position einnimmst, zu der du fähig bist.

### ANMERKUNG

Wenn du viele Stunden im Sitzen verbringst und eine Methode suchst, um die daraus resultierenden negativen Wirkungen zu lindern, kannst du in regelmäßigen Zeitabständen deine flach auf dem Boden abgelegten Füßen nach unten drücken, als wolltest du aufstehen. Du stemmst deine Füße nach unten, um dich zu erden, und beginnst, deine Beine und dein Gesäß anzuspannen, was dazu führt, dass sich auch die Wirbelsäule streckt. Du könntest deine Muskeln sogar so stark anspannen, dass du dein Gesäß für einen kurzen Augenblick anhebst. Wenn du magst, wiederhole diese Bewegung im Abstand einiger Minuten. Ein »versteckter« Vorteil dieser Übung ist, dass du geneigt sein wirst, tatsächlich aufzustehen und dich bewegen zu wollen, weil das der Reflex ist, den die Erdung der Füße auslöst.

## Wechsel im Seitsitz

Der Wechsel im Seitsitz ist ein gutes Beispiel für einen jener Positionswechsel, die ich dir empfehle, um aus dem Sitzen eine aktive Übung zu machen (in diesem Fall wiederholt man dieselbe Position auf der anderen Seite). Der kontinuierliche Wechsel von links nach rechts und umgekehrt eignet sich hervorragend, um die Hüften zu öffnen und zu lockern.

1

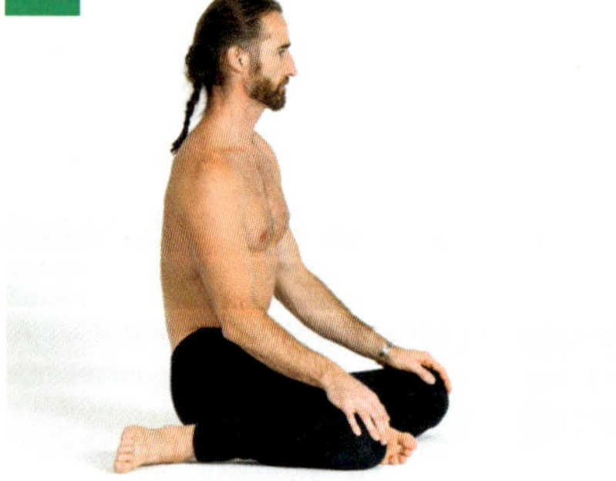

2

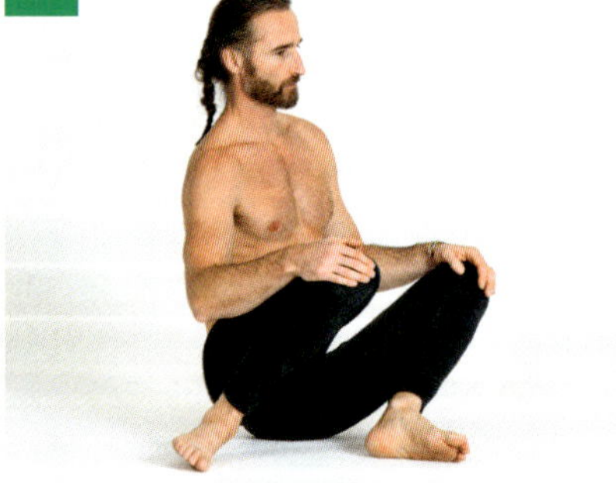

3

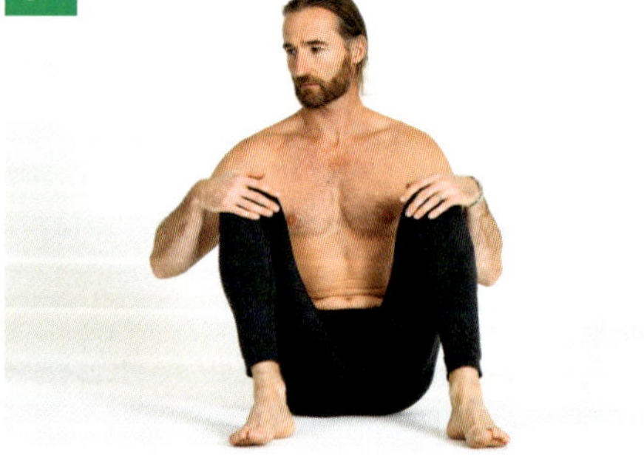

1 Fange im Seitsitz an (wenn du im Sitzen mit gebeugten Beinen anfängst, musst du deine Beine zur Seite kippen, um die korrekte Ausgangsposition einzunehmen). Lege deine Hände auf die Knie. Lasse die Knie ganz von selbst sinken und drücke sie nicht aktiv mit den Armen herunter.

2 Hebe die Beine vom Boden. Du leitest die Bewegung mit deinen Hüften oder dem »Core« ein, nicht mit den Beinen.

3 Sobald du die neutrale Position mit nach vorne zeigenden, gebeugten Beinen erreicht hast, blickst du auf die andere Seite und konzentrierst dich darauf, die Bewegung mit den Hüften und nicht mit den Beinen einzuleiten.

4

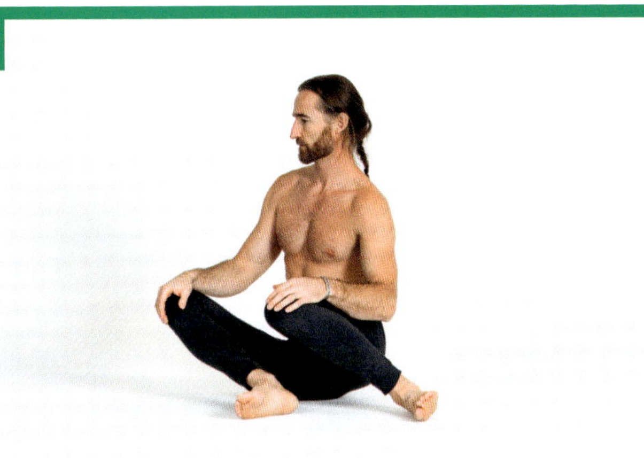

5

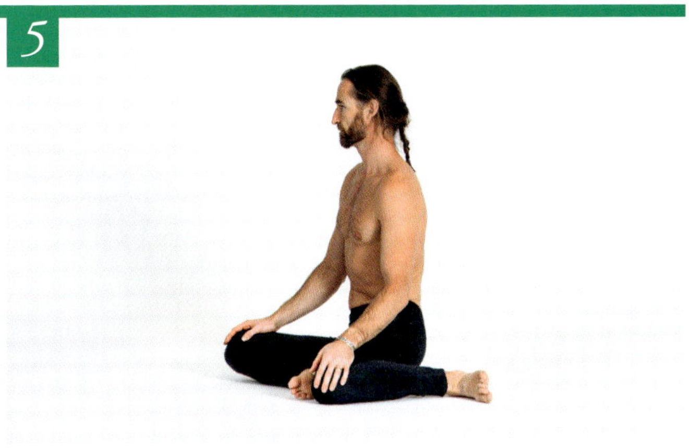

**4** Abhängig von deiner Mobilität ist dies der vielleicht tiefste Punkt, den du schmerzfrei erreichen kannst, ohne dass du deine Beine mit den Armen nach unten drückst. Akzeptiere jeden Bewegungsumfang, den du erreichen kannst. Versuche einfach nur, jede Anspannung zu lösen, die du spürst. Atme länger aus, um Muskelanspannungen zu lockern. Du kannst dich auch mit einem Arm abstützen und dich zurücklehnen, damit deine Hüften einen größeren Spielraum haben, bis du die Mobilität erzielst, die nötig ist, um die Bewegung ohne Zuhilfenahme der Arme auszuführen.

**5** Eventuell erreichst du den vollen Bewegungsumfang, bei dem beide Beine den Boden berühren und dein Oberkörper möglichst aufrecht ist. Achte darauf, tief in den Bauch ein- und auszuatmen, atme dabei länger aus als ein.

# Fersensitz

Beim Fersensitz lastet das gesamte Körpergewicht normalerweise auf beiden Beinen, die unter dem Körper gefaltet sind, und das Gesäß liegt auf den Fersen; diese Haltung wird hauptsächlich als Ruheposition genutzt (siehe Fotos auf der nächsten Seite.) Aber der Fersensitz hat als natürliche Bewegung noch viele andere Funktionen – er kommt zum Einsatz, wenn wir warten, arbeiten, jemandem zuhören und/oder ihn beobachten, meditieren, beten und sogar beim Jagen oder Kämpfen – diese Art des Kniens umfasst also weit mehr als die neutrale, im Kniesitz ausgeführte Variante, die wir alle kennen.

Hinsichtlich der Varianten, die in der »natürlichen Bewegung« vorkommen, bedeutet Knien jede Position, bei der ein Großteil des Körpergewichts auf beiden Knien oder sogar auf nur einem Knie lastet, während das Gesäß auf den Fersen ruhen kann, aber nicht muss; in dieser Position können die Beine auf unterschiedliche Weise gehalten werden (vor allem im Halbkniestand). Der Fersensitz in all seinen Ausprägungen ist also eindeutig mehr als eine bloße Ruheposition; es ist ein vielfältiger Sitz mit anpassbaren Haltungen und vielen praktischen Anwendungen, wie zum Beispiel auch in einem Kanu oder auf einem Floß zu paddeln oder in einen Vierfüßlerstand, eine Kniebeuge oder den aufrechten Stand zu wechseln.

Um die Positionen zu benennen und ihre besonderen Merkmale zu beschreiben, verwende ich einige einfache Begriffe:

- **Kniestand:** Die Position ist erhöht, das Gesäß hat keinen Kontakt zu den Fersen.
- **Halbkniestand:** Ein Bein wird vom Knie gestützt, das andere vom Fuß.
- **Schrittstellung:** Ein Knie ist vorne, das andere ist hinten.
- **Grätschsitz:** Die Knie sind weit auseinander.
- **Fuß nach außen:** Der Fuß zeigt nach außen und liegt flach auf der Innenkante auf.
- **Gebeugter Fuß:** Der Fußballen ruht am Boden.
- **Einzelstand:** Stehen auf einem Fuß oder einem Knie.
- **Gestreckt:** Du befindest dich im Halbkniestand und deine Hüften sind ganz nach vorne geschoben, in die Richtung des vorderen Fußes.
- **Seitlich gestreckt:** Das Bein ist im Halbkniestand in eine bestimmte Richtung positioniert oder orientiert.

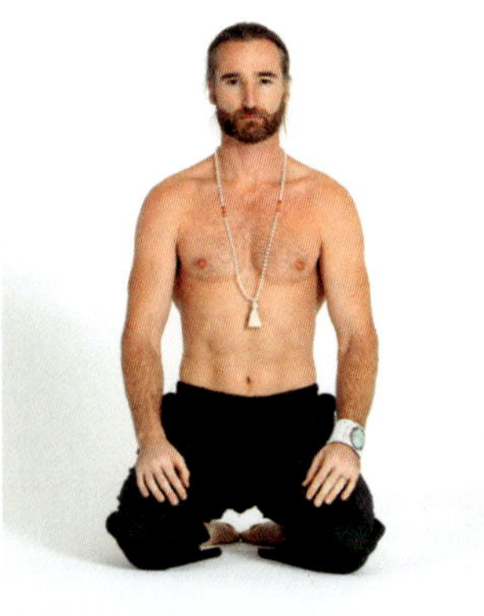

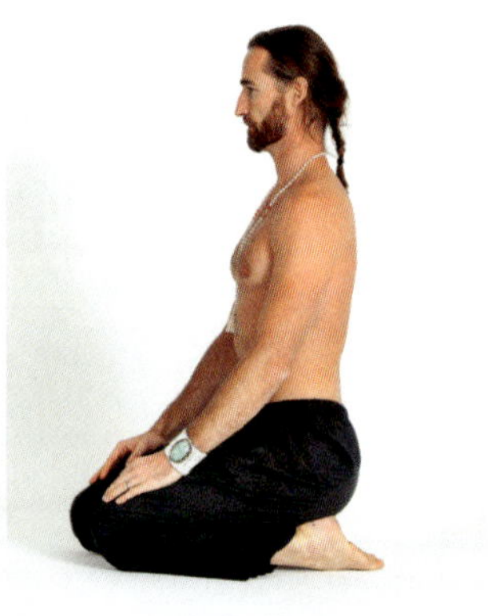

Wie ich bereits erwähnt habe, ist keine dieser Positionen eine »Pose«, die man mit »perfekter Technik« wiedergeben muss; es handelt sich um natürliche, anpassbare Körperhaltungen, die auf vielfältige Weise modifiziert werden können, um eine praktischere oder angenehmere Anwendung oder einen besonderen Mobilitätsvorteil zu erzielen.

Als Einstieg in die knienden Positionen solltest du noch einmal die Abschnitte »Wann du üben solltest« und »Oberflächen« durchlesen (siehe Seite 224).

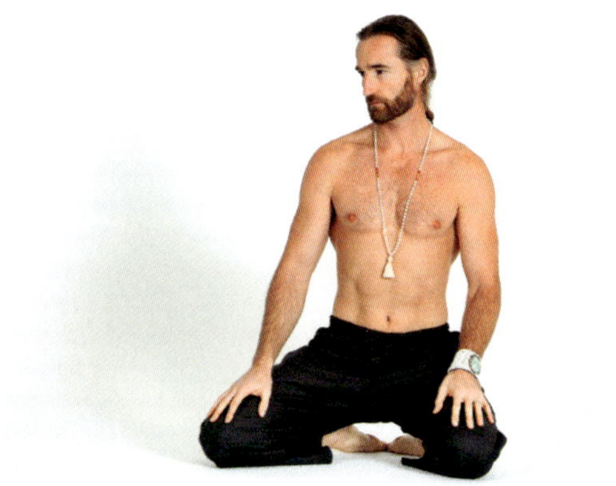

Beim Fersensitz, der in Japan als *seiza* bezeichnet wird, können deine Knie eng zusammen oder weit auseinander sein, die Füße sich hinter dem Körper kreuzen oder sich nicht berühren, neutral oder nach innen/außen rotiert sein. Das Körpergewicht wird gleichmäßig auf die Knie, Schienbeine und Fußrücken verteilt (obwohl die Verteilung des Körpergewichts abweichen kann).

**FERSENSITZ MIT NACH OBEN GESTRECKTEN ARMEN**

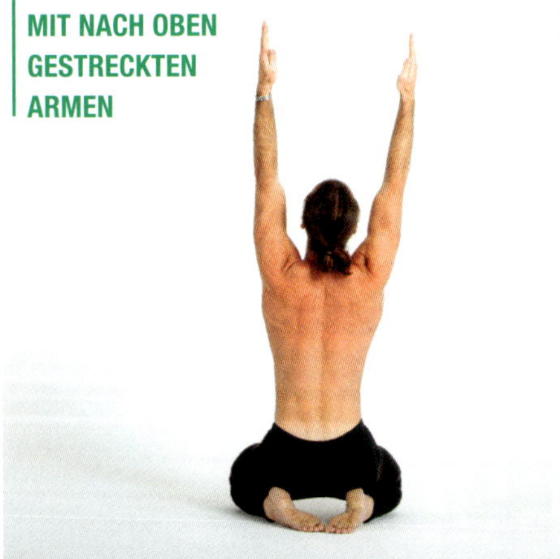

**FERSENSITZ MIT ZURÜCKLEHNEN DES OBERKÖRPERS**

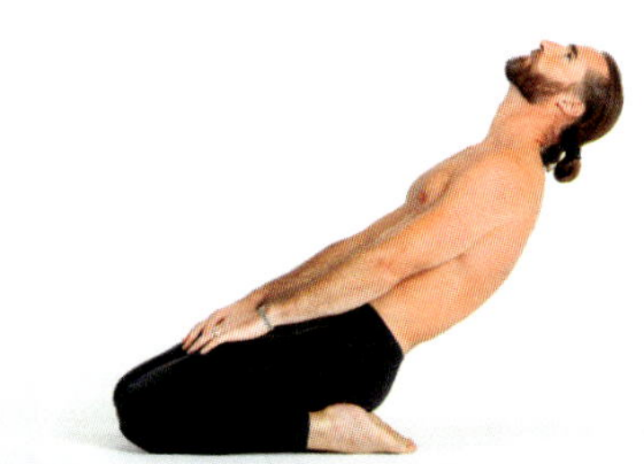

**FERSENSITZ MIT VORWÄRTSLEHNEN UND KOPFSTRECKUNG**

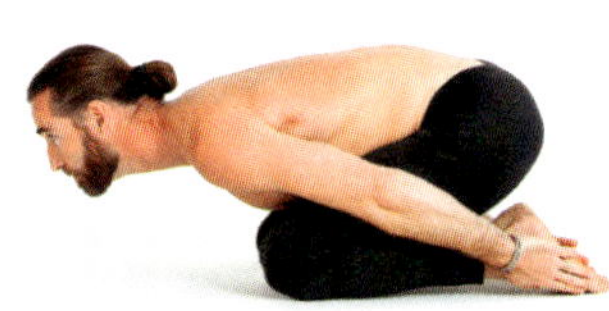

**FERSENSITZ MIT RUMPFNEIGUNG UND ARMSTRECKEN ZUR SEITE**

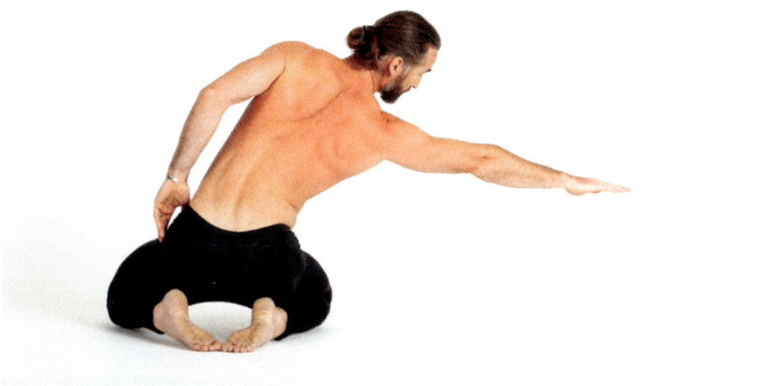

**FERSENSITZ MIT EINEM NACH AUSSEN ZEIGENDEN FUSS**

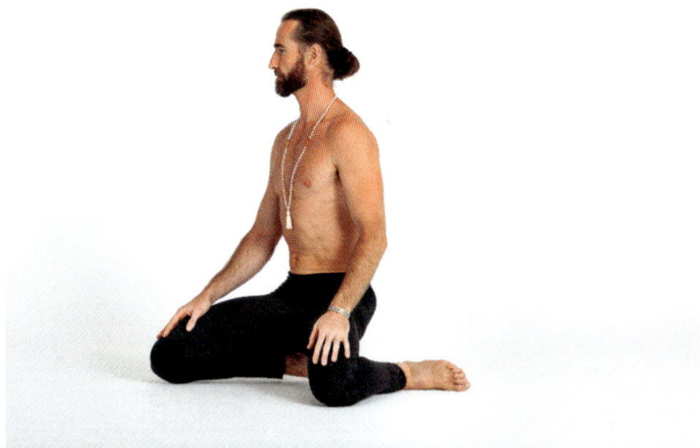

**KNIESTAND**

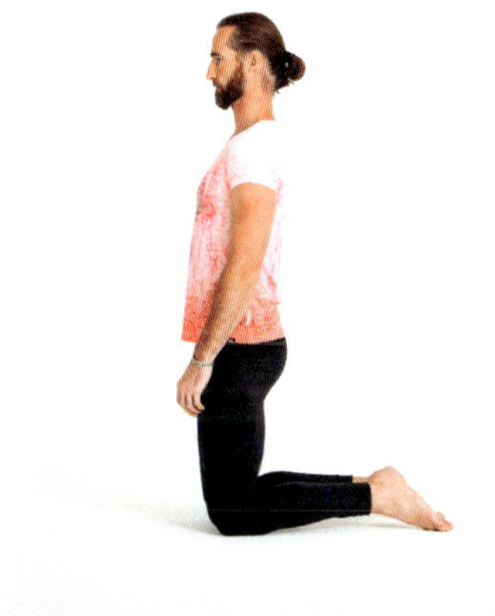

**KNIESTAND MIT AUFGESTELLTEN FUSSSPITZEN**

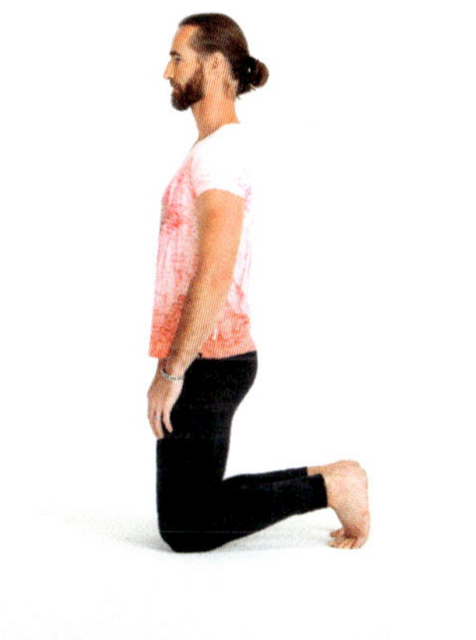

**KNIESTAND AUF EINEM BEIN**

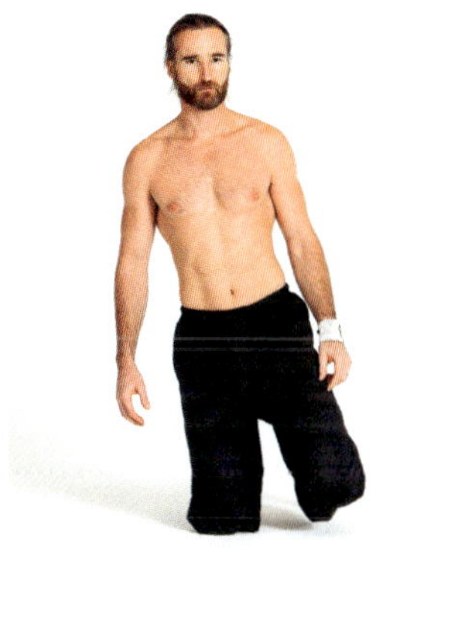

**KNIESTAND MIT RUMPFNEIGUNG ZUR SEITE UND NACH OBEN GESTRECKTEM ARM**

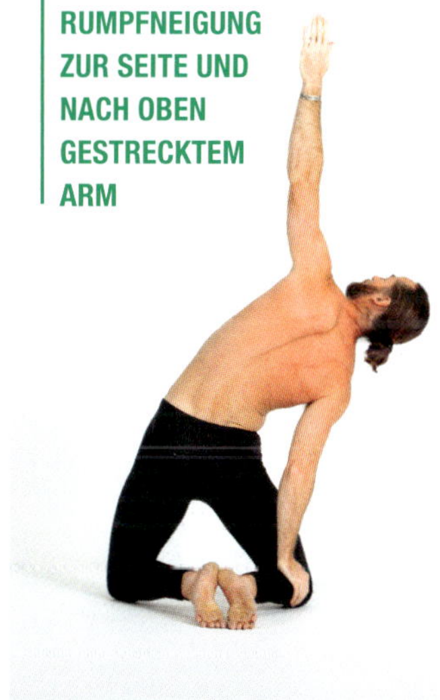

**KNIESTAND MIT RUMPFROTATION**

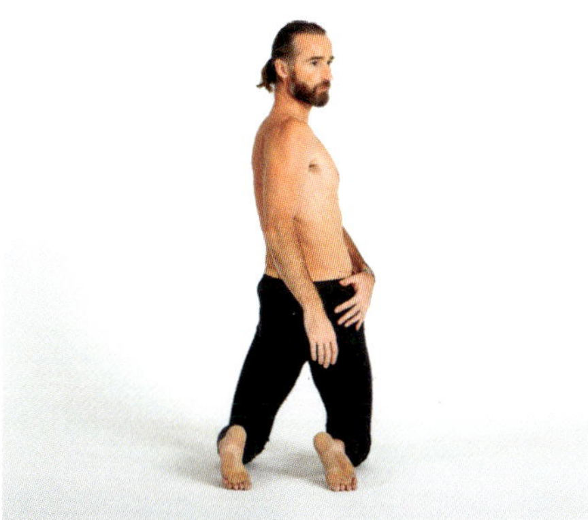

**KNIESTAND IN SCHRITTSTELLUNG MIT AUFGESTELLTEN FUSSSPITZEN**

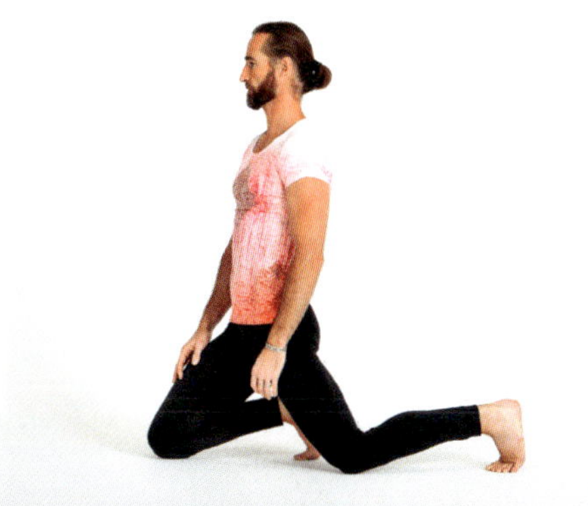

**FERSENSITZ IN SCHRITTSTELLUNG MIT NACH HINTEN GESTRECKTEM BEIN**

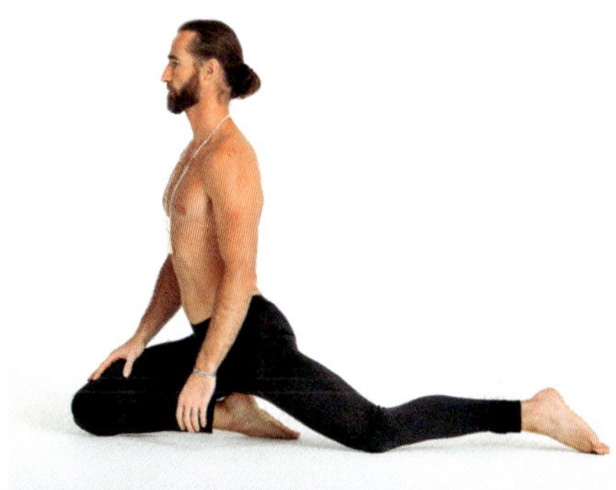

KNIESTAND IN SCHRITT-STELLUNG

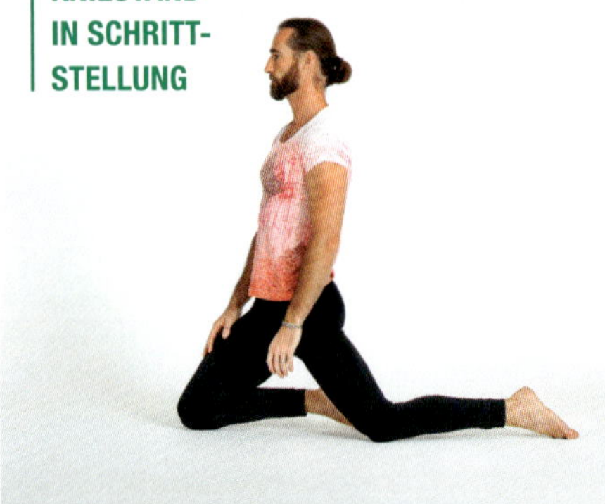

KNIESTAND IN SCHRITTSTELLUNG MIT OFFENER BEINHALTUNG UND EINEM NACH AUSSEN ZEIGENDEN FUSS

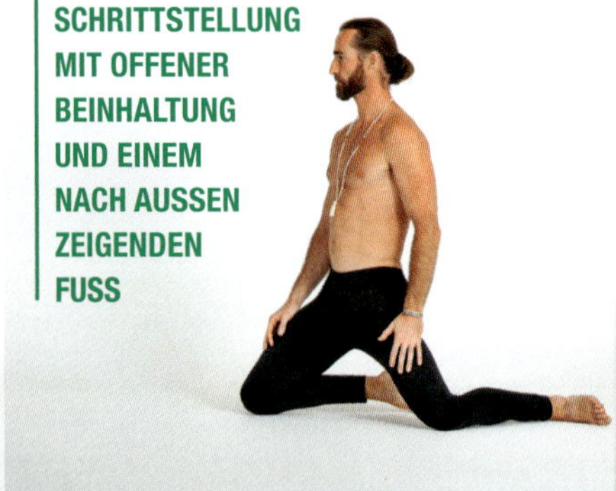

KNIESTAND IN SCHRITTSTELLUNG MIT OFFENER BEINHALTUNG UND EINEM AUFGESTELLTEN UND EINEM NACH AUSSEN ZEIGENDEN FUSS

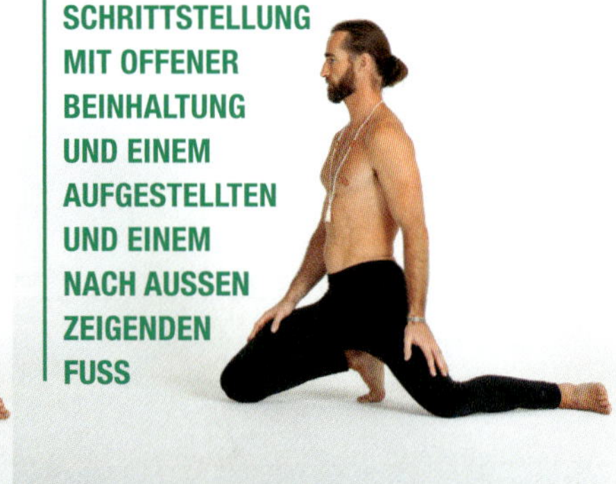

FERSENSITZ MIT AUFGESTELLTEM BEIN

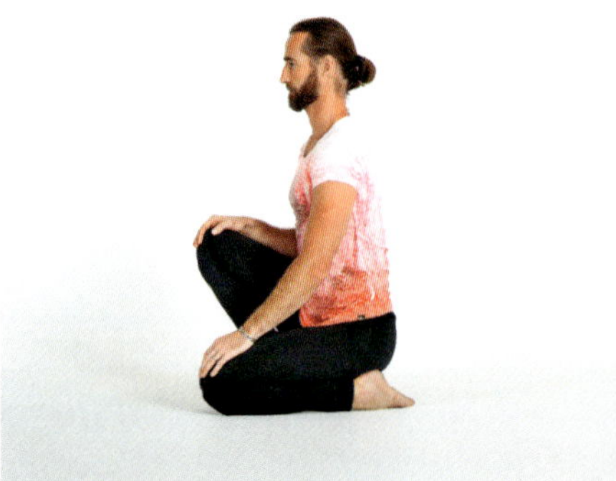

FERSENSITZ MIT AUFGESTELL-TEM BEIN UND AUFGESTELLTER FUSSSPITZE

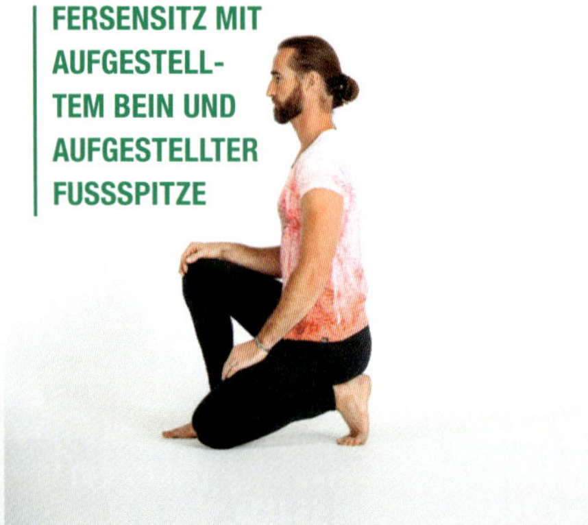

FERSENSITZ MIT AUFGESTELLTEM BEIN UND NACH AUSSEN ZEIGENDEM FUSS

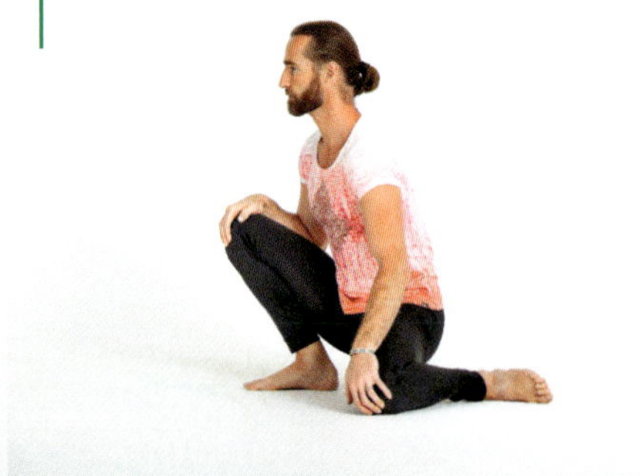

FERSENSITZ MIT EINEM NACH VORNE GESTRECKTEN BEIN

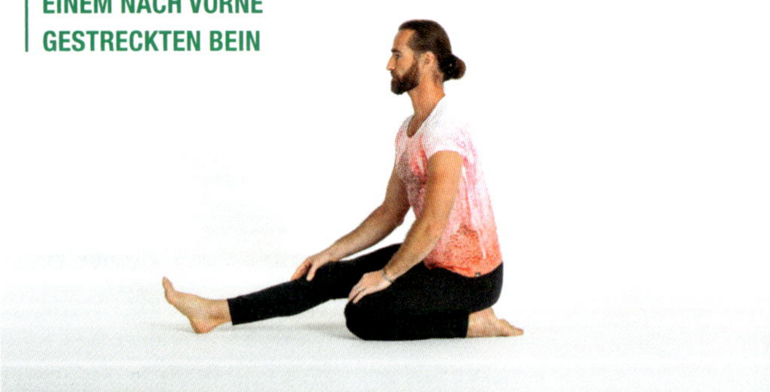

FERSENSITZ MIT GESTRECKTEM BEIN UND AUFGESTELLTER FUSSSPITZE

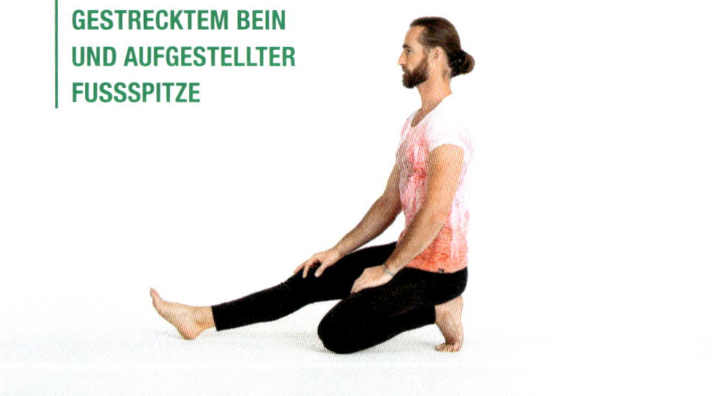

FERSENSITZ MIT SEITLICH GESTRECKTEM BEIN UND AUFGESTELLTER FUSSSPITZE

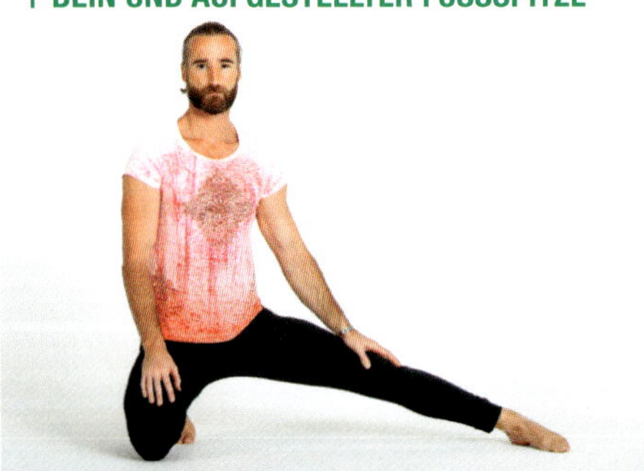

OFFENER FERSENSITZ MIT AUFGESTELLTEM BEIN UND ABGELEGTER FUSSSPITZE

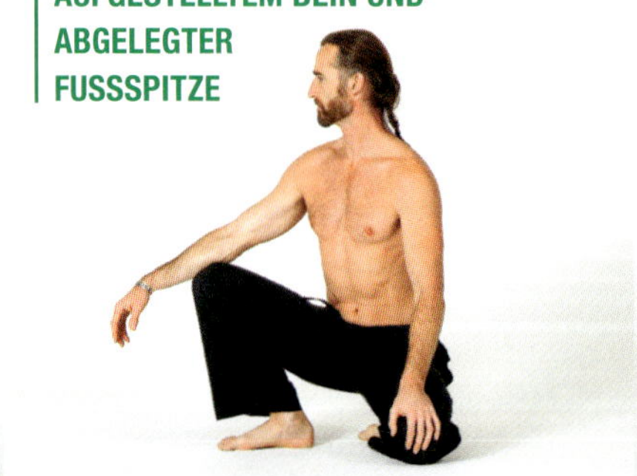

OFFENER FERSENSITZ MIT AUFGESTELLTEM BEIN UND AUFGESTELLTER FUSSSPITZE

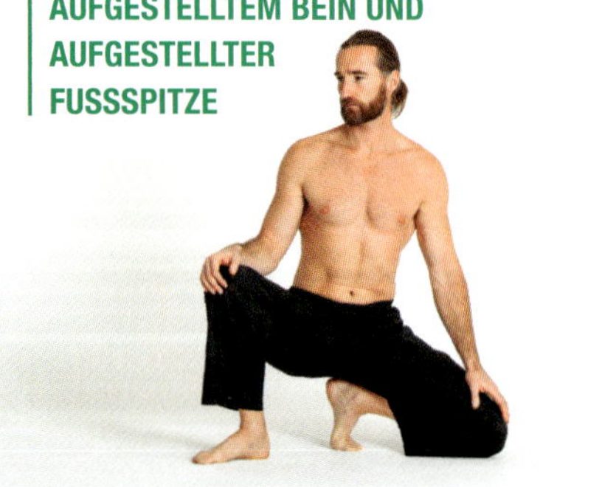

**OFFENER HALBKNIESTAND MIT AUFGESTELLTEM FUSS**

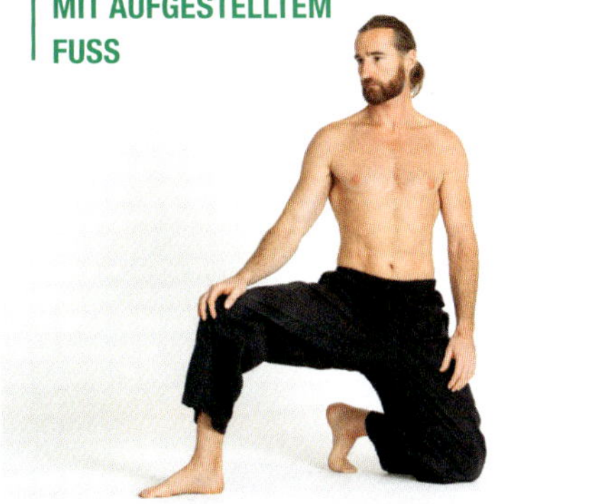

**OFFENER HALBKNIESTAND MIT ABGELEGTEM FUSS**

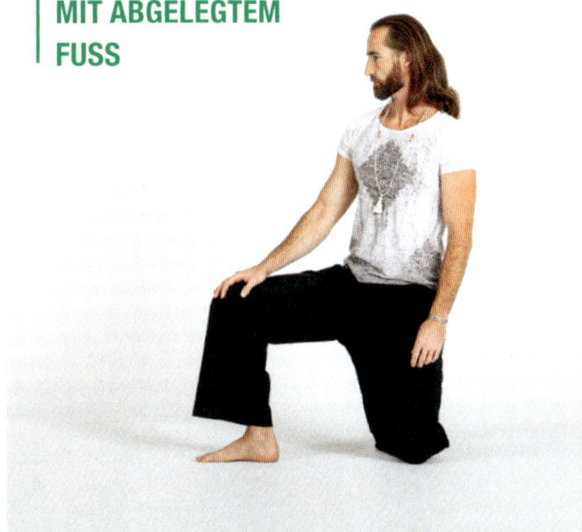

**HALBKNIESTAND**

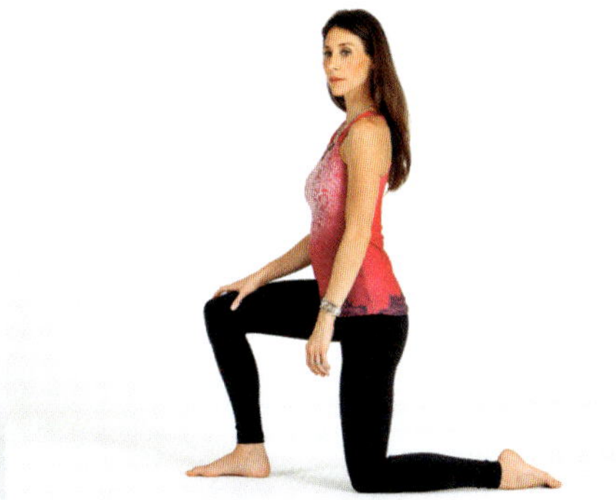

**HALBKNIESTAND MIT AUFGESTELLTEM FUSS (der Abstand der Beine zueinander kann enger oder weiter sein)**

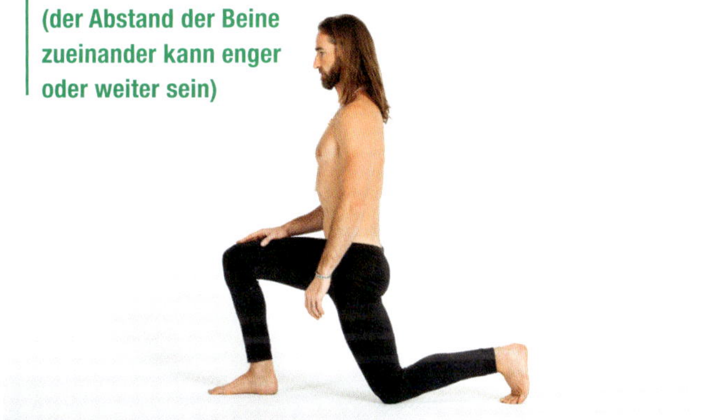

**HALBKNIESTAND MIT NACH HINTEN GESTRECKTEM BEIN**

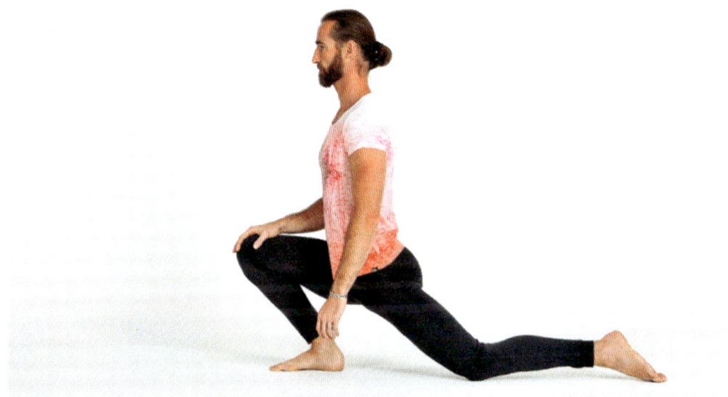

## Bewegungen im Knien

Wenn du mehrere der soeben beschriebenen Positionen geübt hast, bist du schon vertraut mit Bewegungen im Knien, das heißt, du hast dich dafür in eine kniende Position begeben beziehungsweise diese wieder verlassen. Bewegungen müssen nicht groß oder ausladend sein, damit sie als Bewegungen durchgehen; eine einfache Gewichtsverlagerung von einem Knie auf das andere oder das Anheben des Gesäßes von den Fersen macht aus einer Position eine Bewegung. Diese kleinen Änderungen sind extrem wichtig und wertvoll. Du kannst diese Bewegungen zu einer endlosen Übungsliste verknüpfen, um sie mehrere Male in Folge auszuführen. Zum Beispiel:

- Im Fersensitz das Körpergewicht von einer Seite auf die andere verlagern.
- Aus dem Fersensitz in den Kniestand kommen.
- Aus dem Fersensitz in den Kniestand mit aufgestellten Füßen kommen.
- Im Halbkniestand den hinteren Fuß aufstellen.
- Aus dem Fersensitz mit aufgestelltem Bein und aufgestelltem Fuß in den Fersensitz mit seitlich gestrecktem Bein und aufgestelltem Fuß kommen
- Aus dem Fersensitz mit aufgestelltem Bein in den Halbkniestand kommen und von dort in den Halbkniestand mit nach hinten gestrecktem Bein gehen.

Jede Übergangsbewegung im Fersensitz oder Kniestand, die du einnehmen kannst, kann in eine kurze Übungsfolge verwandelt werden, die für die Mobilität deines Unterkörpers hervorragende Vorteile bietet. Einer dieser Übergänge, der Seitwechsel im offenen Fersensitz, bietet *gewaltige* Vorteile für die Mobilität von Fuß, Fußgelenk, Knie und Hüfte.

## Seitenwechsel im offenen Fersensitz

Du könntest diese Sitzhaltung als Ruheposition benutzen, während du etwas beobachtest oder dich mit jemandem unterhältst und ab und zu deine Ausrichtung verändern musst. Den Oberkörper komplett aufzurichten, um sich umzuschauen, ist langsam und zieht möglicherweise ungewollte Aufmerksamkeit auf sich; was spricht also dagegen, die Position geschmeidig zu wechseln, ohne die Höhe zu verändern?

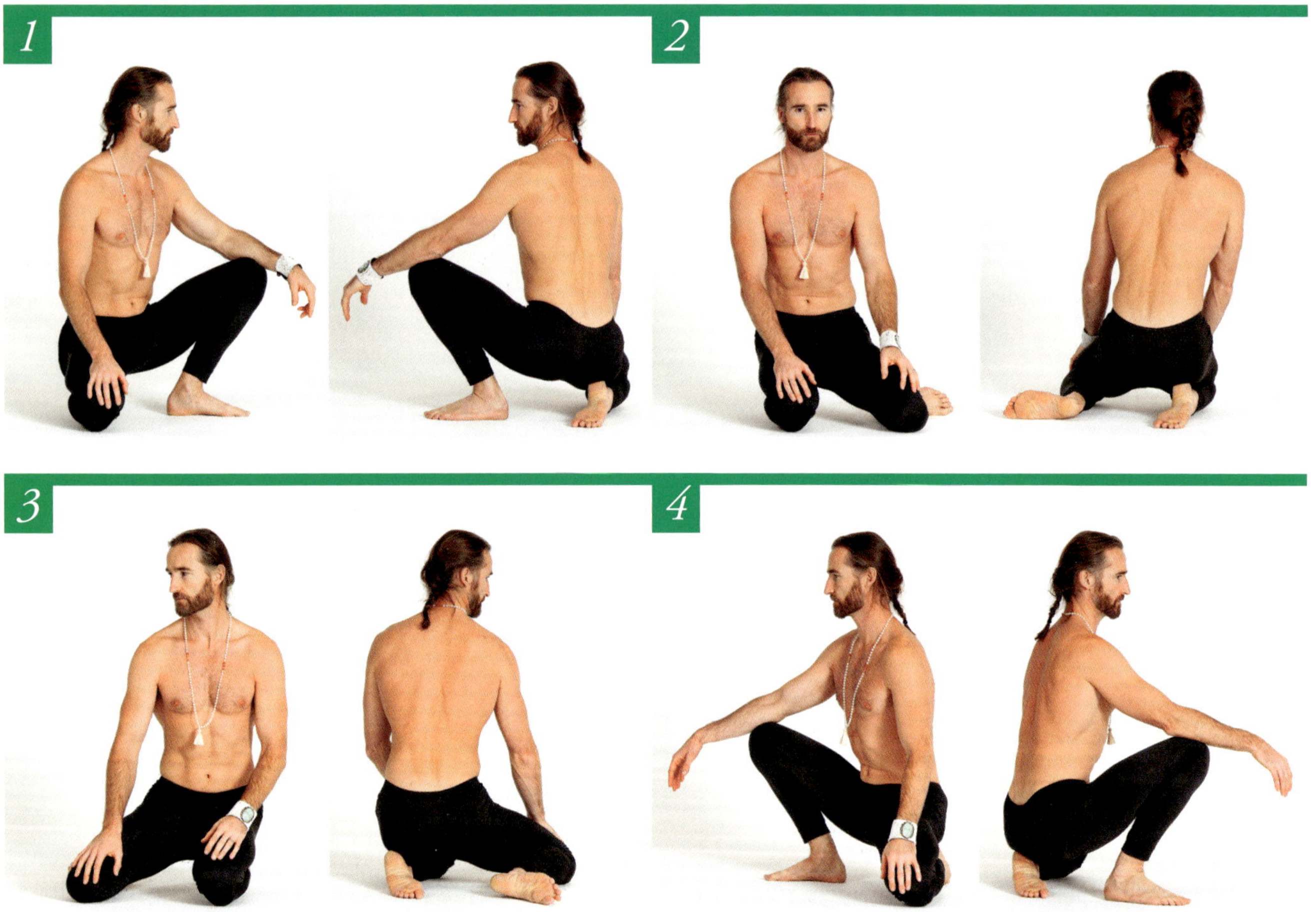


1 Beginne im offenen Fersensitz mit abgelegtem Fuß.

2 Verlagere dein Körpergewicht auf das Bein, auf dem du sitzt, um das aufgestellte Bein vollständig zu entlasten. Bringe das aufgestellte Bein samt Knie auf den Boden und lege den Fuß so ab, dass die Zehenspitzen nach außen zeigen.

3 Verlagere nun dein gesamtes Körpergewicht auf das andere Bein und achte darauf, den nach außen zeigenden Fuß unter deinem Gesäß einwärts zu drehen. Drehe den anderen Fuß nun nach außen, sodass die Zehenspitzen in die Bewegungsrichtung zeigen. Die Rotation beider Füße findet gleichzeitig statt.

4 Hebe das freie, unbelastete Knie und lehne dabei deinen Rumpf auf die andere Seite. Während sich der Fuß ganz von selbst auf dem Boden umpositioniert, schiebst du die Hüften leicht nach vorne, um wieder eine ausgewogene Stützbasis über beiden Beinen herzustellen. Du kannst deine Arme auf die Knie legen oder auch anderswo; Hauptsache ist, dass die Position für dich angenehm ist.

Sofern die Bewegung nicht absichtlich erfolgt, ist die Einnahme eines offenen Fersensitzes mit abgelegtem Fuß oder das Vorwärtslehnen des Oberkörpers vor dem Seitwechsel – oder beides – ein Ausdruck mangelnder Mobilität, mangelnder Ineffizienz (du verfügst eigentlich über die Mobilität, um die Bewegung besser auszuführen) oder beides.

# *Die* Hocke *als* Haltung

Der aufrechte Stand auf beiden Füßen und entsprechende zweibeinige Bewegungen sind ein großer Schritt (man beachte das Wortspiel) für die Menschheit!

Die Hocke* ist eine der natürlichsten, elementarsten menschlichen Haltungen, die es gibt. (Der aufrechte Stand ist die andere.) Die Hocke geht dem Stehen und Gehen in der frühkindlichen Entwicklung voran. Es gäbe für uns Menschen keine Bewegungen wie Gehen, Laufen oder Springen – oder eine solche Fähigkeit wäre enorm eingeschränkt –, wenn wir uns nicht zuerst die Fähigkeit aneignen würden, zu hocken.

Bei gesunden Menschen ist die Hocke eine Haltung, die eingenommen wird, um sich auszuruhen, zu arbeiten, zu warten, sich anzupirschen, zu spielen und seine Notdurft zu verrichten. Jedes Kleinkind beherrscht die Hocke, bevor es überhaupt aufstehen und gehen kann. Für gesundheitlich beeinträchtigte Menschen ist die Hocke eine »Übung« – eine unbequeme Mobilitätsübung, zu der wir uns zwingen müssen, um die grundlegende Bewegungsfähigkeit wiederzuerlangen, die wir nach vielen Jahren des »normalen Lebens« verloren haben, weil wir täglich stundenlang auf einem Stuhl gesessen und die übrige Zeit unsaubere Bewegungen ausgeführt haben.

Die Hocke ist mehr als nur die praktische Fähigkeit, die gleichnamige Sitzposition zu halten; sie beschreibt auch die Fähigkeit, aus dem Stand in die Hocke zu gehen oder sich umgekehrt aus der Hocke in den Stand aufzurichten.

An dieser Stelle gehe ich zuerst auf die elementare Position der tiefen Hocke ein. Später werde ich die Hocke als Aufstehbewegung erklären, die eine komplexe Übergangssequenz darstellt; die korrekte Ausführung erfordert eine hohe Mobilität und Stabilität in den wichtigsten Gelenken und Muskeln. Wenn du also schon besser darin geworden bist, die Position der tiefen Hocke zu halten, wirst du auch mehr Erfolg damit haben, die Hocke als Bewegungsmuster zu verbessern.

Die Verbesserung deiner Hocke – womit ich zum einen die Sitzhaltung meine, zum anderen aber auch das Bewegungsmuster – sowie die Schulung einer optimalen Körperkoordination bei ihrer Ausführung bieten enorme Vorteile für viele natürliche Bewegungen, dein allgemeines sportliches Leistungspotenzial und deine physiologische Gesundheit. Deshalb werden wir uns die Hocke als Position und als Bewegungsmuster genauer ansehen. Zuerst musst du dich in der unteren Endposition wohlfühlen – in der tiefen Hocke; ansonsten wirst du große Probleme bekommen, in die normale Hocke zu gehen und dich wieder aufzurichten, was dazu führt, dass du auf andere Bewegungsstrategien zurückgreifen musst, um aus bodennahen Positionen in den Stand zu kommen (oder umgekehrt).

## Warum das Üben der Hocke so wichtig ist

Das tägliche Üben der tiefen Hocke oder anderer Varianten spielt für deine Bewegungsfreiheit, Bewegungsleistung und Gesundheit eine wesentliche Rolle. Es trägt dazu bei, die Schäden zu verringern, die durch stundenlanges Sitzen oder andere Formen der körperlichen Inaktivität entstehen. Außerdem verbesserst du deine Fähigkeiten bei der Ausübung anderer natürlicher Bewegungen und steigerst deine diesbezügliche Leistungsfähigkeit; darüber hinaus bringst du sogar deine Verdauung auf Vordermann. Im Gegensatz zu einigen anderen natürlichen Bewegungen, die nicht unbedingt jeden Tag geübt werden müssen, solltest du Hocken zu einem festen Bestandteil deiner täglichen Bewegungsroutine machen und sie idealerweise häufiger als nur einmal am Tag ausführen.

Unter dem Gesichtspunkt eines körperlichen Trainings ist die Hocke eine phänomenale Übung mit leicht zu bewerkstelligenden Fortschritten und einer schier endlosen Anzahl von Positions- und Übergangsvarianten. Hocken stärkt die Mobilität, die Unterkörper- und Schnellkraft und führt zu Optimierungen beim Laufen, Springen, Gewichtheben oder Zuschlagen.

## Warum du überall und jederzeit hocken kannst und auch solltest

Hier sind einige praktische Beispiele für die Integration der Hocke in den Alltag: Du kannst hocken, während du fernsiehst, liest, am Laptop arbeitest, deine Zähne putzt, Kaffee oder Tee trinkst und auf den Bus, Zug oder Abflug wartest. Gewöhne es dir ab, deinen Rumpf nach vorne zu beugen, um etwas vom Boden zu heben; gehe stattdessen in die Hocke.

* Anm. der Übersetzerin: Mit »Hocke« ist in diesem Buch die Kniebeuge mit den Fersen auf dem Boden gemeint (engl.: squat), wogegen »Kniebeuge« dieselbe Position mit angehobenen Fersen meint, also die Hocke auf den Zehen (engl.: knee bend).

## Warum eine Verbesserung der Hocke nicht nur durch ihr Einüben erzielt werden kann

Es ist nicht ratsam, über einen längeren Zeitraum hinweg in ein und derselben Hocke zu verweilen und andere Varianten zu vernachlässigen, sowohl als Position als auch als Übergangsbewegung. Beziehe möglichst viele Varianten in dein tägliches Üben ein, um größere und schnellere Fortschritte zu erzielen. Ebenso solltest du andere Bodenbewegungen nicht vernachlässigen, nur um die Hocke besser zu beherrschen. Deine allgemeine Mobilität profitiert am meisten davon, wenn du möglichst viele natürliche Bewegungen übst.

## Gibt es so etwas wie die »wahre Hocke«?

Wenn ich in meinen Workshops das Thema hocken unterrichte, führe ich gerne eine furchtbare Hocke vor, bei der ich einen Rundrücken mache und die Knie so stark einwärts fallen lasse, dass sie sich berühren. Ich frage die Kursteilnehmer, ob meine Technik richtig ist. Fast alle schütteln dann ihren Kopf. Aber meine Antwort lautet anders. Wenn jemand seine Hocke normalerweise auf diese Weise ausführt und keine andere Position einnehmen kann, dann ist es in der Tat eine furchtbare Position. Wenn jemand diese Form aber absichtlich und vorübergehend nutzt – zum Beispiel kleine Kinder, die sich in dieser Position oft ausruhen oder spielen – und die Person nahtlos in andere Varianten der Hocke wechseln könnte, dann ist diese Position durchaus in Ordnung. Ich habe bereits gesagt, dass es keine standardisierte »Allzweckposition« gibt. So wie jede andere Körperhaltung oder Bewegung ist die Hocke keine eindimensionale Position.

Die Hocke lässt sich anpassen und sollte bei Bedarf (abhängig von der Aktivität oder dem Gelände) sofort leicht verändert werden können.

Es gibt eine »neutrale« Hockposition, die ungefähr so aussehen sollte wie auf den Fotos abgebildet. Diese Haltung zeichnet sich durch folgende Merkmale aus:

- Dein Schwerpunkt befindet sich über dem Mittelfuß.
- Deine Füße sind schulterbreit auseinander oder etwas enger zusammen.
- Deine Zehen zeigen gerade nach vorne oder leicht nach außen (maximal 10 bis 15 Grad).
- Deine Fußsohlen sind flach am Boden und deine Fersen liegen vollständig auf. In den Füßen und Zehen fühlst du keine Spannung.

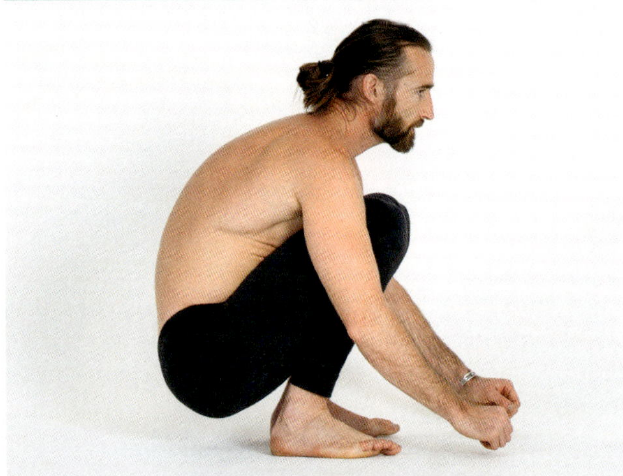

- Deine Oberschenkel sind entspannt; die Rückseite deiner Oberschenkel berühren die Waden/Fußgelenke.
- Dein Gesäß befindet sich horizontal leicht über, auf derselben Höhe oder unter deinen Fußgelenken (je breiter die Basis, umso höher dein Gesäß.)
- Deine Knie stehen direkt über den Zehen oder ragen leicht nach vorne und außen.
- Dein unterer Rücken ist leicht (aber nicht übermäßig) gerundet.
- Dein Rücken ist leicht nach vorne gelehnt, bleibt aber gerade oder leicht gerundet.
- Dein Kopf und Nacken sind aufgerichtet.
- Deine Arme können in jeder Position entspannt werden, die deinen Körper nicht aus dem Gleichgewicht bringt.
- Deine Atmung ist tief und entspannt.
- Dein Körper ist insgesamt gut ausbalanciert und entspannt; du fühlst dich in der Position wohl.

## Tiefe Hocke mit neutraler Basis

Diese »ideale« Hocke mag nicht genau so aussehen wie deine bevorzugte und bequemste Hocktechnik, weil du vielleicht automatisch einige kleinere Veränderungen vornimmst, die besser an deine individuelle Anatomie angepasst sind. Wenn wir uns mehrere Personen ansehen, die keine Mobilitätseinschränkungen haben und in der tiefen Hocke sind, können wir wahrscheinlich leichte Unterschiede feststellen.

Um die Füße in der Position der tiefen Hocke nach vorne zeigen zu lassen, ist eine größere Mobilität in den Hüften und Fußgelenken verlangt; du solltest dich jedoch nicht strikt an dieses Detail halten, wenn du es mit einem signifikanten Zusatzgewicht (so wie beim Aufstehen aus der Hocke oder einem Heben mit Clean-Technik mit schwerer Langhantel) zu tun hast, Aufprallkräfte vertei-

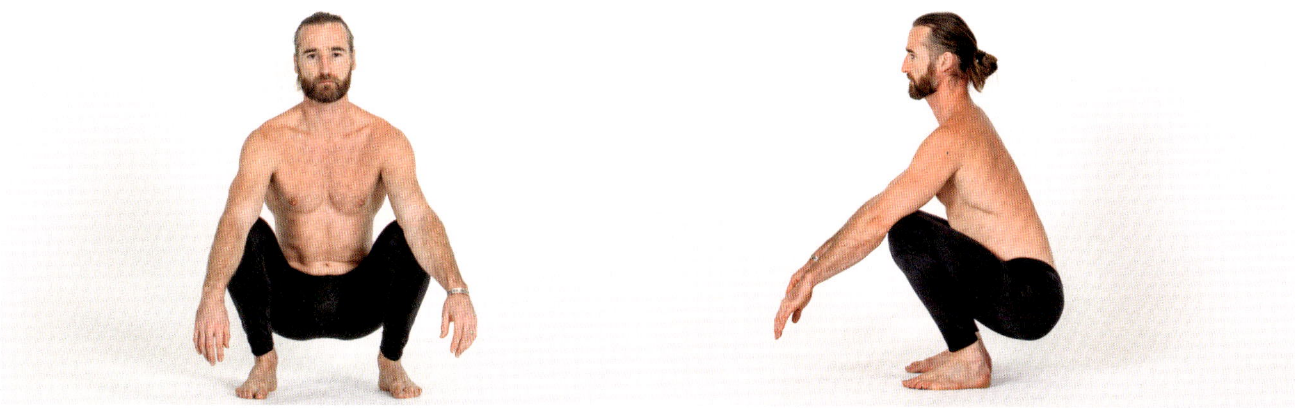

len musst (wie beim Landen oder Fangen) oder in kurzer Zeit eine hohe Wiederholungsanzahl zu absolvieren hast.

Die Unfähigkeit, sehr tief in die Knie zu gehen, kann vielleicht auch etwas mit deinem Körpertyp zu tun haben (kongenitale Skelettstruktur) oder deiner Vorgeschichte (Unfall, Krankheit, spezialisiertes Sporttraining), die sich nicht verändern lässt. Es könnte also durchaus sein, dass mit »deiner« Hocke alles stimmt. Lerne die verschiedenen Varianten der Hocke kennen, so wirst du früher oder später wahrscheinlich auf die für dich ideale Position stoßen. Frage dich aber immer, ob dir andere Hockvarianten wegen deiner anatomischen Vorbedingungen oder Mobilitätseinschränkungen schwerfallen. In den meisten Fällen ist Letzteres der Grund. Du musst ehrlich zu dir selbst sein. Wenn deine Haltung nicht zu sehr von der Position abweicht, die im vorigen Foto abgebildet und in der Checkliste beschrieben ist, ist alles in Ordnung.

Um deine eigene Position in der tiefen Hocke zu beurteilen, kannst du sie zuerst vor einem Spiegel machen oder jemanden darum bitten, dich zu filmen oder zu fotografieren, damit du ein objektiveres visuelles Feedback deiner Körperhaltung erhältst. Senke dich möglichst tief in die Hocke ab und richte dich ein, bis du die für dich bequemste Position gefunden hast. Wenn du nicht in die Hocke gehen kannst, ohne nach hinten zu kippen oder dich mit deinen Armen abzustützen, weil du sonst das Gleichgewicht verlierst, hast du ernsthafte Mobilitätsprobleme, die du mithilfe der in diesem Buch enthaltenen Tipps deutlich verbessern kannst. Sobald du in der Hocke deine ideale untere Endposition hergestellt hast, gehst du die vorige Checkliste durch, um dich zu kontrollieren und deine Position mit meiner Beschreibung zu vergleichen.

Nachfolgend werden die vier Hauptfehler beschrieben, die auftreten können, wenn du in der Position der tiefen Hocke bist:

- Mangelnde Tiefe (du kannst das Gesäß nur bis auf Kniehöhe absenken und kommst nicht viel weiter nach unten)
- Extrem runder Rücken (Brust- und Lendenwirbelsäule)
- Fersen heben vom Boden ab
- Knie fallen einwärts

Es ist wichtig zu erkennen, dass Haltungsfehler bei der Hocke – wie die eben aufgezählten – unter Umständen Symptome anderer, tiefer gehender Probleme sind. (Das gilt auch für andere Bewegungstechniken.) Deine runde Wirbelsäule kann vielleicht auf eine mangelhafte Hüft- oder Fußgelenkmobilität zurückgeführt werden, die dich dazu zwingt, deinen **Rücken rund zu machen, um** deinen Schwerpunkt möglichst **über** der Stützbasis zu halten. Auch wenn keines der vier Hauptprobleme vorliegt, können andere Probleme deine Position der tiefen Hocke beeinträchtigen.

Sofern dir die Hocke leichtfällt (was heutzutage allerdings eher selten der Fall ist), könntest du auf die Idee kommen, deinen **Körper** dazu zu zwingen, jeden einzelnen Punkt der Checkliste zu erfüllen und einige Sekunden zu halten, während du deine Muskeln anspannst und die Luft anhältst. Aber das wird deine tiefe Hocke in keiner Weise verbessern. Andere Anzeichen dafür, dass du das gesamte Spektrum der Hocke noch nicht beherrschst, sind:

- wenn die sogenannte »ideale«, neutrale Hockposition die einzige Variante ist, die für dich bequem ist;
- wenn dir die Übergänge zu anderen Variante der tiefen Hocke nicht leichtfallen – du solltest auch in der Lage sein, fließend von einer Hockposition in die andere wechseln zu können;
- wenn es dir schwerfällt, aus dem Sitzen, Knien oder dem aufrechten Stand in die neutrale tiefe Hocke zu kommen und sie wieder zu verlassen.

Wenn deine Hockpositionen einige oder alle genannten Probleme aufweisen, bist du noch weit davon entfernt, das Hocken zu beherrschen. Du brauchst mehr Übung!

## Varianten der Hocke mit Übungen

In diesem Abschnitt beschreibe ich verschiedene praktische Hockpositionen, die du entdecken, wiederentdecken und erforschen kannst. Finde heraus, welche Haltungen für dich einfach oder schwer, solide oder instabil sowie anpassbar sind, und frage dich, mit welchem praktischen Nutzen du sie verbinden könntest.

Wenn du dich in einer Hockposition wohlfühlst, kannst du die folgenden Anpassungen ausprobieren:

- Verändere deine Basis, indem du deine Füße weiter auseinander- oder enger zusammenstellst.
- Lasse die Füße und/oder die Knie nach innen und außen zeigen.
- Drehe deine Beine ein- und auswärts.
- Verlagere dein Körpergewicht von einem Fuß auf den anderen.
- Hebe oder senke dein Gesäß langsam (du kannst die Position in unterschiedlichen Höhen halten) oder probiere ein leichtes und minimales Abfedern.
- Hebe und senke die Fersen.
- Lehne deinen Rumpf und strecke die Arme in verschiedene Richtungen.

Wenn du dich in mehreren Positionen wohlfühlst, kannst du damit anfangen, langsame und kontrollierte Übergänge von einer Position in die andere zu üben. Versuche den Übergang aus einer tiefen Hocke in eine halbe Hocke, aus einer tiefen Hocke in eine tiefe Hocke in Schrittstellung, aus einer neutralen tiefen Hocke in eine Hocke mit schmaler Basis, aus einer tiefen Hocke in Schrittstellung in eine halbe Hocke in Schrittstellung und so weiter.

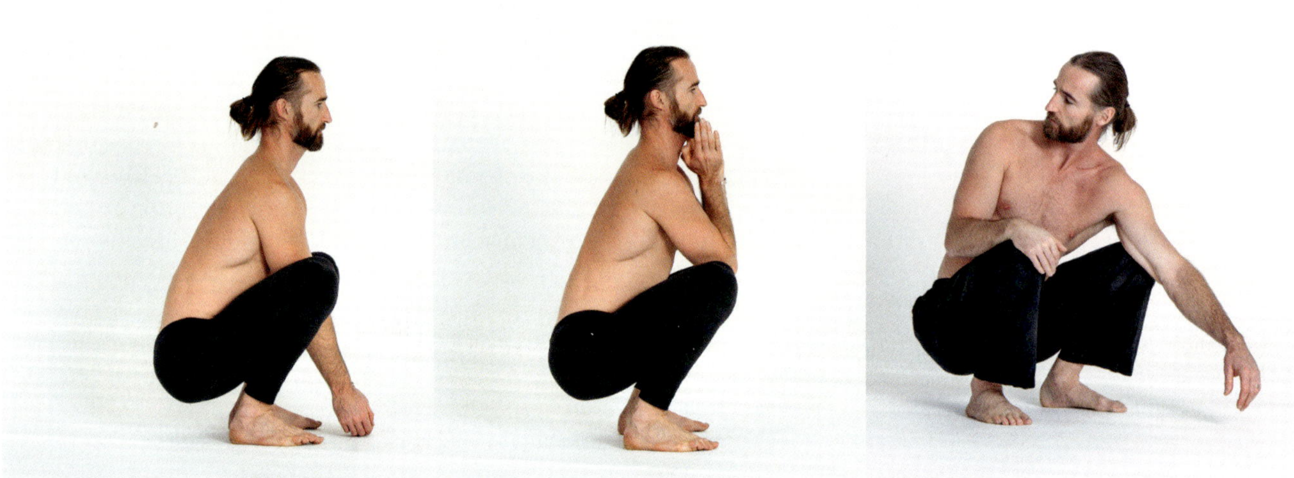

Hocke mit neutraler Basis und gesenkten Armen, mit gebeugten Armen, mit auf den Knien abgelegten Armen und Rumpfrotation.

## Tiefe Hocke mit schmaler Basis

Eine tiefe Hocke mit schmaler Basis ist praktisch, wenn du auf engstem Raum verweilen musst, seitlich am Körper keinen Platz findest oder wenn du auf einer schmalen Oberfläche hocken möchtest, beispielsweise auf einem Stein in einem Fluss. Du kannst diese Position benutzen, wenn du versuchst, dich möglichst klein zu machen oder um deine Körpertemperatur aufrechtzuerhalten, indem du dich zusammenkauerst (in diesem Fall umarmst du deine Beine und Knie und legst deine Stirn auf die Knie, wobei du deine Arme schützend über dem Kopf **hältst**).

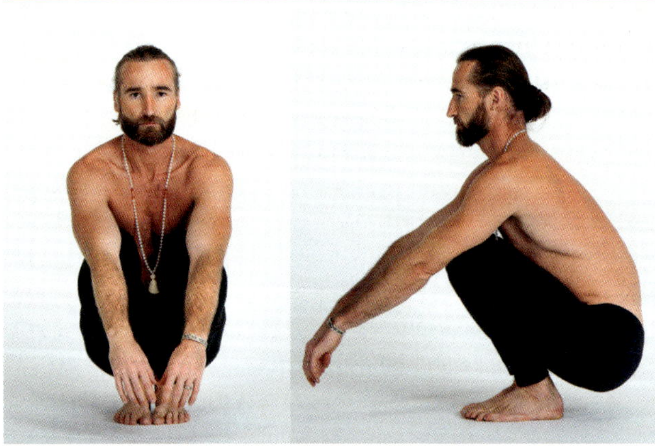

Die tiefe Hocke mit schmaler Basis setzt eine optimale Gelenkmobilität voraus und macht diese Position für sehr viele Leute schwierig.

Damit du nicht nach hinten gezogen wirst und das Gleichgewicht verlierst, während du möglichst entspannt bleibst, benötigst du eine hohe Fußgelenkmobilität, um deine Knie und den Körper so weit wie möglich nach vorne zu bringen. Wenn dir der Stand zu schwierig ist, kannst du den unteren Rücken absichtlich rund machen, deine Arme vor dem Körper halten und deinen Kopf nach vorne bringen, um deinen Schwerpunkt nach vorne zu verlagern.

## Hocke mit breiter Basis

Eine breite Basis ist hilfreich, wenn du versuchst, dein Gleichgewicht besser zu halten, wenn du auf einer instabilen Oberfläche oder über einer Spalte stehst. Es ist auch hilfreich, wenn du mit jemandem ringst oder etwas hebst.

Selbst wenn du dein Gesäß möglichst weit absenkst, kannst du nicht dieselbe Tiefe wie bei der neutralen Hocke oder der Hocke mit schmaler Basis erreichen, auch kann dein Gesäß nicht die Waden berühren. Je größer deine Standfläche ist, umso höher hängt dein Gesäß. Es gibt allgemeine Grenzen dafür, wie breit die Basis sein kann, aber es gibt auch individuelle Grenzen für die Breite der Basis, wenn du dich in der unteren Endposition der Hocke befindest und diese Position hältst.

Die Hocke mit breiter Basis gilt nicht als »halbe Hocke«, weil du dich in der unteren Endposition entspannst, obwohl diese automatisch höher ist als bei der Variante mit schmaler Basis.

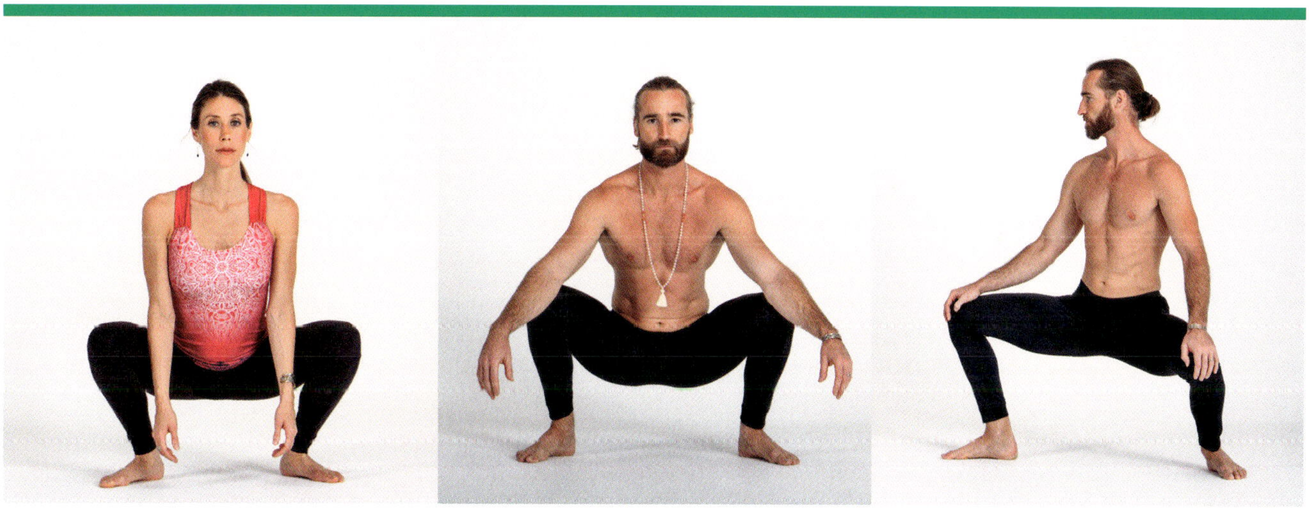

## Halbe Hocke

Wenn du in einer halben Hocke bist, stehen Bein und Gesäß unter einer Anspannung, die dich davon abhält, dich in der tiefsten, unteren Endposition zu entspannen. Aus diesem Grund ist die halbe Hocke eher eine aktive Position als eine Ruheposition; sie befindet sich an der Schnittstelle zwischen Hocke und Stand. Du kannst eine halbe Hocke kurz halten, wenn du etwas aufhebst oder trägst oder um dich auf einen schnellen Übergang in eine Bewegung im Stand vorzubereiten. Du kannst bei der halben Hocke eine neutrale, breite oder schmale Basis verwenden. Du verlässt die Hocke und wechselst in den Stand, sobald sich deine Hüften und dein Gesäß oberhalb der Knie befinden.

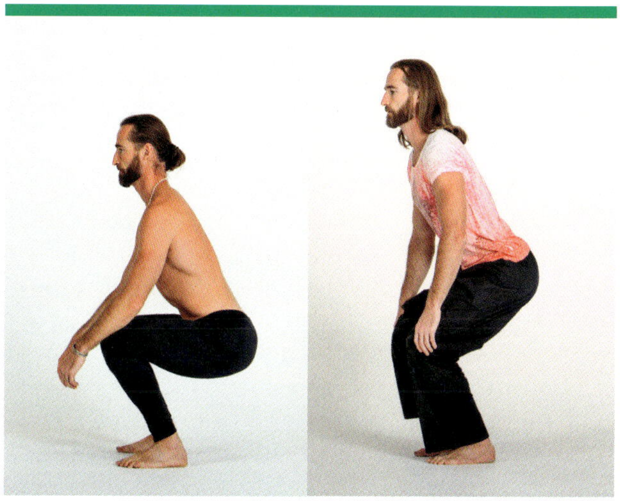

## Tiefe Hocke in Schrittstellung

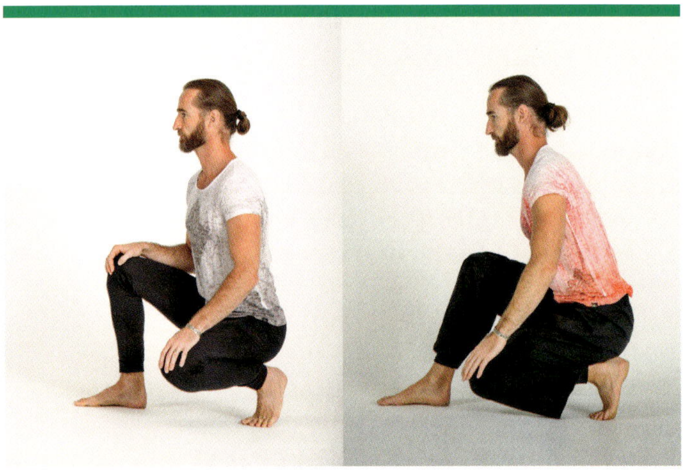

Die tiefe Hocke in Schrittstellung bietet eine stabile Auflagefläche, bei der die Füße nicht parallel sind, sondern ein Fuß vor dem anderen steht. Bei diesem Stand muss der hintere Fuß gebeugt, das heißt aufgestellt, sein. Deshalb ist die tiefe Hocke in Schrittstellung technisch gesehen eine Mischung aus einer tiefen Hocke und einer tiefen Kniebeuge. Wenn mehr Körpergewicht mit flachem Fuß nach vorne verlagert wird, ist die Position eher eine Hocke. Wenn mehr Körpergewicht hinten lastet, auf dem aufgestellten Fuß, ist die Position eher eine Kniebeuge. Die Basis kann unterschiedlich breit sein.

## Hocke mit nach hinten gestrecktem Bein

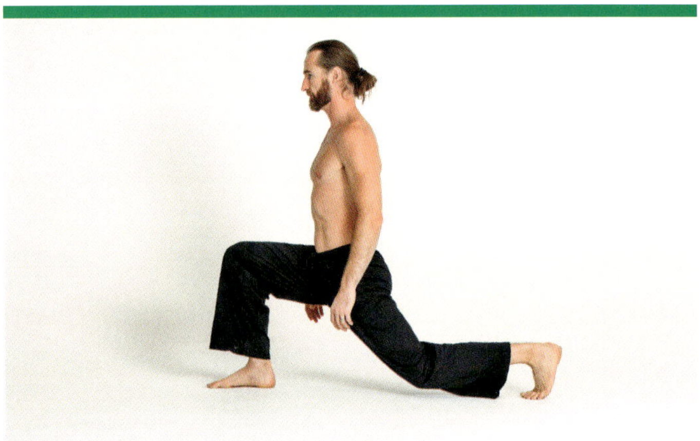

Die Hocke mit nach hinten gestrecktem Bein wird gemeinhin als »Ausfallschritt« bezeichnet. Die Basis ist sehr breit. Das hintere Bein steht mehr oder weniger lotrecht zum vorderen Bein.

## Tiefe Hocke auf einem Bein und halbe tiefe Hocke auf einem Bein

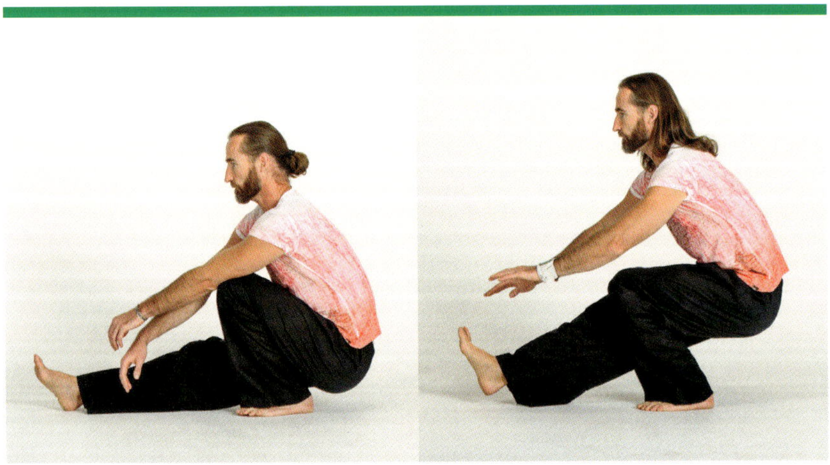

Der Unterschied zwischen der tiefen Hocke in Schrittstellung und diesen Positionen ist, dass dein Körpergewicht vollständig oder überwiegend auf einem Fuß lastet; das andere Bein ist nach vorne gestreckt. Selbst wenn die Ferse des freien Beins den Boden berührt, lastet nicht viel Körpergewicht darauf. Diese Position ist keine Ruheposition; es ist eine Übergangsposition, die in manchen Varianten des Aufstehens benutzt wird, die im weiteren Verlauf dieses Kapitels noch angesprochen werden.

## Verbesserung der tiefen Hocke durch unterstützende Bewegungen

Wenn du dich in der tiefen Hocke noch nicht besonders wohlfühlst, um die Position zu halten oder die Übungen zu machen, die ich beschrieben habe, könntest du vielleicht ein wenig Hilfe gebrauchen, um deine Position zu verbessern und dein Training und deinen Fortschritt zu unterstützen.

Wenn du dich in dieser Phase befindest und gerade dabei bist, die Hocke neu zu erlernen, solltest du nicht zu viel Aufhebens um deine Technik machen und nicht statisch und unbewegt bleiben. Vielmehr solltest du dich auf deine Atmung konzentrieren, um dich zu entspannen, und dann mit kleineren Bewegungen experimentieren, die es dir erlauben, Spannungen zu lösen, und deinem Körper erlauben, den Bewegungsumfang zu erkunden, den er verloren hat. Vielleicht machst du einen Rundrücken, verlagerst dein Gewicht von einer Seite zur anderen, rotierst beide Beine nach außen, lehnst dich nach hinten, um dich kurz auf den Boden zu setzen, bevor du dich wieder in die Hocke hochziehst, federst leicht auf und ab und so weiter. Im Grunde solltest du alle Bewegungen machen, die ich empfehle; gestalte sie allerdings etwas leichter, indem du Hilfsmittel verwendest. Je nachdem, wie wohl du dich damit fühlst, könntest du mit 30 Sekunden anfangen, dich dann aufrichten und einige andere Bewegungen machen, bevor du wieder in eine Hocke zurückkehrst; schon bald wirst du in der Lage sein, die Position deutlich länger als 30 Sekunden zu halten. Es ist besser, eine Übung 5-mal für jeweils 2 Minuten zu wiederholen, als ein 10-minütiges Workout zu absolvieren, das sich in eine echte Qual verwandeln kann, die dich nur verspannt und Muskelkater verursacht.

Der Grundgedanke ist, sich progressiv zu lockern, den Bewegungsumfang in den Hüften, Fußgelenken und Knien zu verbessern und das Ausmaß der Hilfsmittel nach und nach zu verringern. Du stützt dich immer weniger ab, bis du dich schließlich für eine tiefe Hocke ohne jegliche Unterstützung bereit fühlst. Ich stelle noch weitere Strategien und Übungen vor, wenn ich das Aufstehen aus der Hocke ausführlicher bespreche.

### UNTERSTÜTZUNG DURCH FESTHALTEN

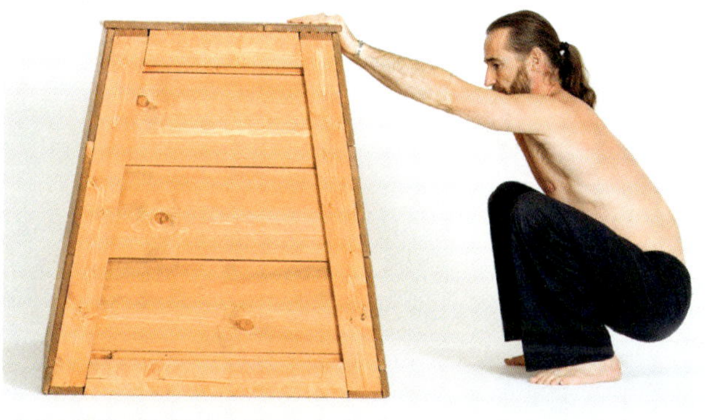

Du kannst dich praktisch überall festhalten. Das Festhalten gibt dir die Möglichkeit, die tiefste Hockposition einzunehmen, in die du kommst, und es hilft dir, die verschiedensten Positionen zu erkunden.

### MIT FINGERN ODER HÄNDEN ABSTÜTZEN

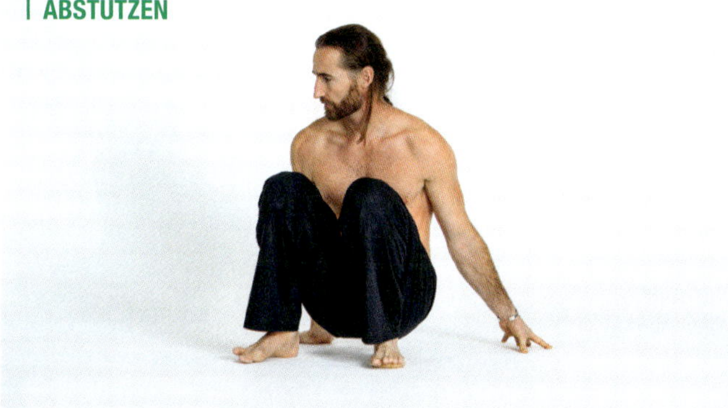

### UNTERSTÜTZUNG DER FERSEN

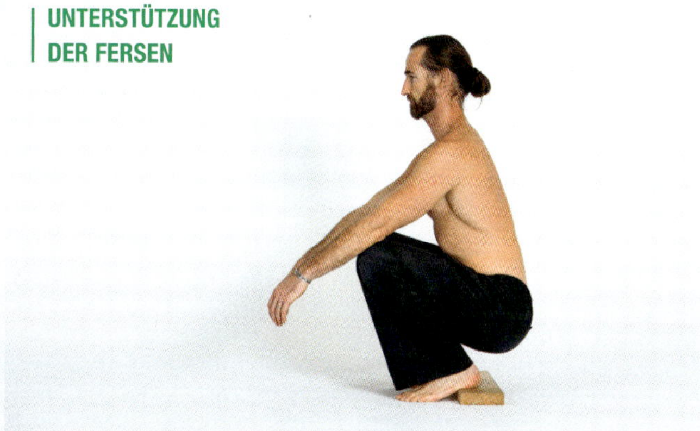

Du kannst dazu ein Brett, ein Buch oder ein anderes rechteckiges Objekt benutzen.

# *Die* **tiefe Kniebeuge** *als* **Haltung**

Bei der tiefen Kniebeuge nähern wir uns Körperhaltungen, die etwas höher sind als die tiefe Hocke. Die tiefe Hocke und die tiefe Kniebeuge werden oft verwechselt, weil sie ähnlich aussehen; in der Tat werden sie auch in der Bewegung oft miteinander kombiniert.

Die tiefe Kniebeuge ist eine sehr gängige und praktische Haltung, um sich kurz auszuruhen, sich in Bodennähe zu begeben und einen leichten Gegenstand aufzuheben, Tierfährten zu untersuchen, in Deckung zu gehen uns so weiter. Weil die Füße nicht flach auf dem Boden liegen, ist die tiefe Kniebeuge nicht so stabil wie die tiefe Hocke, man kann sie daher nicht so lange halten.

Die tiefe Kniebeuge ist aber ein guter Ausgangspunkt wie auch ein praktischer Ersatz für all jene, die es (noch) nicht schaffen, in der tiefen Hocke zu bleiben.

Die tiefe Kniebeuge eignet sich hervorragend zur Verbesserung der Fußkraft sowie zur Steigerung der Fuß- und Fußgelenkmobilität; in dieser Hinsicht ist die tiefe Kniebeuge wesentlich anspruchsvoller als die tiefe Hocke. Weil das gesamte Körpergewicht auf kleinen Auflagepunkten lastet (den Fußballen), können tiefe Kniebeugen als Haltungen leicht in Balancierübungen ausarten, ohne dass man dafür auf einer schmalen Oberfläche stehen muss.

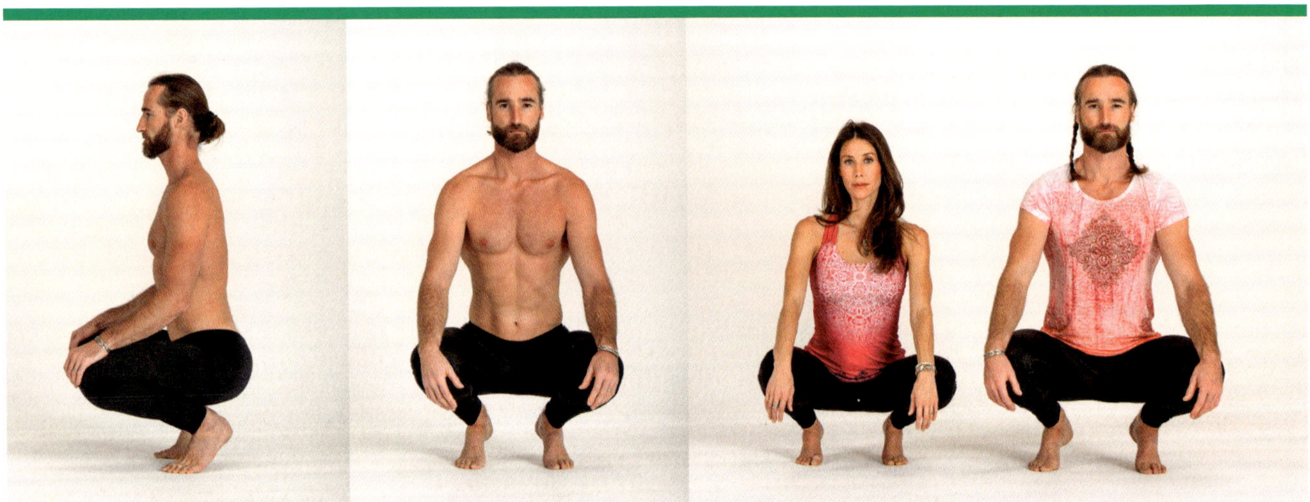

Die tiefe Kniebeuge ähnelt der tiefen Hocke insofern, als die Oberschenkelrückseiten auf den Waden aufliegen. Nachfolgend werden die Hauptmerkmale beschrieben, durch die sich die tiefe Kniebeuge von der tiefen Hocke unterscheidet:

- Deine Stützbasis sind die Fußballen, das heißt, die Fersen sind angehoben, was wesentlich mehr Fußkraft und Fußgelenkstabilität erfordert.
- Deine Knie sind tiefer und weiter vom Körper entfernt; sie befinden sich horizontal auf derselben Höhe wie Hüften und Gesäß.
- Deine Gelenke sind vertikal von oben nach unten ausgerichtet.
- In den Hüften ist ein wesentlich größerer Bewegungsumfang möglich.

## Übergang von der tiefen Hocke in die tiefe Kniebeuge

Dies ist ein ziemlich kurzer, aber sehr nützlicher Übergang, der zudem erstaunlich schwierig ist, wenn man ihn flüssig ausführen will, ohne das Gleichgewicht zu verlieren.

**AUS DER TIEFEN KNIEBEUGE IN DIE TIEFE HOCKE**

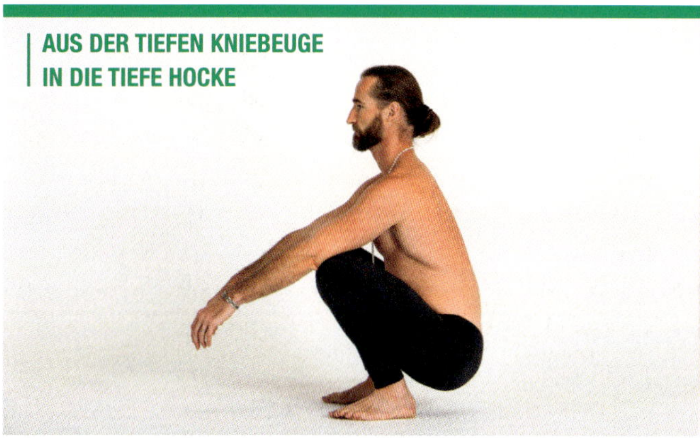

Lehne deinen Rumpf nach vorne, wenn du die Fersen und das Gesäß senkst, um das Gleichgewicht zu halten und einen geschmeidigen und stabilen Übergang in die tiefe Hocke zu gewährleisten.

**AUS DER TIEFEN HOCKE IN DIE TIEFE KNIEBEUGE**

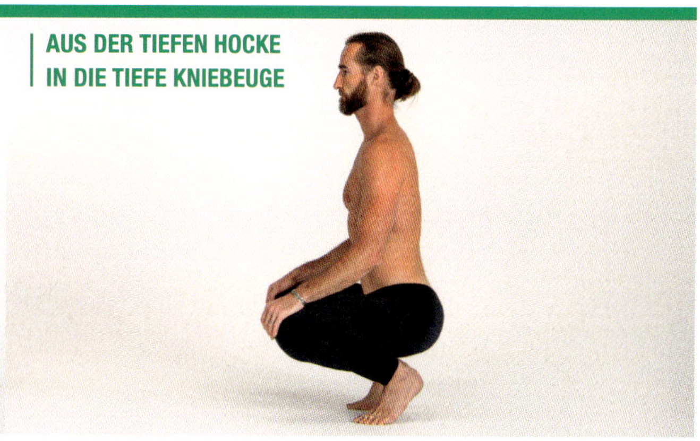

Leite eine kleine Schaukelbewegung ein, indem du deinen Rumpf nach vorne lehnst und dein Körpergewicht nach vorne auf die Fußballen verlagerst. Sobald sich deine Fersen heben, schiebst du die Hüften nach vorne und deinen Rumpf nach oben, um dich in einer aufrechten Position vertikal über den Fußballen neu auszurichten. Das hilft dir, dein Gleichgewicht zu halten.

## Das Verweilen in der tiefen Kniebeuge

Wenn du es noch nicht gewöhnt bist, in der tiefen Kniebeuge zu bleiben, spürst du sehr schnell ein »Brennen« in den Füßen und Waden, dann werden dein Gleichgewichtssinn und deine Fähigkeit, dich in der Position zu entspannen, schnell auf die Probe gestellt! Hier sind einige Tipps, die dir dabei helfen:

- Konzentriere dich darauf, die Stabilität deiner Fußgelenke in einem bequemen Winkel zu halten. Die Kraft deiner großen Zehen und deine Fähigkeit, die Spannung in diesem Teil deines Fußes beizubehalten, sind für die Stabilität unerlässlich.
- Kontrolliere deine Haltung, Ausrichtung und das Gleichgewicht hauptsächlich über die Hüften. Wenn du das Gefühl hast, instabil zu sein oder das Gleichgewicht zu verlieren, schiebst du deine Hüften nach vorne, um dich zu stabilisieren, statt auf Kompensationsmuster zurückzugreifen und dich nach vorne zu lehnen, den Rücken rund zu machen, den Nacken zu strecken, die Beine hochzudrücken oder die Arme als Gegengewicht zu nutzen.
- Halte die Arme entspannt, lege sie auf den Knien ab und atme in den Bauch hinein.

## Varianten der tiefen Kniebeuge

Zu den Varianten der neutralen tiefen Kniebeuge zählen:

- schmale oder breite Stützbasis;
- geschlossene Knie;
- Knie weit auseinander, Füße zeigen nach vorne oder nach außen;
- tiefe Kniebeuge mit hohen Fersen (die Fersen sind maximal angehoben und stehen direkt über den Zehen); diese Variante erfordert und entwickelt eine enorme Fußkraft und Fußgelenkstabilität;
- halbe Kniebeuge, eine aktive, höhere Position, bei der die Fersen immer noch angehoben sind, aber die Beine und das Gesäß angespannt sind, damit die Oberschenkelrückseiten keinen Kontakt mit den Waden haben; normalerweise lehnt sich der Rumpf nach vorne, aber du kannst ihn senkrecht halten, indem du die Knie nach vorne schiebst;
- versetzte Füße (tiefe Kniebeuge in Schrittstellung);
- einbeinige tiefe Kniebeuge.

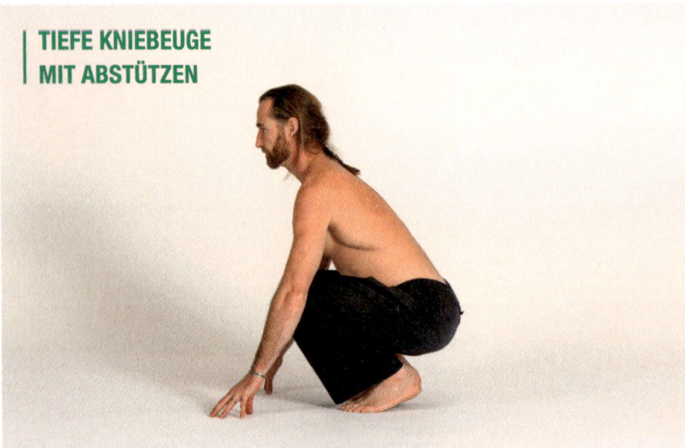


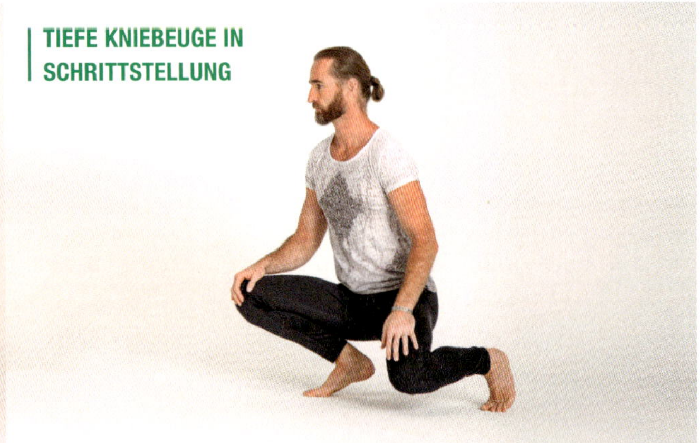


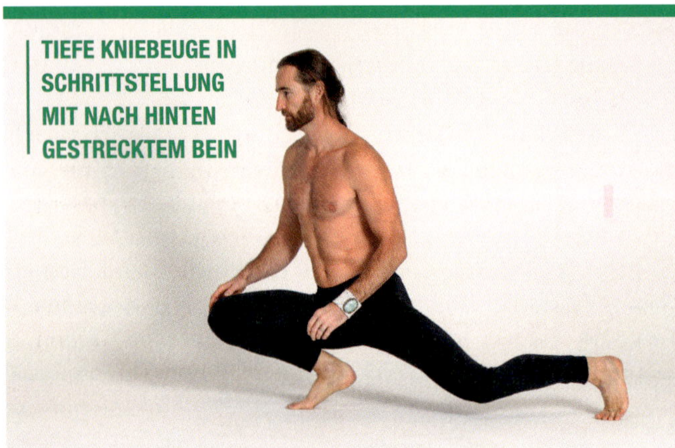


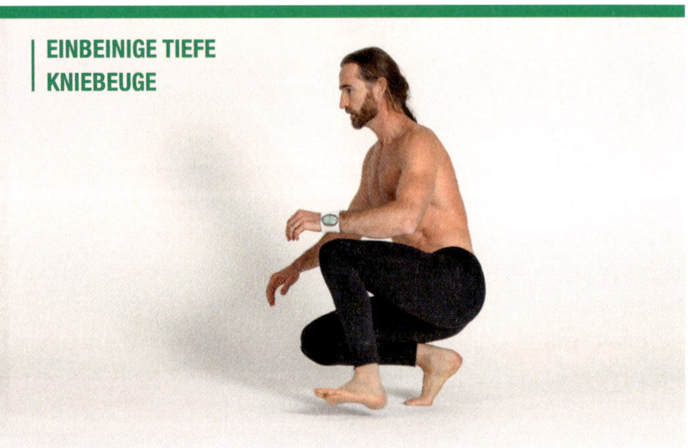


Diese unterschiedlichen Positionen erlauben es dir, Übergänge von einer Variante der tiefen Kniebeugen in die andere zu üben. Andere sinnvolle Übungen sind:

- Das Becken vor und zurück kippen.
- Die Hüften und Knie nach vorne schieben, während du eine aufrechte Haltung beibehältst.
- Die Hüften und Knie nach vorne schieben, während du den Rumpf zurücklehnst.
- Das Gesäß anheben, um in eine aktive halbe Kniebeuge zu gehen.
- Das Körpergewicht von einem Fuß auf den anderen verlagern.
- Das Körpergewicht auf einen Fuß verlagern, um den anderen Fuß für einen Augenblick einige Zentimeter anzuheben, dann die Seite wechseln.
- Die Beine nach innen und außen rotieren (die Knie zeigen nach außen und innen).
- Hüftrotationen (du gehst in die tiefe Kniebeuge und drehst deinen Körper auf den Fußballen von einer Seite zur anderen, sodass du jeweils in eine tiefe Kniebeuge in Schrittstellung kommst).
- Die Basis schmaler und breiter machen.
- Aufrichten in die halbe Kniebeuge.
- Aufrichten in die tiefe Kniebeuge mit hohen Fersen und Absenken in die neutrale tiefe Kniebeuge.
- Halten der tiefen Kniebeuge mit hohen Fersen.
- Rumpfrotationen und Armstrecken.

## Übungen für das Vorwärtsschieben der Hüfte in der tiefen Kniebeuge

Der Grundgedanke ist hier, die Hüften einzusetzen, um so die Hocke zu modifizieren, damit wir uns auf sehr kontrollierte Weise in zwei entgegengesetzte Richtungen ausrichten können. Zuerst senkst du deine Fersen sehr langsam ab, bis sie beinahe den Boden berühren, dann hältst du die Füße und Fußgelenke stabil, während du deine Hüften langsam nach vorne schiebst, bis die Knie beinahe den Boden berühren. Du solltest die Bewegung kontrollieren und dein Gleichgewicht mit den Hüften steuern, wobei deine Arme lang und entspannt sind. Halte das Gleichgewicht, indem du deinen Rumpf leicht nach hinten lehnst, während du deine Knie so weit nach vorne schiebst, bis sie beinahe den Boden berühren. Wenn du alle diese Varianten und Übergänge beherrschst, wird dir das eine große Hilfe beim Balancetraining sein!

## Aufstehen und runtergehen

Jetzt, da du gelernt hast, dich hinzulegen, zu krabbeln, zu rollen, dich auf den Boden zu setzen, den Fersensitz einzunehmen, in die Hocke und die Kniebeuge zu gehen, ist es an der Zeit, verschiedene Strategien zu lernen, um dich in einen aufrechten Stand zu bringen und dich aus dem Stand in bodennahe Positionen mit einem tiefen Schwerpunkt zu begeben. Abgesehen von einigen Ausnahmen sind alle Techniken des Aufstehens umkehrbare Sequenzen, das heißt, du kannst aufstehen und dich setzen, indem du dasselbe Muster in umgekehrter Reihenfolge ausführst. Es spielt keine Rolle, welches Muster zuerst vorkommt; bedenke nur, dass ein »Aufstehen« stets impliziert, dass du die Bewegung auch benutzen kannst, um dich auf den Boden zu begeben (und umgekehrt). In der Praxis besteht der Unterschied zwischen einer Aufsteh- und einer Absenksequenz in der Art der Muskelkontraktionen, die dafür erforderlich sind (exzentrische Kontraktionen in der Abwärtsbewegung, konzentrische Kontraktionen in der Aufwärtsbewegung sowie isometrische Kontraktionen in beide Richtungen, wenn bestimmte Positionen aufrechterhalten werden müssen, bis sie stabil sind). Wenn bestimmte Aspekte der Positionskontrolle besondere Aufmerksamkeit erfordern, um die Effizienz zu erhöhen – normalerweise bei einer Aufstehbewegung –, werden zusätzliche Details gegeben.

Ich gehe zuerst auf das Aufstehen aus der Kniebeuge und der Hocke ein. Aus diesen beiden Positionen begeben wir uns zunächst in den aufrechten Stand und nicht in andere bodennahe Positionen wie den Fersensitz oder das Sitzen auf dem Boden. Die folgenden Aufstehstrategien sind Übergänge in und aus dem Fersensitz und/oder Sitzpositionen, wobei die einfachsten Methoden jene sind, bei denen man sich mit einer Hand oder beiden Händen auf dem Boden abstützt. (Aber nahezu jede Form des Aufstehens lässt sich mit abgestützten Armen ausführen.) Die nächste Schwierigkeitsstufe ist das Aufstehen ohne Zuhilfenahme der Hände, bei der man zuerst auf die Knie geht; die schwierigsten Übergänge in den Stand erfolgen aus der Position der tiefen Hocke.

Indem du alle diese unterschiedlichen Aufstehstrategien und -techniken erlernst, wirst du auch verschiedene Strategien für den Übergang aus einer Position in die andere entdecken, wie etwa aus dem Sitzen auf dem Boden in den Fersensitz, in den Fersensitz mit aufgestelltem Bein und in den Fersensitz in Schrittstellung mit nach hinten gestrecktem Bein. Um diese verschiedenen Übergänge zu lernen, zu üben und zu verbessern, kannst du die Phase des Aufstehens weglassen, um die Techniken für den wichtigsten Teil ihrer gesamten Sequenz zu vereinfachen; es ist schließlich auch so, dass du im realen Leben ohnehin nicht immer aus oder in den Stand übergehen kannst. Nachfolgend einige Beispiele für Übergänge und Übungen:

- Aus dem Seitsitz in den Fersensitz in Schrittstellung mit nach hinten gestrecktem Bein.
- Aus dem Schmetterlingssitz in die tiefe Hocke.
- Aus dem Sitzen mit einem gebeugten und einem gestreckten Bein in die tiefe Hocke.
- Aus dem Fersensitz in Schrittstellung mit nach hinten gestrecktem Bein in die tiefe Hocke.
- Aus der tiefen Kniebeuge in die tiefe Hocke.
- Aus der tiefen Kniebeuge in den Kniestand mit aufgestelltem Fuß.
- Aus der tiefen Hocke in den Kniestand in Schrittstellung.

Indem du dir die Bilder und Bezeichnungen für die verschiedenen Sitzpositionen, Kniestände und Hockpositionen ansiehst, kannst du auch viele andere, kurze Bewegungsfolgen probieren, die maximal zwei oder drei Haltungen miteinander kombinieren.

In jedem Fall kommen alle Übergänge, die ich gerade aufgezählt habe, ganz von selbst vor, weil sie in die verschiedenen Aufstehstrategien, die ich in Kürze beschreiben werde, gewissermaßen »eingebaut« sind. Du solltest versuchen, alle Aufstehstrategien sowohl dynamisch als auch langsam auszuführen und dabei gleichermaßen auf dein Gleichgewicht und fließende Bewegungen achten.

## Aufstehen aus der Hocke

Hocken als Bewegung bezieht sich üblicherweise auf das Absenken aus dem Stand in die untere End- oder Ruheposition. Aber es ist genauso wichtig, sich aus der tiefen Hocke wieder in den Stand aufzurichten; beide Sequenzen sind eng miteinander verbunden und sollten mit derselben Leichtigkeit und sauberen Technik ausgeführt werden.

Das Aufstehen aus der tiefen Hocke und der tiefen Kniebeuge ist nur dann schädlich für die Knie, wenn:

- sie bereits angeschlagen sind (aufgrund einer früheren oder aktuellen Verletzung, degenerativen Erkrankung, Dysfunktion, Entzündung und so weiter); in diesem Fall solltest du diese Bewegungen vermeiden;
- du darauf bestehst, täglich 1000 Wiederholungen mit schlechter Technik zu machen.

### SICHERHEITSHINWEIS

Schmerzen sind ein Warnsignal. Ganz gleich, ob der Schmerz stechend oder leicht ist, chronisch oder nur sporadisch auftritt, er liefert stets wichtiges Feedback, das auf ein Problem hinweist. Es ist immer ratsam, einen Physiotherapeuten zu konsultieren, um die Situation zu besprechen.

Ansonsten verhelfen dir diese Aufstehmethoden wieder zu gesunden Knie-, Fuß- und Hüftgelenken und sie helfen auch dabei, den unteren Rücken und die Wirbelsäule in Form zu halten.

Es spielt keine Rolle, ob du im Stehen oder in der tiefen Hocke anfängst; du musst beide Positionen abwechselnd üben: Gehe in die tiefe Hocke, richte dich auf und wiederhole den Bewegungsablauf. Das ist das vollständige Aufstehen aus der tiefen Hocke. Du kannst es auf vielfältige Weise einsetzen, auch zum Heben eines schweren Objekts. Ich habe zahllose Menschen gesehen, die diese Bewegung für selbstverständlich gehalten haben – sie senken sich ab, indem sie ihre Knie beugen, in der Abwärtsbewegung mit einem ausgeprägten Rundrücken seltsam vor und zurück schwanken und dabei die Arme nach vorne strecken, weil sie sich an etwas festhalten wollen, bis sie schließlich eine nicht sonderlich tiefe untere Endposition erreichen, die sie nur einige Sekunden halten können.

Während du mehr über die verschiedenen Übergänge erfährst, wirst du erkennen, dass die tiefe Hocke eine wesentlich vielseitigere Fähigkeit ist, als du früher vielleicht angenommen hast. Wenn du dabei auf deine Atmung, Körperhaltung, Sequenz, Anspannung und Entspannung achtest, wirkt ein vollständiges Aufstehen aus der tiefen Hocke vielen Problemen entgegen wie etwa schwachen Gesäßmuskeln, verspannten Hüften und mangelnder Rumpfstabilität.

Ich werde dir einige technische Aspekte nennen, die die Bewegung aus und in die neutrale tiefe Hocke nicht nur effektiv, sondern auch effizient machen. Kleinkinder (und auch du vor langer Zeit) können eine tiefe Hocke halten, bevor sie aufstehen und gehen können. Zu einem frühen Zeitpunkt in deinem Leben hast du diese Haltung perfekt beherrscht. Du hast diese Fähigkeit verloren, aber das Muster, das du einmal beherrscht hast, kannst du wieder erlernen. Bedenke außerdem, dass es nicht die eine, perfekte Form für die Einnahme einer neutralen tiefen Hocke gibt, obwohl es eine Position gibt, die biomechanisch am effizientesten für dich ist, weil sie den einzigartigen anatomischen Besonderheiten deines Körpers Rechnung trägt. Aufstehbewegungen aus der Hocke sind an den Kontext anpassbar und deine Technik wird variieren – abhängig von den verschiedenen Hockpositionen, die du benutzt, um die Bewegung einzuleiten oder wieder zu verlassen.

## Aufwärmen für das Aufstehen aus der Hocke

In Teil 2 habe ich das Bewegungsmuster der Hüftbeuge erklärt. Dieses Muster wird extrem nützlich sein, um eine effiziente Hocktechnik zu lernen. Wenn du eine Hocke ausführst, wirst du deine Hüften nicht so weit nach hinten bringen müssen wie bei der Hüftbeuge, aber deine Knie müssen maximal gebeugt sein. Aber die Hüftbeuge bringt dir entscheidende Merkmale einer effizienten Hocktechnik bei: das Beugen und Strecken des Hüftgelenks unter Beibehaltung einer neutralen Wirbelsäule. Du kannst die Beugebewegung praktischerweise benutzen, um dich für das Aufstehen aus der Hocke aufzuwärmen.

### TECHNIKTIPP

Achte darauf, solche Bodenbewegungen zu üben, die dir helfen, deine Gelenke zu lockern, vor allem Varianten der Hockposition.

## Ein Schritt nach dem anderen

Es kann sehr schwierig sein, ein komplexes Bewegungsmuster zu verbessern, das tief in dein neuromuskuläres Gedächtnis eingebrannt ist, vor allem wenn du versuchst, viele Details auf einmal umzusetzen und zu modifizieren. Nimm dir einen Aspekt nach dem anderen vor und fange mit dem wichtigsten an; übe diesen einen Aspekt, bis er sich so weit verbessert hat, dass du zum nächsten übergehen kannst.

Die vier Hauptfehler beim Aufstehen oder Hinhocken sind dieselben wie beim Halten der Hockposition: einwärts fallende Knie, unzureichende Absenktiefe, Rundrücken (Brust- oder Lendenwirbelsäule) sowie angehobene Fersen (Kniebeuge).

## In die Hocke gehen

1 Beginne in einer aufrechten, vertikal ausgerichteten Haltung mit einem schulterbreiten oder etwas schmaleren Stand. Deine Zehen zeigen gerade nach vorne oder leicht nach außen (maximal 10 bis 15 Grad).

2 Beuge die Hüften und schiebe das Becken mit neutraler Wirbelsäule zurück; halte deine Hüften stabil, beuge deine Knie kontrolliert und relativ langsam ab, um dein Gesäß in eine halbe Hocke zu bringen. Während des Absenkens bleibt deine Wirbelsäule neutral; bringe deine Knie vertikal über deine Füße und Zehen und achte darauf, dass deine Fersen flach am Boden sind.

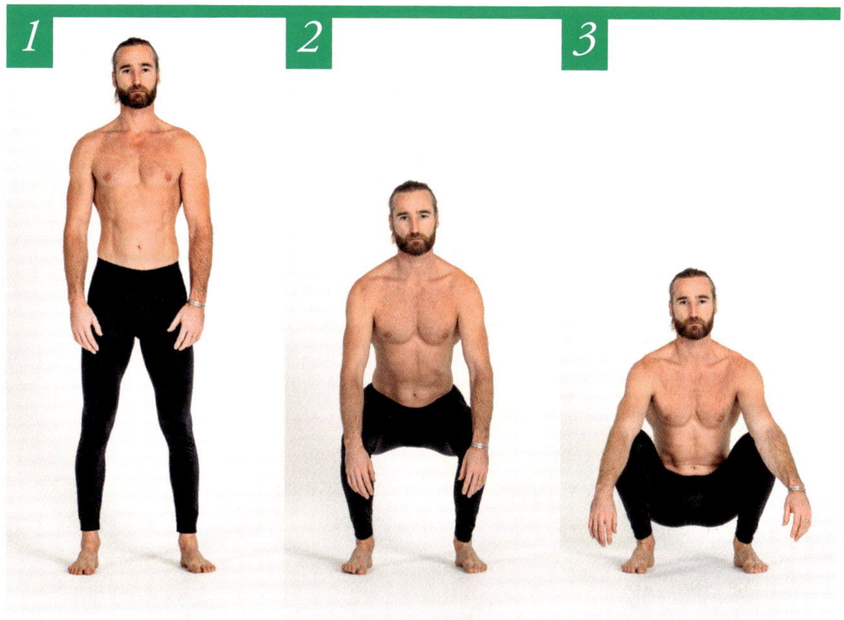


3 Senke dich in die neutrale tiefe Hocke ab. Die Details einer technisch sauberen tiefen Hockposition wurden weiter oben beschrieben.

Wie ich bereits erwähnt habe, ist die Sache ziemlich einfach. Hier eine sogar noch einfachere Beschreibung des Bewegungsablaufs:

1 Beginne im aufrechten Stand (selbsterklärend).

2 Schiebe dein Gesäß zurück, beuge die Knie ein wenig und senke dann dein Gesäß ab, als würdest du dich auf einen sehr niedrigen Stuhl setzen wollen. Du siehst in dieser Position wie ein Superheld aus: mit großer, breiter Brust und starkem, geradem Rücken. Deine Fersen sind fest in den Boden geschraubt und deine Knie sind so stabil, dass sie sich nicht einen Zentimeter annähern.

3 Senke dich ruhig und mit dem unbeirrbaren Selbstvertrauen eines stolzen Kriegers in eine tiefe Hocke ab.

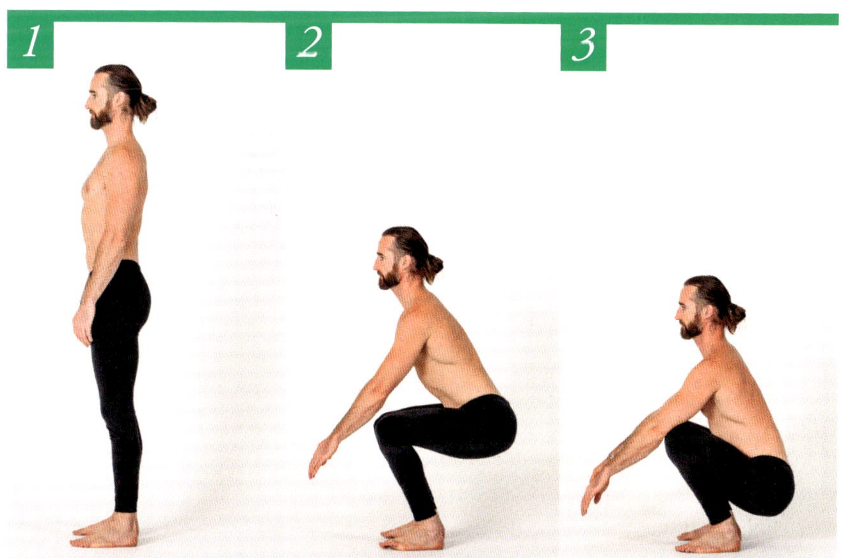


Im Ernst: Hocken ist wirklich einfach. Bevor du in die Hocke gehst, musst du nur daran denken, erst die Hüften ein wenig zu beugen, bevor du deine Beine beugst, während du deinen Rücken möglichst gerade hältst. Schiebe die Knie in der Abwärtsbewegung nach außen und halte die Fersen immer am Boden.

### Aus der Hocke aufstehen

1 Fange damit an, eine entspannte untere End- beziehungsweise Ruheposition in eine aktive Position zu verwandeln, indem du in der Muskulatur von Bauch, unterem Rücken, Gesäß, Hüften, Beckenboden und Quadrizeps Spannung erzeugst. Die Spannung sollte so stark sein, dass sich die Rückseiten deiner Oberschenkel leicht von den Waden wegbewegen, was auch dazu führen wird, dass sich dein Gesäß hebt.

2 Richte dich in die halbe Hocke auf, indem du dich mit den Beinen hochdrückst und die Wirbelsäule neutral hältst. Strecke deine Beine etwas mehr, um deine Hüften über die Knie steigen zu lassen, und spanne dann deine Gesäßmuskulatur an, um die Hüftstreckung einzuleiten, die sie nach vorne bringt.

3 Lasse den Rumpf wieder in eine aufrechte, senkrechte Position kippen, sobald du die Bewegung abschließt und deine Hüften streckst, um in den Stand zu kommen.

## Achte auf eine korrekte Ausrichtung deiner Knie

Deine Knie sollten sich vertikal über deinen Fußgelenken und Füßen befinden; sie sollten nicht nach innen oder außen gedreht sein. Am häufigsten sieht man, dass die Knie nach innen fallen, also einwärts rotiert sind. In diesem Fall erinnerst du dich daran (oder bittest jemanden darum), »die Knie aktiv nach außen zu drücken«. Dieser Hinweis ist hilfreich, solange er dir dabei hilft, die vertikale Ausrichtung der Knie zu wahren, ohne sie so weit nach außen zu bringen, dass sie schließlich nicht mehr über den Fußgelenken und Füßen stehen. Wenn du in die halbe Hocke gehst und die Knie vertikal an den Füßen ausgerichtet sind, solltest du einen Blick auf die Knie werfen; von oben sollte es aussehen, als befänden sie sich nicht direkt über den Füßen, sondern leicht nach außen versetzt (obwohl sie in Wirklichkeit über ihnen stehen). Wenn es so aussieht, als wären sie deutlich von einer gedachten vertikalen Linie entfernt, und du deine Füße seitlich siehst, bedeutet das, dass du deine Knie zu weit nach außen drückst. Wenn es allerdings so aussieht, als würden deine Knie direkt über deinen Füßen stehen, fallen deine Knie einwärts und du musst sie nach außen über deine Füße drücken.

Wenn du deine Knie über deinen Füßen und Fußgelenken hältst, hast du den stabilsten Stand, wenn du aufstehst oder dich absenkst. In dem Augenblick, in dem deine Knie nach innen fallen, wird deine Position schwach und sehr instabil. Deine Position wird auch instabil, wenn die vertikale Ausrichtung von Knie und Fußmitte nicht gegeben ist. Aber deine Knie werden ganz von selbst nach vorne gehen und leicht über die Zehen hinausragen, wenn du die untere Endposition erreichst.

## Halte dein Körpergewicht in der Fußmitte

Der Druck des Körpergewichts, den du unter deinen Füßen wahrnimmst, sollte gleichmäßig verteilt sein. Wenn du dein gesamtes Körpergewicht auf die Fersen verlagerst, ist die Gefahr groß, dass du Gleichgewicht verlierst und nach hinten gezogen wirst. Wenn du dich aus dem Stand in die Hocke absenkst und dich wieder aufrichtest, sollte dein Schwerpunkt in der Auf- und Abwärtsbewegung über der Fußmitte liegen und nicht auf den Fersen. In dem Augenblick, in dem dein Körpergewicht auf die Fußballen kommt, könnten sich deine Fersen nämlich anheben und deine Bewegung destabilisieren (selbst wenn sich deine Fersen nur leicht anheben). Das Anheben deiner Fersen weist auf mangelnde Mobilität hin – nicht unbedingt des Fußgelenks, aber vielleicht der Hüften – was dich dazu verleitet, die Fußgelenke reflexartig zu strecken, um das Gleichgewicht über deiner Stützbasis zu halten und nicht nach hinten zu kippen. Ebenso sollte es keine Pronation des Fußes geben – also dass sich die äußeren Fußkanten anheben und deine Fußgelenke nach innen kippen – was wiederum dazu führt, dass auch deine Knie nach innen fallen.

## Beuge die Hüften, aber nicht zu stark

Wenn du deine Hüften nicht weit genug nach hinten bewegst und deinen Rumpf nicht weit genug nach vorne lehnst, werden deine Knie diesen Fehler zu kompensieren versuchen, indem sie ihre vertikale Ausrichtung mit den Zehen verlassen und sich nach vorne bewegen, während du die Beine stärker beugst (was sie unter eine hohe Belastung setzt), oder du fängst an, nach hinten zu kippen, wenn du dein Gesäß senkst. Eine relativ ausgeprägte Hüftbeuge mit Vorwärtslehnen des Rumpfs, bei dem die Hüften die Bewegung einleiten und sich vor den Knien beugen (auch »tiefe Hüftbeuge« genannt), sind allerdings kein Problem, wenn du weißt, was du tun musst, um stabil zu bleiben. Finde also zuerst den richtigen Winkel von Rumpf und Hüfte, der sich für dich gut anfühlt, wenn du die Hüftbeuge machst; behalte diesen Winkel dann relativ konstant bei, bis du eine Hocke schaffst, bei der die Hüften tiefer sind als die Knie; in dieser Phase der Bewegung fängst du an, den Rumpf aufrechter zu halten und dich nicht mehr so weit nach vorne zu lehnen.

## Die Flexion in der unteren Endposition

Manche Leute weisen eine Beckenkippung nach hinten auf sowie eine leichte Flexion der Lendenwirbelsäule, wenn sie sich kurz vor der unteren Endposition befinden. Diese Besonderheit hat vielleicht etwas mit mangelnder Mobilität zu tun, der Skelettstruktur der betreffenden Person (die Lagerung der Hüftgelenkpfanne) oder ist eine Kombination aus beiden Faktoren. Wenn du dieses Problem hast und dir höhere Mobilität nicht weiterhilft, liegt ein strukturelles Problem vor, das du nicht beheben kannst. Du gehörst dann zu den Menschen, deren körperliche Beschaffenheit es nicht gestattet, die tiefe Hocke einzunehmen. Keine Sorge: Du kannst auch weiterhin in die Hocke gehen. Du wirst nur dann Probleme bekommen, wenn du das Aufstehen aus der Hocke benutzt, um schwere Gewichte zu heben, oder eine andere Form solchen Krafttrainings betreibst. Wenn du die Tiefe der Hocke nicht verringerst, bevor du die Lendenwirbelsäule in der unteren Endposition beugst, würden eine höhere Intensität (Hantelgewicht) und Volumen (Wiederholungen) eine große mechanische Belastung für deine untere Wirbelsäule darstellen, welche das Risiko eines Bandscheibenvorfalls deutlich erhöht.

### TECHNIKTIPP

Die Strategien zur Verbesserung des Aufstehens aus der tiefen Hocke unterscheiden sich nicht von jenen, die der Verbesserung der tiefen Hockposition generell dienen; wenn du dich in der Position der tiefen Hocke wohlfühlst, ist es unwahrscheinlich, dass du beim Aufstehen Probleme haben wirst. Du musst nicht unbedingt in der Lage sein, die tiefe Hockposition einzunehmen, bevor du anfängst, dein Aufstehen aus der tiefen Hocke zu verbessern; indem du dich bei jedem Versuch, dich maximal tief in die Hocke abzusenken, an etwas festhältst, kannst du gleichzeitig die untere Endposition wie auch das Aufstehen aus der tiefen Hocke verbessern.

Sei konsequent und übe täglich – idealerweise mehrmals am Tag, auch wenn es nur für eine Minute ist. Du solltest bald in der Lage sein, deine gestreckten Arme vor dem Körper oder über dem Kopf zu halten, während du die Ausrichtung und Stabilität der Brustwirbelsäule aufrechterhältst. Sobald du die Hockposition (ohne Zusatzlast) beherrschst, kannst du anfangen, die Hocke mit Zusatzlast zu üben, um die Maximal- und Schnellkraft deines Unterkörpers zu verbessern.

## Aufstehen aus der tiefen Kniebeuge

Als Bewegung ermöglicht die tiefe Kniebeuge einen einfacheren und schnelleren Übergang (in den Stand oder eine niedrige Position) als die tiefe Hocke, sie ist potenziell aber auch instabiler. Du kannst die tiefe Kniebeuge benutzen, um aufzustehen und dich wieder abzusenken, bevor und nachdem du die tiefe Hocke gehalten hast, die technisch gesehen keine Hocke mehr ist (wegen des zusätzlichen Übergangs in die tiefe Kniebeuge). Alles, was du tun musst, ist, von der tiefen Hocke in die tiefe Kniebeuge zu wechseln, bevor du aufstehst – oder umgekehrt, am Ende in die Endposition der tiefen Hocke zu wechseln, wenn du runtergehst.

Im Gegensatz zum Aufstehen aus der Hocke ist das Aufstehen aus der tiefen Kniebeuge ziemlich einfach: Du stehst auf oder senkst dich ab und hältst dabei durchgehend die Fersen angehoben (außer wenn du im aufrechten Stand bist), wobei deine Gelenke eher einer geraden Linie folgen und du dich nicht nach vorne lehnen oder das Becken nach hinten schieben musst. Das Aufstehen aus der tiefen Kniebeuge ist »knielastig«, während das Aufstehen aus der Hocke »hüftlastig« ist. Du kannst diese Form des Aufstehens gelegentlich beim Tragen verwenden, wenn du zum Beispiel eine leichte Last hältst; sie eignet sich aber nicht für schwere Gewichte, weil sie viel zu instabil ist und deine Knie enorm belastet.

Als Grundvoraussetzung für das Üben der Aufstehbewegung darf dir das Verweilen in der tiefen Kniebeuge mit aufrechtem Oberkörper und entspannten Armen keine Probleme bereiten. Wenn du stehst oder in die Hocke gehst, stellst du dir einen kontrollierten, stabilen Übergang mit hervorragender Körperhaltung, entspannten Armen und einer geraden, vertikalen Bewegungsbahn vor. Aus dem Stand musst du nichts weiter tun, als deine Fersen zu heben; dann beugst du die Knie und fängst an, dich hinzusetzen. Voilà!

# Aufstehen mit Abstützen der Hände

Wenn du bereits ein wenig Erfahrung gesammelt hast und übergehst zum Aufstehen aus dem Fersensitz oder dem Sitzen auf dem Boden, solltest du mit leichteren Varianten anfangen mit Zuhilfenahme der Arme. Wie ich bereits erwähnt habe, kann nahezu jede Aufstehtechnik auf diese Weise vereinfacht werden. Es kann praktische Gründe für den Einsatz der Arme geben, zum Beispiel um sich schneller aufzurichten oder abzusenken, sich langsamer und sicherer zu bewegen, den Unterkörper zu entlasten, weil man verletzt ist oder Schmerzen hat, man sich schwach fühlt, die Bewegung aber trotzdem ausführen muss, oder weil man eine Last auf dem Rücken trägt.

## Aufstehen mit drei Auflagepunkten (Tripod Get-up)

Das Aufstehen mit drei Auflagepunkten gehört zum Standardrepertoire von MovNat, vor allem wenn du es übst, während du auf einer schmalen Fläche das Gleichgewicht halten musst. Aber du machst die Übung hauptsächlich am Boden, um das Hinsetzen oder das Aufstehen aus dem Sitzen leichter zu gestalten; manchmal kannst du es benutzen, um in den Fersensitz zu gehen. Du kannst mit dieser Technik im Notfall sehr schnell aufstehen und sie ist in Kampfsituationen von großem Nutzen. Das Aufstehen mit einer Hand ermöglicht es dir, eine Last zu heben oder sicher abzulegen, weil du den einen Arm benutzt, um das Objekt zu halten, und den anderen Arm, um dich auf dem Boden abzustützen; so kannst du sogar schwere Objekte heben.

### Runtergehen

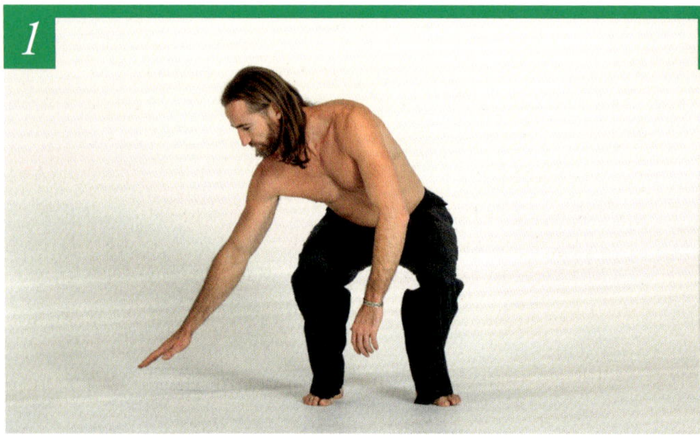


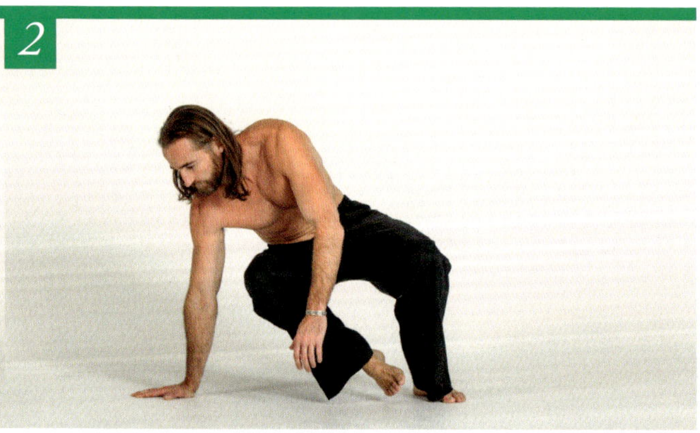


1 Senke deinen Schwerpunkt aus dem aufrechten Stand in eine halbe oder tiefe Hocke. Lehne dich gleichzeitig zur Seite und strecke den Arm auf dieser Seite in die entsprechende Richtung (also den linken Arm nach links beziehungsweise den rechten Arm nach rechts).

2 Lege die Handfläche des gestreckten Arms auf dem Boden ab. Der Abstand zwischen der Hand am Boden und dem gegenüberliegenden Fuß ist im Idealfall 30 Zentimeter breiter als Schulterbreite. (Du kannst diesen Abstand verkleinern, wenn du nicht viel Platz hast, ist der Abstand jedoch zu groß, wird die Bewegung instabil.) Strecke deinen Arm vollständig durch, wobei Handfläche, Handgelenk, Ellbogen und Schulter direkt übereinanderstehen, und drehe den Arm nach außen, um die Stabilität zu erhöhen, bevor du dein Gewicht darauf verlagerst. Du hast jetzt drei Auflagepunkte; verteile dein Körpergewicht zwischen deiner äußeren Hand und dem gegenüberliegenden Fuß, damit dein Körpergewicht nicht mehr auf dem inneren Fuß lastet, und bringe das innere Bein durch eine Hüftrotation unter dem Körper nach vorne.

3

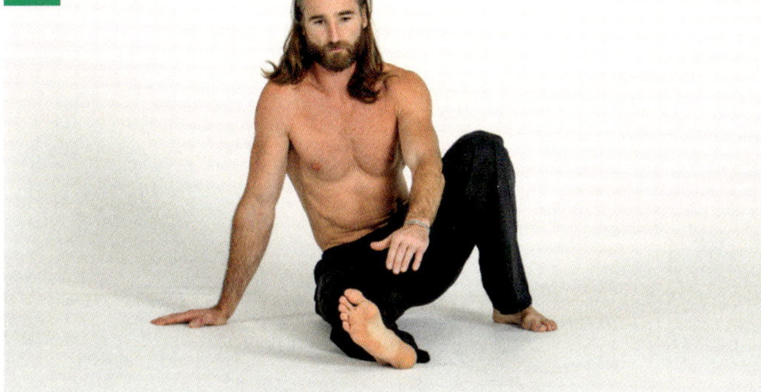

4

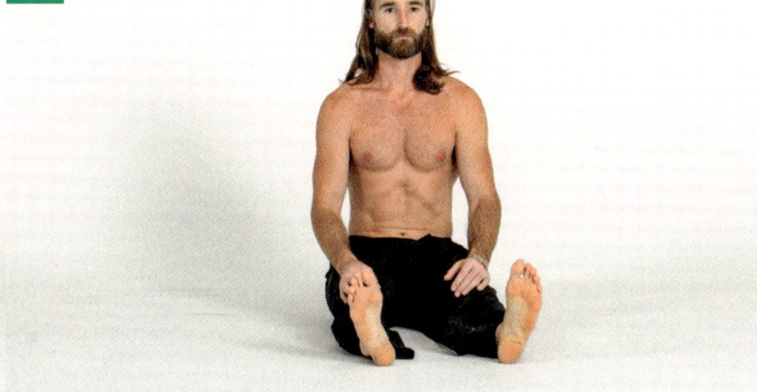

3 Dein Gewicht lastet nun auf dem abgestützten Arm und dem gebeugten äußeren Bein; strecke nun dein inneres Bein nach vorne aus und senke die Hüfte auf dieser Seite zum Boden. Halte den Stützarm gestreckt, bis dein Gesäß auf dem Boden ist.

4 Strecke nun auch das andere Bein und hebe die Stützhand; bringe deinen Rumpf mittig über die Hüften, sodass du mit gestreckten Beinen auf dem Boden sitzt.

### Aufstehen

1 Aus dem Sitzen mit geschlossenen, gestreckten Beinen ziehst du die Ferse eines Fußes (oder beider Füße) ans Gesäß, während du den gegenüberliegenden Arm streckst, um die Hand auf dem Boden abzustützen.

2 Verlagere mehr Körpergewicht auf deine Handfläche und während du deinen Arm in der Lockout-Position und nach außen gedreht hältst, stößt du dich mit der Ferse ab und fängst an, dein Gesäß vom Boden zu heben, damit die Hüften nach oben gehen; in der Zwischenzeit beugst du dein inneres Bein und bringst es zusammen mit deinen Hüften nach hinten.

3 Setze den Fuß auf dem Boden auf, damit sich beide Füße und eine Hand auf dem Boden befinden, sodass du in eine tiefe oder halbe Hocke kommst, und drücke dich mit der Handfläche weg, um umgehend aufzustehen.

## Aufstehen ohne Zuhilfenahme der Hände

Die Aufstehtechniken in diesem Abschnitt werden normalerweise ohne Zuhilfenahme der Arme ausgeführt. Zum besseren Üben (und gelegentlich aus praktischen Gründen) können diese Bewegungen aber jederzeit durch das Abstützen einer Hand oder beider Hände unterstützt werden. Während das Verhältnis der Muskelkraft des Unterkörpers zum allgemeinen Körpergewicht ein wichtiger Faktor für deine (mangelnde) Fähigkeit ist, ohne Arme aufzustehen und dich abzusenken, spielen Mobilität, Stabilität, Balance und Koordination ebenfalls eine wichtige Rolle.

Das Aufstehen von einer erhöhten Sitzfläche sowie das Absenken darauf scheinen keine »Bodenbewegungen« zu sein, aber sie unterscheiden sich eigentlich nicht von anderen Aufstehstrategien, bei denen man aus einer sitzenden Position in ein aufrechtes Stehen kommt, die Kontaktfläche sich also verändert (vom Gesäß auf beide Füße). Der Unterschied besteht darin, dass die Sitzfläche höher ist, womit sich der erforderliche Bewegungsumfang signifikant verringert. Weil es sich hierbei um ein Bewegungsmuster handelt, das die meisten von uns mehrmals am Tag ausführen, ist es durchaus sinnvoll, sich zu überlegen, wie man seine Technik verbessern kann. Statt nur auf unsere Sitzhaltung zu achten, werden wir unsere Aufmerksamkeit auch darauf richten, wie wir in die Sitzposition kommen beziehungsweise diese wieder verlassen. Wenn wir lernen können, das Sitzen auf einer erhöhten Fläche systematisch mit einer effizienten Bewegung einzunehmen beziehungsweise wieder zu verlassen, tragen wir aktiv dazu bei, uns eine bessere Sitzposition anzugewöhnen.

## Sich hinsetzen

Nimm einen aufrechten Stand ein und stelle dich rücklings zur Sitzgelegenheit und möglichst nah davor, ohne sie jedoch zu berühren. Setze dich mit der Intention, in der gesamten Abwärtsbewegung und im Sitzen eine gute Haltung zu bewahren.

1 Beuge die Hüften und beuge die Beine, als würdest du in die Hocke gehen. Achte darauf, dass deine Knie direkt über den Zehen stehen. Halte den Rücken gerade.

2 Halte die Spannung im Unterkörper, damit du deine Abwärtsbewegung kontrollieren kannst, bis dein Gesäß problemlos die Sitzfläche berührt. Vermeide es, deinen Rücken voreilig nach hinten zu lehnen.

3 Sobald dein Gesäß auf der Sitzfläche aufliegt, lehnst du dich zurück, bis dein Rumpf aufrecht ist.

4 Alternativ kannst du dich leicht nach vorne lehnen (oder nach hinten, als befände sich dort eine Stuhllehne).

5 Du kannst auch deine Beinposition verändern und dich rittlings setzen (oder eine andere Position einnehmen).

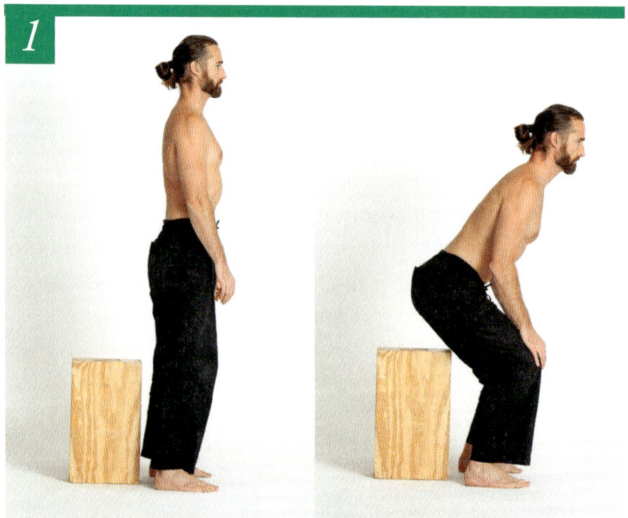


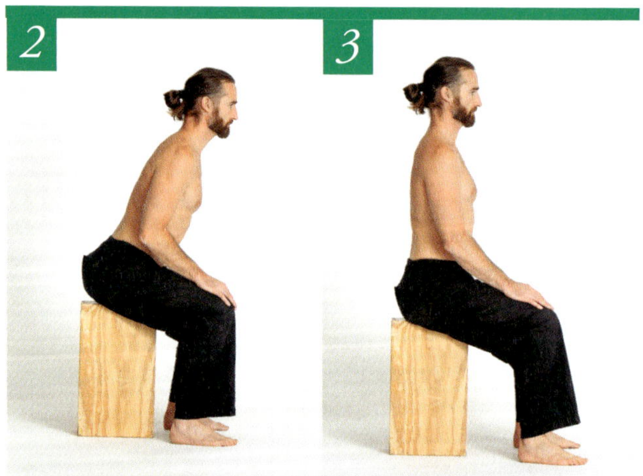


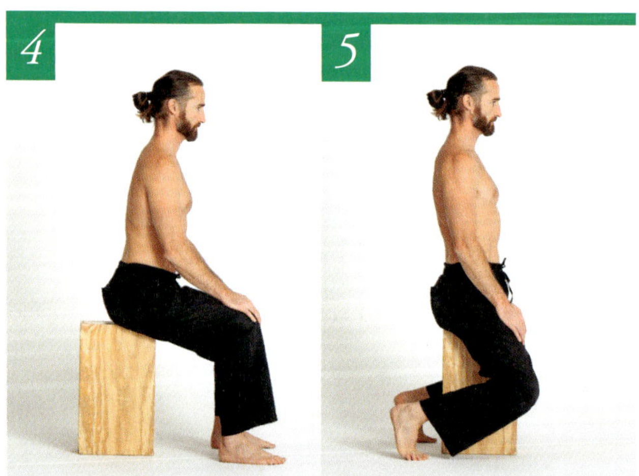


### Aufstehen aus dem erhöhten Sitz

1 Sieh dir die Bilder, die das Hinsetzen beschreiben, in umgekehrter Reihenfolge an.

2 Fange langsam an, dich nach vorne zu lehnen und beuge die Hüften.

3 Spanne die Beine an und strecke die Hüften hoch, um dich aus der sitzenden Position zu erheben.

4 Kehre in den aufrechten Stand zurück.

Wenn du die Absicht hast, das erhöhte Sitzen mit einem abrupten Sprung zu verlassen und loszusprinten, solltest du dich schnell nach vorne lehnen und deine Knie vor die Zehen bringen, damit dein Körpergewicht auf die Fußballen kommt und du deine Beine schneller belastest, damit du dich während des Aufstehens weiter nach vorne lehnen kannst. Je niedriger die erhöhte Sitzfläche und je bewegungsintensiver das Muster ist, das du verwendest, um die Sitzposition einzunehmen und sie zu verlassen, umso mehr ähnelt das Sitzen einer Knie- und weniger einer Hüftbeuge.

# Übergänge rund um das Hinknien

In dieser Unterkategorie des Aufstehens ohne Zuhilfenahme der Hände kommen der Fersensitz oder der Kniestand mit aufgestelltem Bein zum Einsatz. Manche beginnen und enden im Fersensitz; andere beginnen oder enden in einer anderen Sitzposition.

## Vom Stand in den Fersensitz

Der einfache Übergang aus dem Stand in den Fersensitz (oder umgekehrt), auch Kneeling Get-up genannt, kann auf den Übergang zwischen tiefer Kniebeuge und Fersensitz beschränkt werden. Es handelt sich um eine hochpraktische Bewegungssequenz, die auch für die Mobilität und Stabilität der Knie, Fußgelenke und Füße sehr hilfreich ist. Wenn du diese Bewegung leichter gestalten willst, kannst du die Arme nach vorne strecken und dich mit einer nach vorne gerichteten Gleitbewegung schnell absenken, bis du im Fersensitz bist.

1 Senke dich aus dem Stand ab oder beginne gleich in einer stabilen Kniebeuge. Du kannst auch in der tiefen Hocke beginnen und von dort in die tiefe Kniebeuge gehen.

2 Halte die Füße und Fußgelenke möglichst stabil und fange an, deine Hüften nach vorne zu schieben, um deine Knie zu senken, während du den Oberkörper nach hinten lehnst. Indem du dein Körpergewicht in die entgegengesetzte Richtung verlagerst (du verlagerst deinen Unterkörper nach vorne und deinen Oberkörper leicht nach hinten), kannst du während der gesamten Bewegung deine Balance gut halten und dein Körpergewicht gleichmäßig auf deine gesamte Stützbasis verteilen, was deine Knie geschmeidig zum Boden bringt und Ausgleichsbewegungen mit deinen Armen unnötig macht. Gehe in den Fersensitz mit aufgestellten Füßen.

3 Lehne dich leicht nach vorne, um einen Teil deines Körpergewichts auf die Knie zu verlagern, damit du nach vorne gleiten und deine Füße horizontal unter dein Gesäß bringen kannst; lehne dich dann zurück und sinke in den Fersensitz mit aufrechter Haltung, lockeren Armen und entspannt auf den Oberschenkeln liegenden Händen. Alternativ dazu kann die Endposition aber auch ein Fersensitz mit aufgestellten Füßen sein.

### Sich hinknien

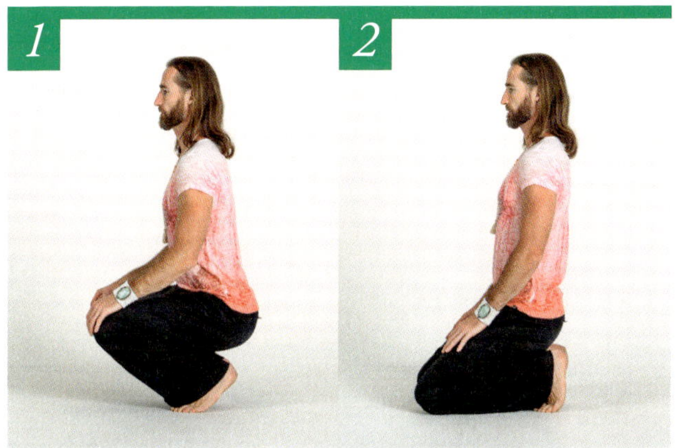


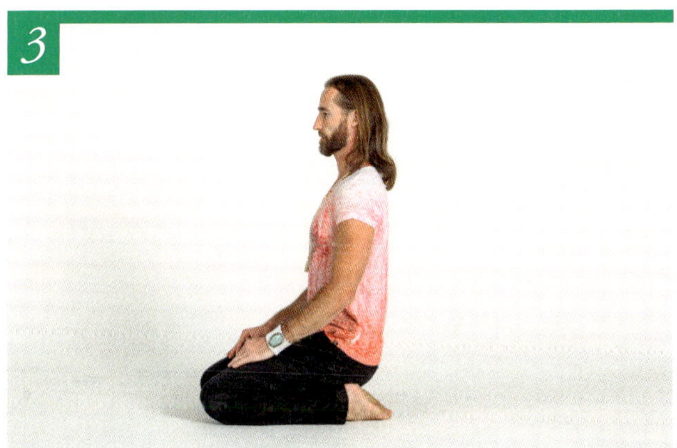


### Aufstehen

Das Aufstehen in den aufrechten Stand ist ein ziemlich einfacher Bewegungsablauf; führe die Sequenz einfach in umgekehrter Reihenfolge aus. Aus dem Fersensitz mit aufgestellten Füßen gibt es zwei Möglichkeiten, um einen geschmeidigen Übergang in die tiefe Kniebeuge zu bewerkstelligen. Bei der ersten Variante lehnst du den Rumpf einfach weit genug zurück, bis sich die Knie ganz von selbst vom Boden heben. Bei der zweiten Variante hebst du dein Gesäß an, damit du in einen höheren Kniestand kommst; anschließend streckst du die Fußgelenke und setzt dich auf die Fersen, wodurch sich die Knie ebenfalls vom Boden heben.

## Vom Stand in den Halbkniestand

Bei dieser Variante des Kniestands musst du einen Schritt vor oder zurück machen, um in den Halbkniestand zu kommen, bevor du in den Fersensitz gehst oder aufstehst.

Verwende diese Option, wenn du etwas Abstand zu deiner ursprünglichen Ausgangsposition schaffen willst, bevor du in den Fersensitz gehst oder um nach dem Aufstehen gleich loszugehen.

### Sich hinknien

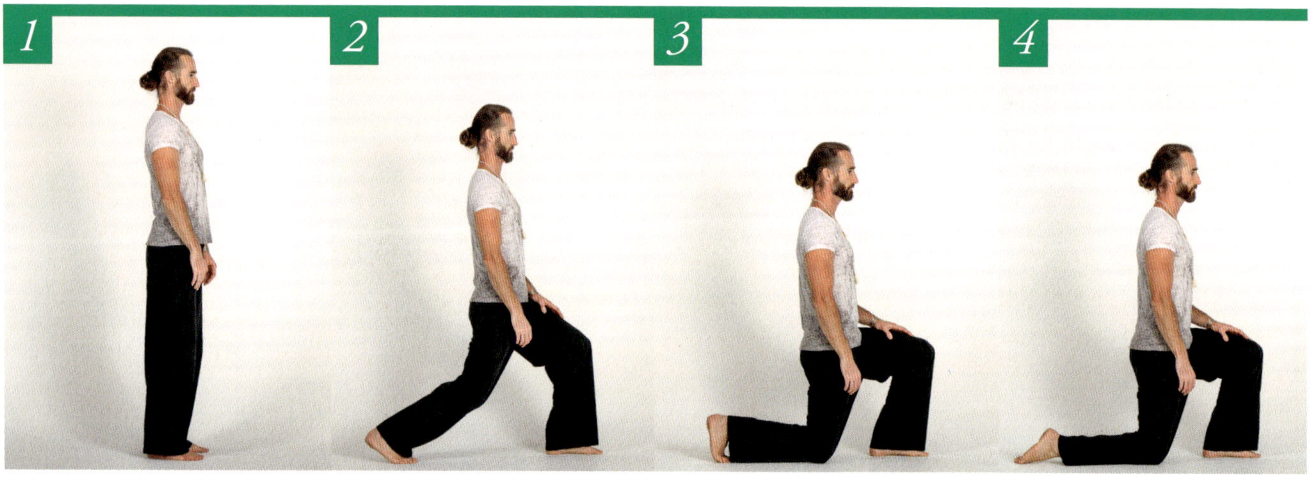


1 Nimm einen aufrechten Stand ein.

2 Mache einen großen Schritt vor oder zurück; der Abstand zwischen deinen Füßen sollte etwa genauso groß sein wie der Abstand zwischen deinen Schultern, damit deine Stützbasis stabil ist. Halte dein Körpergewicht gleichmäßig auf beide Füße verteilt und die Wirbelsäule aufrecht. Deine Hüften und dein hinterer Fuß zeigen gerade nach vorne.

3 Senke das hintere Knie zum Boden ab, um in den Halbkniestand zu kommen.

4 Strecke das Fußgelenk des hinteren Beins, sodass die Zehen nach hinten zeigen. (Du kannst Punkt 3 auch überspringen und gleich in den Halbkniestand kommen.)

5 Verlagere dein Körpergewicht kurz auf das abgelegte Knie und ziehe das vordere Bein nach hinten; lege das Knie des vorderen Beins direkt neben dem Knie des zuvor hinteren Beins ab, um einen Kniestand einzunehmen.

6 Senke die Hüften, um in den Fersensitz zu gehen.

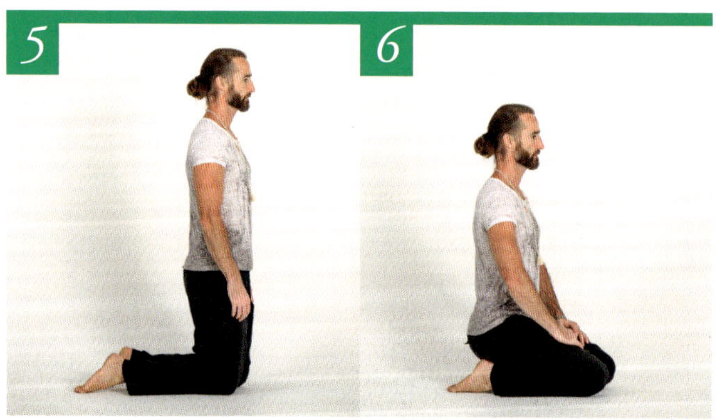


## Aus dem Fersensitz in die Hocke

Eine sehr dynamische Bewegung ohne Zuhilfenahme der Hände, bei der man sich nach hinten lehnt, die Knie vom Boden hebt und sich dann mit dem oberen Teil des Vorderfußes abstößt, um den Körper so weit aufzurichten, dass man seine Füße in eine korrekte Hockposition bringen kann.

### Aufstehen

Um aus dem Halbkniestand aufzustehen, musst du die Bewegungssequenz einfach in umgekehrter Reihenfolge ausführen. Wie beim Hinsetzen musst du sicherstellen, dass das Kniegelenk während des Übergangs aus dem Halbkniestand in den aufrechten Stand in Schrittstellung sehr stabil bleibt. Du kannst im Halbkniestand deinen hinteren Fuß aufstellen, wenn du dich kraftvoll hochdrücken willst, um schnell aufzustehen und bei Bedarf loszulaufen.

## Fersensitz mit geöffneten Knien

Es gibt zwei Varianten dieses Aufstehens, die es dir erlauben, die Bewegung aus verschiedenen Sitzpositionen einzuleiten oder zu beenden, wobei du im Übergang sowohl einen Seitsitz als auch einen Fersensitz mit nach hinten gestrecktem Bein einnimmst. Wegen dieser Besonderheit verlagerst du deine Körperausrichtung leicht zur Seite (sofern du nicht bereits im Seitsitz mit gebeugten Beinen angefangen hast). Dieses Aufstehen kann mit der Hocke oder dem aufrechten Stand anfangen oder abschließen.

Bei der ersten Variante beginnst du in der Hocke und endest im Fersensitz mit nach hinten gestrecktem Bein.

### Sich hinsetzen

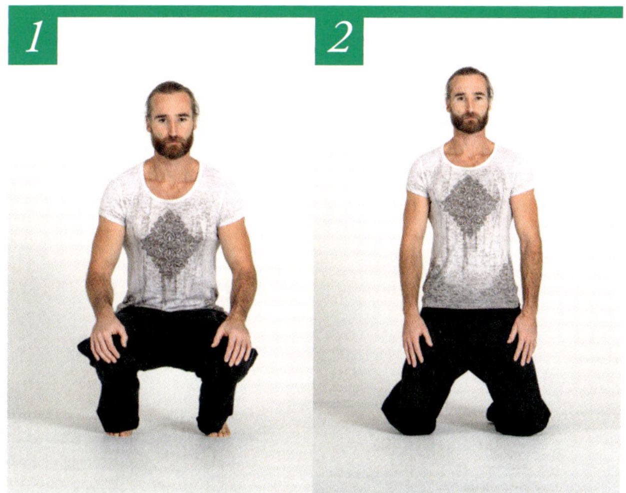


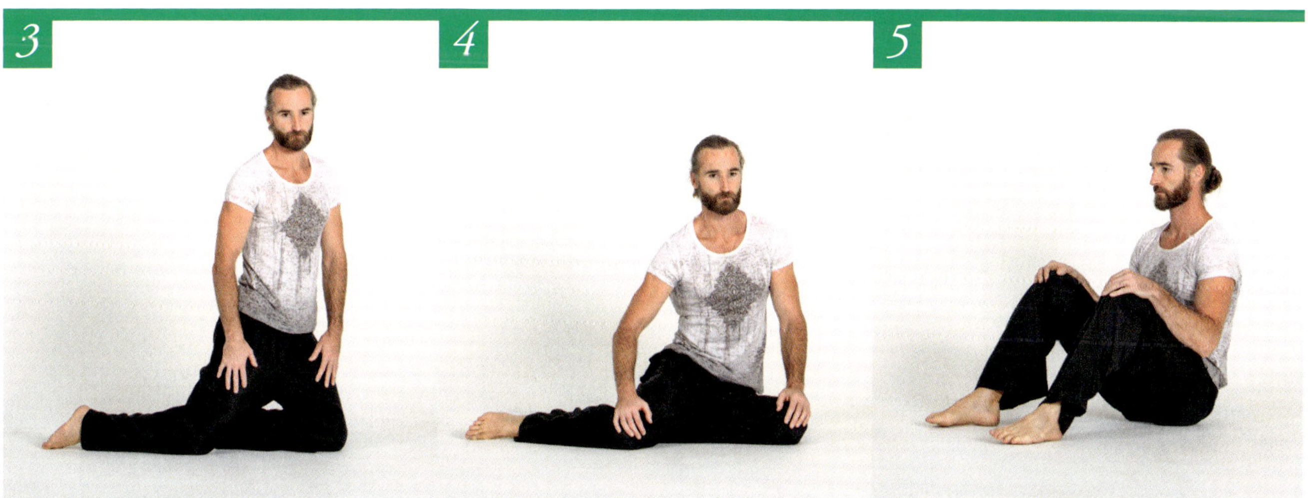


1 Senke dich aus dem aufrechten Stand ab oder beginne gleich in einer stabilen Kniebeuge.

2 Senke die Knie kontrolliert zum Boden ab und komme in den Kniestand.

3 Drehe die Hüften, um beide Beine zur Seite zu bringen und eine geöffnete Kniestellung zu erreichen, bei der dein Rumpf lotrecht über den Beinen steht.

4 Verlagere dein Körpergewicht nach hinten und senke dein Gesäß hinter den Füßen auf dem Boden ab, um einen Seitsitz einzunehmen.

5 Du kannst diese Position beibehalten oder deine Hüften drehen und beide Beine nach vorne bringen und gebeugt auf dem Boden abstellen (Sitzen mit gebeugten Beinen).

### Aufstehen

Kehre die Sequenz um, um daraus eine Aufstehbewegung zu machen. Der Hauptunterschied liegt im Übergang aus dem Seitsitz in den Kniestand mit geöffneten Knien; du solltest deinen Rumpf leicht nach vorne lehnen (du kannst dazu deinen Rücken leicht rund machen), die Hüften dynamisch nach vorne strecken und dein Gesäß vom Boden heben, bis du in den Kniestand mit geöffneten Knien kommst. Du kannst im Sitzen mit gebeugten Beinen auch leicht nach vorne wippen, um Schwung zu holen und den Übergang zu erleichtern.

**ANMERKUNG**

Der Übergang vom Seitsitz in den Kniestand mit geöffneten Knien ist der schwierigste Teil der gesamten Sequenz. Du kannst eine isolierte Übung daraus machen. Diese Haltung kann auch nützlich sein, wenn du sitzt und dir aus einer höheren Position einen schnellen Überblick über deine Umgebung verschaffen willst.

## Übergänge rund um die Hocke

Die zweite Art des Aufstehens ohne Hände ist ein direkter Übergang aus dem Sitzen in den Stand mithilfe einer Hocke oder einem Kniestand mit aufgestelltem Bein. Einige dieser Aufstehvarianten beginnen und enden im Fersensitz; andere beginnen und enden im Sitzen auf dem Boden. Die Hocke als Übergangsbewegung ist für die meisten Menschen ziemlich anspruchsvoll, aber sie ist eine schnellere Methode des Aufstehens oder Hinsetzens als der Fersensitz, vor allem wenn du mit dem Oberkörper nach vorne schaukelst, was im Fersensitz nicht immer möglich ist.

Aus einer funktionalen Perspektive verbessern diese Formen des Aufstehens mithilfe der Hocke deine Mobilität. Wenn dir diese Aufstehvarianten nur mit Schwung oder Zuhilfenahme der Hände gelingen, ist es um deine Fähigkeit zu hocken nicht so gut bestellt, wie du denkst. Diese kannst du verbessern, indem du das Aufstehen aus der Kniebeuge zuerst mit Abstützen der Hände und Schwungholen übst, bevor du langsam dazu übergehst, auf diese Hilfestellungen zu verzichten.

### Hocke mit gekreuzten Beinen

Dies ist eine sehr gängige Methode, um ohne Zuhilfenahme der Arme aufzustehen und sich hinzusetzen. Diese Bewegung ist für alle Leistungsstufen gut zugänglich.

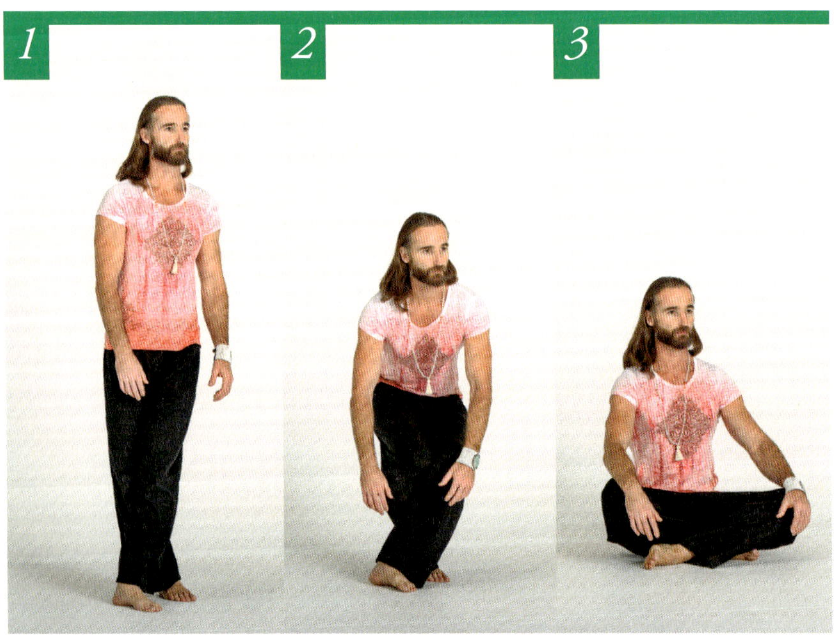


1 Beginne im aufrechten Stand, kreuze jedoch deine Füße.

2 Bewege die Hüften nach hinten und senke deinen Schwerpunkt, wobei deine Brust nach vorne (nicht nach unten) zeigt. Ein Fuß bleibt flach am Boden, während der andere auf der Außenkante steht, wodurch mehr Gewicht auf einen Fuß verlagert wird; alternativ dazu kannst du auch beide Füße kippen, damit dein Gewicht auf beiden äußeren Fußkanten lastet und dein Körpergewicht gleichmäßig verteilt wird.

3 Senke dein Gesäß zum Boden ab und nimm einen Schneidersitz ein.

## Hocke mit eng stehenden Füßen

Eine Form des Aufstehens aus der Hocke, die so ziemlich jedes Kleinkind beherrscht, aber selbst für die fittesten Erwachsenen eine echte Herausforderung an die Mobilität darstellt, ist das Aufstehen aus der Hocke mit schmaler Basis. Jeder, der eine tiefe Hocke beherrscht, wird in der Lage sein, sich auf diese Weise abzusenken, aber nicht jeder besitzt auch die Mobilität, um auf diese Weise aufzustehen. Wenn du diese Bewegung ausführen kannst, ohne in der Sitzposition Schwung zu holen, sind sowohl deine Mobilität als auch deine tiefe Hocke hervorragend.

**SICHERHEITSHINWEIS**

Führe diese Übung nicht auf einer rutschigen Stützoberfläche und/oder mit einer glatten Hose aus, weil du sonst nach hinten rutschen wirst, sobald du anfängst, dich mit deinem Gesäß hochzudrücken, um in die tiefe Hocke zu kommen.

### Aufstehen

1 Führe die Bewegung in umgekehrter Reihenfolge aus, indem du die Fersen so nah wie möglich ans Gesäß ziehst, um eine möglichst schmale Stützbasis zu bilden; damit verringerst du den Abstand, den dein Schwerpunkt zurücklegen muss, um vertikal über den Füßen ausgerichtet zu sein. Die Fersen müssen sich berühren und die Fußsohlen fest in den Boden gedrückt werden. Spreize die Beine ein wenig, damit dein Rumpf und die Arme nach vorne gehen können, und verlagere sofort dein Körpergewicht nach vorne, um dein Gesäß anzuheben. Du kannst dich auch auf den Rücken rollen und nach vorne schaukeln, um Schwung zu holen und in einer zügigen Bewegung aufzustehen. Du brauchst unter deinem Gesäß auf jeden Fall Reibung, um dich abzustoßen; wenn der Boden, deine Kleidung oder beides glatt und rutschig ist, wird die Bewegung völlig ineffektiv. Achte darauf, dass deine Fersen nah am Gesäß bleiben, und drücke die Fersen fest in den Boden, um die Reibung aufrechtzuerhalten, damit du dich mit den Beinen hochziehen kannst, wenn du nach vorne schaukelst. Du solltest deine Knie über die Füße bringen, sobald du in der Kniebeugenposition bist.

2 Verlagere dein Gewicht sauber auf beide Füße und schließe die Bewegung in der tiefen Hocke mit schmalem Stand ab. Von dort kannst du dich aufrichten.

*1*

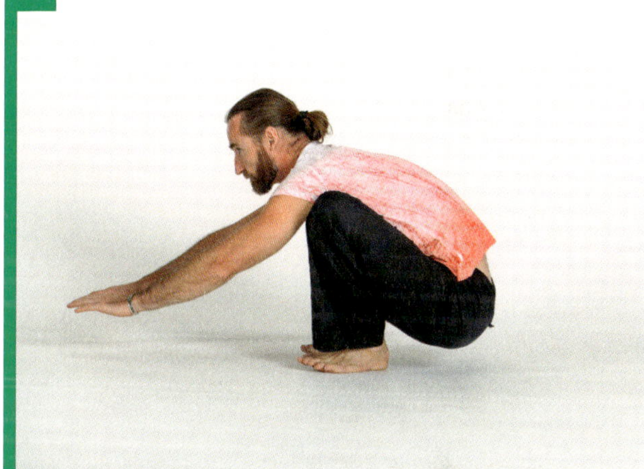

*2*

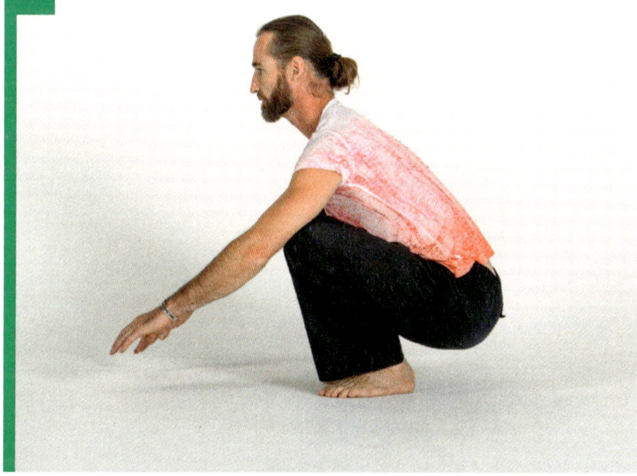

### TECHNIKTIPP

Abgesehen vom Vorwärtsschaukeln, um leichter in die tiefe Hocke zu kommen, könntest du ins Freie gehen, um eine leicht abschüssige Fläche zu finden und die Bewegung bergab zu üben. Du kannst die Übung auch leichter gestalten, indem du dich an etwas festhältst oder daran hochziehst; natürlich kannst du dich auch mit deinen Handflächen oder Fingern abstoßen. Ebenfalls ist eine Partnerübung denkbar: Stelle dich vor deinen Trainingspartner, fasst euch an den Händen oder Handgelenken und geht gleichzeitig in die Hocke beziehungsweise steht auf. In letzterem Fall solltest du versuchen, die Bewegung so langsam wie möglich auszuführen, während du dich gleichzeitig immer weniger auf die Hilfe deines Partners verlässt.

## Einbeinige Hocke

Das ist eine Variante des Aufstehens, bei der man aus der tiefen Hocke in die einbeinige Hocke wechselt. Aus diesem Grund musst du darauf achten, die Übung auf beiden Seiten zu machen, erst auf dem linken und dann auf dem rechten Bein; wenn dir das Aufstehen auf einer Seite schwerer fällt als auf der anderen, musst du diese schwache Seite stärker üben.

### Sich hinknien

1 Nimm einen aufrechten Stand ein und senke deinen Schwerpunkt ab, um so in die Hocke zu kommen. Du kannst auch gleich in der tiefen Hocke beginnen.

2 Verlagere dein Körpergewicht auf einen Fuß und bringe deinen Schwerpunkt vertikal darüber.

### TECHNIKTIPP

Das Aufstehen aus der Hocke auf einem Bein ist ein perfektes Beispiel dafür, wie scheinbar »einfache« Bewegungen überraschend schwierig und technisch sein können. Auch wenn du dich am Anfang noch abstützt oder Schwung holst, um die Bewegung erfolgreich auszuführen, solltest du an deiner Fähigkeit arbeiten, sie langsam auszuführen. Es ist immer verlockend, Stabilitätsprobleme zu kaschieren, indem man die Bewegungsausführung beschleunigt.

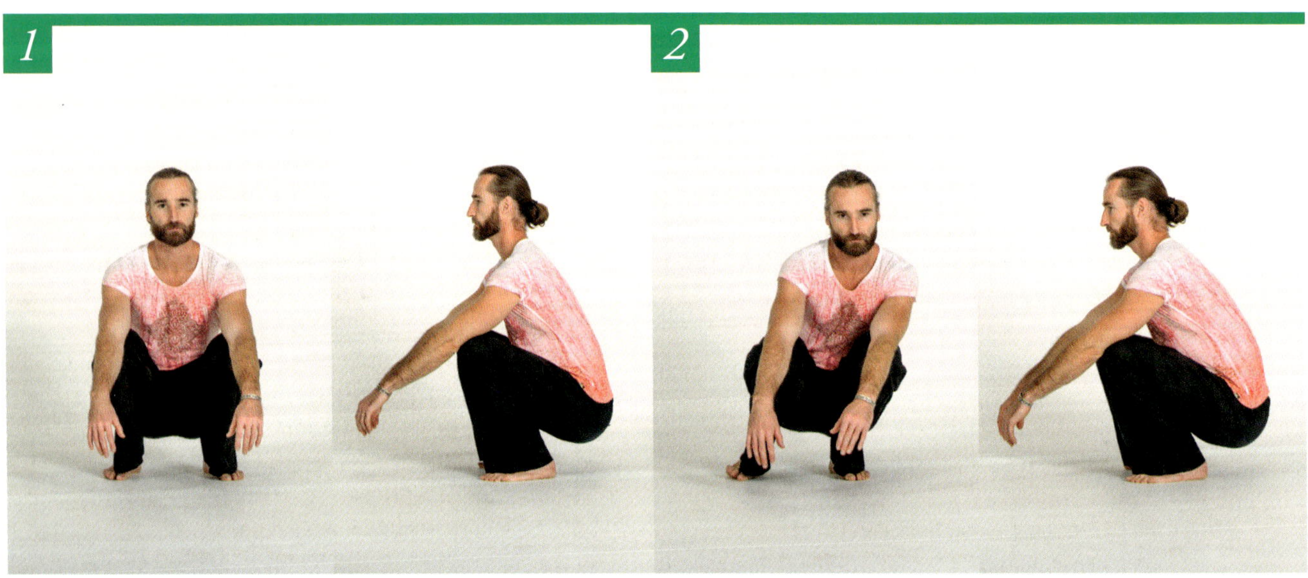

3

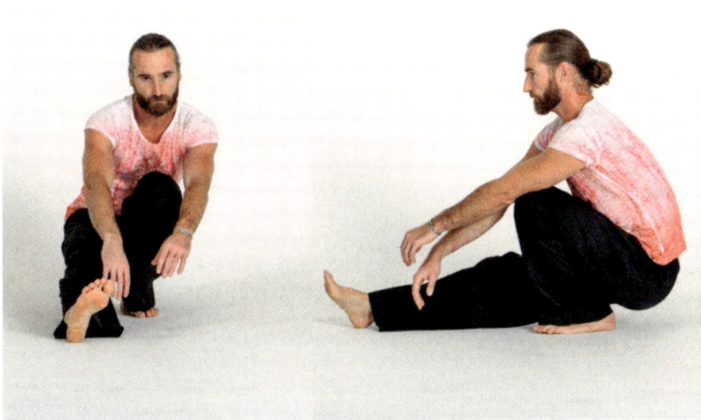

4

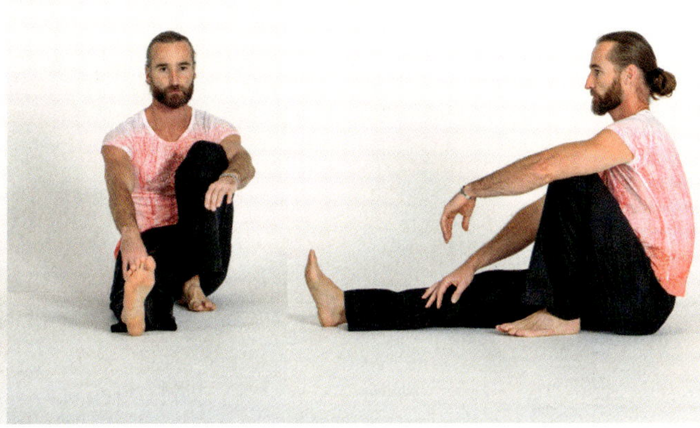

**3** Dein anderer Fuß ist jetzt unbelastet und kann sich bewegen. Hebe ihn an und strecke das Bein nach vorne, um in die tiefe Hocke auf einem Bein zu gehen.

**4** Bringe dein Gesäß auf den Boden und strecke beide Beine nach vorne aus, um den Sitz mit einem gebeugten und einem gestreckten Bein einzunehmen. Von dort ausgehend kannst du in jede beliebige Sitzvariante wechseln.

### Aufstehen

Du stehst auf, indem du die gleiche Sequenz in umgekehrter Reihenfolge ausführst. Die Schlüsselstelle ist der Übergang aus dem Sitzen mit einem gebeugten und einem gestreckten Bein in die einbeinige Hocke. Wenn der Hauptgrund für das Misslingen mangelnde Mobilität ist, vor allem im Fußgelenk und in den Hüften, musst du zuerst diesen Bereich stärken, weil es keine Technik gibt, mit der man ein solches Defizit ausgleichen kann. Mache nur dann eine (angenommene) mangelnde Mobilität für eventuell auftretende Probleme verantwortlich, wenn du vorab geprüft hast, dass deine Technik sauber ist und du deine Einschränkungen kennst.

## Sprawls (sich zu Boden werfen)

Wenn man der Länge nach hinfällt, muss das kein Ausdruck von Ungeschicklichkeit oder mangelnder Achtsamkeit sein. Diese Form des Hinfallens kann auch absichtlich erfolgen und so ausgeführt werden, dass man kontrolliert fällt.

Die Hauptfunktion des Sprawl ist es, die Schwerkraft zu nutzen, um möglichst schnell flach auf dem Boden zu landen. Du könntest diese Methode bei einer unmittelbaren Bedrohung anwenden, bei der du schnell in die Bauchlage gehen musst, um dich zu verstecken, deine Sichtbarkeit zu verringern, in Deckung zu gehen, aus der Bauchlage schnell loszurobben, um das Gleichgewicht wiederzuerlangen, wenn du es verloren hast, oder um zu vermeiden, von einem Angreifer zu Boden geworfen zu werden (in diesem Fall würdest du einen Back Sprawl machen).

Die explosivste Art eines Sprawl zeichnet sich durch eine Flugphase aus, in der dein gesamter Körper für einen kurzen Moment vom Boden abhebt, was man als Form des Springens betrachten könnte, vor allem wenn du in Bewegung bist und nicht nur vertikal eine Strecke zurücklegst, sondern auch horizontal. Der Sprawl ist eine sehr dynamische Bewegung, die am Anfang körperlich anspruchsvoll ist und sogar einschüchternd wirken kann.

Beim Üben kannst du zuerst in einer tieferen Position als dem aufrechten Stand beginnen – in diesem Fall hast du deine Hände bereits am Boden und dein Körper streckt sich nach hinten (Back Sprawl) oder deine Füße sind am Boden und du streckst deinen Körper nach vorne (Front Sprawl). Du kannst auch anfangen, indem du auf einer weichen, nachgebenden Oberfläche wie einer Matte, Gras oder Sand trainierst.

Per definitionem impliziert ein Sprawl nur, dass die Bewegung abwärts gerichtet ist. Diese Bewegung lässt sich auch in umgekehrter Reihenfolge ausführen, sofern dies körperlich möglich ist (sie würde dann ein Aufstehen werden). Du kannst aber nicht immer auf dieselbe Weise aufstehen, wie du dich absenkst – weder so schnell noch mit gleichem Krafteinsatz.

## Back Sprawl

### Zu Boden fallen

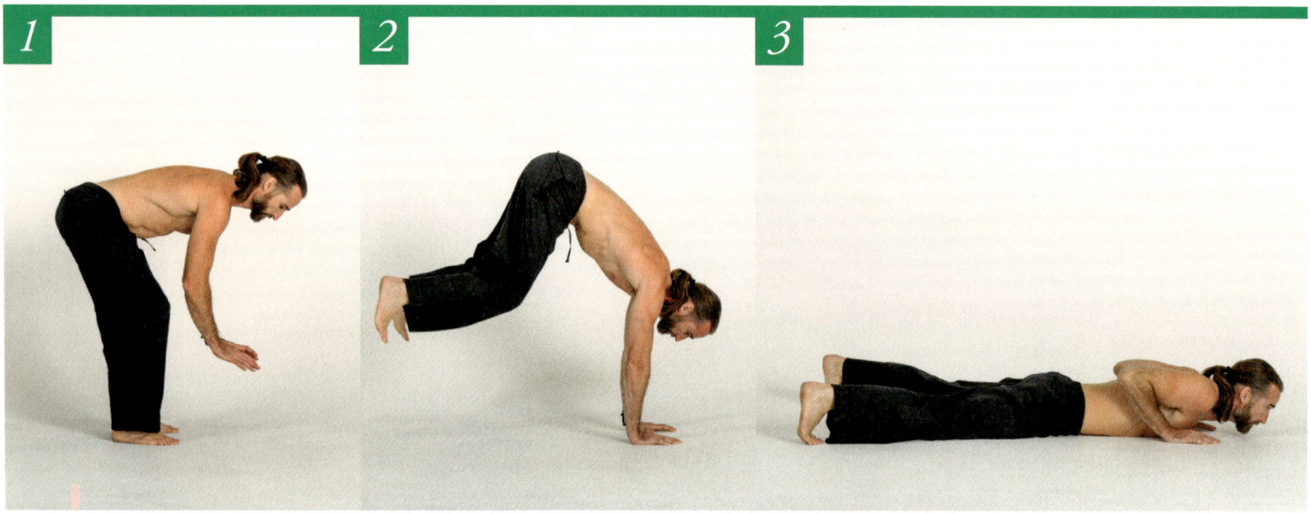


**1** Beginne im aufrechten Stand. Beuge die Hüften und strecke beide Hände nach unten vor den Körper. Dabei sollten die Arme senkrecht zum Boden stehen, das heißt, die Schultern stehen direkt über den Handgelenken.

**2** Während sich deine Hände dem Boden nähern, stößt du dich mit beiden Beinen vom Boden ab, um die Hüften nach oben zu bringen, damit deine Füße vom Boden abheben; zugleich verlagerst du dein gesamtes Gewicht auf die Handflächen. Lasse die Hüften sofort fallen. Während deine Füße noch in der Luft sind, streckst du beide Beine, sodass sie lang sind, wenn deine Füße hinter dir auf dem Boden landen. Beuge die Füße, damit du auf den Fußballen landest, und spreize die Beine leicht, um deine Basis zu vergrößern und die Aufprallenergie zu verteilen.

**3** Senke die Hüften und Brust kontrolliert zum Boden ab, bis du in der Bauchlage bist.

Je nach Praktikabilität kannst du deine Körperposition beim Sprawl modifizieren, indem du Folgendes tust:

- Beginne den Sprawl im Kniestand. Diese Variante eignet sich besonders für Anfänger.
- Springe vor dem Sprawl nach hinten.
- Behalte die Füße am Boden und lasse deinen ganzen Körper auf dem Boden nach hinten gleiten, wobei du im gesamten Bewegungsablauf stets vier Auflagepunkte hast.
- Stütze dich vor dem Sprawl mit einem Arm ab.
- Mache eine tiefe Hüftbeuge, beuge die Beine etwas stärker, um deine Unterarme auf dem Boden abzusetzen, und führe die Bewegung aus dieser niedrigeren Ausgangsposition aus.
- Stoße dich kraftvoll mit den Armen ab, um deinen Körper in der Abwärtsbewegung ein gutes Stück zurückzubewegen.
- Stoße dich kraftvoll mit den Beinen ab und strecke die Hüften energisch nach hinten, bevor deine Hände den Boden berühren, damit die Flugphase kurz ist.
- Halte die Beine eng zusammen.
- Setze deine Füße auf dem Boden auf, bevor deine Beine vollständig gestreckt sind, und schließe die Bewegung ab, indem du die Beine streckst und dabei gleichzeitig deine Füße nach hinten über den Boden gleiten lässt.
- Drücke deine Arme fest in den Boden, um Brust und Kopf oben zu halten.
- Strecke die Arme vollständig nach vorne oder zur Seite.
- Drehe den Kopf zur Seite oder ziehe sogar den gesamten Körper zügig auf eine Seite, bevor du landest.

### Wieder hochkommen

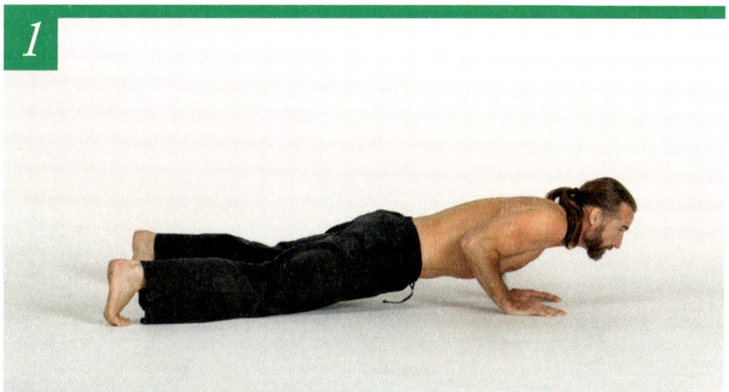


**1** Um die Bewegung in umgekehrter Reihenfolge auszuführen, musst du darauf achten, dass deine Füße aufgestellt sind; drücke die Arme fest in den Boden, um die Hüften und den Rumpf vom Boden zu heben. Du kannst dich entweder in den Liegestütz hochdrücken und dich dann mit den Armen abstoßen, um dein Körpergewicht mit gebeugten Armen wieder auf die Füße zu bringen, bevor du mit den Beinen in Richtung Hände springst – oder du kannst den Unterkörper nach vorne ziehen und die Füße zu den Händen rutschen lassen.

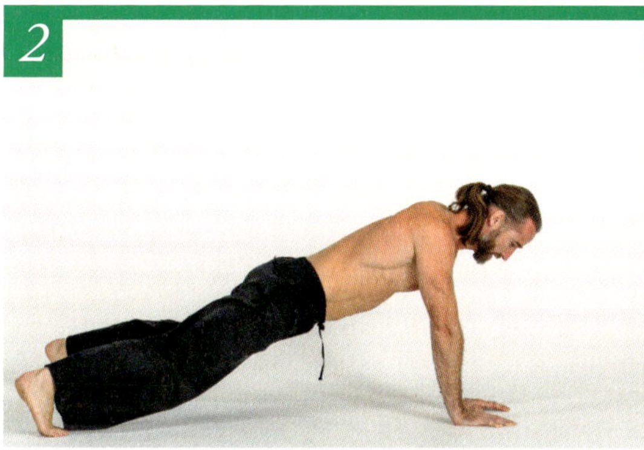


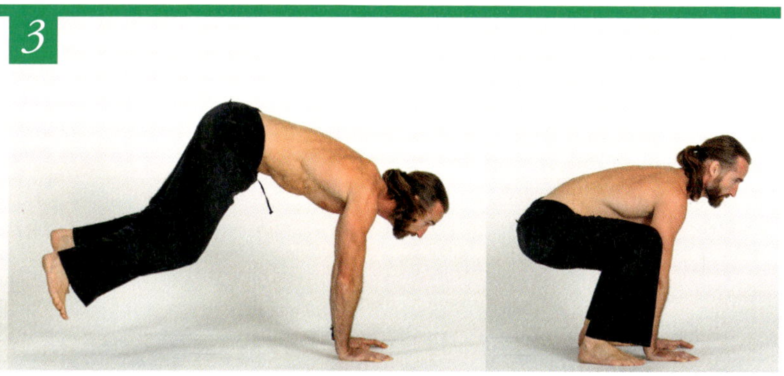


**2** Sobald die Hüften hinten sind, die Beine gestreckt sind und die Fußballen unter Spannung stehen, stößt du dich mit den Beinen ab, um deine Hüften steigen zu lassen und die Füße vom Boden zu heben, während du dein gesamtes Gewicht auf deine Hände verlagerst. Halte die Arme in der Lockout-Position, um stabil zu bleiben.

**3** Bringe deine Knie nach vorne und setze die Füße knapp hinter den Händen auf, damit du in einer halben Hocke ankommst. Verlagere dein Gewicht auf deine Füße und halte die Wirbelsäule gerade, bevor du dich aufrichtest.

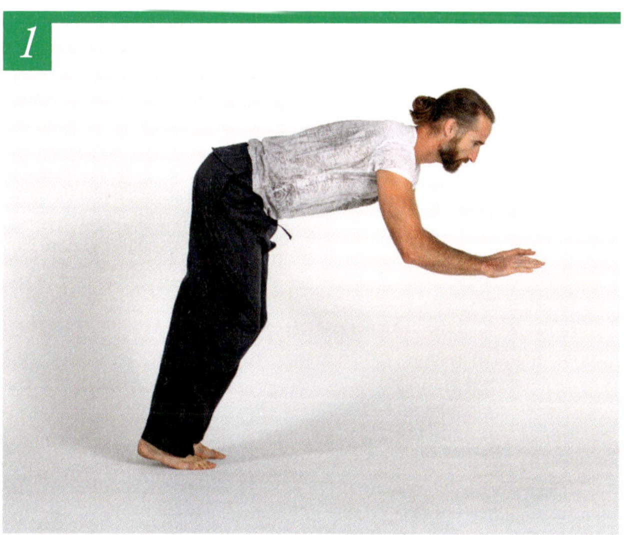


*(Fortsetzung auf der nächsten Seite)*

## Front Sprawl

### Zu Boden fallen

Es gibt zwei Möglichkeiten, um den Front Sprawl aus dem Stand einzuleiten.

**1** Strecke beide Hände nach vorne und lasse die Handflächen nach unten zeigen. Lehne dich nach vorne, um deinen Schwerpunkt vor deine Stützbasis zu bringen; du verlierst quasi absichtlich das Gleichgewicht und leitest einen kontrollierten Sturz nach vorne ein. Der Körper kann vollständig gestreckt oder in den Hüften leicht gebeugt sein. (Stell dir einen umfallenden Baumstamm vor.) Diese Bewegung beginnt langsam, beschleunigt sich aber, sobald du dich dem Boden näherst.

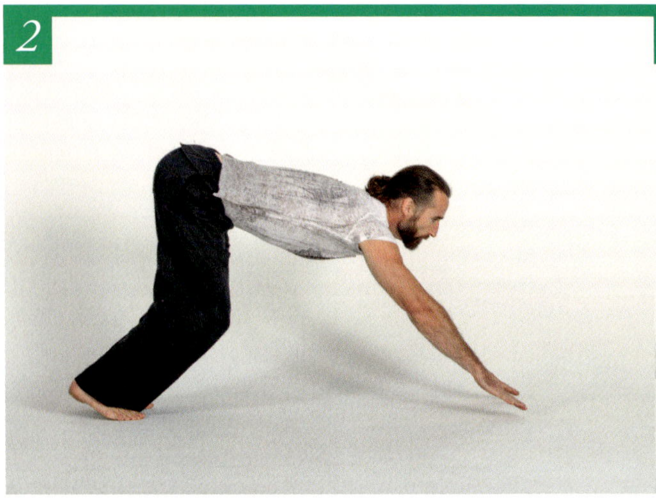


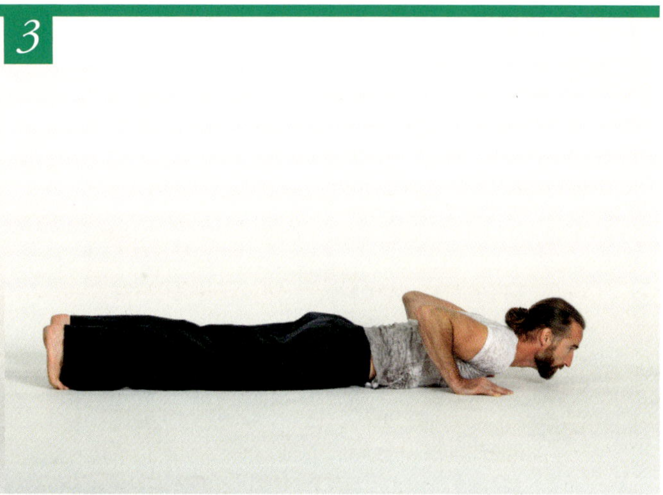


**2** Strecke beide Hände nach vorne aus und lasse die Handflächen nach unten zeigen. Beuge die Hüften und Beine, um den Schwerpunkt möglichst weit zu senken; dies wiederum verkürzt den Abstand, den deine Hände vor der Landung zurücklegen müssen, und reduziert die Aufprallkräfte bei der Landung. Anfänger sollten auf diese Weise beginnen.

**3** Lande auf den Handflächen, beuge die Arme, um dich abzubremsen, während du dich geschmeidig der Länge nach in die Bauchlage absenkst.

### Wieder hochkommen

Um auf dieselbe Weise wieder aufzustehen, musst du dich kraftvoll nach hinten hochdrücken, die Arme vollständig strecken, während du die Hüften beugst, um sie nach hinten zu bringen; dann beugst du die Beine, um deine Füße unter Spannung zu setzen, während sich deine Hände vom Boden heben. Das macht die gesamte Bewegung, sowohl das Absenken als auch das Aufstehen, zu einer ziemlich herausfordernden Alternative zum herkömmlichen Liegestütz. Ansonsten kannst du genauso aufstehen, wie es im Abschnitt über den Back Sprawl beschrieben wird.

## Rollen

Das Rollen ist wie der Sprawl eine Möglichkeit, um in einer schnellen, fließenden Bewegung aus dem Stand auf den Boden zu kommen – oder nach einem Sprung aus einer gewissen Höhe. Das Rollen kann eine absichtlich eingeleitete Bewegung sein oder auch unerwartet erfolgen, wenn man beispielsweise das Gleichgewicht verliert und die Aufprallkräfte bei der Landung verringern will, während man gleichzeitig Verletzungen und Blessuren vermeidet. Rollen sind umkehrbare Sequenzen: Die Rolle vorwärts, die benutzt wird, um nach unten zu kommen, wird eine Rolle rückwärts, wenn man sich wieder aufrichtet – und umgekehrt. Der Vorteil der Rollvarianten ist, dass du mit ihnen in die verschiedensten Positionen kommen oder diese wieder verlassen kannst: Stand, Fersensitz mit aufgestelltem Bein, Sitzen am Boden, Bauch- oder Rückenlage. Du kannst dich zum Beispiel mit einer Rolle vorwärts oder rückwärts aus dem Stand in den Stand begeben.

Es mag seltsam erscheinen, aus dem Stand mit einer Rolle vorwärts in eine sitzende Position zu kommen, statt eine andere Strategie zu verwenden, bei der man sich direkt hinsetzt, aber das könnte einen praktischen Zweck erfüllen, beispielsweise einen größeren Abstand zu einer Bedrohung herzustellen oder um Aufprallkräfte über eine größere Fläche zu verteilen. Du solltest die Rollen nicht als aufwendige Bewegungen mit geringem praktischen Nutzen sehen; das geschmeidige und gekonnte Rollen aus und in verschiedene Positionen und mit unterschiedlichen Geschwindigkeiten spielt wirklich »eine Rolle«, um in alltäglichen Situationen eine hohe Bewegungskompetenz zu erreichen.

Ich habe in Kapitel 24 bereits die Rolle vorwärts und die Rolle rückwärts aus liegenden Positionen beschrieben; mit diesen Bewegungen solltest du auch anfangen. Wenn du anfängst, Rollen aus höheren Ausgangspositionen zu üben, solltest du auf weicherem Untergrund üben. Mit der Zeit solltest du aber auch auf hartem Untergrund trainieren, damit deine Effizienz deine beste Dämpfung wird.

## Rolle vorwärts

1 Nimm eine Schrittstellung ein und beuge die Hüften. Strecke den Arm, der auf derselben Seite wie das vordere Bein ist, in Richtung Boden, und peile dabei eine Stelle auf dem Boden an, die sich knapp vor der Innenseite deines vorderen Fußes befindet.

2 Lehne dich vorwärts und verlagere dein Gewicht nach vorne, sodass sich deine Füße langsam vom Boden heben. Lege den Unterarm deines vorderen Arms auf dem Boden ab und bringe beide Schultern nach unten. Stelle die Handfläche des anderen Arms seitlich neben dem Kopf auf dem Boden ab, um ein kontrolliertes Absenken zu unterstützen. Dieser Stützarm wird unnötig, sobald du die Rolle vorwärts besser beherrschst, aber du kannst ihn natürlich jederzeit benutzen, wenn du es für nötig hältst. Der Arm auf der Seite der Stützschulter kann auch nach außen gestreckt statt angezogen werden. In diesem Fall musst du dich nach unten beugen, um die Schulter auf dem Boden abzusetzen oder sehr tief abzusenken, bevor du dich nach vorne rollst.

3 Bringe die Rückseite deiner vorne befindlichen Schulter auf den Boden und halte den Bodenkontakt bei, während du dich über die gesamte Länge dieses Arms abrollst. Damit du nicht auf dem Kopf landest, neigst du den Kopf zur gegenüberliegenden Schulter. Diese Phase und Position sind wie die Rolle vorwärts im Liegen, nur dass sie viel schneller ablaufen.

### TECHNIKTIPP

Hier sind einige Anhaltspunkte, bevor es losgeht:

- Obwohl diese Bewegung als »Rolle vorwärts« bezeichnet wird, rollt sich der Körper über eine Schulter in einer diagonalen Linie ab, die von der Stützschulter bis zur gegenüberliegenden Hüfte verläuft.
- Nacken und Kopf dürfen niemals Auflagepunkte werden oder während der Rolle das Körpergewicht halten.
- Fange auf einem weichen, nachgebenden Untergrund an!

*1*

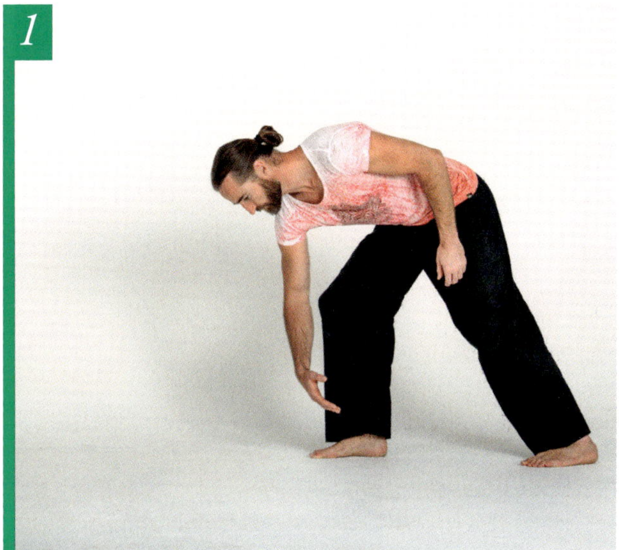

*2*

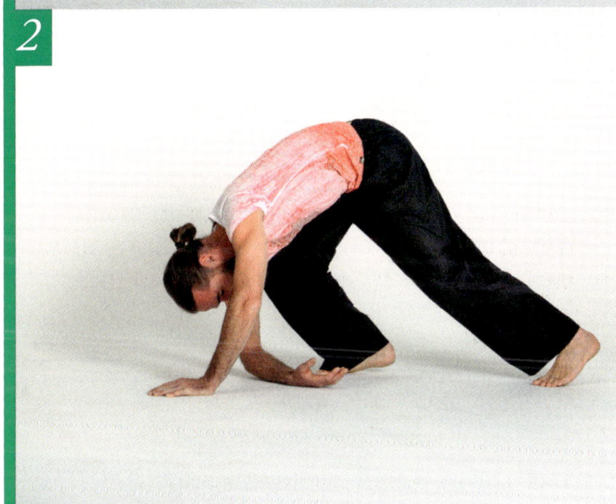

*3*

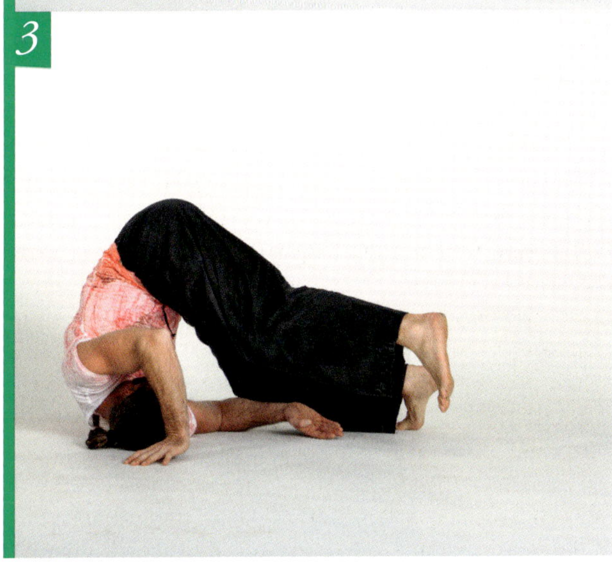

*(Fortsetzung auf der nächsten Seite)*

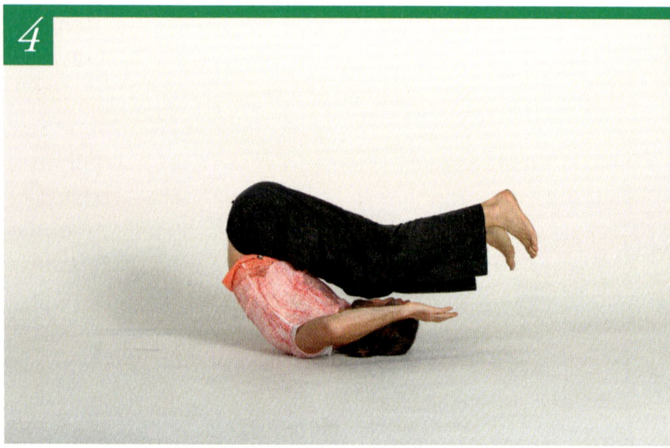


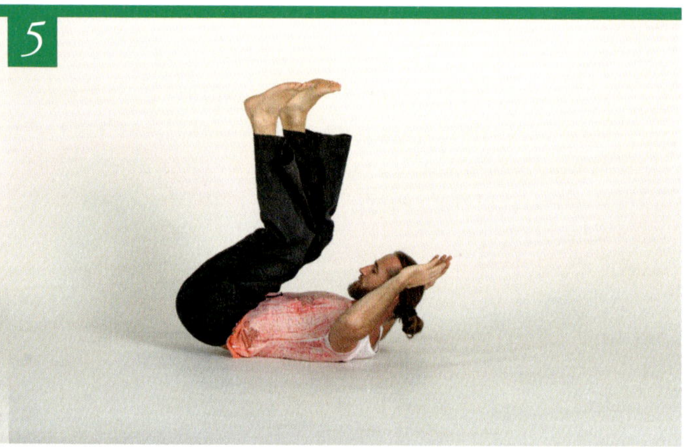


**4** Lasse deine Füße vom Boden abheben, während du dich auf den Rücken rollst.

**5** Halte die Wirbelsäule gebeugt, indem du die Bauchmuskeln anspannst, während du deine Beine nach hinten durchschwingst und deinen Körper in einer diagonalen Linie von der Schulter zur gegenüberliegenden Hüfte abrollst.

**6** Nutze den Schwung, um nahtlos in den Kniestand oder sogar in den aufrechten Stand zu kommen (beziehungsweise bremse ab, wenn du die Bewegung in einer liegenden Position beenden willst). Rolle dich über den gesamten Rücken, von der vorderen Schulter bis zur gegenüberliegenden Hüfte, und fange dabei an, das zuerst aufkommende Bein zu beugen.

**7** Lasse dich vom Schwung in den aufrechten Sitz bringen und ziehe das vordere Bein an, sodass das Schienbein lotrecht zur Bewegungsrichtung steht, und strecke das andere Bein ein wenig, um die Ferse auf dieser Seite auf den Boden zu setzen. Wenn sich dein Gesäß durch den Schwung hebt, stößt du dich mit dem Oberschenkel ab, der auf dem Boden liegt. Du kannst den Fuß des angezogenen, auf dem Boden abgelegten Beins auch beugen, um dich zusätzlich vom Boden wegzudrücken.

**8** Wenn du dich über dein Schienbein rollst, ziehst du dich mit einer Zugbewegung der Ferse des gestreckten Beins hoch und nimmst einen offenen Fersensitz mit aufgestelltem Bein ein.

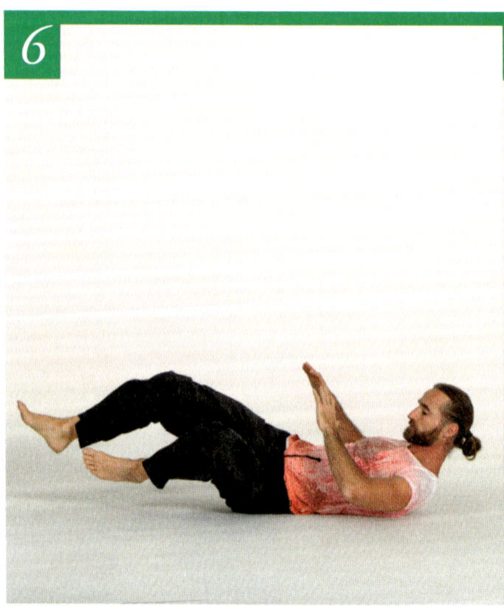


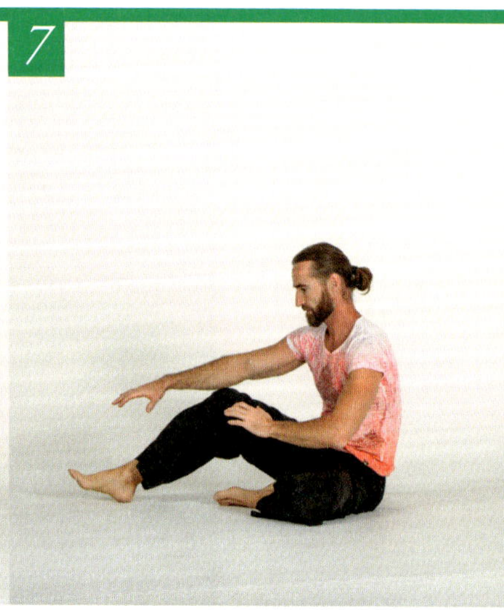


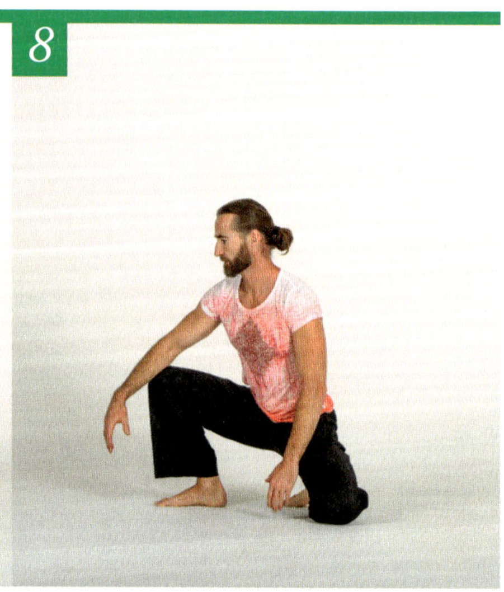

## Parkourrolle

Die Parkourrolle ist eine technisch anspruchsvolle Landetechnik. Sie kommt zum Einsatz, wenn die Aufprallkräfte so groß sind, dass andere Arten des Landens keine ausreichende Dämpfung bieten. Die Parkourrolle ist nützlich, wenn die Absprunghöhe, die Flugdistanz, die Geschwindigkeit und der Vorwärtsimpuls beim Sprung erheblich sind.

Ohne das Abrollen würde ein Großteil der Aufprallkräfte von den Beinen abgefangen werden, was die Gelenke potenziell schädigen und möglicherweise zu Knochenbrüchen führen könnte. Die Parkourrolle ist ein extrem dynamischer Übergang, der hauptsächlich dazu dient, den Abstand zwischen dem Landepunkt der Füße sowie der Stelle zu vergrößern, an der die Stützschulter auf dem Boden in die Rollbewegung kommt. Indem man sofort nach vorne federt, um vor der Rolle eine gewisse Strecke ohne Bodenkontakt in der Luft zurückzulegen, stellt man eine maximale Verteilung und Dämpfung der Aufprallkräfte sicher.

Ebenfalls kannst du die Parkourrolle auf ebenem Boden wie eine Hechtrolle benutzen, um ein erhöhtes Hindernis wie einen Zaun zu überwinden, wobei dein gesamter Körper sich darüber hinweg streckt und mit einer Rolle auf der anderen Seite landet.

Die beiden Schlüsselmomente der Technik finden statt, wenn du auf dem Boden stehst, wobei der wichtigste Teil der Technik die Rolle selbst ist. Das ist der Grund dafür, warum ich sie als Bodenbewegung einstufe. Vom praktischen Standpunkt aus betrachtet, ist die Parkourrolle hauptsächliche eine in eine Richtung verlaufende Vorwärtsbewegung. Du kannst sie bis zu einem gewissen Grad in umgekehrter Reihenfolge ausführen; du kannst dich zum Beispiel rückwärts abrollen, dich hochdrücken und rückwärts bewegen, um Abstand zu schaffen. Es ist jedoch nicht möglich, die Bewegung so weit umzukehren, dass du an den Punkt zurückkehren kannst, an dem du den Sprung eingeleitet hast.

Die Verschiebung deines Schwerpunkts bei der Landung, indem du dich nach vorne lehnst oder rollst, reduziert die Spitze der kinetischen Energie durch die Verteilung über eine größere Distanz. Du solltest diese Form der Landung wählen, wenn du davon ausgehen kannst, dass der Vorwärtsimpuls oder die Aufprallkräfte bei der Landung die Fähigkeit deiner Muskeln überschreiten, sie in einem Stand zu verteilen; aber auch, um Energie zu konservieren oder um den Impuls zu nutzen, um deine Bewegung fortzusetzen, ohne dabei langsamer zu werden. Das ist beim Rollen vor allem dann der Fall, wenn die kinetische Energie bei der Landung auf eine maximale Anzahl von Körpersegmenten verteilt wird, die den Boden in einer Sequenz berühren.

Auf den Fotos, die die Technik illustrieren, stehe ich auf einer Fläche, die sich 2,40 Meter über dem Boden befindet. Auf dem Boden ist ein Zielpunkt markiert, der in direkter Verlängerung zu meinen Füßen etwa weitere 2,40 Meter entfernt ist. Der Abstand zwischen dem Zielpunkt und der Fläche, auf der ich stehe, entspricht einer echten Höhe oder Distanz, die ich nach einem Anlauf mit einem Sprung überwinden würde (obwohl ein solcher Abstand mit mehr Schwung oder Höhe auch größer sein könnte).

### SICHERHEITSHINWEIS

Obwohl ich die Technik des Springens aus über zwei Metern Höhe zeige, um die Bewegung realistisch zu machen, sollte diese Technik aus naheliegenden Sicherheitsgründen am besten zuerst aus einem Halbkniestand oder aufrechten Stand auf einer weichen Oberfläche geübt werden.

Wenn du ungeduldig bist und versuchst, diese Bewegung gleich beim ersten Mal mit Anlauf aus einer zu großen Höhe durchzuführen, und zudem auf einer harten Fläche landest, ist das Verletzungsrisiko sehr hoch. Wenn deine Rolle schiefgeht, kannst du verschiedene Verletzungen davontragen, dir unter anderem die Schulter auskugeln, ein Handgelenk oder einen Arm brechen, hart auf dem Rücken landen und so weiter. Ein gesunder Respekt vor dem Fortschritt ist hier wichtiger denn je, wenn du diese Bewegung lernst und mit der Zeit das Schwierigkeitsniveau anhebst. Fange am Boden an und baue deine Technik langsam auf.

### TECHNIKTIPP

Ich leite die Bewegung mit einem Weitsprung ein, aber du kannst die Bewegung auf unterschiedliche Weise beginnen. Du könntest mit einem Abwärtssprung anfangen, mit einem Sprung in Schrittstellung mit oder ohne Anlauf, einem Stützsprung oder einem Vorwärtsschwingen aus einer Hängeposition.

## Absprung und Flugphase

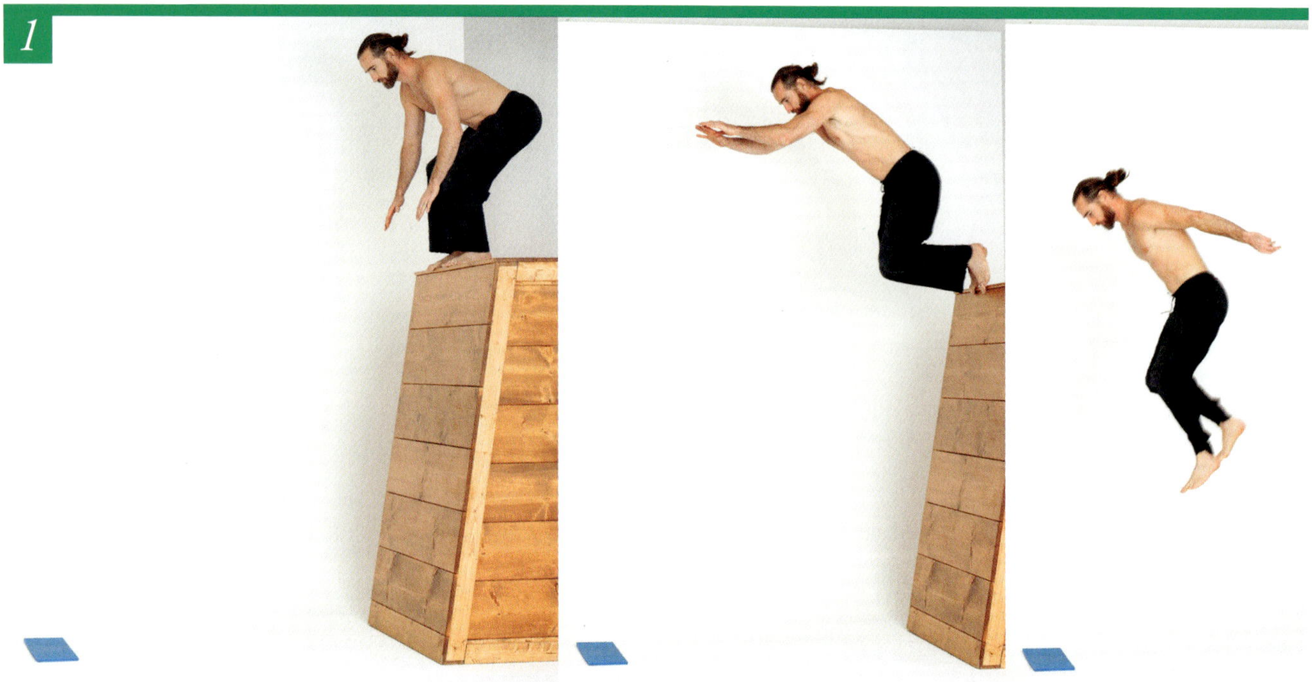


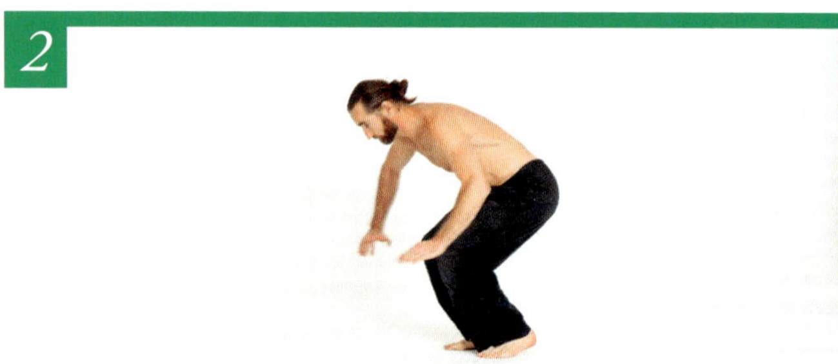


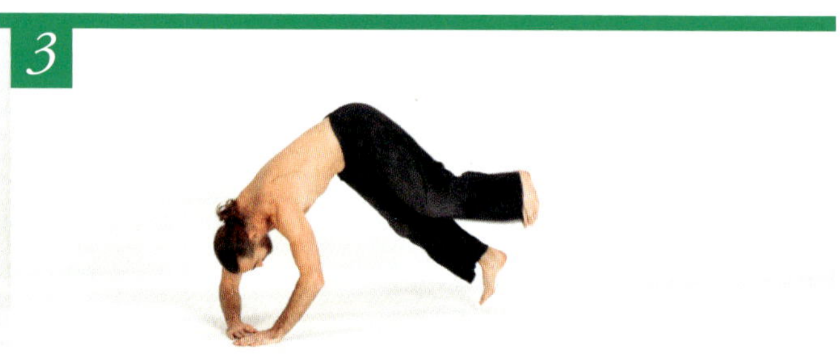


1 Du stehst auf einer Plattform, konzentrierst dich, blickst auf den Bereich, auf dem du landen willst, und fixierst den Punkt, auf dem deine Füße den Boden berühren sollen. Wenn du das Verhältnis von Sprunghöhe zu Distanz kennst, die du abdecken musst, weißt du, wie viel Kraft du brauchst, um die Distanz zurückzulegen. Du musst dich bei der Landung in einem Winkel von etwa 30 bis 40 Grad nach vorne lehnen. Du kannst das nicht in deinem Kopf oder auf einem Blatt Papier berechnen; nur durch schrittweise Steigerungen des Schwierigkeitsgrads im Training und Erfahrung wirst du ein Gefühl dafür entwickeln.

2 In dem Augenblick, in dem deine Füße den Boden berühren, beugst du die Beine und spannst sie an, um das Abbremsen einzuleiten. Dadurch verwandelt sich ein Teil der elastischen Energie, die in deinen Beinen gespeichert ist, sofort in einen kraftvollen Schub nach vorne. Deine Arme und Hände sind bereit, sich nach vorne zu strecken.

3 Du rollst dich nach vorne ab. Wenn dein ganzer Körper für einen Augenblick in der Luft ist, orientierst du deinen Oberkörper und Kopf leicht zu der Seite, auf die du rollen wirst. Das ist wichtig, weil du dich diagonal über den vorderen Arm und das Schulterblatt auf die gegenüberliegende Hüfte rollst. Platziere deine Hände V-förmig vor den Körper, sobald deine Hände den Boden berühren. Wenn sich dein Körper nach vorne bewegt (er wird durch den Schwung wie auch durch die Schwerkraft nach unten gedrückt), fangen deine Arme an, sich zu beugen, um den Druck aufzufangen und den kontrollierten Sturz zu steuern.

4

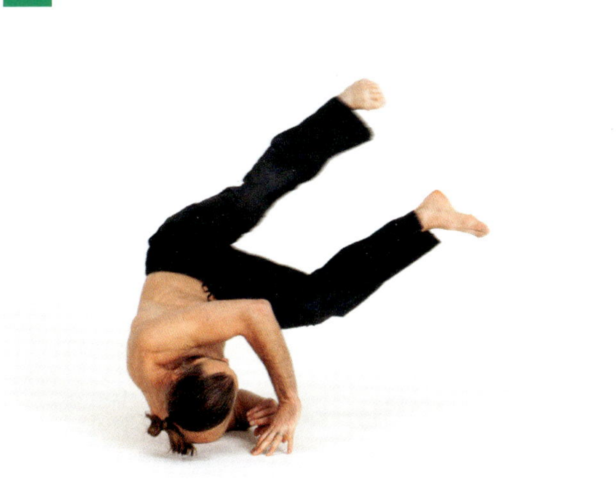

5

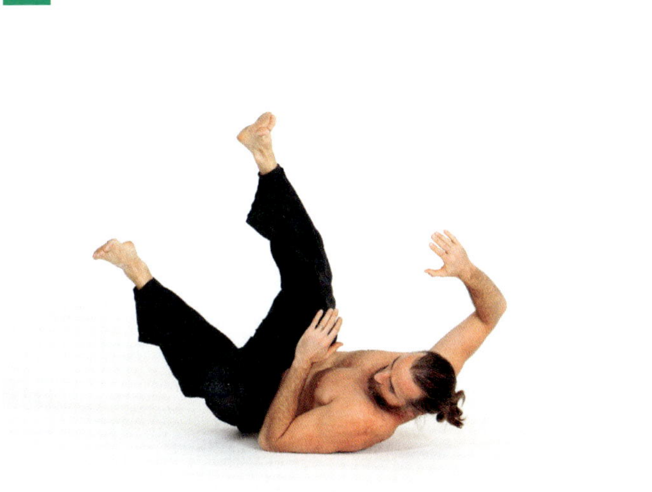

6

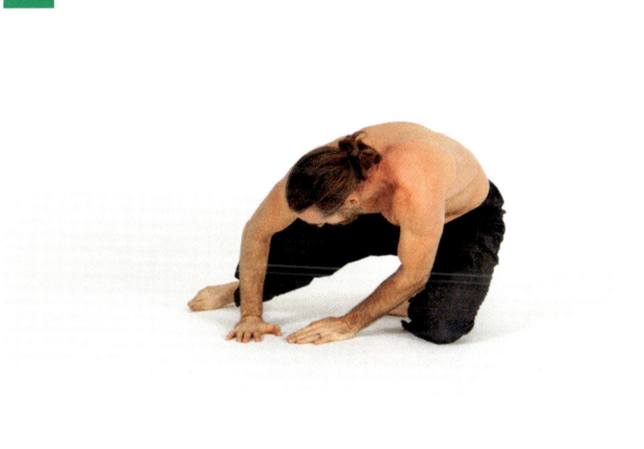

7

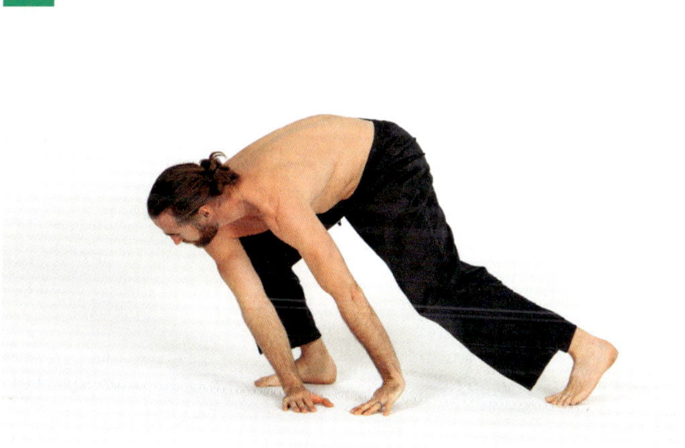

**4** Baue von deinem Arm ausgehend Spannung auf, um einen Teil der Aufprallkräfte zu verteilen, während du gleichzeitig anfängst, dich in einer Sequenz über den Unterarm, die Rückseite deines Oberarms sowie die Schulter abzurollen.

**5** Rolle dich weiter ab und folge einer Linie, die diagonal über deinen Rücken von der Schulter zur gegenüberliegenden Hüfte verläuft.

**6** Während du dich vom Schwung mitreißen lässt, erreichst du für einen kurzen Augenblick eine Sitzposition mit aufrechtem Oberkörper. Beuge ein Bein, um es als Auflagepunkt zu benutzen, damit du dich weiter nach vorne und oben drücken kannst. Du kannst auch den Fuß beugen, um dich schnell abzudrücken, wenn du aufstehst. Platziere deine Hände auf dem Boden, um dich abzustützen, wenn der Schwung dich aus dem Gleichgewicht zu bringen droht, und um dich in den aufrechten Stand zu drücken.

**7** Drücke dich mit den Armen ab, um dich aufzurichten.

## TECHNIKTIPP

Wenn dir ein effizientes Abtauchen gelungen ist, ist die Position deines Körpers während der Rolle der wichtigste Aspekt, um die Bewegung effizient und sicher zu machen. Es ist am besten, sich das spezifische Muster für diese Rolle anzueignen, indem du langsam und achtsam auf Bodenhöhe übst, wie dies in den nächsten sechs Bildern dargestellt wird.

Es ist ganz normal, dass du zum Abrollen eine Seite bevorzugst, aber du solltest wie bei jeder unilateralen Bewegung beide Seiten üben. Anspruchsvollere Varianten der Parkourrolle sind Rollen aus dem Stand, Rollen nach einem Weitsprung, Rollen nach einem niedrigen Abwärtssprung, Rollen nach einem Sprung mit einem Höhe-Distanz-Verhältnis sowie natürlich Rollen mit zusätzlichem Anlauf, um den Vorwärtsimpuls vor dem Sprung zu erhöhen.

1

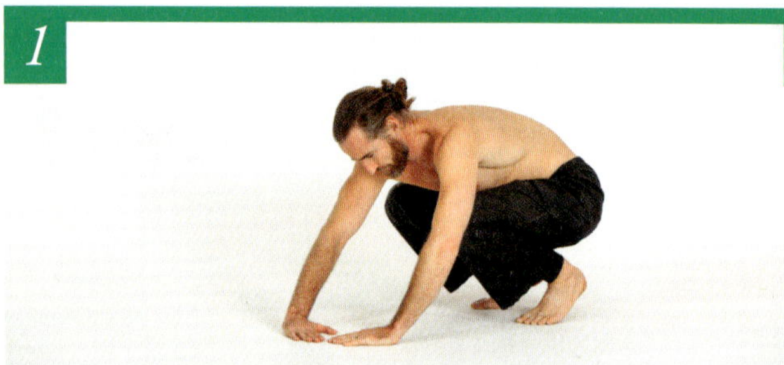

2

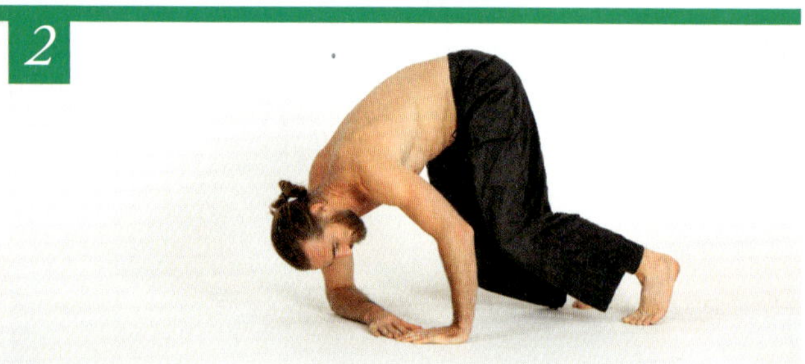

**1** Fange in einer tiefen Kneibeuge an, lehne dich leicht nach vorne und lege beide Hände in einem umgedrehten V auf dem Boden ab. Drehe den Rumpf leicht zu der Seite, auf die du dich abrollen willst.

**2** Stoße dich mit beiden Füßen ab, um dich nach vorne und unten zu lehnen, während du deinen vorderen Unterarm beugst und zu Boden senkst. Drehe deinen Körper weiter zu der Seite, auf die du dich abrollen willst, indem du die Hüfte drehst. Dein Kopf beginnt, sich in die entgegengesetzte Richtung zu drehen.

3

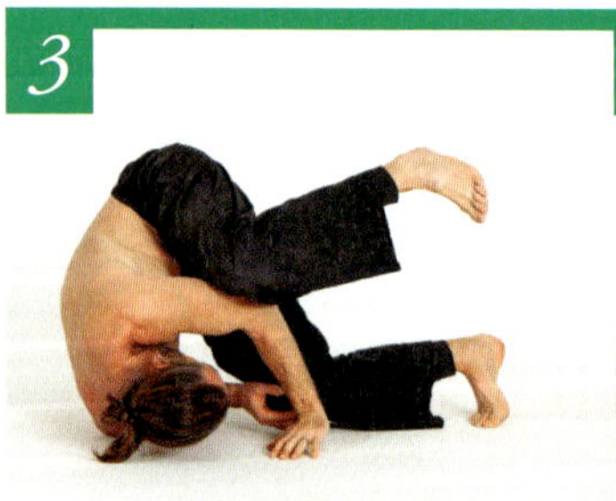

4

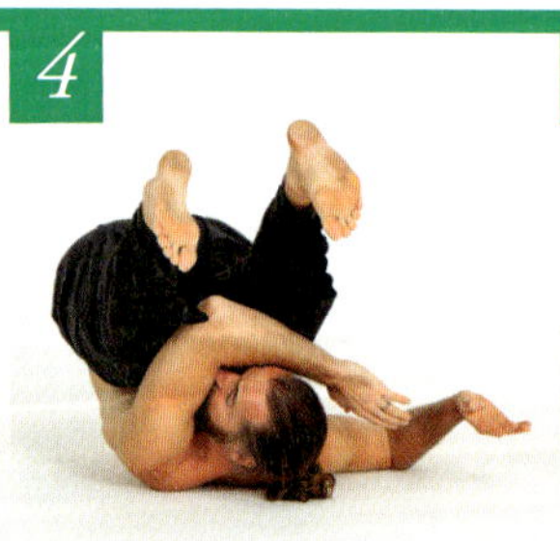

5

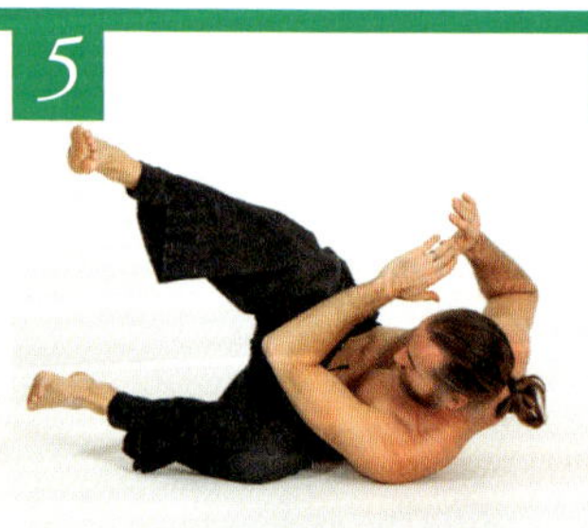

6

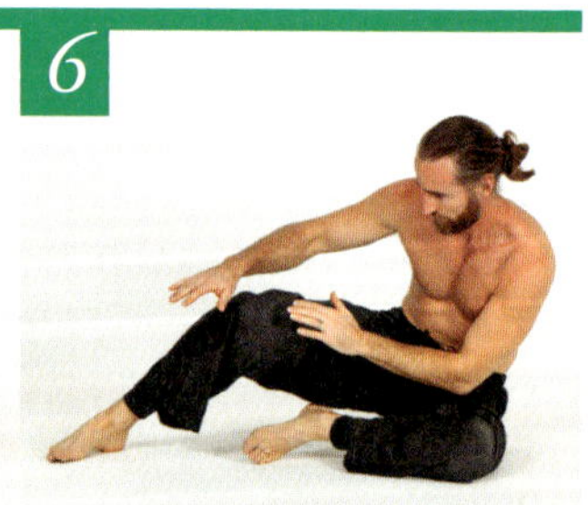

**3** Während du deine Schulter und den Kopf einziehst, senkst du deine Schulter weiter in Richtung Boden, zugleich bewegen sich deine Hüften weiter nach vorne über deine Schulter hinweg. Deine Füße haben jetzt keinen Bodenkontakt.

**4** Rolle dich diagonal über den Rücken ab und fange an, in die Richtung zu blicken, in die du die Rolle verlassen wirst.

**5** Rolle dich über den gesamten Rücken ab, bis du auf der gegenüberliegenden Hüfte aufkommst.

**6** Diese Phase ist wie die Sequenz, die ich zuvor erklärt habe.

## Fehlerquellen

Die Hauptfehler, die bei der Parkourrolle eintreten können, stehen mit den folgenden beiden Punkten in Zusammenhang:

- Das sofortige Abrollen nach der Landung, ohne richtig zu hechten beziehungsweise ohne weit genug zu hechten. Ein zu energischer Einstieg in die Rolle kann dazu führen, dass du dich an Schulter, Ellbogen, Kopf, Nacken oder Rücken verletzt.
- Die Fehlberechnung des Winkels, in dem du dich bei der Landung nach vorne lehnst. Wenn du dich auch nur leicht nach hinten lehnst, kannst du nach hinten fallen und dir deine Knie ruinieren. Wenn du zu senkrecht stehst oder dich nur leicht nach vorne lehnst, sinkst du vielleicht zu schnell und landest hart auf deinen Knien. Wenn du dich zu weit nach vorne lehnst, fällst du vielleicht der Länge nach flach auf den Boden.

Das sind die vier Hauptfehler, die man bei der Rolle nach der Tauchphase machen kann:

1 Deine Hände sind eher parallel und nicht V-förmig aufgestellt, wodurch dein Körper gerade nach vorne gelenkt wird. Dein Kopf könnte auf dem Boden aufschlagen oder du könntest dich gerade über den Kopf und die Wirbelsäule abrollen. Du könntest auch hart auf dem Rücken landen.

2 Beide Hände zeigen nach außen, was den rollenden Arm davon abhält, sich richtig zu beugen und den Körper in die richtige Richtung zu steuern.

3 Die Position deines Körpers ist zu kompakt und zu aufrecht (was daran liegt, dass du dich nicht nach vorne lehnst oder nicht nach vorne tauchst/federst), wodurch deine Beine, Hüften und der untere Rücken den gesamten Aufprall auffangen; damit ist es dir entweder gar nicht möglich zu rollen oder dein Kopf wird direkt auf den Boden gedrückt.

4 Dein Körper lehnt sich zu weit zur Seite und kippt um, statt diagonal über den Rücken zu rollen.

*1*

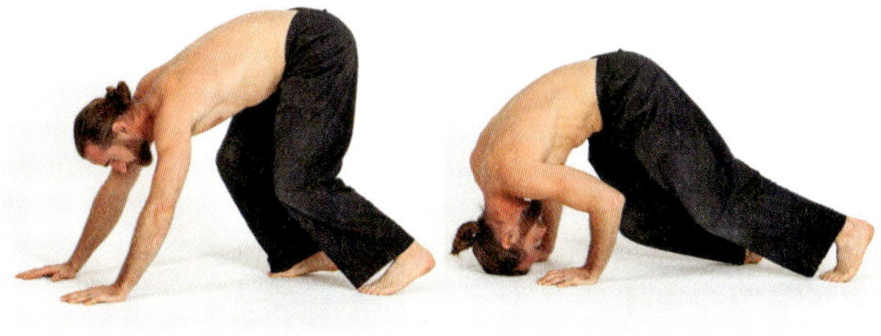

*2*

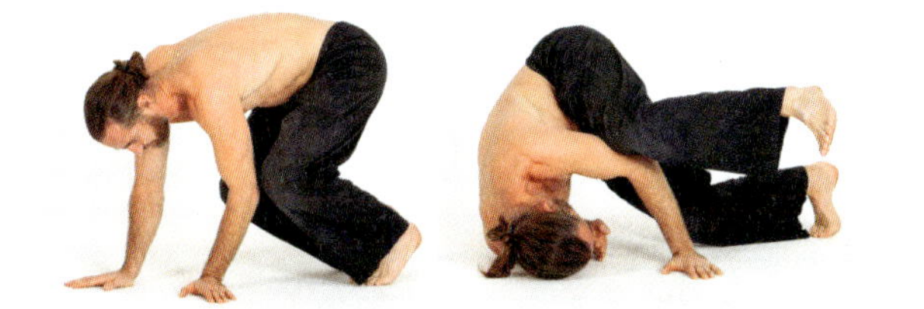

*3*

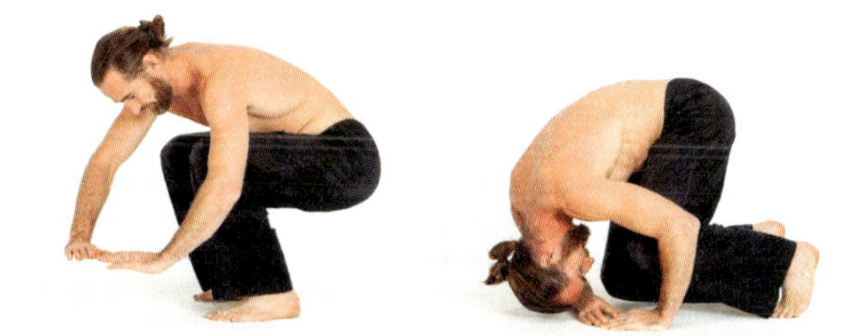

*4*

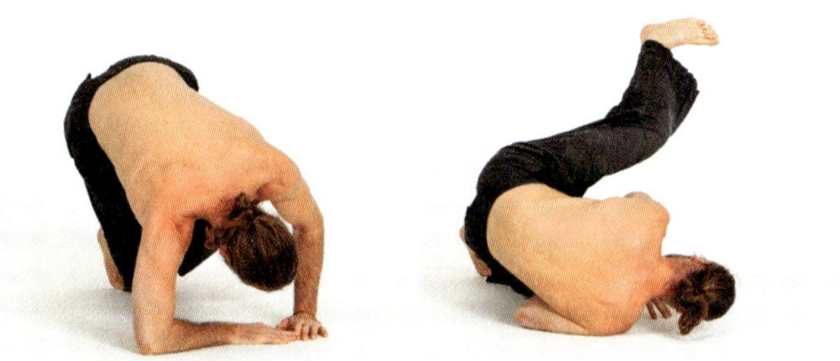

Wie jeder andere Bereich der »natürlichen Bewegung« können Bodenbewegungen mit einer Form von Zusatzgewicht und Aktion kombiniert werden, wie beispielsweise dem Tragen, Heben, Werfen, Fangen, Drücken, Ziehen oder Schleifen einer Last oder eines Objekts. Alle Strategien des Aufstehens – mit Ausnahme des Sprawls und des Rollens – können in manipulative Bewegungen verwandelt werden, die es dir ermöglichen, ein Objekt oder eine (in der Regel relativ leichte) Person zu heben oder auf den Boden zu legen. Weitere effektive Techniken zum Heben oder Ablegen schwerer Lasten werden in den Kapiteln 30 und 31 behandelt.

# 26 Balancierbewegungen

Balance ist in erster Linie eine Fähigkeit, seinen Schwerpunkt vertikal zentriert über der Stützbasis zu halten, ohne nennenswert in die eine oder andere Richtung zu schwanken; zweitens bezeichnet sie die Fähigkeit, Bewegungen zu kontrollieren, wenn der Körperschwerpunkt absichtlich aus seiner vertikalen Zentrierung über der Stützbasis gebracht wird. Bewegung ist im Grunde genommen ein permanentes Ausbalancieren oder anders ausgedrückt: Bewegung ist die kontrollierte Interaktion mit der Schwerkraft.

Balance ist für alle unsere Alltagsaktivitäten erforderlich – selbst wenn wir nicht merken, dass wir aktiv balancieren, beispielsweise wenn wir aufstehen und uns auf die Füße stellen. Auch das Sitzen auf einem Stuhl erfordert einen gewissen Gleichgewichtssinn. Du fängst in dem Augenblick zu balancieren an, wenn du deinen Schwerpunkt über deine Stützbasis hebst, obwohl du die Balance immer auch dann halten musst, wenn sich deine Stützbasis weit über deinem Schwerpunkt befindet oder du gerade im Sprung bist und keinen Bodenkontakt hast.

Es besteht aber ein deutlicher Unterschied zwischen der grundlegenden Balance, die für alltägliche Bewegungen oder die einfachen Grundübungen des Konzepts der »natürlichen Bewegung« auf großflächigen, stabilen Stützoberflächen notwendig ist, sowie der fortgeschrittenen Balance, die wir brauchen, wenn wir uns auf schmalen oder instabilen Stützoberflächen bewegen. Wir nehmen Ersteres als selbstverständlich hin, aber Letzteres verlangt uns eine hohe Aufmerksamkeit ab.

Wenn wir über natürliches Balancieren reden, meinen wir damit nicht nur das zweifüßige Stehen und Gehen, was gemeinhin als »posturale Kontrolle« bezeichnet wird. Aber das praktische, anpassbare Balancieren beinhaltet noch viel mehr. Wir reden hier auch nicht von den zahlreichen kreativen Möglichkeiten, in ausgefallenen Positionen zu balancieren, die für den Alltag irrelevant sind, obwohl diese Art des Balancierens durchaus Spaß machen und potenziell einen funktionellen Nutzen haben kann (weshalb wir sie nicht komplett ignorieren sollten).

Das Balancieren aus Sicht der »natürlichen Bewegung« impliziert verschiedene Positionen und Muster wie Liegen, Krabbeln, Sitzen, Aufstehen, Stehen, Gehen und sogar Klettern, aber alle Bewegungen werden auf Oberflächen ausgeführt, die entweder schmal, erhöht, abgerundet, uneben, auf- oder abwärts geneigt, rutschig, instabil oder aus einer Kombination der eben genannten Variablen bestehen.

Solche Variablen schaffen komplexe Umgebungen, in denen wir uns voll und ganz auf unsere oberste Priorität konzentrieren müssen, nämlich das Gleichgewicht zu halten, um einen Sturz zu vermeiden (der beim Balancieren viel wahrscheinlicher ist als bei Bewegungen auf einer breiten, stabilen Oberfläche). Deshalb zwingen uns die Art und der Schwierigkeitsgrad der Umgebungsvariablen zum Balancieren.

Um das Balancieren zu üben, müssen wir Positionen halten und Bewegungen ausführen, die normalerweise relativ einfach sind, aber wir müssen sie auf einer Oberfläche machen, die uns leicht destabilisieren kann. So wird aus einem Gehen auf kleinen, instabilen Oberflächen ein Balancieren, selbst wenn wir uns auf dem Boden bewegen. Die Übung wird schließlich in einer bestimmten Höhe ausgeführt, das heißt, wir müssen uns geistig mit der Tatsache auseinandersetzen, dass wir stürzen können und uns dabei möglicherweise verletzen.

Abhängig von dem Können, der Umgebung und der mentalen Verfassung kann das Balancieren viel Freude bereiten, aber in der Realität kann es zu einer Nervenprobe werden. Du wirst es womöglich mit der Angst zu tun bekommen, wenn du in eine lebensbedrohliche Situation gerätst, in der deine Fähigkeit, das Gleichgewicht zu halten, über Leben und Tod entscheidet.

# Vorteile des Balancierens

Das Training der Balance bietet weit mehr Vorteile als die Erweiterung der körperlichen Kompetenz auf Oberflächen, mit denen du es in der Realität zu tun bekommen kannst und die die Effektivität, Effizienz, Schnelligkeit und Sicherheit deiner Bewegungen sofort beeinträchtigen. Zuerst gibt dir der gesteigerte Gleichgewichtssinn, den du durch das Training auf schmalen oder instabilen Oberflächen entwickelst, eine bessere Balance, wenn du dieselben Bewegungsmuster auf breiten, stabilen Oberflächen ausführst. Das Üben kann auch deine Gelenkstabilität erheblich fördern, was zu einer besseren motorischen Kontrolle, Verletzungsprävention und Rehabilitation beiträgt. Die Vorteile sind übrigens nicht nur auf die unteren Gliedmaßen beschränkt, weil das Gleichgewicht auch durch den restlichen Körper kontrolliert wird.

Diese positiven Auswirkungen auf die allgemeine Bewegungsfähigkeit leisten dem Sportler gute Dienste, nicht nur hinsichtlich seines Könnens und seiner Leistung, sondern auch hinsichtlich der Vorbeugung typischer Verletzungen wie verstauchten Fußgelenken; dem Jugendlichen, der noch im Wachstum ist und versucht, seinen im Wandel begriffenen Körper zu beherrschen; oder einer älteren Person, die versucht, die potenziell lebensbedrohliche Gefahr eines Sturzes und Hüftbruchs zu verhindern. Jeder dritte Senior über 65 Jahre stürzt jährlich; jeder Vierte ab einem Alter von 50 Jahren, der sich bei einem Sturz die Hüfte bricht, stirbt aufgrund der längeren Erholungsphase und verletzungsbedingten Komplikationen innerhalb eines Jahres nach der Verletzung. Das ist ein Risiko, das wir alle sehr ernst nehmen müssen. Ein allgemeines Training natürlicher Bewegungen, speziell des Balancierens, verringert das Risiko, das Gleichgewicht zu verlieren und zu stürzen. Und wenn man stürzt, ist das Risiko eines Knochenbruchs geringer, weil man sich beim Sturz vermutlich instinktiv abrollt und die regelmäßige Bewegung prinzipiell eine höhere Knochendichte bewirkt, die körperlich inaktiven Personen fehlt. Warte also nicht, bis du alt bist und dein Physiotherapeut dir ein Balancetraining verordnet, weil du einen Teil deiner motorischen Kontrolle verloren hast oder an Osteoporose oder einer Neuralgie leidest. Du kannst den Alterungsprozess nicht verhindern, aber du kannst den Schaden verringern und hinauszögern, den er bei dir anrichtet und der sich negativ auf deinen Körper, deine Bewegungsfähigkeit, Autonomie und Lebensqualität auswirkt. Balancetraining kann zunächst sehr frustrierend sein, weil es schwierig ist, aber es ist auch sehr abwechslungsreich und macht daher Spaß. Fange also am besten gleich damit an!

# Wie Balance funktioniert

Sofern es nicht absichtlich geschieht, geht es beim Bewegen in erster Linie darum, ein Stürzen zu verhindern. Ein Sturz bedeutet, dass man sein Gleichgewicht verloren hat, aber er impliziert zugleich, dass sich die normalerweise vertikale Linie verschoben hat, die durch den Schwerpunkt und die Mitte deiner Stützbasis verläuft. Wenn dein Schwerpunkt nicht mehr vertikal über deiner Stützbasis ist, führt das – sofern dieses Problem nicht umgehend behoben wird – zu einer Beschleunigung, die schnell unkontrollierbar wird und einen völligen Verlust des Gleichgewichts bewirkt, der einem Sturz immer vorangeht.

## Wahrnehmen über die Sinne

Es gibt drei Arten von Sinnessystemen, die zusammenarbeiten und dafür sorgen, dass dein Körper sowohl statisch als auch dynamisch im Verhältnis zu seiner Umgebung und zur Schwerkraft die Balance hält: das vestibuläre, somatosensorische und visuelle System. Hilft es deinem Gleichgewichtssinn, wenn du dir detailliertes Fachwissen über diese Systeme aneignest? Nein. Du spürst deine Balance und denkst sie nicht, und genau das ist die Aufgabe dieser Systeme: Sie liefern verschiedene sensorische Inputs, damit du deine Balance durch Wahrnehmung oder »Spüren« regulierst, ohne dich intellektuell damit auseinandersetzen zu müssen.

Hier jedoch ein kurzer Überblick über jedes System:

- Das vestibuläre System ist der Input der Struktur, die dein sogenanntes Innenohr darstellt; es erkennt Schwerkraft und lineare wie auch rotationale Bewegungen.
- Das somatosensorische System erhält Input von den Gelenken, Muskeln und der Haut und gibt dir Informationen über ihre Position im Verhältnis zueinander und zur Oberfläche, auf der du balancierst. Dieses System wertet Feedback über den Druck und die Reibung auf deinen Auflagepunkten im Verhältnis zur Stützoberfläche aus. Wenn du zum Beispiel auf beiden Beinen stehst und mehr Körpergewicht nach vorne verlagerst, spürst du mehr Druck auf den Fußballen; wenn die Gewichtsverlagerung nicht absichtlich erfolgt ist, informiert dich das somatosensorische System, dass du deine Körpergewichtsverteilung neu justieren musst; sonst wird dich die Schwerkraft aus dem Gleichgewicht bringen.
- Das visuelle System wertet den Input von deinen Augen aus, was mit der Wahrnehmung zu tun hat, wie vertikal dein Körper und Kopf im Verhältnis zu deiner Stützbasis und der Oberfläche sind, auf der du stehst. In einer Welt, in der die Schwerkraft beachtet werden muss, spielt die senkrechte Ausrichtung eine zentrale Rolle. Wenn du die Augen schließt und dein Gleichgewicht zu halten versuchst, geht deine posturale Kontrolle verloren und du beginnst zu schwanken. Selbst eine eingeschränkte periphere Sicht kann das Gleichgewicht bereits beeinträchtigen und das posturale Schwanken erhöhen – was beweist, wie wichtig der visuelle Input für die Balance ist. Es kann zum Beispiel hilfreich sein, sich auf einen Fixpunkt zu konzentrieren, vor allem auf eine vertikale Linie. Aber wenn deine Füße schräg auf der Stützoberfläche stehen, wenn sie taub sind und du sie nicht spüren kannst, oder wenn dein Innenohr beschädigt und dir deshalb schwindlig ist, wirst du das Gefühl haben, dass du nicht stabil stehen kannst.

Keines der Sinnessysteme ist dominant. Alle drei Systeme sind gleichwichtig und müssen harmonisch zusammenarbeiten, um alle drei Inputs zu verarbeiten, koordinierte Reflexe zu erzeugen und unbeabsichtigtes Stürzen zu vermeiden. Dieser Prozess findet automatisch bei der Ausführung jeder Bewegung statt, aber er ist besonders beim Balancieren wichtig, womit wir im Folgenden das Bewegen auf einem Untergrund meinen, der unsere Balance erheblich auf die Probe stellt.

## Stell- und Kippreflex

Das Gehirn verwendet zwei Instanzen, die den Gleichgewichtssinn kontrollieren und als »Stellreflex« und »Kippreflex« bezeichnet werden. Beide Reflexe haben etwas mit den Entscheidungen zu tun, welche Anpassungen zur Stabilisierung der Haltung vorgenommen werden müssen – in Bezug auf die Richtung, das Ausmaß und das Timing der Gewichtsverlagerung. Dieser Vorgang kann in unter einer Sekunde abgeschlossen sein, aber auch viel länger dauern.

Der Stellreflex hilft dir dabei, deine Position zu korrigieren, wenn dein Schwerpunkt nicht mehr vertikal über der Stützbasis steht, während du auf einer stabilen Oberfläche stehst. Wenn du auf einer stabilen Oberfläche balancierst, sollte dein Körper seine Position korrigieren und sich aufrichten, indem er die Balance durch eine optimale Gelenkstabilität hält. Der Umstand, dass sich die Stützoberfläche nicht bewegt, sollte ein »statisches Gleichgewicht« bewirken, was einfach bedeutet, dass man sich in einer Position nicht bewegt. Wie ich in Teil 2 dieses Buchs beschreibe, kann selbst eine stabile Balancierposition anstrengend sein, denn man muss aufmerksam bleiben und die Körperspannung halten; wir glauben vielleicht, dass wir reglos sind, aber in Wirklichkeit treten (bedingt durch die segmentale Struktur des Körpers) kaum wahrnehmbare Pendelbewegungen auf.

Wenn du auf einer instabilen Oberfläche balancierst, bewegt sich deine Stützbasis, sagen wir deine Füße, räumlich mit der Oberfläche, die sie trägt, wodurch dein Gehirn gezwungen wird, viel komplexere Berechnungen anzustellen, um den Schwerpunkt dynamisch an der sich bewegenden Stützbasis und der sich bewegenden Stützoberfläche auszurichten. Dafür ist der Kippreflex zuständig – er antizipiert die optimale Ausrichtung im Verhältnis zu einer sich ständig verändernden Oberfläche. Das ist eine wesentlich schwierigere Aufgabe als das statische Gleichgewicht, weil es aufgrund der instabilen Stützoberfläche nahezu unmöglich ist, die exakt selbe Position zu halten.

Kurzum: Der Stellreflex sorgt dafür, dass du dich auf stabile Weise auf einer stabilen Stützoberfläche balancierst, während der Kippreflex bewirkt, dass du die Balance auf instabile Weise auf einer instabilen Stützoberfläche hältst.

## Balancieren nach dem SAID-Prinzip

Der Stellreflex und der Kippreflex wirken oft zusammen, weil ein stabiler Untergrund nicht immer völlig stabil und ein instabiler Untergrund nicht immer komplett instabil ist. Die schlechte Nachricht ist, dass die beiden Reflexe nicht austausch- oder übertragbar sind: Ein Turner, der es meisterlich beherrscht, auf dem stabilen Schwebebalken zu balancieren, muss nicht zwangsläufig ein guter Surfer sein, der auf einer extrem instabilen Oberfläche das Gleichgewicht halten kann (oder umgekehrt).

Vom Standpunkt der allgemeinen körperlichen Kompetenz musst du beide Reflexe besitzen, und das SAID-Prinzip besagt, dass wir auf stabilen wie auch auf instabilen Oberflächen trainieren müssen, wenn wir gut darin werden wollen, auf beiden Oberflächen zu balancieren. Das SAID-Prinzip besagt auch, dass deine Fähigkeiten im Balancieren von mehr abhängen als der relativen Stabilität oder Instabilität des Untergrunds; Balance wird auch dadurch beeinflusst, wie schmal, flach, abgerundet und rutschig die Stützfläche ist, wie deine Erfahrung mit spezifischen Positionen und Bewegungsmustern ist, ob du deine Atemkontrolle im Griff hast, wie es um deine Gelenkstabilität, deine Muskelentspannung und deine geistige Wachsamkeit und Fähigkeit bestellt ist. Vergiss nicht, dass Umgebungsvariablen – wie Sicht, Wind und Regen – ebenfalls eine signifikante Rolle spielen können. Früher oder später wirst du dich im Balancetraining all diesen Variablen stellen müssen.

### ANMERKUNG

Mehr über die spezifische Anpassung an auferlegte Anforderungen (SAID = Specific Adaptation to Imposed Demand) erfährst du in Kapitel 7, »Adaptierbar«.

Ich muss wohl nicht extra erwähnen, dass Fitnessmethoden, die von sich behaupten, die Balance zu verbessern, ohne dass man dafür auf verschiedenen Oberflächen trainiert, nicht das halten, was sie versprechen. Nur wenn du dich oft mit verschiedenen Balanciermustern auf verschiedenen Oberflächen konfrontierst, wirst du wirklich wissen, wie gut du deine Balance halten kannst. Du willst ein hervorragendes Gleichgewichtsgefühl? Dann musst du alle möglichen Formen der Balance üben.

## Ohne Ausgleichsbewegungen mit den Armen balancieren

Selbst auf stabilen Oberflächen ist ein gewisses Schwanken unvermeidlich. Es wird immer kleine Störungen in der kinetischen Kette geben, von denen manche kaum wahrnehmbar sind. Ziel des achtsamen Übens ist es, die automatischen Reaktionen deines Körpers zu trainieren, um diese Störungen zu korrigieren, bevor sie außer Kontrolle geraten. Das Rudern mit den Armen ist ein natürlicher Reflex untrainierter Personen, um das Gleichgewicht zu halten oder wiederzuerlangen. Es ist normalerweise ein Zeichen, dass die Störung außer Kontrolle geraten ist oder dass man keine ausreichende Stabilität bei der Kontrolle hat, also sich nicht schnell genug auf sie einstellen kann.

Im Sinne der Effektivität ist es notwendig, dass du lernst, dich nicht auf deine Arme zu verlassen, um deine Balance anzupassen (oder dass du dich nur minimal auf sie verlässt). Es gibt sowohl einen funktionalen als auch einen sehr praktischen Grund hierfür.

Der praktische (und wichtigste) Grund ist, dass du deine Arme vielleicht für etwas anderes gebrauchen musst – um beispielsweise zu gestikulieren, ein leichtes Objekt zu werfen oder zu fangen, eine Waffe auf ein Ziel zu richten, eine Last zu halten oder mit den Armen Schwung zu holen, um Anlauf zu nehmen und von einer Oberfläche zu springen. Wenn du nicht gelernt hast, ohne Zuhilfenahme der Arme die Balance zu halten, wirst du nicht in der Lage sein, gleichzeitig eine andere Aufgabe zu erledigen; das heißt, dein Gleichgewicht gerät in Gefahr, sobald du aufhörst, deine Arme für diesen Zweck zu benutzen.

Es ist offensichtlich, dass der Verzicht auf Ausgleichsbewegungen mit den Armen eine deutlich höhere Bewegungskompetenz erfordert: Wenn du die Arme unten und entspannt hältst, muss der übrige Körper stärker arbeiten, um Stabilität zu gewährleisten. Du lernst vielleicht zuerst, deine Beine besser einzusetzen, indem du dich auf ein Bein stellst, während das andere Bein Ausgleichsbewegungen vornimmt. Der Einbeinstand ist in der Tat ein großartiger Indikator für die Balance im beidbeinigen Stand. Auf lange Sicht wirst du besser in der Lage sein, deine Balance primär durch kleinere Bewegungen der Hüften und der Wirbelsäule zu regulieren.

### ANMERKUNG

Später werde ich Beispiele für Positionen und Bewegungen auf einem Bein vorstellen, die sehr hilfreich sind, um die Balance im Stand zu entwickeln.

Wenn du lernst, dich nicht auf deine Arme zu verlassen, nimmt am Anfang das Schwanken in den Hüften und Knien stark zu, aber mit der Zeit wirst du dich anpassen und eine wesentlich größere Stabilität im Unterkörper und Rumpf entwickeln, die dazu führt, dass du deine Arme für andere Aufgaben einsetzen kannst. Die Muskulatur, die die Fußgelenke, Knie und Hüften umgibt, wird sich ebenfalls kräftigen, wodurch du in diesen Bereichen nicht so schnell erschöpfst und deine Fähigkeit verbesserst, länger die Balance zu halten.

Das ist natürlich eine Perspektive fürs Training und nicht für den Alltag. Wenn du in der Realität balancierst und plötzlich das Gleichgewicht verlierst, ist es selbstverständlich, dass du sofort mit den Armen zu rudern beginnst, um einen Sturz zu vermeiden – vor allem wenn die Oberfläche sehr instabil ist; in diesem Fall musst du alles daransetzen, deinen Körper schnell zu stabilisieren.

## Ursache oder Symptom?

Stelle dir vor, dass du mit einem auf dem Boden liegenden, schmalen Holzbrett das Balancieren üben willst, indem du dich daraufstellst und vorwärtsgehst. Das scheint eine ziemlich überschaubare und einfache Aufgabe zu sein, oder? Aber vielleicht ruderst du hektisch mit den Armen (oder versuchst dir das zu verkneifen), verkrampfst sie und hältst dabei die Luft an. Vielleicht kannst du die Hüften nicht stabil halten und deine Knie zittern. Dir bleibt nichts anderes übrig, als abzusteigen und es erneut zu versuchen. Vielleicht bemühst du dich diesmal, dich besser zu konzentrieren, damit deine Knie und Fußgelenke nicht so wackelig sind, aber dein Gleichgewicht will sich einfach nicht verbessern. Hast du das Symptom mit der Ursache verwechselt? Vielleicht sind deine Füße nicht zentriert und ausgerichtet; sie stehen schief auf dem Brett und von dieser Basis ausgehend entsteht eine völlig ineffiziente kinetische Kette. Sie hat ihren Ursprung in deiner mangelhaften Positionskontrolle, die sich auf deine Fußgelenke, Knie, Hüften und alles andere auswirkt, was dazwischen schiefgehen kann. Du wirst nichts reparieren können, was »weiter oben in der Kette« passiert – also das Symptom –, bevor du die Ursache beseitigt hast (deine schlecht platzierten Auflagepunkte). Das gilt für jede natürliche Bewegung, aber vor allem fürs Balancieren. Statt deine Positionskontrolle von »Kopf bis Fuß« zu prüfen, solltest du sie von »Fuß bis Kopf« durchgehen (oder mit jedem anderen Körperteil beginnen, der deine Stützbasis bildet)!

## Atemkontrolle, Anspannung, Entspannung

Die Beibehaltung einer perfekten Atemkontrolle ist eines der Hauptmerkmale für ein gekonntes Balancieren. Gelenkstabilität entsteht nicht durch eine allgemeine Anspannung, sondern durch eine selektive Anspannung der Muskeln, die aktiv sein müssen, damit bestimmte Gelenke in einer Position stabil sind. Ohne Atemkontrolle wirst du höchstwahrscheinlich im gesamten Körper angespannt sein und dich nicht entspannen können. Eine unzureichende Entspannung beim Balancieren kostet dich nicht nur Energie; sie verhindert auch, dass der Stellreflex und der Kippreflex funktionieren können und deine Position justieren. Du denkst vielleicht »instinktiv«, dass die Anspannung deines gesamten Körpers das Schwanken reduziert. Das ist vielleicht sogar der Fall, aber sie kann auch bewirken, dass du wie eine Marmorstatue vom Sockel fällst. Achte auf eine tiefe Bauchatmung, damit die Anspannung und Entspannung ihren Beitrag richtig und im Einklang miteinander leisten können.

# Die Balance verlieren oder fallen? Stürzen oder landen?

Trotz konsistenten Trainings seiner Fähigkeiten und Achtsamkeit in der Bewegung ist niemand vollkommen. Während körperliche Aktionen durchaus effektiv sein können, selbst wenn sie ineffizient sind, sind sie manchmal weder effizient noch effektiv. Dein Training ist keine Garantie gegen Ineffektivität. Du kannst jederzeit das Gleichgewicht verlieren, weil du nicht aufpasst, die Stützoberfläche unberechenbar und rutschig ist, du von jemandem angerempelt wirst oder weil du aus irgendeinem Grund fallen willst. Wenn du kurzzeitig die Balance verlierst, kannst du dich oft noch fangen, wenn du Ausgleichsbewegungen machst, die dich in die Ausgangsposition zurückbringen – zum Beispiel indem du schnell deinen Schwerpunkt senkst oder vertikale Übergangstechniken benutzt, die ich in diesem Kapitel behandeln werde. Das schlimmste Szenario tritt ein, wenn du von der Stützfläche fällst. Die Gefahr, der du ausgesetzt bist, wenn du von einer erhöhten Plattform fällst, ohne rechtzeitig auf den Füßen zu landen, steigt mit zunehmender Höhe, aber deine Position beim Aufprall und die Aufprallfläche spielen auch eine enorme Rolle für die Wahrscheinlichkeit und das Ausmaß möglicher Verletzungen. Kurzum, du kannst stürzen oder landen. Ein Sturz impliziert den völligen Kontrollverlust über die Landeposition, während eine Landung eine völlige oder teilweise Kontrolle impliziert. Das Ziel der Landung ist es, einen Aufschlag und Sturz auf dem Boden zu verhindern, indem man seinen Körper absichtlich auf eine Weise positioniert oder bewegt, die die Verteilung der Aufprallkräfte optimiert und den Sturz in eine kontrollierte Landung verwandelt (beziehungsweise in eine Landung, die so kontrolliert wie möglich abläuft). Dies ist ein Selbstschutzreflex, der so ähnlich ist wie der Sprawl, wenn man läuft und stolpert – statt mit dem Gesicht voran zu Boden zu stürzen.

Keine noch so gute Technik wird dich vor schweren körperlichen Verletzungen bewahren, wenn du aus einer großen Höhe stürzt, aber manchmal ist ein niedriger Sturz gefährlicher als ein tiefer, weil man vor dem Aufprall zu wenig Zeit hat, um seine Haltung zu kontrollieren. Ein tieferer Sturz erhöht die Geschwindigkeit der Flugbahn und potenziell die Aufprallkraft, aber du hast vielleicht die Möglichkeit, dich auf eine Weise zu positionieren, die eine optimale Verteilung der größeren, abwärts gerichteten kinetischen Energie ermöglicht – durch eine Rolle vorwärts zum Beispiel. Die Distanz gibt deinem Gehirn ausreichend Zeit, sich die Art des Sturzes (Geschwindigkeit, Körperposition, Winkel/Flugbahn, Dauer, Landefläche) bewusst zu machen und eine reflexive Bewegungsstrategie vorzuschlagen, um eine Landung zu versuchen und die Wahrscheinlichkeit eines Traumas zu verringern. Wenn du fällst, während du in niedriger Höhe in einer schlechten Position balancierst, kannst du hart auf dem Rücken landen oder dir den Kopf anschlagen. Wenn du aus etwas größerer Höhe auf dieselbe Weise fällst, hast du vielleicht noch genügend Zeit, auf deinen Füßen zu landen – sofern du weißt, wie du deine Position verändern musst, während du in der Flugphase bist und vermutlich noch Angst hast.

# Schwierigkeit steigern beim Üben

Je schwieriger die Oberfläche ist, desto mehr steigt das Risiko des Fallens, das uns in den meisten Fällen dazu zwingt, unsere Geschwindigkeit deutlich zu reduzieren, um uns kontrolliert und sicher zu bewegen. Fallen ist ein fester Bestandteil des Trainings, wenn man das Balancieren übt. Dementsprechend empfiehlt es sich, mit einfachen und relativ gefahrlosen Übungen zu beginnen, so wie du das auch bei allen anderen Fähigkeiten tust.

Ich rate dir dazu, die folgenden allgemeinen Tipps zur Steigerung des Schwierigkeitsgrads zu beherzigen:

- Fange auf einer flachen, stabilen Oberfläche auf Bodenhöhe an und gehe langsam zu abgerundeten, erhöhten und leicht instabilen Flächen über. Wenn du schon auf festen, flachen Oberflächen auf Bodenhöhe instabil bist, macht es keinen Sinn, auf instabilen, abgerundeten und erhöhten Flächen zu üben.
- Du musst wissen, was passiert, wenn du fällst. Was kannst du tun, um einen Sturz zu verhindern? Am einfachsten ist es, von der Fläche abzusteigen, wenn du dicht über dem Boden balancierst, oder von ihr herunterzuspringen, wenn du in größerer Höhe trainierst. Aber kannst du aus dieser Übungshöhe wirklich immer wieder sicher landen?

Du musst dich mit diesen Themen auseinandergesetzt haben, bevor du mit dem Balancieren anfängst.

## Halte deine Position (oder »Immer schön langsam, Cowboy«)

Von einem technischen Standpunkt betrachtet ist die Fähigkeit, mühelos oder bequem Balancierpositionen zu halten, für deine Fähigkeit unerlässlich, dich effizient und balanciert zu bewegen. Balancierbewegungen sind im Grunde nichts anderes als die schrittweise Einnahme von Balancierpositionen in einer Sequenz. Fehlerhafte, unbequeme, instabile oder ineffiziente Positionen werden offensichtlich, wenn du versuchst, eine Sequenz dynamischer auszuführen. Anfänger beispielsweise, die dazu aufgefordert werden, über einen Schwebebalken zu laufen, werden sich in der Regel schnell bewegen – nicht unbedingt, weil sie Freude an der Bewegung haben, sondern weil sie versuchen, die Distanz zurückzulegen, bevor sie das Gleichgewicht völlig verlieren. In diesem Fall ist Geschwindigkeit eine bewusste oder unbewusste Strategie, um mangelnde

Stabilität zu kaschieren und zu kompensieren. Statt das Tempo zu beschleunigen, musst du dich jedoch langsamer bewegen, um ineffiziente Bewegungsmuster zu erkennen, damit du anfangen kannst, an ihnen zu arbeiten. Wenn du weißt, dass deine Fähigkeit, einen statischen Stand zu halten, absolut essenziell ist, um dynamische Balancierbewegungen effizient durchzuführen, ist das Einüben statischer Positionen und Bewegungen in Zeitlupe am Anfang die beste Art, um Fehler aufzudecken und mit dem Balancieren anzufangen.

Das ist der Grund, warum ich mit den Positionen anfange, die zuerst kontrolliert gehalten werden müssen; das Ziel sind dynamischere, koordinierte Bewegungen, die auf Positionskontrolle und soliden fundamentalen Körperhaltungen beruhen. Selbst ein kurzes Halten stabiler Positionen ist weit mehr als die bloße Unterstützung effizienter Bewegungen; wir beginnen und beenden das Balancieren oft mit dem statischen Gleichgewicht, bevor wir dazu übergehen, uns balanciernd fortzubewegen. Wir müssen auch in der Lage sein, jederzeit zu stoppen und im Stand zu verharren, unser Gleichgewicht neu zu finden und die Bewegung fortzusetzen (oder auch mitunter zu pausieren, zu beobachten, zu lauschen und geschmeidig in eine andere Bewegung zu wechseln, beispielsweise weiterzuklettern oder herunterzuspringen).

## Was, wo, wann

Um deine Fähigkeiten zu entwickeln und deine Optionen zu erweitern, musst du jede Position und Bewegung achtsam und für sich üben, bevor du nahtlose Übergänge von einer Bewegung zur anderen übst. Du kannst dir heute eine Balancierbewegung aussuchen und morgen eine neue Bewegung ausprobieren. Du kannst auch innerhalb derselben Trainingseinheit an zwei bis drei Bewegungen arbeiten oder eine Bewegung eine ganze Woche lang üben beziehungsweise so lange, bis du das Gefühl hast, sie zu beherrschen. Am Anfang geht es darum, Spaß zu haben – und das regelmäßige Durchwechseln der Bewegungen steigert den Spaß am Üben, weil es jedes Mal neu und anders ist. Außerdem besteht die Wahrscheinlichkeit, dass sich die Fortschritte, die du in einem bestimmten Balanciermuster machst, zumindest teilweise auf andere Bewegungen übertragen. Aber manche Leute ziehen es vor, an einzelnen Mustern und Routinen zu feilen und sie so lange zu optimieren, bis sie Fortschritte machen und dann etwas Neues probieren wollen. Wenn auch du zu dieser Gruppe gehörst, solltest du genau so weitermachen.

Bei den meisten Balanciertechniken kannst du mit einem einfachen Kantholz auf dem Boden anfangen, das eine flache, stabile und nicht zu schmale Oberfläche darstellt. Es ist auch ein preisgünstiges Utensil, das sich hervorragend zum Aufwärmen eignet. Das Aufwärmen ist beim Balancieren natürlich in erster Linie ein köperliches Warm-up, es aktiviert jedoch auch dein Zentralnervensystem, was am besten unter einfachen Umgebungsbedingungen erfolgt.

Bezüglich der Techniken, die ein Sitzen oder Übergänge in und aus Balancierbewegungen erforderlich machen (zum Beispiel einen Schritt nach oben oder unten), brauchst du eine erhöhte Oberfläche, aber eine minimale Höhe reicht für einfache Übungen völlig aus. Sobald du deine Fähigkeiten verbesserst und dein Selbstbewusstsein steigt, kannst du schwierigere Oberflächen wie ein schmaleres Holzstück oder eine Stützoberfläche verwenden, die runder, glatter, rutschiger, instabiler, steiler aufsteigend/abfallend oder unebener ist, bevor du sehr langsam die Höhe steigerst oder eine Zusatzlast hinzunimmst (wie einen Rucksack oder eine Gewichtsweste).

Bei der Höhe geht es um Folgendes:

- Schwerpunktmäßiges Training der mentalen Stärke und weniger der Balancierreflexe (obwohl der Unterschied des visuellen Inputs am Anfang verwirrend sein kann), vor allem wenn du über einer harten Oberfläche stehst.
- Wissen, was passiert, wenn du das Gleichgewicht verlierst; auf diese Weise erfährst du eine ehrliche Beurteilung deiner Balancefähigkeiten. Du musst herausfinden, ob du besser kontrolliert herunterspringen oder schnell eine Sitz- oder Hangposition einnehmen kannst.

Ab einem bestimmten Niveau wird die zusätzliche Umgebungskomplexität nicht mehr haltbar oder gleich unrealistisch. Slacklinen ist ein hervorragendes Beispiel, weil es ein unrealistischer Bewegungsansatz ist. Was wäre die schnellste und sicherste Methode, um eine Schlucht zu überqueren oder sich über einem Fluss an einer dünnen, instabilen Fläche entlang fortzubewegen, womöglich noch mit einem Rucksack auf dem Rücken? Du würdest sicher nicht balancieren; du würdest dich mit den Armen und Beinen an das Seil hängen und dich hangelnd fortbewegen. Was ich damit sagen will, ist: Extrem anspruchsvolle und spezialisierte Formen des Balancierens wie Slacklinen, Surfen oder Skifahren haben selbstverständlich ihre Berechtigung und machen großen Spaß. Aber im Rahmen einer natürlichen Bewegungsfähigkeit sollten wir die grundlegendsten, realistischsten, nützlichsten, natürlichsten und sichersten Anwendungen des menschlichen Bewegungspotenzials zu unserer Priorität machen. Menschen können zum Beispiel lernen, sich im Handstand fortzubewegen, aber unsere Fähigkeit, auf zwei Füßen zu laufen, übersteigt bei Weitem die ergänzende Fähigkeit, auf den Händen zu gehen. Sowohl das Balancieren auf den Füßen als auch auf den Händen hat einen physiologischen Nutzen, aber Ersteres hat einen wesentlich höheren praktischen Wert. Natürlich gibt es viele kreative Arten des Balancierens, die man ausprobieren kann, aber wenn es um unser Training geht, sollten wir unsere Zeit und Anstrengung auf die nützlichsten und geläufigsten Techniken aufwenden.

Das Kombinieren von Bewegungsfähigkeiten – zum Beispiel das Tragen, Werfen oder Fangen eines Objekts, während man balanciert –, ist ein weiterer wichtiger Trainingsschritt. Schließlich lernst du, deine Balancierbewegungen in andere natürliche Bewegungen zu integrieren und »Kombos« daraus zu machen, die du häufig veränderst. Du wirst bald erkennen, dass das isolierte Balancieren und ein Balancieren nach schwerem Krafttraining oder mehreren Sprinteinlagen völlig verschiedene Dinge sind. Das Einüben solcher Übergänge lässt dich ein besseres Gefühl für deine körperliche Kompetenz in Alltagssituationen entwickeln. Vergiss nicht: Es gibt keine »beste« Balancierposition oder Bewegung, auf die du dein Balanciertraining beschränken solltest. Wie andere natürliche Bewegungen ist die beste Balancierposition oder -bewegung die, die sich am besten in einem bestimmten Kontext oder in einer bestimmten Situation anwenden lässt. Das bedeutet, dass du dich mit jeder Position und Bewegung vertraut machen solltest, die in diesem Kapitel vorgestellt wird. In der echten Welt kann das, was im Training als Fehler gesehen wird – beispielsweise ein starkes Rudern mit den Armen, ein runder Rücken oder sogar das Abstützen mit dem Knie –, das Beste sein, was du tun kannst. Die Frage ist: Begibst du dich absichtlich in eine Position, weil deine Bewegungen anpassbar, effektiv und effizient sind? Oder findest du dich hilflos in einer Position wieder oder machst aufgrund schlechter Positionskontrolle und Technik eine Bewegung, die dich in eine ineffiziente, riskante Position bringt, die dir kaum Bewegungsalternativen lässt?

# Balancieren auf den Füßen: Standhaltungen

Stell dir vor, du balancierst auf einem umgefallenen Baum, der über einen reißenden Fluss führt. Von einem praktischen Standpunkt ist das Gehen auf einem Balken oder Baumstamm nicht die einzige körperliche Aktion, die hierbei ausgeführt wird. Du musst vielleicht in jedem Augenblick anhalten und einen beidbeinigen Stand einnehmen, um dich zu stabilisieren, dich auszuruhen, zu warten oder zu beobachten. Du musst lernen, die Gelenkstabilität von Kopf bis Fuß zu wahren, zuerst auf beiden Füßen und dann auf einem Fuß; das ist unerlässlich für deine Fähigkeit, während des Balancierens einen stabilen und kontrollierten Stand einzunehmen und dich sicher und souverän fortzubewegen. Fangen wir zunächst mit fundamentalen Standhaltungen an, bevor wir uns den Bewegungen zuwenden.

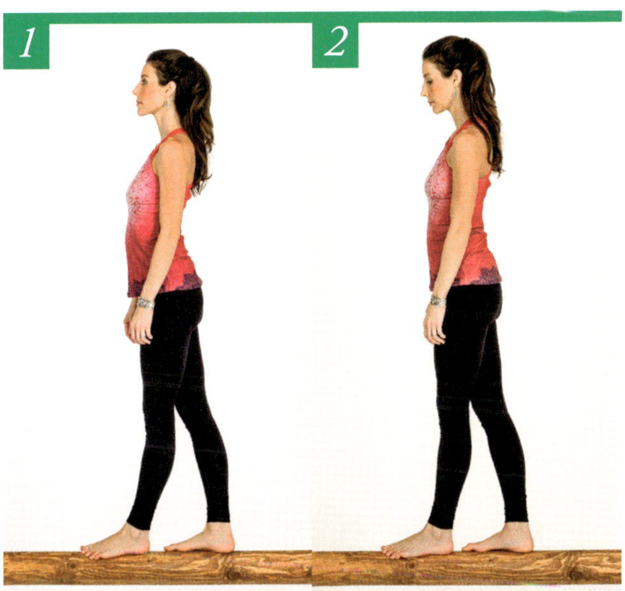


**1** Steige auf den Balken und setze einen Fuß vor den anderen. Stelle einen Fuß vor dem anderen auf dem Balken ab und achte darauf, dass sie von den Zehen bis zur Ferse flach aufliegen. Du solltest spüren, dass dein Körpergewicht gleichmäßig verteilt ist und auf der Fußmitte lastet. Nimm eine aufrechte vertikale Körperhaltung ein, lasse die Arme locker nach unten hängen und halte den Kopf hoch und die Augen nach vorne gerichtet. Atme ruhig weiter und versuche, möglichst nicht zu schwanken.

**2** Wenn du nach unten schauen musst, dann richte nur deinen Blick nach unten, ohne den Kopf zu senken (oder senke ihn nur leicht ab).

Lasse dich nicht entmutigen, wenn das nicht auf Anhieb funktioniert. Selbst wenn es dir gelingt, effektiv auf dem Balken zu bleiben, kann sich die eine oder andere Ineffizienz bemerkbar machen: Deine Füße verlieren vielleicht ihre Ausrichtung auf der Stützoberfläche, dein Rücken wird rund, du beugst deinen Rumpf nach vorne, neigst deinen Kopf zu weit nach unten, hältst die Hüften nicht gerade, zitterst vielleicht in den Fußgelenken und Knien, ziehst die Schultern hoch, spannst deinen ganzen Körper an oder vergisst zu atmen. Das sind alles Probleme, die wahrscheinlich früher oder später dazu führen, dass du die Balance verlierst und absteigen musst.

Wenn es in dieser Phase dein unmittelbarer Reflex ist, mit den Armen zu rudern, um dein Gleichgewicht zu halten, solltest du diesem Drang nachgeben, halte dabei aber deine Arme in einer festen Position. Es fühlt sich vielleicht zuerst ein wenig hölzern an, deine Arme dermaßen zu kontrollieren, aber schon bald wirst du merken, dass es sich nicht gut anfühlt, deine Arme zu Hilfe zu nehmen, weil der restliche Körper nicht in der Lage ist, sich zu stabilisieren.

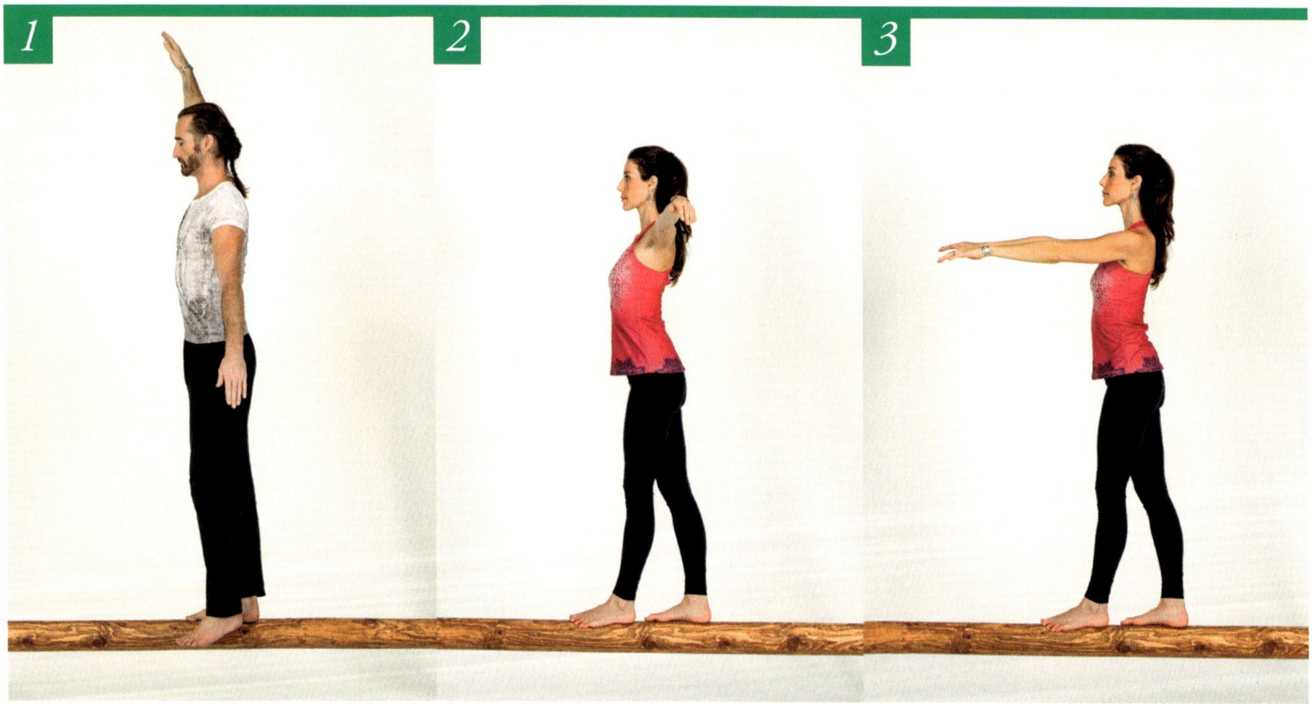


1 Übe dieselbe Ausgangsposition wie zuvor, halte diesmal aber die Arme in unterschiedlicher Höhe seitlich vom Körper gestreckt.

2 Bringe deine Arme auf dieselbe Höhe, ohne dabei nennenswert zu schwanken.

3 Strecke die Arme gerade nach vorne aus. Diese Position ist etwas schwieriger, als die Arme seitlich gestreckt zu halten. Damit hast du schon einen wichtigen Schritt gemacht, beim Balancieren völlig auf die Arme zu verzichten.

Wenn du versuchst, deine Arme zu früh zu senken, kann dies zu kompensatorischen Problemen führen:

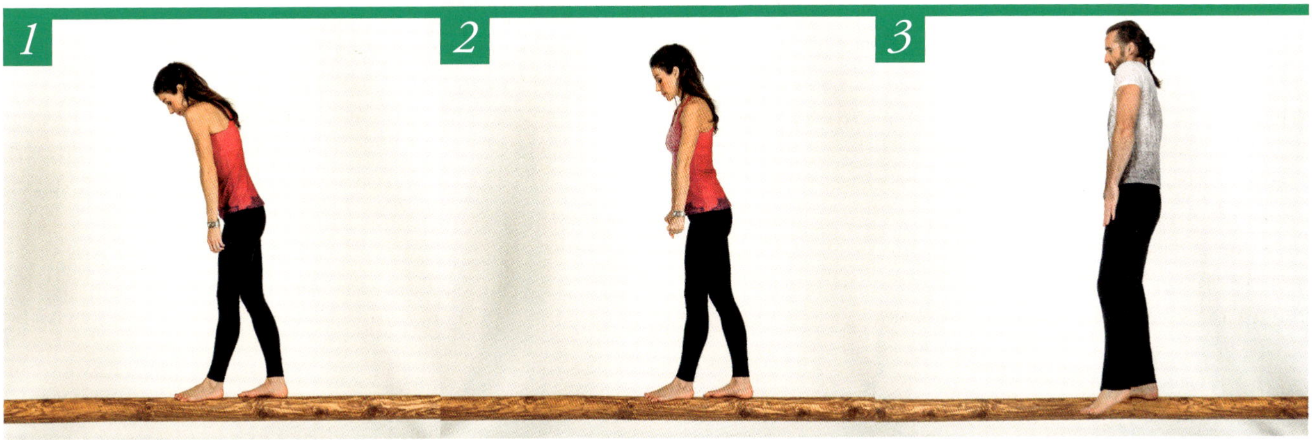


1 Kopf und Rumpf lehnen sich nach vorne, weil du auf den Balken schaust.

2 Du blickst nach unten, ballst die Fäuste und spannst die Arme an.

3 Du hast einen aufrechten Stand und schaust gerade nach vorne, ziehst aber die Schultern hoch und presst die Arme fest an den Körper.

Sobald du einen neutralen Stand mit zwei Füßen, ohne Schwanken und Armeinsatz beherrschst, kannst du anspruchsvollere Varianten probieren. Bedenke dabei stets, dass Varianten einen praktischen Nutzen haben, wenn das Balancieren kontextgebunden stattfindet.

Zuerst unter Beibehaltung derselben Stützbasis:

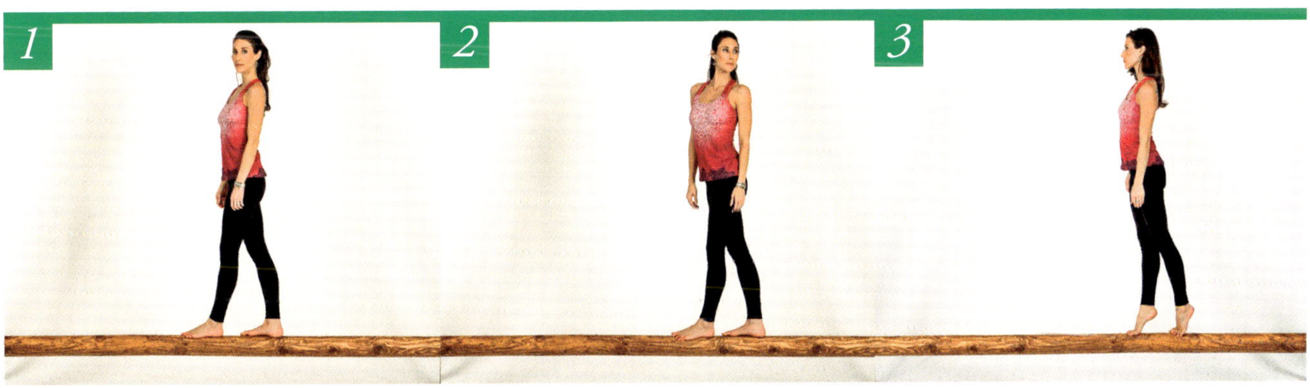


*(Fortsetzung auf der nächsten Seite)*

1 Drehe deinen Kopf zur Seite. (Du kannst ihn auch nach oben und unten oder zur Seite neigen.) Kopfbewegungen sind eine einfache Methode, um dein vestibuläres und visuelles System in größere Alarmbereitschaft oder Unruhe zu versetzen und dich aus der Balance zu bringen; sie sind trotzdem sehr nützlich, wenn du beim Balancieren um dich schauen oder dich orientieren willst. Drehe deinen Kopf am Anfang sehr langsam, ohne deinen Körper instabil zu machen. Führe dann schnellere Kopfbewegungen aus, als ob etwas in einer anderen Richtung passiert, das deine sofortige Aufmerksamkeit erfordert.

2 Drehe deinen Kopf und dazu auch deinen Rumpf. Diese Variante hat denselben praktischen Nutzen wie die Variante in Schritt 1. Übe das auf dieselbe Weise.

3 Gehe auf die Zehenspitzen. Dies ist eine essenzielle Übergangsposition, mit der du dir einen besseren Überblick verschaffen kannst oder in der Lage bist, nach etwas zu greifen, das sich über deinem Kopf befindet. Diese Übung verbessert Fußkraft und Fußgelenkstabilität. Sobald deine Fersen angehoben sind, kannst du dich zusätzlich auf den Fußballen drehen, indem du die Hüften rotierst.

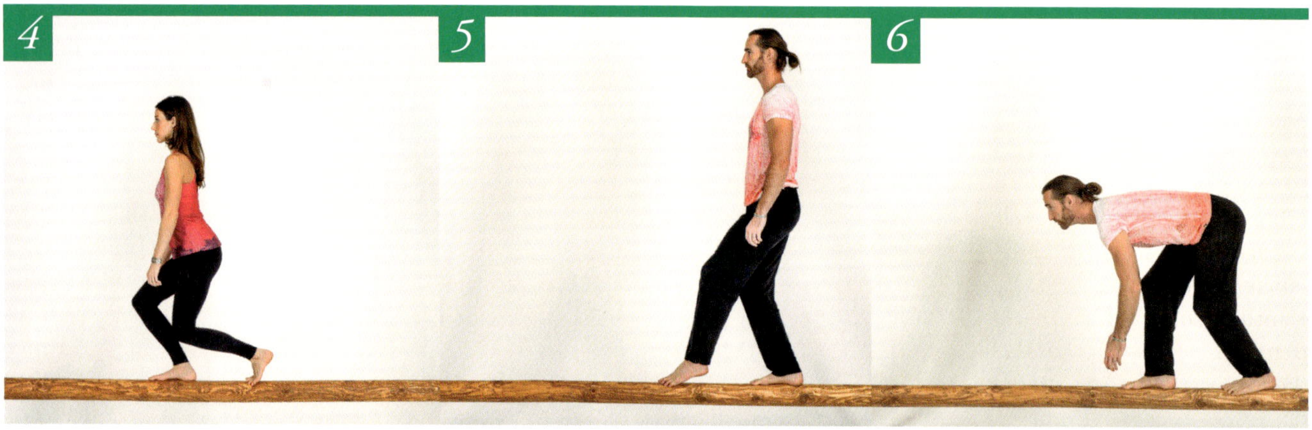


**4** Verlagere dein Körpergewicht auf den Vorderfuß und mache eine halbe Hocke in Schrittstellung. Verwende diese Variante, um deinen Schwerpunkt zu senken, damit du deine Balance anpassen, in eine tiefere Position wechseln oder dich ducken und unter etwas hindurchkrabbeln kannst. Dies erfordert mehr Kraft und Gelenkstabilität im Bein und in der Hüfte, die den Großteil deines Gewichts tragen.

**5** Verlagere dein Körpergewicht wieder auf den hinteren Fuß und hebe die Ferse des vorderen Beins an. Du verwendest diese Variante, um zu warten oder deine Balance zu korrigieren, wenn du nicht nach vorne gehen kannst oder wenn du rückwärtsgehen musst. Wiederum erfordert diese Bewegung mehr Kraft und Gelenkstabilität im Bein und in der Hüfte.

**6** Führe eine tiefe Hüftbeuge aus und blicke dabei nach vorne. Das ist nützlich, wenn du dich unter ein Hindernis ducken musst oder dich darauf vorbereitest, zu krabbeln oder dich zu setzen.

Sobald du diese Körperhaltungen und Bewegungen beherrschst oder zumindest deutlich verbessert hast, fängst du an, langsame Übergänge von einem Stand in den anderen und von einer Bewegung in die andere zu üben; die Reihenfolge spielt dabei keine Rolle. Mit der Zeit führst du die Übergänge schneller aus. Weil du in Schrittstellung stehst, musst du darauf achten, regelmäßig das vordere und hintere Bein zu wechseln. Du könntest zusätzlich einen Arm oder beide Beine in verschiedene Richtungen strecken oder deinen Kopf drehen oder neigen, um dein Blickfeld zu verändern; all diese Dinge sind Haltungsmodifikationen, die ziemlich leicht deine Balance verändern und sogar dafür sorgen können, dass du sie verlierst, was im Alltag schließlich auch leicht passieren kann. Du kannst jede Position kreativ und beliebig verändern, solange du sie absichtlich und kontrolliert einnehmen kannst. Eine weitere nützliche und unterhaltsame Übung, die ich gerne als »die Nudel« bezeichne, bewirkt ein sehr lockeres und absichtlich erzeugtes Schwanken des Körpers, während du dich auf dem Balken halten musst.

## Balancieren auf den Fußballen

Auf den Fußballen stehend die Balance zu halten, ist eine praktische Notwendigkeit, wenn die Stützoberfläche, auf der du stehst, sehr schmal ist. Wenn du auf diese Weise balancierst, verbessert dies die Kraft in deinen Füßen und Waden und sorgt für mehr Fußgelenkmobilität, Stabilität und posturale Kontrolle. Die funktionalen Vorteile dieser Bewegung wirken sich auf die Fähigkeit aus, deine Balance besser zu halten oder anzupassen, wenn du aus einem Schritt oder einer Landung heraus mit dem Balancieren beginnst. Darüber hinaus bewirkt sie eine größere Stabilität bei allen Bewegungen, die du auf den Beinen ausführst, unter anderem auch beim Gehen, Laufen, Gewichtheben und Landen.

Instinktmäßig versuchen wir, die Füße auf der Stützoberfläche zu zentrieren, um die Auflagefläche des Fußes zu vergrößern sowie die Instabilität des Fußgelenks zu reduzieren, um uns stabiler zu machen. Obwohl dies gelegentlich helfen kann, ist es eine Strategie, die in der Regel kontraproduktiv ist. Das liegt daran, dass sich dadurch der Bewegungsumfang von Fuß und Fußgelenk reduziert, der jedoch entscheidend ist, damit dein Stellreflex deine Position korrigiert. Indem du deine Füße und Fußgelenke in einer festen, nahezu unbeweglichen Position »verriegelst«, müssen die weiter oben befindlichen Gelenke alle haltungsspezifischen Anpassungen vornehmen, was das Schwanken des Körpers vergrößert und dich vielleicht aus der Balance bringt. Obwohl du am Anfang zuerst instabiler bist, wenn du lernst, auf Zehenspitzen zu gehen, unterstützt dies auch die Entwicklung einer höheren Mobilität und Stabilität des Fußgelenks und verbessert langfristig deine Fähigkeit, überhaupt auf den Füßen zu balancieren. Du kannst lernen, auf Zehenspitzen auf einem Kantholz zu gehen, wobei deine Füße der Länge nach auf dem Holz aufliegen, aber diese Position hat den Nachteil, dass deine Fersen nicht tiefer stehen können als dein Vorderfuß. Wenn du dich um 90 Grad drehst und seitlich auf dem Brett stehst, liegen nur die Fußballen auf der Stützoberfläche und die Fersen stehen in die Luft, sodass du sie tiefer als die Fußballen absenken kannst. Alles, was du brauchst, um mit dem Üben anzufangen, ist ein stabiler, niedriger Kasten, ein flacher Stein, eine Stufe, ein Bordstein – jede Stützoberfläche, die flach, stabil und etwa 8 Zentimeter hoch ist.

Steige auf die Stützoberfläche, sodass deine Füße parallel sind, die Fersen in der Luft stehen und auf derselben Höhe wie deine Zehen sind. Am Anfang befindet sich die vordere Hälfte deines Fußes noch auf der Stützoberfläche und die hintere in der Luft, aber mit der Zeit rutschst du immer weiter zurück, sodass die Auflagefläche immer kleiner wird; dadurch wird die Übung schwerer. Achte auf eine aufrechte Körperhaltung, lasse die Arme locker nach unten hängen und halte deinen Kopf oben. Achte stets auf deine Atmung.

## Balancieren auf einem Bein

Stell dir eine Oberfläche vor, die so klein ist, dass nur ein Fuß darauf Platz hat, beispielsweise ein Stein, der mitten in einem Fluss liegt und knapp über die Wasseroberfläche ragt. Du musst springen und mit einem Fuß dort landen, einen Augenblick lang auf einem Bein balancieren und dann mit dem freien Bein Schwung holen, um auf den nächsten Stein zu springen, den du mit einem Sprung aus dem Stand sonst nicht erreichen kannst.

Es ist alles andere als einfach, sein gesamtes Körpergewicht auf der kleinen Auflagefläche einer Fußsohle zu halten! Aber wenn du lernst, gut auf einem Fuß zu balancieren, wird jedes Balancieren auf zwei Füßen deutlich einfacher.

Balancieren im Einbeinstand ist zweifellos der beste Indikator für das (gute oder schlechte) Balancieren auf beiden Beinen. Bei der balancierenden Version des Gehens läuft dieselbe schrittweise Bewegungsfolge ab, bei der man abwechselnd auf einem Fuß oder zwei Füßen steht, nur dass es diesmal auf einer schmalen, abgerundeten oder instabilen Oberfläche stattfindet. Das macht die einbeinige Bewegungsphase, die länger dauert, deutlich schwieriger. Wenn du Probleme damit hast, auf einem Bein zu balancieren, wird sich das auf jeden Fall in Form von Straucheln und Stolpern äußern, wenn du versuchst, dich balancierend fortzubewegen.

Ein weiterer praktischer Vorteil der Fähigkeit, auf einem Fuß zu balancieren, ist, dass du immer mit deinem freien Bein ausgleichen kannst und du die Arme nicht brauchst, um dich zu stabilisieren (vielleicht weil du etwas in den Händen hältst). Immer wenn du einbeinige Positionen und Bewegungen übst, musst du darauf achten, regelmäßig das Standbein zu wechseln!

Übe zuerst die folgenden Progressionen, so wie du es schon mit zwei Füßen im aufrechten Stand getan hast.

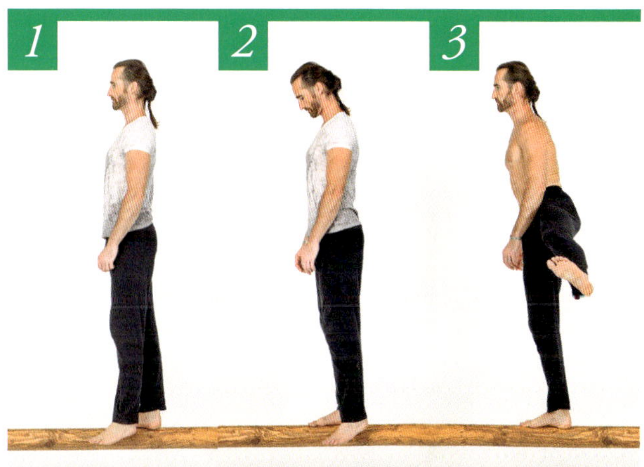


1 Stelle dich auf ein Bein und nimm eine aufrechte Haltung ein, bei der die Arme locker nach unten hängen und der Körper nur minimal schwankt; atme tief und kontrolliert in den Bauch ein und aus.

2 Am Anfang ist es hilfreich, wenn du deinen Blick nach unten richtest.

3 Lerne, dein freies Bein und nicht die Arme zu benutzen, um notfalls Ausgleichsbewegungen zu machen, damit du deine Arme unten und den Kopf oben halten kannst. Strecke dein freies Bein zur Seite aus und halte es so tief wie möglich.

# Balancieren im Rückwärtsgang

Das Balancieren ist eine gängige Methode, um schmale Hindernisse wie einen umgefallenen Baumstamm, einen Balken oder eine Mauerkante zu überwinden. Es ist manchmal notwendig, sich wieder in die Richtung zu bewegen, aus der man gekommen ist – etwa wenn ein Vorwärtskommen aufgrund eines Hindernisses oder einer Gefahr unmöglich wird, die du nicht hast sehen können, als du noch weiter hinten warst. Die Umkehr deiner Körperorientierung in Form einer 180-Grad-Wende könnte schwierig oder zeitaufwendig sein; es kann zudem notwendig sein, die Situation im Blick zu behalten, während du dich rückwärts von ihr fortbewegst.

Du denkst vielleicht, dass es keine gute Idee ist, mit dem Balancieren im Rückwärtsgang anzufangen, aber aus einer praktischen Perspektive ist diese Bewegung eigentlich sehr vorteilhaft. Das Rückwärtsgehen zwingt dich dazu, zuerst deine Fußballen aufzusetzen, statt dich von der Ferse her abzurollen und dein Körpergewicht auf den restlichen Fuß zu verteilen; der Ballengang ist auch die sicherste Art des balancierenden Gehens, wenn du dich vorwärts bewegst (außer wenn die Oberfläche breit und stabil genug ist, um die übliche Ferse-Ballen-Sequenz anzuwenden). Beim Rückwärtsgehen musst du außerdem auf deine Füße schauen, was dich dazu zwingt, Propriozeption und Exterozeption einzusetzen – letztlich erspürst du dir den Weg mehr, als dich auf deinen visuellen Input zu verlassen. Gehe zuerst langsam und arbeite daran, möglichst nicht mit dem Körper zu schwanken und mit den Armen zu rudern, bevor du deine Geschwindigkeit erhöhst.

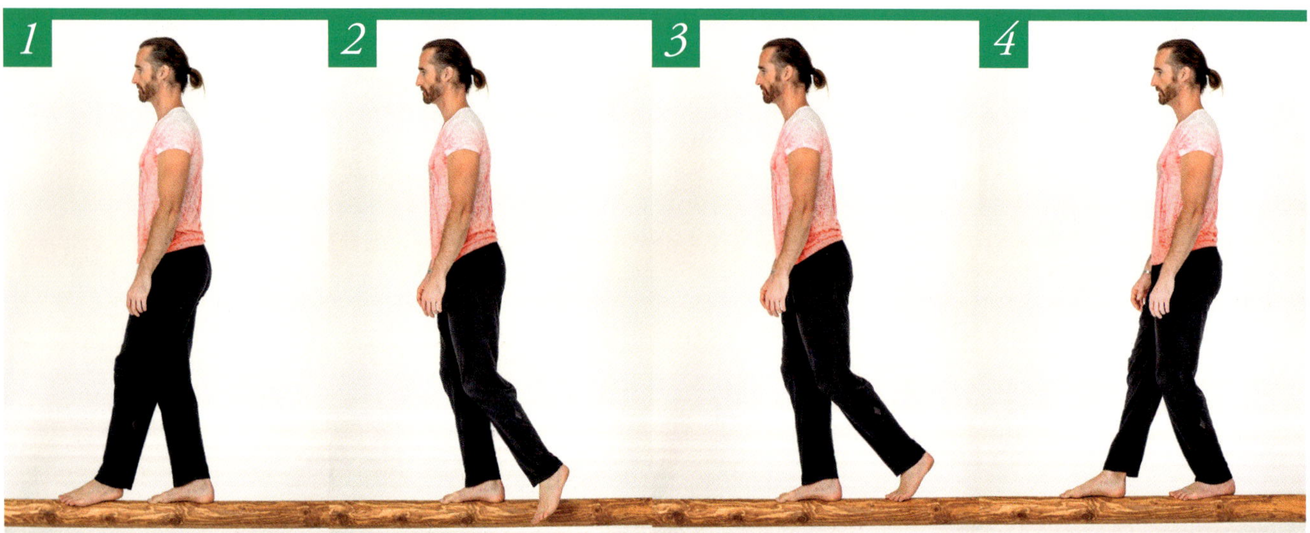


**1** Beginne in einer neutralen Schrittstellung, bei der die Arme locker nach unten hängen, der Kopf oben ist und der Blick nach vorne gerichtet.

**2** Verlagere dein Gewicht auf den hinteren Fuß, wobei das Knie leicht gebeugt ist; hebe dann deinen vorderen Fuß an und ziehe das vordere Bein zurück, während du von Fuß bis Kopf die Gelenkstabilität hältst.

**3** Verlagere dein Körpergewicht auf den hinteren Fuß und bewege das vordere Bein wie bei einem normalen Vorwärtsschritt zurück, um den Fußballen hinter dir auf der Stützoberfläche aufzusetzen. An diesem Punkt lasten beinahe 100 Prozent deines Körpergewichts noch auf dem vorderen Fuß. Richte horizontal den Fußballen des hinteren Fußes und dein Fußgelenk am Balken aus, damit dein ganzer Fuß flach auf eine stabile Weise aufsetzt und gut an der Stützoberfläche ausgerichtet ist, wenn du dein Körpergewicht auf den hinteren Fuß verlagerst.

**4** Stoße dich mit dem vorderen Fuß ab und verlagere dein gesamtes Gewicht auf den hinteren Fuß, stemme dich dabei fest nach unten, damit dein gesamter Fuß flach der Länge nach auf der Stützoberfläche aufsetzt. Du wirst wieder in einer Schrittstellung landen, bei der dein hinteres Bein leicht gebeugt ist und mehr Körpergewicht auf dem hinteren Fuß lastet. Du bist in dieser Position bereit, dieselbe Sequenz zu wiederholen.

Im Folgenden beschreibe ich einige Progressionen oder Varianten, die genauso nützlich und praktisch sind wie das schnelle Überqueren des Balkens:

- Beuge die Beine stärker, während du den Oberkörper aufrecht hältst.
- Beuge die Beine stärker und die Hüften nur leicht, halte dabei aber den Rücken gerade.
- Beuge die Beine stärker, während du in einer kauernden Position bist (mit einem runden Rücken).
- Mache größere Schritte.
- Verlangsame deinen Gang und stehe länger auf einem Bein.
- Gehe über den Balken, während du deine Kopfhaltung und Blickrichtung änderst.
- Übe das Gehen mit schräg auf dem Balken aufgesetzten Füßen. Obwohl sich diese Haltung nicht als Standardmuster empfiehlt, ist es vorteilhaft, hin und wieder auf diese Weise zu trainieren.
- Gehe auf einem Balken, der nach oben oder unten geneigt ist.
- Nimm leichte Querbalken hinzu, die im rechten Winkel zum Hauptbalken stehen, weil sie dich dazu zwingen, über sie zu steigen oder unter ihnen hindurchzukriechen, als stünden dir Äste oder andere Hindernisse im Weg. Wenn du solche Hilfsmittel nicht hast, stellst du sie dir einfach vor.

## Seitwärtsgang

Der Seitwärtsgang, bei dem der Körper parallel zur Stützfläche steht und die Fersen in die Luft ragen, ist keine praktische oder sichere Fortbewegungsweise, weil du keine Ausgleichsbewegungen mit den Füßen machen kannst und dich darauf verlassen musst, die Hüften und den Schwerpunkt vor und zurück zu verlagern – aber du kannst diese Fortbewegungsweise benutzen, wenn du deinen Blick gerade nach vorne fixieren oder damit rechnen musst, mit einem Schritt oder Sprung nach vorne die Stützoberfläche zu verlassen. Wie groß deine Schrittbreite ist, hängt davon ab, wie sicher du dich in der Bewegung fühlst oder wie viel Reibung du mit den Füßen erzeugen kannst. Wenn die Stützoberfläche rutschig ist, sind kurze Schritte sicherer. Beim Üben fängst du mit kleinen Schritten an und steigerst zunehmend die Schrittbreite.

1

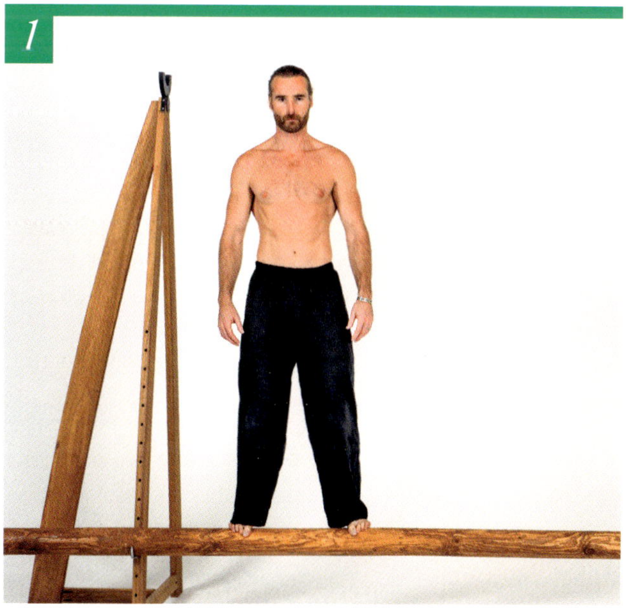

**1** Nimm einen stabilen Stand ein und verlagere dein Gewicht auf den Fuß, der der Bewegungsrichtung näher ist (der vordere Fuß), sodass du das andere Bein nachholen kannst. Sobald dein Körpergewicht auf dem vorderen Fuß lastet, kannst du dein hinteres Bein (das der Bewegungsrichtung abgewandt ist) näher an den vorderen Fuß bringen. Du kannst deinen Fuß leicht von der Oberfläche heben oder den Kontakt halten und den Fuß anziehen, sofern die Oberfläche ausreichend glatt und eben ist. Du kannst gerade nach vorne blicken, in die Bewegungsrichtung oder in die entgegengesetzte Richtung.

*(Fortsetzung auf der nächsten Seite)*

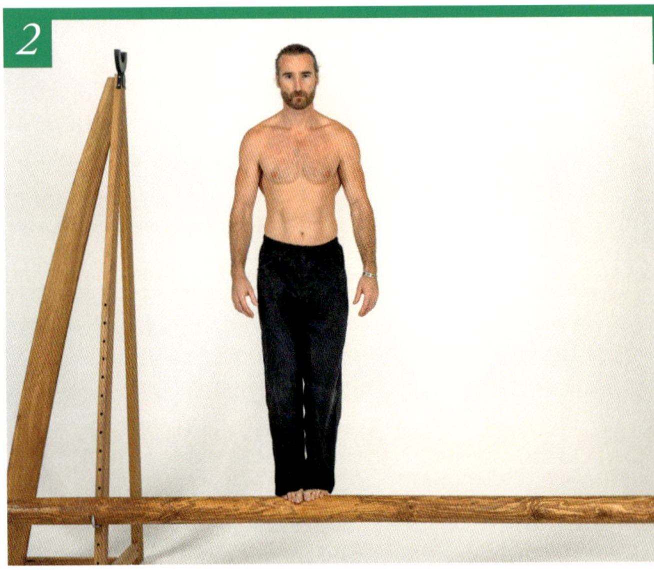


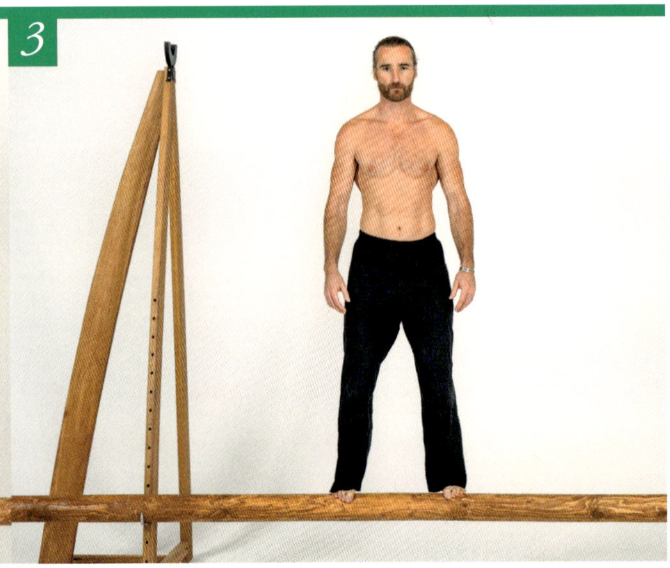


**2** Stelle den hinteren Fuß neben deinem vorderen Fuß ab. Es kann unter Umständen sicherer sein, die Füße ein wenig auseinander zu halten, damit sie sich nicht berühren. Verlagere dein Gewicht sofort auf den hinteren Fuß, damit du dein vorderes Bein nach vorne strecken kannst.

**3** Ziehe dein vorderes Bein nach vorne und stelle deinen vorderen Fuß auf die Oberfläche, um die Sequenz zu wiederholen.

# Umdrehen beim Balancieren

Es ist wichtig zu wissen, wie man sich beim Balancieren umdreht, das heißt seine Körperorientierung verändert, aber nicht unbedingt seine Bewegungsrichtung. Dieses einfache Konzept kann verwirrend sein, weil man Richtung und Orientierung oft gleichsetzt. Die Richtung ist dort, wohin du gehst, ganz gleich, wohin du blickst. Orientierung ist deine Blickrichtung, ganz gleich, wohin du gehst. Wenn du nach vorne schaust, vorwärtsgehst und dann beschließt, einen Schritt zurückzugehen, würdest du die Bewegungsrichtung verändern, aber die Körperorientierung beibehalten. Der umgekehrte Fall ist natürlich auch möglich: Wenn du nach vorne blickst, vorwärtsgehst und deinen Körper um 180 Grad wendest, damit du in die entgegengesetzte Richtung schaust, dich dann aber anschließend im Rückwärtsgang fortbewegst, hast du deine Körperorientierung umgekehrt, deine ursprüngliche Bewegungsrichtung aber beibehalten. In den meisten Fällen impliziert eine Umdrehung der Orientierung auch eine Richtungsänderung, weil es immer einfacher und sicherer ist, in die Richtung zu schauen, in die man geht.

Sofern du nicht bereits in einer niedrigen Position bist, sind Wendemanöver im aufrechten Stand nicht die stabilsten Optionen, sie sind aber schneller, weil du dich nicht erst absenken und wieder aufstehen musst. Aus Sicherheitsgründen könntest du dich auch zuerst auf den Balken setzen, bevor du wieder aufstehst (wie beim Wendemanöver auf Seite 287).

# Umdrehen mit gekreuzten Füßen

Das Umdrehen mit gekreuzten Füßen ist ein schrittweiser Ansatz, der zwar stabiler und damit sicherer ist als andere Wendemanöver im Stehen, dafür aber ein wenig langsamer. Ein guter Kompromiss, wenn man sich relativ schnell, aber sicher umdrehen muss. Das Umdrehen mit gekreuzten Füßen lässt sich leicht anpassen und auf die seitliche Schrittstellung anwenden; hierbei dreht man sich um, bis man (im selben Stand landend) in die entgegengesetzte Richtung blickt.

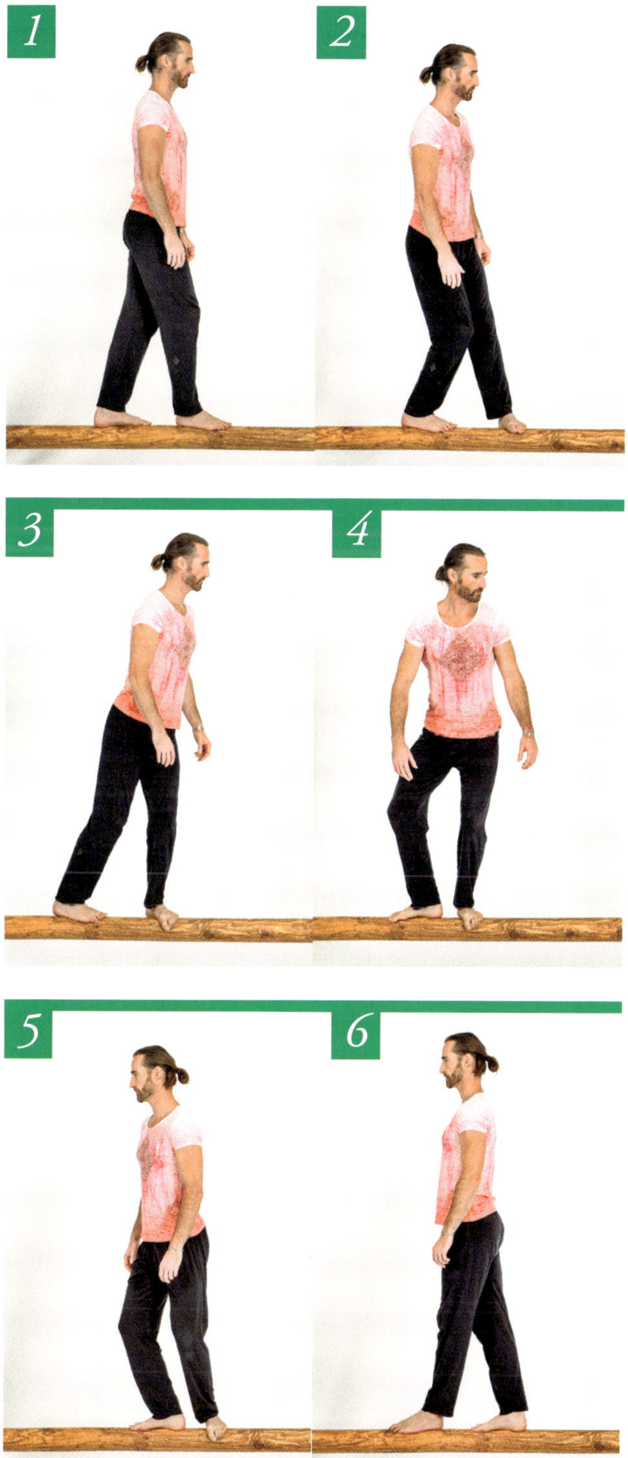


1. Gehe vorwärts.
2. Verlagere dein ganzes Körpergewicht auf den hinteren Fuß und stelle den Fußballen deines vorderen Fußes quer auf dem Balken ab. Du kannst dieses Wendemanöver auch aus einer Schrittstellung einleiten, dein Körpergewicht auf den hinteren Fuß verlagern und dann deinen vorderen Fuß drehen, damit er quer zum Balken steht.
3. Sobald dein vorderer Fuß in Position ist, kannst du dein Körpergewicht sicher darauf verlagern. Wenn du das Knie beugst, hilft das, die Balance in dieser Position zu halten, weil es einen größeren Bewegungsumfang zulässt, beispielsweise die Außenrotation deines hinteren Beins.
4. Da dein gesamtes Gewicht nun auf deinem vorderen Fuß lastet, kannst du problemlos dein hinteres Bein nach außen rotieren, damit sich der hintere Fuß auf dem Ballen dreht und deine Körperorientierung um 180 Grad umkehrt. Wenn dein Stand aber zu schmal ist, musst du entweder auf der Ferse statt auf dem Ballen drehen oder nach der Drehung mit dem Fußballen nach vorne rutschen. Dein hinterer Fuß muss sauber am Balken ausgerichtet sein. Du kannst deinen Kopf in dieselbe Richtung drehen, bevor, während oder nachdem sich der Rest deines Körpers bewegt hat.
5. Du kannst jetzt dein Körpergewicht auf den hinteren Fuß verlagern und deine Hüften drehen. Mittlerweile ist dein hinterer Fuß der vordere Fuß geworden, weil du deine Körperorientierung vollständig umgekehrt hast.
6. Setze dein hinteres Bein vorne auf und gehe wie zuvor in dieselbe Richtung weiter, während dein Körper in die entgegengesetzte Richtung zeigt, oder bewege dich in die Richtung, die deiner ursprünglichen Richtung entgegengesetzt ist (aber in dieselbe Richtung wie deine Körperorientierung).

## Umdrehen auf den Fußballen

Dies ist die schnellste der drei Umdrehtechniken, die im Stehen erfolgen, und sie ist zugleich die riskanteste. Sie eignet sich nicht für schmale oder rutschige Oberflächen, weil das Risiko zu groß ist, das Gleichgewicht zu verlieren, wenn die Füße seitlich von der Stützoberfläche abrutschen, was einen sofortigen Sturz zur Folge hätte. Obwohl es möglich ist, sich relativ langsam auf den Fußballen zu drehen, kann dies die Reibung und damit die Instabilität erhöhen, was den Sinn dieser Technik untergräbt, der darin besteht, sich schneller zu drehen. Wenn du dieses Wendemanöver mit Ballendrehung nicht schnell ausführen kannst, ist es sicherer, das Umdrehen mit gekreuzten Füßen zu verwenden. Du kannst das Wendemanöver mit Ballendrehung benutzen, um deine Orientierung um 90 (und nicht gleich um 180 Grad) zu verändern; in diesem Fall ist es keine Umdrehung, sondern eine Veränderung der Orientierung von einem nach vorne gerichteten Stand in eine parallele seitliche Schrittstellung (oder umgekehrt).

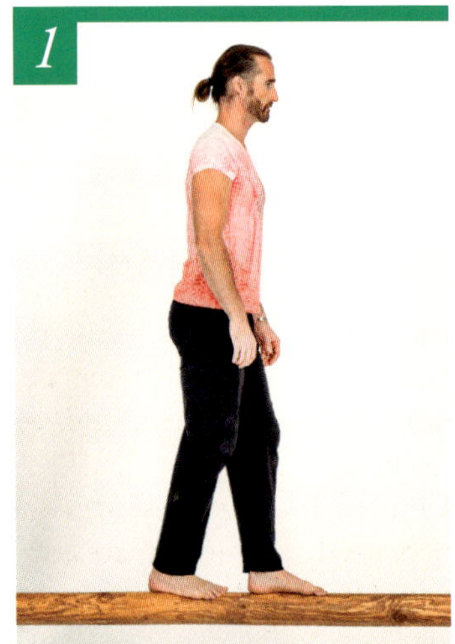


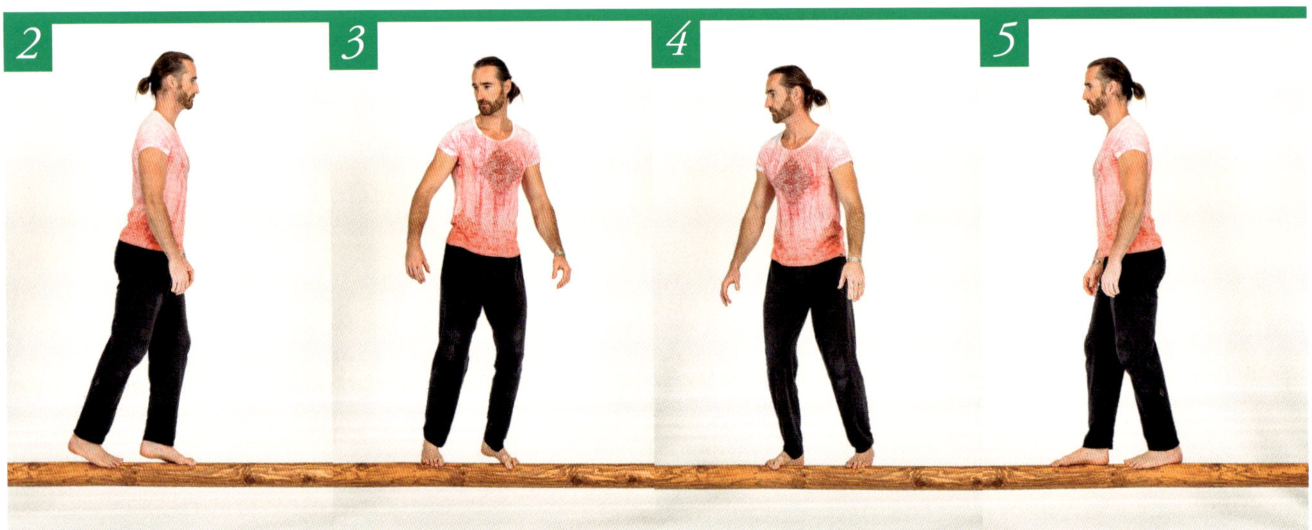


1 Beginne in einer Schrittstellung.

2 Halte dein Körpergewicht gleichmäßig auf beide Füße verteilt und hebe beide Fersen leicht an, um dein Körpergewicht auf die Fußballen zu verlagern. Hebe sie nur leicht an, um die Reibung zu verringern. Ein zu hohes Anheben erschwert das Balancieren.

3 Drehe erst den Kopf und dann schnell die Hüften, um dich um 180 Grad zu drehen. Wenn du die Bewegung mit dem Kopf einleitest, hilft das deinem vestibulären System, schneller ein Gefühl für die Richtung und Position des Körpers im Raum zu bekommen und zu wissen, wo du deine Bewegung beenden musst, wenn dein Kopf und Blick an der Richtung der Stützoberfläche ausgerichtet sind. Dein Körpergewicht muss während der Drehung gleichmäßig auf beide Füße verteilt sein. Halte die Arme entspannt und lasse sie natürlich mitschwingen und dem restlichen Körper folgen.

4 Dein Kopf sollte vollständig in die entgegengesetzte Richtung blicken, bevor der restliche Körper folgt.

5 Du kannst jetzt deinen Körper an deinem Kopf ausrichten. Sobald dein gesamter Körper in die entgegengesetzte Richtung zeigt, senkst du deine Fersen auf den Balken zurück und bewegst dich weiter in dieselbe Richtung, also rückwärts (obwohl deine Orientierung jetzt genau entgegengesetzt ist), oder du bewegst dich in die entgegengesetzte Richtung (die deiner neuen Körperorientierung entspricht).

## Umdrehen in der tiefen Hocke

Das Wenden in der tiefen Hocke in Schrittstellung ist eine sicherere Methode, als sich im Stand umzudrehen, weil der Schwerpunkt niedrig liegt. Wenn du die Balance verlieren solltest, kannst du dich leicht und schnell nach vorne lehnen und dich mit den Armen abstützen oder dich im Notfall rittlings auf den Balken setzen. Du kannst in der tiefen Hocke langsam und schrittweise wenden oder mit einer schnellen Drehung wie beim Wenden mit Ballendrehung. Ich empfehle, mit der langsameren Version anzufangen, weil sie potenzielle Stabilitätsprobleme aufdeckt und du damit die Wendesequenz besser erlernen kannst. Steigere die Bewegungsgeschwindigkeit allmählich, bis du bereit bist, dieses Wendemanöver in schnellerem Tempo auszuführen.

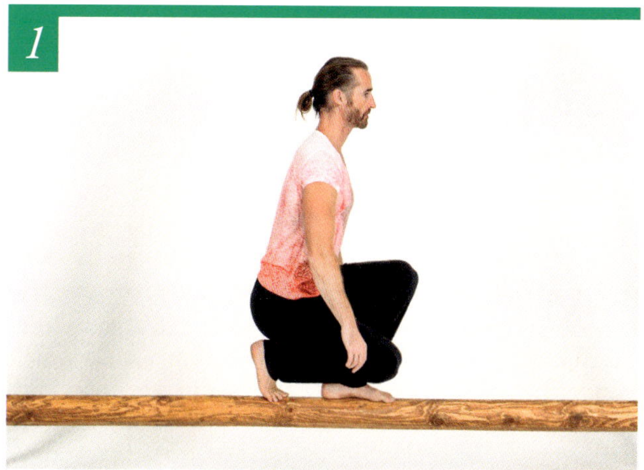

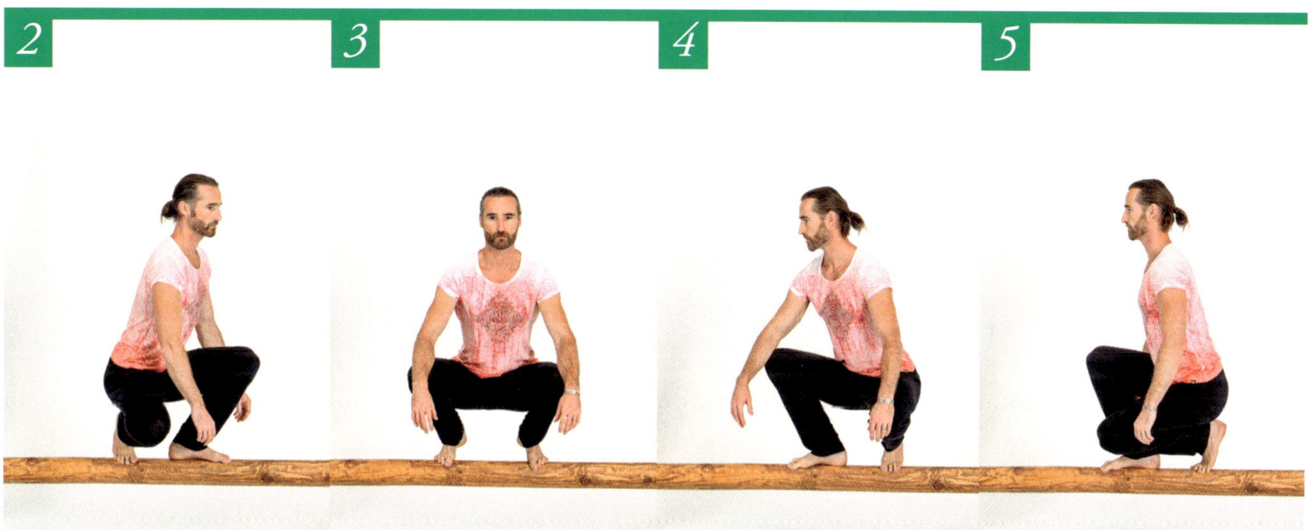

1 Nimm eine stabile tiefe Hocke in Schrittstellung ein, halte den Oberkörper aufrecht und die Arme unten.

2 Verlagere einen Teil deines Körpergewichts auf den vorderen Fuß, damit du dein hinteres Bein leicht nach außen drehen kannst.

3 Drehe dein vorderes Bein einwärts, um die tiefe Hocke einzunehmen. Du kannst an dieser Stelle eine kurze Pause machen, um dich zu stabilisieren.

4 Drehe deinen Kopf und Rumpf weiter in die Bewegungsrichtung, während das Bein auf dieser Seite nach außen rotiert.

5 Beende das Wendemanöver, indem du dein hinteres Bein nach innen rotierst; das bringt dich in die tiefe Hocke in Schrittstellung mit Blick und Körperorientierung in die entgegengesetzte Richtung.

Um schneller in der Hocke zu wenden, hebst du beide Fersen gleichzeitig an und leitest eine zügige Hüftrotation ein, um dich um 180 Grad zu drehen, was dem Wenden mit Ballendrehung gleicht, das hier allerdings im Sitzen ausgeführt wird. Wichtig ist, dass du während der Drehung die Fußballen durchgehend mittig auf dem Balken platziert hast, damit Fuß und Fußgelenk stabil bleiben. Bei beiden Optionen gehen deine Arme mit der Bewegung des Körpers natürlich mit, aber du kannst sie auch auf deinen Knien ablegen.

# Balancieren *auf* Händen *und* Füßen

Die Einnahme des Vierfüßlerstands zur Senkung deines Körperschwerpunkts kann ein sicherer Ansatz fürs Balancieren sein, weil du auf drei oder vier Auflagepunkten balancierst und nicht bloß auf zwei. Du wirst vielleicht auch in der Lage sein, schnell in stabilere Balancierpositionen wie dem Sitzen und Liegen zu wechseln, was hilfreich ist, wenn die Stützoberfläche rutschig, instabil oder beides ist – oder wenn du einen Rucksack trägst. (Der sicherste Ansatz ist allerdings, den Balken im Sitzen zu überqueren, worauf ich in diesem Abschnitt noch eingehen werde.) Zusammen mit den Balancierpositionen in der Hocke, im Liegen und Sitzen, ist das Balancieren im Vierfüßlerstand die Balanciervariante der Bodenbewegung mit einem sehr tiefen Schwerpunkt.

Die Fuß- und Handpositionen können auch Übergangshaltungen sein, wenn du nach dem Klettern oder Sitzen auf eine schmale Oberfläche steigst oder wenn du dich aus dem Stand in eine tiefere Position bewegst und dich beispielsweise unter den Balken hängst und dich vorwärts hangelst.

Ich decke im Folgenden Positionen ab, die im Vierfüßlerstand anfangen, auf beiden Füßen und einer Hand, auf einem Fuß und beiden Händen – und sogar auf einem Fuß und einer Hand. Ich habe diese Liegestützpositionen ja bereits im Abschnitt über Bodenbewegungen behandelt, aber sie während des Balancierens zu üben, ist eine völlig andere Sache. Nicht alle diese Positionen haben dieselbe Bedeutung fürs Balancieren, weil manche weniger wahrscheinlich benutzt werden als andere. Alle Positionen erfordern eine enorme Rumpf- und Gelenkstabilität und bieten sich hervorragend an, um die Stabilität zu entwickeln – vor allem in Positionen mit maximal drei Auflagepunkten. Die Anstrengung, die erforderlich ist, um die Wirbelsäule lang zu machen und sie auf derselben Höhe wie die Hüften zu halten, während du tief in den Bauch ein- und ausatmest, bietet auch großartige Vorteile für die Körperhaltung, die sich auf das gesamte Bewegungsspektrum auswirken kann.

# Körperhaltungen *und* Bewegungen *auf* Händen *und* Füßen

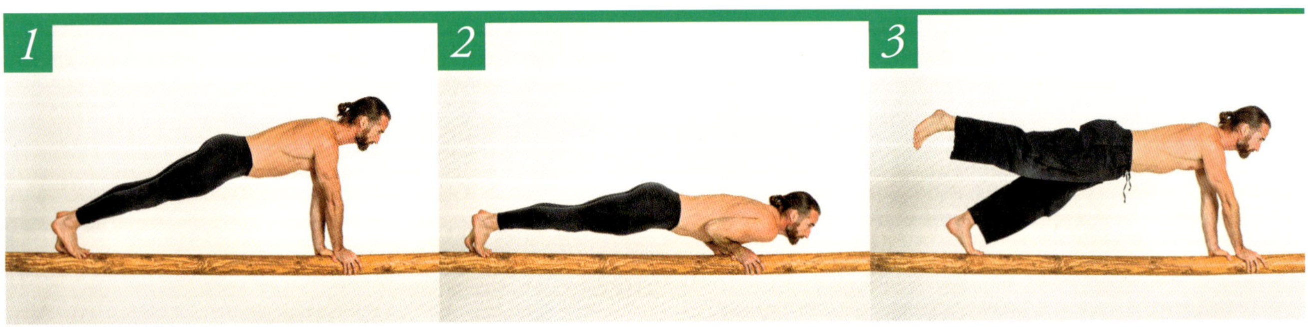


**1** Eine lange Basis mit gestreckten Beinen und parallel aufgestellten Händen und Füßen. Die Gelenke sind von den Fußgelenken bis zum Nacken in einer Linie angeordnet, die Arme sind in der Lockout-Position.

**2** Dieselbe Position wie 1 mit maximal gebeugten Armen.

**3** Lange Basis mit gestreckten Beinen, leicht versetzten Händen und einem Fuß auf der Stützoberfläche. Die Gelenke sind von den Fußgelenken bis zum Nacken in einer Linie angeordnet, die Arme wiederum in der Lockout-Position.

## Vierfüßlergang

Das Muster, die Sequenz und das Timing dieser Balancierbewegung entsprechen den Varianten des Vierfüßlergangs, die in Kapitel 24 beschrieben sind: »Bodenbewegungen 1.« Der Unterschied besteht in der Position der Auflagepunkte; beim Balancieren sind alle vier Auflagepunkte an der Körpermittellinie ausgerichtet, wodurch sich die Stützbasis deutlich verkleinert. Wenn man ein Foto von vorne machen würde, sähe man nur den Kopf und beide Arme, der restliche Körper wäre nicht sichtbar. Durch die schmale Stützbasis wird es ziemlich schwierig, stabil zu bleiben.

Mein Rat zur Effizienz gilt hier genauso wie bei den Bodenbewegungen, nur dass ich die Bedeutung aller Aspekte der Effizienz in dieser Technik noch stärker hervorheben will als zuvor. Jeder Fehler führt dazu, dass du für einen Augenblick die Balance verlierst, woraufhin du dich vielleicht nicht mehr fangen kannst und von der Stützoberfläche fällst. Konzentriere dich darauf, den Rücken gerade zu halten, die Arme durchzustrecken (vor allem in der Phase, in der ein Arm angehoben ist) und tief in den Bauch ein- und auszuatmen, um unnötige Spannungen zu vermeiden.

Das ist vor allem dann der Fall, wenn du die Balanciervariante mit 4/2-Auflagepunkten übst, bei der du in jedem Zyklus einen kontralateralen Stand mit einer Hand und einem Fuß halten musst. Unter dem Gesichtspunkt der praktischen Anwendbarkeit ist die Sequenz mit 4/2-Auflagepunkten instabiler und riskanter als die Sequenz mit 4/3-Auflagepunkten, weshalb ich davon abrate, sie in einer realen Situation anzuwenden beziehungsweise nur dann auf sie zurückzugreifen, wenn du eine perfekte Körperbeherrschung besitzt. Unter dem Gesichtspunkt des Trainings ist diese Übung eine hervorragende Methode, um die optimale Stabilität im Vierfüßlergang zu entwickeln.

Einer der gängigsten Reflexe beim Vierfüßlergang ist die Stabilisierung durch ein festes Umklammern der schmalen Stützoberfläche mit den Händen. Obwohl ein festes Zugreifen gelegentlich nützlich sein kann, solltest du dich darauf hintrainieren, dich auf deine Positionskontrolle zu verlassen und weniger auf deine Griffkraft. Wenn du im Vierfüßlerstand die Balance verlierst, wird kein noch so starker Griff verhindern, dass du fällst und – sofern du schnell genug reagierst – in eine hängende Position gerätst. Eine bessere Trainingsstrategie ist es, auf eine unnötige Anspannung der Hände und Unterarme zu verzichten; eine bessere Auffangstrategie besteht darin, dein Körpergewicht von den Händen weg in Richtung der Füße zu drücken, die dein Körpergewicht viel besser stützen und stabilisieren können.

Bevor ich diesen Abschnitt über das Balancieren im Vierfüßlergang abschließe, möchte ich auf einige weitere Positionen eingehen, bei denen die Hände und Füße zum Einsatz kommen und die sich auch im Rahmen verschiedener Aufstehstrategien und -techniken als besonders nützlich erweisen. Wie üblich ist es eine gute Idee, diese Positionen zu üben, damit sie stabil und effizient werden, bevor du sie in komplexe Bewegungssequenzen einbaust.

# Balancieren *auf dem* Gesäß

Das Sitzen gibt dir die Möglichkeit, dich auszuruhen, die Lage zu beobachten, zu kommunizieren, etwas in deiner Tasche zu suchen, aus einer stabilen Position ein leichtes Objekt zu werfen oder zu fangen sowie dein Gleichgewicht oder Sicherheitsgefühl wiederzuerlangen.

Du kannst dich auf deinen Hosenboden setzen und beide Beine von einer Seite der Stützoberfläche hängen lassen oder dich rittlings daraufsetzen, mit oder ohne Unterstützung deiner Hände und Füße. Du könntest den Balken sogar im Spreizsitz überqueren, indem du dich mit den Händen von der Stützoberfläche abstößt. In dieser Haltung stehen dir viele Positionsvarianten zur Verfügung.

Die folgenden Sitzpositionen stellen auch wichtige Haltungen dar, die notwendig sind, um aufzustehen oder sich zu setzen.

Diese Positionen werden idealerweise separat geübt. Sobald du sie beherrschst und dich mit ihnen wohlfühlst, lassen sie sich natürlich mit komplexeren Sequenzen kombinieren.

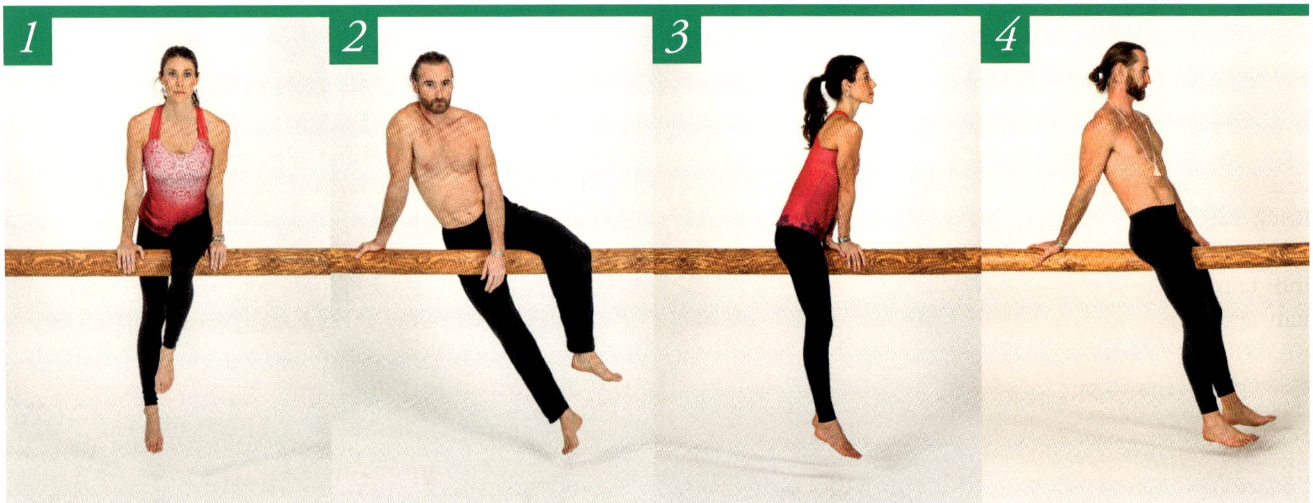


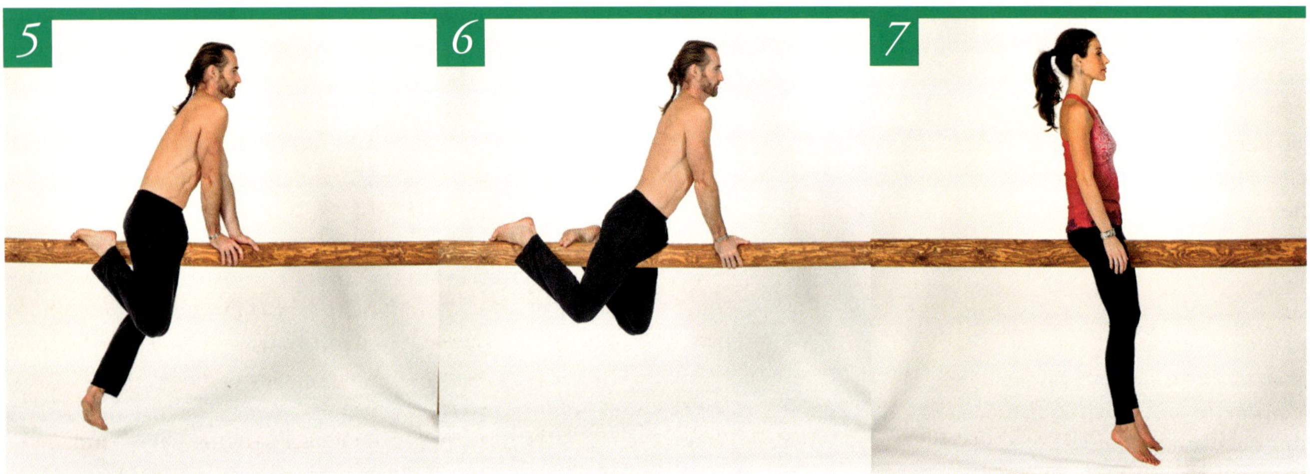


1 Seitlicher Spreizsitz mit beidhändigem Abstützen. Gesäß und Oberschenkelrückseite des Stützbeins tragen einen Großteil des Körpergewichts (was der Unterschied zur beidhändigen, einbeinigen Kletterposition ist).

2 Seitlicher Spreizsitz mit Abstützen der gegenüberliegenden Hand und Rumpflehnen zur Seite. Das Gewicht wird gleichmäßig auf den Arm und das Bein verteilt.

3 Spreizsitz mit beidhändigem Abstützen. Leichtes Vorwärtslehnen des Rumpfs, um das Gewicht auf die Hände zu verlagern und sich mit ihnen zu stabilisieren.

4 Spreizsitz mit hinten abgestützter Hand. Lehne dich nach hinten und verlagere einen Teil deines Gewichts auf die hintere Hand, um die insgesamte Stabilität zu verbessern. Halte eine Hand vorne, um deine Position zu sichern.

5 Spreizsitz mit beidhändigem Abstützen sowie einem Fußhaken.

6 Spreizsitz mit beidhändigem Abstützen und doppeltem Fußhaken.

7 Spreizsitz ohne Abstützen mit den Händen. Für den Fall, dass du die Balance verlierst, lehne dich nach vorne und lege die Hände auf die Oberfläche ab.

## Bewegungen im Spreizsitz

Die Überquerung einer Fläche im Sitzen ist eine langsame, aber sichere Form der Fortbewegung. Menschen, die unter Höhenangst leiden, können ihre Angst oft überwinden, wenn sie sich sitzend fortbewegen. Obwohl dadurch das Überqueren oder Wenden langsamer abläuft als bei anderen Techniken, verbessert sich die Stabilität und damit auch das Sicherheitsgefühl, vor allem wenn man eine Last auf dem Rücken trägt. Ich würde diese Methode wählen, wenn die Gefahr für Leib und Leben erheblich wäre. Wenn die Oberfläche zu breit ist, um bequem den Spreizsitz einzunehmen, wäre der Vierfüßlergang vermutlich die bessere Option; ist die Oberfläche allerdings zu schmal und instabil, würde ich mich vermutlich von unten daranhängen und mich an der Stützoberfläche entlanghangeln. Die Wahl der Bewegung ist immer vom Kontext abhängig.

# Balancieren *im* Liegen *auf* Oberschenkeln, Bauch, Brust *und* Händen

Die verschiedenen Positionen in Bauchlage oder Seitenlage sind hervorragend geeignet, um sich auszuruhen, die Situation zu beobachten, sich zu verstecken oder zu versuchen, nach etwas zu greifen. Sie bieten eine breite, zuverlässige und stabile Stützbasis und erlauben es dir sogar, notfalls vollständig die Arme und Beine loszulassen. Man kann selbst in den stabilsten Positionen das Gleichgewicht verlieren, aber der große Vorteil der liegenden Position ist, dass du dich um die Stützoberfläche drehen und dich kopfüber daran entlanghangeln kannst (wenn die Oberfläche schmal genug ist, dass du mit deinem Körper daran hängen kannst).

Dir fällt vielleicht auf, dass es kein Foto gibt, das zeigt, wie ich in Rückenlage auf dem Balken balanciere, und dafür gibt es einen guten Grund. Obwohl es nicht unmöglich ist, sich auf diese Weise fortzubewegen, ist diese Variante sehr instabil. Wenn du hierbei das Gleichgewicht verlierst – und das kann leicht passieren –, wirst du dich nicht mehr in eine Hängeposition retten können und unweigerlich stürzen. Deshalb hat eine Balancierposition in Rückenlage einen sehr geringen praktischen Wert. Du kannst sie aber bei niedriger Höhe einmal versuchen – sagen wir als Bewegungsfeedback, zum Ausprobieren oder einfach nur zum Spaß. Wenn du dich jemals auf deinem Rücken ausruhen solltest – zum Beispiel auf einem dicken Ast auf einem Baum –, dann prüfe vorher, ob er auch wirklich breit genug ist. Ich habe dich gewarnt!

Mithilfe deiner Arme und Beine wirst du in der Lage sein, dich am Balken entlang vorwärts zu bewegen oder daraufzuklettern, sogar wenn die Oberfläche geneigt ist. Wie immer solltest du diese Positionen separat üben, bevor du Übergänge oder tatsächliche Bewegungen übst.

*1*

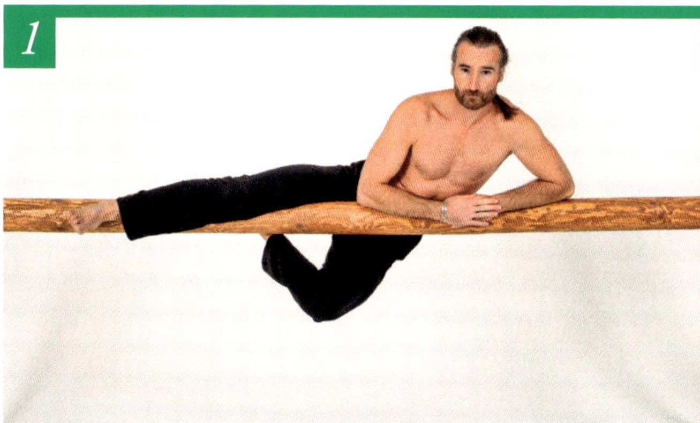

*2*

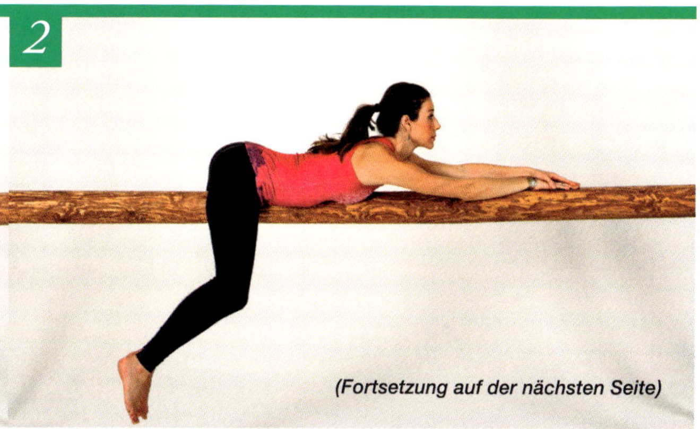

*(Fortsetzung auf der nächsten Seite)*

**1** Bauchlage mit gespreizten Beinen und abgestützten Unterarmen.

**2** Bauchlage mit gespreizten Beinen und nach vorne gestreckten Armen.

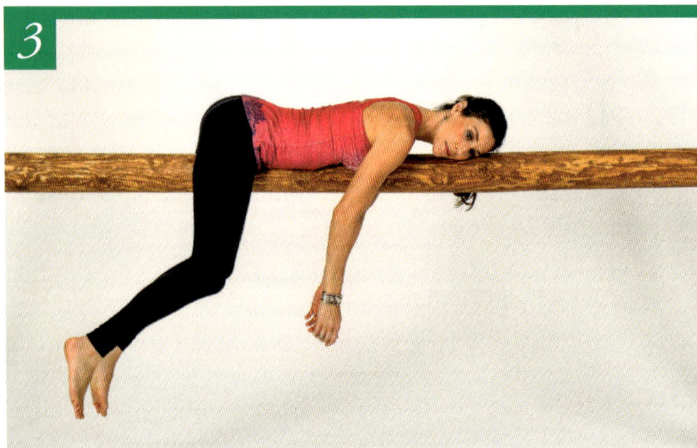
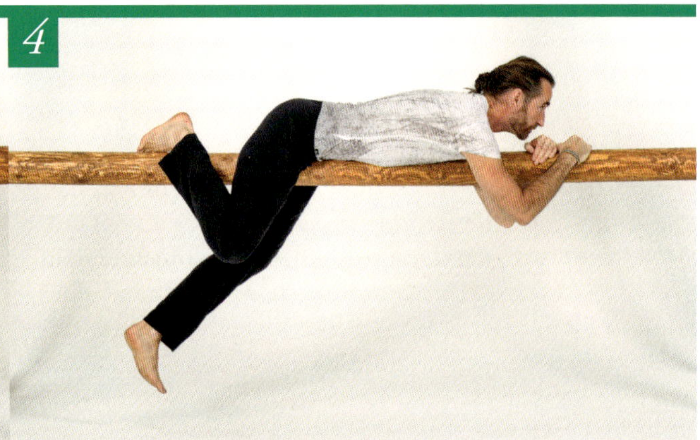
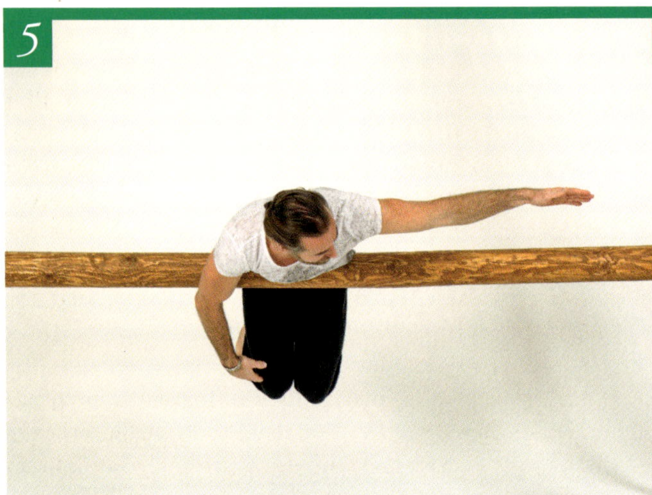
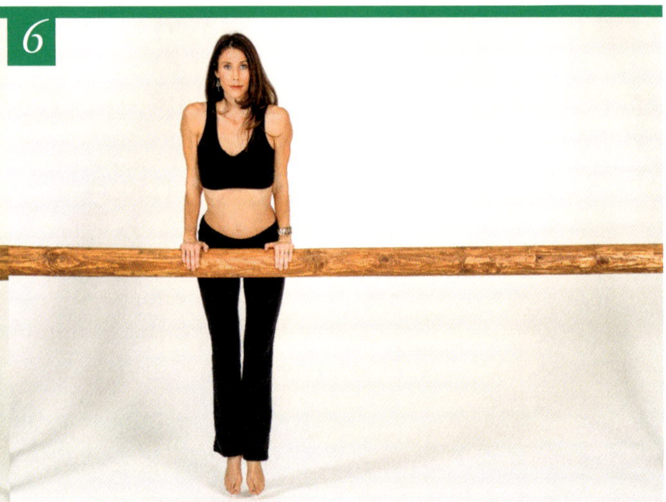

**3** Bauchlage mit gespreizten Beinen und entspannten Armen.

**4** Bauchlage mit gespreizten Beinen, Fußhaken und abgelegten Armen.

**5** Seitliche Bauchlage mit ausgestrecktem Arm.

**6** Vertikaler Stütz.

# Vertikale Übergänge aufwärts/abwärts

Es gibt viele Gründe, warum du möglicherweise deine Position und deinen Schwerpunkt im Verhältnis zur Stützoberfläche, auf der du balancierst, erhöhen oder senken musst – vielleicht nach dem Beginn oder vor dem Ende des Balancierens, um dich schneller zu bewegen, stabiler und sicherer zu sein, deine Körperorientierung zu ändern oder dich auf den Übergang in eine andere Bewegungsform oder auf eine andere Oberfläche vorzubereiten (beispielsweise herunterklettern, herunterspringen oder hochklettern).

Die Techniken, die ich nun vorstelle, dienen genau dem Zweck, solche vertikalen Übergänge nach oben und unten zu ermöglichen (mit Ausnahme der Technik, um sich nach einem Sturz zu fangen, die natürlich nur abwärts funktioniert). In gewisser Hinsicht sind alle diese vertikalen Übergänge auch eine Form von Kletterbewegung – aufwärts oder abwärts. Aber die Eigenschaften der Umgebung (schmal und/oder instabil) und die Balance und Stabilität, die dafür erforderlich sind, machen sie hauptsächlich zu Balanciertechniken. Zweifellos profitieren manche Bereiche des Kletterns von den Verbesserungen, die man beim Balancieren macht. Obwohl es beim Balancieren weniger Aufstehoptionen gibt als bei den Bodenbewegungen, werden sich – wenn du schon einige Bodenpositionen und -bewegungen beherrschst – diese Balanciermuster und -sequenzen vertraut anfühlen und du wirst sie dir schneller aneignen.

Es werden Techniken gezeigt, die unten anfangen und nach oben gehen. Um die Abwärtsbewegung zu lernen, musst du – wie schon bei den Aufstehtechniken der Bodenbewegungen – die Sequenz in umgekehrter Reihenfolge ausführen.

Ich bezeichne die tiefste Balancierposition als Stütz und erkläre verschiedene Strategien, mit denen du deine Position von dort ausgehend anheben kannst, entweder indem du dich zuerst auf die Stützoberfläche setzt oder deine Füße gleich wie beim Vierfüßlerstand auf die Stützoberfläche bringst – und dann entweder in die tiefe Kniebeuge oder in die tiefe Hocke in Schrittstellung gehst. Deine erste und letzte Position beim Aufstehen und Absenken hängt von deinen Trainingszielen beim Üben und vom Kontext der realen Welt ab; ich decke in diesem Abschnitt jedoch alle deine Optionen ab.

Die Frage, welche Technik zum Hochkommen du vorzugsweise im Alltag verwenden solltest, hängt von vielen Faktoren ab:

- Wer führt die Bewegung aus, in welchem Umfeld und in welcher Situation, wie effizient beherrscht die Person jede dieser Techniken?
- Welche Bewegung ist die schnellste beziehungsweise welche kannst du am schnellsten ausführen?
- Welche Bewegung ist die sicherste beziehungsweise welche kannst du am sichersten ausführen?
- Welche Bewegung eignet sich am besten für deine Umgebung oder die herrschenden Wetterbedingungen?
- Welche Bewegung eignet sich am besten für die Situation, mit der du dich konfrontiert siehst?
- Welche Bewegung bringt dich für die nächste Bewegung in die beste Position?
- Trägst du etwas? Falls ja: Ist es schwer und schränkt es deine Bewegungsfreiheit ein oder macht es dich instabil?
- Bist du unsicher oder hast du Angst?
- Bist du körperlich erschöpft? Wie groß ist die Gefahr und wie hoch ist das Verletzungsrisiko im Verhältnis zur Gefahr?

Da du nichts vorhersehen kannst, bist du am besten beraten, wenn du möglichst viele Techniken übst, um möglichst kompetent und vorbereitet zu sein. Auf diese Weise wählst du instinktiv die beste Option, falls du dich jemals in einer realen Situation vorfinden solltest, in der diese Fähigkeit gefordert ist. Das ist unbewusste Kompetenz.

## Übungen für den Stütz

Der Stütz ist die mit Abstand wichtigste Übergangsposition zwischen Klettern und Balancieren. Er bildet meistens den Anfang des Balancierens, nachdem man im Hang war und hochklettern will, manchmal aber auch das Ende des Balancierens, wenn man sich in den Hang begibt. (Mit »Hang« sei im Folgenden die Position des Hängens gemeint.) Der Stütz ist die tiefste Balancierposition; dein Schwerpunkt befindet sich knapp über der Stützoberfläche. Du befindest dich vertikal zur Stützoberfläche und stützt dich mit beiden Händen darauf ab (mit etwas Kontakt und Unterstützung deines Bauchs); deine Arme sind in der Lockout-Position. Sobald diese Körperhaltung eingenommen ist, kannst du in den Spreizsitz gehen und von dort in die tiefe Hocke in Schrittstellung oder direkt in die Kniebeuge.

Es ist sehr wichtig, den Stütz effizient und bequem halten zu können. Du wirst in Kapitel 29, »Kletterbewegungen«, verschiedene Techniken kennenlernen, die zu dieser Bewegung führen.

Die folgenden Übungen helfen dir, die notwendige Oberkörperkraft, Gelenkstabilität und kurzen Bewegungen zu entwickeln, die du brauchst, um effizient aus dem Stütz zu kommen. Diese Übungen helfen dir auch enorm bei Sprungtechniken (in Kapitel 28, »Bewegungen durch die Luft«).

## Stütz mit Hochdrücken und Vorwärtslehnen

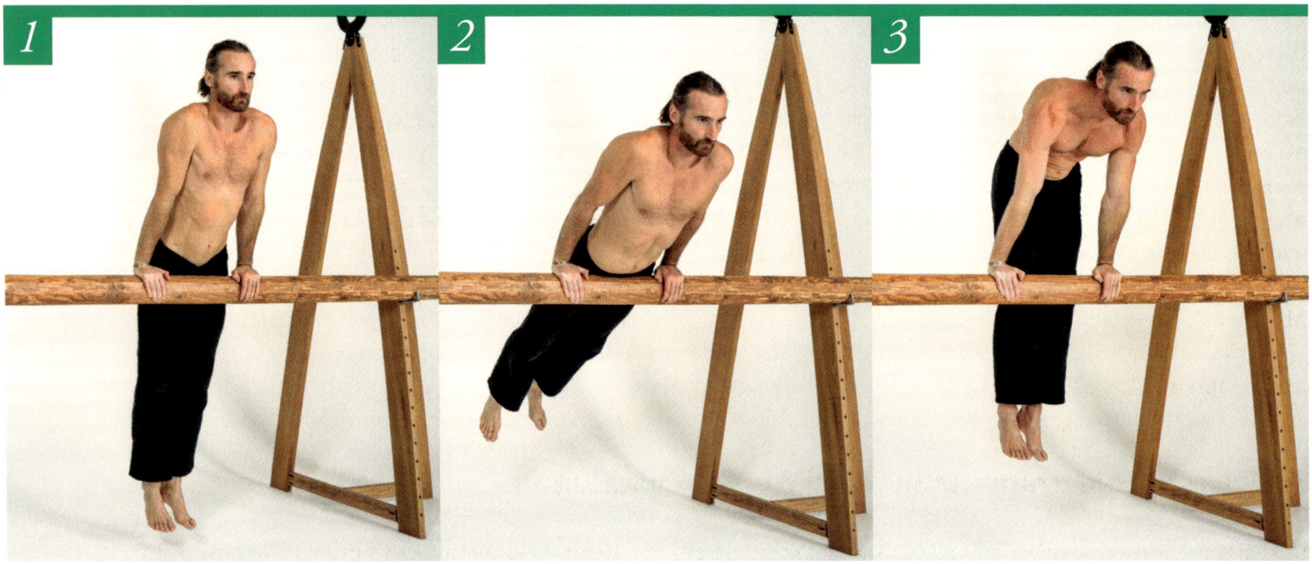


1 Gehe in den neutralen Stütz. Deine Hände befinden sind etwas mehr als hüftbreit aufgestellt, dein Körpergewicht lastet auf den Handflächen und deine Arme sind in der Lockout-Position, wobei deine Ellbogen vollständig nach außen rotiert sind, um eine optimale Stabilität zu gewährleisten. Deine Schultern sind unten und von den Ohren weggezogen.

2 Ohne die Hüften oder Ellbogen zu beugen oder deine aufrechte Haltung aufzugeben, lehnst du dich nach vorne, bis du merkst, dass du dich nicht weiter nach vorne lehnen kannst. Führe diese Übung zuerst langsam und dann dynamisch aus.

3 Halte die Arme in der Lockout-Position und ziehe deinen Körper aufwärts, indem du dich leicht nach vorne lehnst. Spanne die Bauchmuskeln an und hebe die Hüften über den Balken (oder den höchsten Punkt, den du erreichen kannst). Wenn du einen Übergang aus dem Stütz in eine Position mit drei Auflagepunkten ausführst, wirst du deine Hüften vielleicht nicht ganz so weit hochziehen müssen wie im Foto dargestellt, aber als Krafttraining und Schulung der Positionskontrolle ist es durchaus nützlich, sich auf eine maximale Höhe zu heben.

**SICHERHEITSHINWEIS**

Du kannst eine Sturzmatte benutzen oder dir Hilfestellung geben lassen, wenn du körperlich noch nicht bereit dazu bist, dich kopfüber an die Stützoberfläche zu hängen.

## Stütz mit Gewichtsverlagerung

Bei dieser Übung beginnst du im normalen Stütz und verlagerst dein Körpergewicht von einer Seite auf die andere, wobei du den Stützarm immer in der Lockout-Position hältst. Du kannst die Position auf jeder Seite mehrere Sekunden lang halten oder schnell die Seite wechseln.

## Einhändiger Stütz

Das Balancieren im Stütz unter Zuhilfenahme nur einer Hand erfordert natürlich mehr Kraft und Gelenkstabilität als der beidhändige Stütz. Es kann eine praktische Position sein, wenn du vorübergehend eine Hand brauchst, um etwas anderes zu tun. Um balanciert zu bleiben und deine Stützbasis am Schwerpunkt auszurichten, müssen deine Stützhand und der Arm senkrecht und mittig vor dem Körper stehen. Halte den Lockout für 3 bis 10 Sekunden. Diese Übung wird dir für die Fortbewegung im Stütz enorm helfen.

## Fortbewegung im Stütz

Nachdem du gelernt hast, dein Körpergewicht von einer Seite auf die andere zu verlagern und den Stütz auch mit einer Hand zu halten, wird es einfach, sich zur anderen Seite des Balkens zu bewegen. Verlagere dein Gewicht zuerst auf die vordere Hand (in die Bewegungsrichtung), damit deine hintere Hand frei wird und du sie näher an die vordere bringen kannst. Dann verlagerst du dein Gewicht auf die hintere Hand, damit du die vordere Hand weiterbewegen kannst. Wenn du mit jedem Zyklus mehr Abstand schaffen willst, musst du versuchen, die vordere Hand weiter vorne abzusetzen und die hintere Hand direkt neben ihr zu platzieren.

## Hoher Stütz

Diese Bewegung ist notwendig, um deine Hüften und Beine zu heben, bevor du zum Dreipunktübergang übergehst und dich in dieser Position balancierst. Du kannst diese Bewegung separat üben, aber sie ist auch ein Bestandteil der Übergänge mit drei Auflagepunkten und der damit verbundenen Übungen, die in diesem Abschnitt noch vorgestellt werden.

## Seitliches Hochkommen mit drei Auflagepunkten

Das Muster dieser Technik ähnelt dem Aufstehen mit drei Auflagepunkten, das ich in Kapitel 25 besprochen habe, ist aber an die Höhe und Breite der Oberfläche angepasst, auf der sie ausgeführt wird. Wenn das Hochkommen beim Balancieren erfolgt, wird es zu einer technisch anspruchsvollen Bewegung. Die Bewegung beginnt oder endet im Stütz oder im Spreizsitz, geht also entweder in eine Kniebeuge über, bei der die Körperorientierung vertikal zur Stützoberfläche ist, oder in eine tiefe Hocke in Schrittstellung, bei der die Körperorientierung parallel zur Stützoberfläche verläuft. Wenn diese ansteigt oder abfällt, musst du darauf achten, dass die Stützhand höher ist als der Stützfuß.

### Vom Stütz in die tiefe Kniebeuge

1 Gehe in den Stütz.

2 Du willst nun den linken Fuß auf den Balken neben den kleinen Finger der linken Hand setzen. Fange an, dich mit deinen Händen wegzudrücken, um deine Schultern zu senken, während du deine Hüften über den Balken hebst. Verlagere mehr Körpergewicht auf die rechte Hand und ziehe das linke Bein hoch. Abhängig von deiner Mobilität wirst du vielleicht deine Taille anheben müssen, damit du deinen linken Fuß an die Außenseite deiner Hand bringen kannst. Setze den Fußballen präzise und fest auf den Balken auf, wobei dein linkes Bein vollständig gebeugt ist, das Knie senkrecht über dem Fuß steht und sich dein Körper leicht nach vorne und nach rechts lehnt, in die Richtung deiner Stützhand.

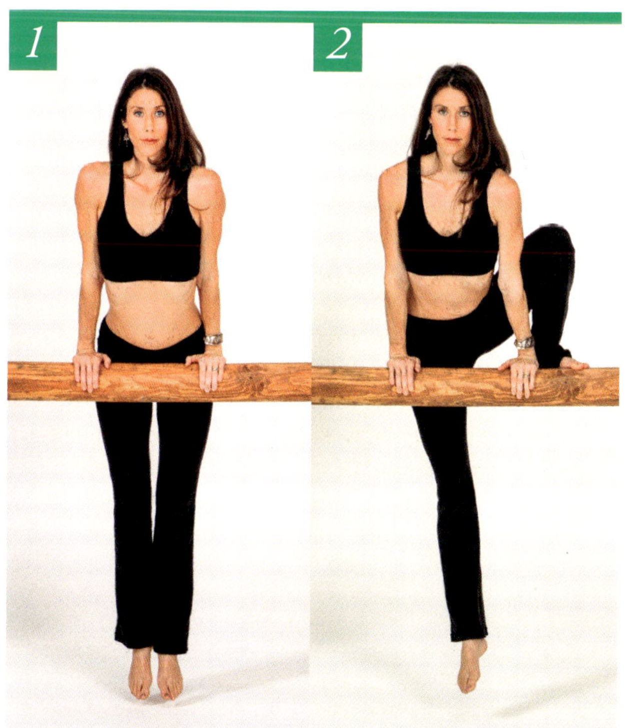


(Fortsetzung auf der nächsten Seite)

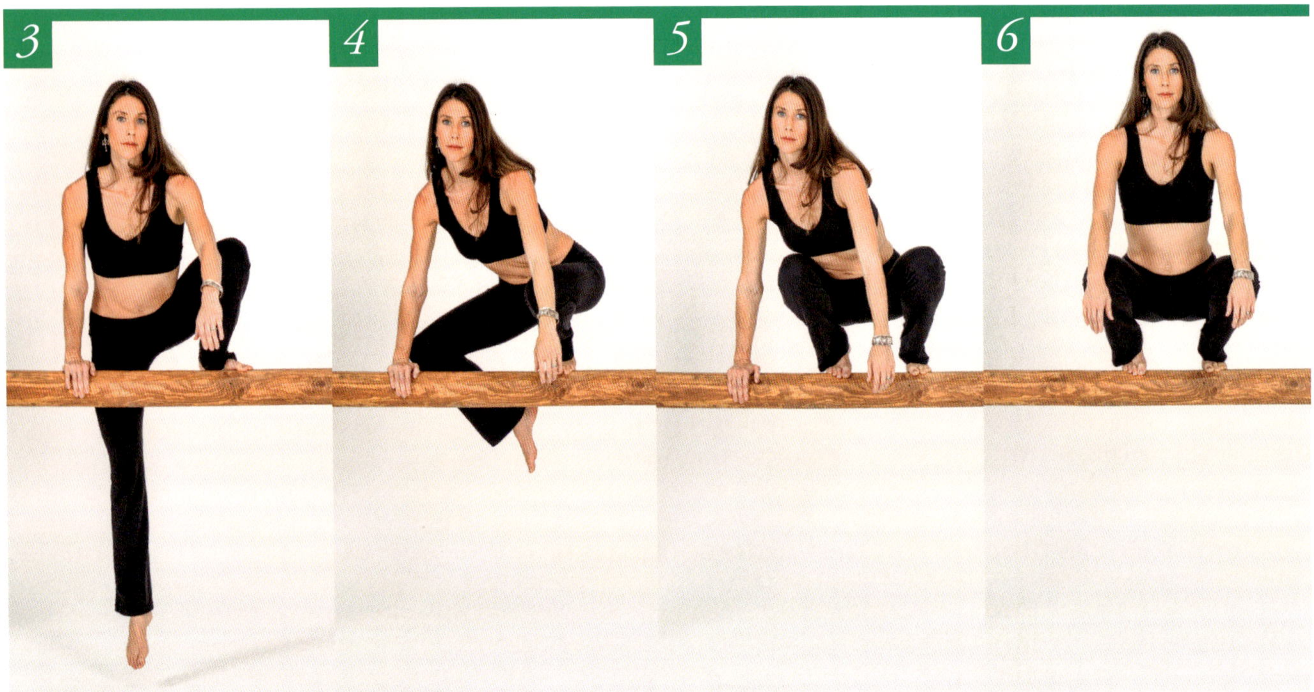


3 Verlagere dein Körpergewicht auf den linken Stützfuß, um eine Stützbasis mit zwei Auflagepunkten zwischen dem linken Fuß und der rechten Hand herzustellen; so kannst du die innen befindliche, linke Hand loslassen. Dein Stützarm bleibt in einer starken Lockout-Position. Dein Schwerpunkt befindet sich über deiner Stützbasis, damit du so stabil wie möglich bleibst. Du kannst deine Stützhand nach außen drehen, wenn das für dich angenehmer ist (abhängig von der Oberfläche).

4 Benutze dein Stützbein und deinen Stützarm, um dich zu stabilisieren, und drücke dich kraftvoll mit dem Fuß ab, um deine Hüften zu heben, während sie sich nach hinten und ein wenig zur Seite bewegen, wobei dein Fuß den Großteil deines Körpergewichts trägt (wodurch sich dein Schwerpunkt horizontal näher über den Fuß verlagert als über die Hand). Du solltest ein ausreichend großes Bewegungsfenster schaffen, damit du dein unteres Bein beugen und so weit nach oben bringen kannst, dass dein in der Luft hängender Fuß auf dem Balken aufsetzen kann. Schränke aber die Hüftbewegung ein, also die Strecke, die dein hinterer Fuß zurücklegt, sowie die Zeit, die du für diesen Übergang brauchst. Du kannst deinen freien Arm für Ausgleichsbewegungen benutzen, falls dies nötig sein sollte.

5 Platziere den Fußballen des rechten Fußes zwischen deine rechte Stützhand und den linken Stützfuß, und verlagere den Großteil deines Körpergewichts auf die Füße.

6 Stoße dich mit der Stützhand ab, um dein gesamtes Gewicht auf die Füße zu bringen, lasse die Hand los und gehe in eine stabile Kniebeuge, bei der deine Arme entspannt auf den Knien liegen.

## Fehlerquellen

Selbst wenn du das Aufstehen mit drei Auflagepunkten am Boden beherrschst, kann die Variante im Balancieren Fehler verursachen, die im besten Fall dazu führen, dass du Zeit und Energie verlierst; im schlimmsten Fall bewirken diese Fehler einen Sturz. Werfen wir einen Blick auf die Hauptprobleme:

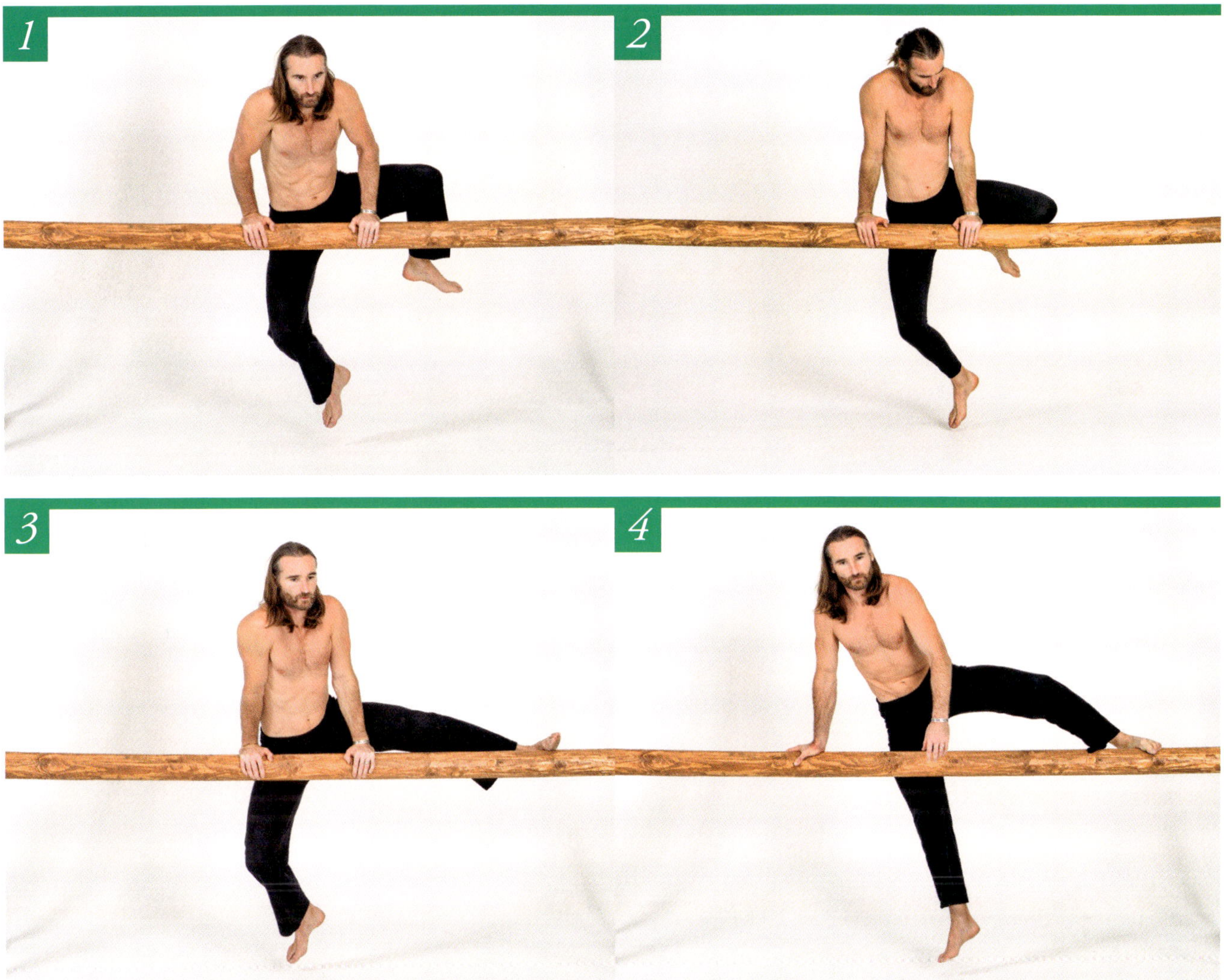


*(Fortsetzung auf der nächsten Seite)*

**1** Du hältst die Arme gebeugt, was dich davon abhält, deine Taille anzuheben – was wiederum dafür sorgt, dass du dein Bein nicht hoch genug heben kannst, um deinen Fuß auf dem Balken abzustellen.

**2** Deine Arme sind zwar in der Lockout-Position, aber statt deine Taille anzuheben, sinkst du tief in deine Position, wodurch deine Schultern höher als nötig sind und dein Kopf tiefer, was verhindert, dass du dein Bein und deinen Fuß hoch genug heben kannst.

**3** Du versuchst, deinen Fuß auf den Balken zu bringen, hältst dein Bein aber zur Seite gestreckt, weil du deine Taille nicht hoch genug heben kannst. Selbst wenn du es schaffst, deinen Fuß auf den Balken zu bringen, ist dein Bein nicht in der richtigen Position, um sich abzustoßen. Du steckst in dieser Position fest!

**4** Du platzierst deinen Fuß zu weit nach außen. Diese Position führt zu einer Stützbasis, die sehr breit und instabil ist. Wenn dein Bein kaum gebeugt ist, steht dein Knie nicht über deinem Fuß und du bist gezwungen, dich übertrieben weit zur Seite zu lehnen. Du schaffst es vielleicht, dich ein wenig mit dem Fuß abzustoßen, aber du wirst keinen ausreichenden Bewegungsumfang in den Hüften haben und bist vielleicht nicht in der Lage, ein ausreichend großes Bewegungsfenster zu schaffen, damit du deinen inneren Fuß auf dem Balken abstellen kannst. Selbst wenn dir das gelingt, befindest du dich in einer sehr schwierigen Position, die du nicht halten kannst. Es besteht auch die Wahrscheinlichkeit, dass dein Stützfuß einfach zur Seite wegrutscht, wenn du dich damit abstoßen willst – was dazu führt, dass du wieder in eine hängende Position gerätst.

5 Diese Position ist fast richtig, aber die Gefahr ist groß, dass deine Ferse abrupt nach vorne rutscht, wenn du dich mit dem Bein hochdrückst und die Hand neben dem Fuß lösen möchtest. Wenn das passiert, kippst du vielleicht nach hinten und fällst wieder in eine hängende Position oder stürzt sogar vom Balken.

6 Wenn du deiner Balance in der Position mit nur einem Arm nicht traust, solltest du dich weiter mit beiden Händen abstützen und bis zum letzten Augenblick warten, um die innere Hand loszulassen. Du schaffst es vielleicht, deine Hüften und das Bein höher zu heben, aber mangelnde Mobilität hält dich davon ab, dein Gewicht auf den äußeren Fuß zu verlagern und deine innere Hand loszulassen. Vielleicht bist du deshalb nicht in der Lage, den nötigen Platz zu schaffen, um deinen hinteren Fuß auf den Balken zu bringen; du wirst in eine sehr prekäre Position geraten, die du nicht halten kannst. Diese Option ist nur für Übende mit ausreichend Erfahrung vertretbar, die über eine hervorragende Mobilität verfügen.

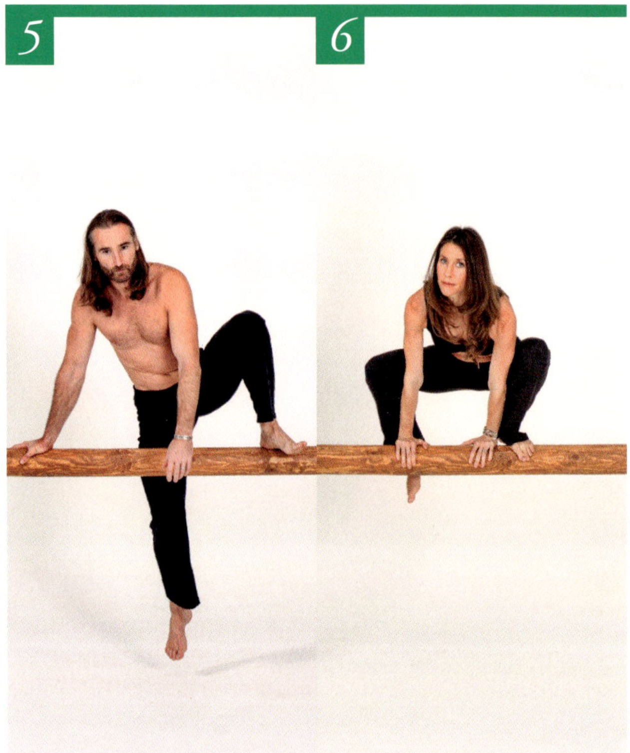


Ineffizient sind auch folgende Vorgehensweisen:

- Dein Stützarm ist nicht mehr in der Lockout-Position, wenn du versuchst, deine Taille zu heben und dein unteres Bein nach oben zu ziehen. Dies ruft sofort eine Instabilität hervor und macht es dir unmöglich, ein ausreichend großes Bewegungsfenster zu schaffen, um das freie Bein zu heben und den Fuß unter dem Körper auf den Balken zu stellen.
- Du hast im Stütz eine sehr schmale Stützbasis, weil deine Hände eng zusammen sind, und bringst deinen Fuß beim Aufstehen direkt neben die Hand, sodass die Stützbasis weiterhin sehr schmal bleibt. Das kann effektiv sein, wenn du eine hohe Mobilität im Unterkörper und eine hohe Gelenkstabilität im Oberkörper hast, aber sofern der Umgebungskontext dich nicht dazu zwingt, ist dies nicht die praktischste und effizienteste Ausführung.
- Du hast im Stütz eine sehr breite Stützbasis, weil deine Hände deutlich weiter als schulterbreit auseinander sind. Wenn du deinen freien Fuß außen neben deine Hand stellst, ist deine Stützbasis zu breit und instabil.

## Seitliches Hochkommen mit drei Auflagepunkten für Anfänger

### Übung 1

Du hebst deinen Körper aus dem Stütz in den hohen Stütz, hebst dann ein Bein hoch und zur Seite. Stelle den Fußballen dicht neben deine Hand und knapp über den Balken, ohne ihn zu berühren. Du kannst auf deinen Fuß schauen oder lernen, ihn präzise zu positionieren, indem du nur die Propriozeption nutzt. Kehre wieder in den Stütz zurück und hebe das andere Bein (siehe Fotos 1 bis 3 zu Übung 4 auf der nächsten Seite).

### Übung 2

Ist identisch mit Übung 1, nur stellst du diesmal den Fußballen auf dem Balken ab und verlagerst dein Gewicht darauf, damit du die innere Hand loslassen und die Position mit einer Hand und gegenüberliegendem Fuß einnehmen kannst. Stabilisiere dich und halte die Position einige Sekunden, bevor du in den normalen Stütz zurückkehrst und dasselbe auf der anderen Seite wiederholst (siehe Fotos 1 bis 4 zu Übung 4 auf der nächsten Seite).

### Übung 3

Nimm die Position mit einer Hand und gegenüberliegendem Fuß ein und stoße dich kraftvoll mit deinem Fuß ab. Stabilisiere dich mit dem Stützbein und dem Arm, ziehe das freie Bein hoch und hebe die Taille an. Du musst deinen Körper mit deinem Arm nach hinten (oder zur Seite) in Fußrichtung schieben, um den Schwerpunkt dicht über deinem Fuß zu halten. Halte das freie Bein gerade und konzentriere dich darauf, deine Taille möglichst hoch zu halten, um ein ausreichend großes Bewegungsfenster zu schaffen, während du stabil bleibst. Du kannst deinen freien Arm benutzen, um Ausgleichsbewegungen zu machen, falls das nötig sein sollte. Sobald deine Taille ihre höchste Position erreicht hat, kehrst du in die Ausgangsposition zurück und wiederholst den Bewegungsablauf. Nach einigen Wiederholungen auf einer Seite gehst du zur anderen über (siehe Fotos 4 und 5 zu Übung 4).

### Übung 4

Übe die gesamte Sequenz vom Stütz in den hohen Stütz, indem du dich mit einer Hand und gegenüberliegendem Fuß stabilisierst (Fotos 1 bis 5).

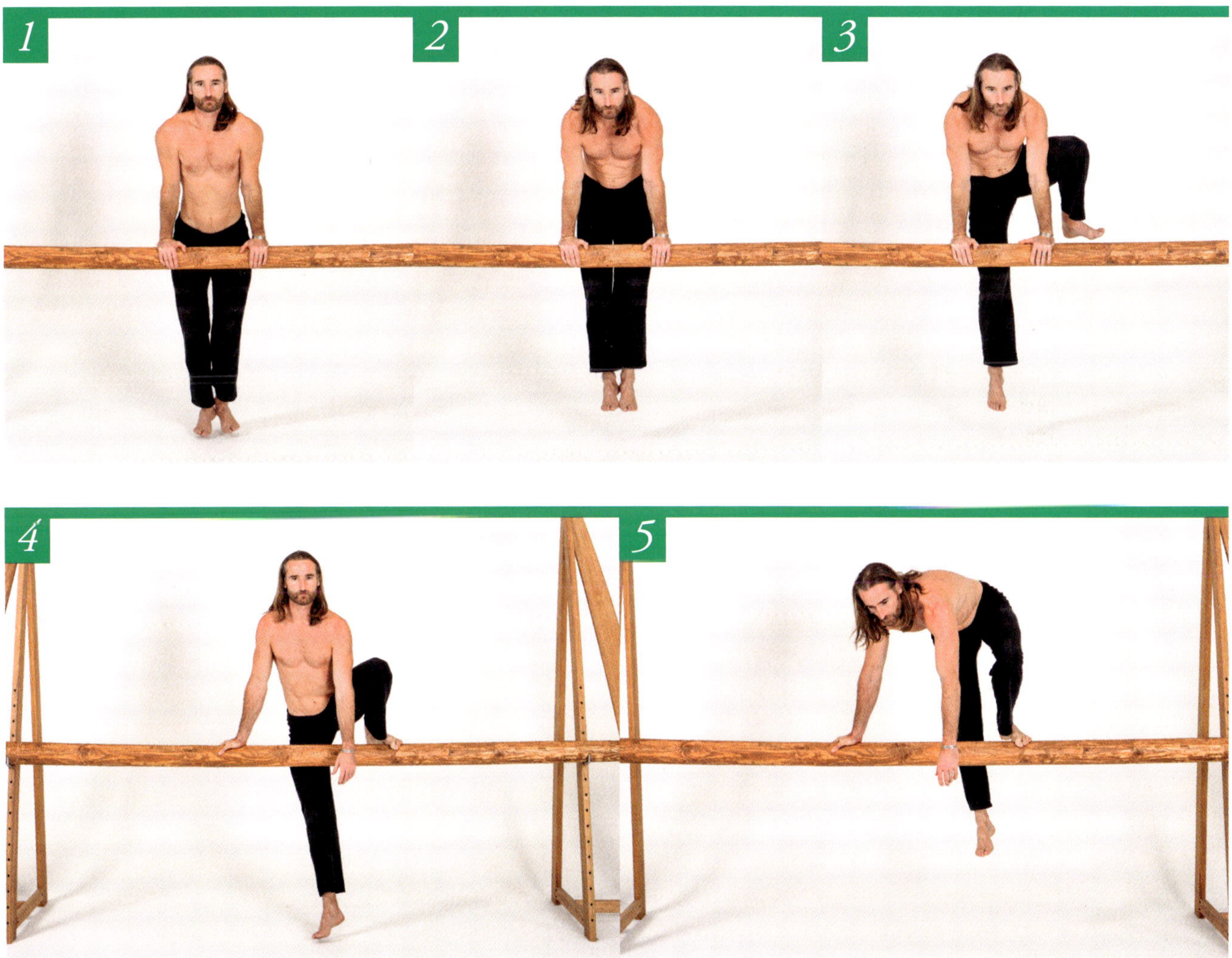

# Hochkommen *aus dem* Sitz *in* tiefe Hocke *in* Schrittstellung

Das folgende Aufstehen ermöglicht dir den Übergang vom Spreizsitz in die tiefe Hocke in Schrittstellung, ohne die Körperorientierung ändern zu müssen. Es ist sicherer und einfacher als ein Aufstehen mit drei Auflagepunkten, weil du dich mit beiden Händen abstützt (oder auch mit nur einer Hand) und die Bewegungen ohne eine Hüftrotation machen kannst.

## Aufstehen mit Fußhaken

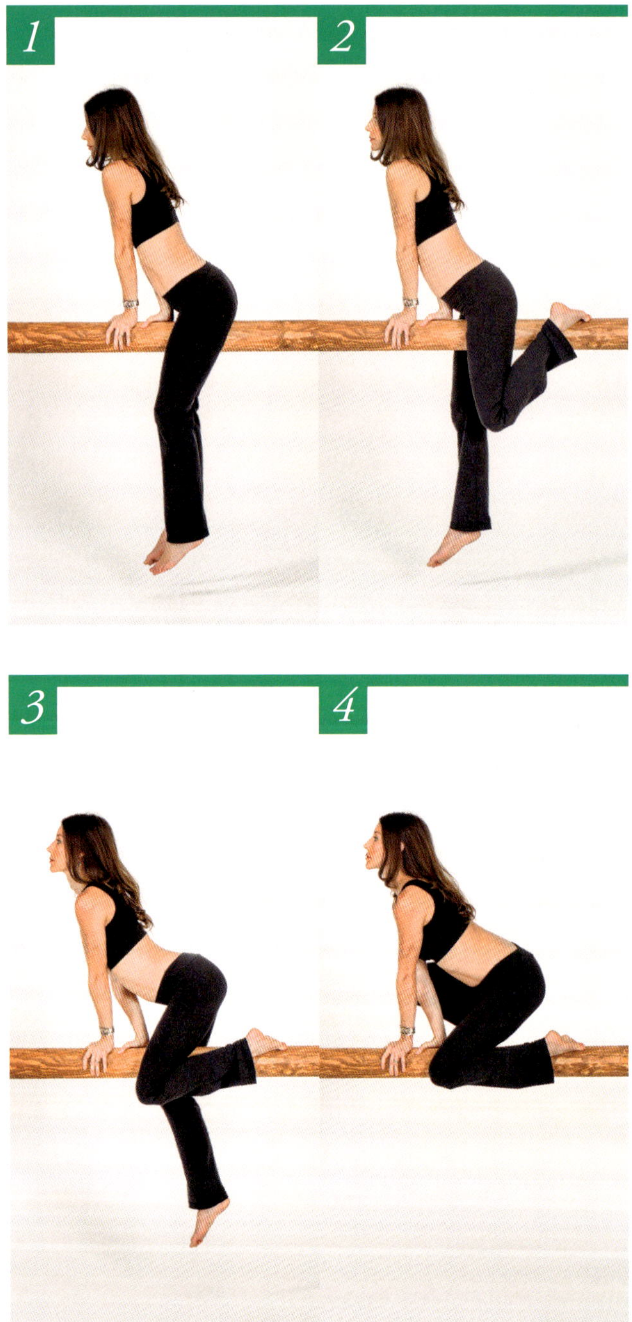


1 Beginne in einem Spreizsitz, bei dem deine Hände eng zusammenstehen und sich dein Oberkörper nach vorne lehnt.

2 Ziehe einen Fuß ans Gesäß an und lege ihn von oben auf den Balken. Es wäre zwar leichter, deinen Fuß auf die Stützoberfläche zu ziehen, wenn du dein Bein nach hinten streckst und dein Fuß weiter vom Gesäß entfernt ist, aber damit verbreitert sich dein Stand und erschwert es dir, die Hüfte zu heben. Wenn dir die Beweglichkeit fehlt, deinen Fuß nah ans Gesäß zu ziehen, kannst du deine Taille anheben, indem du dich mit den Armen ein wenig hochdrückst. Der Fuß sollte möglichst der ganzen Länge nach auf der Stützoberfläche aufliegen, damit du das Gefühl hast, mit diesem Fuß Druck aufzubauen und dein Körpergewicht darauf abzustützen; ein leichter Kontakt mit den Zehenspitzen reicht nicht aus. Lege aber den oberen, härteren Teil deines Fußes, der oben am Fußgelenk ist, nicht auf der Fläche auf, weil das unbequem ist, wenig Bewegungsumfang bietet und das Risiko des Wegrutschens vergrößert.

3 Wenn du deinen Fuß so positioniert hast, dass du damit Reibung erzeugen kannst, kannst du jetzt damit Zug aufbauen und deine Taille anheben, während du dich etwas weiter nach vorne lehnst und dein Gewicht verlagerst.

4 Wenn du das nötige Bewegungsfenster hergestellt hast, kannst du deinen freien Fuß hochziehen und auf dem Balken abstellen.

5 Ändere die Position deines hinteren Fußes, indem du ihn aufstellst (Dorsalflexion) und somit nur der Fußballen aufliegt. Aus dieser Position kannst du dich mit deinen Händen und dem vorderen Fuß wegdrücken, um in die tiefe Hocke zu gelangen.

6 Gehe in eine stabile tiefe Hocke in Schrittstellung mit guter Körperhaltung und entspannten Armen.

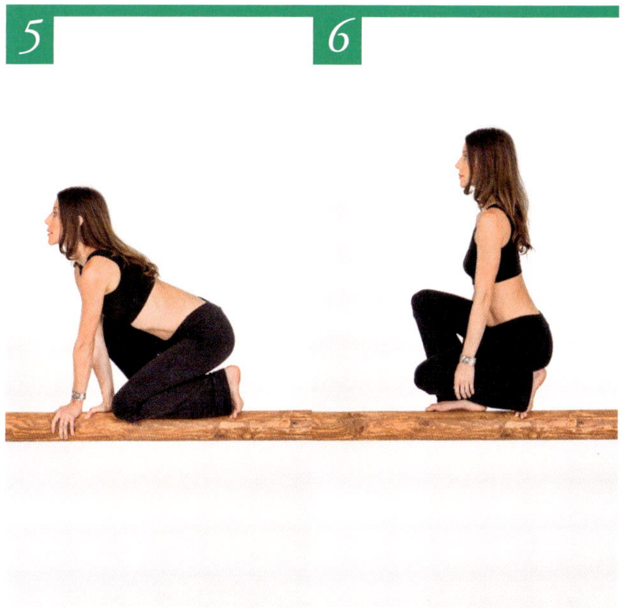


# Hochkommen *aus* tiefer Hocke *in* Schrittstellung oder Kniebeuge

In der Abwärts- und Aufwärtsbewegung sind das Aufstehen aus der tiefen Hocke in Schrittstellung sowie das Aufstehen aus der Kniebeuge entweder natürliche Fortführungen der Aufstehstrategien, die du bisher kennengelernt hast, oder sie sind kurze separate Bewegungen, wenn du von Anfang bis Ende auf deinen Füßen bleibst. Es ist essenziell wichtig, dich schnell aus dem Stand in die tiefe Hocke oder die Kniebeuge begeben zu können, wenn du sehr instabil stehst und deine Balance beeinträchtigt ist (statt zu lange zu versuchen, dich in einer aufrechten Position zu halten und dir damit jede Chance zu verbauen, dein Gleichgewicht wiederzuerlangen). Wenn der Stellreflex im Stand versagt, musst du deinen Schwerpunkt schnell absenken und dich sofort mit den Händen abstützen, um wieder das Gleichgewicht zu erlangen.

Die Balancierversion des Hochkommens aus der tiefen Hocke in Schrittstellung gleicht dem Muster am Boden, aber du musst deine Haltung unter Kontrolle haben und eine tadellose Gelenkstabilität gewährleisten, um das Schwanken des Körpers möglichst klein zu halten. Das beginnt natürlich mit der Fähigkeit, eine stabile tiefe Hocke in Schrittstellung beziehungsweise eine Kniebeuge halten zu können.

Sobald du dich in diesen Positionen mit niedrigem Schwerpunkt wohlfühlst, kannst du anfangen, den Übergang in und aus dem Stand zu üben.

### TECHNIKTIPP

Obwohl du langsam anfängst und dich auf deine Gelenkstabilität konzentrieren solltest, geht es darum, die Fähigkeit zu entwickeln, in jedem Tempo deinen Schwerpunkt zu senken oder anzuheben. Bedenke jedoch, dass die Fähigkeit, dich schnell abzusenken, besonders wichtig ist.

Zum Üben kannst du die folgenden Geschwindigkeiten probieren:

- Langsam herunter und schnell hoch.
- Schnell herunter und schnell hoch.
- Schnell herunter und langsam hoch.
- Langsam herunter und schnell hoch.
- Kombiniere alle genannten Varianten.

# Varianten *des* Balancierens

Bevor du diesen Abschnitt liest: Hast du gedacht, dass man nur im Stehen und Gehen balancieren kann und dass es nur drei oder vier Functional-Fitness-Übungen auf dem BOSU-Ball oder der Slackline gibt? Diese Aktivitäten sind hervorragend, aber sie stellen nur einen kleinen Ausschnitt von dem dar, was das Balancieren tatsächlich zu bieten hat.

Obwohl das Balancieren aus der Perspektive der »natürlichen Bewegung« die realistischsten und praktischsten Arten des Balancierens hervorhebt, gibt es natürlich noch andere Arten des Balancierens, bei denen weniger die Alltagstauglichkeit im Vordergrund steht, sondern die Kreativität und der Spaß. Es gibt viele Möglichkeiten, wie man das Balancieren besser an die Umgebungsvariablen anpassen kann, wie wir auf den nächsten Fotos zeigen werden. Wenn du dir zusätzlich noch alltagsuntaugliche Methoden ausdenken willst, wird die Liste nahezu unendlich!

*1*

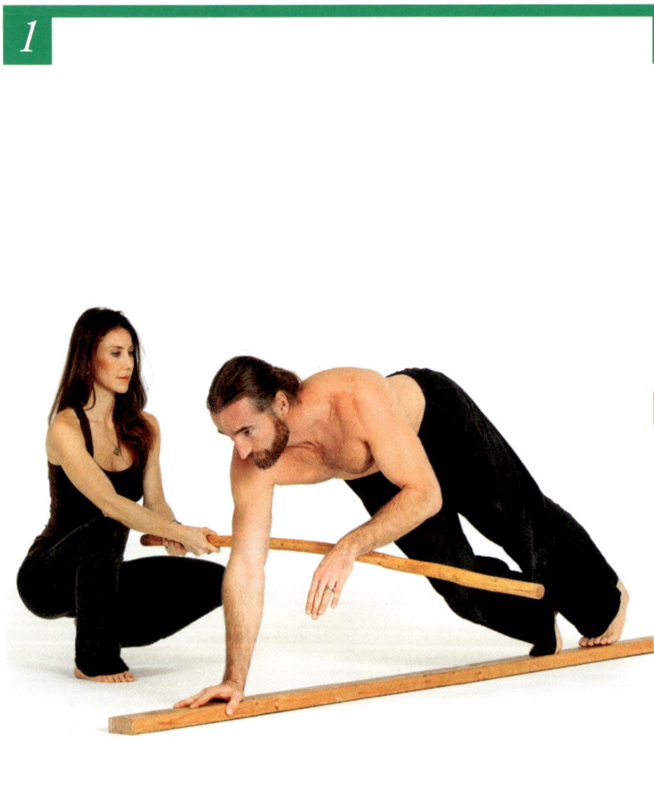

*2*

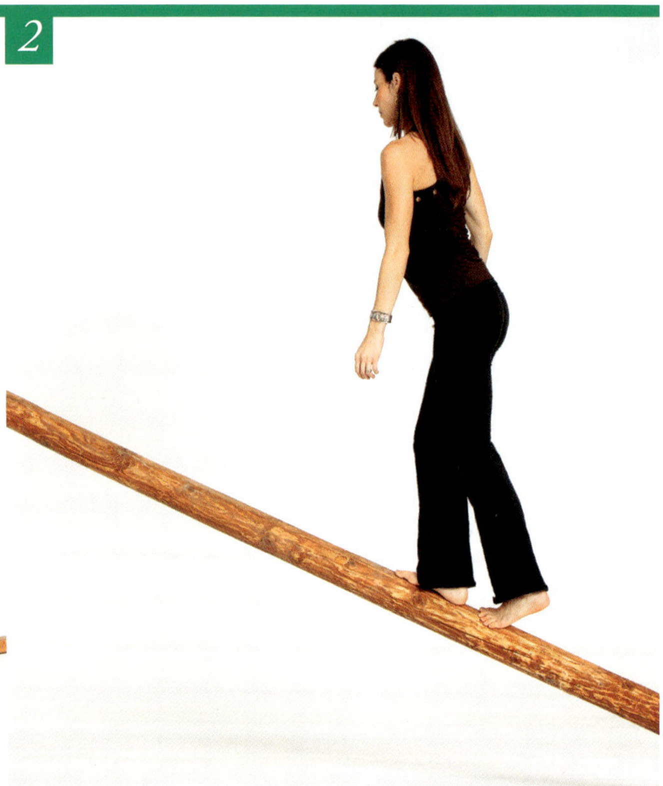

**1** ImVierfüßlergang über ein Hindernis steigen. Das Hindernis kann an etwas befestigt sein oder ein Trainingspartner kann es halten. Es sollte sich auf einer Höhe befinden, die für den Trainierenden schwierig, aber nicht unmöglich ist.

**2** Balancieren auf einer auf- oder abwärts geneigten Stützoberfläche, abhängig von deiner Bewegungsrichtung. Die Oberfläche kann in einem festen Winkel stehen oder von einem Trainingspartner gehalten und variiert werden, indem er seine Position ändert. Die Person, die den Balken hält, könnte zum Beispiel hocken oder knien. Es ist entscheidend, dass die Person, die den Balken hält, dafür sorgt, dass er nicht zur Seite wegrollt.

3

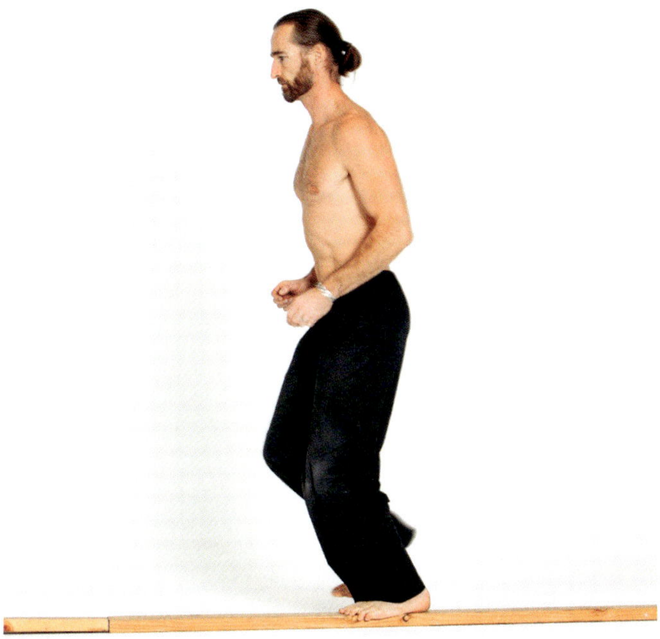

4

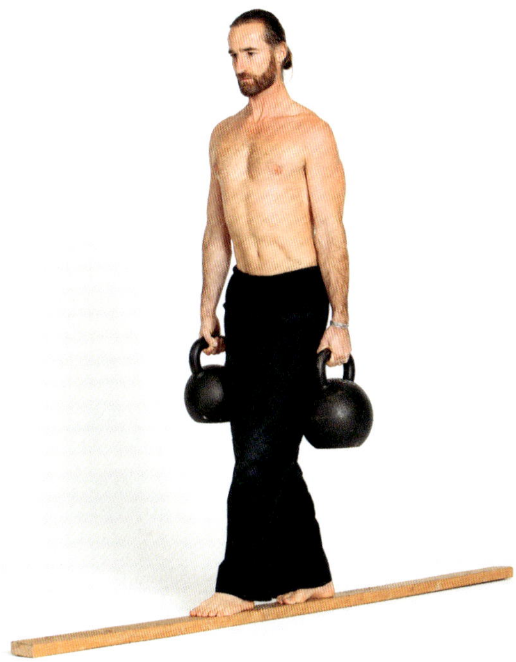

**3** Eine Kombination aus Balancieren und Laufen (oder ein Balancieren in hohem Tempo, wenn dir das lieber ist). Aus Sicherheitsgründen sollte dies am Boden geübt werden. Diese Übung eignet sich hervorragend, um ein präzises Aufsetzen der Füße zu entwickeln.

**4** Eine Kombination aus Balancieren und Tragen von Gewichten. Du könntest über eine bestimmte Distanz, in einer bestimmten Geschwindigkeit, auf unterschiedlichen Stützoberflächen ein Objekt in einer Hand tragen oder verschieden geformte und verschieden schwere Objekte auf unterschiedlicher Höhe – zum Beispiel auf Höhe der Taille, Brust oder Schulter – tragen. Den Möglichkeiten sind praktisch keine Grenzen gesetzt. Das Tragen von Objekten, während man bergauf oder bergab balanciert, verbessert die Dorsalflexion, die ein Hauptgrund dafür ist, warum man Probleme mit der tiefen Hocke hat.

Ist das alles? Natürlich nicht! Es gibt noch viel mehr Übungen, in denen man verschiedene Bewegungsfähigkeiten miteinander kombinieren kann. Denke auch an all die Möglichkeiten, die ich bereits erwähnt habe: schnelles oder langsames Gehen; Beschleunigen und Abbremsen; Positionen halten; die Fortbewegung in verschiedene Richtungen (vorwärts, rückwärts, seitwärts) oder mit anderer Körperorientierung. Richte den Blick nach oben, nach unten oder zur Seite; gehe mit geschlossenen Augen, mit gestreckten Armen oder Beinen; wechsle zwischen verschiedenen Balancierpositionen und -bewegungen oder zwischen Balancierbewegungen und anderen Bewegungsformen. Du kannst auch die Intensität und die Komplexität steigern, beispielsweise mehr Wiederholungen machen; verlängere die Trainingsdauer; verwende eine höhere oder schmalere Stützoberfläche; übe auf einer runderen, instabileren, rutschigeren Fläche oder aus einer Kombination von allem.

Du kannst die Balancierübungen auch in Spiele verwandeln und etwa versuchen, einen »Gegner« aus dem Gleichgewicht zu bringen und von einem Balken zu schubsen, auf dem beide Spieler stehen. Lasse deiner Fantasie freien Lauf, überrasche deinen Körper und fordere dich stärker heraus. Wenn du das tust, wirst du niemals stagnieren und auf ein Leistungsplateau stoßen.

# 27 Gangarten

**»Unsere Großväter mussten laufen, laufen, laufen. Meine Generation ist kurzatmig. Wir laufen nicht mehr.«**

*Stokely Carmichael*

Bei Menschen wird der Gang technisch und wissenschaftlich als bipede, biphasische Fortbewegung definiert, die ausschließlich durch die Bewegung der unteren Gliedmaßen erzielt wird, wobei ein kontinuierlicher oder kurzfristiger Kontakt mit dem Boden hergestellt wird. Mit einfachen Worten und aus der Perspektive der »natürlichen Bewegung« ist eine Gangart eine besondere Art des Gehens, Steigens oder Laufens, die grundsätzlich einen bestimmten Rhythmus und eine bestimmte Schrittfrequenz hat, während sie natürlich auch an kontextuelle Variablen anpassbar ist. Hierzu zählen gelegentlich ausgeführte Seitschritte, Hüpfen, Wechselsprünge und alle Tempowechsel des Gehens wie Schlendern, Marschieren, Joggen und Sprinten.

Die frühen Menschen entwickelten sich und spezialisierten sich auf das Zurücklegen großer Distanzen durch Gehen und Laufen, wie dies immer noch bei vielen Jäger-und-Sammler-Gesellschaften beobachtet werden kann. Heute steckt in unseren Füßen dasselbe Potenzial für eine solche Fortbewegung über große Distanzen wie damals, auch wenn dieses Potenzial bei allen jenen von uns nicht genutzt wird, die nur sehr wenig gehen und niemals laufen beziehungsweise höchstens nur sehr kurze Strecken auf diese Weise zurücklegen.

Gehen ist die mit Abstand am häufigsten verwendete natürliche Bewegung und auch ein Muster, das wir evolutionsbedingt hocheffizient auszuführen wissen. Wenn man geht und dabei zuerst mit der Ferse aufsetzt, ist das zwar im Vergleich zum Laufen langsamer, verbraucht aber 70 Prozent weniger Energie, als wenn man dieselbe Distanz laufen würde. Ein dermaßen großer Unterschied beweist, dass die Menschen durch ihre Veranlagung hauptsächlich Geher sind. Gehen ist die ökonomischste und effizienteste bipede (zweibeinige) Fortbewegungsweise, wenn man eine lange Strecke zurücklegen will. Das gilt für alle Kulturen weltweit, wobei jedoch hinsichtlich der Gehmuster leichte Geschlechterunterschiede existieren: Frauen haben aufgrund ihrer Skelettstruktur beim Gehen eine schmalere Schrittbreite sowie eine stärker ausgeprägte Beckenbewegung als Männer.

## ANMERKUNG

Unser Gang ist zweibeinig, weil wir ausschließlich die Füße benutzen, um den Körper zu tragen; man beschreibt ihn als biphasisch, weil in den meisten Fällen das Körpergewicht abwechselnd auf dem linken und dem rechten Fuß lastet.

Die Füße sind die Grundpfeiler menschlicher Bewegung und die wichtigsten, wertvollsten und erstaunlichsten »Ausrüstungsgegenstände«, die wir besitzen. Im Gehen oder Laufen verteilen die menschlichen Füße 100 Prozent des Körpergewichts auf einen Körperbereich, der im Vergleich zur Gesamtkörpergröße verhältnismäßig klein ist. Wenn man mit hoher Geschwindigkeit läuft und der Fuß auf dem Boden aufsetzt, wird er mit bis zu dem Dreifachen des normalen Körpergewichts belastet.

Der menschliche Fuß ist eine komplexe Struktur und besteht aus 26 Knochen, 33 Gelenken und mehr als 100 Muskeln, Sehnen und Bändern, die auf engstem Raum zusammenarbeiten. Tausende von Hautsensoren auf der Fußsohle unterstützen eine fein abgestimmte Außenwahrnehmung (Exterozeption) und verarbeiten die Bodenbeschaffenheit in Sekundenbruchteilen. Die Fußsohle hat sogar ein dickes Fettpolster unter dem Fersenbein, das die Rückseite des Fußes dämpft und die Belastung des Bewegungsapparats verringert, wenn wir auf harten Oberflächen gehen und gelegentlich auf dem hinteren Teil des Fußes landen. In jedem Fall hält ein starker, gesunder Fuß großen Kräften stand. Wie die Hände kann die Fußsohle faltig werden (»schrumpelig«), wenn Wasser in die Schweißdrüsen gelangt – eine physiologische Anpassung, die es dem Fuß ermöglicht, seine Oberfläche zu verändern, um größere Reibung in einer nassen Umgebung zu erzeugen. Der menschliche Fuß ist ein biomechanisches, sensorisches Wunderwerk, das zugleich empfindlich und hart, hochstabil und flexibel ist; er ist darauf ausgelegt, sich an die größten Varianten im Gelände anzupassen.

Trotzdem herrscht die landläufige Annahme, dass das Gehen und Laufen nur mit aufrechter Körperhaltung und geradeaus vorwärtsgerichtet erfolgt, meist auf einer glatten, flachen, berechenbaren Oberfläche. In der »natürlichen Bewegung« ist das Gehen viel weitgefasster, herausfordernder und befriedigender. Wie jede andere natürliche Bewegung wird der Gang durch viele Faktoren beeinflusst, unter anderem Gewohnheit oder spezialisiertes Training, Gelände, (fehlendes) Schuhwerk, Wetter, Körperbau, Geschlecht, Alter, geistige Verfassung, Schmerzen, körperliche Beeinträchtigungen, Krankheiten oder andere Störungen – oder eine Kombination der genannten Punkte. Sofern keine Dysfunktionen oder Schmerzen vorliegen, können Modulationen des Gangs auf kurzzeitige Anpassungen zurückzuführen sein, die für eine effektive, kontextuelle Anpassbarkeit erforderlich sind. Diese praktischen Anpassungen ermöglichen viele verschiedene Arten des Gehens, Steigens oder Laufens. Eine solche Variabilität muss sich nicht nur auf die Schrittfrequenz oder Geschwindigkeit beziehen, sondern auch auf den Fuß und die allgemeine Körperhaltung, die je nach Gelände und Bodenbeschaffenheit am praktischsten oder effizientesten ist.

Der Umgebungskontext zwingt dich vielleicht, deine Position sequenziell zu verändern, um Hindernisse zu überwinden – zum Beispiel wenn du unter etwas hindurchkriechst oder über etwas steigst. Statt dich aufrecht fortzubewegen, musst du deinen Schwerpunkt vielleicht so weit absenken, dass die Bewegung als »Bodenbewegung« wahrgenommen wird. Dabei muss man nicht zwingend vorwärtsgehen; man kann auch rückwärts, aufwärts, abwärts oder seitwärts gehen, und das in nahezu jedem Tempo. Allein deshalb ist das Gehen in Theorie und Praxis ein weites Feld.

Obwohl die Menschen sich hauptsächlich auf zwei Füßen bewegen, können sie ihre Stützbasis auch verändern, wie das immer wieder von Jägern und Sammlern veranschaulicht wird, die in der Wildnis leben und sich regelmäßig auf unterschiedliche Art im Vierfüßlergang fortbewegen. Deswegen können die Bewegungen im Vierfüßlerstand, die ich in den Kapiteln zum Thema Bodenbewegungen behandelt habe, auch als Formen des Gehens bezeichnet werden. Menschen, die ein anomales Gehmuster aufweisen, einen Schlaganfall erlitten haben oder am Astasie-Abasie-Syndrom leiden (die Unfähigkeit, auf normale Weise zu gehen oder zu stehen), kehren in manchen Fällen kurzfristig oder dauerhaft zum Vierfüßlergang zurück.

Außerdem kann das Gehen auf schmalen oder instabilen Oberflächen erfolgen, woraus in der »natürlichen Bewegung« ein Balancieren wird, obwohl es sich dabei technisch gesehen auch um Gehbewegungen handelt, die entweder auf zwei Beinen oder auf allen vieren erfolgen.

In diesem Kapitel gehe ich speziell auf die grundlegenden Gangarten unserer Spezies ein, die sich durch einen aufrechten Stand, eine bipede Fortbewegung und einen zweiphasigen Gangzyklus auszeichnen.

## ANMERKUNG

Die permanente Angst vor dem Stehen oder Gehen ist eine Phobie, die unter verschiedenen Bezeichnungen wie »Ambulophobie«, »Stasiphobie«, »Stasobasophobie«, »Basophobie« und »Stasophobie« bekannt ist.

# Gehen

Wenn man unter Stress steht oder unruhig ist, erdet man sich am einfachsten, wenn man ins Freie tritt und im Wald oder Park spazieren geht. Es gibt zahlreiche gesundheitliche Vorteile des *Ambulierens* (ein altertümlicher Begriff fürs Gehen in Muße, ähnlich dem Flanieren).

Im Durchschnitt fangen Kinder im Alter von etwa elf Monaten an zu gehen, was bedeutet, dass du schon seit sehr vielen Jahren gehen kannst. Aber bedeutet das automatisch, dass du nichts Neues mehr lernen oder das Gehen nicht neu für dich entdecken kannst?

Aus der Sicht der »natürlichen Bewegung« ist Gehen etwas ganz anderes als die üblichen Schritte, die wir normalerweise machen, um ins Auto zu steigen, ins Bad zu gehen oder den gelegentlichen kurzen Spaziergang auf einer flachen, gesäuberten, asphaltierten Straße zu machen. Für uns ist das Gehen auch etwas anderes als die leichtathletische Disziplin des Gehens. Aber jede dieser Gangarten kann Teil deines Trainings sein – und alle sind sie auf jeden Fall besser als ganztägiges Sitzen.

Das Gehen umfasst weit mehr als bloße Veränderungen der Geschwindigkeit, der Entfernung oder der Dauer und es ist nicht einfach nur das Wandern in der Natur. Ich meine damit, dass das Gehen eine anpassbare Fähigkeit der »natürlichen Bewegung« ist, die nicht nur hinsichtlich der verwendeten Muster sehr vielfältig ist, sondern darüber hinaus in verschiedene Bewegungsrichtungen auf unterschiedlichen Böden und unter wechselnden Witterungsbedingungen ausgeübt werden kann. Es schließt auch die Fähigkeit ein, eine lange Strecke auf sich änderndem Gelände zurückzulegen, wobei man einfache Hindernisse überwindet und vielleicht noch eine Last trägt. Diese Art des Gehens ist wesentlich anspruchsvoller und abwechslungsreicher, aber sie erfordert einen gesunden Körper mit hervorragender Koordination der unteren Extremitäten; des Weiteren eine gute Fuß-, Fußgelenks-, Knie- und Hüftmobilität sowie allgemeine Stabilität. Alle Sitz- und Hockvarianten und Übergänge, die dich in den aufrechten Stand bringen, helfen dir dabei, die Mobilität und Stabilität von Fuß, Fußgelenk, Knie und Hüftgelenk neu zu konditionieren. Auch deine Core-Kraft wird sich verbessern, und zwar auf eine besonders progressive und funktionell natürliche und nachhaltige Weise, wie sie für das Gehen und Laufen auch vorteilhaft ist.

Technisch gesehen impliziert das aufrechte Gehen, dass man sich bewegt und dabei einen »doppelten Pendelzyklus« verwendet, bei dem das Körpergewicht auf einem Bein lastet *(Standphase)*, wobei das andere Bein von hinten nach vorne durchschwingt *(Schwungphase)*, und dazwischen eine kurze Phase liegt, in der man auf beiden Beinen steht. Man hat mit anderen Worten beim Gehen immer Kontakt zum Boden. Beim Laufen gibt es dagegen eine »Flugphase«, bei der zwischen zwei Schritten beide Füße kurz in der Luft sind.

Der Hauptunterschied zwischen Gehen und Laufen ist das Bewegungsmuster und weniger das Tempo, weil das Tempo bei beiden Fortbewegungsarten abhängig von Faktoren wie Größe, Gewicht, Alter, Gelände, Bodenbeschaffenheit, Wetter, Traglast, Gesundheit, körperliche Konditionierung, Erschöpfung, geistige Verfassung oder Situation stark variieren kann. Die menschliche Gehgeschwindigkeit beträgt im Durchschnitt 5 Kilometer pro Stunde, aber Menschen können auch deutlich langsamer oder schneller gehen, wenn man alle Variablen in Betracht zieht.

Ich fange mit der typischsten Art des Gehens an: dem Stehen und Fortbewegen auf relativ flachem Boden. Trotz der komplexen Bewegung ist sie erstaunlich geradlinig.

## Aufrechtes Gehen

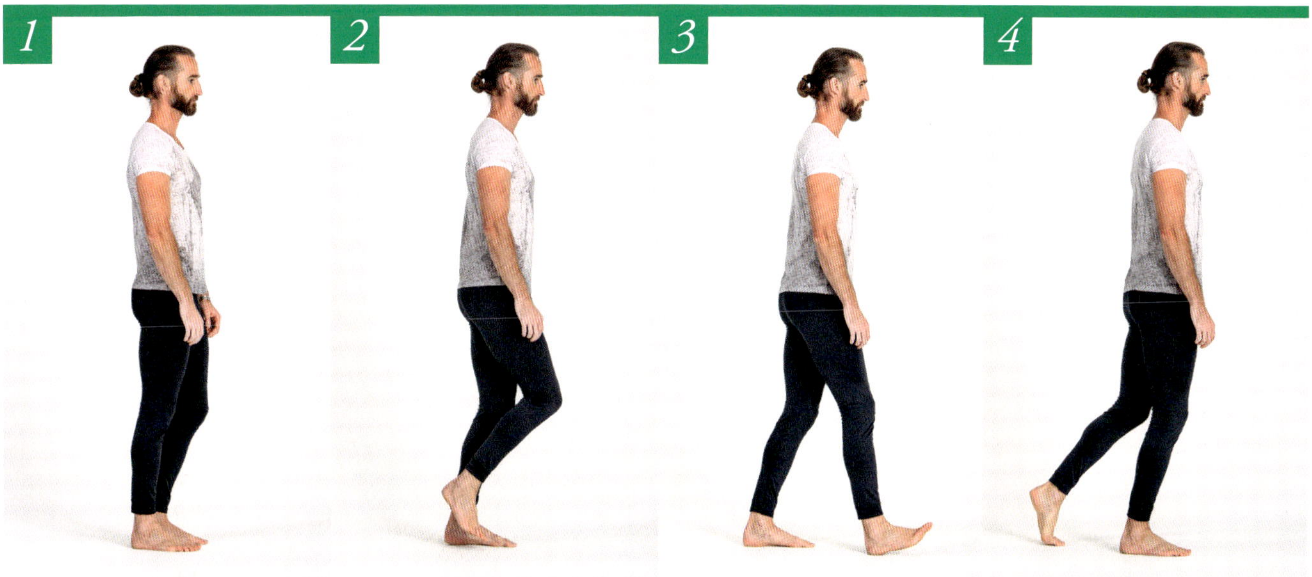


**1** Fange im Stand an und verlagere mehr Körpergewicht auf den Fuß, der dich tragen soll. Du kannst das Knie des beabsichtigten Stützbeins leicht beugen.

**2** Bringe deinen Schwerpunkt ein wenig vor deine Stützbasis, damit die Schwerkraft dich langsam aus der Balance bringt. Um das »erste Pendel« einzuleiten, drehst du die Hüfte ein wenig und beugst das Bein, das nach vorne kommen soll, um den Fuß zu lösen. Während du dich langsam weiter nach vorne lehnst, beugt sich das Fußgelenk des Stützbeins. Du lehnst den gesamten Körper nach vorne, das heißt, Fuß, Hüften, Wirbelsäule und Kopf bilden eine Linie. Die Hüften bleiben dabei gestreckt.

**3** Strecke das Schwungbein nach vorne, ohne dich vom hinteren Bein abzustoßen, bis die Ferse weich auf dem Boden aufsetzt und deine Stützbasis von beiden Füßen gebildet wird. An diesem Punkt wird ein Großteil deines Körpergewichts noch vom hinteren Fuß getragen.

**4** Verlagere dein Körpergewicht auf den vorderen Fuß, indem du ihn bis zu den Zehen »abrollst«, während sich die Ferse des hinteren Fußes hebt, sodass nur der Fußballen des hinteren Beins Kontakt zum Boden hat und der Fuß gestreckt ist. Die Ferse-Zehen-Bewegung des Fußes (oder das »umgekehrte Pendel«) sorgt bei jedem Schritt für eine bessere Energieübertragung als das flache Aufsetzen des Fußes. In dieser Position bringst du deinen Schwerpunkt weiter nach vorne, um das »zweite Pendel« einzuleiten und dieselbe Sequenz spiegelverkehrt auf der anderen Seite zu wiederholen.

Während des Gangzyklus erreicht der Schwerpunkt seinen höchsten Punkt, wenn das sich bewegende Bein das Stützbein überholt, und der tiefste Punkt ist erreicht, wenn die Beine weit auseinander sind, der Höhenunterschied aber nur leicht und nicht als sichtbare Auf-und-ab-Bewegung erkennbar ist (außer du willst einen großen Schritt machen). Mit Ausnahme besonderer Umstände ist es natürlich, beim Gehen mit der Ferse aufzukommen. Menschen, die damit Probleme haben, haben in der Regel gesundheitliche Beeinträchtigungen, beispielsweise starkes Übergewicht und Knie- oder Rückenschmerzen, und können deshalb ihren natürlichen Bewegungsablauf nicht schmerzfrei ausführen. In diesem Fall ist ein fehlerhaftes Gehmuster ein Symptom und die (mangelhafte) Gesundheit ist die Ursache.

### Typische Fehler beim aufrechten Gehen

Sofern du keine motorischen Probleme hast wie ein so starkes Schwanken, dass du beinahe stürzt (wie dem *marche à petits pas*, bei dem die betroffene Person anomal kleine Trippelschritte macht), oder spielerisch oder situationsbedingt absichtlich deinen Gang modifizierst, sind die folgenden Haltungen ineffizient:

- pronierte oder supinierte (ein- oder auswärts verdrehte) Füße;
- Füße, die nach außen zeigen und einen Watschelgang bewirken;
- zu festes Auftreten;
- Schlurfen (die Füße schleifen über den Boden);
- keine oder zu geringe Knieflexion (Beugung des Kniegelenks);
- »Einfallen« der Hüften, wenn das Körpergewicht auf den aktiven Fuß verlagert wird;
- übermäßige Bewegung im unteren Rücken (mangelnde Stabilität).

Zusätzlich überträgt sich jedes Haltungsproblem, das man im aufrechten Stand hat, auf jeden Schritt deines Gehmusters. Je besser du von unten nach oben ausgerichtet bist, desto balancierter und entspannter wirst du dich fortbewegen. Du kannst einige Gehprobleme behandeln, indem du das achtsame Gehen übst – achte bei Spreizfüßen bewusst darauf, bei jedem Schritt das Knie gerade nach vorne zeigen zu lassen, wodurch du eine Außenrotation des Beins vermeidest. Manche Fehler werden sich allmählich verbessern oder sogar völlig verschwinden, wenn man regelmäßig »natürliche Bewegungen« übt.

## Schnelles Gehen

Um schneller zu gehen, musst du die Bodenhaftung des vorderen Fußes erhöhen, damit das Schwungbein schneller nach vorne kommt und sich streckt, was durch eine akzentuierte Hüftrotation unterstützt wird. Wenn der Fuß des Schwungbeins aufsetzt, befindet sich der Schwerpunkt fast sofort darüber und bewirkt einen stärkeren Vorwärtsschub, der dazu führt, dass sich die Standphase mit beidbeinigem Bodenkontakt deutlich verkürzt. Die Reibung am Fuß wird maximiert, verbessert die Bodenhaftung und ermöglicht der Hüfte, sich kraftvoller vom hinteren Bein abzustoßen. Sobald das hintere Bein in die Schwungphase kommt, ist das Knie auf dieser Seite gebeugt; anders als beim Laufen wird das Bein aber nicht angeferst. Nach der Vorwärtsstreckung muss das Schwungbein mit minimaler Knieflexion landen (auf flachem Gelände). Die akzentuierte Hüftrotation muss durch eine entsprechende Armbewegung ausgeglichen werden. Die Arme sind gebeugt, aber die Schultern sollten tief und entspannt bleiben, ohne ein übertriebenes Durchschwingen der Arme nach oben oder hinten. Die Armbewegung ist eher eine natürliche Gegen- und Ausgleichsbewegung und weniger ein aktiver Motor der Fortbewegung. Trotz der Drehbewegung der Hüften ist es unerlässlich, dass die Füße beim Aufsetzen nach vorne zeigen. Die Hüften sind mehr nach vorne und unten gerichtet; sie drehen sich nicht von einer Seite zur anderen. Man hüpft im Gehen nicht auf und ab, sondern bewegt sich auf horizontal auf einer Ebene.

## Angepasstes Gehen

Weil das Gehen eine anpassbare Fähigkeit ist, können situations- und kontextbedingt jederzeit kleine oder große Änderungen der Körperhaltung nötig sein, vor allem wenn man sich in der Natur auf unebenem Gelände bewegt. Man kann vorwärts-, seitwärts und rückwärtsgehen oder – wenn man seine Umgebung im Gehen »scannen« muss – sich wie ein Kreisel um die eigene Achse drehen; in diesem Fall ändert sich die Körperorientierung bei jedem Schritt. Man kann kleine oder lange Schritte machen, einen breiten Stand haben oder mit den Füßen auf einer Linie gehen. Zu den Varianten des Gehens gehören unter anderem:

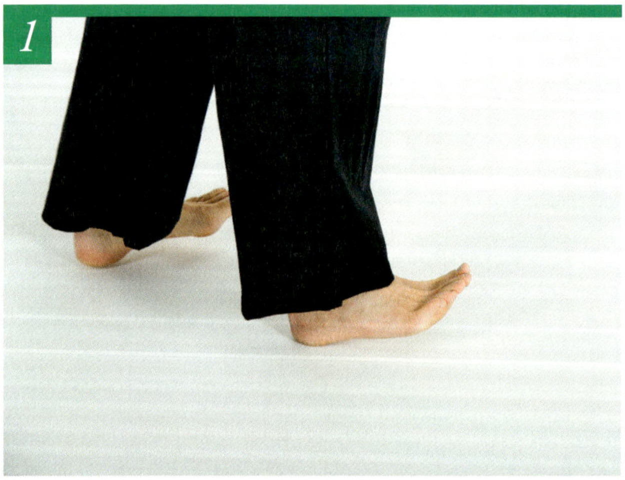

1 **Fersengang:** Bei dieser Variante gehst du auf den Fersen und hältst den Rest des Fußes angehoben. Diese Gangart wird normalerweise benutzt, wenn man barfuß auf einem Untergrund geht, der mit scharfkantigen oder spitzen Elementen wie Dornen, (Glas-)Scherben und anderem Material bedeckt ist, weil der Fersenbereich unempfindlicher ist als der Rest des Fußes.

**2** **Gang auf den Außenkanten:** Du kannst diese Variante benutzen, um die Auflagefläche generell zu minimieren oder deine Schritte zu dämpfen, um leiser zu sein.

**3** **Abrollender Gang:** Du kannst zuerst mit den Zehen aufsetzen, um deine Schritte zu dämpfen und deinen Körper zu entlasten, wenn du dich an etwas oder jemanden heranschleichst. Auch zu empfehlen, wenn der Boden unsicher ist, vor allem wenn du barfuß gehst und das Gelände nicht überblicken kannst (hohes Gras, Dunkelheit, seichtes Gewässer, situationsbedingte Konzentration auf etwas, das sich nicht in Bodennähe befindet) und du dir Sorgen machst, dass deine Füße Schaden nehmen könnten. Halte dein Körpergewicht auf dem hinteren Fuß, lehne den Rumpf eventuell leicht zurück und ertaste jede Gefahr auf dem Boden mit dem vorderen Fuß, bevor du dein gesamtes Gewicht darauf verlagerst. Der vordere Fuß setzt flach auf dem Boden auf und sofern es keine weiteren Probleme gibt, stößt du dich mit dem hinteren Fuß ab, um dein gesamtes Gewicht nach vorne zu verlagern.

**4** **Kauernder Gang:** Mit dieser geduckten Gehweise, bei der dein Schwerpunkt tief liegt, benutzt du normalerweise breitere Schritte, um die Stabilität zu erhöhen. Benutze diese Technik bei niedrigen Hindernissen, niedrigen Decken oder wenn du nicht gesehen werden willst. Es ist auch eine gute Kampfstellung. Alternativ dazu kannst du auch in die Hüftbeuge gehen und dich in dieser Position, also mit gerader Wirbelsäule, fortbewegen.

**5** **Wenn man gebückt unter oder an Hindernissen entlanggeht**, kann das mehrere Anpassungen der Körperhaltung erforderlich machen, wie ein gleichzeitiges Vorwärts- und Seitwärtsbeugen des Rumpfes.

**6** **Seitschritte:** Diese Variante kann man mit verschiedenen Körperorientierungen verwenden (vorne, zur Seite, hinten). Man kann Seitschritte machen und dabei immer denselben Fuß vorne haben oder abwechselnd den linken und rechten Fuß aufsetzen, das heißt über Kreuz gehen.

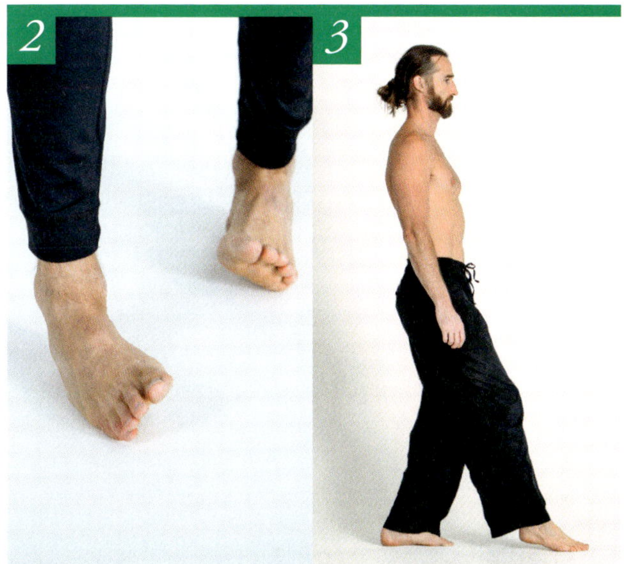


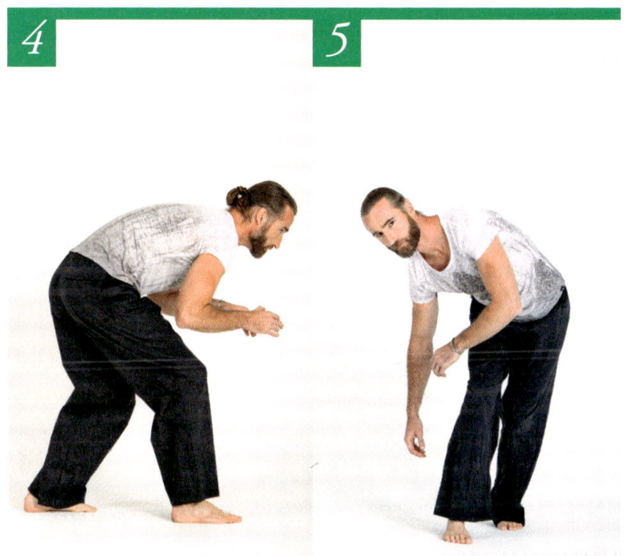


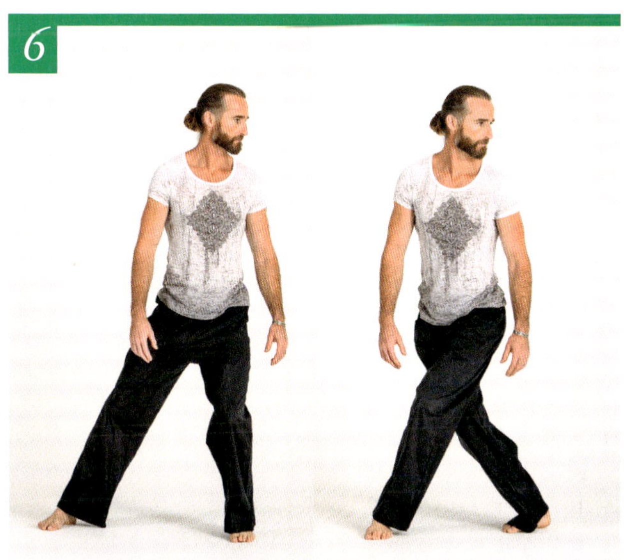

## TECHNIKTIPP

Viele Menschen, die barfuß zu gehen versuchen, wollen vom Vorderfuß zur Ferse abrollen, weil ihre Füße noch kein raues Gelände gewohnt sind. Sie verkrampfen oft unbewusst ihre Füße und die Anspannung ist in ihrem Gesicht und ihrem ganzen Körper erkennbar, weil sie sich geistig auf Schmerzen einstellen. Ich empfehle dir, den entgegengesetzten Weg zu gehen und dich daran zu gewöhnen, die Füße völlig locker zu halten, damit sie nachgeben und Unebenheiten auf dem Boden besser abfangen können, wenn du dein Körpergewicht auf den Fuß verlagerst. Du kannst beim Gehen manchmal auch absichtlich auf den Boden stampfen (aber nicht zu fest). Es geht darum, die Füße zu entspannen, damit die Muskeln locker bleiben und sich die Fußknochen möglichst ausbreiten können, um dein Körpergewicht über eine größere Fußfläche zu verteilen.

# Unter etwas hindurchgehen

Die Art und Weise, wie du ein Hindernis unterquerst, hängt davon ab, wie hoch oder niedrig der darunter befindliche Freiraum ist, wie breit und lang das Hindernis ist und wie schnell du dich fortbewegen willst beziehungsweise musst. Vielleicht kannst du unter dem Hindernis nur hindurchkrabbeln oder -kriechen. Aber wenn es hoch genug ist, kannst du auch auf den Füßen bleiben – zum Beispiel wenn deine Hände beschäftigt sind oder der Boden unsicher oder schmutzig ist. Das geduckte Gehen kann in der halben Hocke oder Kniebeuge erfolgen, wie in Kapitel 24 beschrieben, wodurch der Rumpf zwar relativ vertikal ausgerichtet bleibt, diese Methoden aber wesentlich energieaufwendiger und oft langsamer sind als die folgenden beiden Optionen.

### Vorwärtsgehen

Es ist zwar effektiv, vorwärts und gebeugt unter einem Hindernis hindurchzugehen, aber es ist nicht die effizienteste Methode – wenngleich es vielleicht die einzige Option ist, die sich bietet, wenn der darunter befindliche Freiraum zu niedrig oder lang ist, um sich ihm seitlich zu nähern.

1 Ein gängiger Ansatz ist es, sich mit rundem Rücken und gesenktem Kopf nach vorne zu lehnen, sodass man seine Beine nicht allzu sehr beugen muss und Energie sparen kann. Die beiden Hauptprobleme bei diesem Ansatz sind, dass man im Gehen möglicherweise seinen Rücken anstößt und potenziell seine Wirbelsäule verletzt sowie außerdem kontinuierlich nach unten schauen muss, was ein Problem darstellen kann, wenn man sich schnell bewegen und die Umgebung im Blick behalten muss. Es hat auch keinen Wert als Übung zur funktionellen Rehabilitation.

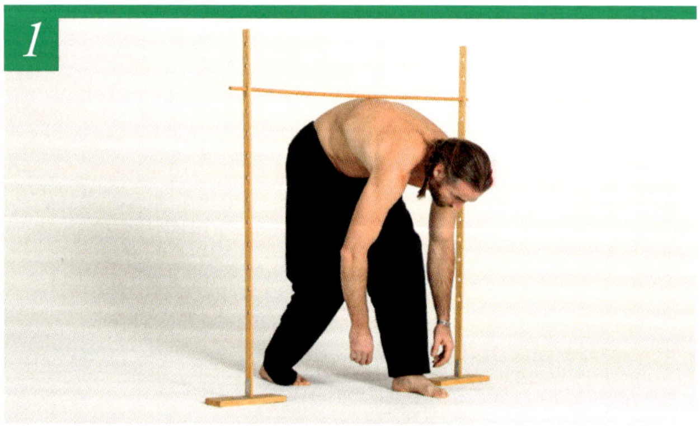

2 Ein effizienterer Ansatz ist es, zuerst eine Hüftbeuge auszuführen und den Kopf oben zu halten, damit man nach vorne schauen kann. Die Wirbelsäule ist lang und etwas tiefer als der Kopf. Sobald du mit dem Kopf das Hindernis passiert hast, weißt du, dass deine Wirbelsäule gefahrlos folgen kann, vorausgesetzt, du kannst diese Position lange genug halten, um das Hindernis vollständig zu passieren und zum aufrechten Stand zurückzukehren. Du musst also deine Beine beugen und vorwärtsgehen, indem du vorsichtige und relativ kurze Schritte machst, wodurch es eine relativ langsame und energieintensive Fortbewegungsart wird.

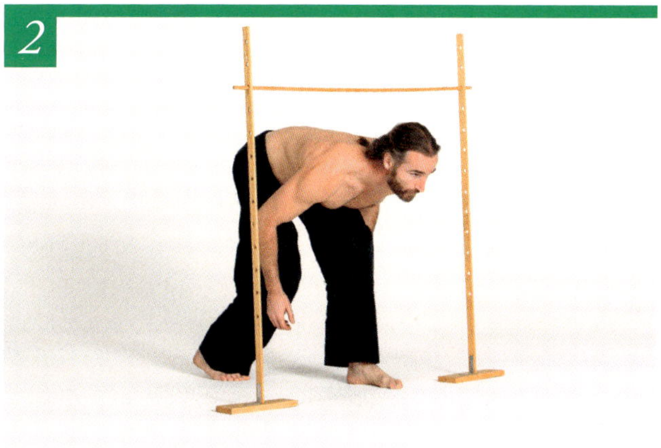


## Seitwärtsgehen

Wenn der Platz unter dem Hindernis breit genug – zumindest so breit wie deine Länge vom Kreuzbein zur Stirn – und hoch genug ist, überwindest du es am effizientesten, wenn du den Rumpf rotierst und gebeugt darunter hindurch-»tauchst«. Du kannnt das Hindernis in nur zwei Schritten passieren, während du deinen Rücken und die Wirbelsäule gerade und sicher hältst, alles gut im Blick behältst und dich sehr schnell bewegst.

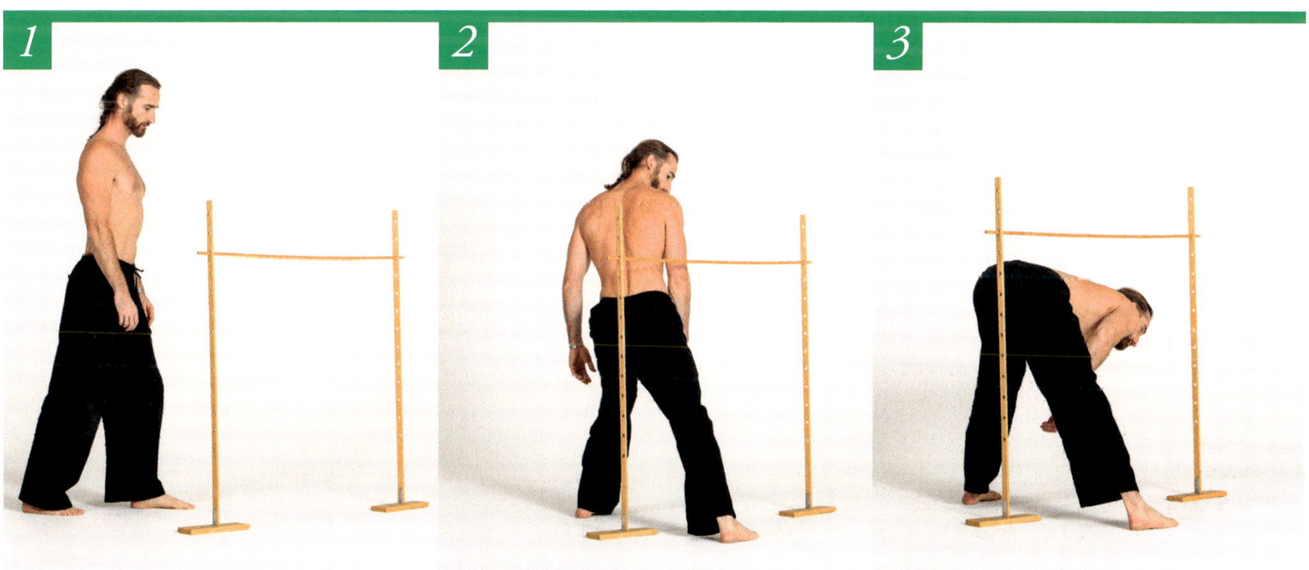


(Fortsetzung auf der nächsten Seite)

1 Nähere dich dem Hindernis von der Seite.

2 Verlagere dein Gewicht auf den hinteren Fuß, strecke das vordere Bein, um es unter das Hindernis zu schieben, und setze den Fuß auf dieser Seite auf den Boden. Die ideale Stützbasis ist weder zu schmal noch zu breit.

3 Halte die Wirbelsäule gerade, beuge deinen Rumpf nach vorne, indem du die Hüften beugst, und verlagere dein Gewicht gleichmäßig auf beide Füße, sodass deine Hüften direkt unter dem Hindernis stehen. Dabei hältst du den Hinterkopf knapp über der Wirbelsäule, damit sie niemals an das Hindernis stößt. Idealerweise sind dein Schwerpunkt, das Hindernis und die Mitte deiner Stützbasis an diesem Punkt vertikal ausgerichtet.

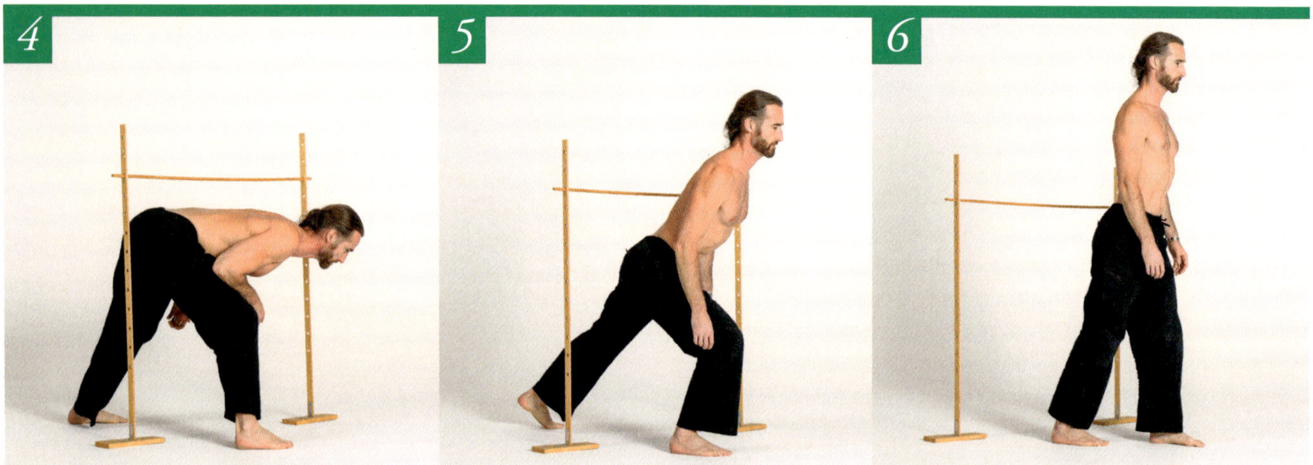


4 Schwinge deinen Rumpf unter dem Hindernis hindurch, sodass er es der Länge nach passiert; fange damit an, dein Gewicht auf den Fuß zu verlagern, der das Hindernis bereits überwunden hat.

5 Sobald dein Rumpf das Hindernis vollständig überwunden hat, richtest du dich auf und drehst dein Gesicht in die Bewegungsrichtung. Verlagere dein gesamtes Gewicht auf den vorderen Fuß und ziehe die Hüften unter dem Hindernis hindurch nach oben.

6 Ziehe das hintere Bein an deinen Körper heran und wechsle in einen normalen, aufrechten Gang.

### TECHNIKTIPP

Wenn das Hindernis nicht eben, sondern abschüssig ist, musst du deinen Kopf auf die höhere Seite des Hindernisses bringen und die Hüften auf die tiefere.

## Engräume passieren

1 Horizontale Passage (ein oberes und ein unteres Hindernis): Diese Variante erfordert einen ausreichend breiten Bereich, damit dein Rumpf Platz hat und passieren kann; du brauchst außerdem ein räumliches Bewusstsein dafür, wie viel Platz du über und unter dem Rumpf noch hast.

### TECHNIKTIPP

Eine Technik, die ich für Variante 1 verwende: Habe ich kaum Platz, um das sehr schmale Hindernis zu passieren, leere ich meine Lunge vollständig, damit mein Brustkorb flacher wird und ich etwas mehr Platz gewinne.

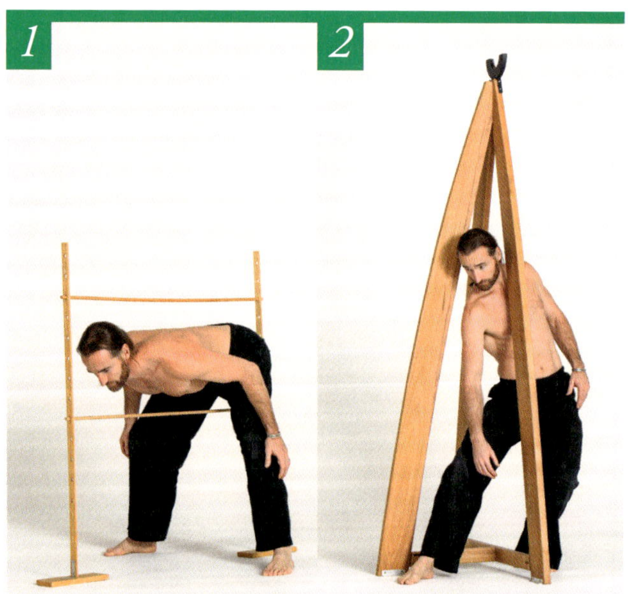


2 Vertikale Passage: Wenn man diese Variante übt, sollte man versuchen, sehr entspannt zu bleiben und das Hindernis zügig zu passieren, ohne es groß zu berühren. Ein leichtes Touchieren des Hindernisses stellt kein Problem dar, aber natürlich sollst du dir keine blauen Flecken holen.

## Hindernisse übersteigen

Stellt sich dir ein Hindernis in den Weg, das nicht zu umgehen ist, musst du einen großen, hohen Schritt machen. Gute Beispiele hierfür sind das Übersteigen eines kleinen Bachlaufs, eines tiefen Erdrisses oder Lochs, eines umgestürzten Baums oder die Überquerung eines rutschigen, nassen oder dornigen Fleckens am Boden. Solche Hindernisse werden hauptsächlich vor- oder seitlings überwunden; man bewegt sich selten rücklings darauf zu. Die Technik des Übersteigens hat viel zu tun mit den folgenden grundsätzlichen Prinzipien, egal, mit welchem Hindernis du dich konfrontiert siehst:

- Eine seitliche Körperorientierung eignet sich besser für eine breitere Spalte oder erhöhte Oberfläche, weil du breitere Schritte machen kannst als bei einer Vorwärtsausrichtung. Sobald der vordere Fuß belastet und stabil ist, kann man sich wieder gerade nach vorne ausrichten, indem man die Hüften rotiert und sich auf den Fußballen dreht.
- Beginne die Bewegung mit einer tadellosen Position und Gelenkstabilität deines hinteren Fußes und Beins. Deine Balance in dieser kurzen Phase auf einem Bein bestimmt die Genauigkeit der Fußplatzierung wie auch deine Stabilität im beidbeinigen Stand. Wenn der Schritt breit oder lang ist, wirst du vielleicht die Schwerkraft nutzen und dich kurzzeitig von ihr aus dem Gleichgewicht bringen müssen, bis der vordere Fuß landet; du musst also die Balance verlieren, um die Balance wiederzuerlangen.
- Sobald der vordere Fuß auf dem Boden aufsetzt, solltest du dich zuerst mit dem hinteren Bein abstoßen, um einen Vorwärtsimpuls zu erzeugen, damit du dein Gewicht auf das vordere Bein verlagern und dich damit zur Überwindung des Hindernisses abstoßen kannst.
- Wenn du ohne Zuhilfenahme der Hände eine erhöhte Oberfläche überquerst, sollte die Höhe des Hindernisses idealerweise etwas niedriger sein als deine Leiste (sonst wirst du kurz einen Grätschsitz einnehmen müssen).
- Wenn die Distanz, die du mit einem großen Schritt überwinden willst, beinahe die maximale Distanz ist, die du schaffen kannst, musst du dir vorher absolut sicher sein, dass sich der Schritt auch wirklich innerhalb deines Bewegungsumfangs realisieren lässt. Richte deinen Blick auf den vorderen Fuß, bis er auf dem Boden aufsetzt.
- Wenn die Oberfläche, auf der du deinen vorderen Fuß aufsetzt, klein oder auf andere Weise schwierig ist, solltest du deinen Blick auf die Landestelle fixieren, bis dein vorderer Fuß auch wirklich dort aufsetzt.

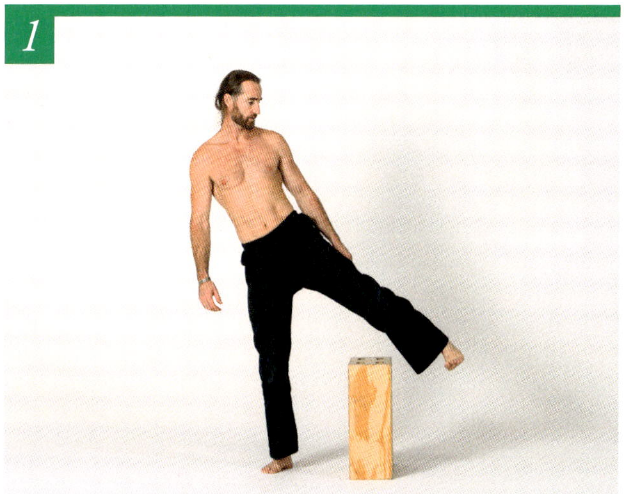

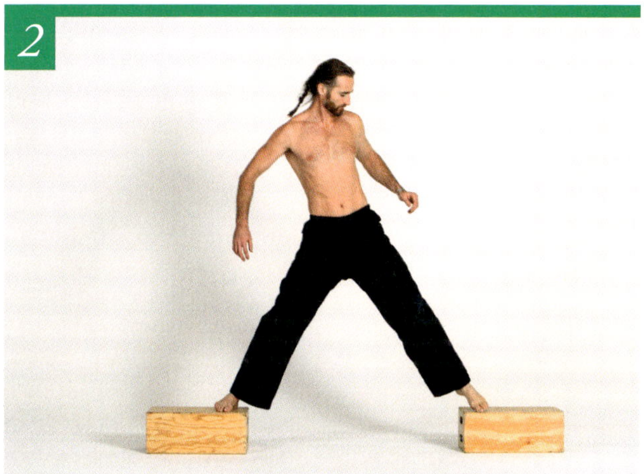

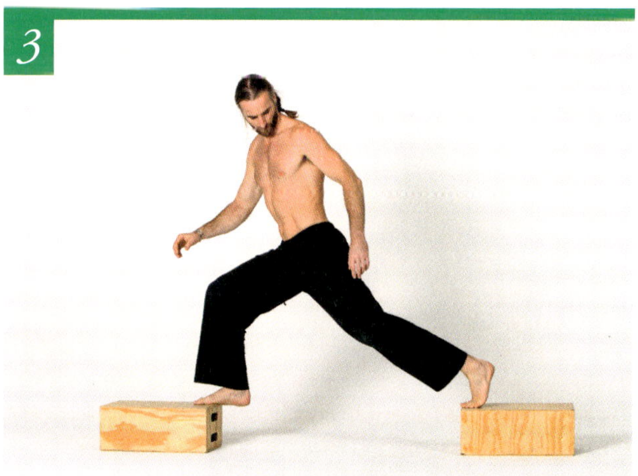

**1** Hoher Seitschritt vorwärts.

**2** Weiter Seitschritt, um eine horizontale Kluft zu überwinden.

**3** Weiter Schritt rückwärts, um eine horizontale Kluft zu überwinden.

- Antizipiere die Stabilität und (mangelnde) Reibung der Oberfläche, auf der dein hinterer Fuß steht, sowie der Oberfläche, auf der dein vorderer Fuß steht, damit du weißt, wie zuverlässig sie sind. Oberflächen können sich bewegen, unter dir zusammenbrechen oder rutschig sein, was dazu führt, dass du dein Gleichgewicht verlierst oder schmerzhaft auf deinem Steißbein landest.
- Deine Schritte sollten genau sein und es dir ermöglichen, zuerst auf den Fußballen zu landen – statt auf der Ferse –, um so eine stabilere Bodenhaftung zu erzeugen. Obwohl es stabiler wirkt, ist das Aufsetzen mit der Ferse riskanter, weil du nach vorne rutschen und stürzen könntest. Wenn du dein Fußgelenk und die Fußspitzen nach vorne streckst, kannst du bei Bedarf weiter vorne landen, als das möglich wäre, wenn du zuerst mit der Ferse aufkommst.
- Halte die Arme entspannt und widerstehe der Versuchung, mit ihnen Ausgleichsbewegungen zu machen, um die Balance zu halten und eine mangelnde Stabilität der unteren Gelenke zu kompensieren.
- Atme tief und entspannt in den Bauch ein und aus.
- Mache keine überhasteten Schritte über ein gefährliches Hindernis, beispielsweise einen Erdspalt oder eine reißende Strömung.

## Hinaufsteigen

Hinaufsteigen impliziert, dass der vordere Fuß auf eine erhöhte Fläche gehoben wird. Das kann progressiv und schrittweise in einem Bewegungsfluss erfolgen, wenn man bergauf geht, aber es kann auch passieren, wenn man auf ein vertikales Hindernis stößt. Vielleicht reicht der normale Gehimpuls aus, um auf ein solches Hindernis zu steigen, oder man muss kurz anhalten, seinen Stand stabilisieren und dann aus einem statischen Stand hinaufsteigen. Das Steigen auf eine erhöhte Fläche kann ein einzelnes Ereignis oder ein wiederholtes Muster sein, wenn du etwa eine steile Anhöhe erklimmst, die mit großen Steinen übersät ist (oder wenn du einfach einige Treppenstufen steigst).

Das Hinaufsteigen ist nicht auf einen einzigen Kontext reduzierbar, wie das Treppensteigen, das in der Regel in einer flachen, linearen, stabilen, ebenen und berechenbaren Umgebung stattfindet und sich durch relativ kurze Schritte, einen ungehinderten Impuls und perfekte Sichtbarkeit auszeichnet; jeder Schritt wird hier auf dieselbe Weise reproduziert. Das ist nicht annähernd so fordernd, wie aus einem statischen Stand einen Schritt nach oben zu machen (und ohne vorher Schwung zu holen), um auf eine deutlich höhere Oberfläche zu steigen, die uneben, klein, steil, rutschig oder instabil ist. Erschwert wird der Kontext, wenn man kurz auf einem Bein balancieren muss, bevor man die Entscheidung trifft, was man als Nächstes tut. Wenn du einen Schritt nach oben machst, kannst du viele Modifikationen vornehmen, die abhängig sind von der Oberfläche, auf die du steigst, die Höhe und Breite der Auflagefläche, wie viel Schwung du hast, bevor du die Bewegung einleitest, wie schnell du dich bewegst und in welche Richtung dein nächster Schritt gehen muss.

Ein Schritt nach unten funktioniert genauso. Es gibt jedoch einen großen Unterschied zwischen dem schnellen Abstieg auf eine tiefe, flache Stufe auf ebenem Boden und dem langsamen Abstieg aus einiger Höhe auf einem Bein, während das andere Bein noch auf einem unebenen oder unberechenbaren Untergrund steht.

Obwohl Schwung und Geschwindigkeit einen Aufstieg beschleunigen und erleichtern, gibt es Gelegenheiten, zu denen man vielleicht keinen Schwung verwenden möchte – und sich langsam, bedächtig, möglichst ausbalanciert und kontrolliert bewegen sollte. Die schwierigste Form des Hinaufsteigens ist die, die keine Fehler verzeiht; wenn wir aber bestimmen können, was das Bewegungsmuster effizient und somit weniger schwierig macht, werden uns dynamischere Formen des Hinaufsteigens extrem leichtfallen.

Dein Hauptanliegen sollte es natürlich sein, genügend Kraft zu erzeugen, um dich der Schwerkraft zu widersetzen; das gelingt dir, indem du deinen Körper beschleunigst. Dein zweites Anliegen ist die Wahrung der Stabilität auf einem Bein, ohne wie beim Balancieren mit den Armen Ausgleichsbewegungen zu machen. Natürlich wunderst du dich vielleicht, warum du deine Arme nicht benutzen sollst, um die Bewegung zu unterstützen. Deine Arme haben vielleicht etwas anderes zu tun (stell dir vor, du trägst ein kleines Kind). Hinsichtlich der Entwicklung deiner Koordination und Funktionalität erhöht der absichtliche Verzicht auf die Zuhilfenahme der Arme die Gelenkstabilität auf einem Bein, was bei anderen Bewegungen auf einem Bein wie Gehen, Balancieren, Laufen und einbeinigen Sprüngen und Landungen nützlich sein kann.

Das meiste von dem, was ich über das Hinaufsteigen sage, trifft auch auf das Absteigen zu. Stelle dir vor, dass du aus dem Stand (also ohne Schwung) nur einen Schritt auf einen unebenen Untergrund machst, der zudem höher ist als der, der auf den Fotos abgebildet ist. Du musst also unbedingt auf einem Bein stabil und balanciert bleiben, auch wenn du dich langsam bewegst, bevor du entweder oben stehst oder an eine andere Stelle treten kannst.

*1*

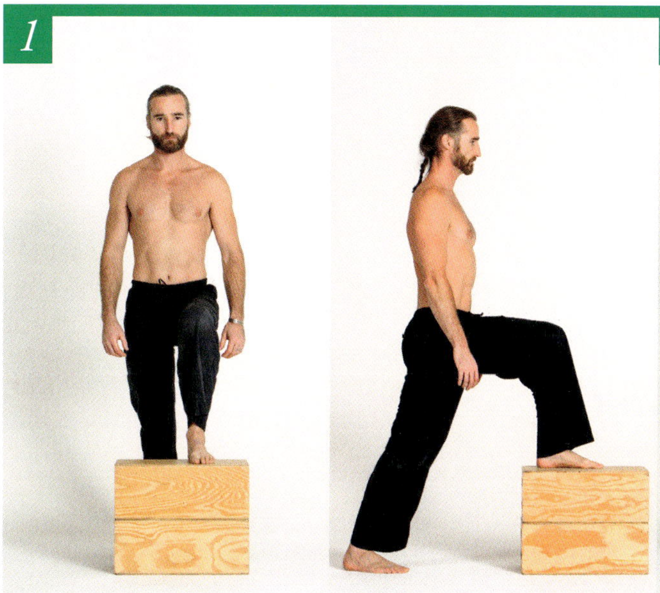

*2*

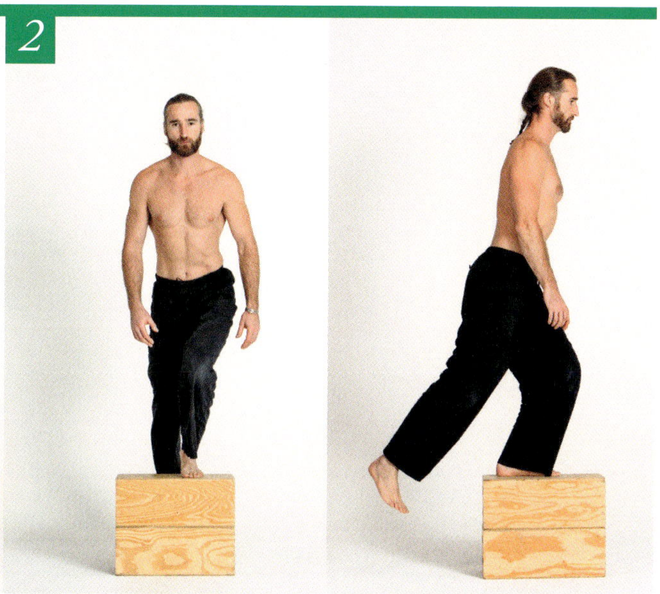

*(Fortsetzung auf der nächsten Seite)*

**1** Stelle dich gerade vor die erhöhte Fläche und lege deinen vorderen Fuß flach auf die Fläche. Du kannst einen Schritt von der Plattform entfernt stehen oder deinen hinteren Fuß näher an das Hindernis bringen. Das Knie steht direkt über dem Fuß oder ragt knapp darüber hinaus (abhängig von der Höhe des Hindernisses), dein Schwerpunkt aber nicht (obwohl der Unterschied nicht zu groß ist). Wenn dein vorderer Fuß höher ist als auf dem Foto, wäre es sogar noch wichtiger, den hinteren Fuß näher an den vorderen zu bringen, um den Schwerpunkt möglichst nah an den vorderen Fuß zu bringen. Der Grund ist einfach: Wenn du den Schritt nach oben machst, wechselst du von einer beidfüßigen auf eine einfüßige Stützbasis. Wenn du ohne Schwung anfängst, kannst du dich nicht so gut mit dem hinteren Bein abstoßen, weil es schon gestreckt ist. Das vordere Knie ist stärker gebeugt, also muss dein Schwerpunkt einen größeren vertikalen Abstand zurücklegen, bevor er über dem Fuß ist, um deine obere Position zu balancieren; deshalb ist es besser, den horizontalen Abstand zu verringern, den der Schwerpunkt zurücklegen muss. Am besten wäre es, den Schwerpunkt über die antizipierte Stützbasis (den vorderen Fuß) zu bringen.

**2** Halte die Wirbelsäule gerade, deine Hüften parallel und stoße dich mit deinem hinteren Fuß ab, um dein Körpergewicht auf den vorderen Fuß zu verlagern. Halte das Knie vertikal über dem Fuß (es kann sich unter Umständen minimal nach außen verlagern, was ein Reflex ist, damit es nicht einwärts fällt, aber es sollte keine deutliche Verlagerung erkennbar sein). Dein Knie richtet sich nicht an der Mittellinie und dem Schwerpunkt des Körpers aus; deine Hüfte bewegt sich zur Seite in die Richtung des belasteten Knies und Fußes, um die Mittellinie und den Schwerpunkt über das Standbein zu bringen.

## TECHNIKTIPP

Eine seitliche Orientierung ist möglich und hilfreich, wenn die Oberfläche wirklich stark erhöht ist, weil du dann in der Lage bist, deinen vorderen Fuß höher und flach auf der Oberfläche abzusetzen, während du bei einer Vorwärtsorientierung nur die Ferse auf die Oberfläche bringen kannst. Die Einnahme einer Seitwärtsorientierung hat etwas damit zu tun, was in einer bestimmten Umgebung am besten oder leichtesten machbar ist – unter anderem im Hinblick auf die Überlegung, wohin man seinen Fuß als Nächstes setzen will.

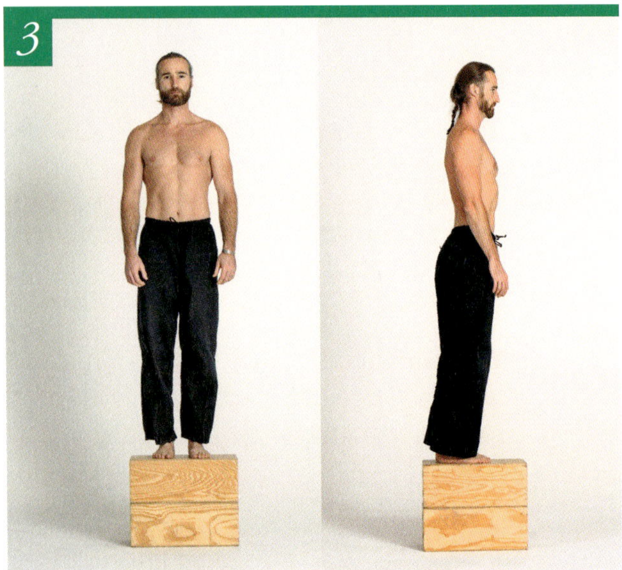

**3** Strecke das vordere Bein vollständig, während du das hintere Bein hochziehst und auf der Oberfläche in einen Stand bringst, sodass dein Schwerpunkt und die Mittellinie des Körpers vertikal zentriert über deiner beidbeinigen Stützbasis stehen. Wenn dein Knie über deiner (inneren oder äußeren) Fußkante steht, bewegt es sich ganz von selbst wieder in eine vertikale Ausrichtung. Du solltest aber in der Lage sein, von Anfang bis Ende die vertikale Ausrichtung zu halten. Obwohl sich deine Hüften vielleicht ein wenig zur Seite bewegen mussten, sollte sich dein Rumpf nicht zur Seite gelehnt oder gedreht haben; halte den Rumpf vertikal, ohne unnötige Bewegungen zu machen.

## Fehlerquellen

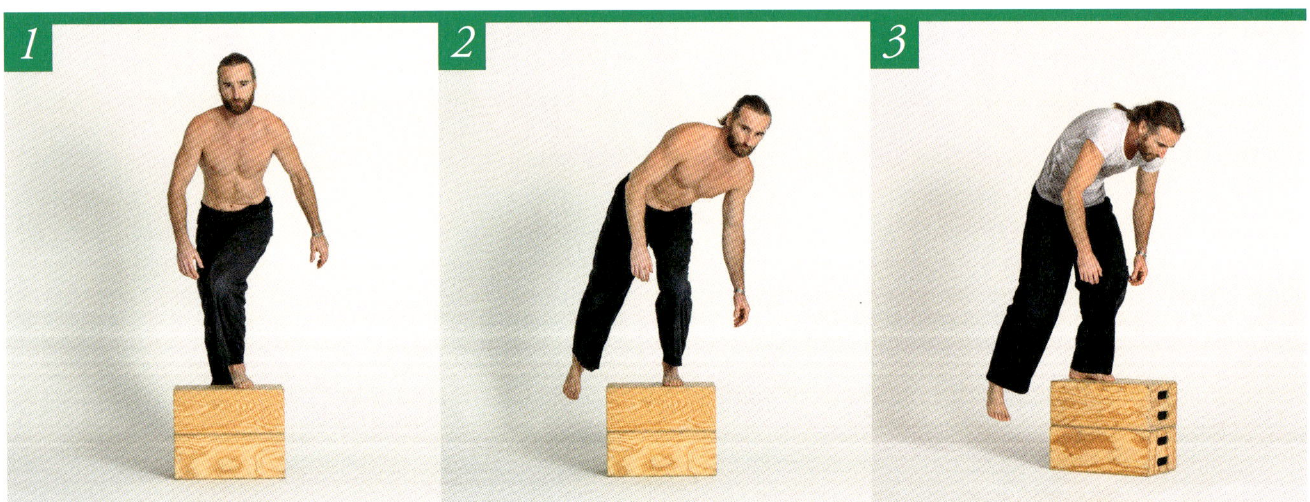

**1** Das Knie verlagert sich nach innen (oder außen), wodurch die vertikale Ausrichtung verloren geht. Der Fuß erzeugt eine instabile und schwächere Beinposition.

**2** Der Oberkörper lehnt sich in die Richtung des aktiven Beins, wodurch du instabil wirst und unter Umständen sogar die Balance verlierst.

**3** Einen Buckel machen und nach unten schauen. Auch diese Körperhaltung kann dich aus dem Gleichgewicht bringen oder dich davon abhalten, schnell oder präzise zur nächsten Bewegung überzugehen.

Problematisch ist zudem, ohne eine leichte Hüftbeugung hinaufsteigen zu wollen: Dadurch bleibt der Rumpf zu vertikal, sodass man seinen Schwerpunkt nicht effektiv nach vorne auf seine Stützbasis zubewegen kann. Dies führt zu einer langsameren Bewegung oder zwingt einen dazu, wieder abzusteigen.

Die anspruchsvollste Version des Hinaufsteigens besteht darin, dass man den aktiven Fuß auf die höchstmögliche Oberfläche bringt, das vordere Bein vollständig beugt und das hintere Bein (und vielleicht sogar das hintere Fußgelenk) vollständig streckt; in dieser Position ist das Bein kaum in der Lage, sich abzustoßen und einen Aufwärtsimpuls zu erzeugen, was diesen Step-up zu einem Bewegungsmuster macht, das dem Aufstehen aus der einbeinigen Hocke ähnelt. Das, was du beim Aufstehen aus der einbeinigen Hocke gelernt hast, zeigt dir, wie du die stärkste Position einnimmst, um Kraft zu erzeugen und die Balance in einem strikt vertikalen Hinaufsteigen zu halten, ungeachtet der Bewegungsgeschwindigkeit und ohne vorherigen Impuls. In der unteren Endposition auf einem Bein müssen Fuß, Fußgelenk, Knie und Schwerpunkt auf einer Linie sein. Im Folgenden noch einige Anmerkungen **fürs** Hinaufsteigen (ohne Impuls, volle Flexion oder nahezu volle Flexion):

- Du kannst ohne Schwung und mit nur wenig bis keinem Abstoßen des hinteren Fußes einen Aufwärtsschritt machen. Wenn dein Schwerpunkt nicht vertikal zentriert ist, sorgt die Schwerkraft dafür, dass du unten bleibst.
- Es ist effizienter, in einer vollen Flexion anzufangen, um Kraft zu erzeugen und dein gesamtes Körpergewicht durch eine einbeinige Streckung vertikal zu heben, vor allem wenn du am Anfang keinen Schwung hast.
- Du kannst die Geschwindigkeit der Beinextension steuern. Wenn du nicht vertikal ausgerichtet bist, zieht dich die Schwerkraft aus dem Gleichgewicht und wieder nach unten; du wirst langsamer oder erzeugst nicht genügend Aufwärtsbeschleunigung, um deinen Schwerpunkt vertikal auszurichten.
- Du kannst von dynamischer zu statischer Gelenkstabilität wechseln und an jedem Punkt der Extension anhalten, um in einer teilweisen Flexion zu verweilen. Wenn du nicht vertikal zentriert bist, zieht dich die Schwerkraft aus dem Gleichgewicht.
- Dein Knie bleibt von Anfang bis Ende vertikal über deinem Fuß ausgerichtet. Wenn das nicht der Fall ist, kehrt das Knie von selbst in die vertikale Ausrichtung zurück, sobald sich das Bein gestreckt hat. Diese Bewegung ist nicht nur unnötig und vermeidbar, es kann deinen Schwerpunkt auch aus seiner vertikalen Zentrierung bringen und dich instabil machen. Wenn du dich kontinuierlich aufwärts bewegst, so wie beim Treppensteigen, und dein Knie dabei im Verhältnis zum Fuß nach innen oder außen zeigt, wackelt es im Grunde bei jedem Schritt, was natürlich kein Ausdruck von Gelenkstabilität ist.

Du kannst dir nur dann eine Ausgangsposition erlauben, bei der dein Knie und dein Schwerpunkt nicht vertikal auf einer Linie liegen, wenn dein vorderer Fuß nicht zu stark angehoben ist, sodass dein Knie nur teilweise gebeugt ist; nutze das Abstoßen und die Gewichtsverlagerung vom hinteren aufs vordere Bein, um dir einen Aufwärtsimpuls zu verschaffen. In diesem Fall musst du dich nicht sehr kraftvoll auf dein vorderes Bein drücken und kannst dein Knie und deinen Schwerpunkt mit der Aufwärtsbewegung über deinen Stützfuß bringen. Am besten ist es, in einer starken Position zu beginnen und Modifikationen dieser Grundsätze nur dann zuzulassen, wenn man keine andere Wahl hat.
Nachfolgend werden die Hauptgründe dafür vorgestellt, warum das Knie seine vertikale Ausrichtung verliert:

- **Bewegungsrichtung:** Wenn du in einer Vorwärtsorientierung bist, kann dein Knie seine vertikale Ausrichtung verlieren und ein wenig vor dem Fußgelenk stehen, um deinen Schwerpunkt etwas nach vorne zu verlagern, damit du nicht das Gleichgewicht verlierst und nach hinten gezogen wirst (vor allem wenn du einen schweren Rucksack trägst). Wenn du Angst hast, dein Knie zu überlasten, solltest du dich daran erinnern, dass es in den meisten Fällen nicht belastet ist (oder zumindest nicht signifikant), du nicht mit einem vollständig gebeugten Knie beginnst und dir das Abstoßen mit dem hinteren Bein einen Aufwärtsimpuls verleiht. Wenn du eine Last vor dem Körper trägst, verlagert sich dein Schwerpunkt weiter nach vorne, was dir auf jeden Fall dabei hilft, nicht nach hinten gezogen zu werden. Wenn du nach oben oder zur Seite gehst, bewegt sich dein Knie aus seiner zentrierten, vertikalen Ausrichtung in die Bewegungsrichtung, nachdem genügend Kraft und Schwung erzeugt worden sind, und zwar weniger am Anfang der Bewegung, außer wenn die Bewegung sehr stark zur Seite geht.
- **Reibung beim Gehen:** Wenn eine vertikale Ausrichtung nicht die größte Reibung am Fuß erzeugt, kann eine leicht laterale Knieposition, normalerweise nach außen, ein Wegrutschen des Fußes verhindern – beispielsweise wenn dein Fuß und Fußgelenk auf einer geneigten Fläche schräg stehen.
- **Hindernisse:** Ein Hindernis, das deinen Knien im Weg steht, verhindert eine vertikale Ausrichtung.

## Instabilität auf einem Bein vermeiden

Wenn du Probleme mit der Stabilität und Balance auf einem Bein hast, wenn du einen Schritt nach oben machst, gibt es mehrere Übungen, die Abhilfe schaffen können. Diese Übungen eignen sich für alle Bewegungen auf einem Bein, also wenn man beispielsweise von etwas heruntersteigen oder über und aus etwas heraussteigen will. Achte bei den folgenden Bewegungen darauf, dass Knie und Fuß übereinanderstehen, die Wirbelsäule gerade ist, du tief in den Bauch ein- und ausatmest und die Arme entspannt hältst. In Kapitel 26, »Balancierbewegungen«, werden auch viele Übungen auf einem Bein vorgestellt, die sich auf größere Positionen im Einbeinstand auf dem Boden übertragen lassen.

- **Teilweise Knieflexion und -extension:** Du befindest dich im aufrechten Stand und senkst deinen Schwerpunkt möglichst weit ab, bis du in einer einbeinigen halben Hocke bist; halte die Position für mehrere Sekunden, stehe auf und wiederhole den Bewegungsablauf. Wechsle das Bein.
- **Hüftrotation:** Du befindest dich im Einbeinstand mit leicht gebeugtem Knie und drehst deine Hüften in beide Richtungen, indem du das freie Bein zuerst nach außen schwenkst, dann wieder in die Mitte bringst und weiterbewegst, sodass es deinen Körper vor dem Stützbein kreuzt. Du kannst bei der Hüftrotation auch deinen Rumpf und Nacken drehen, die Arme in verschiedene Richtungen strecken und deine Kopfhaltung – und damit dein Sichtfeld – beliebig verändern.
- **Schritt nach oben und unten:** Übe das sehr langsame Auf- und Absteigen, benutze also keinen Schwung und keine Geschwindigkeit, sondern vollständige Positionskontrolle, um effektiv und stabil zu sein.
- **Training der Balance:** Zahlreiche Techniken und Bewegungsvarianten schließen einen Stand auf einem Bein ein, die die Einbeinstabilität verbessern.
- **Tragen:** Das Tragen im Gehen ist eine Kombination aus Fähigkeiten, die die bipede Fortbewegung und Manipulation einer externen Last miteinander verbindet. Diese Bewegung ist offensichtlich fordernder als normales Gehen und verbessert die Standstabilität auf einem Bein, vor allem wenn man die Übung auf schmalen oder unebenen Oberflächen ausführt.

## Herabsteigen

Du kannst im Gehen ein Gefälle herunterschreiten, Treppenstufen herabsteigen oder ein relativ kleines Hindernis überwinden. Diese Bewegung benutzt überwiegend eine Vorwärtsorientierung und setzt sich aus der Vorwärts- und Abwärtsstreckung eines Beins und der Gewichtsverlagerung nach vorne zusammen, mit der man die Schwerkraft zu seinem Vorteil nutzt. Die Zeit, die man auf dem hinteren Bein stehend verbringt, ist sehr kurz, und die Kraft, die nötig ist, um die Bewegung zu erzeugen – das heißt bevor dein Fuß wieder aufsetzt –, geht gegen null. Beim Aufsetzen musst du nur darauf achten, deine Schritte genau zu platzieren, wenn du auf unebenem Boden unterwegs bist.

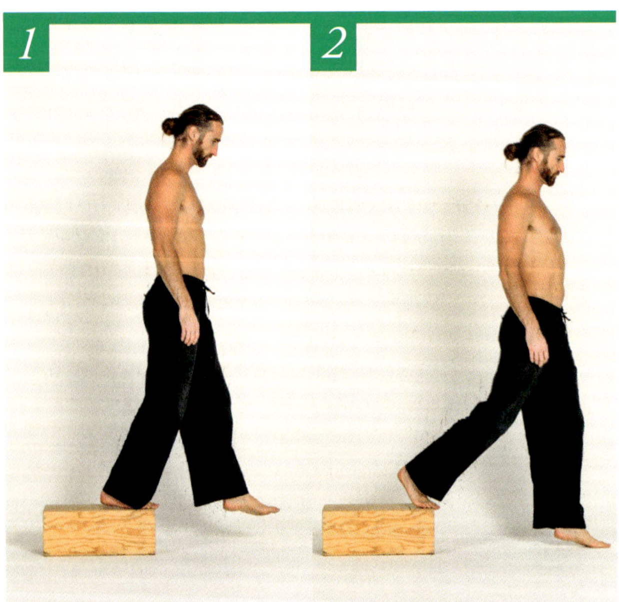


**1** Du stehst auf einer erhöhten Fläche und richtest deinen Blick auf die Landefläche, falls du Angst hast, nicht punktgenau auf einer konkreten Stelle zu landen; ansonsten richtest du deinen Blick in die Bewegungsrichtung. Drücke dich mit dem hinteren Bein ab, um dein Körpergewicht nach vorne zu verlagern, während du dein vorderes Bein nach vorne und unten streckst. Strecke dein Fußgelenk, um zuerst mit dem Fußballen des vorderen Fußes aufzukommen.

**2** Berühre den Boden zuerst mit dem Fußballen, um den Aufprall zu dämpfen. Nachdem du mit dem vorderen Bein abgebremst hast, ziehst und streckst du dein hinteres Bein nach vorne, um weiterzugehen; dabei benutzt du die gespeicherte elastische Energie, um den nächsten Schritt einzuleiten. Alternativ könntest du den hinteren Fuß auch zum Boden bringen, um einen aufrechten Stand einzunehmen, oder du stößt dich mit dem landenden Bein wieder ab.

Fehlerquellen beim Herabsteigen sind: das Landen auf der Ferse, auf einem flachen Fuß oder das Aufkommen mit gestrecktem Knie, was die Landung erschwert; Verlust der vertikalen Ausrichtung des Knies, das Knie ragt über den Fuß hinaus (außer du wechselst in den Halbkniestand am Boden); die Verspannung des ganzen Körpers; der Verlust der Positionskontrolle (durch jede andere ungewollte Bewegung des Körpers bei der Landung). Die ungewollte Bewegung des vorderen Knies bei der Landung, entweder nach innen oder nach außen, ist das größte Problem, weil es dich aus der Balance bringen und dein Knie verletzen kann. Wenn du bei der Landung die Richtung änderst und dich seitwärts bewegst, sollte dein Knie erst dann seine vertikale Ausrichtung verlassen, nachdem es den Körper abgebremst hat, der daraufhin wieder in die Streckung geht; es sollte sich nicht während der Flexion bewegen, die eine verlässliche Position erfordert, um ein effizientes Abbremsen zu gewährleisten.

## Seitwärts absteigen

Wenn du von einer hohen Oberfläche absteigen und weich, genau und leise landen musst (oder einfach nur möglichst balanciert), solltest du langsam und kontrolliert vorgehen und dich seit- oder rückwärts bewegen (dein Blick ist von der Bewegungsrichtung abgewandt), wodurch dein vorderer Fuß einen viel größeren Schritt nach vorne machen kann als bei einer Vorwärtsorientierung. Eine effiziente Haltung zeichnet sich dadurch aus, dass dein Schwerpunkt, Hüfte, Knie, Fußgelenk und Fuß jederzeit vertikal auf einer Linie sind, wenn du ohne Schwung oder Tempo hochsteigst. Es ist dasselbe Bewegungsmuster wie beim Hinaufsteigen, nur in umgekehrter Abfolge und mit einer exzentrischen Belastung (wodurch du abbremst) statt einer konzentrischen Belastung (wodurch du beschleunigst). Wenn sich dein Schwerpunkt vor dein Standbein verlagert, verlierst du die Balance, was bedeuten könnte, dass du nicht an der richtigen Stelle aufsetzt und stürzen könntest.

1

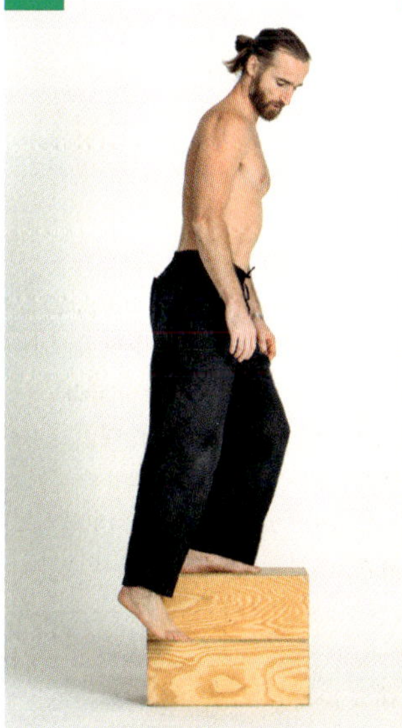

2

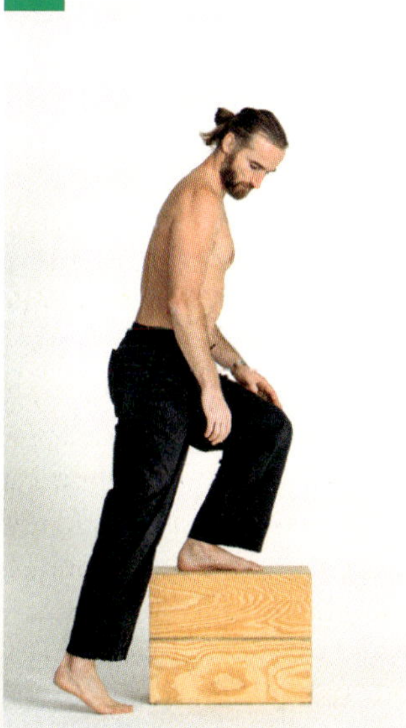

1 Du stehst auf einer erhöhten Fläche, drehst deinen Kopf leicht zur Seite, um die Landefläche zu sehen und deinen Blick darauf zu richten. Verlagere dein Körpergewicht auf den hinteren Fuß (der Fuß, der mehr in der Mitte steht und von der Kante weiter entfernt ist) und beuge das Knie leicht. Bevor du das andere Bein streckst und senkst, konzentrierst du dich darauf, die Balance zu halten: Schwerpunkt, Knie und Fuß befinden sich übereinander auf einer Linie.

2 Halte die vertikale Ausrichtung beim Absenken des aktiven Beins, damit du die Geschwindigkeit kontrollieren kannst, mit der du deinen Körper senkst. Auf diese Weise kannst du die Bewegung immer anhalten und das Bein wieder zum Körper bringen, falls das nötig sein sollte. Richte deinen Blick weiterhin auf die Stelle, auf die du deinen vorderen Fuß absetzen willst, und strecke das Fußgelenk, um den Fußballen zu senken, damit er weiter nach unten kommt und genauer aufsetzen kann.

## Die nächste Stufe: präzises Aufsetzen

Gehen ist vielfältig. Die Fähigkeit, einen Schritt in jede beliebige Richtung zu machen – vor, zurück, zur Seite, aus etwas heraus, über oder durch ein Hindernis hindurch, auf oder ab –, ist eine entscheidende Komponente der Gehkompetenz, die es dir ermöglicht, Hindernisse zu überwinden, ohne dabei den Bewegungsfluss zu unterbrechen oder Zeit zu verlieren.

Wenn du immer noch nicht vollständig davon überzeugt bist, dass Gehen eine echte Fähigkeit ist, die du trainieren und verbessern kannst, um sie effizienter und anpassbarer zu machen, so beobachte einmal, wie schnell und entspannt ein kundiger Beweger im Vergleich zu einer untrainierten Person (dazu zählen auch Leute, die oft, aber nur auf befestigten Wegen gehen und Hindernisse vermeiden, wo sie es können) sich fortbewegt und eine komplexe Umgebung wie ein steiniges Flussufer überquert. Der schnellere Geher verfügt nicht nur über eine hervorragende Positionskontrolle, Gelenkmobilität, Stabilität (vor allem in den Fußgelenken und Knien) und Fußkraft, sondern auch über eine bessere periphere Sicht, Bewusstsein für die Umgebung und eine schnelle Exterozeption (das Feedback der Füße bei jedem Schritt, vor allem auf unebenem, instabilem Untergrund). Das ist vor allem beeindruckend, wenn man weiß, dass geübte Beweger auch barfuß eine gute Figur abgeben und deutlich agiler und schneller sind als ungeübte, beschuhte Geher. Trainierte »natürliche Beweger« wissen bei jedem Schritt genau, was sie tun, und können sich schnell fangen, wenn sie instabil werden, ohne hilflos auf die Schwierigkeiten des Geländes zu starren. Wenn trainierte Beweger gehen, müssen sie beim Gehen vielleicht nicht nach unten blicken, weil ihre Augen und ihr Gehirn ihren Füßen weit voraus sind, um die nächste Bewegung zu berechnen. Natürlich ist es bei weniger schwierigen, berechenbareren Geländeformen einfach, gerade nach vorne zu schauen, aber die herausfordernderen Terrains und Oberflächen verlangsamen Wanderer, die sich nicht so schnell an die Gegebenheiten anpassen können, beträchtlich. Die folgenden Übungen bringen dir prinzipiell bei, jeden Schritt mit Bedacht zu tun … ohne deine Augen zu benutzen.

### Verbesserung der Präzision beim Gehen

- Fange mit einer kurzen Distanz an und schaue, wohin du gehen willst. Halte den Rumpf aufrecht und den Kopf erhoben (ohne dich vorwärts zu lehnen und nach unten schauen); richte nur deinen Blick nach unten. Bemühe dich darum, möglichst präzise Schritte zu machen, und erhöhe langsam die Geschwindigkeit.
- Wiederhole die Übung mit schräg nach unten gerichtetem Blick (45-Grad-Winkel), dann wieder mit gerade nach vorne gerichtetem Blick. Es geht darum, das periphere Sehen zu entwickeln und die Bewegungsgenauigkeit beizubehalten, ohne auf seine Füße und den Boden zu schauen.
- Sobald du dich damit vertraut gemacht hast, kannst du neue Geländeformen ausprobieren; schaue dabei gerade nach vorne und blicke nur gelegentlich nach unten, ohne den Kopf zu senken. Mittlerweile solltest du dich daran gewöhnt haben, nicht mehr ständig nach unten zu schauen, sondern gerade nach vorne, wobei du nur gelegentlich kurze Blicke nach unten wirfst, um schwierigere Stellen zu erkennen, über die du stolpern könntest.
- Eine weitere nützliche Übung ist es, deinen Blick auf ein bestimmtes Hindernis oder eine Stelle zu fixieren, die sich einige Schritte vor dir befindet, und zu schätzen, wie viele Schritte du brauchst, bis du auf diese Stelle trittst. Du kannst auch raten, ob der linke oder rechte Fuß zuerst dort aufsetzt.

## Varianten und Anpassungsmöglichkeiten beim Gehen

Schneller und/oder weiter zu gehen, ist für das Training nach der Methode der »natürlichen Bewegung« selbstverständlich wichtig, aber die Intensität und die Ausdauer sind nicht die einzigen Variablen, mit denen man sein Gehen üben und verbessern kann. Es gibt noch weitere Varianten und Übergänge, die man trainieren kann.

Viele Balancierbewegungen, die man auf schmalen Flächen machen kann, wie das Wenden mit gekreuzten Füßen und das Wenden mit Ballendrehung, kannst du auch auf dem Boden machen. Außerdem kannst du Positionen wie die tiefe Hocke und das Aufstehen in deine Gehbewegungen integrieren. In ähnlicher Weise ist das Gehen auf unbekanntem Untergrund wie wackeligen Steinen, auf denen du die Füße zusammenkrallen musst (das heißt die Zehen und Füße beugst, um Reibung und Stabilität zu erzeugen), eine Kombination aus Gehen und Balancieren.

Du solltest auch kombinierte Fähigkeiten wie Gehen und gleichzeitiges Tragen oder Werfen und Fangen im Gehen trainieren. Außerdem kannst du komplexere Umgebungsbedingungen gestalten; verwende hierzu Hilfsmittel, die Hindernisse in der Natur simulieren: Holzstäbe, PVC-Rohre oder dünne Seile, über die man steigen muss; einfache Linien, die man mit einem Stock in die Erde zieht; Klebestreifen, die man auf dem Boden anbringt, oder Kartons, die man auslegt, stellen Hindernisse dar, die du überwinden musst. Mit etwas Fantasie kannst du dir Übungen ausdenken, die das Gehen und Laufen reizvoll, fordernd, nutzbringend und abwechslungsreich machen. Eine Wanderung in der Natur ist für Körper und Geist herausfordernd und bereichernd.

# Laufen

Lauf um dein Leben! In den meisten lebensbedrohlichen Situationen ist Laufen die wichtigste Bewegungsfähigkeit, die uns zur Verfügung steht.

Weil Laufen etwas ganz Natürliches ist, das wir von klein auf praktizieren, glauben viele Menschen, dass der Laufstil eine Frage der persönlichen Neigungen oder Vorlieben ist. Aber Laufen ist wie jede andere Fähigkeit der »natürlichen Bewegung«: Es kann effizient oder ineffizient sein – und es kann durch eine korrekte Technik methodisch verbessert werden.

Obwohl individuelle Stilausprägungen im Gangbild (bedingt durch Anatomie, Alter, Gesundheit oder sogar der emotionalen Befindlichkeit der Person) immer möglich sind, sind die Gesetze, die Bewegungen steuern, für jeden Menschen gleich: Es gibt also keine individuellen Arten des effizienten Laufens.

Im weiteren Verlauf dieses Abschnitts liste ich die Ineffizienzen auf, die du früher vielleicht für »Laufstile« gehalten hast. Du kannst mit diesen Ineffizienzen lange Distanzen effektiv zurücklegen, zahlst dafür aber einen hohen Preis hinsichtlich deiner Energiereserven, Leistungsfähigkeit, Laune und körperlichen Verfassung. (Umgekehrt kannst du effizient laufen, ohne die Ausdauer zu haben, lange Strecken zurückzulegen; es ist also wichtig, diese beiden Aspekte des Laufens zu unterscheiden.)

Jede Ineffizienz kann eine notwendige, kurzzeitige Anpassung deiner Lauftechnik sein, die du vornehmen musst, um effektiv und effizient zu bleiben. Laufen ist – wie jede andere natürliche Bewegung – eine extrem anpassbare Fähigkeit. Die evolutionäre Fähigkeit, kurzfristig das biomechanische Laufmuster zu ändern, ist auf die biologische Notwendigkeit zurückzuführen, sich an den Kontext anzupassen, in dem die Bewegung stattfindet, um komplexe und sich ändernde Umgebungen zu meistern. Es geht also nicht um den individuellen Ausdruck, durch den man sich als Läufer auszeichnet. Sofern keine signifikanten externen Variablen vorliegen, sollte grundsätzlich eine Technik benutzt werden, die hinsichtlich des Bewegungsmusters und der Effizienz neutral und konsistent ist.

Ich ziehe es vor, von einer »neutralen« statt einer »perfekten« oder »reinen« Technik zu sprechen, die es nicht gibt. Die neutrale Technik gilt nur für einen glatten, flachen Untergrund, der keine sich ändernden oder unberechenbaren kontextuellen Anforderungen aufweist. Es ist absurd, ungeachtet der Umgebungsvariablen stets die gleiche Lauftechnik beibehalten zu wollen (und deine »perfekte« Technik versagt in dem Augenblick, in dem du mit realen Begebenheiten konfrontiert wirst). Aber die Laufeffizienz wird durch einige Grundprinzipien bestimmt, die du so weit kennenlernen und verinnerlichen solltest, damit du automatisch auf sie zurückgreifst, sobald sich die Gelegenheit dazu bietet.

Wenn deine aktuelle Lauftechnik von meiner Beschreibung abweicht, musst du dich der Möglichkeit öffnen, mit einem anderen Ansatz zu experimentieren.

Es fällt oft schwer, Muster zu verändern, die tief im Bewegungsgedächtnis gespeichert sind. Du läufst vielleicht schon seit Jahren mit deiner aktuellen Technik, was bedeutet, dass sie tief in deinem Gehirn und Körper gespeichert ist. Es fühlt sich daher vielleicht hölzern und falsch an, dein Muster zu modifizieren, aber mit etwas Übung wirst du dich daran gewöhnen.

Wenn du bereits über ein gewisses Maß an metabolischer Konditionierung verfügst, wirst du mit einer besseren Technik die Distanz, Geschwindigkeit und subjektiv wahrgenommene Belastung verbessern. Wenn du nicht läufst, weil du noch nie Freude daran hattest (was durch eine schlechte Technik nur schlimmer wird), wirst du entdecken, dass das Laufen viel entspannter und sogar körperlich angenehm werden kann.

## Wiederholte Stöße, Verletzungsrisiko und Einlagen

»Wiederholte Stöße« klingt wie etwas, das wehtut. Tatsächlich können dich die wiederholten Stöße beim Aufkommen der Füße während des Laufens verletzen – oder aber stark machen. Diese Belastungsstöße werden durch externe und interne Parameter bestimmt, unter anderem:

- Bodenbeschaffenheit (hart, weich, glatt, uneben, flach oder geneigt);
- Schuhwerk (sofern man nicht barfuß läuft);
- Position von Fuß, Fußgelenk, Knie, Hüfte und Rücken im Augenblick des Aufpralls;
- Geschwindigkeit beim Landungsstoß;
- Volumen (Anzahl der Schritte, Dauer der Laufeinheit);
- Körpergewicht;
- bestehende Konditionierung des Gewebes für die Art des Landungsstoßes (einschließlich der aufgezählten Parameter);
- allgemeine Gesundheit sowie die Fähigkeit, sich physiologisch zu erholen.

Unser Gewebe ist an eine bestimmte Intensität, Wiederholungsanzahl und Frequenz im Verhältnis zu bestimmten Haltungsmustern in Bewegung gewöhnt. Es gibt auch ein bestimmtes »Belastungsmuster« (eine körperliche und physiologische Auswirkung auf das Gewebe), das den Körper positiv oder negativ beeinflusst. Ein bestimmter Laufstil, der unverändert bleibt, löst ein spezifisches »Stoßmuster« aus, das ein Teil des individuellen Belastungsmusters ist. Die Veränderung mehrerer Variablen oder selbst die Veränderung einer einzelnen Variablen dieses Belastungsmusters kann in manchen Fällen enorm nützlich sein; in anderen Fällen ist sie kontraproduktiv.

Nehmen wir einen herkömmlichen Fersenläufer, der täglich entspannt 5 Kilometer in langsamem Tempo auf Asphalt laufen kann, herkömmliche Laufschuhe trägt (mit stark gedämpftem Absatz) und sich keine laufbezogenen Beschwerden und Verletzungen zuzieht. Was würde passieren, wenn diese Person beschließen würde, seine Laufleistung zu verbessern? In diesem Kontext könnten einige Parameter verändert werden, zum Beispiel:

- barfuß laufen (oder mit flachen Minimalschuhen), ohne den Laufstil zu verändern;
- mit denselben Schuhen laufen, aber über den Vorderfuß abrollen;
- auf unbefestigten Wegen oder einem Sandstrand laufen;
- das Lauftempo verdoppeln;
- mit einem zehn Kilogramm schweren Rucksack laufen;
- dieselbe Strecke bergab laufen;
- im selben Tempo laufen, aber die Länge der Strecke verdoppeln (auf 10 Kilometer).

Statt sich ohne erkennbare Konsequenzen – außer einem außergewöhnlich starken Muskelkater – an die neue Belastung anzupassen, wird der Läufer wahrscheinlich innerhalb weniger Tage oder sogar gleich am nächsten Tag Unbehagen oder Schmerzen verspüren. Wenn der Läufer die Veränderung beibehält, könnte er sich eine Verletzung zuziehen. Das liegt nicht daran, dass die wiederholten Stöße beim Aufprall des Fußes auf dem Boden plötzlich »schlecht« für ihn sind. Vielmehr ist der Grund darin zu suchen, dass der Läufer die Veränderung nicht progressiv vorgenommen hat. Die Veränderung war zu signifikant und zu abrupt; sie war für den Körper einfach zu rigoros. Der Läufer kann sich an jede neue Anforderung gewöhnen, auch an größere, wiederholte Aufprallereignisse, aber die Veränderung kann sich nicht über Nacht vollziehen.

Du musst also zunächst deine Lauftechnik biomechanisch effizient machen. Das wird eine Veränderung des Belastungsmusters bei jedem Schritt auslösen, was Unbehagen, Schmerzen und sogar eine Verletzung verursachen kann, wenn der Übergang abrupt und nicht schrittweise erfolgt. Eine effiziente Technik kann dir schaden, nicht weil der neue Bewegungsablauf für dich ungeeignet ist, sondern weil du deinen Körper mit den ihm bislang unbekannten Bewegungen und Belastungsmustern überforderst. Du solltest Steigerungen wählen, mit denen sich dein Körper auf gesunde Weise anpassen kann. Der Wechsel vom Fersen- zum Vorderfußläufer unter Beibehaltung aller anderen Laufvariablen (Intensität, Dauer, Frequenz, Erholungszeit) könnte potenziell jede aktuell vorliegende laufbedingte Verletzung beheben; der Wechsel kann aber auch andere laufbedingte Verletzungen verursachen. Je mehr Variablen (Technik, Schuhwerk, Gelände, Geschwindigkeit, Erholungsdauer) du auf einmal, das heißt ohne schrittweise Hinführung, veränderst, umso höher ist die Wahrscheinlichkeit negativer Konsequenzen. Geduld und schrittweise Änderungen sind der Schlüssel dafür, dass die vorgenommenen Änderungen des Bewegungsablaufs, der Technik und des Trainings tatsächlich nutzbringend sein werden.

Die Gewöhnung an Minimalschuhe und der Wechsel zum Barfußlaufen sind die nächsten Schritte. Du solltest die Intensität am Anfang allerdings niedrig halten. Du kannst sogar sofort barfuß laufen, wenn du auf glatten und tendenziell weichen Böden unterwegs bist (während du die Laufstrecke und die Intensität immer noch niedrig hältst).

Das Erlernen eines effizienten Laufstils ohne Schuhe ist eine sehr effektive Methode, weil das Feedback deiner Füße authentisch ist. Natürlich konditioniert das Üben aller barfuß ausgeführten natürlichen Bewegungen deine Füße dahingehend, selbst das Tragen von Schuhwerk besser auszuhalten.

## Fünf leichte Schritte zum effizienten Laufen

Ein effizienter Laufstil sollte nicht durch eine komplizierte Folge isolierter Übungen gelernt werden. Zu viel des Guten kann verwirrend sein und dazu führen, dass man sich körperlich und geistig unnötig anspannt.

Ein weiteres Problem isolierter Übungen ist die mangelnde Übertragbarkeit auf andere Bereiche. »Anfersen« (das starke Anheben der Fersen ans Gesäß, während man auf der Stelle läuft) ist nicht damit vergleichbar, die Fersen in höherem Lauftempo höher und schneller ans Gesäß zu ziehen. Beim Laufen tragen die elastische Energie und Hüftextension zur Bewegung des Unterschenkels bei, der sich über die Kontraktion der ischiocruralen Muskulatur hinaus in Richtung Gesäß bewegt.

Der Laufansatz, den ich hier vorstelle, stellt – abhängig von deiner aktuellen Lauftechnik – wahrscheinlich nur eine kleine Veränderung dar, aber für die meisten Menschen wird die Auswirkung gewaltig sein. Statt einzelne Aspekte deines Laufmusters häppchenweise zu verändern, solltest du eine Reihe kurzer, einfacher Übungen machen und so tun, als hättest du vom Laufen keine Ahnung. Diese Übungen unterstützen deine Wahrnehmung und vermitteln dir ein besseres Gefühl dafür, wie sich Laufeffizienz anfühlen sollte. Von dort ausgehend solltest du jeden Aspekt deiner Lauftechnik, den du korrigieren oder verbessern willst, durch tatsächliches Laufen eintrainieren und nicht durch isolierte Übungen.

### ANMERKUNG

**Bevor du die folgenden Übungen machst, gehe mit einer Uhr vor die Tür und messe, ohne eine Veränderung deiner üblichen Lauftechnik, wie viele Schritte du in einer Minute schaffst. Idealerweise würdest du dich beim Laufen filmen, damit du einen objektiven Vorher-nachher-Vergleich anstellen kannst.**

Beginne mit normaler Bauchatmung und einer neutralen Wirbelsäule, die Schultern sind tief, die Brust weit und der Blick ist gerade nach vorne gerichtet. Wir wissen mittlerweile, dass die Bauchatmung die Wirbelsäulenausrichtung unterstützt, aber ich vermute auch, dass die durch die Bauchatmung verursachte abdominelle Kompression das interne »Federn der Organe« abmildert und somit das gefürchtete Seitenstechen ausbleibt.

Spüre in dich hinein und registriere, dass deine Wirbelsäule in einem »aufrechten Stand« möglichst lang ist. Viele natürliche Bewegungen helfen dir bei der Wahrnehmung einer neutralen Wirbelsäule und lassen dich diese Haltung reflexartig einnehmen, sodass du deine »aufrechte Haltung« auf jeden Schritt anwendest. Du kannst auf jeden Fall nicht effizient laufen, wenn du keine spinale Positionskontrolle aufrechterhalten kannst; zugleich ist die Aufrechterhaltung der Positionskontrolle im Stand keine Garantie dafür, dass du sie auch beim Laufen beibehalten kannst. In jedem Fall solltest du nicht mit dem Laufen warten oder dich nur aufs Laufen verlassen, um einen starken Core und eine stabile Positionskontrolle aufzubauen.

## Übung 1: Beindrücken und Beinziehen

Abstoßen vom Boden: Nimm einen aufrechten Stand ein, stoße dich mit einem Bein ab und lande auf dem anderen Bein; stoße dich gleich nach der Landung sofort wieder mit dem aufgesetzten Bein ab. Wiederhole diesen Bewegungsablauf für eine Minute. Achte auf die Muskelanstrengung in deinen Beinen: Du musst den Körper bei der Landung auf einem Bein abbremsen, danach muss dasselbe Bein den Körper wieder vom Boden abstoßen, bevor das andere Bein übernehmen kann.

Beinheben: Ziehe ein Knie aus dem Stand etwa auf Hüfthöhe (oder knapp darunter) und setze deinen Fuß anschließend auf dem Boden ab; kurz bevor der Fuß den Boden berührt und dein Körpergewicht zu tragen beginnt, wechselst du jedoch schnell das Standbein, indem du den anderen Fuß vom Boden löst und anhebst (du hebst das Knie schnell auf Hüfthöhe). Du wirst nach jedem Schritt für einen Augenblick überhaupt keinen Bodenkontakt haben. Wiederhole diesen Bewegungsablauf für etwa eine Minute. Du solltest das Gefühl haben, dass die Bewegung eher aus dem Becken- und Bauchbereich kommt und weniger aus den Beinen, vor allem wenn du sie schnell ausführst. Mobilisiere die Muskeln, die für das Beinheben verantwortlich sind, in dem Augenblick, in dem du dein Gewicht von einem Bein aufs andere verlagerst. Dieses Muster fühlt sich wesentlich besser umsetzbar an als das erste, oder? Auch wenn das Laufen bei der Landung immer einen »Schub« hat, um die elastische Energie wiederherzustellen, solltest du dieses Gefühl beim Laufen reproduzieren und diese Zugbewegung des Beins möglichst akzentuieren. Wenn man dich fragte, ob du 20 Minuten lang lieber Abstoßen vom Boden oder Beinheben üben wolltest, welche Übung würdest du wählen und warum?

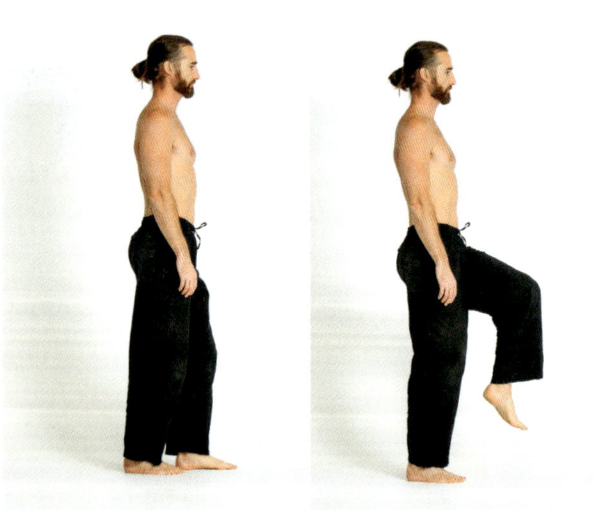

### ANMERKUNG

So fühlt es sich mehr oder weniger an, wenn Laufen eine Folge vorwärtsgerichteter, einbeiniger Stoßbewegungen oder Sprünge wäre. Du versuchst, dich kraftvoll mit deinem hinteren Bein abzustoßen und dein vorderes Bein weit zu strecken; darauf zu landen fühlt sich schwer an, aber du musst dasselbe Bein wieder vorwärts drücken. Es ist schon anstrengend, wenn du das auf der Stelle machst; stelle dir nun vor, wie viel Energie es dich kostet, wenn du dich einige Kilometer weit so fortbewegen würdest.

## Übung 2: imaginäres Seilspringen auf der Stelle

Stelle dir vor, dass du auf der Stelle seilspringst. Halte den Rücken gerade und vermeide ein seitliches Pendeln deines Oberkörpers. Du kannst deine Unterarme knapp über Hüfthöhe vor dem Körper halten, statt die kreisförmigen Bewegungen links und rechts vom Körper zu imitieren.

Würde es Sinn machen, auf den Fersen zu landen? Würde sich das richtig anfühlen? Die Antwort lautet Nein, weil sich das Aufkommen hart und schmerzhaft anfühlen würde. Warum würdest du also beim Laufen auf den Fersen aufkommen wollen?

Wenn du jemals auf Zehenspitzen geschlichen bist, ohne mit den Fersen den Boden zu berühren, ist dir vermutlich aufgefallen, dass eine solche Fortbewegungsart für die Achillessehnen belastend ist und deine Füße tendenziell steifer macht.

Beim Seilspringen musst du also darauf achten, jedes Mal mit beiden Füßen auf den Fußballen zu landen und deine Fersen auf dem Boden aufzusetzen; die Fersen berühren den Boden nur leicht, bevor du dich wieder auf die Fußballen rollst und abhebst. Es dauert vielleicht einige Sekunden länger, bevor du dich an diese Bewegung gewöhnst, die aber nichts anderes ist als ein flaches, niedriges Hochspringen.

Nachdem du dich an das beidbeinige Seilspringen gewöhnt hast, springst und landest du abwechselnd auf dem linken und dem rechten Fuß. Du kommst auf dem Fußballen auf, rollst auf die Ferse und dann wieder auf den Fußballen, während du das Knie leicht nach vorne und oben ziehst. Es sollte sich so anfühlen, als würdest du leise auf der Stelle laufen; es sollte sich mehr wie ein Beinheben anfühlen als ein Abstoßen vom Boden.

## ANMERKUNG

Übrigens: Hast du gemerkt, dass ich nicht den Begriff »Auftritt« benutze, wenn ich darüber rede, wie der Fuß Bodenkontakt herstellt? Selbst wenn das Landen auf dem Fuß genug Bodenreaktionskraft erzeugt, um den Fuß und das Bein unter Spannung zu setzen und elastische Energie zu generieren, solltest du trotzdem so leicht und geschmeidig wie möglich landen. Das Aufkommen des Fußes sollte man daher nicht als »Auftritt«, sondern eher als »Touchdown« bezeichnen.

## Übung 3: hohe Schrittfrequenz

Fahre damit fort, auf der Stelle seilzuspringen, abwechselnd mit dem linken und rechten Fuß aufzusetzen und darauf zu achten, dass du etwa 180 Sprünge pro Minute machst. Du hast richtig gelesen – so viele Wiederholungen. Das bedeutet, dass jeder Fuß in einer Minute 90-mal den Boden berührt. Du kannst auf eine Uhr schauen und deine Schritte zählen, ein Metronom benutzen oder drei Mal pro Sekunde in die Hände klatschen. Springe eine ganze Minute, mache eine Minute Pause und wiederhole das Ganze, bis dir das Tempo in Fleisch und Blut übergegangen ist.

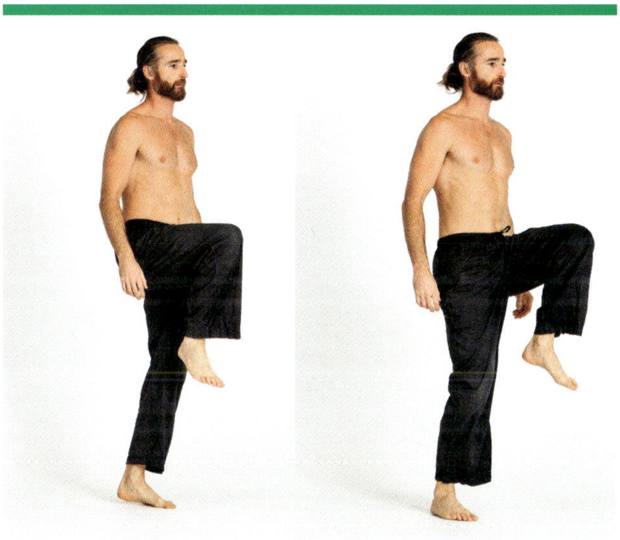

## Übung 4: rückwärtslaufen

Einfacher geht es nicht. Achte nur darauf, dass hinter dir genügend Platz ist, damit du weiter nach vorne schauen kannst, ohne dich ständig umdrehen und nachsehen zu müssen, wohin du läufst. Fange langsam an. Überprüfe, ob du intuitiv die folgenden Dinge tust:

- Lehne dich mit deinem ganzen Körper leicht zurück (ohne die Lendenwirbelsäule zu überstrecken), um eine aufrechte Haltung beizubehalten.
- Mache kleine, schnelle Schritte ohne dabei zu versuchen, dich mit den Beinen kraftvoll wegzudrücken und große Schritte zu machen.
- Berühre den Boden zuerst mit den Fußballen, setze die Ferse flach auf und hebe sie vom Boden, während dein Fuß wieder auf den Ballen rollt, bevor er wieder abhebt.
- Halte deine Arme so entspannt, dass sie bei der Laufbewegung ganz von selbst mitschwingen.

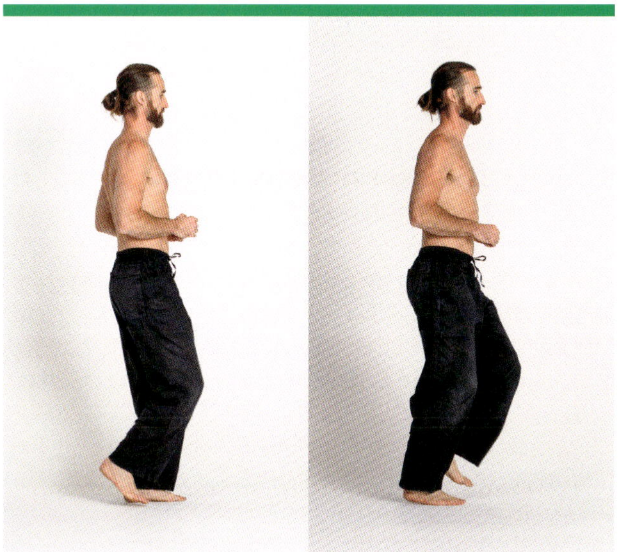

Das ist also genau das, was du in umgekehrter Orientierung tun musst, wenn du vorwärtsläufst. Dir wird auffallen, wie weich sich jeder Schritt anfühlt.

Das Landen auf der Ferse nach einem großen Schritt, auch wenn du Schuhe mit guter Dämpfung trägst, ist einer der Hauptgründe dafür, warum deine Knie, dein unterer Rücken und sogar dein Nacken nach dem Laufen verspannt sind oder sogar wehtun (neben anderen möglichen Problemen).

Wenn du dich auf das Feedback konzentrierst und dich an die Empfindungen aus allen vier Aspekten erinnerst, die ich oben aufgezählt habe, kann das enorm dabei helfen, dasselbe Muster und dieselbe Effizienz beim Vorwärtslaufen herzustellen.

## Übung 5: imaginäres Seilspringen mit Ganzkörperneigung

Kehren wir nun zum Seilspringen auf der Stelle mit hoher Schrittfrequenz zurück. Dass du dich nicht vom Fleck bewegst, liegt nicht daran, dass du dich mit deinen Beinen nicht kraftvoll genug abstößt. Du kannst versuchen, dich mit deinen Beinen abzudrücken, aber du bleibst trotzdem auf derselben Stelle wie beim Beindrücken. Nur wenn du dich nach vorne lehnst, bewegst du dich vom Fleck.

Aber wie sollst du dich nach vorne lehnen? Wenn du die Hüften beugst, lehnt sich dein Rumpf nach vorne, aber du verlagerst deinen Schwerpunkt damit nicht vorwärts über die vertikale Linie mit deinen Füßen beziehungsweise deiner Stützbasis hinaus; in diesem Fall springst du mit vorgebeugter Körperhaltung am Platz. Denke daran, was passierte, als du rückwärtsgelaufen bist. Musstest du ein Hohlkreuz machen? Nein, du musstest nur den ganzen Körper leicht nach hinten lehnen. Wie wäre es also, wenn du nur die Fußgelenke ein wenig beugst, sodass du dich leicht nach vorne lehnst? Heureka! Mehr musst du gar nicht tun. Indem du deine Fußgelenke ein wenig beugst, während dein übriger Körper gerade bleibt, erzeugst du eine leichte, kaum merkliche Ganzkörperneigung nach vorne, die deinen Schwerpunkt leicht nach vorne bringt, das heißt über deine Stützbasis hinaus. Die Schwerkraft tut dann ihr Übriges und zieht dich langsam nach vorne. (Das wird als »Schwerkraftmoment« bezeichnet.)

Lehne einfach deinen ganzen Körper nach vorne, während du seilspringst, halte deine Wirbelsäule gerade, lande leise auf den Füßen. Halte deinen Körper entspannt und bemerke, dass du dich langsam und mühelos – oder zumindest ohne große Anstrengung – vorwärts bewegst. Du joggst im Grunde vorwärts. Das ist es; das ist Laufen!

Das ist die neutrale Lauftechnik, die du anstreben solltest. Sie sieht aus und fühlt sich an wie ein langsames Rückwärtslaufen, nur in umgekehrter Reihenfolge. Statt dich mit den Beinen und Füßen abzudrücken, bekommst du einen Vorsprung, wenn du dich von der Schwerkraft nach vorne ziehen lässt; denselben Vorwärtsimpuls kannst du benutzen, solange du dich nach vorne lehnst und genau dieselbe Beinsequenz immer wieder reproduzierst. Magie!

Weil die Vorwärtsneigung minimal ist und du mit hoher Schrittfrequenz Schritte machst, kannst du leicht die

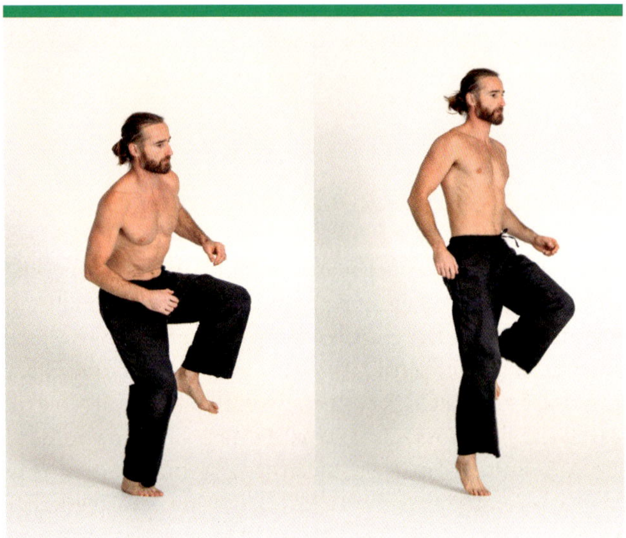

Balance halten, ohne den Eindruck oder die Angst zu haben, dass der Zug so schnell wird, dass du die Kontrolle verlierst. Es kann und darf sich nicht wie ein »Sturz« anfühlen. Während die Verlagerung deines Schwerpunkts vor die Stützbasis technisch gesehen ein sehr frühes Stadium des Stürzens ist, kann der Gedanke, dass das Laufen eine Art »ständiges Stürzen« ist, beunruhigend sein und zu Anspannungen führen. Schlimmer noch, vielleicht führt er dazu, dass du automatisch die Hüfte beugst, weil wir unbewusst auf diese Weise ein Stolpern vermeiden wollen. Stattdessen solltest du dir das Vorwärtslehnen als leichte »Ganzkörperneigung« vorstellen.

Du musst zu diesem Zeitpunkt nicht versuchen, schnell zu sein. Vergrößere nicht deine Schrittlänge oder drücke dich kraftvoll mit den Beinen kraftvoll ab. Deine einzige Aufgabe besteht im Moment darin, die leichte Vorwärtsneigung beizubehalten und deine Füße weiter hochzuziehen, als würdest du seilspringen. Vermeide unnötige Modifikationen deiner Körperhaltung wie den Versuch, dich mit den Beinen abzustoßen, um eine größere Distanz zurückzulegen. Statt so zu tun, als würden deine Arme das Seil halten und kleine, kreisförmige Bewegungen machen, schwingst du sie nun entspannt nach vorne durch.

## Position des landenden Fußes

Ein weiteres, aber wichtiges technisches Detail des Fußaufsetzens bezieht sich darauf, zuerst auf dem seitlichen Anteil des Vorderfußes zu landen – mit anderen Worten näher an der Außenkante oder dem äußeren Bereich des Vorderfußes und weniger auf der Stelle direkt unter dem Großzehengelenk – bevor der gesamte Vorderfuß (gefolgt von der Ferse) flach auf dem Boden aufsetzt. So gewinnst du nicht nur etwas Bewegungsumfang und sorgst für eine bessere Verteilung der Aufprallkräfte bei der Landung, auch dein Fußgelenk bleibt stabiler. Was wir aus Gründen der Einfachheit als »Ballen-Ferse-Landung« bezeichnet haben, ist eigentlich ein Touchdown mit »Außenvorderfuß-Vorderfuß-Ferse«.

## Entspannt bleiben

Das beste Bewegungsmuster ist nicht das beste, wenn man innerlich unnötig angespannt ist. Die Art der Entspannung, um die es mir hier geht, ist geistiger Natur. Es gibt keine körperliche Entspannung ohne vorherige geistige Entspannung. Wenn du effizient zu laufen lernst, denkst du vielleicht zu viel über den Bewegungsablauf nach, damit verkrampfst du dich geistig, was wiederum zu einer körperlichen Anspannung führt. Die geistigen Checks, die du regelmäßig vornehmen solltest, beziehen sich auf den einen oder anderen Aspekt deiner Technik, aber sie sollten immer damit beginnen, dass du prüfst, ob du geistig und körperlich entspannt bist. Konzentriere dich vor dem Laufen auf deine Atmung. Wenn du merkst, dass du dich beim Laufen anspannst, pausiere kurz und entspanne dich: Einige Schritte auf der Stelle, um den Nacken zu entspannen und die Arme zu lockern, können hilfreich sein, weil man sich beim Laufen normalerweise im Nacken, in den Schultern und den Armen verspannt.

## Zusammenfassung

Schau dir die drei folgenden Fotos auf der nächsten Seite an, die einen Läufer in Seitenansicht zeigen: Er macht drei Schritte, sein Lauftempo ist moderat. Alles bleibt gleich, Haltungsänderungen geschehen nur, um die Fortbewegung zu gewährleisten.

Achte auf die folgenden Dinge:

- Ein Bein ist gebeugt und angehoben.
- Das andere Bein trägt das ganze Körpergewicht, das Knie ist (leicht) gebeugt und das Fußgelenk ist ebenfalls gebeugt, damit sich der ganze Körper nach vorne lehnen kann.
- Kopf, Nacken, Schultern, Rücken, Hüften und Stützfuß bilden eine Linie. Das ist die Ganzkörpervorwärtsneigung. Der Winkel dieser Neigung bleibt gleicht. Der Kopf bleibt möglichst auf einer Höhe und wippt nicht auf und ab.
- Die Schultern sind entspannt. Die Ellbogen sind etwa im 90-Grad-Winkel gebeugt. Die Arme sind nah am Brustkorb und bewegen sich im Schritttempo leicht vor und zurück.
- Der hintere Fuß wird unter der Hüfte hochgezogen. Weil sich das Tempo in dieser Sequenz nicht verändert, bleibt die Beinposition ungeachtet der belasteten Körperseite gleich. Der Schwerpunkt ist horizontal vor der Stützbasis: dem hinteren Fuß. Wenn sich der Schwerpunkt nach vorne verlagert, findet ein schneller Wechsel des Standbeins statt, wobei der vordere Fuß nach hinten geht und das hintere Bein schnell hochgezogen wird. Zwischen dem Aufsetzen des vorderen Fußes auf dem Boden und dem Hochkommen des hinteren Beins befindet sich der Körper in der Flugphase und bewegt sich vorwärts.
- Obwohl du das nicht auf den Fotos erkennen kannst, ist die Haltungssequenz des Fußes bei der Landung Außenvorderfuß-Vorderfuß-Ferse, dann wieder Vorderfuß, wenn der Stützfuß hochgezogen wird (was auch als »Abdruck« bezeichnet wird).
- Während sich die Techniken der »natürlichen Bewegung« auf Körperhaltung/Atmung, Sequenz/Timing und Anspannung/Entspannung konzentrieren, können wir die Säulen des Laufens wie folgt vereinfachen:
  - Körperhaltung/Atmung
  - Schrittfrequenz
  - Entspannung

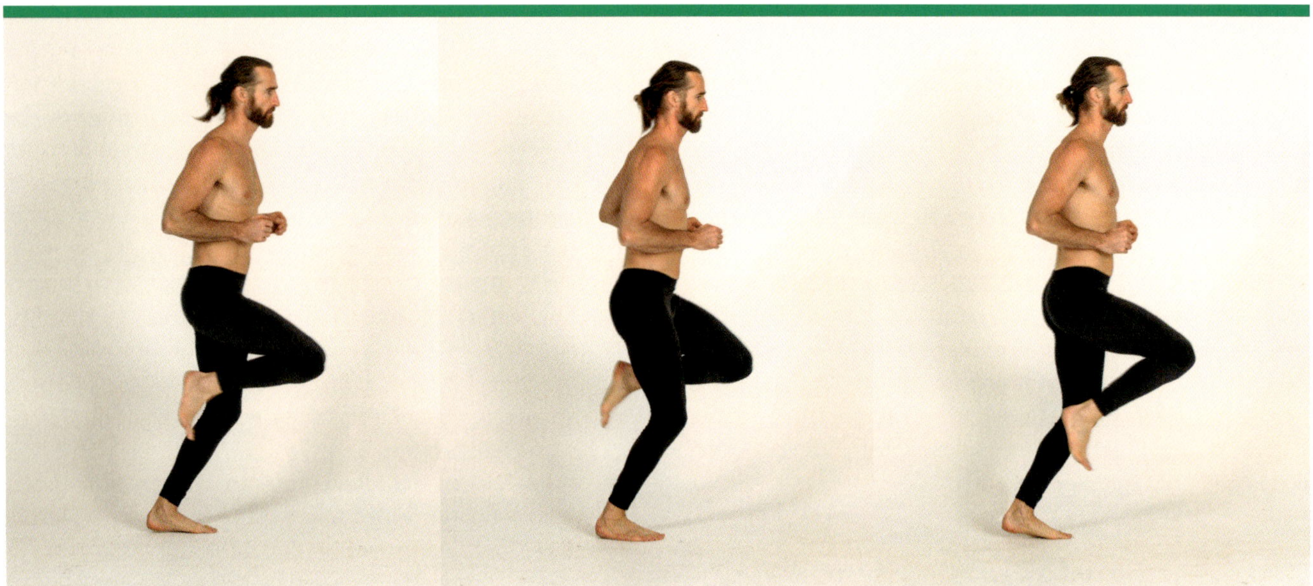

## Ineffiziente Muster üben

Das bewusste Einüben ineffizienter Laufmuster ist meiner Erfahrung nach eine der wirkungsvollsten Methoden, um festgefahrene, schlechte Gewohnheiten zu beheben und die Technik und Laufeffizienz zu verbessern. Das möchte ich nachfolgend erklären. Während du versuchst, mit einer effizienten Technik zu laufen, wirst du vermutlich auf einige Ineffizienzen stoßen, die immer wieder auftreten, als würden sie automatisch ablaufen – und genauso ist es ja auch. Wahrscheinlich ertappst du dich dabei, wie du übertrieben intensiv an die Technik denkst, dich anspannst, die Geduld verlierst und dich ärgerst, weil du nicht das erreichst, was du erreichen willst.

Die gezielte Auseinandersetzung mit einer Ineffizienz ist eine hervorragende Strategie, weil sie dir erlaubt, zuerst das aus deiner Technik zu entfernen, was nicht darin vorkommen sollte. Es gibt viel mehr Verbote als Gebote. Wenn du beim Laufen identifizieren kannst, welche kontraproduktiven oder überflüssigen Dinge du ständig oder gelegentlich tust, kannst du diese Schwächen vermeiden und beseitigen. Indem du dir eine Ineffizienz nach der anderen vornimmst, »bereinigst« du langsam, aber sicher deine Technik effektiver, als wenn du versuchen würdest, die »perfekte« Technik in einem Rutsch hinzubekommen.

Es kann allerdings ziemlich knifflig sein, ineffiziente Muster wahrzunehmen, die schon so lange in deinem Bewegungsgedächtnis sind, dass sie sich natürlich anfühlen und dir nicht mehr auffallen. Wenn du etwas über Ineffizienzen liest oder jemanden bittest, dich auf selbige aufmerksam zu machen, löst sich das Problem noch nicht. Du musst das Problem erspüren und sensorisches Feedback erhalten, das so stark und überzeugend ist, dass du an der Behebung des Problems arbeiten möchtest.

Sieh dir die typischen Fehler auf den Fotos weiter unten an. Beobachte Freizeitläufer und studiere ihre Bewegungsmuster. Du wirst bei manchen Läufern sogar mehrere Fehler gleichzeitig identifizieren können, zum Beispiel zu große Schritte mit gleichzeitigem Auf-und-ab-Federn, Landen auf den Fersen, übertriebene Armbewegungen, Vorziehen des Kopfes, als würde der betreffende Läufer möglichst sportlich aussehen wollen. Ein anderer Läufer macht vielleicht kurze, langsame Schritte, landet auf dem Mittelfuß, beugt die Hüften, die Knie aber nur minimal, macht einen Buckel und zieht die Schultern nach vorne, pendelt mit dem Kopf von einer Seite zur anderen und bewegt die Arme überhaupt nicht. Ein anderer wiederum zieht die Knie nach vorne und die Fersen nach hinten oder schwingt die Arme so hoch er kann, als würden er sprinten, obwohl er nur joggt. Der nächste hat bei der Landung vielleicht ein gesundes Vorderfuß-Ferse-Vorderfuß-Muster, lehnt den Rumpf beim Laufen aber nach hinten. Es gibt viele Haltungs- und Bewegungsfehler, die das Laufen ineffizient machen. Wenn man es nicht besser wüsste, könnte man denken, Lauftechniken seien nur ein Ausdruck persönlicher Vorlieben.

Du solltest aber mehr tun, als deine Ineffizienzen zu entdecken. Du musst jede Ineffizienz trainieren, um dir bewusst zu machen, wie kontraproduktiv und unnötig sie sind. Indem du Ineffizienzen übst, wirst du am eigenen Leib spüren, dass es sich dabei tatsächlich um Fehler handelt. Ein solcher Übungsansatz ist besonders effektiv, um dir die Ineffizienzen bewusst zu machen, von denen du nicht einmal wusstest, dass du sie hast. Ich habe die Ineffizienzen in der folgenden Liste von unten nach oben sortiert – und fange also bei den Füßen und Beinen an, bewege mich über die Hüften zum Rumpf, den Armen, Nacken und schließlich zum Kopf. Was in den Füßen, Beinen und Hüften geschieht, ist am wichtigsten. Du solltest diese Probleme beheben, bevor du dich um die weniger wichtigen Ineffizienzen kümmerst. Wenn dein Oberkörper gerade und entspannt ist, aber deine Hüften, Beine und Füße unsaubere Arbeit verrichten, hast du größeren Ärger als im umgekehrten Fall.

Übe jede dieser Ineffizienzen, eine nach der anderen, etwa 30 Sekunden lang (oder bis du es wirklich nicht mehr erträgst). Übertreibe sie bis zu dem Punkt, an dem sie unangenehm werden oder absurd aussehen und sich auch so anfühlen. Wenn sie sich in einer übertriebenen Form schon so anfühlen, kann eine »leichtere«, weniger ausgeprägte oder erkennbare Variante der Probleme nicht wirklich gut sein, oder?

Bedenke, dass jeder Fehler, den ich aufzeige, eine tatsächliche, notwendige Anpassung an umgebungsspezifische oder momentane Umstände sein kann. Je komplexer der Kontext wird, desto wahrscheinlicher ist es, dass sich deine »neutrale« Technik einer Vielzahl von Haltungsmodifikationen unterzieht. Solche Veränderungen sind nicht nur möglich; sie sind unumgänglich, wenn man effizient bleiben will. Das Auftreten mit der Ferse wird eine gute Sache, wenn man bergab läuft; sich nach hinten zu lehnen macht Sinn, wenn man unter tief hängenden Ästen läuft und so weiter. Ein solches Ducken wäre eindeutig kein Fehler; es ist eine anpassbare Bewegung. Aber wenn es keine entsprechende Notwendigkeit gibt, ist jede Abweichung von der neutralen Technik eine Ineffizienz. Es wäre am besten, sich beim Laufen auf Video aufzunehmen und die Aufzeichnung in Zeitlupe anzusehen, damit man ein visuelles Feedback seiner Lauftechnik bekommt und in der Lage ist, solche Ineffizienzen zu erkennen, die man normalerweise übersehen würde.

## TECHNIKTIPP

Wiederhole zwischen dem Üben jeder Ineffizienz die neutrale Technik, damit du zu Bewegungsmustern zurückkehrst, die sich gut, entspannend und effizient anfühlen.

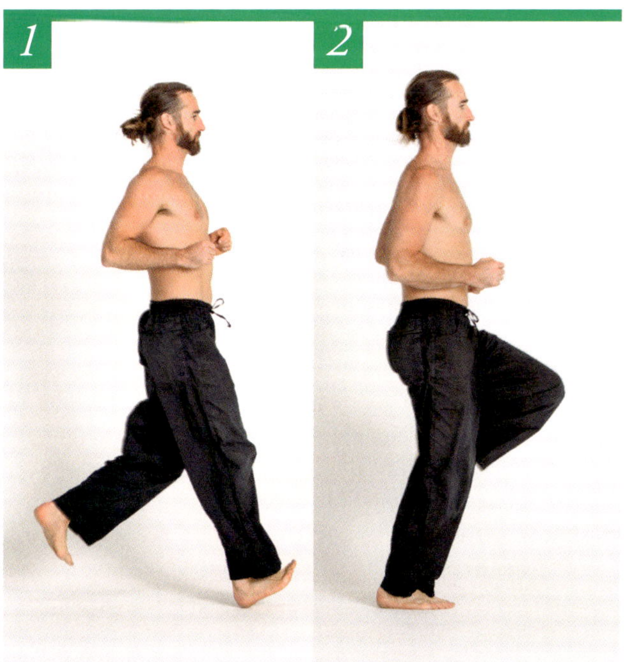


(Fortsetzung auf der nächsten Seite)

**1 Fersenauftritt:** Bewirkt eine harte Landung, die den ganzen Körper belastet, überdies macht dich der Fersenlauf langsam.

**2 Knie zu hoch gezogen bei langsamem Tempo:** Gilt auch für die Fersen, die in langsamem Tempo zu hoch ans Gesäß gezogen werden. Manchmal werden sowohl die Knie als auch die Fersen zu hoch gezogen, was dann ungefähr so aussieht, als würde man Fahrrad fahren. Diese unnötige Beinbewegung kostet nur Energie.

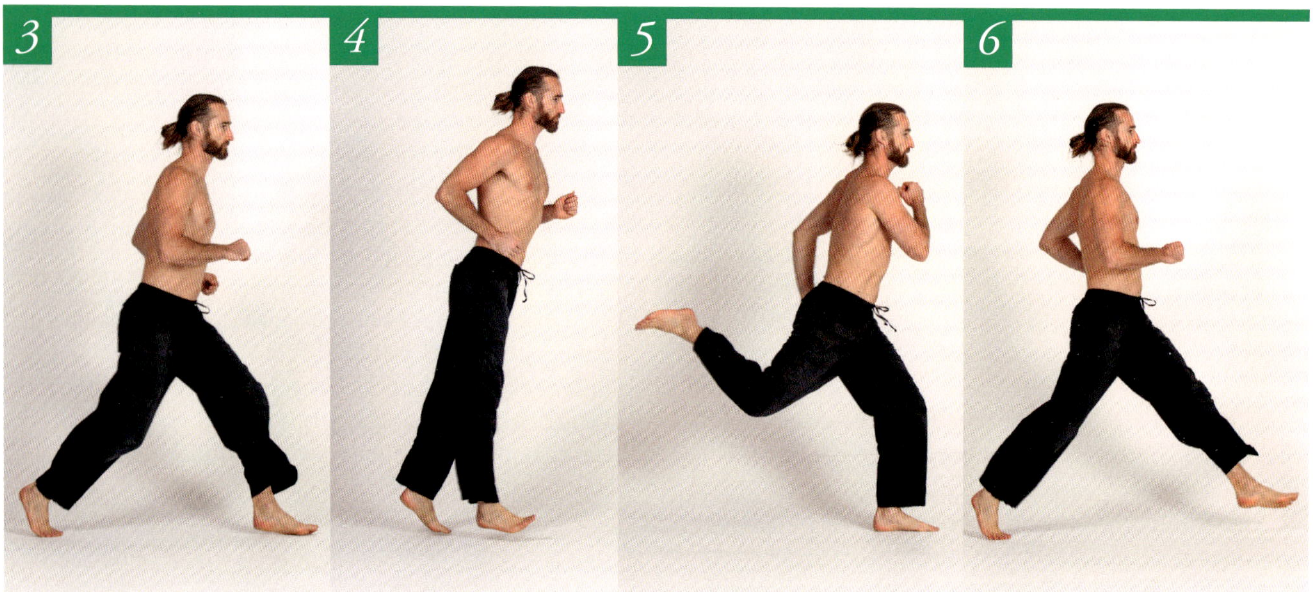


**3** **Laufen mit Abstoßen vom Boden ohne Vorwärtslehnen, Landen auf dem Mittelfuß und kaum existente Flugphase:** Während dieser Stil zwar den Aufprall minimiert und das Laufen weicher macht, ist er allerdings mehr ein Gehen mit großen Schritten und verlässt sich vollständig auf das Abstoßen mit dem Quadrizeps. Weil du deine Füße tief und dicht am Boden hältst, benutzt du nicht die ischiocrurale Muskulatur, um die Fersen ans Gesäß zu ziehen; deshalb wird die Aufgabe, das Bein nach vorne zu bringen, vollständig den Hüftflexoren überlassen. Dieser Stil ist auch langsam und dient nicht einer effizienten Vorwärtsbewegung.

**4** **Steife Beine, fehlende Kniebeugung:** Die Knie sind dafür geschaffen, sich bei der Landung zu beugen, damit die Beinmuskeln den Aufprall absorbieren und verhindern, dass bei jedem Schritt eine Schockwelle die Knie, Hüften und den Rücken erschüttert. Wenn du deine Knie nicht beugst, zwingt das deine Füße dazu, mehr zu arbeiten, als sie sollten, um einen Teil des Aufpralls zu absorbieren. Füße, Fußgelenke und Waden werden unnötig belastet.

**5** **Zu große Schritte:** Das Laufen mit exaltierten, raumgreifenden Schritten zwingt dich dazu, dich kraftvoll mit den Beinmuskeln abzudrücken, um dich weit nach vorne zu katapultieren und dein hinteres Bein weit zu strecken (wodurch es kaum nachkommt). Weiterhin landest du auf deiner Ferse, was den Aufprall vergrößert. Auch nimmt die Zeit zu, die du brauchst, um deinen Schwerpunkt nach vorne zu verlagern, damit er vertikal über dem am Boden befindlichen Fuß steht, was bedeutet, dass er länger auf dem Boden bleiben muss. Der aufgesetzte Fuß absorbiert den Aufprall über eine längere Dauer, wodurch ein Großteil seiner Fähigkeit verloren geht, elastische Energie zu speichern und zu übertragen. Es sieht aus und fühlt sich an, als würdest du dich bei jeder Landung auf ein Bein »setzen«. Das Standbein hat keine andere Wahl, als sich wieder kraftvoll nach vorne abzudrücken; statt den Impuls aufrechtzuerhalten, produzierst du ihn prinzipiell mit jedem Schritt neu. Das ist nicht nur extrem energieaufwendig, sondern verlangsamt dich auch. Immer wenn du merkst, dass du zu große Schritte machst, solltest du dich auf kürzere und schnellere Schritte konzentrieren.

**6** **Lange Schritte mit gestrecktem Bein und Fußgelenk:** Das ist eine weitere unbewusste Strategie, um ein Vorwärtslehnen zu vermeiden und einen vertikalen oder sogar nach hinten geneigten Rumpf beizubehalten, während du versuchst, relativ weich aufzusetzen. Dieser Stil verlässt sich größtenteils auf deine Hüftflexoren, um das Bein nach vorne zu schwingen, ohne den Vorwärtsimpuls aus der Beinflexion zu nutzen. Das vorzeitige Strecken des Fußgelenks, wobei der Vorderfuß von hinten nach vorne zeigt, erzeugt eine unnötige Spannung im Fußgelenk.

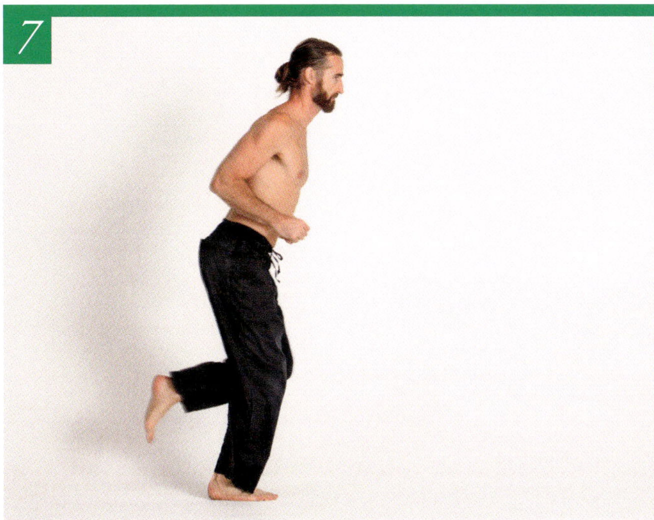


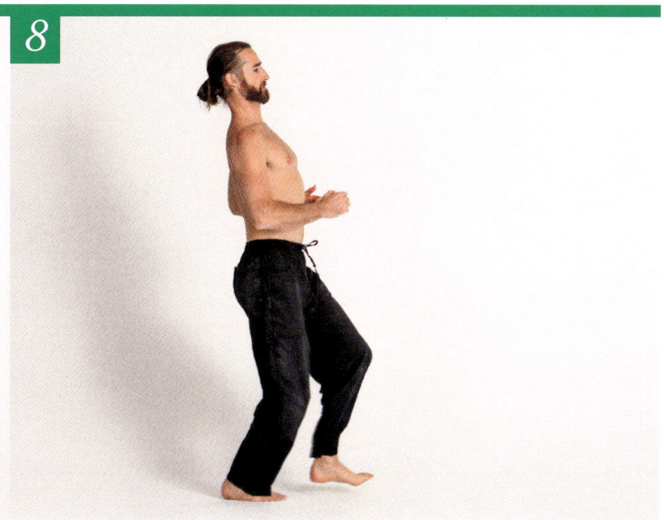


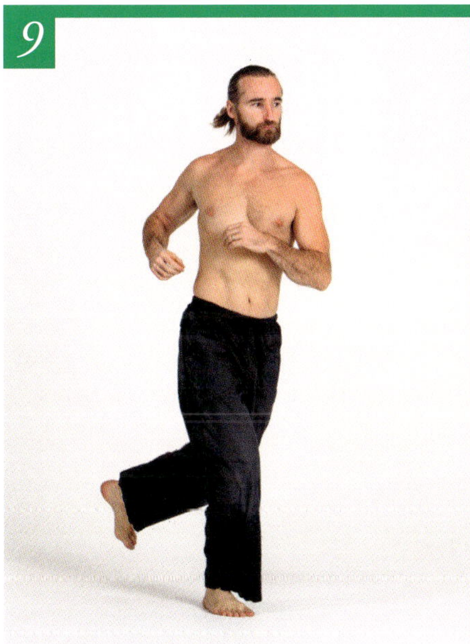


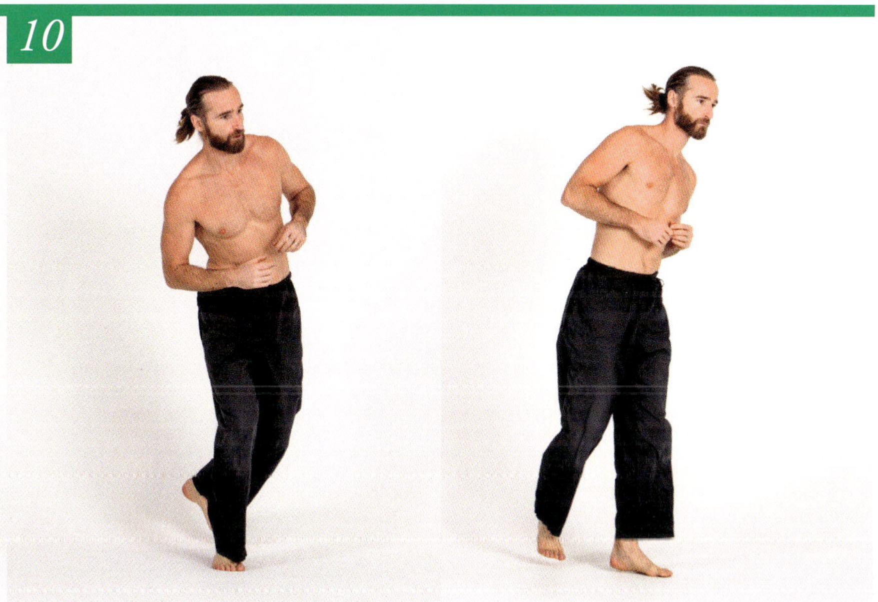


*(Fortsetzung auf der nächsten Seite)*

7 **Unnötige Hüftbeugung:** Du denkst, dass du dich nach vorne lehnst (und das tust du auch), allerdings knickst du in der Hüfte ein, was so aussieht, als würdest du eine schwere Last auf den Schultern tragen. Diese Laufposition belastet deinen unteren Rücken und verringert wegen der Schwerkraft deine Fähigkeit, einen Vorwärtsimpuls zu erzeugen.

8 **Unnötige Rückbeuge:** Bei diesem Stil liegt dein Schwerpunkt hinter der Stützbasis. Obwohl dieses Rückwärtslehnen großartig wäre, wenn du rückwärtslaufen würdest, verhindert es im vorliegenden Fall, den Vorwärtszug der Schwerkraft zu nutzen; das erhöht deinen Energieverbrauch, macht dich enorm langsam und hält dich davon ab, dich bei Bedarf schnell zu bewegen.

9 Übertriebene Hüft- und Rumpfrotation: Dieser Stil bewirkt, dass sich dein Rumpf verdreht und dein hinteres Bein mit nach innen dreht. Die Rotation kann meist durch den Rumpf oder die Hüften erzeugt werden. Eine Drehbewegung der Hüften ist beim Laufen notwendig, aber sie ist klein und erzeugt keine Störung der Körperhaltung.

10 **Pendeln mit dem Rumpf:** Diese Oberkörperbewegung will dich zur Seite ziehen. Sie kostet nicht nur Energie, weil du deinen Körper stabilisieren musst, sondern lenkt deine kinetische Bewegung von der eigentlichen Bewegungsrichtung ab, die natürlich vorwärtsgerichtet ist.

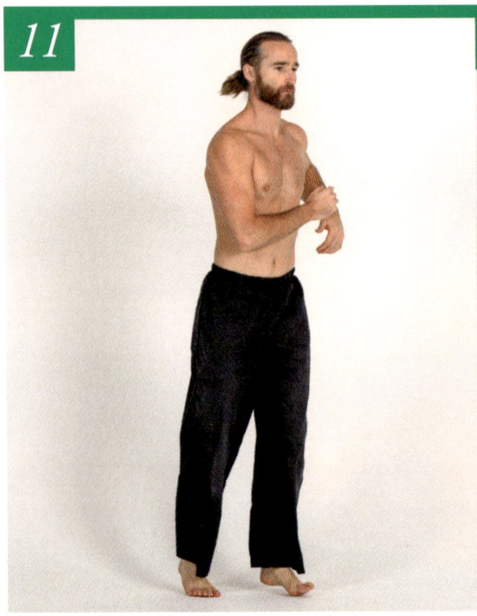


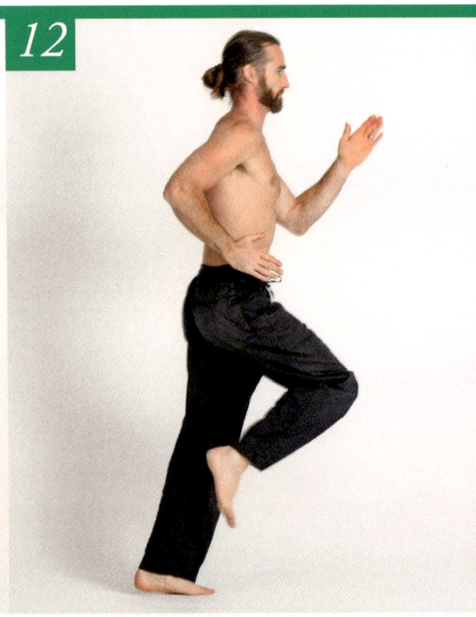


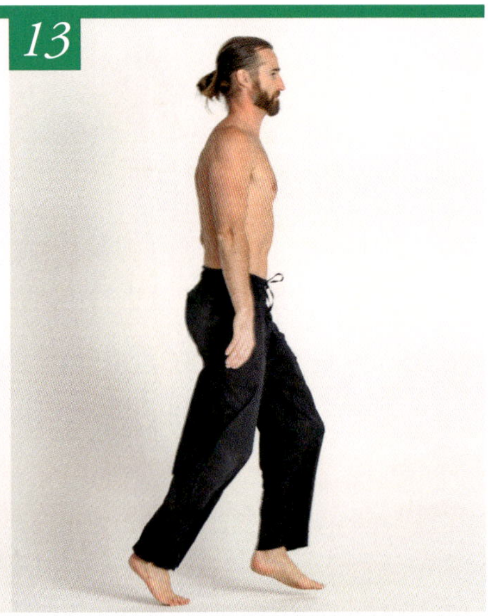


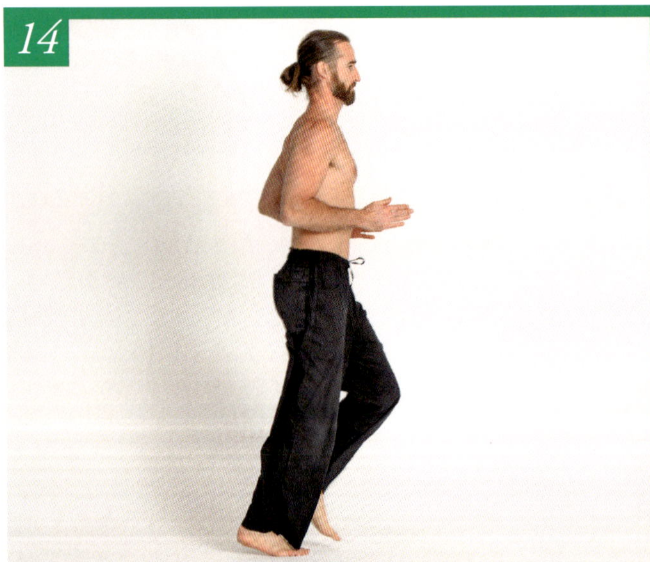


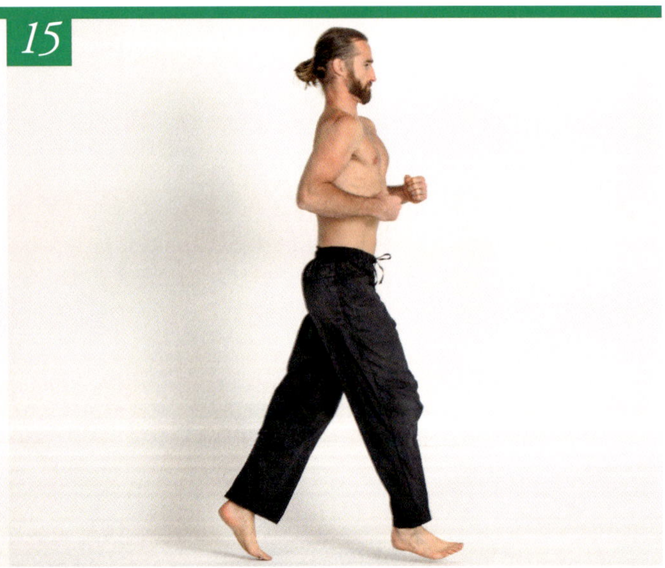


**11 Armschwingen vor dem Körper:** Die Arme sollten sich wie die Beine vor und zurück bewegen. Wenn sich dein vorderes Bein nach vorne bewegt, sollte sich der Arm auf der Gegenseite auch nach vorne bewegen (als Ausgleich zum Bein). Deine Arme sollten sich nicht in einem rechten oder spitzen Winkel bewegen.

**12 Zu aktive Arme:** Die Arme werden bewusst mit einer großen Amplitude geschwungen, obwohl das Lauftempo langsam ist. Wie stark deine Arme schwingen, hängt von deiner Geschwindigkeit ab; es ist keine unabhängige Bewegung. Weites Armschwingen kann kurzfristig genutzt werden, um die Beschleunigung zu unterstützen, wenn du bergauf läufst. Ansonsten ist es eine Energieverschwendung.

**13 Zu entspannte Arme:** Selbstverständlich sollten deine Arme ausreichend entspannt sein, um eine natürliche Bewegung zu ermöglichen, die die Bewegung der Beine ausgleicht, aber deine Arme sollten nicht wie Fremdkörper an deinem Körper herunterhängen. In diesem Bild ist es gut, dass die Schultern entspannt sind, aber du brauchst Spannung im Bizeps, um die Unterarme knapp über Hüfthöhe zu halten.

**14 Verspannte Arme und Hände:** Arme und Hände bleiben in einer starren Position. Das verursacht unnötige Spannung.

**15 Steifer Oberkörper (Nacken, Schultern, Arme, Fäuste):** Dies ist ein Bild der puren, unnötigen Verspannung.

16

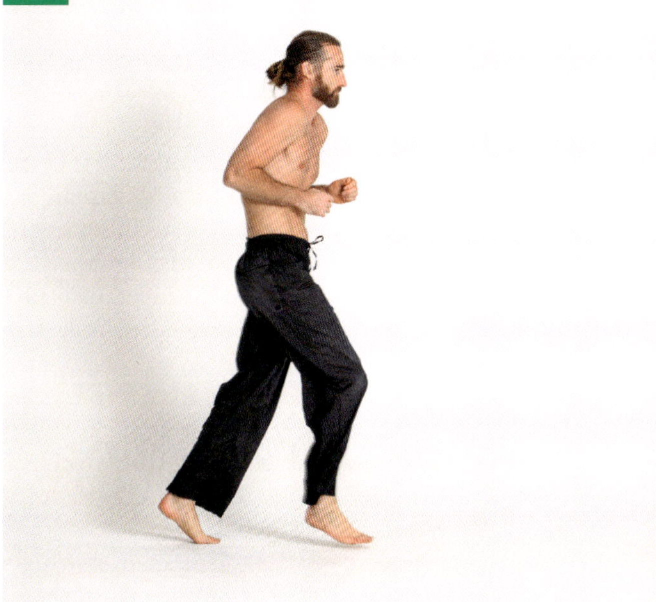

17

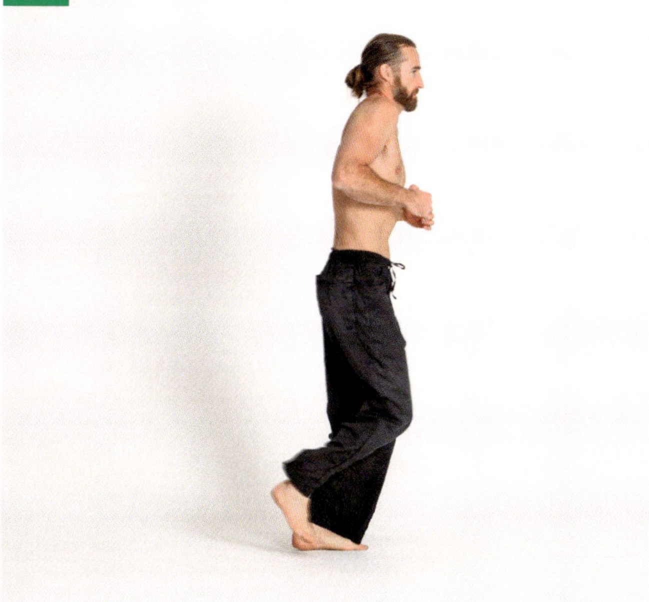

18

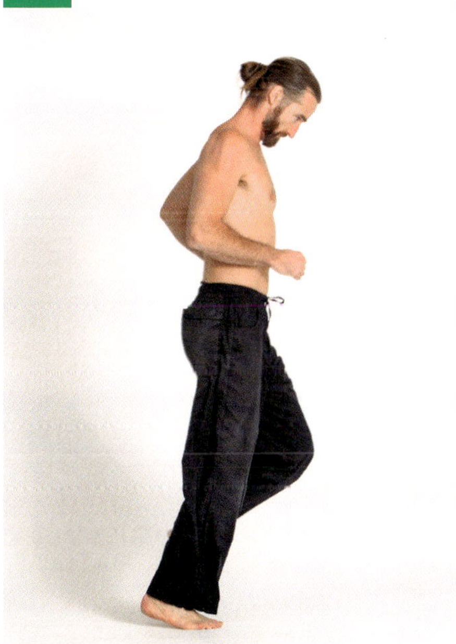

19

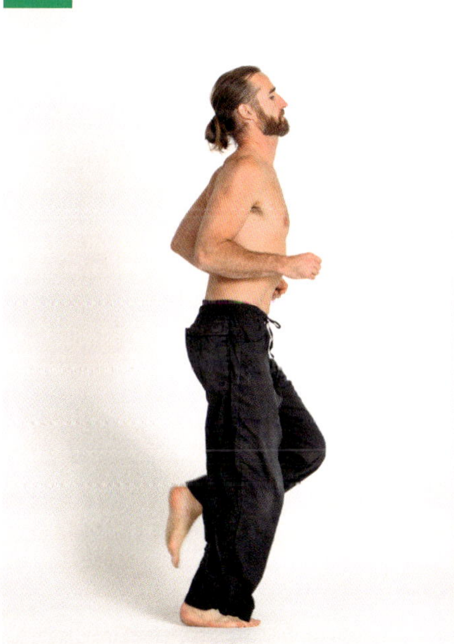

20

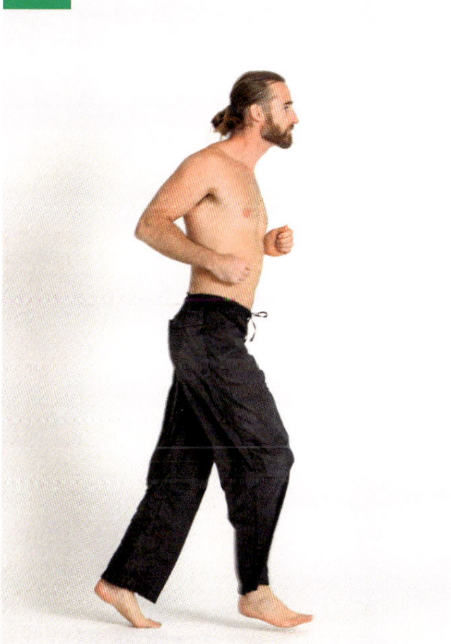

**16 Vorgebeugte Schultern, gebeugter Oberkörper:** Dies sorgt für unnötige Anspannung.

**17 Hochgezogene Schultern:** Kann Verspannungen hervorrufen, die Schultern sollten stets locker bleiben.

**18 Kopf nach unten geneigt:** Wenn der Nacken unnötig angespannt ist, wird der obere Rücken rund und dein Sichtfeld auf Boden und Umgebung ist eingeschränkt.

**19 Kopf nach oben geneigt:** Dies erzeugt eine unnötige Anspannung und behindert ebenfalls die Sicht auf die Umgebung.

**20 Kopf nach vorne gestreckt:** Ebenfalls eine Haltung, die zu Verspannung führt. Das sieht aus, als würdest du deinem Kopf »nachlaufen«.

Die vorangegangene Liste deckt die meisten ineffizienten Bewegungsmuster ab. Nachfolgend noch einige andere, seltener auftretende weitere Ineffizienzen:

- Auf den Zehenspitzen laufen. Wenn du deine Ferse nicht weich auf dem Boden aufsetzt (nachdem du auf dem Vorderfuß gelandet bist), nutzt du nicht die elastische Energie, weil der Bewegungsumfang in deinen Fußgelenken und die Dehnung deiner Wadenmuskeln eingeschränkt ist. So können sich deine Füße nicht »aufladen«, wenn sie den Boden berühren. Stattdessen zwingst du deine Füße, Achillessehnen und Waden dazu, ständig unter Spannung zu stehen. Du solltest nur dann auf den Zehen laufen, wenn es nötig ist. In gewissen Situationen könnte dir das Gehen auf den Zehenspitzen helfen, die Reibung und Stabilität für eine sehr kurze Strecke zu verbessern, zum Beispiel wenn du kraftvoll von einem Vierfüßlergang in einen Sprint beschleunigst.
- Laufen mit stark nach außen zeigenden Füßen.
- Mit dem Kopf hin und her pendeln.
- Einen Arm nach außen schwingen, sich dabei zu einer Seite lehnen, ein Muster für mangelnde Symmetrie (gewohnheitsbedingt oder als Kompensation für eine Verletzung).

## Schrittfrequenz versus Geschwindigkeit

Läufst du schon? Natürlich tust du das! Die fünf Bausteine zur Verbesserung deiner Effizienz sind: ein leichtes Vorwärtslehnen des gesamten Körpers, eine Präferenz des Beinhebens, das Landen auf den Fußballen, eine eher kurze Schrittlänge sowie eine hohe Schrittfrequenz. Wenn du kein geborener Läufer bist und normalerweise keine Freude am Laufen hast (weil es für deine Beine und deinen Körper anstrengend ist), sollte es eine Befreiung für dich sein, dass sich dieses neue Laufmuster so leicht und einfach anfühlt.

Du bist vielleicht versucht, das Lauftempo schnell zu erhöhen, vor allem wenn du bereits ein Läufer bist. Doch die höhere Geschwindigkeit kann dazu führen, sofort wieder in alte, ineffiziente Gewohnheiten zurückzufallen. Wir müssen also darüber reden, wie wir unter Beibehaltung der Technik, die wir soeben etabliert haben, schneller laufen können (ohne zu sprinten).

Zuerst möchte ich aber erklären, warum eine hohe Schrittfrequenz für die Laufeffizienz so wichtig ist. Beim Laufen ist die Schrittfrequenz (auch »Rhythmus«, »Tempo«, »Kadenz« oder »Umsatz« genannt) die Häufigkeit, mit der du deine Beine bewegst, um geschwindigkeitsunabhängig Schwung zu holen und aufzusetzen. Deine Laufgeschwindigkeit ist die Distanz, die du gemessen an der Zeit zurücklegst, egal, wie viele Beinbewegungen (Schritte oder Doppelschritte) du machst. Schrittfrequenz hat also etwas mit der Anzahl der Wiederholungen zu tun (Tempo oder Kadenz), mit der deine Füße in einer bestimmten Zeit den Boden berühren. So wie dein Puls oder deine Herzfrequenz die Anzahl deiner Herzschläge pro Minute bestimmen, wird die Schrittfrequenz als die Anzahl der Schritte pro Minute evaluiert. Daher kannst du dieselbe Distanz zurücklegen, indem du relativ langsam bei einer hohen Schrittfrequenz mit kurzen Schritten läufst oder relativ schnell bei niedriger Schrittfrequenz mit langen Schritten. Du kannst auch schnell bei einer hohen Schrittfrequenz oder langsam bei einer niedrigen Schrittfrequenz laufen – in allen möglichen Abstufungen.

Eine hohe Schrittfrequenz bedeutet nicht automatisch, dass du schnell läufst, indem du dich nur minimal nach vorne lehnst und deine Schritte kurz hältst. Willst du einen Beweis? Erinnere dich an die Übung für eine hohe Schrittfrequenz (Übung 3, Seite 325). Hier konntest du sehr kurze, schnelle Schritte machen (180 pro Minute), während du dich nicht vom Fleck bewegt hast (solange dein Schwerpunkt vertikal über deinen Füßen blieb und du dich nicht mit dem Körper nach vorne gelehnt hast). Du kannst also deine Laufkadenz und Laufgeschwindigkeit unabhängig voneinander kontrollieren.

Typischerweise weist ein ungeübter Läufer eine geringe Schrittzahl auf – oder besser gesagt eine niedrige Schrittfrequenz – von etwa 130 bis 140 Schritten pro Minute; läuft er schneller, nimmt die Schrittfrequenz nicht signifikant zu. Statt in erster Linie die Schrittfrequenz zu erhöhen, erzielen ungeübte Läufer eine Beschleunigung, indem sie ihre Schrittlänge vergrößern – wodurch es allerdings schwierig wird, die Schrittfrequenz zu vergrößern. Das Problem ist, dass das Laufen mit großen Schritten viel energieaufwendiger ist. Mit größeren Schritten muss man sich zuerst kraftvoll vom Standbein abdrücken, damit der Fuß der Gegenseite weit vor dem Schwerpunkt landet. Das führt normalerweise dazu, dass sich der Körper nicht nur horizontal bewegt, sondern auch vertikal; durch dieses Auf-und-ab-Hüpfen entsteht eine elliptische Flugbahn, die eher an ein Springen erinnert. Ich sage nicht, dass man sich beim Laufen nicht auch nach oben bewegt, aber diese Bewegung sollte eingeschränkt sein. Wenn du beim Laufen signifikant auf und ab wippst, bist du länger in der Luft, was der Grund dafür ist, warum du paradoxerweise langsamer wirst, obwohl du gerade versuchst, das Tempo zu beschleunigen. Auch muss das vordere Bein, das aus einer größeren Höhe landet als nötig, einen größeren Aufprall absorbieren, und zwar nachdem zuerst die Ferse mit einer harten Landung aufkommt. Du musst also auf den Rest deines Körpers und die Schwerkraft warten, um dich vorwärts zu bewegen, bevor du dich wieder von deinem Bein abstoßen kannst. In der Zwischenzeit verbringt dein Fuß deutlich mehr Zeit auf dem Boden, um dein Körpergewicht zu stützen; alle Muskelelastizität, die normalerweise bei der Landung gespeichert wird, verpufft lange bevor sie auf den nächsten Schritt übertragen werden kann. Das Landemuster, bei dem die Ferse zuerst aufkommt, obwohl dies kontextabhängig durchaus akzeptabel sein kann, hat eine bremsende Wirkung auf deine Landung, die mit größeren Aufprallkräften, mehr Zeit am Boden sowie reduzierter Speicherung elastischer Energie einhergeht, was alles dazu beiträgt, dass du langsamer wirst und schnell erschöpfst.

Kurzum, du verschwendest eine Menge wertvoller Energie. Zudem belastest du die Gelenke auch unnötig – vor allem deine Knie – und erhöhst das Risiko, während oder nach dem Laufen Schmerzen zu haben.

Umgekehrt gilt: Mit kurzen und schnellen Schritte oder einer hohen Schrittfrequenz bleibst du bei wesentlich geringerem Aufwand »elastisch«, deine Füße landen direkt unter deinem Schwerpunkt und dein Stützbein ist in der Lage, sofort eine Menge gespeicherter elastischer Energie auf den nächsten Schritt zu übertragen. Sowohl die Zeit, die dein Körper in der Luft verbringt, als auch die, in der deine Füße am Boden bleiben (was weniger als ein Zehntel einer Sekunde ist, wenn du wirklich schnell läufst), verkürzt sich erheblich. Es ist wesentlich weniger ermüdend, eine lange Strecke mit kurzen, schnellen Schritten zurückzulegen, als dieselbe Strecke mit langen, langsamen Schritten zu laufen. Dieser Unterschied im Energieverbrauch ist ein Phänomen, das du bereits bei den Übungen »Beindrücken« und »Beinziehen« kennengelernt hast, die du wie erwähnt auf der Stelle ausgeführt hast.

## Gibt es eine magische Zahl?

Welche Schrittfrequenz ist also für welche Geschwindigkeit am besten? Es wird oft gesagt, dass die beste Lauf-Schrittfrequenz tempounabhängig 180 Schritte pro Minute beträgt. Das sind etwa drei Schritte pro Sekunde, was nach viel klingt, aber die Beinbewegung beim Laufen ist schneller, als du denkst – wenn du darauf achtest, deine Schritte kurz zu halten. Bei dieser Schrittfrequenz kannst du vollständig und dauerhaft von der Muskel-Sehnen-Elastizität deiner Füße und Beine profitieren wie auch von den Bodenreaktionskräften. Laufen mit einer niedrigen Schrittfrequenz von etwa 130 bis 150 Schritten pro Minute ist ein Zeichen für einen ungeübten Läufer, der durchgehend zu große Schritte macht.

Ein anderer Vorteil kurzer Schritte ist, dass es viel einfacher ist, bei der Landung ein Vorderfuß-Ferse-Vorderfuß-Muster beizubehalten und mit deinem Schwerpunkt direkt über dem Standfuß zu landen, damit du bereit bist, sofort wieder durch die Schwerkraft nach vorne gezogen zu werden.

Die »beste« Schrittfrequenz von 180 Schritten pro Minute ist ein Durchschnittswert, der bei Spitzenmarathonläufern evaluiert wurde, die in Wettkampfgeschwindigkeit liefen. Bedeutet das, dass diese Schrittfrequenz die Norm werden sollte – eine Standardschrittfrequenz für alle Läufer und alle Laufgeschwindigkeiten? Natürlich nicht. Die Schrittfrequenz hat etwas mit dem Tempo und den Varianten der Laufgeschwindigkeit zu tun. Wenn du joggst, vor allem kurze Distanzen, kann deine Schrittfrequenz 160 bis 170 Schritte pro Minute betragen. Bist du ein Läufer mit einer niedrigen Schrittfrequenz, der etwa 130 Schritte pro Minute braucht, stellt eine Schrittfrequenz von 160 bis 170 Schritten pro Minute eine Steigerung der Schrittrate um etwa 30 Prozent für dich dar. Wenn du beschleunigst, um ein schnellerer Läufer zu werden, sollte deine Schrittfrequenz auf etwa 180 Schritte pro Minute steigen, sodass du eine größere Geschwindigkeit erhältst, ohne deine Schritte zu vergrößern. Wenn deine durchschnittliche Schrittfrequenz 130 Schritte pro Minute war und du auf 180 bis 190 Schritte pro Minute erhöhst, hast du deine Schrittrate um etwa 50 Prozent gesteigert. Eine höhere Schrittfrequenz erreichst du nur, wenn du schnelle »Trippelschritte« machst, die dir kurz erscheinen, wenn du große Schritte gewöhnt bist.

Eine Sprintfrequenz bewegt sich im Bereich zwischen 220 und 240 Schritten pro Minute. Das ist eine etwa 70-prozentige Steigerung der Schrittfrequenz im Vergleich zu einer niedrigen Jogging-Schrittfrequenz von 130 Schritten pro Minute! Könntest du wirklich deine Frequenz fast verdoppeln und dabei deine Schrittlänge signifikant vergrößern?

## Relative Geschwindigkeit und absolute Geschwindigkeit

Es gibt Faktoren, die deine Geschwindigkeit verringern oder erhöhen können, selbst wenn du nicht bewusst deine Geschwindigkeit modifizierst. Bist du jemals auf einem Laufband gelaufen, wo du auf der Stelle läufst, obwohl du dich schnell bewegst? Deine relative Geschwindigkeit ist vielleicht hoch, aber deine absolute Geschwindigkeit geht gegen null. Du weißt, worauf ich anspiele.

Eine leichte Steigung im Gelände (bergauf) kann dich zum Beispiel verlangsamen, auch wenn du nicht bremst, und ein leichtes Gefälle im Gelände (bergab) erhöht deine Geschwindigkeit, auch wenn du nicht beschleunigst. Untergrund mit geringer Reibung, Schuhwerk oder Richtungwechsel verringern ebenfalls tendenziell deine Geschwindigkeit, obwohl du nichts an deiner Schrittfrequenz und Geschwindigkeit veränderst.

## Schneller laufen

Nun, da du weißt, dass das Laufen mit kurzen und schnellen Schritten gut für deine Effizienz ist, stellt sich die Frage, wie du schneller läufst, ohne wieder in alte Gewohnheiten zu verfallen (wie dich kräftig mit den Beinen abzustoßen, um lange Schritte mit federnden Hüpfbewegungen und niedriger Schrittfrequenz zu machen). Es ist relativ einfach: Vergrößere deine Fußgelenksflexion. Erinnerst du dich an die Übung, bei der du kurze und schnelle Schritte auf der Stelle gemacht hast, ohne dich nach vorne zu lehnen, bevor du dieselbe Übung mit einem leichten Vorwärtslehnen wiederholt hast? Was passiert, wenn du die Körperneigung vergrößerst?

Eine größere Fußgelenksflexion führt zu einer stärkeren Körperneigung und beschleunigt deinen Vorwärtsimpuls. Infolgedessen musst du deine Beine schneller nach vorne ziehen. Hierfür musst du deine ischiocrurale Muskulatur mehr einsetzen, um die Fersen schneller ans Gesäß zu bringen, was dein Knie nach vorne schiebt und dir hilft, es schneller nach vorne zu ziehen. Das bedeutet, dass der Bewegungsumfang deiner Beine eine höhere Amplitude bekommt, sodass du deine Balance halten kannst, während du dich stärker nach vorne lehnst und dadurch deinen Vorwärtsimpuls beschleunigst.

Ein anderer wichtiger Aspekt, der dich schneller werden lässt, ist die Verlängerung deiner Schrittlänge, ohne dabei deine Schritte ausladender zu machen. Das möchte ich gerne näher ausführen.

Du kannst lange Schritte machen, indem du deine Beinbewegungen ausladender machst und den vorderen Fuß weit nach vorne streckst. Die Schrittlänge, über die ich rede, ist die horizontale Distanz, die dein Körper mit jedem Schritt zurücklegt, nicht wie weit deine Beine und Füße auseinanderstehen, wenn deine Füße auf dem Boden landen. Wenn sich dein Körper stärker nach vorne lehnt, beschleunigt die Schwerkraft, wie schnell du dich vorwärtsbewegst, was die Schrittlänge vergrößert, ohne dass sich deine Schrittfrequenz verändert. Du läufst teilweise schneller, weil sich deine Schrittfrequenz erhöht, aber auch, weil eine stärkere Körperneigung den Vorwärtsimpuls und die Distanz zwischen den einzelnen Schritten beschleunigt – auch ohne die Beinbewegung ausladender zu machen.

## Bergauf und bergab laufen

Wenn man bergauf und bergab läuft, muss man seine neutrale Lauftechnik und Laufanstrengung modifizieren. Das Bergauf- und Bergablaufen wird normalerweise durch topografische Änderungen der Umgebung erforderlich, aber es können auch strategische Optionen eine Rolle spielen: Obwohl Steigungen energieaufwendiger und nicht so sicher sind wie das Laufen auf flachem Gelände (das Risiko einer Verletzung ist viel höher, wenn man steil bergab und auf unwegsamem Gelände läuft), könnte eine Steigung als Abkürzung eine schnellere Alternative zum Zurücklegen einer flachen, aber längeren Strecke sein und insgesamt eine Zeit- und Energieersparnis bedeuten.

### ANMERKUNG

Auch wenn es auf den ersten Blick nicht so erscheint und die zurückgelegte Distanz jeweils identisch ist: Im Hinblick auf den Energieverbrauch ist das Bergablaufen kostspieliger als das Laufen auf einer ebenen Fläche.

### Bergauf

Obwohl du dich bemühst, ein Beinzugmuster aufrechtzuerhalten, wenn die Steigung zunimmt, wird es offensichtlich, dass du dich nicht stärker mit den Beinen abstoßen musst.

Um dich an die Steigung anzupassen und deinen vorderen Fuß höher auf dem Boden aufzusetzen, muss sich dein Knie bei derselben Geschwindigkeit stärker heben als auf flachem Gelände. Weil der Fußballen höher ist als die Ferse, berühren deine Fersen den Boden vielleicht gar nicht mehr (außer du machst kurzzeitig einen Schritt auf der Stelle, wenn der Untergrund horizontal ist), was mehr Kraft und Stabilität von Fuß und Fußgelenk erfordert. Die Muskelanstrengung wird überwiegend konzentrisch, mit deutlich weniger Vorteilen aus der gespeicherten elastischen Energie. Du musst deine Arme mit einer größeren Amplitude aktiv nach oben schwingen – aber nicht zurück –, um zusätzlichen Impuls zu erzeugen, den du auf deinen ganzen Körper übertragen kannst. Du schwingst die Arme gegengleich zum Standbein, das mit makellosem Timing auf dem Boden aufsetzt.

Wegen dieser Veränderungen im Muster musst du mehr Aufmerksamkeit auf das Verhältnis von Anspannung und Entspannung richten. Du solltest einen stabilen unteren Rücken und einen festen Rumpf anstreben und deinen oberen Rücken nicht rund machen, nicht von einer Seite zur anderen pendeln und andere ähnliche Beeinträchtigungen deiner Körperhaltung verursachen – beziehungsweise sie nur dann anwenden, wenn es absolut notwendig ist. Wie immer gilt: Achte auf die Beibehaltung einer korrekten Bauchatmung, auch wenn die Anstrengung so intensiv ist, dass du nur in die Brust zu atmen scheinst.

Das sind viele Dinge, an die man gleichzeitig denken muss, während einen die Intensität des Bergauflaufens schnell erschöpft.

Der Vorteil des Bergauflaufens ist aber, dass die Dämpfung des Aufpralls bei jedem Schritt an Bedeutung verliert, somit das Verletzungsrisiko im Vergleich zum Bergablaufen sehr niedrig ist.

### Bergab

Wenn du bergab läufst, beschleunigt die Schwerkraft natürlich viel schneller nach vorne und unten, womit du sehr vorsichtig umgehen musst. Die Schwerkraft hilft dir zwar dabei, mühelos zu beschleunigen, aber du kannst die Kontrolle über deine Geschwindigkeit verlieren und womöglich nicht mehr in der Lage sein, die Richtung zu ändern (oder es fällt dir schwer abzubremsen, was gleichzeitig bedeutet, dass die Sturzgefahr steigt).

Obwohl du eine Technik beibehalten solltest, die der neutralen Technik möglichst entspricht, nimmt mit zunehmendem Gefälle der Neigungswinkel des Körpers ab, der eigentlich eine unkontrollierte Beschleunigung verhindern soll – was so weit gehen kann, dass du dich nach hinten lehnen musst, wenn das Gefälle sehr steil wird. Das Ausmaß des Beinzugs ist nicht so extrem wie bei der herkömmlichen Lauftechnik. Stattdessen streckt sich das Bein nach unten auf eine tiefer gelegene Oberfläche. Weil du einen Schritt nach unten machst, musst du bei der Landung wesentlich stärkere Aufprallkräfte auffangen, wobei deine Beinmuskeln exzentrisch arbeiten und etwas länger als auf flachem Gelände stützen müssen, um das Abbremsen zu gewährleisten. Auch wenn du kurze Schritte beibehältst, können die exzentrischen Kontraktionen, die fürs Bergablaufen erforderlich sind, am nächsten Tag zu Muskelkater in den Oberschenkeln führen, wenn du nicht daran gewöhnt bist.

Bei stärkerem Gefälle musst du zuerst auf den Fersen landen, um besser abzubremsen und bei der Landung eine größere Stabilität im Fußgelenk zu gewährleisten, wodurch du dich vor einer potenziellen Verstauchung oder einem Umknicken schützt.

Du solltest deine Fußgelenke auch deshalb beugen und nicht strecken, weil das Landen auf dem Vorderfuß beim Bergablaufen leicht dazu führen kann, dass der Fuß nach vorne rutscht, was sogar zu gebrochenen Zehen führen kann, wenn der Fuß wegrutscht und gegen einen Stein prallt. Wenn man auf steilem, schwierigem Gelände wie Geröll bergab läuft, wird deine neutrale Technik völlig aus dem Gleichgewicht gebracht, weil du keine andere Wahl hast und deine Körperhaltung und Schrittfrequenz kontinuierlich an die Anforderungen des Geländes anpassen musst, um noch die Balance zu halten und dich nicht zu verletzen. Insgesamt ist das Potenzial für ein Trauma leider sehr hoch, wenn man bergab läuft.

Wenn der Boden jedoch frei von Hindernissen ist und das Gefälle nicht zu steil, kannst du dich stärker nach vorne lehnen, damit du jeden Schritt verlängern kannst. Du kannst prinzipiell auch längere Schritte mit einer niedrigeren Schrittfrequenz als auf ebenem Gelände machen, musst aber darauf achten, dass du entspannt bleibst, während du gleichzeitig deinen Rumpf angespannt hältst.

#### TECHNIKTIPP

Es ist am besten, das Bergauf- und Bergablaufen mit geringer Steigung beziehungsweise geringem Gefälle zu üben und auf einem Untergrund, der möglichst hindernisfrei ist. Wenn dir der Sinn nach einem anspruchsvollen, aber reizvollen Training steht, solltest du bergab auf eine Steigung zulaufen und dann deinen Schwung nutzen, um im Anschluss schneller bergauf zu laufen.

## Abbremsen *oder* anhalten

Man muss wissen, wie man schnell abbremst, um die Kontrolle über die Balance zu halten oder ein zu schnelles Laufen zu verhindern, wenn man sieht, dass sich die Bodenbeschaffenheit ändert und für die Füße und Fußgelenke riskant sein könnte. Manchmal musst du auch sofort anhalten (zum Beispiel weil sich ein Erdspalt auftut oder ein anderes unerwartetes Hindernis sichtbar wird). Die Art und Weise, wie viele Läufer anhalten, ähnelt der Technik, die normalerweise als läuferische Schwäche gilt: Sie machen große Schritte und landen auf den Fersen.

Diese Techniken sind auch beim Beschleunigen ineffizient, weil sie für den Körper sehr belastend sind und normalerweise nicht so schnell einen Halt bewirken.

Wenn du nur deine Geschwindigkeit reduzieren willst, solltest du einfach deine Körperneigung reduzieren und von einer sehr hohen Schrittfrequenz (deutlich über 200 Schritte pro Minute) auf eine hohe Schrittfrequenz wechseln (etwa 180 Schritte pro Minute). Das ist alles. Wenn du abrupt anhalten musst (was mehrere Schritte dauert), solltest du dich möglichst weit nach hinten lehnen, wodurch die Fußballen (und nicht die Fersen) wie Bremsen am Boden wirken.

# Laufvarianten, Anpassungen *und* Progressionen

Ich habe bereits darauf hingewiesen, dass du immer in der Lage sein solltest, deine Lauftechnik auf vielfältige Weise anzupassen, damit sie effektiv bleibt. Während Laufvarianten im Hinblick auf Energieverbrauch nicht so effizient sind wie die neutrale Lauftechnik, sind sie aber die einzige Möglichkeit, um in jedem Kontext eine effektive Laufleistung zu gewährleisten. Die Idee einer standardisierten Lauftechnik darf im Lichte der kontextuellen Komplexität nicht zu einem Dogma geraten. Auch wenn grundsätzlich ein kurzer Bodenkontakt angestrebt werden sollte, kann die Zeit, in der dein Fuß am Boden bleibt, proportional zum Gangzyklus erheblich zunehmen (beispielsweise wenn du bergauf läufst, etwas Schweres trägst oder der Boden schlammig und sandig ist). Die Flugphase kann sich auch verlängern, wenn du große Schritte machst, um ein Hindernis zu überwinden. Das sind nur einige Beispiele.

Wenn die Situation keine Änderung deiner Lauftechnik erfordert, hast du die Möglichkeit, dir solche Anforderungen vorzustellen, um körperlich das Bewegungsverhalten und die Anstrengungen zu erschaffen, die sie erzeugen. Mit Seitschritten und Überkreuzschritten kannst du aufgrund deiner seitlichen Körperausrichtung in eine Richtung laufen und deinen Kopf jedoch in alle Richtungen drehen, die bei einer reinen Vorwärtsorientierung nicht einsehbar sind. Diese Bewegungsmuster könnten auch angewandt werden, um einen schmalen Durchgang zu überwinden. Ein hervorragender Ansatz zur Verbesserung der Laufkompetenz ist es, diese Varianten regelmäßig zu üben und sich mit ihnen vertraut zu machen.

Werfen wir einen Blick auf die möglichen Laufvarianten.

1

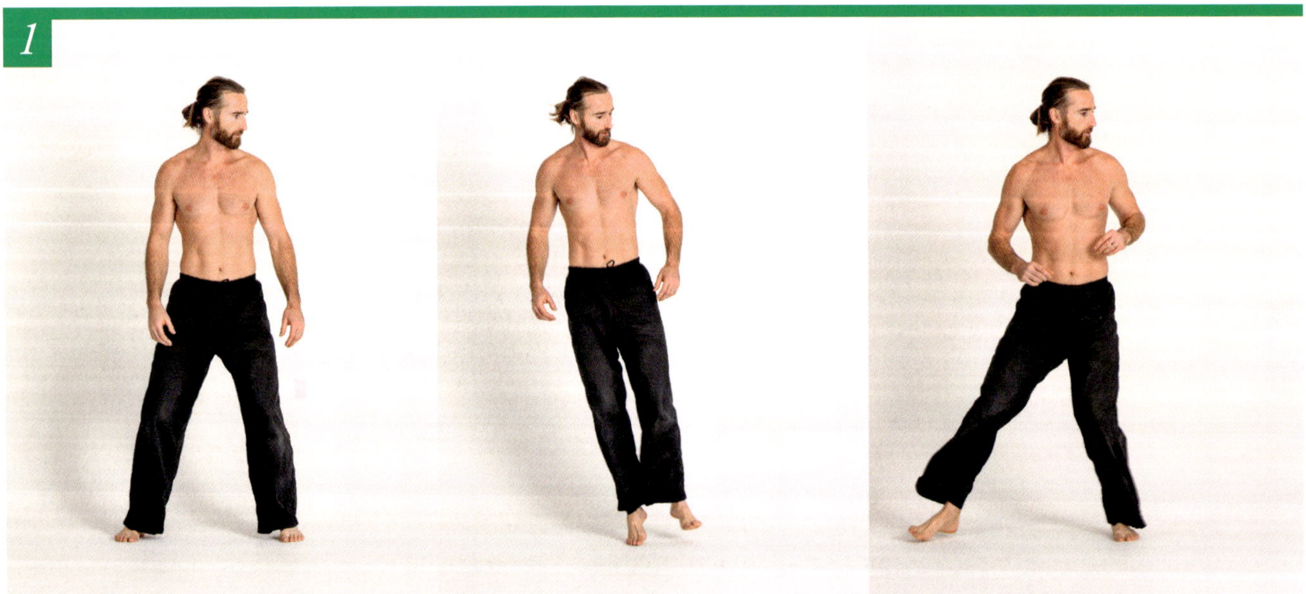

**1** Seitschritte

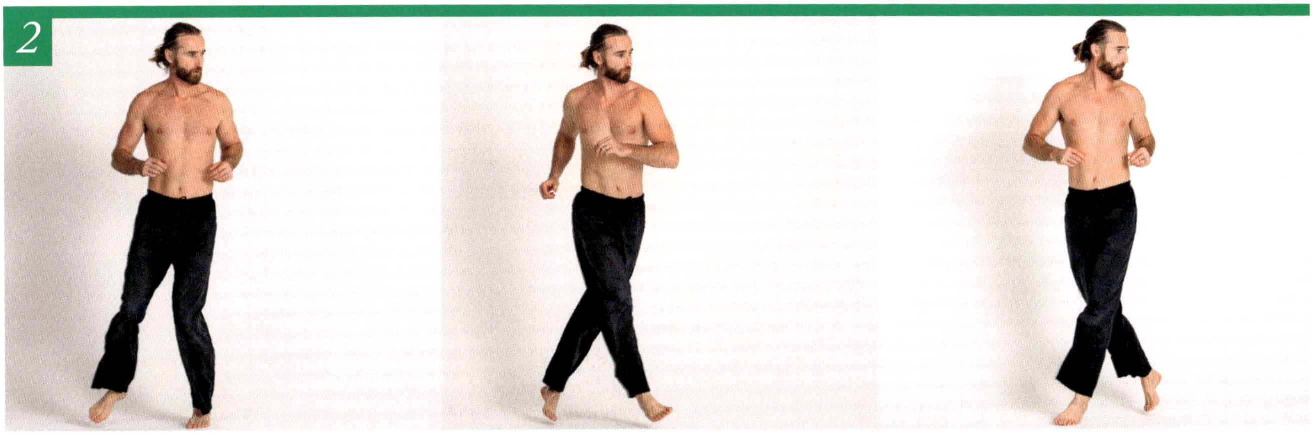

**2** Überkreuzschritte

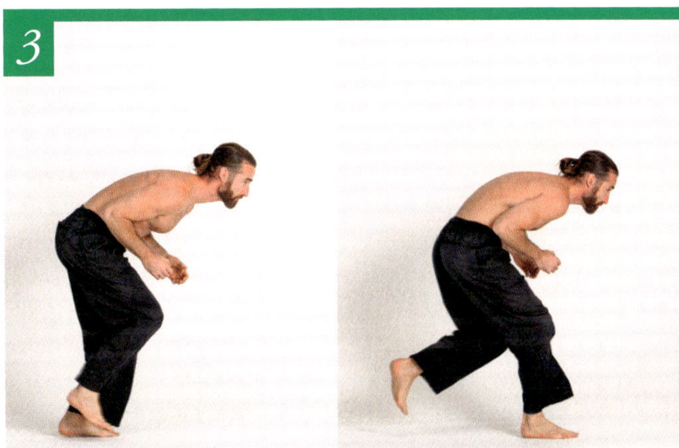

**3** Geduckte Haltung

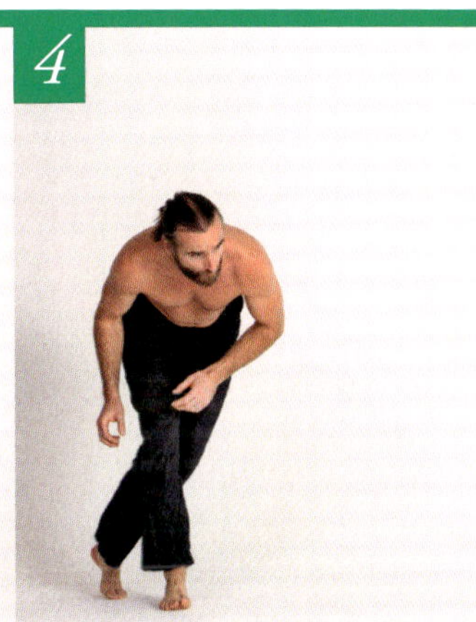

**4** Geduckte Haltung mit gekreuzten Schritten

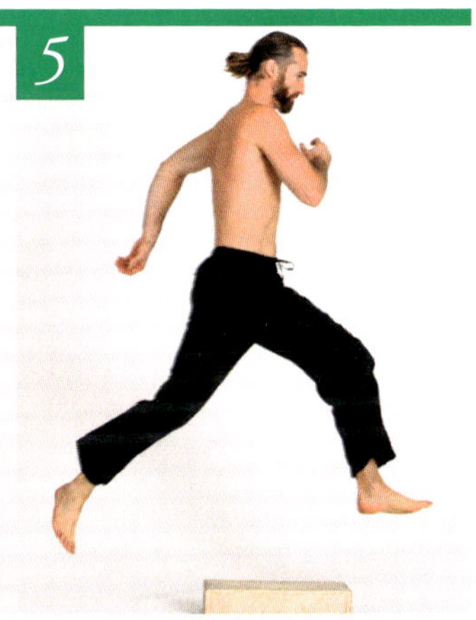

**5** Raumgreifende Schritte

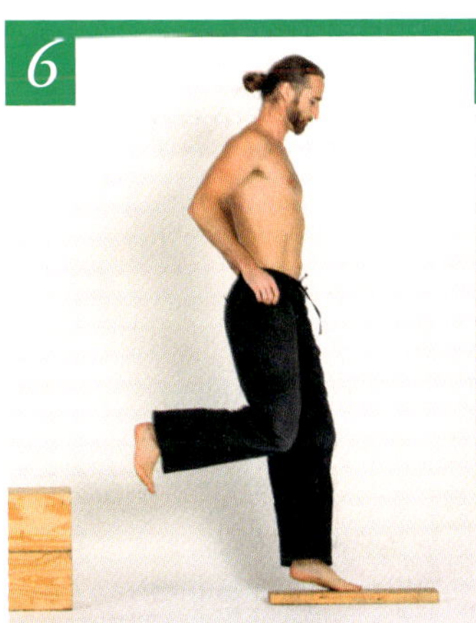

**6** Hinabsteigen

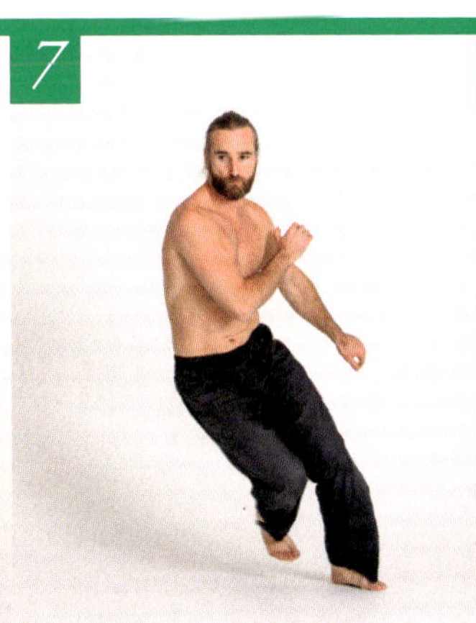

**7** Richtungswechsel

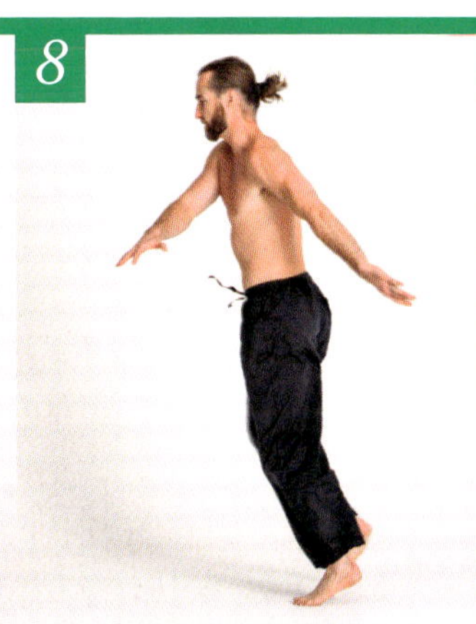

**8** Orientierungswechsel (in dieselbe Richtung laufen und dabei in die entgegengesetzte Richtung blicken)

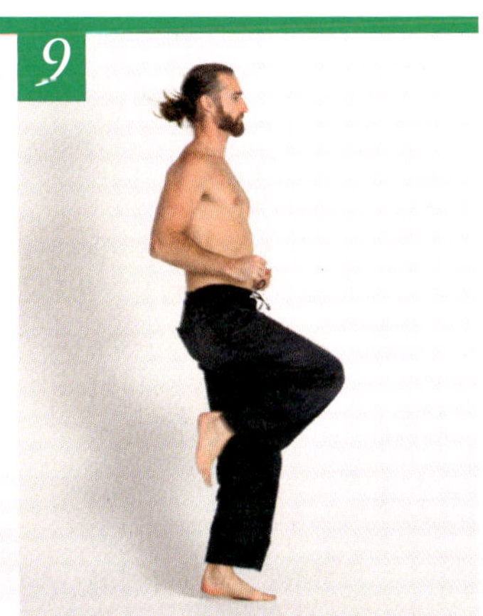

**9** Rückwärtsbeugung

Nachfolgend einige Beispiele für weitere Varianten:

- Veränderung der Fußposition und der Sequenz bei der Landung: Fersen (Hinterfuß, hinterer Fuß), Fußballen (Vorderfuß), Innen- oder Außenseite des Fußes;
- Rumpflehnen zur Seite;
- Füße landen auf einer Linie oder weit auseinander;
- Hinaufsteigen, Hinabsteigen, über etwas hinweg oder durch etwas hindurch steigen;
- halbe Drehung/Wende;
- ganze Drehung/Wende;
- Beschleunigen und Abbremsen;
- häufige Änderungen der Geschwindigkeit (was als »Läufer-ABC« bekannt ist);
- Laufen mit beladenem Rucksack (wenn die Last und/oder die Laufgeschwindigkeit signifikant sind, nimmt das Gewicht bei der Landung erheblich zu; das wird deine plyometrische Kraft und Ausdauer in den Füßen und Waden schnell übersteigen und dich dazu zwingen, auf dem Mittelfuß oder sogar auf der Ferse zu landen, was für den unteren Rücken sehr belastend sein kann);
- Änderung der Startposition (liegend, kniend, hockend und so weiter);
- Schrittpräzision: bewusst präzise Schritte machen und genau dort aufsetzen, wo man auch landen will (kleine Felsen, Baumstümpfe, Bordsteinkante);
- Übergang von einer Fähigkeit zur anderen (vom Vierfüßlergang in den Lauf, aus einem Sprung in den Lauf);
- Laufen auf verschiedenen Oberflächen (flach, uneben, stabil, instabil, weich, hart, glatt, rau, abschüssig, heiß, kalt, trocken, feucht, nass, schlammig, vereist, verschneit, felsig, sandig, Kies, Vegetation, Holz, Asphalt, Metall, Plastik/Synthetik);
- Kombination verschiedener Fähigkeiten (Laufen und Werfen, Laufen und Fangen, Laufen und Tragen, Laufen und Balancieren, Laufen und Heben).

Natürlich gibt es zahllose weitere Anpassungen, von denen ich einige zuvor als Ineffizienzen beschrieben habe, aber sie können in einem spezifischen Kontext kurzfristige, notwendige Anpassungen sein.

Die meisten Laufvarianten erfolgen völlig instinktiv und erfordern keine technische Anleitung, solange man sich an die fundamentalen Grundsätze hält, nicht die Atmung vergisst und möglichst entspannt bleibt. Aber einige einfache Tipps können gute Dienste leisten, wenn es darum geht, diese Varianten effizienter zu gestalten. Hier einige Beispiele:

- Deine Arme spielen allgemein eine aktive Rolle dabei, die Balance zu halten, die Richtung zu ändern oder Hindernisse zu überwinden. Mache bewusst ausladende, kraftvolle Armbewegungen (schwinge sie aktiv mit), wenn du bergauf läufst oder wenn du von einer bodennahen Position in den Sprint wechselst, damit du schneller deine Höchstgeschwindigkeit erreichst.
- Um im Sprint schneller abzubremsen, musst du lange Schritte machen und dich zurücklehnen (du kannst sogar auf der Ferse landen). Genau das solltest du nicht tun, wenn du ökonomisch laufen willst, aber es ist die beste Methode, um effizient zu stoppen, wenn du gerade schnell unterwegs bist.
- Wenn du deine Orientierung umkehrst (dabei aber weiter in dieselbe Richtung läufst), drehst du den Kopf schnell, bevor du die Hüften drehst.
- Wenn du deine Richtung ändern und eine scharfe 90-Grad-Wende zur Seite machen möchtest (zum Beispiel hinter einem Baum oder wenn du an einer Straßenecke abbiegst), machst du mit dem vorderen Fuß einen Schritt in die entgegengesetzte Richtung, drehst deinen Kopf und deine Hüften in die intendierte Laufrichtung und drehst dich dann schnell auf dem Fußballen. Das ist weitaus effizienter, als kleine Schritte zu machen.
- Wenn viele biegsame Äste in deine Laufstrecke ragen, darfst du nicht langsamer werden, um die Zweige mit den Händen abzuhalten. Strecke einfach deine Arme nach vorne aus, rotiere sie einwärts, damit die Handflächen nach außen zeigen, und schiebe die Äste im Lauf von deinem Gesicht und Rumpf weg.
- Kein Schritt ist selbstverständlich. Antizipiere die Bodenbeschaffenheit (hart, weich, nass, trocken, stabil, instabil, rutschig oder mit gutem Grip) und wie sie sich vielleicht auf deine Fußposition, Lauftechnik, Balance und Geschwindigkeit auswirken könnte. Benutze visuellen Input und achte auf alle erkennbaren Details, die darauf hinweisen, dass ein Problem auftreten kann, wenn du einen Schritt machst. Schlamm oder ein Stein können zum Beispiel glänzen oder dunkel sein, was darauf hinweist, dass der Boden rutschig oder weich ist.
- Wenn du auf einem weichen Boden läufst und versuchst, eine neutrale Gangart umzusetzen, kann das für das Fußgelenk ineffizient und instabil sein. Die Bodenreaktionskraft ist gering und das Landen auf dem Fußballen erzeugt einen verzögerten Input (der Auskunft darüber gibt, wann und wie sehr das Bein gebeugt und der Fuß belastet werden soll); sobald er belastet ist, könnte der Fuß nach hinten rutschen. Das wiederum stellt eine hohe Belastung für die Achillessehnen und die Füße dar, die schon damit beschäftigt sind, sich auf dem instabilen Bo-

den zu stabilisieren. In diesem Fall ist das Landen auf der Ferse oder dem Mittelfuß effizienter. Die Ferse fängt an, den weichen Boden ausreichend zu komprimieren, um dem Fußgelenk mehr Stabilität zu bieten und das Bein zu belasten; dann sinkt der Fußballen mit einem stabilisierten Fußgelenk und der Vorderfuß kann den Boden berühren, um den Untergrund vor der Abdruckphase zu stabilisieren (was die Tendenz des Vorderfußes verringert, nach hinten zu rutschen). Weil der Untergrund weich ist, ist es relativ angenehm, zuerst mit der Ferse aufzusetzen. Einerseits ist diese Technik weniger energieeffizient, weil man ein Bein stärker beugen muss, um es zu belasten; dies geschieht langsamer, was dazu führt, dass der Fuß länger auf dem Boden bleibt; auch muss man sich stärker mit dem Bein abdrücken. Andererseits ist es insgesamt energieeffizienter, weil man ein »Zurückrudern« vermeidet.

- Wenn du unsicher bist, was die Stabilität oder Reibung des Untergrunds angeht, auf den du treten willst, darfst du nicht dein gesamtes Körpergewicht auf deinen Fuß legen, wenn du einen Schritt machst. Belaste nicht den landenden Fuß, sondern bleibe leichtfüßig, um das Risiko zu verringern, dass du wegrutschst oder der Boden unter deinem Fuß nachgibt.
- Hebe die Zehen hoch (halte sie gebeugt), wenn du bergab oder auf einem horizontalen, aber rutschigen Untergrund unterwegs bist. Wenn dein Fuß vorwärts auf ein Hindernis zurutscht, wirst du nur mit dem Fußballen dagegenstoßen, statt dir die Zehen zu verstauchen.
- Ein Anheben der Zehen ist auch hilfreich, wenn du dich in einem Gelände mit hoher Vegetation oder in seichtem Wasser bewegst, wenn du also nicht sehen kannst, worauf du trittst, oder wenn das Gelände felsig ist, du aber nicht immer Zeit hast, auf den Boden zu schauen. In diesem Fall solltest du deine Zehen heben und den Fuß etwas höher als üblich heben und ihn angezogen oder gebeugt halten, bis er sich nach vorne und unten streckt. Wenn du das Hindernis nicht sehen kannst, wirst du schlimmstenfalls mit dem Mittelfuß oder der Ferse darauftreten, stolpern und vielleicht sogar stürzen, aber deine Füße bleiben unversehrt. Du kannst diesen Tipp auch beherzigen, um deine Füße vor Verletzungen zu schützen, wenn die Hindernisse sichtbar, aber in großer Zahl vorhanden sind, beispielsweise wenn du auf felsigem Gelände läufst.

Laufvarianten sind nicht einfach Vorkommnisse, die auftreten, wenn man in der Natur läuft. Sie sollten ein Teil deiner Laufpraxis sein – nicht etwas, das du vermeidest, indem du immer nur berechenbare, lineare, ebene Routen wählst. Du solltest Variablen in dein regelmäßiges Training einbeziehen. Die Vorteile für deine Laufkompetenz sind offensichtlich, aber das Feintuning deiner motorischen Fähigkeiten und physiologischen Anpassungen, die sich mit der Zeit entwickeln, überträgt sich auf deine allgemeine Bewegungskompetenz. Du kräftigst deine Sehnen, verbesserst deine Balance und Agilität, stärkst deine Trittsicherheit, steigerst deine Ausdauer steigert und verkürzt deine Regenerationsdauer. Diese Verbesserungen sind in vielen Sportarten nützlich.

Warte also nicht, bis du einen natürlichen Kontext findest, um Laufvarianten zu üben. Du kannst auch in einer städtischen Umgebung natürliche Variablen simulieren, indem du um den Block läufst, ab und zu auf der Bordsteinkante balancierst, deine Schritte an Straßenmarkierungen ausrichtest, auf freier Strecke beschleunigst und vor Hindernissen abbremst, abrupte Richtungswechsel vornimmst und so weiter. Es ist auch eine gute Idee, deinen Lauf mit kurzen Belastungsphasen zu unterbrechen, in denen du andere natürliche Bewegungen übst (Krabbeln, Balancieren, Springen). Diese Form von Lauftraining wirkt sich auf deine allgemeine körperliche Verfassung aus und gestaltet deine Laufpraxis anspruchsvoller, macht sie abwechslungsreich und damit interessant im Vergleich zu einer monotonen Laufroutine auf demselben Untergrund. Das trifft auf alle Läufer zu, ob man nun hauptsächlich dem MovNat-Ansatz folgt oder ausschließlich ein Freizeitläufer ist. Spezialisiere dich im Training nicht zu sehr. Erinnere dich nur daran, mit Sinn und Verstand zu trainieren, denn je rigoroser die Veränderungen in Bezug auf Bewegungsmuster, Schuhwerk, Intensität, Dauer und Distanz sind, umso verletzungsanfälliger gerät die Praxis.

Die Aneignung einer effizienten Technik kann einen Mangel an Ausdauer oder Leistung nicht kompensieren. Trainingsprogressionen für das Laufen beziehen sich auf: die Umgebungskomplexität (inklusive verschiedener Wetterbedingungen), die Intensität (schnelle Varianten der Geschwindigkeit und Richtung), das Volumen (Distanz und Dauer) sowie die Fähigkeit, barfuß zu laufen (wenn du diese Fähigkeit entwickeln willst).

# 28 Bewegungen durch die Luft

**»Springe – und du wirst herausfinden, wie du deine Flügel im freien Fall öffnest.«**

*Ray Bradbury*

Springen ist eine äußerst besondere Bewegungsfähigkeit, mit der wir uns für eine kurze Zeit durch die Luft befördern können. Der menschliche Körper hebt sich aber nicht nur in die Luft, wenn er springt. Auch beim Laufen und gelegentlich beim schnellen Krabbeln oder Klettern kann es eine Flugphase geben. Aber die prägnanteste Fortbewegung durch die Luft stellt das Springen dar.

Springen kann – wie das Laufen – als eine Form des Gehens betrachtet werden, bei der der gesamte Körper kurzzeitig vom Boden abhebt, doch gibt es mehrere Punkte, in denen sich das Springen eindeutig vom Laufen unterscheidet: Ein Sprung hat eine vergleichsweise lange Flugphase, einen schrägen Absprungwinkel, eine (in den meisten Fällen) parabelförmige Flugbahn vor der Landung und weist eine hohe Vielfalt möglicher Sprung- und Landemuster auf. Deshalb ziehe ich es vor, das Springen als »Fortbewegung durch die Luft« zu bezeichnen.

Die Menschen springen aus praktischen Gründen – um Hindernisse zu überwinden, die ihnen im Weg stehen, wenn es keinen Weg daran vorbei gibt, wenn es zu lange dauern würde, eine alternative Route zu finden, oder wenn sich die Überwindung des Hindernisses mit einer anderen Bewegungsform gefährlicher oder langsamer gestalten würde. Springen kann riskant und kräftezehrend sein, weshalb es nur als kurzzeitige Fortbewegungsweise benutzt wird. Wenn das Springen aber die einzige effektive Bewegungsoption in einer bestimmten Umgebung oder Situation ist – oder wenn es die effizienteste Option ist –, muss man wissen, was man tut. Springen kommt gelegentlich in Kampfsituationen zum Einsatz, entweder als defensive Maßnahme, um Schlägen auszuweichen, oder als Angriffstechnik, die oft mit Tritten oder Schlägen kombiniert werden kann. Man kann sich mit einem Sprung auch der Länge nach zu Boden werfen (Bodenbewegung), um Geschossen auszuweichen.

Kinder üben das Springen instinktiv in Bewegungsspielen, weil es von Natur aus anregend ist und Spaß macht. Um ihre körperlichen Grenzen auszuloten, wagen sich Kinder gelegentlich an Sprünge, die im Verhältnis zu ihrer Größe riskant sind. Dieser natürliche Trieb zu springen äußert sich auf vielfältige Weise. Springen wurde in vielen Aktivitäten des Altertums ausführlich betrieben und wird auch heute noch in modernen körperlichen Aktivitäten und Wettbewerben praktiziert – von hoch spezialisierten Sprungmustern in der Leichtathletik (Hoch-, Weit-, Dreisprung und Hürdenlauf) bis hin zu Teamsportarten wie Basketball und Volleyball. Auch Kampfkünste und andere Bewegungsdisziplinen (wie Turnen, Tanzen, Capoeira, Parkour und Fitnessprogramme) beziehen Sprünge ein. Ungeachtet des Musters, der Aktivität oder des kulturellen Kontextes besteht kein Zweifel darüber, dass Springen für den Athleten sehr befriedigend sein kann und für den Zuschauer eine beeindruckende und kurzweile Zurschaustellung sportlichen Könnens ist.

Wie bei anderen Fähigkeiten lehnt die »natürliche Bewegung« kulturelle oder sportliche Konventionen sowie auch ästhetische Überlegungen ab, betont dagegen die praktische Anwendbarkeit von Sprüngen und wie sie sich an die verschiedensten Umgebungsvariablen anpassen lassen. Was auch immer hinter der verwendeten Sprungtechnik oder dem Zweck der Bewegung steht – Springen ist eine phänomenale körperliche Leistung, die uns intensive Empfindungen verschafft, vor allem in der Flugphase, in der wir uns scheinbar schwerelos durch die Luft bewegen.

Ikarus hatte den Traum vom Fliegen, den sich Menschen nur mithilfe nicht biologischer Technologie erfüllen können. Springen, um sich in die Luft zu befördern und ohne Bodenkontakt fortzubewegen, kommt uns Menschen daher dem Fliegen noch am nächsten.

Obwohl wir den Begriff »Flug« benutzen, um die Phase zu bezeichnen, in der man keinen Bodenkontakt hat, sind Springen und Fliegen technisch gesehen nicht dasselbe. Für das Springen benötigt man einen festen und ausreichend robusten Untergrund, um eine Reaktionskraft zu erzeugen, damit man den Impuls übertragen kann, um sich vom Boden wegzudrücken und sich in die Höhe zu befördern. So verwandeln wir uns in lebende »Geschosse« mit einer Flugbahn oder Kurve durch die Luft, die für eine gewisse Dauer aufrechterhalten werden kann. Da man sich über dem Boden befindet, unterliegt man nicht sehr lange den signifikanten, aerodynamischen Kräften, bevor man wieder landet, und man kann die Richtung, Geschwindigkeit, Strecke oder Dauer der Flugbahn nicht verändern; wir können nur unsere Körperorientierung beeinflussen, um uns in der Luft in eine andere Richtung zu drehen.

Die anfänglichen Sprungbedingungen geben die Flugbahn vor, außer wenn man sich in der Luft von einem Untergrund wegdrücken kann, wie beim Stützsprung. Selbst Gleithörnchen fliegen nicht wirklich; sie benutzen nur ihre evolutionsbedingten anatomischen Anpassungen, um zu gleiten, die Sprungweite nach dem Start zu verlängern und die Richtung zu ändern.

Im Vergleich dazu können Vögel ihren Flug mit einem Sprung einleiten, mit dem sie sich von der Erde oder einer Wasseroberfläche abstoßen, aber sobald sie keinen Bodenkontakt mehr haben, sind sie in der Lage, nicht nur ihre Körperorientierung zu modifizieren, sondern auch ihre Richtung, Geschwindigkeit, zurückgelegte Distanz und die Zeit, die sie in der Luft verbringen. Sie nutzen sogar aerodynamische Kräfte zu ihrem Vorteil. Selbst die besten menschlichen Springer können nicht annähernd das erreichen, wozu Vögel fähig sind. Tut mir wirklich leid, Freunde. Fliegen ist eine natürliche Bewegung, die anderen Spezies vorbehalten ist. Aber Springen ist eine erstaunliche natürliche Bewegungsfähigkeit, über die du im Folgenden viel lernen wirst.

# Sprungsequenz

Ungeachtet der verwendeten Technik setzt sich jeder Sprung aus einer Bewegungssequenz zusammen, die aus drei Komponenten oder Phasen besteht, die eng miteinander verbunden sind: Der Absprung erzeugt die Flugbahn, die wiederum zur Landung führt. Allzu oft richtet man den Großteil seiner Aufmerksamkeit auf die Flugphase und schenkt der Landung wenig bis gar keine Beachtung. In der »natürlichen Bewegung« ist uns durchaus bewusst, wie stark sich diese drei Phasen gegenseitig beeinflussen.

## Der Absprung

Abgesehen vom Sonderfall, in dem man aus einer Hängeposition nach unten springt, ist der Absprung die Bewegung, die Kraft erzeugt, einen Impuls überträgt oder beides miteinander kombiniert, um vom Boden abzuheben. Du kannst aus einer stabilen Position wie dem aufrechten Stand, der Hocke, der Kniebeuge oder sogar aus einer balancierenden Position springen; auch kannst du nach einer Bewegung wie dem Gehen, Laufen oder Krabbeln einen Sprung einleiten.

Ein Sprung, der aus einer statischen Position geschieht, erfolgt mit einer einzelnen Bewegung, die Muskelkraft, Schwerkraft oder eine Kombination aus beidem nutzt. Ein Abwärtssprung mit wenig oder keiner horizontalen Distanz erfordert wenig Kraft beim Absprung und verlässt sich auf die Schwerkraft, um den Großteil der Distanz zurückzulegen. Eine solche abwärts gerichtete Flugbahn macht den Absprung ziemlich einfach und energieeffizient (wobei die anschließende Landung im Vergleich dazu üblicherweise schwieriger und energieaufwendiger ist). Umgekehrt erfordert ein Aufwärtssprung eine große Schnellkraft, um mit einem energieaufwendigen Absprung der Schwerkraft entgegenzuwirken (wobei die anschließende Landung im Vergleich dazu üblicherweise leicht und energieeffizient ist). Ein Sprung, der aus einem statischen Stand am

Rand einer erhöhten Basis beginnt und darauf abzielt, die größtmögliche Entfernung zurückzulegen, verlässt sich auf Muskel- und Schwerkraft. Ein Sprung aus dem Stand erfolgt nicht immer freiwillig; vielleicht gibt es keinen Platz auf der Absprungfläche, um Schwung zu holen, oder die Landung sieht technisch anspruchsvoll aus, sodass das Springen aus einer statischen Position hilft, die Landung besser zu kontrollieren.

Im Vergleich zu einem Standweitsprung, der aus einer statischen Position initiiert wird, muss man für einen Sprung mit vorangehendem Vorwärtsimpuls nicht so viel Kraft aufwenden, um dieselbe Strecke zurückzulegen. Ein Teil der Geschwindigkeit und kinetischen Energie wird bereits vor dem Absprung beim Anlaufnehmen erzeugt und auf die Sprungbewegung übertragen, was die Gesamtmenge an erforderlicher Muskelkraft verringert.

Geschwindigkeit kann nötig sein, wenn man in Eile ist oder verfolgt wird, wenn man keinen Grund hat, um vor dem Sprung anzuhalten, oder wenn die Distanz, die man im Sprung zurücklegen muss, diejenige übersteigt, die man mit Muskelkraft alleine bewältigen kann. Vielleicht willst du so viel Geschwindigkeit wie möglich erzeugen, um so schnell und weit wie möglich zu springen. Vor einem Sprung braucht man nicht unbedingt eine hohe Geschwindigkeit, und ein Mangel an Geschwindigkeit muss kein Problem oder Nachteil sein. Das hängt vom Kontext ab. Vielleicht willst du deinen Anlauf abbremsen, um weich und punktgenau zu landen. Wenn du nicht abbremst, landest du manchmal sehr hart oder verfehlst sogar die Landefläche, was mit einem hohen Verletzungsrisiko verbunden ist.

Wie viel Schnellkraft du aus einer statischen Position erzeugen musst und wie viel Schwung und Kraft du aus der Bewegung brauchst, hängt von dem Abstand ab, den du zurücklegen musst, von der Bewegungsrichtung und wie du landen wirst. Du brauchst beispielsweise weniger Schnellkraft und/oder Schwung, wenn du von einer höheren Plattform auf eine tiefer gelegene Fläche springst, als wenn du dieselbe Strecke im Sprung zurücklegen müsstest und sich die Start- und Landefläche auf derselben Höhe befänden.

## ANMERKUNG

**Sofern die gleiche Menge an Kraft vorliegt, führt ein Absprungwinkel zwischen 40 und 50 Grad zu einer um 10 Prozent verringerten horizontalen Distanz, wobei ein exakter 45-Grad-Winkel eine maximale Distanz bewirkt.**

## ANMERKUNG

**Geschwindigkeit und Kraft können miteinander kombiniert werden, um höhere Sprunggeschwindigkeiten und Distanzen zu erzeugen als Sprünge, die sich ausschließlich auf Kraft verlassen, die aus statischen Positionen erzeugt wird.**

Umgekehrt gilt: Du brauchst mehr Schnellkraft und/oder Schwung, wenn du einen Sprung aus einer tieferen Position startest und auf einer höheren Plattform landen willst. Ich gehe im nächsten Abschnitt, in dem es um Flugbahnen geht, ausführlicher darauf ein.

Obwohl die Flugbahn eines Sprungs in jede Richtung gehen kann – vorwärts, aufwärts, abwärts, seitwärts und sogar rückwärts –, muss eine gewisse vertikale Geschwindigkeit vorliegen, um den Körperschwerpunkt nach oben zu bringen und den Absprung zu ermöglichen. Die Kombination aus Aufwärts- und Vorwärtsgeschwindigkeit erzeugt einen Absprungwinkel. Der Absprungwinkel deines Sprungs spielt auch eine wichtige Rolle zur Bestimmung deiner Flugbahn und der Menge an Kraft oder Impuls, die du brauchst.

Wenn du zum Beispiel noch auf beiden Füßen stehst und einen Standweitsprung machen willst (gemeinhin als Weitsprung bekannt), ist ein 45-Grad-Winkel die beste Option (siehe Anmerkung), die zugleich die maximale Kraftausgabe erzeugt, die deine Muskeln produzieren können.

Du kannst dich beim Absprung nur bis zu einem gewissen Grad nach vorne lehnen; wenn du diesen überschreitest, fällst du garantiert der Länge nach zu Boden oder machst eine Rolle vorwärts, statt auf den Füßen zu landen. Aber wenn du genau dieselbe Sprungtechnik und dasselbe Sprungmuster vertikal verwenden willst, um dich in deiner Standposition so aufrecht wie möglich zu machen, wirst du dich überhaupt nicht nach vorne lehnen wollen, dein Absprungwinkel beträgt null Grad (aber trotzdem strebst du noch eine maximale Kraftausgabe an).

Du kannst aus einer statischen Position ausschließlich durch Muskelkraft vertikale und horizontale Geschwindigkeit erzeugen, aber wenn dem Sprung horizontale Geschwindigkeit vorangeht, beispielsweise wenn du vor dem Absprung Anlauf nimmst, dann muss ein Teil der horizontalen Geschwindigkeit in vertikale Geschwindigkeit umgewandelt werden, damit eine größere Distanz erzielt werden kann.

Der Absprungwinkel, die Kraft und die Geschwindigkeit, die du für den Absprung benötigst, bestimmen die

Höhe und Distanz, die du in der Flugphase zurücklegst. Die Flugbahn schafft die Vorbedingung dafür, dass du bei der Landung die effizienteste Position einnehmen kannst, die wiederum deinen Kraftaufwand, deine Geschwindigkeit und den Sprungwinkel vorgibt. Zu guter Letzt kann die Instabilität oder Rutschigkeit der Absprungfläche (oder ein schlechter Schritt im Anlauf) dem Absprung enorm viel Kraft und Energie entziehen und dazu führen, dass man sein Gleichgewicht verliert, was den Sprung selbst bei hoher Geschwindigkeit und Kraft völlig ineffektiv macht. Im besten Fall macht es den Sprung nur weniger effizient und beeinträchtigt die beabsichtigte Flugbahn, die Körperposition in der Flugphase und die Landung.

## Die Flugbahn

Nach dem Absprung hebst du ab, das heißt, du hast keine Auflagepunkte mehr und gehst in die Flugphase oder »Hängezeit« über. Während du in der Luft bist, solltest du deine Aufmerksamkeit auf die optimale Vorbereitung der Landung richten. Dein Sprung bestimmt deine Flugbahn.

Sobald du den Sprung eingeleitet hast, kannst du nichts tun, um die Geschwindigkeit, Distanz und Dauer deiner Flugbahn zu beeinflussen – es sei denn, du kannst dich wie beim Stützsprung vor der Landung von einem festen Untergrund abstoßen. In der Flugphase kannst du nur deine Körperhaltung modifizieren. Es ist wichtig, das zu verstehen: Der Absprung ist einerseits für die Flugbahn verantwortlich, der dein Körper folgen wird, und andererseits für deine Geschwindigkeit, die wiederum bestimmt, wo und wann du landen wirst. Deine Körperposition im Flug wirkt sich auf deine Landung aus, die wiederum vom Untergrund abhängig ist, auf dem du landest, sowie der Bewegung, die du unmittelbar nach der Landung machen willst. Bei einem Abwärtssprung beispielsweise möchtest du vielleicht eine aufrechte Körperhaltung haben, bevor du auf den Füßen landest, um einen balancierten Stand einzunehmen; oder du willst dich vielleicht nach vorne lehnen, während du in der Luft bist, um gleich nach der Landung nahtlos zu einer Rolle vorwärts überzugehen. Du bringst deine Füße im Flug vielleicht in eine parallele Stellung, wenn du im Parallelstand landen willst, beziehungsweise in Schrittstellung, wenn dir nur eine schmale Landefläche zur Verfügung steht. Du wirst deinen Körper vielleicht nach oben strecken, um die Arme zu heben und in einer Hängeposition zu landen. Je nach Kontext stehen dir vielleicht mehrere Landeoptionen zur Verfügung und folglich hast du dann auch mehrere Möglichkeiten, wie du deinen Körper in der Luft ausrichtest; es kann aber auch sein, dass dir vielleicht keine Optionen zur Verfügung stehen.

Es wird gesagt, dass die Flugbahn eines Sprungs eine Parabelkurve ist, was meistens stimmt, wenn sich die Absprung- und Landefläche auf derselben Höhe befinden. Ansonsten verläuft die Flugbahn des Sprungs in den meisten Fällen asymmetrisch – bedenke, dass der Körper sowohl vorwärts als auch aufwärts durch die Luft befördert werden muss, um den Körperschwerpunkt anzuheben und eine größere Distanz zu erreichen – dieser Prozess verläuft aber nicht notwendigerweise in einer Parabelkurve.

### ANMERKUNG

Eine *Parabel* ist eine spiegelsymmetrische Kurve.

Wie tief und weit oder hoch und weit du dich im Sprung strecken musst, verändert das Verhältnis der Variablen zueinander, die deine Flugbahn maßgeblich beeinflussen. Wenn du abwärts springst und dich dabei von deinem Absprungort wegbewegst, hast du ein Tiefe-Distanz-Verhältnis; du bewegst dich nach unten und vorne. Du springst nach unten und versuchst, möglichst weit zu springen, umgekehrt springst du vielleicht tief, ohne dich dabei besonders weit nach vorne bewegen zu wollen.

Wenn du aufwärts springst und dich dabei von deinem Absprungort wegbewegst, hast du ein Höhe-Distanz-Verhältnis; du bewegst dich nach oben und vorne. Du musst vielleicht fast vertikal hochspringen, um die höhere Plattform zu erreichen, indem du den Sprung möglichst direkt unter dem Hindernis beginnst; oder du überwindest mit deinem Sprung vielleicht eine große Kluft und musst dabei auf einer Fläche landen, die nur etwas höher als deine Absprungstelle ist.

Weiter zu erwähnen ist ein bestimmtes Verhältnis von Distanz, Höhe und Distanz, das vorliegt, wenn du über eine erhöhte Fläche springst, die sich in einigem Abstand von dir befindet, oder wenn du etwas mit deinen Händen berühren willst, das über dir und zugleich von dir entfernt hängt, bevor du in einem gewissen Abstand landest. In diesen Fällen vergrößerst du die Höhe deiner Flugbahn, um hoch genug greifen zu können; dieser Anstieg der Flugbahn wäre nicht nötig gewesen, wenn du nur eine horizontale Distanz hättest zurücklegen müssen. Auch wenn die Landefläche zudem tiefer als die Absprungfläche liegt, hast du es mit einem Distanz-Höhe-Distanz-Verhältnis zu tun.

Folglich stellt deine Flugbahn immer eine Kurve dar (die einzigen Ausnahmen sind der Abwärtssprung aus der Hängeposition sowie der Vertikalsprung in die Höhe), die aber nicht unbedingt »spiegelsymmetrisch« sein muss. Selbst wenn du von einer erhöhten Plattform nach unten oder von einer tiefer gelegenen Plattform auf eine höhere Landefläche springst, wäre deine Flugbahn nicht strikt linear, aber sie wäre auf keinen Fall eine symmetrische Kurve, die einer Parabel ähnelt. Das ist ein anderer Grund, warum du das Verhältnis von Abstand, Höhe und Tiefe berücksichtigen musst, wie auch die Art der Landung, um bereits vor dem Absprung ein Gefühl dafür zu entwickeln, wie deine Flugbahn aussehen soll.

Zusammenfassend gilt bei gleicher Absprungkraft und Geschwindigkeit Folgendes:

- Wenn sich die Absprung- und Landehöhe auf derselben horizontalen Ebene befinden, ist die Zeit zwischen dem Absprung und dem höchsten Punkt der Flugbahn (der Scheitelpunkt) identisch mit der Zeit zwischen dem höchsten Punkt und der Landung. Die Flugbahn ist eine Parabel.
- Wenn die Absprunghöhe höher als die Landehöhe ist, sind die Flugphase und der Abstand größer (im Vergleich zu einem Absprung und einer Landung auf derselben Höhe), wobei die Dauer und der Abstand zwischen Scheitelpunkt und Landung größer sind als zwischen Absprung und Scheitelpunkt. Im Vergleich zu einer Absprung- und Landefläche, die sich auf derselben Höhe befinden, legt man bei einem Sprung, bei dem die Landefläche tiefer als die Absprungfläche ist, eine größere Strecke zurück.
- Wenn die Absprunghöhe tiefer als die Landehöhe ist, ist die Flugphase und Distanz kürzer (verglichen mit einer Absprung- und Landehöhe auf derselben horizontalen Ebene), wobei Dauer und Distanz zwischen dem Absprung und dem Scheitelpunkt der Flugbahn größer sind als zwischen dem Scheitelpunkt und der Landung.

### DREHUNGEN IM FLUG

Katzen sind bekannt für ihre Fähigkeit, auf ihre Pfoten zu fallen, auch wenn sie kopfüber stürzen. Dieser Reflex, der den Körper im Flug umdreht und balanciert, ist als »Umdrehreflex« bekannt. Dieser kann für intentionale Bewegungen wie Sprünge trainiert werden, aber auch für unabsichtliche Bewegungen wie Stürze. Obwohl du die Richtung und Geschwindigkeit deiner Flugbahn nicht beeinflussen kannst, kannst du deinen Körper durch die geschickte Bewegung von Armen, Kopf, Hüften oder Beinen so steuern, dass er seine Position und Orientierung in der Luft ändert. Ein einfaches Beispiel ist der Drehsprung um 180 Grad, bei dem man seine vertikale Position beibehält und stehend landet, aber nicht in dieselbe Richtung blickt wie beim Absprung. Es gibt noch viele andere Techniken, die von einfach und praktisch bis zu komplex und akrobatisch reichen können.

## Die Landung

Die Landung tritt in dem Augenblick ein, in dem du den Kontakt mit einer Auflagefläche herstellst. Obwohl dies die letzte Phase eines Sprungs ist, ist sie die wichtigste. Jeder kann mit Kraft abspringen, aber nicht jeder besitzt die Kompetenz, bei der Landung die Balance zu halten. Der Absprung und die Positionskontrolle in der Flugphase schaffen die besten Voraussetzungen dafür, eine Kollision (s. Anmerkung im folgenden Kasten) zu vermeiden und effizient zu landen – aber deshalb kann die Landung trotzdem ineffizient sein. In der Praxis der »natürlichen Bewegung« enden nur wenige Sprünge in einer weichen Sprunggrube, daher ist die Effizienz deiner Landung von größter Bedeutung. Es spielt keine Rolle, wie kraftvoll, technisch korrekt oder spektakulär dein Absprung war, wenn er im Abschluss zu einer unnötig harten Landung führt oder einen Sturz oder gar eine Verletzung zur Folge hat. Kein Sprung kann gut sein, wenn die Landung schlecht ist. Es ist also die Qualität der Landung, die den routinierten Springer vom unerfahrenen Anfänger unterscheidet. Dein Vertrauen in die Landung – oder deine Angst davor – bestimmt, ob die sehr kurze, »schwerelose« Flugphase ein Augenblick der reinen Glückseligkeit ist oder von heilloser Panik überschattet wird.

Während der Absprung der Landung vorausgeht und in den meisten Fällen einen beträchtlichen Einfluss auf die Landeeffizienz hat, hat deine Erwartung der Landung den größten Einfluss darauf, wie du den Sprung einleitest. Oder anders ausgedrückt: Die Landung sollte nicht davon bestimmt werden, wie du den Sprung einleitest; die Einleitung deines Sprungs sollte vielmehr davon bestimmt werden, wie du zu landen beabsichtigst. Sofern du nach einer Landung nicht gleich zum nächsten Sprung ansetzt, bilden Landungen immer einen Übergang, der vom Sprung in eine andere Position oder Bewegung überleitet. In dem Augenblick, in dem du mit deinem Körper Kontakt zu einem festen Unter-

## ANMERKUNG

**Eine Kollision ist eine ungesteuerte Landung ohne Positionskontrolle mit nur sehr wenig oder gar keiner Verteilung der Aufprallkräfte. Eine Kollision schadet in aller Regel dem Körper.**

grund herstellst, verlässt du die Flugphase, um wieder festen Boden unter den Füßen zu bekommen, das heißt, du schließt einerseits den Sprung ab und wechselst andererseits in eine nächste Position oder Bewegung.

Für welche Landung du dich entscheidest, hängt von der Bodenbeschaffenheit, deiner technischen Versiertheit, den Aufprallkräften und der Bewegung ab, mit der du nach der Landung weitermachst. Wie immer ist der Kontext ein wichtiger Faktor, um die Wahl der Landung zu bestimmen, und es gibt einen gewaltigen Unterschied in den folgenden Situationen:

- Landung im aufrechten Stand auf einem stabilen und weitläufigen Untergrund, wenn die Absprung- und Landefläche auf derselben Höhe sind.
- Landung mit einer Parkourrolle nach einem Sprung, bei dem man tief und weit springen muss und dem ein Anlauf vorausging.
- Balanciertes Landen auf einer schmalen und instabilen Fläche nach einem Vertikalsprung.
- Landung mit Abstützen der Hände und Füße an einer Mauer nach einem Sprung mit abwärts gerichteter Flugbahn.
- Landung im Hängen nach einem Sprung mit aufwärtsgerichteter Flugbahn.

Ein anderes Beispiel: Obwohl es am besten ist, auf dem Bein zu landen, mit dem du nicht abgesprungen bist (oder gleich auf beiden Beinen zu landen), wirst du vielleicht mit demselben Fuß und Bein landen müssen, mit dem du abgesprungen bist, damit eine bestimmte Landung effektiv wird beziehungsweise um einen Übergang zu einer Bewegung herzustellen, die einen Richtungswechsel beinhaltet. Wie sehr die Aufprallkräfte bei der Landung verteilt werden müssen, hängt von verschiedenen Variablen ab, unter anderem von:

- deinem Körpergewicht zuzüglich des Zusatzgewichts, das du mit dir trägst,
- der Geschwindigkeit der Flugbahn,
- der Richtung der Flugbahn: Je höher du steigst, umso geringer die Aufprallkraft. Das Springen aus einer größeren Höhe und die Landung auf einem tiefer liegenden Untergrund vergrößern die Aufprallkräfte,
- der Position oder Bewegung nach der Landung im Verhältnis zur Landefläche,
- der Härte oder Nachgiebigkeit der Landefläche sowie des verwendeten Schuhwerks (wenn du nicht barfuß springst),
- der Stabilität oder Instabilität der Landefläche.

Wie gut du solche Aufprallkräfte dämpfen kannst, wird durch die eben genannten Variablen bestimmt wie auch durch deine Technik, Physis, spezielles Training und den körperlichen Zustand bei der Landung. Die biologischen Strukturen deines Körpers – die Muskeln und Sehnen sowie in geringerem Ausmaß Bänder, Knochen und Knorpel – können Energie speichern und freisetzen, aber auch verteilen und tragen somit dazu bei, die bei der Landung wirkenden Aufprallkräfte zu absorbieren. Wenn alle anderen Bedingungen sonst gleich sind, spielt die Konditionierung deines Gewebes, eine solche Energieverteilung zu verkraften, eine sehr große Rolle für deine Landefähigkeiten.

Ein anderes Element, das eine Rolle für effiziente Landungen spielt, ist der »neurogene Effekt«, der die Fähigkeit des Gehirns bezeichnet, den Aufprallschock zu antizipieren und die Muskeln zu aktivieren, die für die Verteilung der Aufprallkräfte verantwortlich sind. Für die Beurteilung des Aufpralls spielen mehrere Variablen eine Rolle: die Distanz, Tiefe, Höhe, Geschwindigkeit der Flugphase, Körperhaltung bei der Landung, Härte der Landefläche, Schuhwerk sowie eventuelles Zusatzgewicht. Mit anderen Worten: Im Laufe der Zeit werden deine Reflexe bei der Landung durch ständige Übung sowohl schneller als auch genauer auf die Aufprallkräfte reagieren. Dies macht deine Landungen effizienter, geschmeidiger und eleganter – Eigenschaften, die jede Landung aufweisen sollte.

Die Landung sollte so leicht und stabil (und geräuschlos) wie möglich sein; natürlich sollte jede Landung auch sicher sein. Abhängig vom Kontext misslingt aber selbst dem routiniertesten Anhänger des MovNat-Ansatzes hin und wieder eine Landung. Aber durch beharrliches, technisch sauberes und achtsames Training, das die verschiedensten Absprünge, Flugbahnen, Landeflächen und Strategien miteinander kombiniert, kann jeder seine Landefähigkeit enorm verbessern.

# Alles miteinander kombiniert

Ganz gleich, wie stark du auch sein magst: Das Erlernen der richtigen Sprungtechnik unter Anwendung des richtigen Absprungwinkels und der richtigen Menge an kinetischer Energie – erzeugt durch reine Muskelkraft oder in Kombination mit Geschwindigkeit – sowie eine Berücksichtigung des Kontexts (Art der Absprungfläche, Flugbahn, Landefläche und Folgebewegung) ist für deine Sprungkompetenz wichtig. Du lernst das Springen nicht durch tiefgehende Analysen oder mathematische Berechnungen.

Du entwickelst dein Können, indem du Erfahrungen mit möglichst vielen Sprungmustern, Stützflächen und Flugbahnen sammelst. Indem du viele verschiedene Situationen übst, wirst du einen Blick dafür entwickeln, wie du möglichst effizient springst und landest, ohne dass du bewusst darüber nachdenken musst. (Es ist allerdings immer eine gute Idee, sich für jeden Sprung Zeit zu nehmen.)

Falls du also gedacht hast, dass ein Sprungmuster auf einem Untergrund – wie das Springen von einem Holzkasten auf einen anderen ohne große Beachtung der Technik – ausreicht, um dich auf eine grenzenlose Kombination von Variablen vorzubereiten, liegst du leider völlig falsch. Du bist leider in keiner Weise auf irgendeine Form von Absprung und Landung vorbereitet und deine Vorstellung von Sprungkompetenz ist, gelinde gesagt, fehlerbehaftet. Du hast dich daran angepasst, viele Wiederholungen eines begrenzten Sprung- und Landemusters in Folge zu üben, was jedoch mit einer praktischen Anwendung in realen Situationen überhaupt nichts zu tun haben muss. Was wird passieren, wenn du einen Sprung machen musst, der völlig anders ist als alle Sprünge, die du vorher trainiert hast – vor allem wenn du weißt, dass du nur einen Versuch hast? Vielleicht solltest du dich auf das SAID-Prinzip rückbesinnen (Prinzip 7, »Adaptierbar«) und dich umgehend darauf vorbereiten, deine Sprungkompetenz zu erweitern, und in diesem Zusammenhang zuerst mit deinen Landefähigkeiten anfangen.

Sobald du die Grundtechniken beherrschst, erweiterst du kontinuierlich deine Sprungfähigkeit, indem du die verschiedenen Absprünge, Flugbahnen und Landungen ausprobierst und miteinander kombinierst. Du kannst aus dem Sitzen, Hängen, Vierfüßlergang, Balancieren oder jeder anderen ausgefallenen Position abspringen. Du kannst in der Flugphase deine Bewegungsrichtung und Körperorientierung verändern. Du kannst Landemuster und Bodenbeläge wechseln. Zusätzlich kannst du beispielsweise etwas tragen, fangen oder werfen, während du springst und in der Luft bist. Eine völlig neue Welt der natürlichen Bewegungsmöglichkeiten wartet nur darauf, von dir entdeckt zu werden!

# Landetechniken

Es ist durchaus sinnvoll, erst einige unerlässliche Landemuster zu besprechen, bevor wir unsere Aufmerksamkeit darauf richten, wie wir Sprünge einleiten. Allzu oft liegt im Training der Akzent auf der Sprungintensität, wie weit oder hoch man springen kann (und wie man mehr Schnellkraft entwickelt, um noch weiter und höher zu springen), während die Landung als selbstverständlich betrachtet wird und immer nur auf einem flachen, stabilen Untergrund erfolgt. Die Vernachlässigung des Landevorgangs kann ein Problem darstellen, denn eine unsaubere Ausführung kann in schmerzhaften Zerrungen, Prellungen oder Verstauchungen münden.

In diesem Abschnitt decke ich mehrere grundlegende Landestrategien ab: die Landung im Parallelstand mit zwei Schritten, die Landung in Schrittstellung mit zwei Schritten, die gestreckte Landung in Schrittstellung mit zwei Schritten, die Landung im Parallelstand und die Fuß-Hand-Landung. Ich habe in Kapitel 25, »Bodenbewegungen 2«, bereits eine andere wichtige Landestrategie beschrieben – die Parkourrolle. Die Rolle rückwärts kann bei einer abwärts gerichteten Flugbahn nützlich sein, wenn man mit dem Rücken zur Landefläche steht. Ich spreche auch Strategien an, mit denen man stärkere Aufprallkräfte dämpfen kann, wie sie beispielsweise bei abwärts gerichteten Flugbahnen auftreten (oder bei Abwärtssprüngen allgemein).

Eine größere Umgebungskomplexität wie die Landung auf unebenen oder kleineren Oberflächen sowie besondere Übergänge von einer Fähigkeit zur anderen

– wie aus dem Springen ins Balancieren oder aus dem Springen ins Klettern – stellen spezifische Anforderungen an die Landung dar, die das Spektrum dieses Buchs weit übersteigen (obwohl ich auf die Landung aus dem Standweitsprung in eine Kletterposition in diesem Abschnitt noch eingehen werde).

Steigerungen der Schwierigkeiten beim Landen – im Hinblick auf Intensität (Distanz, Höhe, Tiefe), Umgebungskomplexität (breit/schmal, stabil/instabil, eben/uneben, flach/steil, nachgebend/fest) und Bewegungskomplexität (einfache oder komplexe Technik) – müssen mit Bedacht, schrittweise und möglichst sicher angegangen werden und dürfen erst dann auf dem Trainingsprogramm stehen, wenn man sich mit fundamentalen Absprung- und Landetechniken eine ausreichende Bewegungskompetenz erworben hat. Sobald diese vorliegt, muss man sein Repertoire an Landetechniken und -fähigkeiten erweitern, indem man die folgenden Progressionen übt:

- Steigerung der Intensität der Landung durch größere Aufprallkräfte, indem die Intensität beim Absprung gesteigert wird (der Versuch, eine größere Distanz, Höhe oder Tiefe oder eine Kombination dieser Variablen zu erreichen, indem eine größere Schnellkraft und/oder Geschwindigkeit verwendet wird).
- Verbesserung der technischen Schwierigkeit beim Absprung, die die Flugbahn und damit die Landung erschwert.
- Komplexere Landeflächen, die einen makellosen Absprung erfordern, um in der Flugphase eine perfekte Positionskontrolle zu gewährleisten.
- Verbesserung der Fähigkeit, verschiedene Absprungvarianten, Flugbahnen und Landungen miteinander zu kombinieren und zwischen ihnen zu wechseln; dabei werden unterschiedlich intensive Absprungtechniken mit unterschiedlich intensiven und komplexen Landungen verknüpft.

Nachfolgend möchte ich Beispiele für einige fortgeschrittenere Varianten nennen, die ich gerade aufgezählt habe und nun auf die Technik des Sprungs in Schrittstellung anwende:

- Standweitsprung aus der Schrittstellung: höhere Intensität, um eine größere Sprungweite zu erzielen;
- Standweitsprung aus der Schrittstellung in die balancierte Landung auf einem Holzbrett: höhere Komplexität, weil die Landefläche anspruchsvoller wird;
- Standweitsprung aus der Schrittstellung in die Landung auf einer schmalen, abgerundeten Oberfläche: höhere Komplexität, indem die Landefläche anspruchsvoller wird;
- Standweit-/Abwärtssprung aus der Schrittstellung in die Landung auf einem Holzbrett: höhere Intensität durch die Zunahme des Faktors Tiefe sowie höhere Komplexität, weil die Landefläche anspruchsvoller wird;
- Standweit-/Abwärtssprung aus der Schrittstellung mit drei Anlaufschritten in die Landung auf einem Holzbrett: höhere Intensität des Sprungs durch die anlaufbedingt höhere Geschwindigkeit beim Absprung, die nicht nur die Intensität des Absprungs erhöht, sondern auch der Landung;
- Standweit-/Abwärtssprung aus der Schrittstellung mit Anlauf in die Landung mit Parkourrolle: höhere Intensität des Sprungs durch die anlaufbedingt höhere Geschwindigkeit beim Absprung sowie erhebliche Steigerung der Intensität und Komplexität der Landung durch das anspruchsvolle Bewegungsmuster.

Ich könnte noch weitere Beispiele nennen, die alle drei Sprungphasen in verschiedenen Intensitäts- und Schwierigkeitsstufen miteinander kombinieren. Auf welchem Niveau und auf welche Weise du üben willst – hinsichtlich der Intensität, des Volumens, der Komplexität und der Frequenz –, wirkt sich auf die Programmsteuerung aus, während zugleich die Sicherheit gewährleistet sein muss. Das hängt letztlich davon ab, welche individuellen Ziele du verfolgst, über welche körperlichen Fähigkeiten du verfügst und wie du auf das Training ansprichst.

# Standlandung mit Beinschwung und zwei Schritten

Mit dieser Kombination wirst du praktischerweise gleichzeitig eine niedrigintensive Sprungtechnik sowie eine Landetechnik lernen, die sich perfekt ergänzen (ein perfekter Einstieg in die Sprung- und Landetechniken für Neulinge des MovNat-Ansatzes). Das Gehen auf Zehenspitzen und Balancieren auf einem Bein verbessert deine Stabilität enorm, wenn du nun auf einem Fuß stehst und dein Bein schwingst. Diese Übung wird dir auch helfen, deine Effizienz bei der Landung zu verbessern.

Der Sprung mit Beinschwung ist eine Technik, die aus dem aufrechten Stand erfolgt. Sie verlässt sich gleichermaßen auf die Kraft des Stützbeins sowie die Gewichtsverlagerung, die durch das Schwingen des freien Beins erzeugt wird. Er eignet sich für kurze Distanzen, wenn du einen zu großen Schritt machen müsstest oder es zu riskant ist, einen großen Schritt zu machen; mit dieser Technik gelingt es dir, mehr kinetische Energie zu erzeugen, was eine größere Sprungweite zur Folge hat, die durch eine saubere, leichte und akkurate Landung erzielt wird. Sie wird perfekt mit einer Landung im Parallelstand mit zwei Schritten kombiniert, die ein leichtes und präzises Aufkommen ermöglicht, vor allem auf kleinen, schmalen oder instabilen Landeflächen, bei denen man auf keinen Fall die Balance verlieren darf. Natürlich folgt auf den Sprung mit Beinschwung nicht immer automatisch die Landung im Parallelstand mit zwei Schritten; der Landung im Parallelstand mit zwei Schritten kann jede Form von Absprung vorausgehen.

Der Sprung mit Beinschwung ist eine Form des *Wechselsprungs*, weil man mit einem Fuß abspringt und mit dem anderen Fuß landet, auch wenn der hintere Fuß sofort neben den vorderen Fuß gebracht wird. Sobald du die maximale Distanz erreichst, die mit dieser Technik erzielt werden kann, wird es dir schwerfallen, auf andere Weise zu landen als auf zwei Füßen, was den Sprung zu einem *zusammengesetzten Sprung* macht (bei dem du mit einem Fuß abspringst und auf beiden Füßen landest). Diese Technik ähnelt dem Hopserlauf, bei dem das hintere Bein bei der Landung gleich nach vorne geht, statt direkt neben dem vorderen Fuß zu landen.

Der Sprung mit Beinschwung nutzt sowohl den Impuls, der von dem nach vorne schwingenden, freien Bein erzeugt wird, als auch die Kraft des Stützbeins, die es dir ermöglicht, eine größere Sprungweite zu erreichen – oder weniger Energie zu verbrauchen, um dieselbe Sprungweite zu erreichen, als wenn du dich nur von einem Bein abstößt. Der Distanzgewinn ist nicht gewaltig (weil Kraft immer hauptsächlich für die Erzeugung von Distanz verantwortlich ist); du kannst aber mindestens 30 Zentimeter weiter springen, wenn du die Technik mit ausreichend hoher Geschwindigkeit und Amplitude ausführst, wenn du das freie Bein schwingst.

Ein anderer, deutlicher Vorteil des Sprungs mit Beinschwung im Vergleich zum Abstoßen mit einem Bein aus dem Stand ist, dass du dich nicht so weit nach vorne lehnen musst, um deinen Sprung einzuleiten; so kannst du die Vorwärtsneigung des Körpers beim Absprung verringern, eine aufrechtere Position beibehalten und kontrollierter landen. Wenn du dich weit nach vorne lehnst, um Abstand zu erzeugen, könntest du vielleicht auf einem Bein landen wie beim raumgreifenden Schreiten, und die Landung des hinteren Fußes verzögert sich, wodurch die Landung insgesamt schwerer und wackeliger wird.

Um dir ein Gefühl dafür zu vermitteln, wie weit du mithilfe des Beinschwungs springen kannst, solltest du zuerst eine Linie in die Erde oder auf den Boden zeichnen, die deinen Ausgangspunkt markiert.

Stelle dich auf ein Bein, platziere die Zehen des Stützbeins auf die Linie und mache einen großen, sicheren und kontrollierten Schritt nach vorne (du bist also in der Lage, dich mit dem vorderen Fuß in den aufrechten Stand zu drücken). Jenseits dieser Distanz beginnt deine »Beinschwungzone«.

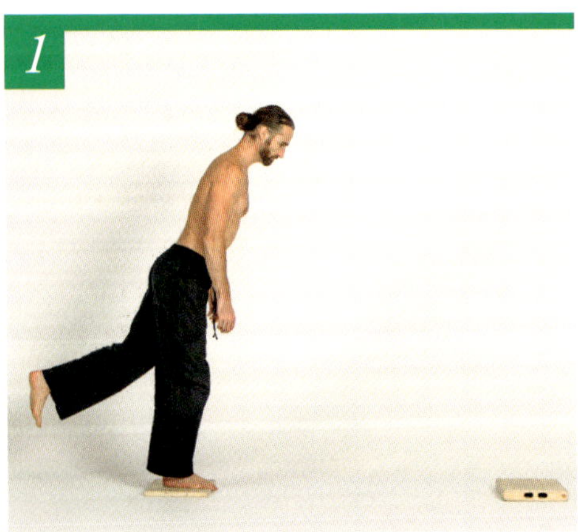

1 Gehe in den aufrechten Stand oder lehne dich leicht nach vorne; dein Körper spiegelt deine Absicht wider, dich vorwärts bewegen zu wollen, um beispielsweise eine tiefe Kluft zu überqueren. Entwickle ein Gespür dafür, wie viel Energie nötig ist, um die Landefläche zu erreichen, ohne dass du dich zu stark abstoßen oder schwer landen musst. Verlagere dein Körpergewicht auf einen Fuß, beuge die Knie leicht und ziehe den anderen Fuß hinter deinen Körper, während sich dein Oberkörper mit einer leichten Hüftflexion nach vorne lehnt. Bleibe aufrecht, halte die Arme entspannt und blicke auf dein Landeziel. Dein Nacken kann sich leicht nach vorne strecken, wenn du mehr visuellen Input erhalten willst, aber du solltest ihn niemals so weit nach vorne strecken, dass es aussieht, als würde dein Körper deinem Kopf »nachlaufen«.

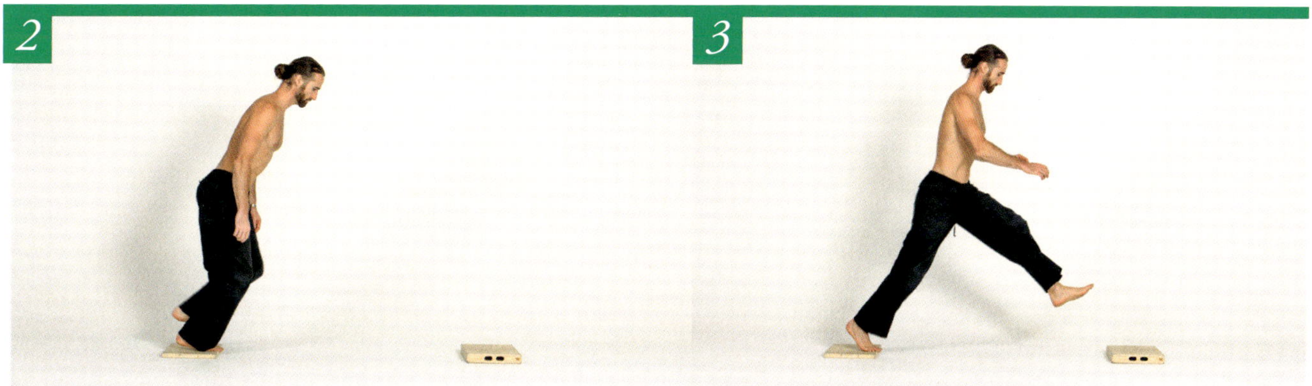


**2** Belaste dein Stützbein, indem du das Knie ein wenig stärker beugst, und fange schnell an, dein hinteres Bein vorwärts in Richtung der Landefläche zu schwingen, um einen Impuls zu erzeugen und auf den gesamten Körper zu übertragen.

**3** Sobald dein hinteres Bein dein Stützbein passiert und nach vorne durchschwingt, stößt du dich kraftvoll von deinem Stützfuß und -bein ab. Schaue genau, wo dein vorderer Fuß landen wird. Deine Arme sollten vor dem Körper bleiben; sie schwingen vielleicht ein wenig mit, aber du solltest keine ausladenden Bewegungen machen.

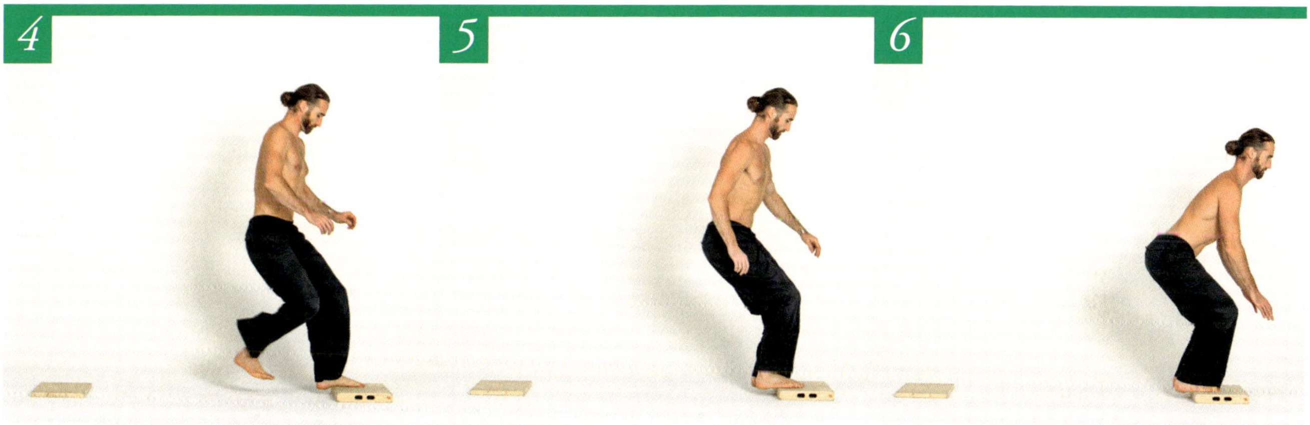


**4** Ziehe in der Flugphase das hintere Bein schnell ans vordere Bein heran. Dein vorderer Fuß sollte weniger als eine Sekunde vor deinem hinteren Fuß landen. Du solltest eine »Tap-Tap«-Vibration und einen entsprechenden Rhythmus in deinen Füßen spüren, wenn sie fast zeitgleich landen.

**5** Zuerst landest du auf den Fußballen, dann senkst du deine Fersen in eine parallele, horizontale Fußposition (wenn die Landefläche genug Platz für die Fersen bietet). Wenn die Landefläche groß genug ist, solltest du versuchen, nach der Landung die ganzen Fußsohlen abzulegen, weil dies eine weichere Landung und größere Stabilität bewirkt. Bei der Landung beugst du deine Knie und Hüften, um die Aufprallkräfte zu dämpfen, hältst dabei den Rücken jedoch unbedingt gerade.

**6** Du kannst eine stabilere Landung erzielen, wenn du die Beine ein wenig stärker beugst, um deinen Körper vollständig zu stabilisieren, bevor du dich komplett aufrichtest. Zum Üben solltest du niemals sofort von der Landefläche steigen. Du solltest dich vielmehr aufrichten und diesen Stand einige Sekunden halten. Auf diese Weise kannst du testen, ob du wirklich in der Lage bist, in einer perfekt ausbalancierten, kontrollierten Haltung zu landen.

## Regressionen (Rückschritte)

Wenn das Knie deines Stützbeins instabil ist und dir beim Schwingen des Beins ganz allgemein Stabilität fehlt, könntest du nur den Einbeinstand üben und das freie Bein nach vorne und hinten durchschwingen. Führe das Schwingen zunächst langsam und mit geringer Amplitude aus, damit du die Positionskontrolle gewährleisten kannst. Erhöhe die Geschwindigkeit und Amplitude des Beinschwungs unter Wahrung der Positionskontrolle, bis du zum Springen und Landen bereit bist.

## Progressionen (Fortschritte)

Entwickle zuerst ausreichend Kontrolle und Effizienz, indem du auf Bodenhöhe trainierst und nur kurze Strecken springst (kürzer als 1 Meter). Steigere von dort ausgehend die Distanz. Wenn du die maximale Distanz erreicht hast, die du mit dieser Technik erzielen kannst, solltest du nicht versuchen, deine Technik abzuwandeln, um größere Distanzen zurücklegen zu können, weil es hierfür nämlich bessere Sprungtechniken gibt. Du könntest die Komplexität steigern, indem du mit verschiedenen Höhen und schmaleren, unebenen oder instabilen Oberflächen experimentierst. Du kannst auch in einer Linie landen oder das Springen mit Beinschwingen zur Seite üben.

# Landung im Parallelstand

Weil die meisten Sprünge aus dem Stand eingeleitet oder im Stand beendet werden, zählt die Landung im Parallelstand zu den am häufigsten benutzten Bewegungsmustern, die man entsprechend gut beherrschen sollte. Es ist das bevorzugte Landemuster, wenn man sich stabilisieren muss, um in eine stehende Position zu kommen, zum Beispiel auf einem Stein mitten in einem Bach, einem Mauersims, einem umgestürzten Baumstamm oder auf einer relativ schmalen Fläche, von der man wieder herabfallen könnte. Wenn du dich für diese Option entscheidest, heißt das, dass keine andere Landeoption zur Verfügung steht, ein schneller Übergang in eine andere Bewegung oder Position nicht notwendig ist oder ein Übergang zu riskant ist, wenn man sie nicht in einem soliden Stand ausführen kann.

Das Muster der Landung im Parallelstand kombiniert einen tadellosen Bewegungsablauf und perfektes Timing mit einer hervorragenden Positionskontrolle und exzentrischer Kontraktionskraft. Du wirst mit beiden Füßen gleichzeitig landen und eine Hocke machen, die deine Beinmuskeln dehnt und die Aufprallkräfte ausschließlich durch deine Muskelanstrengung verteilt. Abhängig von der Intensität deines Sprungs – sagen wir, du machst einen Standweitsprung mit maximaler Kraftentfaltung oder nimmst einen schnellen Anlauf bei einem Standweitsprung aus der Schrittstellung – könnten die Distanz und Geschwindigkeit der Flugbahn eine größere exzentrische Kraft erforderlich machen, damit du auf diese Weise landen kannst. Wenn zur Distanz und Geschwindigkeit noch der Faktor Tiefe dazukommt, könnte die für die Landung erforderliche exzentrische Kraft vielleicht so stark ansteigen, dass du alternative Landevarianten benutzen musst – wie die Parkourrolle –, mit denen sich höhere Aufprallkräfte verteilen lassen. Wenn du aber aufwärts springst, um auf einer Fläche zu landen, die höher ist als deine Absprungstelle, ist die Aufprallkraft, die absorbiert werden muss, geringer, was die Landung weniger energieaufwendig und damit leichter macht.

Die Landung im Parallelstand ist anspruchsvoller, als sie aussieht, und erfordert eine hervorragende motorische Kontrolle. Obwohl deine Beine und dein Unterkörper exzentrische Kraft ausüben müssen, verlässt sich diese Landung nicht ausschließlich auf die Beinflexion; sie erfordert auch eine Hüftbeuge (Hüftflexion), um die einwirkenden Aufprallkrafte zu dämpfen.

Ich finde es praktisch, die Landung in verschiedene Übungen aufzuteilen, um die progressive und effektive Aneignung einer korrekten Positionskontrolle, einer sauber ausgeführten Sequenz und eines korrekten Timings zu gewährleisten. Unterschätze nicht den Wert, den diese Progressionen haben. Wenn dir so einfache Bewegungsübungen selbst bei niedriger Intensität nicht gelingen, was wird dann wohl passieren, wenn du schwierigere Sprünge ausprobierst? Deine Landung wird furchtbar aussehen und sich auch so anfühlen. Steigere den Schwierigkeitsgrad also langsam und überspringe nicht diese grundlegenden Schritte, weil du womöglich glaubst, dass du sie bereits beherrschst.

## TECHNIKTIPP

Suche dir ein dünnes, flaches Brett mit einer Länge und Breite von etwa 60 x 30 Zentimetern. Du kannst auch mit Panzerband ein Rechteck auf den Boden kleben oder auch nur eine einfache Linie mit einem Stock in die Erde zeichnen. Du kannst auch ohne diesen Landeplatz üben, aber ein vorgegebener Bereich zum Abspringen und Landen hilft, dein Gleichgewicht und deine Genauigkeit zu messen. Du wirst nie lernen, gut zu landen, wenn deine Hüftbeuge und deine Hocke unsauber sind.

## Landung im Parallelstand 1

Bei dieser ersten Übung musst du nicht wirklich landen, weil dein Körper immer am Boden bleibt. Es geht hier darum, die Fersen schnell anzuheben und zu senken sowie zügig in die Hocke zu gehen – beides Bewegungen, die dich am Anfang leicht aus dem Gleichgewicht bringen. Diese Übung vermittelt ein Gefühl für das Abbremsen und die exzentrische Spannung, die von deinem Unterkörper gehalten werden muss, angefangen bei den Füßen, damit dein Gesäß nicht zu den Waden kommt, bevor die Knie den Aufprall dämpfen; sie hilft dir ebenso dabei, trotz der dynamischen Bewegung deine Positionskontrolle zu bewahren. Du kannst diese Übung zuerst langsam angehen; mache sie dann so dynamisch wie möglich.

### ANMERKUNG

Obwohl das Aufkommen mit flachen Füßen die Landung härter und steifer macht, wird sie dir gelingen, weil 5 bis 8 Zentimeter Fußgelenksflexion allein nicht für den Großteil der Verlangsamung verantwortlich sind, die für eine effektive Landung im Parallelstand nötig ist.

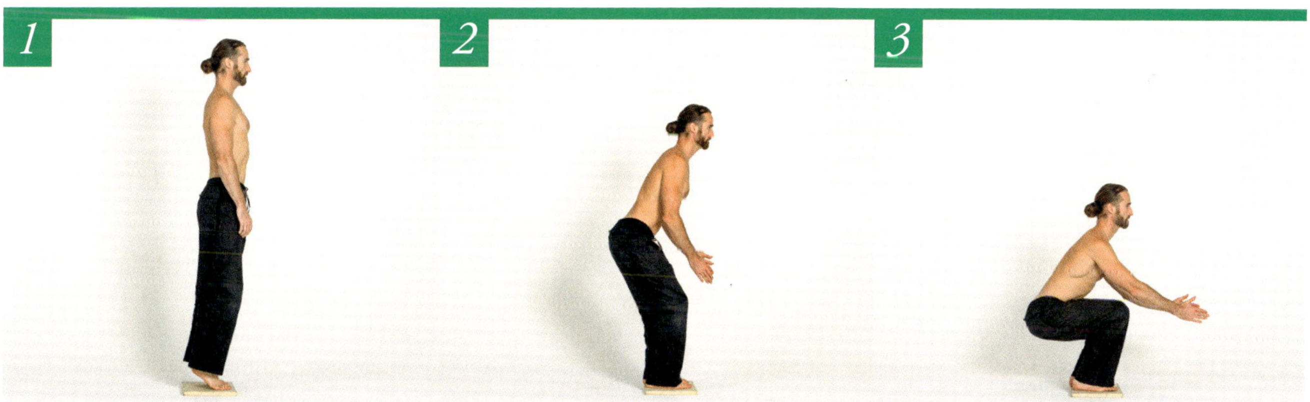


1 Nimm eine aufrechte, entspannte, konzentrierte Standposition ein und hebe die Fersen schnell an, während du deine aufrechte Haltung und Balance hältst. Deine Arme hängen locker am Körper.

2 Bringe deine Fersen mit der Vorwärtsbewegung der Arme schnell nach unten, führe eine Hüftbeuge aus und fange an, deine Beine zu beugen. Gehe in dem Moment in die Hocke, in dem du spürst, dass deine Fersen am Boden sind.

3 Bewege deine Arme nach vorne, während du deinen Schwerpunkt senkst und in eine halbe Hocke gehst, bei der deine Beine im 90-Grad-Winkel gebeugt sind und sich dein Gesäß auf derselben Höhe wie die Knie befindet oder etwas tiefer. Der Augenblick, in dem deine Arme sich zu bewegen aufhören, deckt sich mit dem Augenblick, in dem du deine untere Endposition erreicht hast. Eine leichte Nackenextension stellt kein Problem dar; das ist immer noch besser, als nach unten zu schauen oder den Kopf nach unten zu neigen, was dazu führen kann, die Balance zu verlieren und nach vorne zu fallen. Mache 1 oder 2 Sekunden Pause, bevor du dich aufrichtest und die Sequenz wiederholst.

## Landung im Parallelstand 2

In dieser Übung machst du einen sehr kurzen Vertikalsprung, bei dem nur geringe Aufprallkräfte wirken, und konzentrierst dich auf einen effizienten Bewegungsablauf. Es gibt hierbei zwei Dinge zu beachten:

- Der Absprung muss kontrolliert sein, damit die Landung akkurat und stabil ist. Wenn du bei der Landung die Balance verlierst und in irgendeine Richtung kippst, ist sehr wahrscheinlich dein Absprung das Problem.
- Du hast es nun mit einer echten Landung zu tun und musst größere Aufprallkräfte verteilen, während du die Positionskontrolle und die Balance beibehältst.

### TECHNIKTIPP

Der Grund, warum du die Arme nach vorne durchschwingst, ist dir in dieser niedrigintensiven Phase vielleicht nicht ersichtlich, aber diese Bewegung trägt dazu bei, die einwirkenden Aufprallkräfte zu verteilen und deinen Körper zu stabilisieren. Wenn du versuchst, die Übung mit Armen auszuführen, die vom Absprung bis zur Landung in einer festen Position bleiben, solltest du einen Unterschied spüren. Sobald du ausreichend weit nach vorne springst und größere Aufprallkräfte auf dich einwirken, wirst du deine Arme benutzen wollen, um eine weichere Landung zu ermöglichen, statt sie in einer festen Position zu halten.

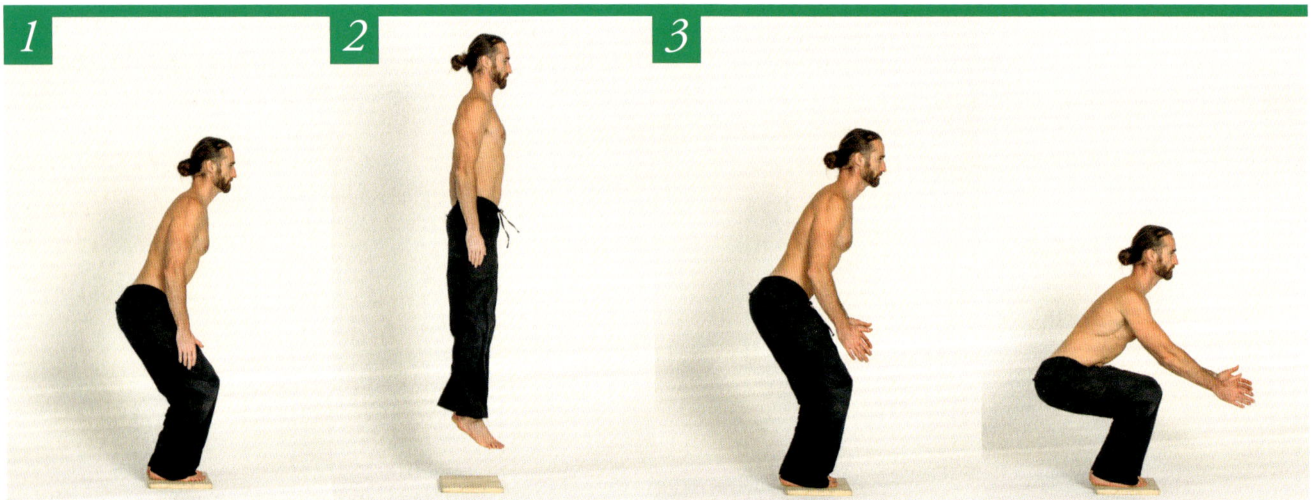

1 Nimm einen aufrechten, entspannten und konzentrierten Stand ein. Beuge die Knie, mache eine leichte Hüftbeuge und bringe deine Beine in eine Vorspannung, damit du sprungbereit bist. Halte die Arme unten und entspannt.

2 Springe zuerst 3 bis 5 Zentimeter, nicht höher. Beim Absprung und in der Luft bildest du von Kopf bis Fuß eine gerade Linie und hältst die Arme entspannt. Der Winkel, den du beim Absprung einnimmst, bewirkt eine Landung in der Richtung des Winkels. Schaue gerade nach vorne und nicht nach unten. Strecke deine Fußgelenke, damit zuerst die Fußballen auf der Landefläche aufkommen.

3 Durch die gestreckten Fußgelenke landest du zuerst auf den Fußballen und kannst den vollen Bewegungsumfang der Fußgelenke nutzen, um deinen Körper zu verlangsamen. Dieser Teil ist wie die vorige Übung, nur dass du dich aus der Luft kommend mit dem Boden verbindest. Du musst darauf achten, wann deine Fußballen mit dem Boden Kontakt aufnehmen, um in dieser Sequenz ein optimales Timing zu haben. Im Training solltest du nicht sofort von der Landefläche steigen, sondern dich kurz aufrichten und gerade stehen bleiben. Auf diese Weise kannst du beurteilen, ob du das perfekte Gleichgewicht erlangt hast. Stelle dir vor, dass du in einer Umgebung landest, in der du dich nirgends zum Stabilisieren festhalten kannst – und das Absteigen von der Landefläche gleichbedeutend mit einem Sturz aus großer Höhe wäre.

## Fehlerquellen

Sieh dir die folgenden Fotos an. Vielleicht erkennst du einige deiner eigenen Probleme. Wenn du dir nicht sicher bist, könntest du dich mit dem Smartphone aufnehmen, um einen visuellen Beweis deiner aktuellen Technik zu bekommen. Du könntest dabei Ineffizienzen entdecken, die dir bislang entgangen sind. Bedenke, dass eine höhere Intensität oder Komplexität die Probleme nur vergrößern statt verringern wird, wenn du in dieser Lernphase nicht gezielt an deinen Schwächen arbeitest.

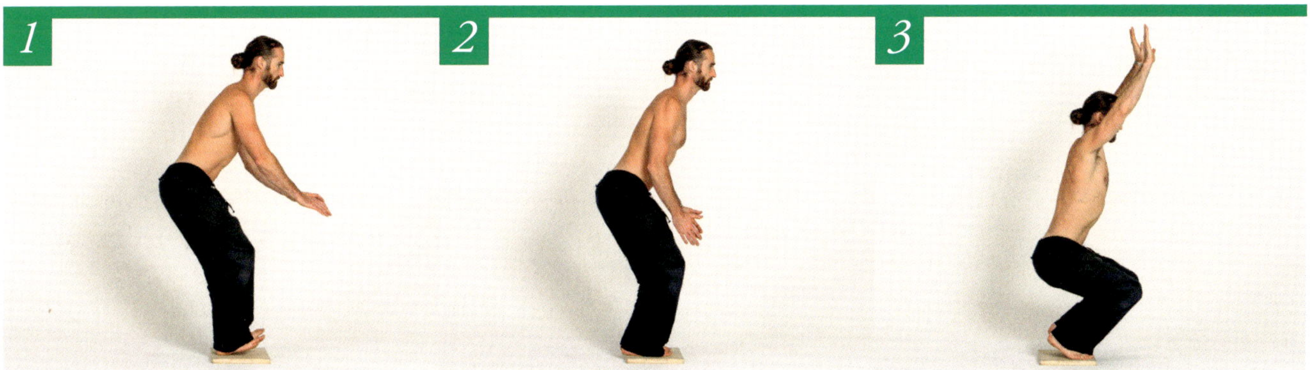


**1** Du kommst zuerst mit den Fersen auf, was die Landung schwer und hart macht. Wenn du weich landen willst, führt kein Weg an den Fußballen vorbei. Es ist zwar immer noch besser, auf den flachen Fußsohlen zu landen als auf den Fersen, aber das ist immer noch nicht so gut wie das Landen auf den Fußballen.

**2** Du landest auf den Fußballen, jedoch ohne dabei deine Fersen abzusenken. Das führt aus zwei Gründen zu einer potenziell härteren und instabileren Landung: Wenn deine Fersen auf den Boden kommen, trägt dies erstens zum Abbremsen bei und zweitens bist du stabiler, wenn du nicht nur auf den Zehenspitzen stehst, sondern deine Füße vollflächig auf dem Boden aufliegen (natürlich nur, wenn die Landefläche groß genug ist).

**3** Du versuchst, nur mit deinen Armen die Balance zu halten. Lasse lieber die Fersen auf den Boden kommen und entspanne deine Arme.

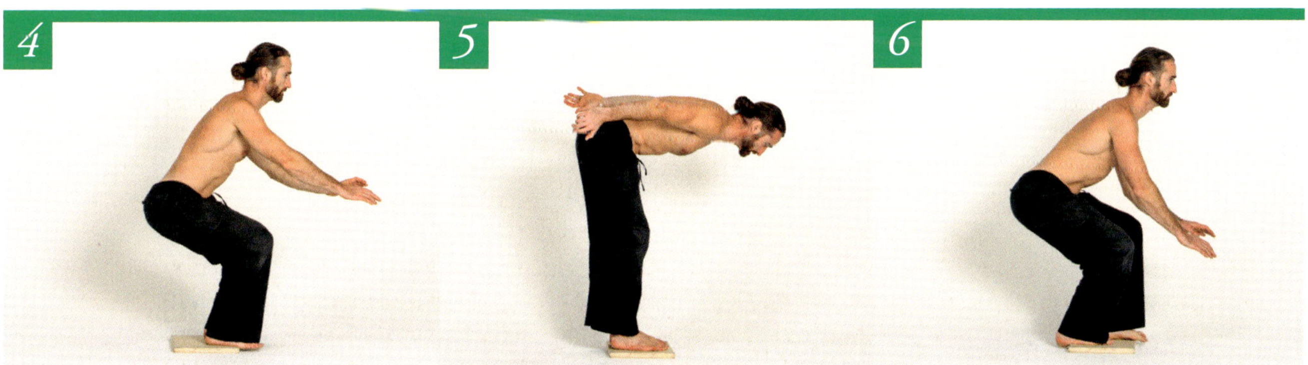


**4** Du verfehlst dein Landeziel. Überprüfe beim Absprung deine vertikale Haltung sowie deine Körperposition in der Flugphase.

**5** Du lehnst dich beim Absprung oder in der Flugphase nach vorne – vielleicht weil du vor der Landung nach unten geschaut hast – und versuchst, während der Landung deine Körperposition zu korrigieren, was nicht möglich ist. Deine Füße landen vielleicht punktgenau, aber du hast zu viel Schwung und stolperst vorwärts.

**6** Du landest mit versetzten Füßen, weil du nicht auf deine Füße geachtet hast oder weil sich dein Körper im Flug gedreht hat. Halte in der Flugphase deine Beine eng zusammen und die Körperausrichtung nach vorne gerichtet und sorge dafür, dass deine Füße bei der Landung parallel zueinanderstehen.

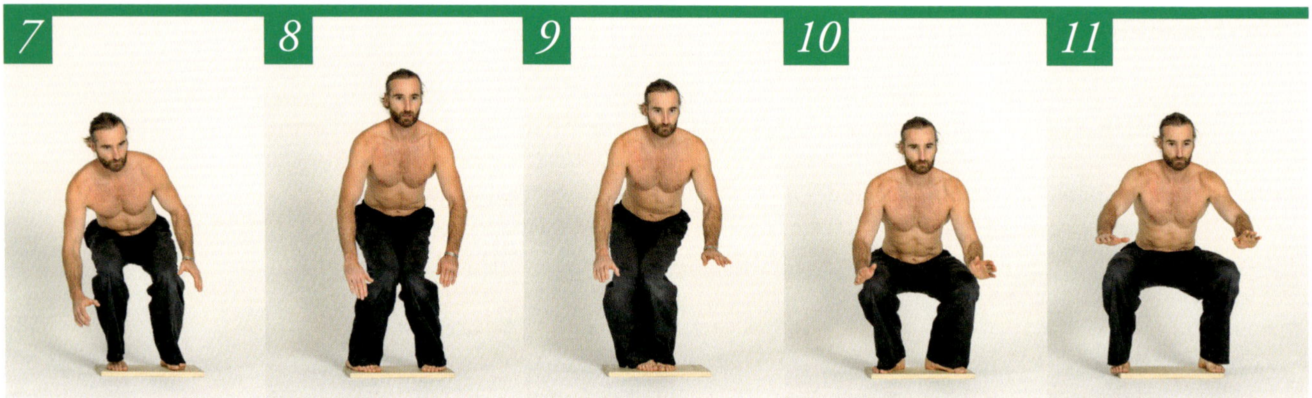


**7** Du verlierst das Gleichgewicht und kippst zur Seite. Du hast dich beim Absprung, in der Flugphase oder bei der Landung zur Seite gelehnt (oder alles zusammen).

**8** Deine Knie knicken bei der Landung nach innen und bewirken eine sehr schwache Position, die deinen Knien schaden kann.

**9** Auch hier liegt ein Problem der Positionskontrolle vor, nur dass diesmal beide Knie in dieselbe Richtung einknicken.

**10** Du rotierst deine gebeugten Beine nach außen, damit deine Knie nicht einknicken, verlierst damit aber deine starke Landeposition.

**11** Du stehst zu breit. Vielleicht hoffst du, so stabiler zu stehen, aber du reduzierst auch deinen Bewegungsumfang und die Absenktiefe, wenn du in die Knie gehst. Wenn die Intensität zunimmt, wirst du dich bei der Landung sehr steif fühlen, weil du mit geringerem Bewegungsumfang eine größere Verlangsamung und Verteilung der Aufprallkräfte erzielen musst.

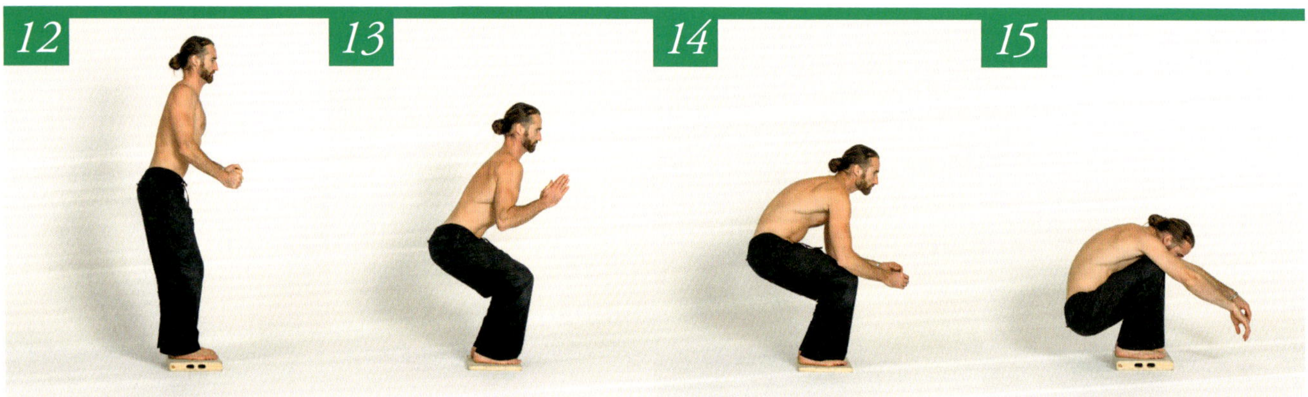


**12** Du beugst die Knie nicht ausreichend, was deine Landung hart, schwer und voraussichtlich instabil macht.

**13** Du verkrampfst dich generell bei der Landung, was an den starr gehaltenen Armen erkennbar wird. Vielleicht waren deine Arme schon vor der Landung vor dem Körper, womöglich hast du auch den Atem angehalten.

**14** Du senkst deinen Schwerpunkt nicht ausreichend ab und machst den Rücken rund.

**15** Bei der Landung fehlt dir die nötige Körperspannung oder du reagierst verzögert, was zu einer »eingefallenen Position« führt, die potenziell schädlich für deine Knie ist.

## Progressionen

Die Verbesserung der Landung im Parallelstand erfordert eine höhere Intensität in Form einer größeren Sprungweite, die mit bestimmten Techniken wie dem herkömmlichen Standweitsprung (oder dem Standweitsprung aus der Schrittstellung) erzielt werden. Du kannst die Intensität erhöhen, indem du nach einer abwärts gerichteten Flugbahn im Parallelstand landest; ich gehe später ausführlicher darauf ein, wenn ich den Abwärtssprung bespreche. Derselbe Effekt kann in gewissem Ausmaß mit Vertikalsprüngen erzielt werden. Du kannst den Schwierigkeitsgrad erhöhen, wenn die Landefläche uneben, instabil oder klein ist. Umgekehrt gilt: Die Landung im Parallelstand wird einfacher, wenn du versuchst, durch den Sprung eine erhöhte Plattform zu erreichen; wenn du von einer Plattform abspringst, die tiefer als die Landefläche ist, wirken bei der Landung deutlich geringere Aufprallkräfte auf deinen Körper und du kannst die Arme bei der Landung vor dem Körper halten (um dich bei Bedarf an der Kante festzuhalten).

Wenn du auf eines dieser Probleme stößt (oder auf mehrere), musst du deine Bewegung und das Positionsmuster neu einstellen, indem du zu einer niedrigeren Intensität zurückkehrst. Achte darauf, zunächst kaum vom Boden abzuheben, und steigere deine Sprunghöhe erst, wenn dein Bewegungsablauf bei niedriger Intensität in jeder Hinsicht effizient ist.

Wenn alles gut läuft (Sequenz, Timing, Balance, Positionskontrolle, Entspannung), kannst du anfangen, kraftvoller abzuspringen. Je höher du in die Luft steigst, desto länger wirst du in der Flugphase bleiben und umso schwieriger wird es, die Balance in der Luft zu halten. Es wird auch schwieriger, bei der Landung die Positionskontrolle zu wahren und nicht das Gleichgewicht zu verlieren. Statt zu versuchen, aus einer maximalen Höhe zu springen, solltest du deine Absprunghöhe immer so wählen, dass du auch sicher landen kannst.

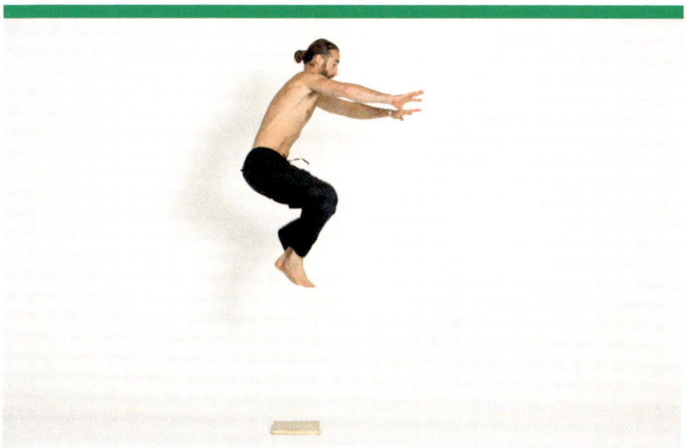

### ANMERKUNG

Eine Zunahme der Festigkeit der Landefläche ist nach einem Abwärtssprung am stärksten erkennbar. Auch wirkt sich eine verringerte Reibung der Landefläche am deutlichsten auf Vorwärtssprünge aus.

## Präzise Landung im Parallelstand

Eine der Hauptvarianten und Steigerungen, die du lernen und üben musst, ist die präzise Landung im Parallelstand, bei der du mit beiden Füßen auf einer Oberfläche zu stehen kommst, die so klein ist, dass du deine Fußsohle nur teilweise darauf abstellen kannst (beispielsweise auf dem Rand eines großen Steins, einer Mauer oder auf einem Ast). Es gibt hier ein kleines, aber notwendiges technisches Detail, das die Landung auf einer Kante sicherer macht. Weil du auf einer kleinen Fläche landest, auf der nicht einmal die Hälfte deines Fußes Platz hat, bestehen zwei Hauptrisiken.

Erstens: Wenn dein Sprung ein wenig kurz ausfällt und du auf deinen Zehen landest, wirst du nicht den Halt haben, den du zum Landen brauchst – du rutschst ab und fällst nach vorne.

Zweitens: Wenn du ein wenig zu weit hinten landest (auf dem Mittelfuß oder der Ferse) und die Oberfläche ist kurz (wie eine Mauerkante), liegt vielleicht zu wenig Reibung vor, um die Füße abzubremsen, was dazu führt, dass deine Füße nach vorne abrutschen und du nach hinten wegkippst. Selbst wenn du mit deinen Füßen auf der richtigen Stelle landest, die Landefläche aber wenig Reibung bietet oder deine Schuhsohlen glatt sind, ist das Risiko für ein Vorwärtsrutschen deiner Füße mit anschließendem Sturz hoch.

Unmittelbar nachdem dein Vorderfuß auf der Kante landet, musst du die Fußgelenksflexion genauso nutzen wie bei einer Landung auf einer größeren Fläche. Der Unterschied ist, dass du auf einer kleineren Fläche die Fußgelenke so beugst, dass die Fersen tiefer als die Stützfläche sind; das erlaubt deinem Mittelfuß, bei der Vorwärtsbewegung wie eine Bremse zu wirken und ein Wegrutschen zu verhindern.

Du solltest auch die folgenden Risiken bedenken:

- Wenn die Sprungweite groß ist und die Flugbahn nach unten geht, besteht das Risiko einer Hyperflexion (Überstreckung) des Fußgelenks. Diese verursacht im vorderen Teil des Fußgelenks (dem Übergangsbereich zwischen Schienbein und Fußrücken) Schmerzen. Du solltest deine Füße und Fußgelenke für diese Art des Landens stärken, indem du progressiv die Intensität steigerst. Eine Hyperflexion des Fußgelenks kann sogar dazu führen, dass du zurückfederst, den Landepunkt verfehlst und stürzt.
- Das Risiko einer Fußgelenksverstauchung ist höher, wenn du auf der Kante einer Plattform landest, die instabil ist und sich unter deinen Füßen bewegen kann.

# Abwärtssprünge

Abwärtssprünge werden oft auch als »Tiefen-« oder »Fallsprünge« bezeichnet. All diese Begriffe weisen nur darauf hin, dass ein Sprung eine abwärts gerichtete Flugbahn hat. Man kann einen Tiefen- oder Abwärtssprung auf unterschiedliche Weise einleiten, beispielsweise indem man einen großen Schritt macht, läuft, einen Standweitsprung ausführt, sich mit den Händen aus einer sitzenden Position abstößt, einen Abhang herunterschlittert, von einer Klippe rutscht, die in einen Abgrund führt, oder indem man das Reck im statischen oder dynamischen, schwingenden Hang (die Hängeposition) einfach loslässt. Der Weg in die Tiefe kann absichtlich gewählt, aber sehr leichtsinnig sein; er kann ein tatsächlicher Sturz mit lebensgefährlichen Konsequenzen sein, die mit keiner noch so guten Landetechnik oder Training verhindert werden können.

Du kannst mehrere Landestrategien benutzen, etwa die Landung im Parallelstand, in Schrittstellung, mit Fuß und Hand sowie in der Parkourrolle. Du kannst entweder mit den Füßen oder dem Kopf voran ins Wasser springen. Genauso kannst du im beidhändigen Hang oder in einer Fuß-Hand-Hängeposition landen; das sind die Landungen, die normalerweise auf einen Abwärtssprung folgen, der aus einer Position entgegen der Sprungrichtung eingeleitet wird. Weil es so viele verschiedene Arten gibt, wie eine abwärts gerichtete Flugbahn anfangen oder enden kann, gibt es eine Menge möglicher Kombinationen. Welche davon ist *der* Abwärtssprung schlechthin? Es gibt nicht den einen Abwärtssprung – nur viele Varianten davon. Der Begriff »Abwärtssprung« beschreibt keine Technik; er beschreibt eine abwärts gerichtete Flugbahn, die sich mit verschiedenen Absprung- und Landestrategien realisieren lässt.

Wenn es nicht notwendig ist, eine horizontale Distanz zurückzulegen, erfordern abwärts gerichtete Flugbahnen so gut wie keine Kraft für den Absprung. Ein einfacher Schritt vorwärts, und du bist in der Luft und fällst. Sobald du in der Luft bist, beschleunigt sich deine Geschwindigkeit, bis du die »Endgeschwindigkeit« erreichst, das heißt die höchste Geschwindigkeit, die ein Objekt erreichen kann, das frei durch die Luft fällt: etwa 195 Kilometer pro Stunde oder 54 Meter pro Sekunde. Eine solche Geschwindigkeit wird in 15 Sekunden erreicht – ich hoffe sehr, dass du sie niemals erreichen wirst beziehungsweise nur dann, wenn du mit einem Fallschirm ausgerüstet bist. Du erreichst die *Hälfte* dieser Geschwindigkeit nach nur 3 Sekunden in der Luft. Die Dauer in der Luft bei einem Sprung aus einer Höhe von 2 Metern beträgt nur 0,6 Sekunden (und nur 0,9 Sekunden aus 4 Metern Höhe), weil die Geschwindigkeit exponentiell mit der Höhe zunimmt; das erklärt, warum ein Fall aus 100 Metern Höhe nur 4,5 Sekunden dauert, bevor man landet.

Die Geschwindigkeit deines fallenden Körpers und das Beschleunigungsverhältnis werden nicht durch deine Masse (Körpergewicht) beeinflusst, weshalb eine schwere Person nicht schneller fällt als ein Leichtgewicht. Je größer die Höhe allerdings ist, von der du springst, und je schwerer du bist, desto höher ist die Aufprallenergie (die Aufprallkräfte bei der Landung). Der Sprung aus einer Höhe von 2 Metern erzeugt beispielsweise die doppelte Aufprallkraft eines Sprungs aus 1 Meter Höhe und jemand, der 90 Kilogramm wiegt, wird im Vergleich zu einer Person, die 45 Kilogramm wiegt, die doppelte Aufprallkraft abfangen müssen. Obwohl ein tiefer Fall mit nur wenig Anstrengung beginnt, werden die Kräfte, die für die Verteilung der Aufprallkräfte notwendig sind, sehr schnell gewaltig. Deshalb muss das Springen aus großer Höhe sehr ernst genommen werden.

Solange du aus einer vertretbaren Höhe springst (das heißt einer Höhe, die dich nicht umbringen wird) und du ausreichend gesund und trainiert bist, hat deine Fähigkeit, die Aufprallkräfte bei der Landung im Parallelstand gut zu verteilen, in erster Linie etwas damit zu tun, wie stark deine exzentrischen Kontraktionen sind und wie hoch dein BMI ist. Übergewicht hilft hier in keiner Weise, aber selbst Normalgewichtige, die diese Form der körperlichen Anforderung und Reaktion nicht gewohnt sind, werden leiden und mehr Probleme haben als jemand, der vielleicht ein wenig schwerer ist, aber solche Landungen trainiert hat. Die einzigen Variablen, die Aufprallkräfte verringern könnten, sind die Nachgiebigkeit der Landefläche und des Schuhwerks (sofern du welches trägst). Es empfiehlt sich in jedem Fall, die Dämpfung der Aufprallkräfte durch eine saubere Technik und körperliche Konditionierung zu erzielen und weniger durch Moonboots und Sturzmatten.

| Wenn man aus dieser Höhe springt ... | ... beträgt die Geschwindigkeit beim Aufprall ... |
|---|---|
| 1,5 Meter | 19 km/h |
| 3 Meter | 27 km/h |
| 4,5 Meter | 34 km/h |
| 6 Meter | 38,5 km/h |
| 7,5 Meter | 43,5 km/h |
| 9 Meter | 48 km/h |

Wenn du falsch landest, kann sich ein Sprung ins Wasser so anfühlen, als würdest du in Beton tauchen. Mit ein wenig Übung lernst du, die Aufprallkräfte aus bestimmten Höhen zu antizipieren, obwohl es immer besser ist, mit größeren Aufprallkräften bei der Landung zu rechnen, statt sie zu unterschätzen.

## Abwärtssprung mit Landung im Parallelstand

Ein Abwärtssprung, der in einem Parallelstand endet, ist das, was gemeinhin als *der* Tiefensprung schlechthin betrachtet wird. Normalerweise springt man dabei nach vorne ab, kann aber auch seitwärts und sogar rückwärts abspringen. Diese Sprungart ist eine praktische Strategie, wenn die Absprunghöhe gering ist; eine schnelle Strategie, wenn man andernfalls zeitaufwendig eine Fläche herunterklettern oder eine alternative Route finden müsste; manchmal ist es einfacher, die Schwerkraft zu nutzen, um sich schnell nach unten zu bewegen.

Sofern man sich nicht schnell bewegen oder zusätzlich zur Abwärtsbewegung eine horizontale Distanz zurücklegen muss, sollte man seine Geschwindigkeit möglichst reduzieren, bevor man nach unten springt, um den Vorwärtsimpuls und die bei der Landung wirkenden Aufprallkräfte zu verringern. Wenn man sich im aufrechten Stand befindet, tritt man einfach in die Leere, deshalb ist es nicht nötig, die Arme unterstützend nach vorne zu schwingen. Wenn man die Aufprallkräfte noch weiter reduzieren muss oder will, könnte man vielleicht sogar zuerst in die Kniebeuge gehen, damit der Schwerpunkt näher am Boden ist als bei einem Absprung aus dem Stand. In der Kniebeuge könnte man sogar die Hüften strecken, um die Knie nach vorne und unten zu bringen, bevor man abspringt, wodurch die Landung ein wenig weicher wird. Aber aus einer größeren Höhe werden diese kleineren Strategien wenig nutzen.

Die vertikale, abwärts gerichtete Flugbahn, kombiniert mit einer Landung im Parallelstand, ist eine phänomenale Methode, um die exzentrische Kraft der Beine und des gesamten Unterkörpers zu entwickeln. (Außerdem unterstützt die Verbesserung der Unterkörperkraft, beispielsweise durch Hocken mit schwerem Zusatzgewicht, die Fähigkeit, den Druck der Aufprallkräfte besser zu verteilen.) Die Kraft steigert sich auch deshalb, weil solche Übungen die Muskeln unter Schock setzen und stimulieren, wodurch die exzentrische Kontraktion (und sogar plyometrische Kontraktionen, wenn man nach der Dämpfung des Aufpralls hochfedert) viel schneller und reflexartiger wird.

Die Landung im Parallelstand nach einer abwärts gerichteten Flugbahn erfordert nämlich eine starke exzentrische Kontraktion, die die Muskeln und Gelenke belastet. Es empfiehlt sich nicht, Abwärtssprünge zu oft zu üben beziehungsweise nur dann, wenn du Techniken wie die Parkourrolle anwendest. Ich empfehle auch kein hohes Volumen (mehr als 10 bis 20 Wiederholungen); vielmehr hängt das Volumen von vielen Variablen ab, die nichts mit Höhe zu tun haben. Geschulte Beweger können viele Wiederholungen machen, wenn sie auf diese spezifische Form der Ausdauer hintrainieren.

Man kann nur wissen, welche Absprunghöhe für einen Anfänger geeignet ist, wenn er sie langsam, aber sicher steigert. Am besten stellt man sich auf eine Plattform, die 30 Zentimeter hoch ist, springt, landet und beurteilt die Technik und Empfindungen, bevor man vorsichtig und allmählich die Höhe steigert (und damit folglich die Sprungtiefe). Wenn du die Absprunghöhe nicht messen willst, kannst du mit einer Höhe anfangen, die etwa deiner Kniehöhe entspricht, und von dort ausgehend steigerst du dich auf Hüfthöhe und dann auf Brusthöhe. Das sichere Landen nach einem effizienten Abwärtssprung von Schulter- oder Kopfhöhe ist ein gutes Ziel, obwohl die verwendete Absprunghöhe von Person zu Person sehr unterschiedlich sein kann. Obwohl du Abwärtssprünge aus einer Höhe trainieren kannst, die deine Schulterhöhe übersteigt, wird die Landung im Parallelstand mit zunehmender Höhe immer schwieriger und du wirst anfangen müssen, andere Landestrategien zu verwenden.

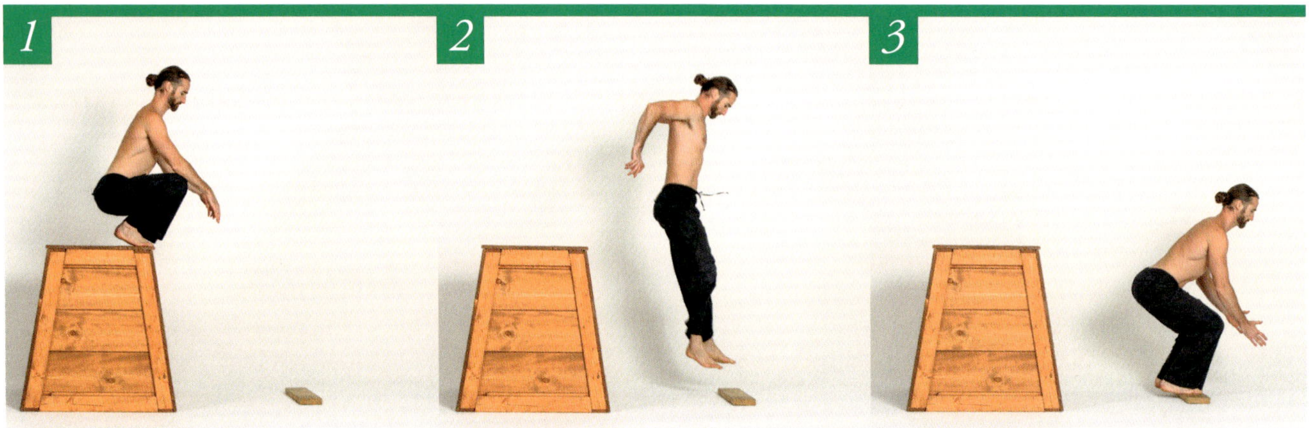


**1** Fange in einer Kniebeuge auf der Plattform an. Stelle dich möglichst nah an die Vorderkante. Richte deinen Blick auf dein Landeziel (sofern vorhanden).

**2** Verlagere dein Gewicht nach vorne und stoße dich sachte mit den Füßen ab, ohne einen zu starken Vorwärtsimpuls zu erzeugen. Strecke sofort die Beine und lasse deine Füße nach unten zeigen, während du die Fußballen streckst. Auf dem Foto siehst du, dass meine Füße horizontal leicht vor meinen Hüften und damit vor meinem Schwerpunkt stehen. Das liegt daran, weil ich nicht nur nach unten, sondern auch nach vorne springe. Sonst würde ich meine Füße direkt unter meinem Schwerpunkt halten. Im Vergleich zu einer Landung im Parallelstand erfordert der Abwärtssprung im Parallelstand eine extrem schnelle Muskelreaktion. Wenn ich also in der Flugphase bin, konzentriere ich mich stark auf das »Triggersignal«, nämlich den Kontakt meiner Füße zum Boden. Du kannst auch nach unten schauen und den Kopf leicht nach vorne neigen, das Kinn anziehen und deinen Blick nach unten richten.

**3** Die Landung erfolgt wie bei der Landung im Parallelstand, nur dass die exzentrische Kraft und die damit verbundene Kraftentwicklung viel höher sind. Wenn du auf einer schmalen Fläche landest, bei der deine Fersen den Boden nicht berühren können, sind außerdem mehr Fußkraft und Fußgelenkstabilität erforderlich.

## Progressionen

Anfänger sollten ohne ein Ziel beginnen und eine niedrige Absprunghöhe wählen. Sobald allerdings eine effiziente Technik vorliegt, stellt die Verwendung eines Ziels zur Präzisierung der Landung eine zusätzliche Herausforderung dar, die deine Leistung verbessert und nicht wesentlich mehr Zeit und Energie kostet. Eine interessante Steigerung ist das sofortige Hochspringen nach der Landung – eine Übung, die nicht nur zur Entwicklung der plyometrischen Kraft hilfreich ist, sondern auch ziemlich nützlich ist, wenn man nach der Landung nicht in einer balancierten Position »festkleben« kann, sondern sofort in einen stehenden Bewegungsübergang wechseln muss.

## Fehlerquellen

Selbst aus niedriger Absprunghöhe haben Anfänger oft keine Positionskontrolle in der abwärts gerichteten Flugbahn, was sie in der Flugphase aus der Balance bringt und zu einer fehlerhaften Landung führt.

*1*

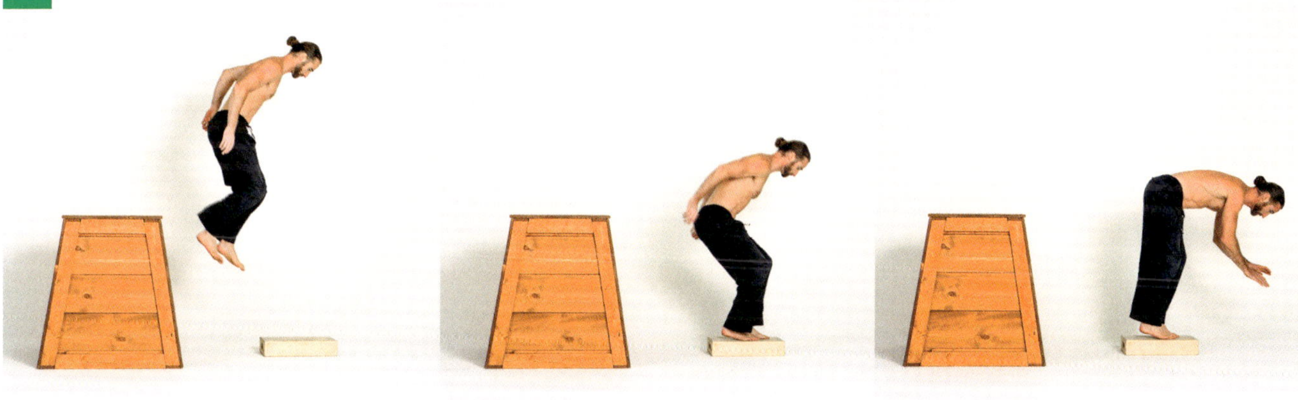

(Fortsetzung auf der nächsten Seite)

1 Du lehnst dich nach vorne und hältst den Schwerpunkt vor den Füßen. Das passiert Anfängern oft, weil sie den Kopf gesenkt halten, um den Landepunkt zu fixieren, oder weil sie sich beim Absprung unnötigerweise zu weit nach vorne abstoßen. Du kannst die Landung unter Umständen mit einer Fuß-und-Hand-Landung retten, sofern du nach vorne genug Platz hast; ansonsten kippst du nach vorne. Halte den Schwerpunkt direkt über den Füßen oder leicht dahinter, wenn der Abstand nach vorne nicht so groß ist. Prüfe vor dem Absprung, wo du landen willst; lehne dich nicht nach vorne, um auf die Füße zu schauen.

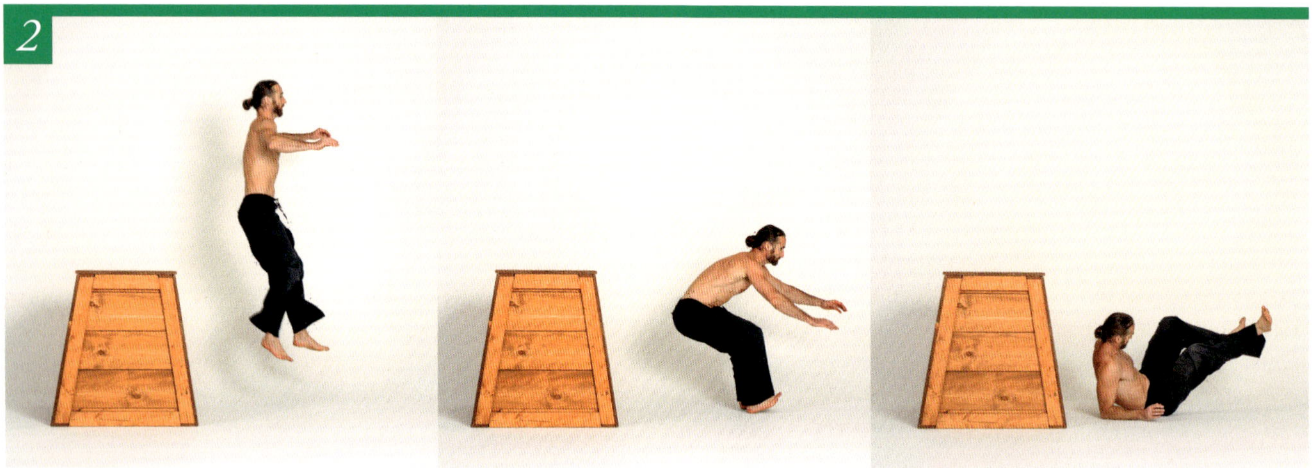

2 Du lehnst dich zu weit nach hinten, wobei der Schwerpunkt hinter deinen Füßen ist. Wenn du nach vorne nicht viel Platz hast, bist du vielleicht geneigt, dich vor dem Absprung leicht zurückzulehnen, aber das führt nur dazu, dass du bei der Landung das Gleichgewicht verlierst, möglicherweise hart auf den Fersen, dem Gesäß, dem Rücken oder vielleicht sogar auf dem Kopf landest. Es kann auch dazu führen, dass dein Gesäß auf den Boden kommt, was zu einer vollständigen und belastenden Knieflexion führt. Halte deine Füße von Anfang bis Ende direkt unter deinem Schwerpunkt. Wenn du nicht nur nach unten, sondern auch nach vorne springen musst, sollten sich deine Füße knapp vor den Schwerpunkt strecken, aber nicht zu sehr.

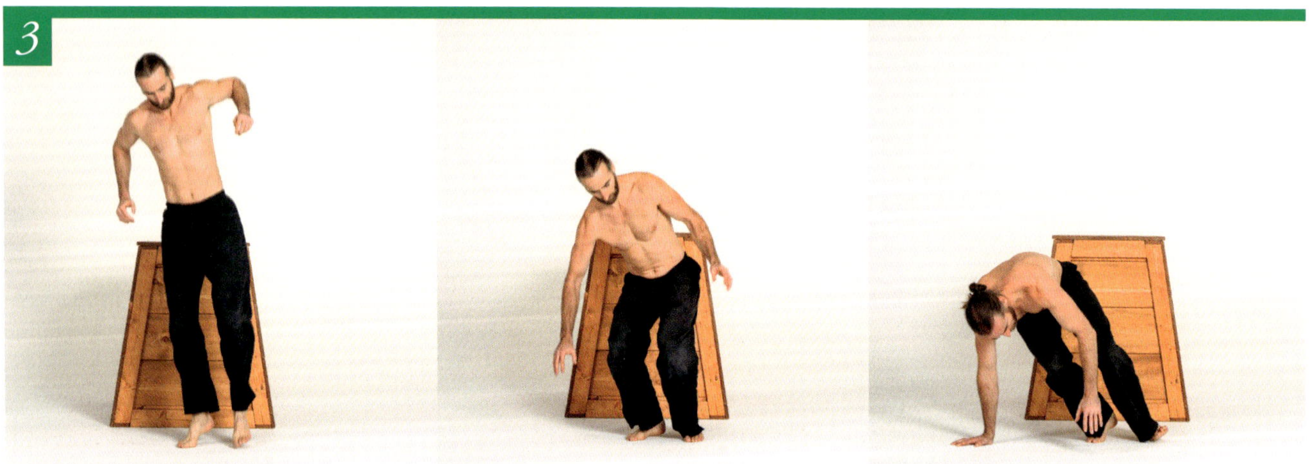

3 Du lehnst dich zur Seite und bringst damit deinen Schwerpunkt nicht über, sondern neben die Füße. Du wirst härter auf einem Fuß landen und möglicherweise auf diese Seite fallen. Halte deine Füße wieder direkt unter deinem Schwerpunkt.

4 Wenn du die Knie in der Flugphase leicht gebeugt hältst, verringert das den Bewegungsumfang, der für ein optimales Abbremsen bei der Landung nötig ist (keine Abbildung). Du solltest deine Beine daher vollständig strecken.

## Abwärtssprung mit Fuß-Hand-Landung

Diese Form der Landung ist eine Variante der Landung in zwei Schritten im Stil eines Vierfüßlers, auch wenn du vielleicht nur sehr kurz in dieser Position bleiben wirst. Diese Landung verwandelt einen Teil des abwärts gerichteten Impulses in einen Vorwärtsimpuls, indem deine Füße und Beine nur einen Teil der Aufprallkräfte absorbieren; du lehnst dich nach vorne, sodass ein Teil der Energie auf deine Arme und den Oberkörper verteilt werden kann.

Die Landefläche muss natürlich groß genug sein, damit deine Hände Platz haben, vor den Füßen zu landen. Du verwendest die Fuß-und-Hand-Landung, wenn die Landung im Parallelstand nicht umsetzbar oder zu energieaufwendig ist. Dieser Fall tritt ein, wenn beim Absprung ein zusätzlicher Vorwärtsimpuls besteht oder wenn du beabsichtigst, nach der Landung in einen Sprint oder einen Vierfüßlergang überzugehen und die Körperhaltung demzufolgen nach vorne geneigt sein sollte, um einen schnellen Übergang zu ermöglichen.

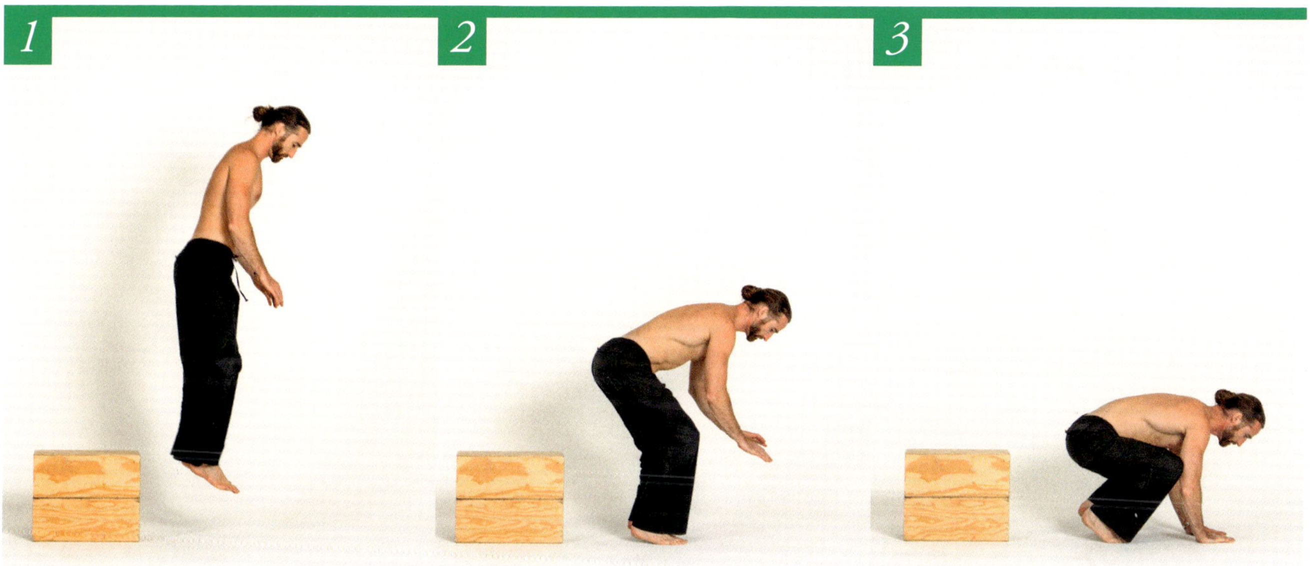


1 Fange in einem entspannten Stand auf einer Plattform an. Richte deinen Blick auf die Landefläche. Springe von dem Objekt und halte den Rumpf leicht nach vorne geneigt. Die Beine sind unter den Hüften gestreckt und die Füße zeigen nach unten, sodass du zuerst auf den Fußballen landest.

2 Sobald deine Füße den Boden berühren, verlagerst du deinen Schwerpunkt vor die Stützbasis und fängst an, den Druck des Aufpralls zu verteilen, indem du in die Kniebeuge gehst, die Hüften beugst, den Rumpf nach vorne lehnst und die Fersen vom Boden hebst. Halte die Hände vorne und richte deinen Blick auf die Stelle, auf der deine Hände landen werden.

3 Sobald deine Hände den Boden berühren, sollten sie direkt unter den Schultern stehen. Halte die Ellbogen an den Innenseiten der Beine zwischen den Knien, während du den Aufprall mit den Armen und dem Oberkörper abfängst. Wenn du deine Arme beugst, kann das dazu führen, dass du deine Ellbogen nach außen drückst; dadurch bewegen sich die Knie nach außen statt gerade nach unten. Dein Rücken ist in einer natürlichen Position und leicht gebeugt. Abhängig vom Übergang bleibst du entweder im Vierfüßlerstand oder stößt dich sofort mit den Händen vom Boden ab, um einen aufrechten Stand einzunehmen oder eine andere Bewegung auszuführen. Auf jeden Fall benutzt du die bei der Landung in den Armen und Beinen gespeicherte elastische Energie.

### Flugbahnen abwärts und vorwärts

Manchmal will man sich bei einer abwärts gerichteten Flugbahn auch über eine bestimmte Distanz nach vorne bewegen. Man kann Kraft, Vorwärtsimpuls oder beides nutzen, um diese zusätzliche Distanz zu erzielen. Erinnern wir uns daran, dass die Gesetze der Physik dem Springer eine größere Sprungweite ermöglichen, wenn die Landefläche tiefer als die Absprungfläche ist – verglichen mit einem Sprung mit derselben kinetischen Energie, bei der Absprung und Landung auf gleicher Höhe sind. Es ist wichtig, das zu wissen, weil das Höhe-Distanz-Verhältnis deines Sprungs bestimmt, wie du abspringen wirst, wie viel Geschwindigkeit du brauchst und in welchem Winkel du abheben solltest. Wenn deine maximale Distanz unter Anwendung maximaler Kraft bei einem Standweitsprung auf dem Boden zum Beispiel 2,5 Meter beträgt, dann weißt du, dass du bei einem Absprung von einer erhöhten Plattform mit gleichem Kraftaufwand eine größere Sprungweite erzielst. Wenn du also eine Sprungweite von 2,5 Metern mit gleicher Absprung- und Landehöhe erreichen willst, musst du keine maximale Kraft aufwenden.

### CRASHKURS FÜR LANDUNGEN

Lande im Parallelstand, solange dieser für dich umsetzbar ist (das heißt, solange du die Fähigkeit hast, die Aufprallkräfte auf diese Weise aufzufangen) oder wenn vor dir nicht genug Platz ist, um eine Fuß-Hand-Landung oder eine Parkourrolle zu machen. Lande mit zwei Schritten im Parallelstand oder in Schrittstellung, wenn die Landefläche schmal, klein oder instabil ist oder du dich nicht traust, im Parallelstand zu landen. Wähle die Fuß-Hand-Landung, wenn die Landung im Parallelstand nicht umsetzbar oder zu energieaufwendig ist. Du kannst sie auch benutzen, wenn du beim Absprung einen zusätzlichen Impuls hast oder du anschließend ins Sprinten oder in den Vierfüßlergang kommen willst. Natürlich solltest du immer sicherstellen, dass du für diese Art des Landens genug Platz nach vorne hast. Benutze die Parkourrolle, wenn du von großer Höhe springst oder wenn deine Abwärtsflugbahn eine hohe Vorwärtsgeschwindigkeit entwickelt. Das ist eine Landung, die ausreichend Platz nach vorne benötigt.

# Absprungtechniken

Dieser Abschnitt deckt die verschiedenen Techniken ab, die angewendet werden können, um größere Sprungweite zu erzielen. Zuerst lernst du, wie du aus dem Stand Kraft erzeugst. Außerdem lernst du, wie du den Vorwärtsimpuls umwandelst und mit Kraft kombinierst, um eine höhere Geschwindigkeit zu entwickeln.

## Power Jump

Beim Power Jump musst du zuerst eine Hüftbeuge ausführen und dich dann kraftvoll »dreifach strecken«, das heißt Hüften, Knie und Fußgelenke strecken. Diese dreifache Extension ist ein wichtiges Muster, das auch im Gewichtheben verwendet wird. Wenn du dieses Muster für den Sprung aus dem Stand lernst, übst du zugleich den Bewegungsablauf von Langhanteltechniken ein, die dasselbe Muster verwenden; die Kraft, die du durch dieses Training entwickelst, verbessert wiederum deine Kraftentfaltung beim Springen – also eine Win-win-Situation. Wenn du die dreifache Extension fürs Springen einsetzt, werden alle Körpersegmente, die nicht am Boden sind, nach oben beschleunigt, um Geschwindigkeit und Absprung zu maximieren.

## Schwung holen mit den Armen

Ein zusätzlicher segmentaler Impuls (eine Verlagerung des Körpergewichts) durch die Bewegung der Arme erhöht das Momentum des gesamten Körpers sowie einer höheren Bodenreaktionskraft; die allgemein gesteigerte Beschleunigung trägt erheblich zur beim Absprung erzeugten Gesamtkraft bei, die die maximale Sprungweite erhöht. Das Schwungholen mit den Armen ist ein fundamentaler Bestandteil der Technik des Power Jumps.

Wie andere Formen der Gewichtsverlagerung tritt das Durchschwingen der Arme kurz vor der Streckung der Hauptbeweger (die großen Muskeln, die Kraft erzeugen) ein. Wenn es das Ziel ist, eine maximale Distanz zu erreichen, wird der größte Impuls mit der maximalen Amplitude (Bewegungsumfang der Schultern) und Geschwindigkeit der Arme erzielt.

Es ist außerdem wichtig, die Arme nicht zu beugen (was ein gängiger Fehler bei sportlichen Personen ist), sondern vollständig zu strecken und gerade zu halten, weil gerade Arme einen größeren segmentalen Impuls erzeugen. Je mehr du die Arme beugst und je näher deine Arme am Masseschwerpunkt des Körpers sind, desto geringer sind Beschleunigung und Impuls, die du erzeugst.

### Übung ohne Armbewegung

Um ein Gefühl für die Bedeutung des Armschwungs beim Absprung zu bekommen, ist es hilfreich, den Power Jump zu üben, ohne dabei die Arme zu benutzen, damit du spürst, wie seltsam sich das anfühlt. Wähle eine mittlere Sprungweite, bei der dir der Absprung und die Landung keine Probleme bereiten, halte die Arme vor der Brust oder verschränke sie hinter deinem Rücken und springe. Ein Sprung ohne Armbewegung sollte sich sehr merkwürdig und unnatürlich anfühlen; normalerweise will man instinktiv die Arme benutzen. (Wenn du die Übungen für die Landung im Parallelstand gemacht hast, wirst du wahrscheinlich längst gemerkt haben, wie merkwürdig sich eine Landung ohne Armbewegung anfühlt.)

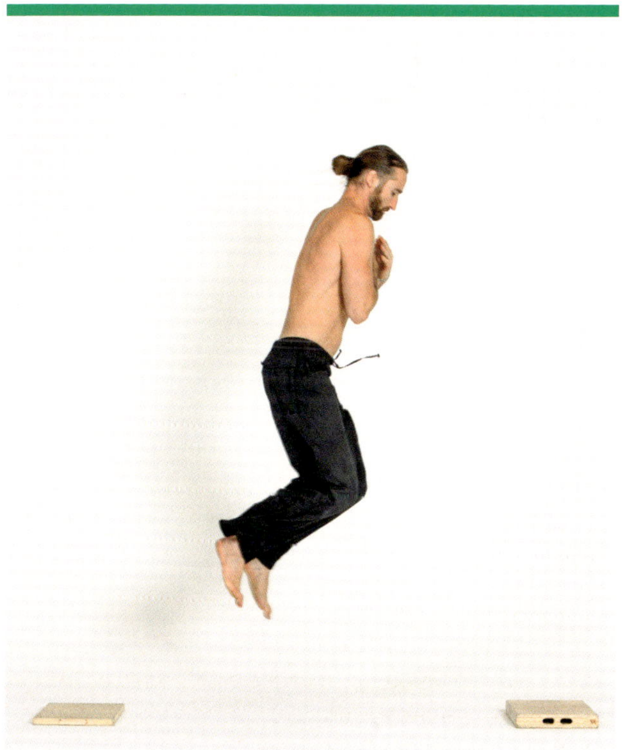

**ANMERKUNG**

Höchst effektiv und lehrreich, um sich die Bedeutung der Armbewegung für den Absprung klarzumachen, ist der Versuch, einen Niedersprung (Abwärtssprung mit anschließendem Hochspringen) ohne Arme auszuführen.

### Übung mit Durchschwingen der Arme

Ich bin schon darauf eingegangen, dass du die Arme beim Absprung wie auch bei der Landung nach vorne durchschwingen solltest, wenn du im Parallelstand landest, was bei einem Power Jump oft der Fall ist. Aber was passiert zwischen dem Vorwärtsschwingen der Arme beim Absprung und dem erneuten Vorwärtsschwingen bei der Landung? Offensichtlich fehlt uns noch ein Puzzleteil.

Du musst die Arme wieder nach unten und hinter den Körper ziehen, während du in der Flugphase bist, damit du deine Arme ein zweites Mal bei der Landung nach vorne durchschwingen kannst. Du lädst deine Arme sozusagen für einen zweiten Vorwärtsschwung nach. Wenn deine Arme in der Flugphase durchgehend vorne bleiben, können sie nicht zu einer effizienten Landung im Parallelstand beitragen. Die vollständige Armsequenz, vor allem mit perfektem Timing, kann am Anfang ziemlich verwirrend sein, vor allem wenn du voll und ganz damit beschäftigt bist, möglichst kraftvoll abzuspringen; dann fehlt oft die Zeit, über die Landung nachzudenken und was deine Arme tun müssen, während sie in der Luft sind.

Das Bewegungsmuster dieser Übung ist ein Mini-Power-Jump, der die gesamte Sequenz des Power Jumps bis zur Landung im Parallelstand auf der Stelle nachahmt; so kannst du die perfekte Armbewegung und das perfekte Timing lernen, nur ohne die Intensität des normalen Power Jumps. Es ist eine großartige Einstiegsübung, um den eigentlichen Power Jump zu einzuüben, weil du dann nur noch die Flexion, die Beschleunigung und das Vorwärtslehnen des Oberkörpers perfektionieren musst, um einen Power Jump auszuführen.

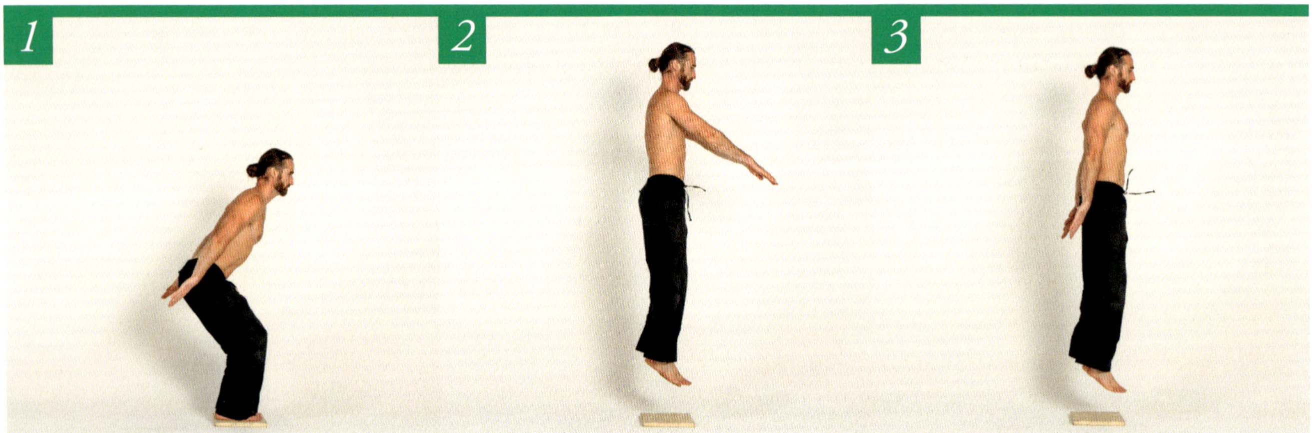


**1** Nimm einen aufrechten, entspannten und konzentrierten Stand ein. Beuge die Knie, führe eine leichte Hüftbeuge aus und spanne die Beine an, als würdest du nach oben springen wollen. Ziehe deine Arme hinter den Körper, bis sich die Hände auf Höhe des Gesäßes oder etwas höher befinden.

**2** Schwinge deine Arme nach vorne, versuche, sie auf einen 45-Grad-Winkel zu heben, und stoße dich sofort mit den Beinen ab. Die Armbewegung geht der Bewegung der Beine und Hüften leicht voraus, obwohl die zeitliche Verzögerung kaum wahrnehmbar ist. Springe zuerst 5 bis 10 Zentimeter hoch. Deine Arme sollten sich in dem Augenblick, in dem deine Füße ihre maximale Höhe erreichen, im erwünschten 45-Grad-Winkel befinden.

**3** Während du noch in der Flugphase bist und dein Körper von der Schwerkraft nach unten gezogen wird, ziehst du deine Arme knapp hinter das Gesäß und hältst sie bereit, um bei der Landung wieder vorzuschwingen, so wie du es schon bei früheren Übungen getan hast. Dein Körper bildet von Kopf bis Fuß eine vertikale Linie. Nun bist du bereit für die Landung im Parallelstand; sobald deine Fußballen den Boden berühren, fangen deine Arme an, nach vorne zu schwingen.

Je flacher der Sprung ist, desto weniger müssen die Arme beim Durchschwingen nach hinten aufsteigen, sich also nicht so weit bewegen, wobei du aber sowieso weniger Zeit hast, sie nach hinten zu ziehen. Je höher du springst, desto mehr Zeit hast du, sie nach hinten zu ziehen. Dies ist eine Bewegungssequenz, die perfektes Timing erfordert. Zu den Problemen, die normalerweise dabei auftreten, zählen: Du ziehst deine Arme nicht schnell genug zurück, während du in der Luft bist (oder ziehst sie gar nicht nach hinten), sodass du sie bei der Landung entweder teilweise oder gar nicht nach vorne schwingen kannst. Oder du bist in der Flugphase vielleicht so sehr damit beschäftigt, die Arme nach hinten zu ziehen, dass du anfängst, sie erst dann nach vorne durchzuschwingen, wenn du in der Hocke bist – was zu spät ist.

## Standweitsprung

Die erste Übung für den Standweitsprung erfolgt am Boden. Du absolvierst sie mit niedriger Intensität, so wie gerade eben bei der Übung für das wiederholte Durchschwingen der Arme.

Um im Sprung eine horizontale Distanz zurückzulegen, musst du dich ein wenig nach vorne lehnen (Absprungwinkel). Widersetze dich der Versuchung, möglichst weit springen zu wollen. Stelle vielmehr sicher, dass die Kraft und Distanz, die du erzeugst, deiner Fähigkeit entspricht, effizient zu landen.

Fange mit einem sehr flachen Absprungwinkel an und springe höchstens 30 bis 60 Zentimeter weit nach vorne; beurteile dann deine Technik, Positionskontrolle und Effizienz bei der Landung. Wenn du auf ein Problem stößt, darfst du die Intensität vorerst nicht steigern, auch wenn du das körperliche Potenzial dafür hast. Peile drei saubere, effiziente Wiederholungen in Folge an, bevor du die Intensität erhöhst, indem du die Distanz um circa 15 Zentimeter vergrößerst. Wenn alles gut läuft und du weitere Fortschritte machen möchtest, kannst du mit Panzerband Quadrate auf den Boden kleben oder ein Ziel in die Erde zeichnen, um einen realistischeren Kontext mit sichtbarer Distanz und mehr Landegenauigkeit zu schaffen. Vergrößere die Distanz zunehmend und achte stets darauf, dass deine Bewegungen effizient bleiben, was natürlich davon abhängt, wie dein Körper auf die höhere Intensität und das höhere Volumen reagiert und sich anfühlt.

### TECHNIKTIPP

Es gibt mehrere technische Aspekte, auf die du achten solltest, wenn du die Intensität und die Sprungweite vergrößern willst:

- Maximiere deine Kraftentfaltung besonders von deinen Füßen her. Du erzeugst durch das energische Vorwärtsschieben der Hüften eine signifikante Menge an Kraft.
- Je weiter die Distanz, desto steiler der Absprungwinkel. Bei einem 45-Grad-Winkel erzielt man die größte Weite. Mit einem 35- oder 55-Grad-Winkel erreichst du mit derselben Kraftausgabe ungefähr 90 Prozent deiner maximalen Distanz. Bei einem Winkel, der größer als 55 Grad ist, wird es immer schwieriger, auf den Füßen zu landen, und man beginnt, unkontrolliert zu landen und eventuell zu stürzen.
- Schwinge die Arme energischer nach vorne, um im ganzen Körper mehr Schwungmoment zu erzeugen.
- Ziehe die Fersen ans Gesäß und stoße die Knie unmittelbar nach dem Abheben explosiv nach vorne.

Um die Schnellkraft und die Sprungweite ohne zusätzliche Verbesserung der Technik zu steigern (unabhängig von der Sprungrichtung), kann man zusätzlich ein Widerstandstraining einlegen, das aus speziellen manipulativen Bewegungen wie abrupt ausgeführten Langhantelübungen besteht.

### TECHNIKTIPP

Nach einem Standweitsprung, bei dem du auf einem Untergrund mit geringer Reibung landest und das Risiko besteht, dass du nach vorne wegrutschst, kannst du die Flugbahn etwas steiler machen als sonst – sofern die Sprungweite unter deiner maximalen Sprungdistanz liegt. Wenn die Flugbahn steiler wird, kommst du bei der Landung nicht schräg, sondern relativ vertikal auf, was den Vorwärtsimpuls und das Risiko eines Wegrutschens reduziert.

Die folgenden Fotos zeigen die Bewegungssequenz eines Standweitsprungs vom Absprung über die Flugbahn bis zur Landung im Parallelstand.

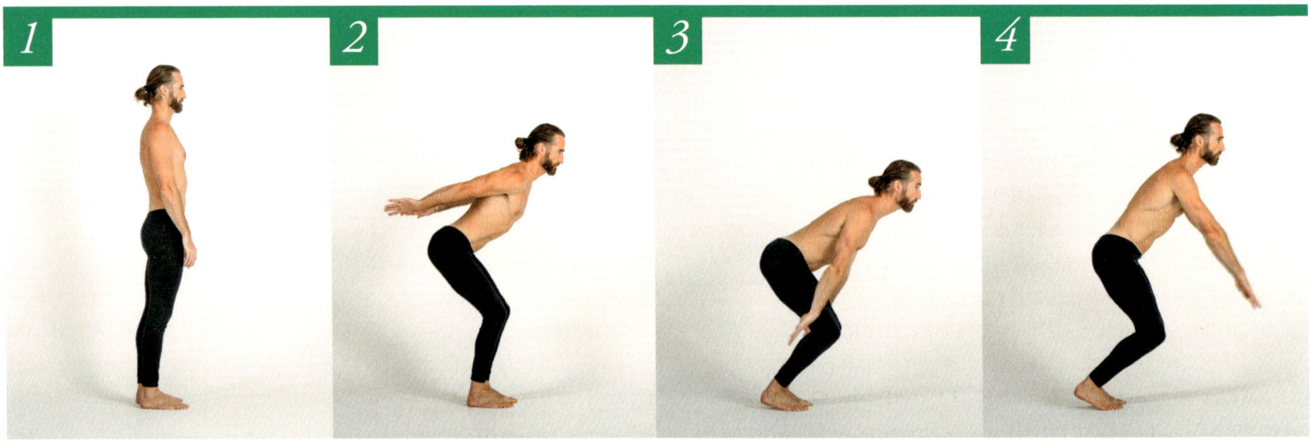


1 Nimm einen aufrechten, entspannten Stand ein. (Das Ausprobieren verschiedener Absprungpositionen hat mir gezeigt, dass die Ausgangsposition keine nennenswerte Auswirkung auf die Weite hat, die im Standweitsprung zurückgelegt werden kann.)

2 Schiebe die Hüften nach hinten, beuge dabei die Beine und ziehe deine gestreckten und einwärts rotierten Arme (Handflächen zeigen nach oben) gerade nach hinten. Wenn du die maximale Distanz erreichen möchtest, könntest du den Dehnreflex verstärken, indem du die Arme schnell nach hinten schwingst, um das Durchschwingen der Arme vor den Körper und den Sprung ein wenig zu beschleunigen.

3 Schwinge deine Arme nach vorne, während du die Beine stärker beugst, um Beine und Füße stärker unter Vorspannung zu bringen. Lehne dich in einem 45-Grad-Winkel nach vorne. Deine Fersen fangen an, sich leicht vom Boden zu heben.

4 Deine Arme haben sich vor den Körper bewegt und zeigen etwa in einem 45-Grad-Winkel nach unten, während die Beine und Hüften anfangen, sich energisch zu strecken, um Kraft zu erzeugen. Deine Füße und Waden müssen durch eine feste, kraftvolle Fußgelenksextension bei der Bewegung mitwirken.

5 Deine Arme schwingen weiter nach vorne durch und stehen jetzt etwa parallel zum Boden. Deine Beine und Hüften sind etwa halb gestreckt.

6 Deine Arme haben die maximale Amplitude erreicht, sodass sie jetzt etwas höher als parallel zum Boden zeigen. Die Absprungphase ist hiermit abgeschlossen und dein Körper steht kurz davor, vom Boden abzuheben.

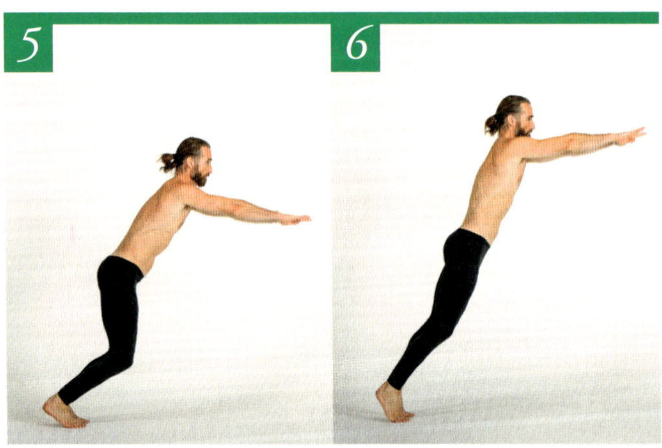

**7** Im Augenblick des Abhebens verlieren deine Füße den Kontakt zum Boden und leiten die »Flugphase« oder die Parabelbahn ein. Die ischiocrurale Muskulatur zieht die Fersen schnell ans Gesäß, was die Hüftbewegung und die Anspannung der Bauchmuskeln unterstützt, wodurch sich die Knie nach vorne und oben bewegen. Manchmal hebt sich ein Bein etwas früher als das andere, was oft etwas mit der Reibung oder Fußposition beim Absprung zu tun hat. Versuche, möglichst synchron zu bleiben.

**8** Etwa in der Mitte der Flugbahn hat dein Körper seine maximale Höhe erreicht und springt mit makelloser Positionskontrolle und Balance durch die Luft. Du hast die Beine so weit angehockt, dass die gebeugten Knie knapp vor dem Körper und perfekt angeordnet sind. Deine Füße und Knie befinden sich etwa auf einer Höhe.

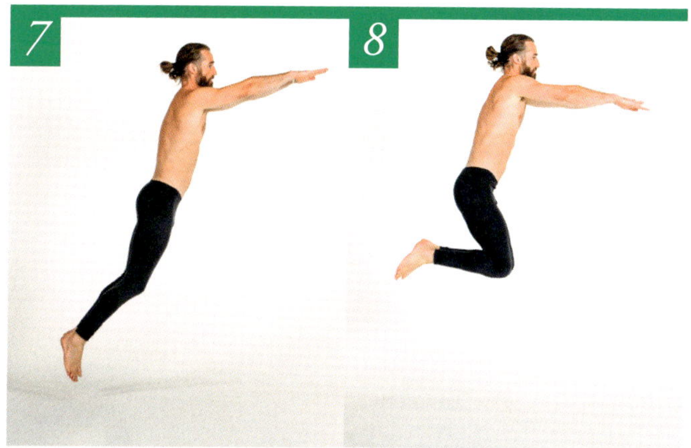


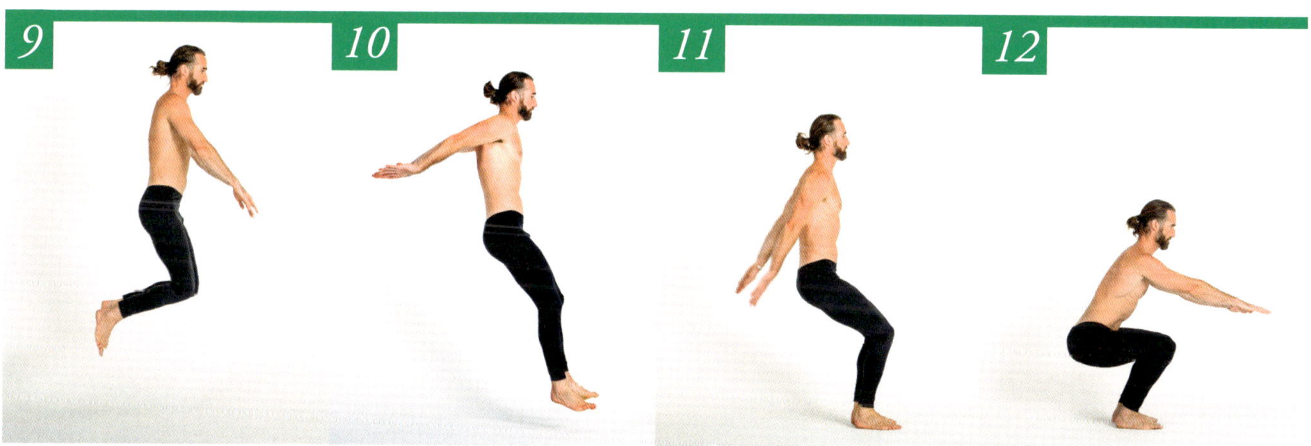


**9** Während dein Körper in der zweiten Hälfte der Flugbahn sinkt, haben sich deine Hüften nach vorne bewegt. Dadurch kann sich der Körper in eine aufrechtere Position bringen. Kopf, Rumpf, Hüften und Knie stehen mehr oder weniger vertikal übereinander. Deine Füße und Arme fangen an, sich nach unten zu bewegen.

**10** Deine Hüften haben sich weiter nach vorne bewegt, sodass sie knapp vor dem Körper sind und dein Rumpf leicht zurückgelehnt ist. Deine Arme sind vollständig nach hinten gezogen und die Beine strecken sich, um die Füße nach vorne und unten zu bringen. Deine Füße zeigen vor dem Rest des Körpers abwärts und bereiten die Fußballen auf den Bodenkontakt vor.

**11** Die Fußballen sind gelandet. Deine Fersen setzen gleich danach auf, deine Beine beugen sich. Sobald die Fußballen den Boden berühren, fangen deine Arme an, schnell nach vorne durchzuschwingen. Dein Oberkörper hat wieder eine vertikale Haltung eingenommen und bewegt sich weiter vorwärts in Richtung Stützbasis.

**12** Dein Körper schließt die Landung ab und dämpft die Aufprallkräfte, indem er in die Hocke geht. Deine Arme schwingen vor den Körper und dein Schwerpunkt verlagert sich vorwärts, bis er vertikal über der Stützbasis steht.

Alternativ kannst du verschiedene zweibeinige Positionen verwenden, um den Standweitsprung einzuleiten, beispielsweise eine tiefe Kniebeuge oder Hocke oder Varianten des aufrechten Stands. Durch Ausprobieren habe ich festgestellt, dass die Verwendung verschiedener modifizierter Standhaltungen mit bestmöglicher Kraftentfaltung (Beispiele werden in der folgenden Liste genannt) die maximal erreichte Distanz nicht reduzieren.

- Sumo-Stand, bei dem die Füße etwas mehr als schulterbreit geöffnet sind,
- schmale Basis (Füße/Fußgelenke berühren sich),
- schmale Basis mit Füßen, die im 45-Grad-Winkel nach außen zeigen; die Fersen berühren sich,
- schmale Basis mit Füßen, die im 45-Grad-Winkel nach außen zeigen; die Fersen berühren sich, aber die Knie sind nicht direkt über den Füßen.

## Fehlerquellen

Ineffizienzen können während des Standweitsprungs in jeder Sprungphase auftreten. Ich habe bereits einige Probleme beschrieben, die bei der Landung vorkommen können; andere Probleme haben etwas mit dem Absprung und der Positionskontrolle während der Flugphase zu tun.

Gängige Probleme, die in Zusammenhang mit dem Absprung stehen, sind unter anderem:

- Absprung aus der Hüftbeuge und nicht aus dem aufrechten Stand; dadurch verringert sich die Kraftentfaltung, weil der Dehnreflex des Unterkörpers nicht durch einen schnellen Übergang aus dem Stand in die Hüftbeuge erzeugt werden kann (wodurch die Muskulatur im Unterkörper die Möglichkeit bekommt, in der exzentrischen Belastungsphase insgesamt mehr Muskelfasern zu rekrutieren und somit eine größere Kraftentfaltung zu erzielen). Diese Phase könnte außerdem aufgrund der Bodenreaktionskraft mehr gespeicherte elastische Energie produzieren, weil bei der Hüftbeuge durch die Füße Kraft nach unten gerichtet wird.
- Eine unzureichende Amplitude oder Geschwindigkeit bei der Hüftbeuge verringert die Kraftentfaltung.
- Eine unzureichende Beinflexion verringert die Kraftentfaltung.
- Wenn du deine Füße bis zum Absprung flach am Boden hältst und die Füße nicht unter Spannung setzt, verringert sich die Kraftentfaltung ebenfalls. Die einzige Ausnahme ist, wenn die Stützoberfläche unzuverlässig ist; in diesem Fall sichert nur eine flache Fußposition die Stabilität.
- Lockeres, wiederholtes Durchschwingen der Arme vor dem Absprung, was deine Oberkörperhaltung ruiniert.
- Der Einsatz von zu viel oder nicht genug Geschwindigkeit oder Amplitude beim Durchschwingen der Arme im Verhältnis zur erzeugten Kraft oder zur beabsichtigten Flugbahn. Wenn die Arme angespannt sind, können sie nicht schnell oder weit genug schwingen.
- Runder Rücken.
- Zu viel oder nicht genug Kraftentfaltung im Verhältnis zur intendierten Flugbahn.

Gängige Probleme, die in Zusammenhang mit der Flugbahn stehen, sind unter anderem:

- Selbst ein leichtes Seitwärtslehnen führt dazu, dass man das Gleichgewicht verliert und zur Seite wegkippt.
- Ein zu hohes Durchschwingen der Arme. Für einen Standweitsprung dürfen die Arme in ihrer höchsten Position maximal parallel zum Boden zeigen. Wenn du die Arme zu weit aufsteigen lässt, wird es schwer, sie rechtzeitig vor der Landung nach unten und hinten zu ziehen.
- Hektisches Rudern mit den Armen, nach außen oder rückwärts kreisend. Dieses Problem tritt auf, weil man entweder versucht, den Körper in der Flugphase in Balance zu halten, oder beim Absprung zu viel Kraft einsetzt, sodass man vergeblich versucht, mit den Armen abzubremsen (um das beabsichtigte Landeziel nicht komplett zu verfehlen). Die Bewegung der Arme verändert zwar die Flugbahn, hält dich aber davon ab, deine Arme vor der Landung nach hinten zu ziehen.
- Du hältst deine Arme in der gesamten Flugphase nach vorne oder ziehst sie vor der Landung zu langsam oder nicht vollständig nach hinten.

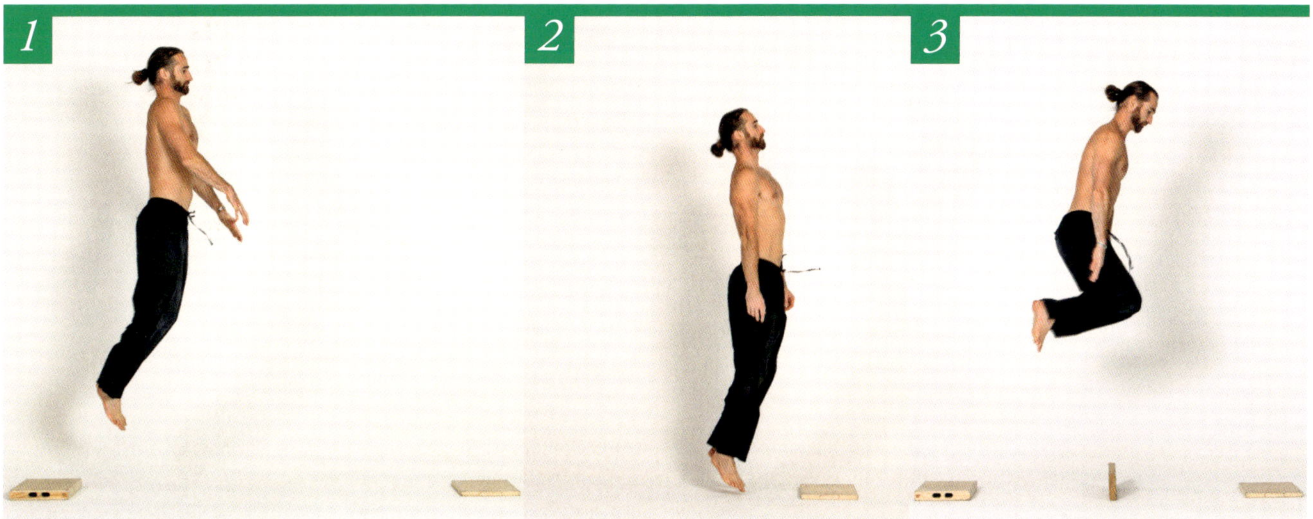


**1–2** »Einfrieren«: Dieses Problem tritt ein, wenn der ganze Körper gestreckt bleibt und beinahe vertikal in der Luft steht, während die Arme nach unten hängen und die Füße dicht am Boden bleiben. Die Arme folgen der Schwungsequenz nicht. Es ist so, als ob der Körper nach dem Absprung einfrieren würde. Dieses Muster kann auch bei einer korrekten Armsequenz auftreten, meist liegt jeoch eine mangelnde Schwungbewegung der Arme vor sowie ein Versteifen des ganzen Körpers. Dieses Problem kann selbst dann auftreten, wenn Absprungposition, Sequenz, Timing und Winkel korrekt sind. Es hat vielleicht etwas damit zu tun, dass der Springer angespannt oder unfähig ist, sich den Bewegungsablauf vorzustellen, der nach dem Absprung erforderlich ist – oder es nicht schafft, die ischiocrurale Muskulatur und Bauchmuskulatur zu aktivieren, um die Beine anzuhocken und die Knie nach vorne zu ziehen. Dieses Problem führt zu zwei negativen Konsequenzen: Erstens gerät der Körper in der Flugphase nicht in die leichte Rückwärtsneigung, was bedeutet, dass die Füße bis zur Landung direkt unter dem Körper bleiben, statt sich weiter nach vorne zu bewegen; die Füße landen nicht so weit vorne, wie sie es sollten. Zweitens ist in dem Augenblick, in dem die Füße den Boden berühren, der Schwerpunkt schon vertikal über der Stützbasis, während immer noch ein gewisser Vorwärtsimpuls vorliegt, auch die Beine sind bereits gestreckt. Das führt in der Regel zu einer kürzeren, steiferen und instabileren Landung. Wenn man die Füße weiter hochzieht, hat man mehr Zeit und eine größere Sprunghöhe, um die Füße bei der Landung präzise aufzusetzen. Wenn der Standweitsprung für dich noch neu ist und du mehrere Wiederholungen machst, um deine maximale Distanz zu ermitteln, sollte die korrekte und deutliche Ansteuerung der Hüft- und Bauchmuskeln zum Zweck des Anhockens dazu führen, dass du deine Bauchmuskeln ungewohnt intensiv beanspruchst (sie sollten am nächsten Tag ordentlich brennen)!

**3** **Selbstkorrektur:** Platziere ein kleines Hindernis etwa in der Mitte der beabsichtigten Flugbahn. Es sollte nicht so hoch sein, dass du mit den Füßen daran hängen bleibst. Aber du wirst unbewusst deine Füße anziehen, um eine mögliche Berührung zu vermeiden. Damit deine Füße über das Hindernis kommen, ziehst du die Fersen ans Gesäß und beugst die Knie; das bringt deine Knie auch vor den Körper und deine Hüften so weit nach vorne, dass eine leichte Rückwärtsneigung erfolgt, die nach der ersten Hälfte der Flugbahn einsetzt. So erzielst du die effizienteste Position für eine reibungslose Landung. Du kannst aber auch einige Standhochsprünge üben, um die Landung auf einer Plattform mittlerer Höhe zu trainieren und dich daran zu gewöhnen, die Beine anzuhocken und die Füße zu heben.

## Varianten und Progressionen des Standweitsprungs

Abgesehen von der Steigerung der Intensität des Standweitsprungs (indem man ihn kraftvoller ausführt, weiter und/oder höher springt), zeichnen sich Progressionen im Standweitsprung durch eine komplexere Bewegung wie auch durch eine höhere Umgebungskomplexität aus. Das Üben solcher Varianten fordert und fördert die motorische Kontrolle und hilft dabei, dein Sprungrepertoire und deine Sprungkompetenz zu erweitern. Du wirst all die kleinen Haltungsanpassungen lernen, die erforderlich sind, um effektiv und effizient zu springen, und einen geschulten Blick für die Umgebungsvariablen entwickeln, damit dein Gehirn die geeignete und optimale Bewegungsanpassung vornehmen kann.

### Absprungvarianten

- Beginne in einer tiefen Kniebeuge oder Hocke.
- Beginne in einer aufrechten, balancierenden Position im Stand oder in der Kniebeuge; verwende verschiedene Stützflächen (uneben, geneigt oder leicht instabil).
- Komme aus dem Gehen in den Standweitsprung.

### Varianten der Flugbahn

- Variiere die Sprungentfernungen und -winkel.
- Verwende eine Absprung- oder Landefläche, die etwas höher oder tiefer ist, damit die Flugbahn nicht nur vorwärts, sondern auch abwärts oder aufwärts verläuft. So erkennst du, dass du für dieselbe Kraftentfaltung kürzer oder weiter springen musst, abhängig davon, ob du beim Absprung oder bei der Landung auf eine höhere beziehungsweise tiefere Plattform springst.
- Platziere ein Hindernis in unterschiedlichen Abständen vom Absprung- und Landepunkt, damit du nicht nur weit, sondern auch etwas höher als sonst springen musst (siehe Foto 1).
- Verändere die Körperhaltung, während du in der Flugphase bist.

### Landevarianten

- Präzises Landen im Parallelstand (auf kleinen Stützflächen oder der Kante einer Stützfläche).
- Landen auf unterschiedlichen Oberflächen (uneben, geneigt oder ein wenig instabil), was dich die Landung mit Bedacht ausführen und Vorsicht walten lässt. Achte darauf, dass die Landefläche nicht nach vorne wegrutscht oder sich unter deinen Füßen dreht, wenn du aufkommst (instabile Steine, verwitterte Baumrinde, rotierende Flächen und so weiter). Damit dein Fußgelenk nicht instabil wird und wegknickt, ist es auf einer rutschigen Fläche manchmal sicherer, zuerst mit den Fersen zu landen (oder auf dem Mittelfuß) statt direkt mit dem Vorderfuß aufzukommen.
- Landen in der Hocke, in der tiefen Kniebeuge, im Vierfüßlerstand und so weiter.
- Verknüpfe verschiedene Fähigkeiten miteinander, indem du geschickte Übergänge verwendest: Komme also beispielsweise aus dem Standweitsprung in einen balancierten Stand.

| FOTO 1

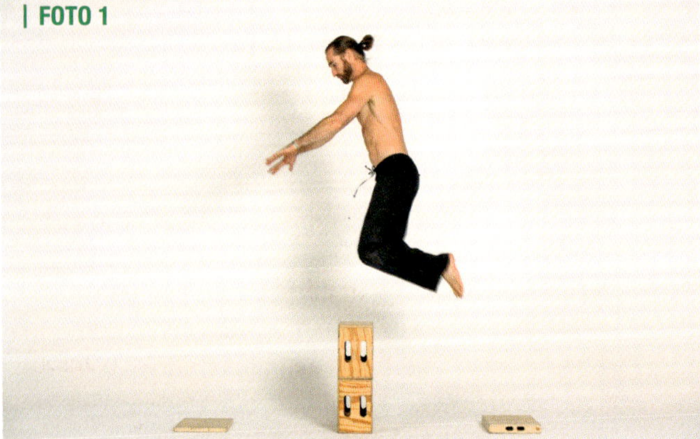

| FOTO 2

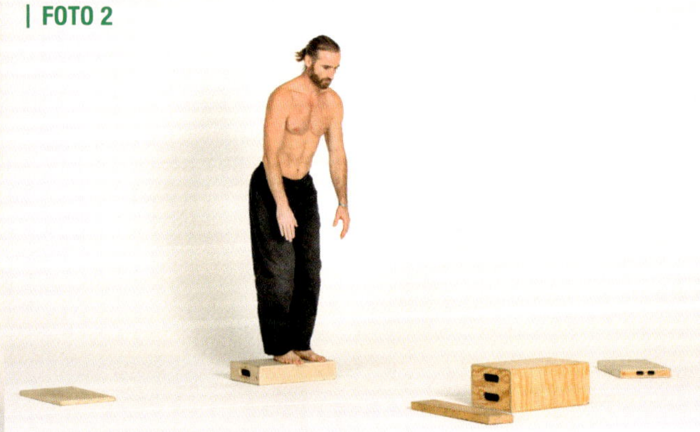

Eine fantastische Trainingsstrategie besteht darin, von Sprung zu Sprung die Absprungposition, Stützfläche, Entfernung, Winkel und Flugbahn zu variieren wie auch die Landeposition und Landefläche (siehe Foto 2 auf Seite 372). Diese Varianten schulen deine Fähigkeit, deine Bewegung hinsichtlich des Absprungs, der Flugbahn und des Winkels spontan anzupassen. Das hilft dir, dich schneller auf wechselnde Umgebungsvariablen einzustellen. Wenn du dich noch weiter fordern willst, solltest du deine kontrollierten Bedingungen aufgeben und nach draußen gehen, um mit echten Hindernissen zu trainieren, die möglicherweise durch höhere und damit gefährlichere Absprung- oder Landeflächen, rutschige Böden, schlechte Lichtverhältnisse, Wind und andere Witterungsbedingungen charakterisiert sind. Du kannst auch barfuß üben. Achte aber darauf, dass du über die nötige Bewegungskompetenz und Effizienz verfügst, die du dir zuvor bei niedrigerer Intensität und Komplexität angeeignet hast. (Das ist die goldene Regel der »natürlichen Bewegung«; es sollte auch deine goldene Regel sein.)

## Sprung aus dem Ausfallschritt (Split Jump)

Der Sprung aus der Schrittstellung ist eine Sprungtechnik, die sich durch den Absprung mit einem Bein auszeichnet und mit Kraft, Gewichtsverlagerung und in den meisten Fällen auch mit Geschwindigkeit operiert. Er endet normalerweise im Parallelstand. Der Reiz dieser Technik besteht darin, weiter oder höher zu springen, indem man seine Geschwindigkeit beim Absprung mit weiten, zügigen Schritten oder einem schnellen Anlauf erhöht. Ein weiterer Vorteil dieser Technik ist, dass man vor dem Absprung nicht anhält, was zeit- und energiesparend ist.

Weil man bei diesem Sprung mit einem Bein abspringt, die Hüften beugt – beziehungsweise nicht beugt, wenn die Vorwärtsgeschwindigkeit zu hoch ist – und das freie Bein schnell nach vorne durchschwingt, können die Balance und Koordination leicht auf die Probe gestellt werden und die Effizienz des Musters erheblich beeinträchtigen. Deswegen ist es am besten, wie in den Fotos dargestellt, mit einer statischen Schrittstellung auf dem Boden anzufangen.

Wenn du mit einer guten Technik aus einer statischen Schrittstellung anfängst, erreichst du dieselbe Sprungweite wie beim Power Jump nach vorn. Der Vergleich des Standweitsprungs aus der Schrittstellung mit dem Power Jump nach vorn ist eine effektive Art, um die Effizienz deiner Standweitsprungtechnik zu beurteilen, bevor du einen dynamischen Absprung aus dem Gehen oder Laufen probierst.

Obwohl du am Anfang vielleicht ohne Absprung- und Landefläche übst, empfiehlt es sich, flache Platten oder Bretter zu benutzen, die eine geringfügige Höhe von 2 bis 3 Zentimetern aufweisen.

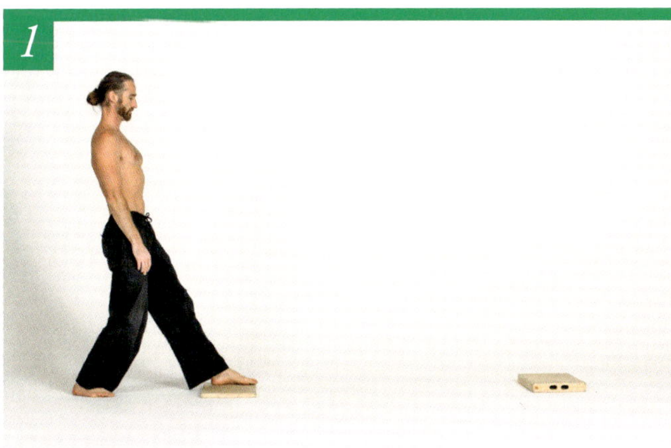

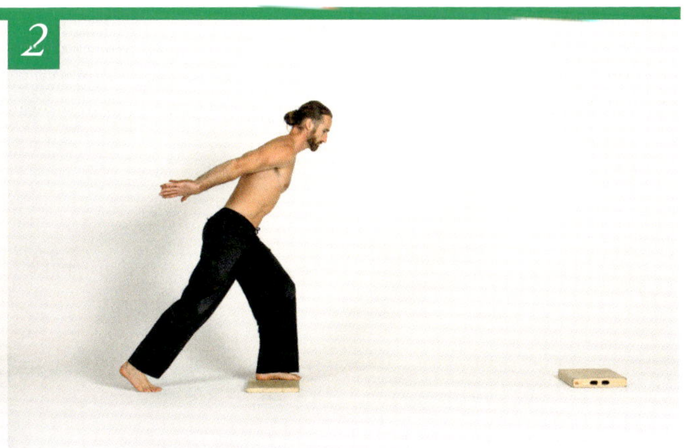

(Fortsetzung auf der nächsten Seite)

1 Fange in Schrittstellung an und platziere deinen vorderen Fuß genau auf die Absprungfläche. Verlagere dein Körpergewicht auf den hinteren Fuß und lehne dich mit dem Rumpf leicht zurück.

2 Verlagere dein Körpergewicht schnell auf den vorderen Fuß, um Schwung zu holen und eine größere Bodenreaktionskraft zu erzeugen, während du die Arme nach hinten durchschwingst. Beuge dabei die Hüften.

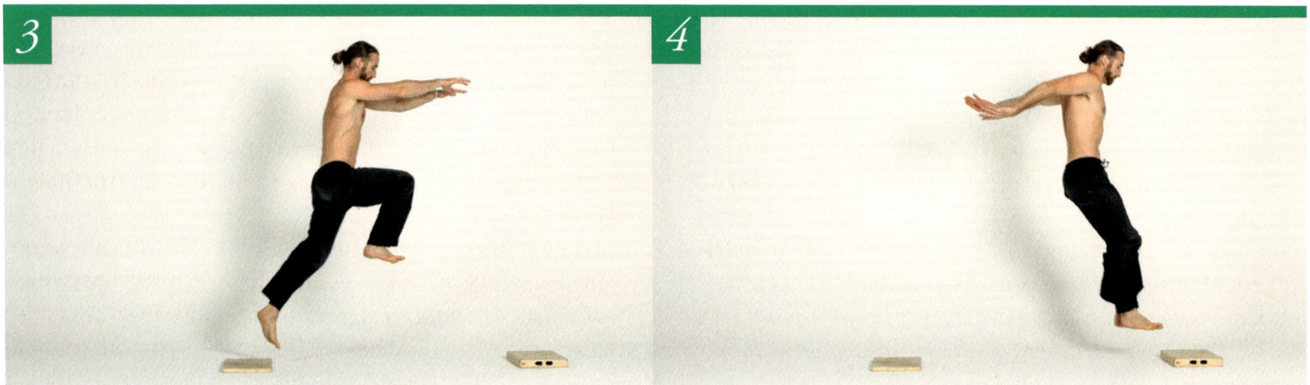

**3** Schwinge sofort die Arme und das freie Bein nach vorne durch, um Schwung für die Verlagerung des Körpergewichts zu holen, strecke deine Hüfte sofort nach vorne und stoße dich mit dem Stützbein ab, um Kraft zu erzeugen. Dein freies Bein ist gebeugt, das Knie ist vorne angezogen und dein Rumpf ist fast aufrecht.

**4** Bringe dein hinteres Bein nach vorne zu deinem vorderen Bein und strecke beide Beine nach vorne, sodass beide Füße nebeneinander sind, wenn sie sich der Landefläche nähern. Abhängig von der Länge und Dauer der Flugbahn kann die Ausrichtung deiner Beine und Füße erst in der zweiten Hälfte der Flugbahn erfolgen – oder sogar knapp vor der Landung. Ziehe deine Arme nach hinten, um dich auf eine Landung im Parallelstand vorzubereiten.

### Fehlerquellen

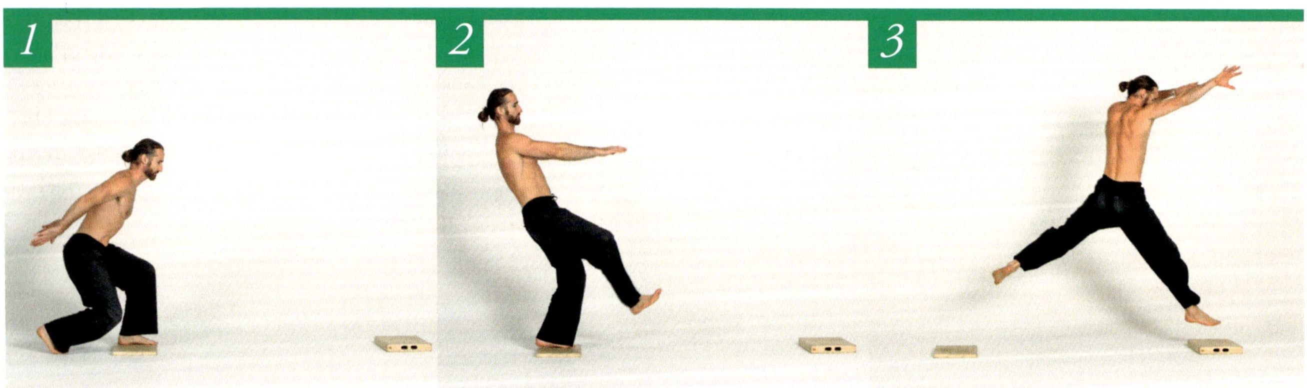

**1** Die gleichmäßige Verteilung deines Körpergewichts auf beide Füße in einer Hocke in Schrittstellung sowie ein ausgeprägtes Beugen der Knie, um dich gleichzeitig mit beiden Beinen wegzudrücken.

**2** Das Durchschwingen deines freien Beins bei gleichzeitigem Rückwärtslehnen des Rumpfs. Du kämpfst gegen deinen eigenen Schwung an, was den Sprung nicht nur kurz macht, sondern in den Verlust der Balance und einem Kippen nach hinten resultieren kann.

**3** Keine Ausrichtung der Beine in der Flugphase und das Versäumnis, das hintere Bein nach vorne zu holen. Wenn dein hinteres Bein hinten bleibt, muss das vordere Bein allein die Aufprallkräfte dämpfen, was die Landung schwer und umständlich macht. Es besteht auch ein Risiko, dass du in der Flugphase eine Körperrotation in die Richtung deines vorderen Beins einleitest, die die Landung sehr instabil und potenziell unsicher macht.

Es können aber noch eine Reihe anderer Fehler auftreten:

- Eine zu senkrechte Körperhaltung ohne signifikante vorwärtsgerichtete Geschwindigkeit. Durch die Hüftbeuge können sich die Hüften beim Absprung kraftvoll nach vorne strecken, was den Impuls verstärkt.
- Beim Anlaufnehmen die Füße voreinander auf dem Boden aufsetzen, was instabil ist und dazu führen kann, dass man nicht gerade abspringt, sondern sich schräg zur Seite bewegt, in die Richtung der Innenseite des vorderen Beins.
- Das Überschreiten der Absprungfläche, was dazu führt, dass man stolpert und eventuell stürzt.
- Das zu frühe oder zu späte Schwingen der Arme, wodurch die Bewegung nutzlos wird.
- Das Seitwärtslehnen beim Absprung oder in der Flugphase, was bei der Landung ein Ungleichgewicht erzeugt.

Nachdem du den Split Jump aus der statischen Schrittstellung beherrschst, kannst du einen Schritt nach dem anderen dazunehmen. Das Erlernen des räumlichen Bewusstseins und peripheren Sehens (um schnellere und präzisere Schritte zu machen) wurde in Kapitel 27, »Gangarten«, bereits besprochen. Das Prinzip ist hier ähnlich, aber seine Bedeutung sogar noch wichtiger, weil das Überschreiten der Absprungfläche bedeutet, dass man sofort nach vorne fällt und zu Boden stürzt. Übe deshalb die Präzision der Anlaufschritte am Boden; mache zuerst einen Schritt, benutze eine kleine Absprungfläche und sieh dir genau an, wo deine Füße bei jedem Schritt aufsetzen.

Wenn du den Sprung unter realen Bedingungen ausführen musst, ist es am besten, auf Nummer sicher zu gehen und sicherzustellen, dass du nicht mit dem Mittelfuß auftrittst oder deine Zehen die Kante der Absprungfläche überschreiten. In diesem Fall führt das dazu, dass sich dein Körpergewicht auf den Vorderfuß verlagert (die Fußballen), der keinen Halt finden wird. Also wirst du stolpern und nach vorne fallen, weil es dir nicht gelingt, den Impuls zu übertragen, Kraft zu erzeugen und das Gleichgewicht zu halten.

Achte darauf, bei jeder Wiederholung den vorderen Fuß zu wechseln, damit keine Dysbalancen entstehen. Abhängig von der Effizienz kannst du ein, zwei, drei oder mehr Schritte dazunehmen. Je mehr Schritte du machst, umso schneller müssen sie sein. Du musst lernen, deine Schritte gleich lang und gleich schnell zu machen und abzuschätzen, welches Bein das Stützbein wird und welches beim Absprung nach vorne durchschwingt. Nach einer Weile kannst du schnelleren Anlauf für den Sprung nehmen, wobei die Herausforderung darin besteht, den horizontalen Impuls in einen vertikalen Impuls zu verwandeln, um eine größere Distanz zurückzulegen (daher wird dieser Sprung normalerweise als »Weitsprung« bezeichnet). In der realen Welt bedeutet ein schneller Anlauf nicht unbedingt, dass man mit voller Kraft abspringt, um eine maximale Distanz zu erzielen.

Wenn die Breite der Spalte oder Kluft, die du springend überwinden musst, schmaler ist als deine maximal mögliche Sprungweite, kannst du im Anlauf die Geschwindigkeit verringern, die du beim Absprung auf den Sprung überträgst, weil du die Distanz locker erreichst. Durch das Laufen und die erzeugte Geschwindigkeit werden das Armschwingen und das Hüftbeugen weniger wichtig, weil die zurückgelegte Distanz hauptsächlich durch die Geschwindigkeit erzeugt wird, die du beim Anlauf erzeugst. Du kannst also eine aufrechtere Körperhaltung beibehalten und beim Absprung die Arme vor dem Körper lassen.

# Stützsprünge

Bei dieser Art des Springens benutzt man in der Flugphase einen oder mehrere Auflagepunkte auf einer festen Stützfläche, um die Richtung, Orientierung, Distanz, Dauer oder Geschwindigkeit zu modifizieren. In den meisten Fällen geschieht das, während sich die Füße, Beine und der ganze Körper (mit Ausnahme der Hände) in der Luft befinden. Der Stütz (mit einem oder beiden Händen, manchmal sogar auch mit einem oder beiden Füßen) kann so leicht und kurz sein, dass es aussieht, als würde der Körper wie ein Ball von der Oberfläche abprallen; alternativ kann der Stütz stärker ausgeprägt sein und ein wenig länger dauern, wobei der Körper kurz auf der Oberfläche des Hindernisses balanciert. Der Stütz in der mittleren Flugphase könnte, auch wenn er nur kurz und leicht ist, als Form des Abfederns betrachtet werden, die den existierenden Schwung nutzt, um einen weiteren Sprung einzuleiten.

Es gibt mehrere Arten, wie man den Stützsprung ausführen kann; die Methode, die du letztlich wählst, hängt vom Kontext ab, von der Art und Weise, wie du die Flugphase einleitest, ob es vor dem Stützsprung bereits eine Flugphase gibt, wie der Untergrund beschaffen ist, auf dem man sich abstützt, welche Position man während des Stützes benutzt und welche Richtung und Körperorientierung für die Landung beabsichtigt sind. Die schnellsten Stützsprünge (solche, die eine lange Flugphase haben, bevor man sich abstützt), sind am schwierigsten, beeindruckendsten und furchteinflößendsten.

Stützsprünge sind sehr praktisch (und vielfältig – es gibt viel mehr Varianten, als ich in diesem Buch abdecken kann), aber man muss trotzdem wissen, wann und wie man sie einsetzen kann. Die Sprunghocke nach vorn ist beispielsweise eine Technik, bei der sich der Körper frontal auf ein Hindernis zubewegt; die Arme landen weit voneinander entfernt aufgesetzt auf der Stützfläche, während sich die Füße und Beine unter den Armen hindurchbewegen und auf der anderen Seite landen. Diese Technik ist effektiv und auf jeden Fall lernenswert, aber sie ist für Anfänger zugleich technisch knifflig und riskant, weil man mit den Zehen an der Stützfläche hängen bleiben und kopfüber zu Boden stürzen kann. Achte also darauf, dass zwischen der Oberfläche des Hindernisses und deinem Rumpf genug Platz für die Beine ist; andernfalls kannst du dasselbe effektive Ergebnis mit anderen Formen des Stützsprungs erreichen (die weniger riskant sind als die Sprunghocke nach vorn).

Sobald du den Entschluss gefasst hast, einen Stützsprung zu machen, kannst du deine Flugbahn nicht mehr ändern. Wenn ein Hindernis so niedrig ist, dass ein Stützsprung nicht gerechtfertigt ist, wäre das einfache Be- oder Übersteigen der Fläche und die umgehende Fortsetzung des Laufs eine schnellere, sicherere und wesentlich energieeffizientere Strategie; du wärst außerdem immer noch in der Lage, jederzeit deine Geschwindigkeit oder Richtung zu verändern, während du dich auf dem Hindernis befindest.

Konzentrieren wir uns nun auf die praktischsten Varianten des Stützsprungs und fangen wir mit einer relativ einfachen Technik an: dem Stützsprung mit drei Auflagepunkten, die beste Technik für all jene, die mit Stützsprüngen noch nicht vertraut sind, weil man sich dabei mit einem Bein abstützt, sich sehr langsam bewegen sowie den Bewegungsablauf leicht untergliedern kann.

### ANMERKUNG

Wenn du in einer Trainingsumgebung übst, kannst du blind drauflosspringen, wie ich es eben beschrieben habe – weil du weißt, was dich auf der anderen Seite des Hindernisses erwartet; in Alltagssituationen allerdings kannst du dir nicht sicher sein, was auf der anderen Seite lauert.

## Stützsprung mit drei Auflagepunkten

Das Muster des Stützsprungs mit drei Auflagepunkten entspricht dem Aufstehen mit drei Auflagepunkten, das ich bereits in Kapitel 25, »Bodenbewegungen 2«, behandelt habe, nur dass die Bewegung hier dynamisch auf eine erhöhte Fläche angewendet wird. Dieser Stützsprung wird meist benutzt, um ein niedriges bis moderat hohes Hindernis zu überwinden, das horizontal oder geneigt ist. Der Stützsprung ist besonders sicher, weil man ihn langsam und kontrolliert ausführen kann; man bleibt dabei stabil, auch wenn das Hindernis instabil ist.

Der Stützsprung mit drei Auflagepunkten ist das Mittel der Wahl, wenn das Besteigen der Oberfläche oder das Absteigen auf der anderen Seite potenziell unsicher ist. Man kann ihn auch anwenden, wenn man eine relativ schwere Last auf dem Rücken trägt oder ein Objekt in einer Hand hält.

Der eigentliche Vorteil dieser Technik besteht darin, dass man die Geschwindigkeit kontrollieren kann (außer bei einer bereits vorliegenden hohen Geschwindigkeit vor dem Absprung) und dass man eine Pause einlegen kann, indem man auf der Oberfläche balanciert, sich kurz sammelt und die Landefläche vor dem Absprung in Augenschein nimmt. Der Stützsprung mit drei Auflagepunkten unterscheidet sich vom Aufstehen mit drei Auflagepunkten dahingehend, dass es nach dem Absprung einen Augenblick gibt, in dem der ganze Körper in der Luft steht, bevor der Fuß und die Hand auf dem Hindernis landen (oder zumindest beide Füße vom Boden weg sind und eine Hand sich auf dem Hindernis abstützt). Ohne die Flugphase ist die Bewegung ein Aufstehen mit drei Auflagepunkten, das mit einer vertikalen und horizontalen Distanz über einem Hindernis angewendet wird.

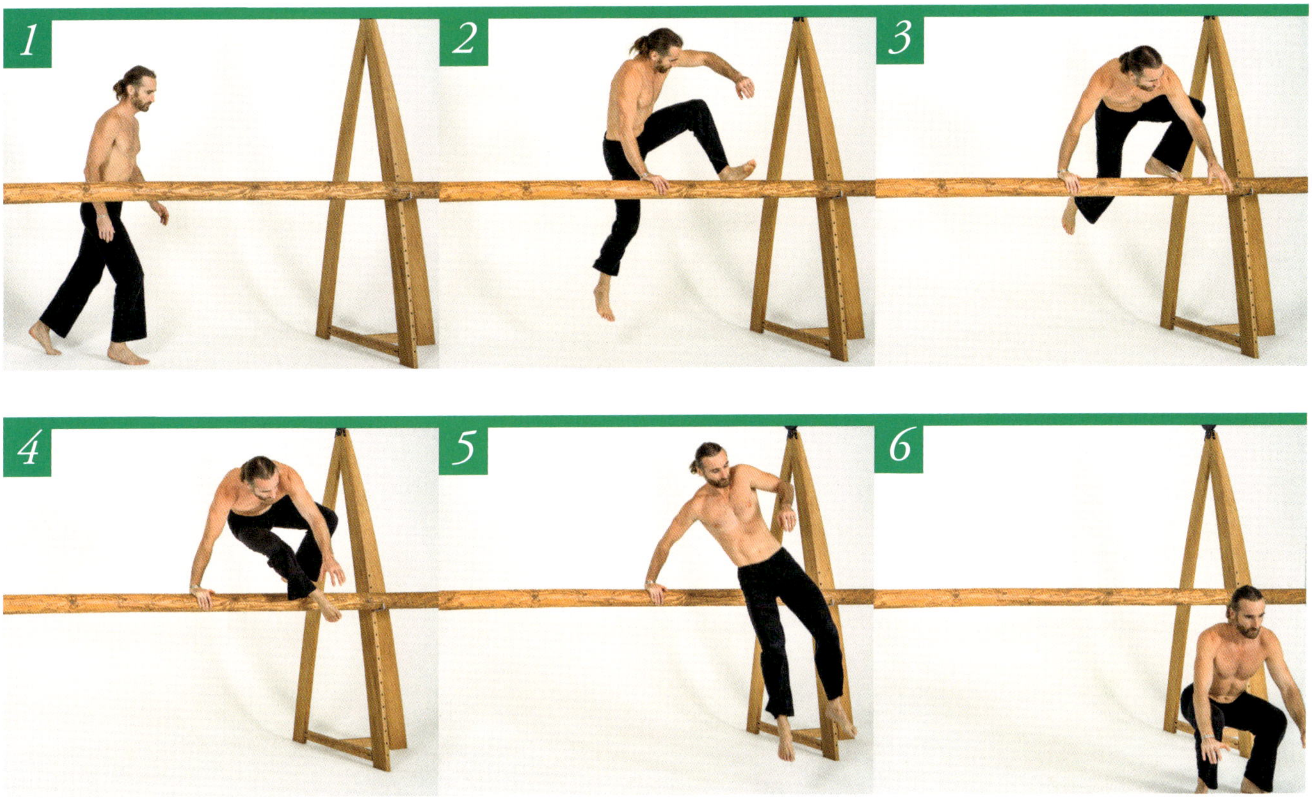


1 Bewege dich schräg (oder gerade) auf das Hindernis zu, dein vorderes Bein ist dem Hindernis am nächsten. Deine vordere Hand und dein hinterer Fuß werden die Auflagepunkte für den Stützsprung. Wenn die Kante des Hindernisses aufsteigend oder abfallend ist, sollte deine Stützhand höher sein als dein Stützfuß.

2 Eine sichere, aber langsame Variante ist es, die Hand auf der Seite des vorderen Beins auf der Stützfläche abzulegen; stoße dich dann mit dem vorderen Bein ab, um dein hinteres Bein nach vorne und hoch zu ziehen, damit du deinen hinteren Fuß auf dem Hindernis abstellen kannst. Für eine dynamischere Ausführung überträgst du den Schrittimpuls auf einen Sprung mit einer Flugphase, bevor die vordere Hand und der hintere Fuß auf der Stützfläche aufsetzen. Bei der dynamischeren Option landet deine Hand knapp vor dem Fuß. In jedem Fall lehnt sich dein Oberkörper seitwärts in die Richtung der vorderen Hand. Wenn das Hindernis nicht zu hoch ist, ist dein Stützarm bereits in der Lockout-Position; ansonsten muss durch den Impuls genug Höhe erreicht werden, damit der Stützarm in den Lockout kommen kann.

3 Stelle deine Fußballen auf die Stützfläche, damit du eine bessere Positionskontrolle und Sicherheit hast, strecke dann deinen Arm durch (wenn er nicht schon gestreckt ist), um eine stabile Stützbasis zwischen Hand und Fuß herzustellen.

4 Dein gesamtes Körpergewicht lastet auf deiner Stützhand und dem Fuß; fange in dieser Haltung an, dich mit deinem Stützbein abzudrücken, um die Hüften und den Schwerpunkt anzuheben, damit du unter deinem Körper genug Platz hast, um dein anderes Bein zu beugen, hochzuziehen und zwischen deinen beiden Auflagepunkten auf die andere Seite zu bringen. Benutze den anderen Arm eventuell, um die Balance zu halten; andernfalls bleibst du entspannt.

5 Stoße dich mit dem Stützbein ab, um den Stützfuß zu lösen und deinen Körper vorwärts und abwärts zu bewegen, während du das freie Bein in die Richtung streckst, in der du landen willst. Dein Stützarm drückt weiter gegen die Oberfläche und steuert deinen Körper, während er gleichzeitig garantiert, dass die Beine genug Platz haben, um unter dem Körper hindurch das Hindernis zu passieren. Deine Hand bleibt von Anfang bis Ende in derselben Position oder dreht sich leicht auf dem Handballen, bevor sich der Körper auf die andere Seite des Hindernisses bewegt.

6 Bringe beide Beine zusammen und lande im Parallelstand. (Andere Landungsarten und Übergänge sind natürlich auch möglich.)

## TECHNIKTIPP

Wenn das Hindernis hoch ist, musst du einen Aufwärtsimpuls erzeugen, wobei sich beide Hände zur Stützfläche des Hindernisses strecken und zu drücken beginnen, sobald der Kontakt hergestellt ist; das trägt zur Anhebung des Schwerpunkts bei, bis du ein Bein anhockst und den Fuß auf der Oberfläche abstellen kannst. Wenn dein Fuß auf der Stützfläche steht, kannst du deine innere Hand in eine Position bringen, die der beim Aufstehen mit drei Auflagepunkten ähnelt.

### Fehlerquellen

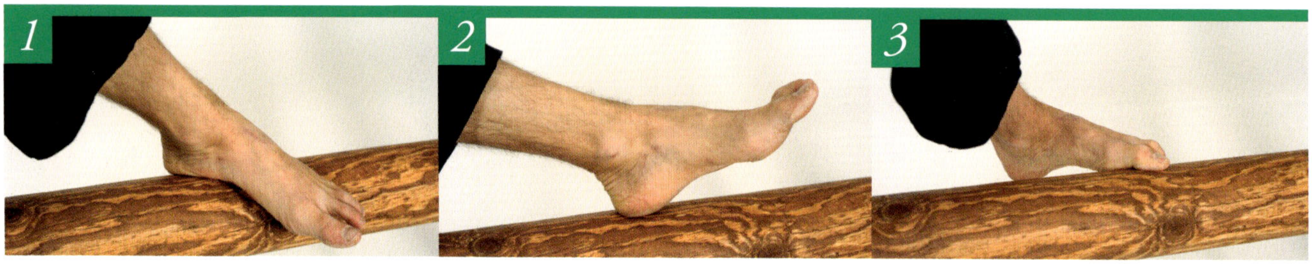


1 Fehlerhafte Fußposition. Wenn du deinen Fuß flach aufsetzt, hast du nur wenig Bewegungsspielraum, um deine Fußposition zu verändern, um die Balance zu halten oder die Richtung zu beeinflussen. Dein Fuß kann auch zur Seite wegrutschen und deine Stützbasis senken.

2 Fehlerhafte Fußposition. Wenn du deine Ferse auf der Oberfläche absetzt, ist die Wahrscheinlichkeit sehr hoch, dass dein Fuß nach vorne wegrutscht und dich in eine unbequeme oder unsichere Position bringt.

3 Fehlerhafte Fußposition. Wenn dein Fuß zu kurz aufkommt und nur die Zehen auf der Oberfläche stehen, könnte er nach hinten wegrutschen.

4 Du platzierst deinen Fuß zu weit weg von der Hand; damit hast du zwar eine sehr breite und tiefe Stützbasis, aber in dieser Position gelingt es dir nicht, die Hüften weit genug nach oben zu bringen, um das hintere Bein unter den Körper hindurch auf die andere Seite zu ziehen. Umgekehrt kannst du deinen Fuß aber auch zu nah an die Hand bringen, wodurch die Position kompakt, schmal und instabil wird. Ein anderes Problem ergibt sich, wenn dein Stützarm nicht im Lockout ist, weil diese Position die Stützbasis senkt und instabil macht.

5 Falsche Handposition. Nicht die Handfläche, sondern die Finger sind auf der Oberfläche; dein Handgelenk befindet sich nicht auf einer Linie mit der Handfläche, was die Position des Handgelenks beeinträchtigt und deine Hand zu einem schwachen Auflagepunkt macht.

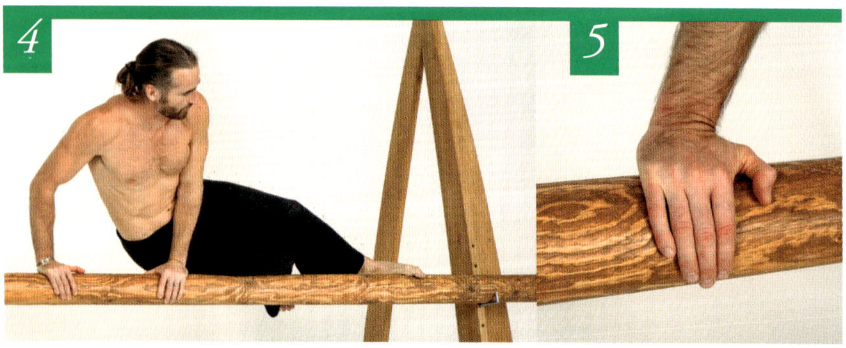


### ANMERKUNG

Die Fotos zeigen die Fehler mit beiden Händen auf dem Hindernis, aber dieselben Fehler können sich auch im einhändigen Stütz einstellen.

### Dreipunkt-Stützsprung: Einsteigerübung

Wärme dich mit dem Aufstehen mit drei Auflagepunkten auf dem Boden auf, um ein Gefühl für Basis, Auflagepunkte, Gelenkausrichtung und Schulterstabilität zu entwickeln. Wenn der Stützsprung noch neu für dich ist und du dich nicht traust, solltest du eine Übungsfläche wählen, die relativ niedrig ist und eine flache Oberfläche hat, beispielsweise einen Holzkasten. Führe zuerst ein herkömmliches Aufstehen mit drei Auflagepunkten aus dem Stand aus und steige langsam auf der anderen Seite ab; dafür kannst du auch zwei Arme verwenden statt nur einen.

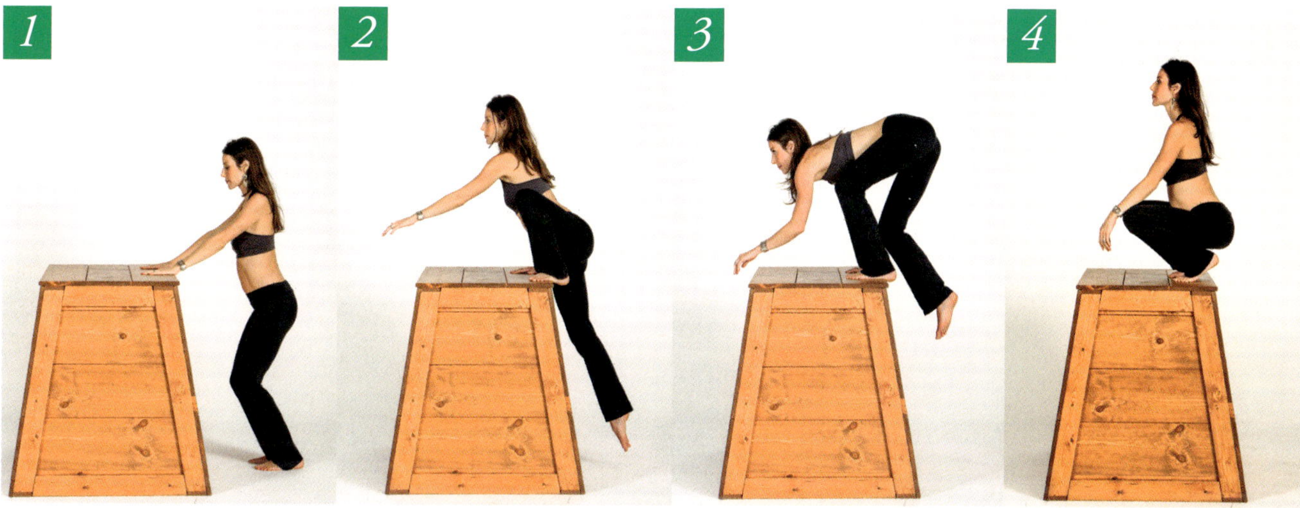


1 Stelle dich frontal vor den Kasten; deine Beinhaltung sollte geschlossen sein. Platziere beide Hände auf dem Kasten und wähle den Fuß, der sich nach oben bewegen wird, während du dein Körpergewicht auf die gegenüberliegende Hand verlagerst (wenn du also mit dem linken Fuß hochspringst, stütze dich auf die rechte Hand).

2 Stütze dich mit den Händen ab, springe hoch und ersetze eine Stützhand mit dem Fuß derselben Seite. Dies bringt dich in eine einbeinige Kniebeuge, bei der du dich mit dem gestreckten Arm der Gegenseite abstützt; dein hinteres Bein ist nach unten gestreckt.

3 Stoße dich mit dem Stützfuß auf der Oberfläche des Kastens ab, um deine Hüften so hoch zu heben, dass du dein hinteres Bein hochziehen kannst und es zwischen deinem Stützfuß und deiner Stützhand auf dem Kasten platzierst.

4 Lasse deine Stützhand los und gehe in die Kniebeuge. Aus dieser Position kannst du die Technik des Aufstehens mit drei Auflagepunkten in umgekehrter Reihenfolge ausführen, um wieder abzusteigen – oder du springst vorwärts oder rückwärts von dem Kasten herunter.

#### TECHNIKTIPP

Übe die vollständige Bewegung wie beschrieben, aber führe sie dynamischer aus. Trainiere so bald wie möglich auf etwas höheren und schmaleren Oberflächen. Nähere dich dem Hindernis schließlich mit zunehmend höherer Geschwindigkeit.

# Beidhändiger Stützsprung

Beim beidhändigen Stützsprung stützt du dich nicht mit dem Fuß ab, was es dir ermöglicht, ähnliche Hindernisse zu überwinden wie beim Dreipunkt-Stützsprung, aber mit höherer Geschwindigkeit. Beim einhändigen Stützsprung bist du sogar noch schneller.

Wie beim Dreipunkt-Stützsprung kannst du diesen Stützsprung langsam aus der seitlichen Schrittstellung ausführen, jedoch benötigst du hierfür ausreichend Schwung und kannst dich nicht zwischendrin stabilisieren und auf dem Hindernis ausruhen. Du kannst diesen Stützsprung aus dem Lauf machen, sodass du das Hindernis überwindest und unmittelbar nach der Landung gleich weiterlaufen kannst.

Wenn du beide Arme einsetzt, hast du eine stärkere Stützbasis und nutzt deine Oberkörperkraft maximal, um die Anhebung deines Schwerpunkts zu unterstützen, was besonders nützlich ist, wenn das Hindernis deutlich über deinem Schwerpunkt liegt und wenig bis überhaupt kein Schwung beim Absprung vorliegt. Wenn das Hindernis etwa auf derselben Höhe wie dein Schwerpunkt ist, kannst du einen schnelleren Anlauf nehmen und du überspringst das Hindernis mit einem kurzen und leichten Abstützen mit nur einer Hand.

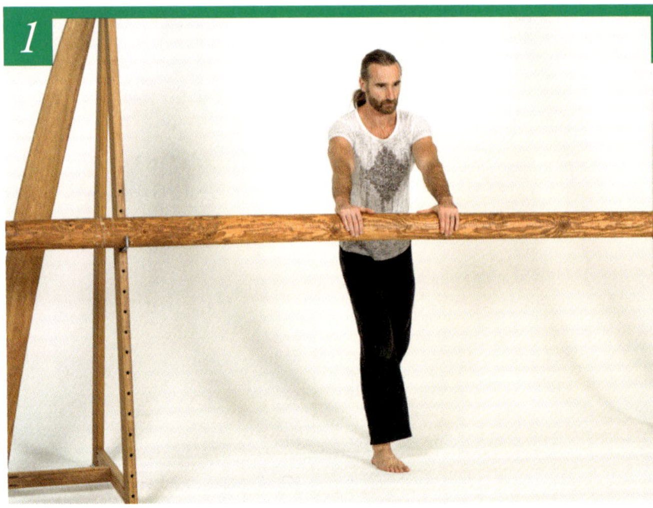


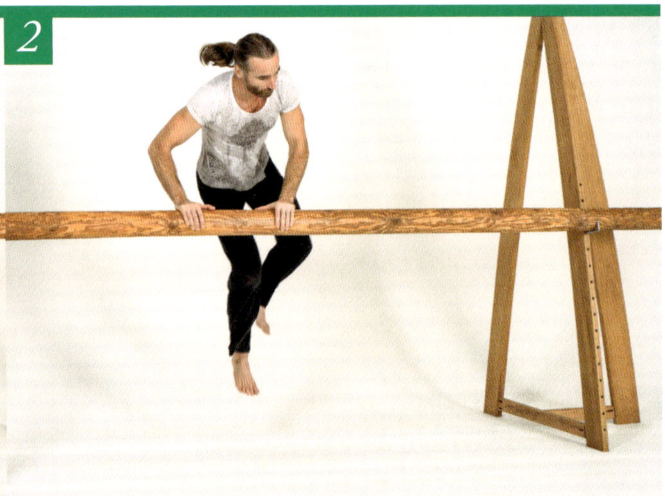


**1** Stelle dich in einer seitlichen Schrittstellung mit dem Gesicht vor das Hindernis und lege deine Hände schulterbreit auf dem Hindernis ab. Auf dem Foto ist das Hindernis höher als der Körperschwerpunkt; in diesem Fall musst du deinen Schwerpunkt so hoch stemmen, dass du mit den Beinen genug Kraft erzeugst, um einen Aufwärtssprung zu starten, bevor du dein Körpergewicht auf die Hände verlagerst.

**2** Stoße dich mit dem vorderen Fuß ab und schwinge dein hinteres Bein hoch und zur Seite, um einen zusätzlichen Impuls zu erzeugen. Du kannst auch im Parallelstand mit dem Gesicht zum Hindernis beginnen; in diesem Fall stößt du dich gleichzeitig mit beiden Füßen ab. Deine Füße sind in der Luft, dein Schwerpunkt ist über der Oberfläche und du verlagerst dein Körpergewicht auf die Arme.

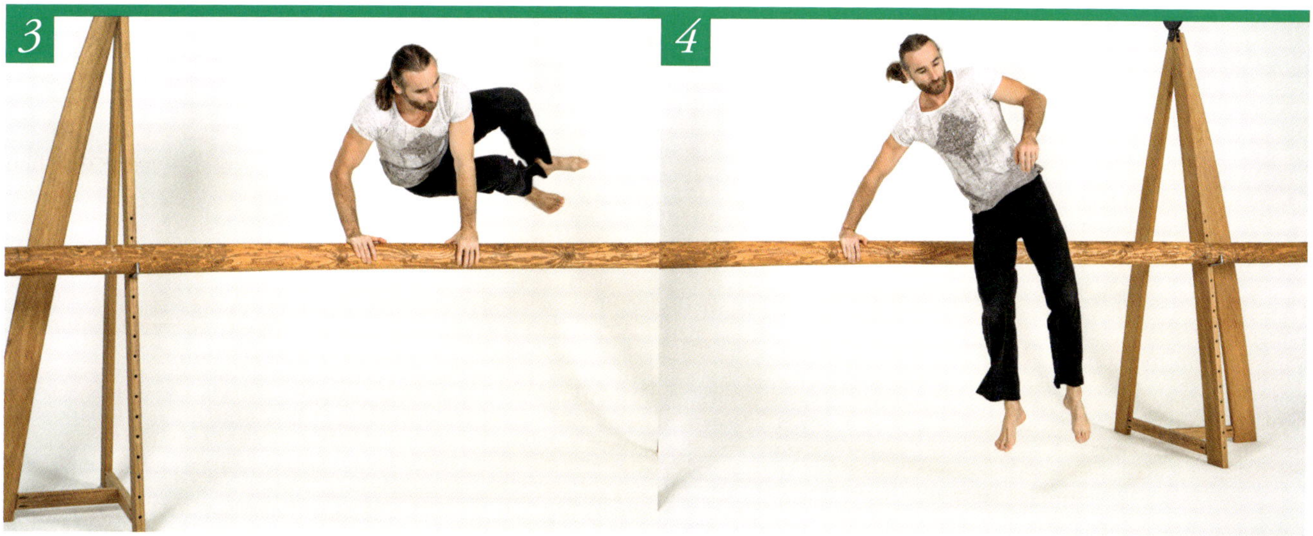


**3** Strecke beide Arme, indem du dich von der Stützfläche wegdrückst, um den Aufwärtsimpuls weiterhin zu nutzen. Du hebst deinen Schwerpunkt, damit deine Beine das Hindernis passieren können. Bringe beide Beine nach außen und halte die Knie gebeugt.

**4** Löse die Hand auf der Körperinnenseite (die Hand, die in der Flugphase näher an den Beinen war) und lasse die Beine das Hindernis passieren; drücke dich mit der anderen Hand von der Oberfläche weg, um deinen Körper vom Hindernis abzustoßen und ihn in die Richtung zu lenken, in der du landen willst. Sobald deine Beine das Hindernis überwunden haben, streckst du sie zum Boden.

## TECHNIKTIPP

Wenn du die Geschwindigkeit des Stützsprungs erhöhst, kannst du eine Absprung- und Flugphase erzeugen, in der die Hände und Füße keinen Bodenkontakt haben, während sich dein Körper und deine Arme zur Stützfläche hin strecken. Du kannst den Stütz auch modifizieren und einen einhändigen Stützsprung daraus machen. Die Technik ist dieselbe wie beim beidhändigen Stützsprung, aber du führst ihn mit dem Arm aus, der sich auf der Seite befindet, die der Bewegungsrichtung der Beine abgewandt ist. Verwende diese Variante, wenn die Energie und der Impuls größer sind, wodurch die Notwendigkeit eines starken Abstützens mit beiden Armen reduziert wird.

# 29 Kletterbewegungen

**»Die Identifikation und Überwindung der natürlichen Angst ist eines der angenehmen Probleme, die dem Klettern innewohnen.«**

*Alex Lowe*

Wir klettern auf höhere Ebenen oder Flächen hinauf oder auf tiefere hinab. Menschen klettern von Natur aus und haben dafür vielfältige Gründe, beispielsweise um Nahrung oder Schutz zu suchen, sicheren Unterschlupf zu finden, die Umgebung aus einer höheren Perspektive zu erkunden, eine Abkürzung zu nehmen oder in Gegenden zu gelangen, die nur kletternd erreichbar sind. Ich beschreibe das Klettern (zumindest größtenteils) gerne als ein vertikales Krabbeln.

Kleine Kinder beginnen zu klettern, indem sie Treppenstufen auf allen vieren hinaufsteigen. Aus der Perspektive der »natürlichen Bewegung« zeichnen sich Kletterbewegungen dadurch aus, dass man jede Form von steilen und erhöhten, natürlichen oder von Menschenhand geschaffenen Oberflächen überwindet – beispielsweise Klippen, Felsen, Wände, Bäume, Seile, Stangen, Griffe, Plattformen, Leitern, Brücken und so weiter. In den meisten Fällen erfolgt das Klettern nach der MovNat-Methode ohne besonderes Equipment, obwohl man Sicherheitsausrüstung wie Sturzmatten oder Klettergurte und Seile verwendet, wenn die Kletterhöhe zu hoch und somit gefährlich wird.

Abgesehen von Bergungsklettern werden moderne Kletterarten überwiegend als Freizeitaktivität ausgeführt. Diese Kletterarten haben sich zu spezialisierten Aktivitäten entwickelt, die nach der Oberfläche oder Umgebung bezeichnet werden, in der sie ausgeführt werden, wie Bouldern (Klettern in Absprunghöhe), Felsklettern, Bergsteigen, Eisklettern, Canyoning, Stangen- oder Seilklettern sowie Fassadenklettern. In den meisten Fällen verwenden diese Kletterarten eine Ausrüstung, die der Oberfläche und Aktivität angepasst ist. Eine solche Ausrüstung macht das Klettern viel sicherer.

Aber selbst bei der Verwendung von Ausrüstung verlässt sich das Klettern überwiegend auf natürliche Bewegungsmuster, die durch die Evolution und Fortbewegung von Baum zu Baum entwickelt worden sind. Wissenschaftlichen Erkenntnissen zufolge lebten unsere Vorfahren in grauer Vorzeit vorwiegend auf Bäumen, das heißt, sie hielten sich ausgiebig auf Bäumen auf, bevor sie sich auf ihre Hinterbeine stellten und den aufrechten Gang entdeckten – aber selbst dann gaben sie das Bewegungsmuster des Schwinghangelns (Brachiation) nicht auf; davon zeugen auch heute noch unsere vergleichsweise langen oberen Gliedmaßen, unsere beweglichen Schultergelenke, Finger und Hände, die zum Greifen bestens geeignet sind. Diese körperlichen Merkmale gaben unseren Vorfahren vielleicht die Möglichkeit, die Verlässlichkeit der Auflageflächen zu testen, auf die sie klettern wollten; Bodenrisse oder Spalten zu überwinden, um an Ressourcen wie Obst, Nüsse oder Eier zu gelangen. Sie konnten sich von Ast zu

## ANMERKUNG

*Brachiation* ist eine Form der Fortbewegung, bei der man hangelt, schwingt oder springt, indem man abwechselnd an beiden Armen oder an nur einem Arm hängt. Das Wort stammt aus dem lateinischen Wort *brachium* ab, was »Arm« bedeutet. Vielleicht erklärt das, warum viele Leute »dendrophil« sind, das heißt, Bäume und Wälder lieben.

Ast schwingen und so ziemlich alles auf einem Baum tun, was das Überleben sichert, beispielsweise Schutz finden, sich ausruhen, sich dort verstecken oder die Umgebung über oder unter sich auskundschaften. Die Fortbewegung in den Bäumen wird immer noch von vielen Jägern und Sammlern praktiziert; das Klettern von Ast zu Ast ist eine natürliche Bewegung, der gesunde Kinder nicht widerstehen können, wenn tief hängende Äste verfügbar sind.

Klettern beginnt nicht notwendigerweise auf dem Boden. Man kann von einer höheren Fläche herabklettern, um eine niedrigere Fläche zu erreichen, mit einem Sprung in einer Kletterposition landen, vom Balancieren auf einer schmalen horizontalen Ebene in eine Hängeposition wechseln oder in einer vollkommen horizontalen Querung anfangen und aufhören. Du kannst eine Kletteraktion auf unterschiedliche Weise beenden: Springen, Balancieren oder Krabbeln sind mögliche Übergänge. Klettern kann ein kurzer Übergang zwischen Springen und Laufen oder Balancieren sein; du kannst auch von einem Sprung zum nächsten gehen. Klettern kann lange dauern, wenn man hohe und anspruchsvolle Oberflächen besteigt. Es kann so einfach sein wie das Besteigen einer Leiter, so Furcht einflößend sein wie das Erklimmen einer Klippe, so unberechenbar sein wie das Besteigen von Lehmwällen – oder prinzipiell ein Ding der Unmöglichkeit sein, wenn du versuchst, auf Oberflächen zu klettern, die mit dickem Eis bedeckt sind.

Während du auf einer Kletterroute bist, kannst du kurz balancieren, springen oder sogar einen Stützsprung machen, beispielsweise wenn du dich auf großen Bäumen bewegst oder dich von Baum zu Baum schwingst. Selbst wenn du auf Oberflächen wie Felsblöcken und Mauern kletterst, kann das Springen ein kurzer Teil einer Kletteraktion sein, wenn du die Kraft erzeugst, um dich nach oben oder zur Seite zu bewegen, wobei der Körper teilweise in der Luft steht. Du könntest auch springend von Felsen herabklettern (oder kurz: abklettern) und dich auf die Schwerkraft verlassen, wenn deine Füße den Bodenkontakt verlieren und sich kurz in der Luft befinden, während du deine Hände benutzt, um weiter auf einer Auflagefläche zu hängen. Aufgrund einer solchen Vielfalt an praktischen Optionen, Oberflächen und Routen können (abgesehen von den Händen und Füßen) noch andere Körperteile an der Bewegung beteiligt sein: Du kannst auch mit den Unterarmen, Ellbogen und Knien, Fersen, Schultern, Achseln, den Oberschenkelinnenseiten, dem Gesäß, Rücken und Bauch Kletterbewegungen erzeugen.

Bei genügender Vertikalität, Erhebung, Steilheit, Schmalheit oder Instabilität der Auflagefläche führt der vollständige Verlust der Stützbasis beim Klettern zu einem sofortigen Sturz, wie du ihn vielleicht beim Balancieren erlebt hast. Der Unterschied besteht jedoch darin, dass beim Balancieren alle Auflagepunkte unter deinem Schwerpunkt liegen und dein Körpergewicht auf der Stützfläche ruht oder davon wegdrückt wird, während beim Klettern die Auflagepunkte unter dem Schwerpunkt (auf der Auflagefläche befindlich) als auch über dem Schwerpunkt (von der Auflagefläche hängend oder ziehend) sind (beziehungsweise dass alle Auflagepunkte über dem Schwerpunkt sind, während du an der Auflagefläche hängst). Letztere Option beinhaltet jedenfalls kein Stolperrisiko, was bedeutet, dass in manchen Fällen das Hängen eine effektivere und sicherere Option zur Überquerung einer Oberfläche ist als das Balancieren. Wenn du beim Balancieren das Gleichgewicht verlierst, wirst du unweigerlich fallen, während der Verlust des Gleichgewichts im Hang nur dazu führt, dass du ins Schwingen kommst; die Schwerkraft wird deine Balance ganz von selbst wiederherstellen. In jedem Fall erfordert das Klettern einen stark ausgeprägten Gleichgewichtssinn, denn der Verlust der Balance kann einen Sturz mit verheerenden Folgen nach sich ziehen.

# Hängen

Die meisten von uns denken, dass man beim Hängen mit dem Körper frei in der Luft baumelt, während man sich mit geraden Armen an einer Fläche festhält. Selbst der herkömmliche Fitnessbereich – der sich selten mit dem Hängen beschäftigt – begrenzt sein Spektrum auf Hängepositionen mit dem ausschließlichen Ziel, die Kraft im Core und Oberkörper zu entwickeln. Du wirst entdecken, wie extrem verkürzt diese Vorstellung des Hängens ist und wie die »natürliche Bewegung« mit ihrem Wissen realer kontextueller Anforderungen diese Sichtweise enorm erweitert.

Eine realistische Definition des Hängens ist, dass der Körper vollständig oder teilweise in der Luft baumelt, was bedeutet, dass ein Auflagepunkt oder alle Auflagepunkte, mit denen wir eine Position halten, über dem Schwerpunkt und dem Körpergewicht liegen. Ein solches Hängen kann auf vielfältige Weise erfolgen, denn du kannst dich sowohl mit den Händen, Ellbogen und Unterarmen, als auch mit den Oberschenkeln, Kniekehlen und Füßen festhalten.

Du kannst ein, zwei, drei, vier oder bis zu sechs Auflagepunkte auf kontralaterale oder ipsilaterale Weise halten und du kannst in einer (potenziell invertierten) vertikalen oder horizontalen Position sein. Auch wenn dein Körpergewicht überwiegend von den Füßen gehalten wird und dein Schwerpunkt über den unteren Auflagepunkten liegt (beispielsweise wenn du einen Baum oder Felsen erklimmst), werden beim Hängen normalerweise die Hände benutzt, was eine gewisse Art des Baumelns impliziert. Auf manchen Oberflächen und Routen kann das Klettern ausschließlich im Hang erfolgen, ohne dass Auflagepunkte unterhalb deines Schwerpunkts zum Einsatz kommen.

Die Auflagefläche kann dick, dünn, vertikal, schräg, horizontal, eben oder uneben, glatt oder rau, stabil oder instabil sein. Diese vielen Variablen erzeugen ein beeindruckend vielfältiges Repertoire aus Dutzenden von Hängeposition, die weit mehr umfassen als das Hängen am langen Arm. Dieses Repertoire stellt den Kontext für komplexe Kletterbewegungen auf vielfältigen Oberflächen und eine Fortbewegung in verschiedene Richtungen, was dein Kletterspektrum und deine Kompetenz deutlich über lineare Aufwärtsbewegungen wie Klimmzüge hinaus erweitert.

## Haftreibung, Alltagsbedingungen und Praxiserfahrung

Wenn du glaubst, zu hängen sei eine relativ entspannte und einfache Aktivität, bist du weit von der Wirklichkeit entfernt. Hängen ist Arbeit, es gibt kein »passives Hängen«. Jede Form von Muskelanspannung macht eine Position »aktiv«, somit erfordert selbst der entspannteste Hang eine gewisse Muskelspannung.

Wir würden ein statisches Stehen mit gestreckten Beinen nicht als »passiven Stand« bezeichnen und denselben Stand mit leicht gebeugten Knien nicht »aktiver Stand« nennen, oder? Natürlich nicht. Ein völliges Fehlen von Spannung im Stand führt dazu, dass man zusammensackt; das völlige Fehlen von Anspannung im Hang führt zum Verlust jeglicher Reibungskraft, der einem Sturz vorangeht. Ein Hang kann nur dann passiv sein, wenn du an den Handgelenken, den Fußgelenken oder dem Hals mit der Auflagefläche verbunden wärst!

Das Hängen sollte aber stets auf eine möglichst entspannte Art und mit der geringsten Kraftanstrengung ausgeführt werden. Mit anderen Worten: Sobald die minimale »Aktivierung« oder Spannung erreicht wurde, die erforderlich ist, um die für das Halten der Position notwendige Reibungskraft zu erzeugen, können alle Körperteile oder Muskeln, die nicht am Halten der Position beteiligt sind, so entspannt wie möglich bleiben.

Abhängig vom Kontext kann dieselbe Position mit minimaler oder zusätzlicher Anspannung gehalten werden, wobei beide Positionen »aktiv« sind. Bei einem »beidhändigen« Hängen (gemeinhin als »Hang« bezeichnet) kannst du dich mit einem Hakengriff an eine dünne, rutschfeste Fläche hängen, wobei nur die Unterarme angespannt sind, der Rest des Körpers aber weitgehend entspannt ist. Möchtest du dieselbe Hängeposition an einer dicken, runden und leicht rutschigen Fläche halten, musst du eine offene Griffhaltung anwenden und zusätzlich den Latissimus, den Schultergürtel und die Bauchmuskeln anspannen. Diese einfache Veränderung der Oberfläche erhöht die Umgebungskomplexität, die durch die zusätzliche Spannung (Modifikation des Zugwinkels und Erhöhung der Reibungskraft der Hände) Anpassungen der Positionskontrolle erforderlich macht. Den Hang effektiv zu gestalten und zu halten, ist der Hauptgrund für die zusätzliche Spannung. Bei einer dünneren Oberfläche wird deine Hängeposition etwas tiefer, senkrechter und entspannter sein; bei einer dickeren Oberfläche ist dein Hang etwas höher, leicht schräg und nicht so entspannt. Beide Positionen sind aktiv.

Zusätzliche Spannung kann als Strategie benutzt werden, um die Gelenke zu schützen – normalerweise die Schultern –, wenn sie verletzt sind, indem man die auf sie einwirkende Belastung verringert. Ungeachtet der Situation gilt: Du solltest stets optimal entspannt bleiben, sofern es keinen praktischen Grund für eine zusätzliche Spannung gibt. Bedenke jedoch, dass optimale Entspannung nicht vollständige Entspannung bedeutet.

Selektive Anspannung fällt Anfängern oft schwer, die dazu neigen, die Muskeln zu stark anzuspannen, die für die Produktion der Reibungskraft zuständig sind; so erzeugen sie überflüssige Spannung in den Muskeln, die gar nicht zu einer solchen Kraft beitragen; zudem bewirkt eine solche Überlastung eine frühe Erschöpfung und kürzere Hangdauer. Anfänger können auch Personen sein, die eigentlich fit sind – und vielleicht sogar mehrere Klimmzüge am Stück schaffen; wenn sie jedoch nicht mit der Vielfalt der Positionen und den entsprechenden Anforderungen vertraut sind oder nicht die Kraft haben, die nötig ist, um auf verschiedenen Oberflächen im Hang bleiben zu können, sind sie in Bezug aufs Klettern Anfänger.

Ich habe schon fitte Personen gesehen, die in einem Fitnessstudio viele Klimmzüge am Stück schaffen, sich aber schwertun, an einer dicken, runden, rutschigen Fläche zu hängen, weil sich ihre Übungen in Bezug aufs Hängen – und damit ihre Fähigkeit hierzu – auf handelsübliche Klimmzugstangen beschränkt.

Griffkraft wird normalerweise ausschließlich den Händen zugeordnet, aber sie bezieht sich auf das Greifen und Hängen mit jedem Körperteil. Auch der Unterarmhang erfordert eine Griffkraft, die aber nicht in den Händen liegt. Die Griffkraft hat unabhängig von der konkreten Position etwas mit der Fähigkeit zu tun, die nötige Reibung zu erzeugen, um Hängepositionen zu halten. Je stärker man greift, desto höher ist die Reibung und umso verlässlicher sind die Hängepositionen, die somit für jede Bewegung zuverlässig werden, die Kraft und Schwung erfordert. Der starke Griff, der für anspruchsvolle Positionen im Hang erforderlich ist, ist nicht darauf beschränkt, bloß ein stationäres Hängen zu gewährleisten.

Im Hang kannst du dynamische Bewegungen erzeugen, beispielsweise indem du dich mit Muskelkraft hochziehst oder Schwung holst. Wenn das Halten einer statischen Hängeposition für dich schon schwer ist, wird ein kontrolliertes Aufsteigen, Absteigen oder Queren im Hang eine größere Herausforderung darstellen. Aus diesem Grund sollte man als Kletteranfänger oft das Hängen üben, um die Griffkraft und die Positionskontrolle zu entwickeln, mit denen sich Positionen auf vertikalen und horizontalen Flächen konstant halten lassen.

## Der Griff

Aktuelle Studien legen nahe, dass Millennials deutlich weniger Griffkraft haben als junge Leute vor 30 Jahren. Die Erklärung hat viel mit ihrem Bewegungsverhalten zu tun, weil jüngere Generationen wesentlich mehr Zeit in geschlossenen Räumlichkeiten verbringen – sitzend und Computerspiele spielend –, als im Freien aktiv zu sein und ein breites Spektrum an Bewegungen auszuführen, unter anderem Klettern, die Manipulation von Objekten oder manuelle Arbeit generell, alles Tätigkeiten, die zur Kräftigung der Hände beitragen.

Schwache Hände offenbaren ein Defizit an allgemeiner körperlicher Kraft und Funktionsfähigkeit. Die Griffkraft ist mit der Lebenskraft verknüpft und ein verlässlicherer Indikator als der Blutdruck. Studien haben gezeigt, dass ältere Patienten mit einer größeren Griffkraft in der Regel deutlich schneller aus dem Krankenhaus entlassen werden als Menschen mit geringerer Griffkraft. Das heißt, dass deine Griffkraft vielleicht über mehr Auskunft gibt als nur über deine Stärke in Händen und Armen; sie könnte ein Indikator für deinen allgemeinen Gesundheitszustand, deine Vitalität und Mortalität sein.

Nur isolierte Griffkraftübungen helfen dir jedoch nicht, dein Gesamtbefinden zu verbessern. Zum Glück tragen natürliche Bewegungsfähigkeiten wie Klettern und Heben, Tragen, Werfen oder Fangen zur Kräftigung der Hände und des ganzen Körpers bei, weil bei diesen Bewegungen die Hände eng mit dem restlichen Körper in Verbindung stehen.

Kurzum, bei solchen Bewegungen kann die Belastung und Anstrengung deiner Hände nicht von der Belastung und den Anstrengungen deines Körpers entkoppelt werden. Auch kannst du nicht erwarten, eine umfassende Handgriffkraft zu entwickeln, wenn du nur eine Position oder Bewegung übst – zum Beispiel indem du dich mit den Händen an eine Klimmzugstange hängst oder Kreuzheben übst. Es gibt etwa 30 Muskeln in den Händen und Unterarmen; deine Handgriffkraft sollte in möglichst vielen Positionen und bei möglichst vielen Anstrengungen einbezogen werden. Die Griffkraft, die nötig ist, um mit einer offenen Griffhaltung zu hängen, unterscheidet sich zum Beispiel vom Greifen mit aufgestellten Fingern; der Griff, der nötig ist, um jemanden zu massieren oder einen Schraubenzieher zu benutzen, muss bestimmte Unterarm-, Handgelenks- und Fingerbewegungen koordinieren, und zwar in Position, Amplitude, Intensität, Dauer und Volumen.

Bei einer effizienten Griffhaltung geht es um mehr als nur rohe Kraft. Es geht nicht darum, Dinge zu zerquetschen, wenn man auf Flächen klettert oder ein Objekt manipuliert; man muss das allerdings tun, wenn man das Gefühl hat, dass man nur so seinen Griff gewährleisten kann. Deine Hände und Unterarme ermüden leicht, wenn du diese Bereiche systematisch maximal anspannst. Wenn du müde wirst, musst du die Position oder Aufgabe schnell beenden. Während du im Training immer loslassen kannst, ist das in der Realität nicht immer möglich. Beim Klettern ist die Frage, wie viel Griffkraft nötig ist, mehr als ein Faktor deines Körpergewichts im Verhältnis zur Oberfläche, auf der du kletterst; sie hat auch etwas mit deiner allgemeinen Position zu tun. Eine leichte Änderung deines Körperwinkels kann dazu führen, dass deine Unterarme und Hände schneller erlahmen.

### ANMERKUNG

Mehr Informationen über Studien zur Griffkraft finden sich auf den folgenden Webseiten:

- **Griffkraft von Millennials:** www.ncbi.nlm.nih.gov/pubmed/26869476
- **Griffkraft und Lebenserwartung:** https://fhs.mcmaster.ca/main/news/news_2015/handgrip_study.html
- **Griffkraft und Häufigkeit von Krankenhauseinweisungen:** https://academic.oup.com/ageing/article/44/6/954/81109
- **Griffkraft und Dauer des Krankenhausaufenthalts:** www.ncbi.nlm.nih.gov/ pmc/articles/PMC3723742/

Deine Hände sind hochempfindliche Körperteile, die die Fähigkeit besitzen, automatisch die Spannung zu erhöhen, wenn sie spüren, dass deine Griffkraft nachlässt und unzuverlässig wird.

Ein solcher *reaktiver Griffreflex* funktioniert auch, wenn du Objekte mit deinen Händen manipulierst. Normalerweise empfiehlt es sich, mit etwas mehr Spannung als nötig in den Hang zu gehen, bis du spürst, dass du die Spannung reduzieren kannst, ohne den Halt zu verlieren. Aspekte der Griffhaltung, die für die Manipulation spezifisch sind, werden in Kapitel 30, »Manipulative Bewegungen 1«, behandelt.

Ungeachtet der Fingerposition gibt es im Hang drei Hauptausrichtungen der Hand.

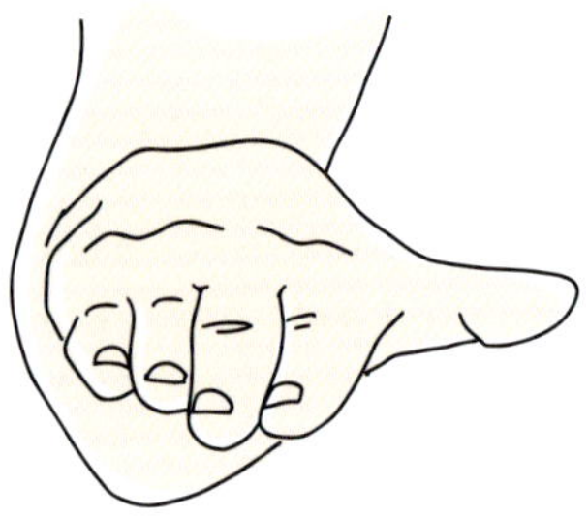

PRONIERT (RISTGRIFF): DIE HAND BEFINDET SICH ÜBER DER AUFLAGEFLÄCHE, DIE HANDFLÄCHE WIRD AUF DIE OBERFLÄCHE GELEGT UND ZEIGT NACH UNTEN.

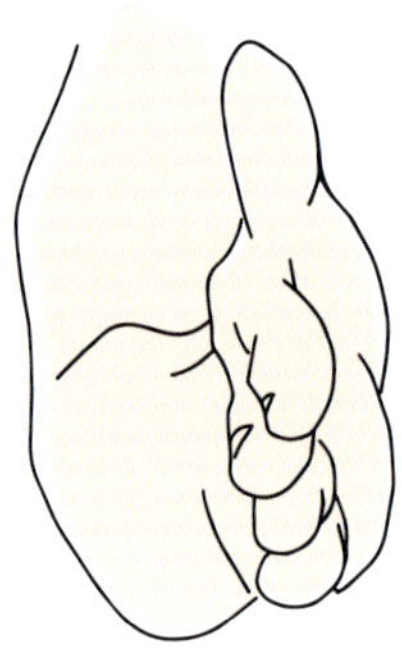

NEUTRAL (HAMMERGRIFF): DIE HANDFLÄCHE ZEIGT ZUR SEITE, ENTWEDER NACH INNEN ODER NACH AUSSEN.

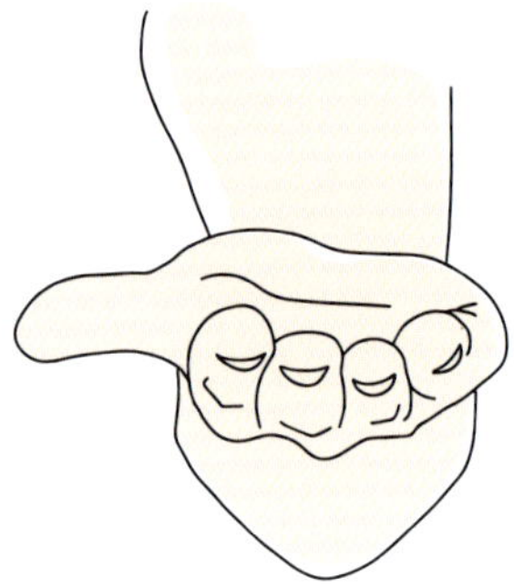

SUPINIERT (KAMMGRIFF): DIE HAND BEFINDET SICH UNTER DER AUFLAGEFLÄCHE, DIE HANDFLÄCHE WIRD AUF DIE OBERFLÄCHE GELEGT UND ZEIGT NACH OBEN.

## ANMERKUNG

Der pronierte Griff wird oft als »Obergriff« bezeichnet, während der supinierte Griff als »Untergriff« bezeichnet wird, doch sind diese Begriffe irreführend. In Wirklichkeit müssen beide Griffarten proniert beziehungsweise im Obergriff sein, das heißt die Handfläche liegt auf der Oberfläche und nicht darunter – ganz gleich, ob du deine Hand vor oder hinter die Auflagefläche bringst. Die Begriffe »proniert« und »supiniert« sind allerdings praktisch, um zum Ausdruck zu bringen, dass die Handfläche vom Körper weg beziehungsweise zum Körper zeigt.

Normalerweise wendet man bei den verschiedenen Arten des Armhangs auf einer horizontalen Fläche (beispielsweise einem waagerechten Ast) einen pronierten Griff an. Es gibt zwei Gründe, weshalb eine supinierte Handposition selten zum Einsatz kommt:

- Ein supinierter Griff bietet weniger Griffreibung auf dicken Oberflächen, weil es schwierig ist, die Handflächen weit genug unter die Oberfläche zu bringen.
- Wenn man sich hochzieht, ist man gezwungen, die Hand an der Unterseite der Auflagefläche entlang von hinten nach vorne und schließlich auf die Fläche zu bewegen, was äußerst ineffizient ist.

Ein Kammgriff ist möglich, allerdings meist unpraktisch oder einfach ineffizient, wenn man mit horizontalen Flächen trainiert. Mit dem Ristgriff kann man die Hand höher und weiter über die Auflagefläche »haken«, damit man mit der Handfläche nach unten drücken kann, wobei das Handgelenk gebeugt ist (bis zu 45 Grad, sodass die Hand rechtwinklig zum Unterarm steht).

Ein weiterer Aspekt der Grifftechnik bezieht sich auf die Position der Finger, vor allem des Daumens im Verhältnis zur Handfläche und den anderen Fingern. Der Hakengriff, auch als »Power Grip« bezeichnet, impliziert, dass die Finger (wie auch die Handfläche, wenn die Oberfläche dick ist) von oben auf die Oberfläche und den

Daumen drücken, der von unten Gegendruck erzeugt. Diese Griffhaltung ist sehr stabil und vielseitig einsetzbar: im Arm- oder Arm-Bein-Hang, beim Klettern oder dem Manipulieren von Objekten. Aber im Hang oder bei der Manipulation ist ein Hakengriff nur möglich, wenn die Oberfläche dünn genug ist. Wenn eine gewisse Dicke überschritten wird, ist es am besten, den Daumen mit den anderen Fingern auf die Oberfläche zu legen statt darunter. Eine solche offene Handhaltung (auch als »falscher Griff« bekannt, obwohl nichts daran »falsch« ist) ist grundsätzlich die einzige Option, die man hat, wenn die Oberfläche, die man festhält, dick ist – was in der Realität sehr oft der Fall ist.

### ANMERKUNG

Obwohl der Daumen bei einer offenen Griffhaltung nicht von unten gegen die anderen Finger und die Handfläche drücken kann, kann er immer noch auf die Fläche und gegen den Zeigefinger drücken, wodurch der Griff ziemlich effektiv wird. Die Position der Hand und der Finger bei einem offenen Griff ist entweder aufgelegt, eingerollt oder gewölbt.

Abgesehen von Lianen (Kletterpflanzen), Tauen, Drahtseilen sowie Klimmzugstangen im Fitnessstudio wirst du kaum Oberflächen finden, die zwar schmal, aber stark genug sind, um einen Hakengriff anzuwenden – vor allem im Armhang, wenn das gesamte Körpergewicht an einer solchen Auflagefläche hängt. Die meisten Oberflächen, die man in der Realität antrifft, sind zu dick für einen Hakengriff. Dein Training sollte diesen Umstand berücksichtigen und progressiv dickere Oberflächen verwenden, damit du deinen offenen, pronierten Griff deutlich stärken kannst und dich sicher fühlst, auch wenn du ins Schwingen gerätst.

Wenn die Handfläche und Finger horizontal auf einer Linie sind, benutze ich den Begriff »flacher Griff«. Dieser Griff ist die Position deiner Hand, wenn du an einer flachen Oberfläche wie einem Brett oder der Kante einer Plattform hängst.

Zu guter Letzt hält man sich manchmal ausschließlich nur mit den Fingern fest, die beispielsweise in kleine Fingerlöcher platziert werden. In diesen Fällen bilden ein Finger oder mehrere Finger die Auflagepunkte und die Oberfläche, die Reibung erzeugt, ist sogar auf die Fingerspitzen beschränkt.

Probleme mit der Griffkraft treten auf, wenn die Handflächen schweißnass sind, weil man erschöpft ist, es heiß ist oder man Angst hat (und kein Talkumpuder verfügbar ist). Ein einfacher Trick (abgesehen vom Abwischen der Hände an der Kleidung) ist es, die Hände mit Erde oder Sand abzureiben. Letztlich schützt auch die natürliche Hornhautbildung nicht nur die Haut deiner Hände (vor allem wenn man auf natürlichen Oberflächen klettert), sie erhöht auch die Griffreibung.

## Vorteile des Hängens

Ich zeige dir in diesem Kapitel meine Hangtechniken, die alle einen praktischen Bewegungswert haben. Wenn du auch nur eine wegzulassen versuchst, entgehen dir einige Vorteile, von denen deine Bewegungskompetenz und Kletterbereitschaft profitieren.

Zusammengefasst liste ich noch einmal die wichtigsten Argumente für ein breites Spektrum an Hängepositionen:

- Aus einer praktischen Sicht ist das Hängen eine Vorbedingung für die Fähigkeit, verschiedene Kletterbewegungen und Übergänge aus und in solche Positionen auszuführen, noch dazu auf verschiedenen Oberflächen und in verschiedene Richtungen.
- Hängeübungen verbessern die Griffkraft und Ausdauer, sind nicht auf die Hände und Unterarme beschränkt und beziehen viele Muskeln und Körperteile ein.
- Hängen verbessert die Funktionsfähigkeit und Gesundheit der Gelenke. Abhängig von der Position sind die Vorteile nicht auf die Handgelenke, Ellbogen und Schultergelenke beschränkt; auch Brustwirbelsäule und Hüfte können davon profitieren. Wie Bodenpositionen, bei denen die Schwerkraft und das Körpergewicht die Gelenke in ihren optimalen Bewegungsumfang drücken, ziehen die Schwerkraft und das Körpergewicht die Gelenke im Hang in einen ebenso optimalen Bewegungsumfang. Das ist vor allem dann der Fall, wenn man sich nur mit den Händen festhält und der Rest des Körpers entspannt in der Luft baumelt.

### SICHERHEITSHINWEIS

Hängen stellt eine größere Anforderung oder Belastung für die Gelenke dar, weshalb manche Menschen mit beschädigten Gelenken nicht in der Lage sind, das Hängen zu üben – vor allem wenn sie nicht stark genug sind, um eine zusätzliche, schützende Muskelspannung zu erzeugen, während sie die Position halten. Wenn man beim Hängen seine Beine einsetzt, verlagert man einen Teil seines Körpergewichts auf diese und zieht damit Gewicht von den Handgelenken, Ellbogen und Schultern ab; solche Hangpositionen sind wesentlich leichter zu halten.

## Hängen üben

Anders als in den vorausgehenden Kapiteln führe ich hier nicht alle statischen Hängepositionen ein, bevor ich die Kletterbewegungen beschreibe. Du kannst alle Kletterpositionen einzeln üben, um Stabilität zu entwickeln, bevor du eine Kletterbewegung probierst (oder du fängst mit besonderen Positionen an, die mit bestimmten Klettermustern auf bestimmten Oberflächen in Zusammenhang stehen).

Mit dem Druck-Zug-Hang (Push-Pull Hang) beginnst du deine Praxis auf die einfachste Weise, ohne jedes Hochziehen; hänge dich einfach mit einer oder zwei Händen an eine Mauer, einen Zaun oder einen kleinen Baum, wobei deine Füße auf dem Boden stehen.

Hängepositionen mit Zugbewegung (Pull Hang), bei denen du dich mit den Händen oder Armen festhältst und die Beine über der Stützfläche eingehakt sind, sind ein nächster Schritt, bevor du zu anspruchsvolleren Hängepositionen übergehst, bei denen der Oberkörper keine Unterstützung mehr vom Unterkörper hat.

## Progressionen beim Üben

Hängepositionen, die keine Unterstützung unterhalb des Schwerpunkts erfahren, sind anspruchsvoller als jene, die die Unterstützung von sowohl oberhalb als auch unterhalb des Schwerpunkts bekommen. Zusätzlich sind Hängepositionen mit weniger oder anspruchsvolleren Stützpunkten schwerer zu halten als jene, die mehr und verlässlichere Stützpunkte verwenden. Das Hängen an den Händen ist beispielsweise leichter, wenn deine Füße im rechten Winkel eine vertikale Oberfläche berühren, als wenn die Füße frei in der Luft schwingen; auch das Einhaken eines Beins über der Stützfläche, wenn man an den Händen hängt, ist einfacher, als nur an beiden Händen zu hängen.

Ich habe die Hängepositionen in diesem Kapitel so strukturiert, dass sie zunehmend schwieriger werden. Du musst das Üben des Hangs (das ausschließliche Hängen an den Händen) aber nicht unbedingt auf später verschieben.

Abgesehen von der Steigerung der Griffkraft oder der Schwierigkeit, die Position zu halten, weil sie so anstrengend ist, könnten sich Progressionen wie folgt gestalten:

- Längeres Halten: Du kannst eine Position zunächst einige Sekunden halten und dann versuchen, die Dauer auf eine Minute oder länger zu erhöhen.
- Erhöhtes Hängen (oft als »aktives Hängen« bezeichnet): Hierbei ziehst du dich mit den Schultern beziehungsweise dem Schultergürtel, Armen oder Beinen hoch, um deinen Schwerpunkt und deine Körperposition zu erhöhen (ohne die Stützbasis zu verändern).
- Schwierigere Oberflächen, die zum Beispiel dicker oder glatter sind.
- Verwendung eines Zusatzgewichts (Rucksack oder Gewichtsweste).
- Gewichtsverlagerung oder Auslösen eines Schwingimpulses beim Halten der Position.

### TECHNIKTIPP

Beim längeren Halten brauchst du eine bessere Greifausdauer; für alle anderen Optionen ist mehr Reibungskraft erforderlich, das bedeutet, du brauchst mehr Muskelspannung und Griffkraft; deshalb musst du die Haltedauer wahrscheinlich zuerst verringern. Das Gute ist, dass eine größere Griffkraft auch die Griffausdauer verbessert.

**SICHERHEITSHINWEIS**

Sei besonders wachsam, wenn du auf natürlichen Oberflächen übst, die vielleicht nicht so verlässlich sind. Wenn du auf einen Baum kletterst und auf Äste trittst oder an ihnen ziehst, ist es wichtig, ein Gefühl dafür zu entwickeln, wie stabil diese sind. (Das gilt für alle Oberflächen.) Natürlich sind dickere Äste stärker als dünnere und lebende Äste stabiler als tote oder vertrocknete. Auch die Baumart, Moos, Feuchtigkeit oder sogar vermoderte Rinde wirken sich auf die Reibung aus sowie auf die Haltbarkeit und Verlässlichkeit. Als Faustregel gilt: Platziere deine Hände und Füße möglichst nah am Stamm statt weiter von ihm weg. Versuche, dein Körpergewicht auf mehrere Auflagepunkte zu verteilen, verlagere es nicht so sehr auf Bereiche, die deiner Einschätzung nach unzuverlässig sind. Stelle dich darauf ein, dass dein Halt jederzeit wegbrechen kann.

# Druck-Zug-Hängepositionen

Druck-Zug-Hängepositionen sind beim Klettern am geläufigsten. Sie verlassen sich teilweise auf über dem Schwerpunkt befindliche Auflagepunkte – normalerweise die Hände –, die einen Teil des Körpergewichts halten, indem sie an der Auflagefläche ziehen, und teilweise auf unter dem Schwerpunkt befindliche Auflagepunkte – normalerweise die Füße –, die einen Teil des Körpergewichts tragen, indem sie gegen die Auflagefläche drücken. Der Großteil des Körpergewichts sollte möglichst auf den Füßen lasten und das Klettern sollte durch ein Hochdrücken der Beine erfolgen, während Spannung und Anstrengung der Arme und des Oberkörpers möglichst gering sein sollten. Der Verlust der tiefen Auflagepunkte muss nicht zwangsläufig zu einem Sturz führen, wenn schnell in einen Armhang gewechselt werden kann. Verliert man jedoch alle Auflagepunkte über dem Schwerpunkt, besteht eine größere Wahrscheinlichkeit, dass der Schwerpunkt aus dem Lot gerät, sofern man es nicht schafft, den Oberkörper weit genug nach vorne zu lehnen, um dies rechtzeitig zu vermeiden.

Wenn man klettert und dabei im Druck-Zug-Hang ist, sollte der Fokus immer auf zwei Dinge gerichtet sein: möglichst das gesamte Körpergewicht auf die Füße zu verlagern und viel mit den Beinen zu arbeiten, während man einen verlässlichen Griff der oberen Auflagepunkte über dem Schwerpunkt sicherstellt – für den Fall, dass man mit den Füßen abrutscht. Du kannst diese Position an einem Felsen, einer Klippe, einem Baum oder einer Mauer anwenden, um dich auszuruhen, zu sammeln und die nächste Bewegung einzuleiten.

Ein leichter und sicherer Einstieg in die Druck-Zug-Hängepositionen ist das Üben von Positionen, bei denen der Großteil des Körpergewichts auf den Füßen lastet, die noch auf dem Boden stehen. Um den Schwierigkeitsgrad zu erhöhen, kannst du deine Körperhaltung modifizieren und die Beteiligung des Oberkörpers progressiv erhöhen, indem du beispielsweise den Körperschwerpunkt von der Auflagefläche weg verlagerst und dich mit den Armen hochziehst oder an einem Arm hängst; schließlich bewegst du deine Füße aufwärts, sodass sie auf der vertikalen Fläche stehen und nicht am Boden. Du kannst auch die Position deiner Schultern, Hüften, Wirbelsäule, Beine und Füße modifizieren, während du den Hang hältst, um möglichst viele Gelenke unterschiedlich zu belasten.

Du kannst dich auch auf der Oberfläche bewegen, nach oben, unten oder zur Seite, wobei du grundsätzlich vier und drei Auflagepunkte hast – alle vier Gliedmaßen, zwei Füße und eine Hand oder einen Fuß und beide Hände –, weil eine Position mit nur zwei Auflagepunkten leicht instabil wird und damit ein Sturzrisiko darstellt. Die Position kann kompakt, vertikal gestreckt oder horizontal breit sein, wobei sich der Körper dicht an der Fläche befinden kann oder weiter entfernt ist; dein Schwerpunkt mag vertikal zentriert sein; er kann tiefer und näher an den Füßen liegen oder höher und näher an den Händen beziehungsweise Armen.

Du bewegst deinen Körper aufwärts, indem du dich mit den Füßen abdrückst oder mit den Händen oder Armen hochziehst. Wenn die Oberfläche breit ist, wie eine Fels- oder Häuserwand, kannst du dich auch seitlich oder diagonal fortbewegen; womöglich kannst du vielleicht sogar deine Unterarme darauf ablegen, beispielsweise wenn du die Oberkante einer Mauer erreichst. Es gibt zu viele Positionen und Bewegungen, um sie alle aufzuzählen, weshalb ich mit den wichtigsten Positionen anfange.

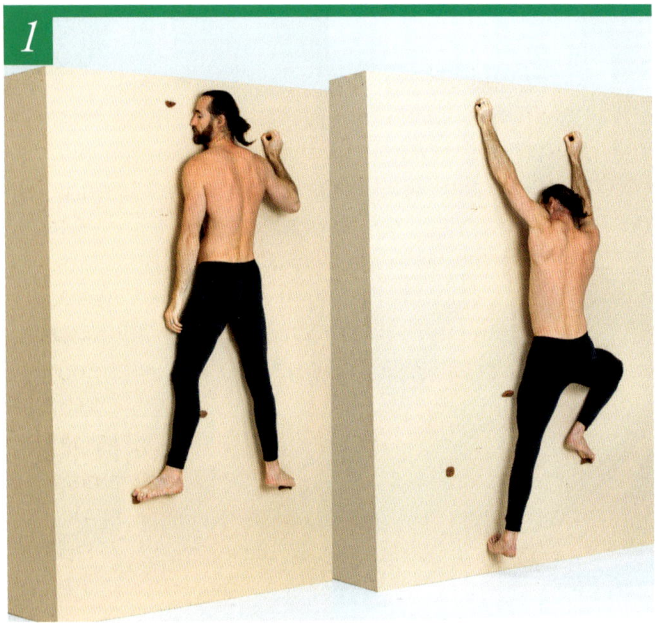


**1** Druck-Zug-Hang mit beiden Füßen und einer Hand: Der Großteil deines Körpergewichts lastet auf deinen Füßen. Wenn du mit einem Fuß wegrutschst und den Halt verlierst, kannst du dich noch mit einer ein- oder beidhändigen Zugbewegung retten. Wenn du allerdings den Griff loslässt, den du mit einer Hand festhältst, wirst du nach hinten kippen und fallen.

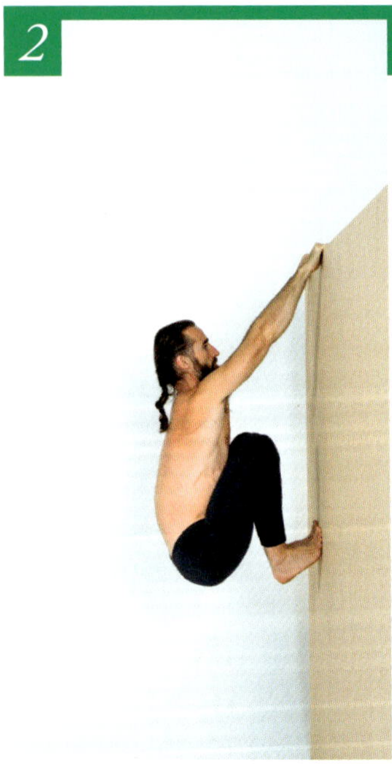


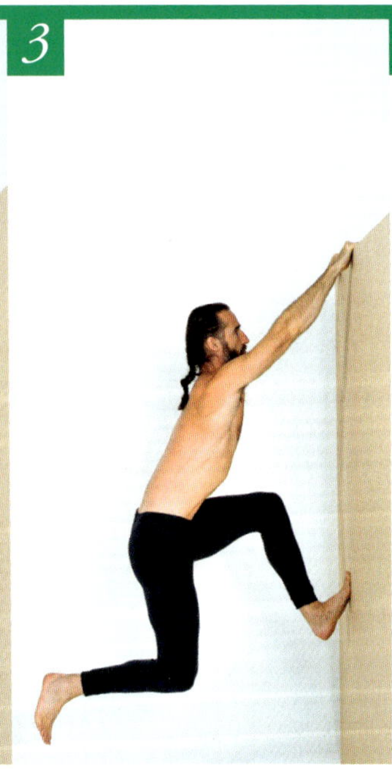


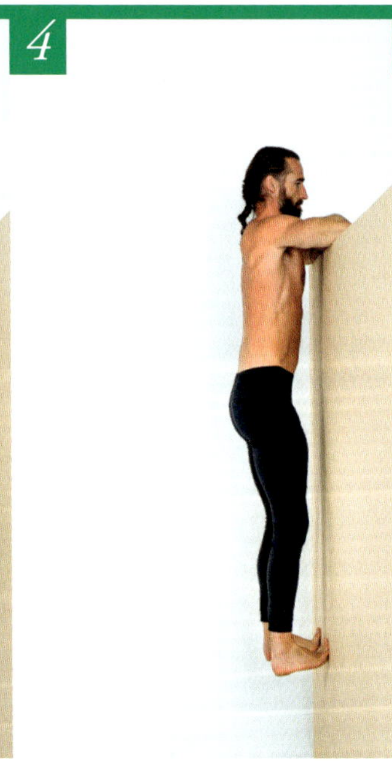


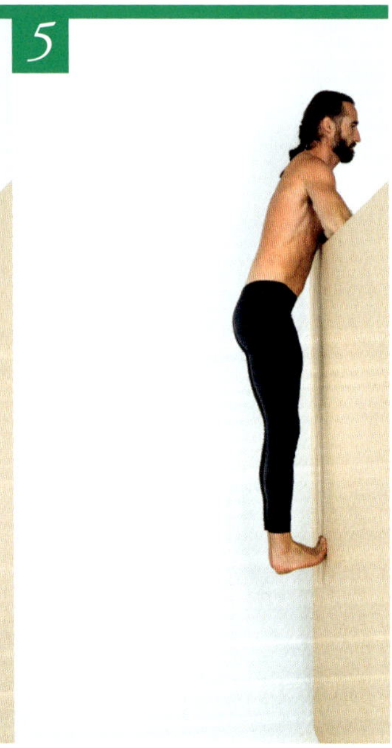


**2** Hang mit gestreckten Armen und angehockten Beinen.

**3** Hang mit gestreckten Armen und einem Fuß: Eine ähnliche Position kann mit einer Hand kontralateral gehalten werden (indem man einen Fuß und die gegenüberliegende Hand benutzt), weil der Einsatz von Hand und Fuß auf derselben Seite sehr instabil ist.

**4** Hang mit gestreckten Beinen, neutraler Fußstellung und abgelegten Unterarmen.

**5** Hoher Hang mit gestreckten Beinen, neutraler Fußstellung und abgelegten Unterarmen.

Es gibt so viele ähnliche Positionen (vor allem Handpositionen), dass sie unmöglich in diesem Buch vorgestellt werden können. Fingerlöcher zu Beispiel können in einer C-förmigen Handhaltung mit eingerollten Fingern, mit L-förmig gestreckten Fingern oder mit gebeugten, abgespreizten Fingern gehalten werden. Man kann die Stützoberfläche mit einer flachen Hand fassen, die Hand bogenförmig wölben oder seine Faust in eine Felsspalte stecken. Die Position der Hand kann im Obergriff (nach unten drückend), im Untergriff (nach oben drückend) oder zur Seite ausgerichtet sein (seitlich drückend). Solange man sich mit den oberen Auflagepunkten hochziehen muss, um einen Teil seines Körpergewichts zu tragen, die Position zu halten und zu verhindern, dass die Schwerkraft den Körper nach hinten zieht, befindet man sich in einer hängenden Position.

## SICHERHEITSHINWEIS

Wenn das Objekt, an dem du kletterst, schmal, glatt oder abgerundet ist (wie eine Stange oder ein Baumstamm), sind nur Auf- oder Abwärtsbewegungen möglich, obwohl du deine Körperorientierung immer noch verändern kannst, wenn du dich um das Objekt herum bewegst. An einer Oberfläche ohne Griffe oder Tritte – besonders herausfordernd, wenn sie zusätzlich noch glatt und rutschig ist – findest du Halt durch die Positionskontrolle, die dabei enorm wichtig ist. Klettern in dieser Situation erfordert auch eine bessere Balance, weil die Stützbasis sehr schmal ist; in gewissen Positionen kann dein Körper aus dem Gleichgewicht gebracht werden und nach außen schwingen (»offene Tür«). Ein kontrolliertes Absteigen ist auch schwieriger, wenn die Wahrscheinlichkeit besteht, dass man die Balance verliert oder mit den Füßen unkontrolliert abrutscht.

Einige Positionen, die in der nächsten Bilderreihe gezeigt werden, sind auch auf einer breiten, vertikalen Fläche vorstellbar, aber ich habe sie an die Besonderheiten der Auflagefläche angepasst. Du solltest zunächst den Bodenkontakt lösen und Haltepositionen nah am Boden üben, bevor du versuchst, die Bewegung in größere Höhe zu verlagern. Eine Aufwärtsbewegung ist beinahe unmöglich, wenn du bereits Probleme damit hast, die Position überhaupt zu halten. Es geht hier um eine effiziente Modifizierung der Grifftreibung und Positionskontrolle.

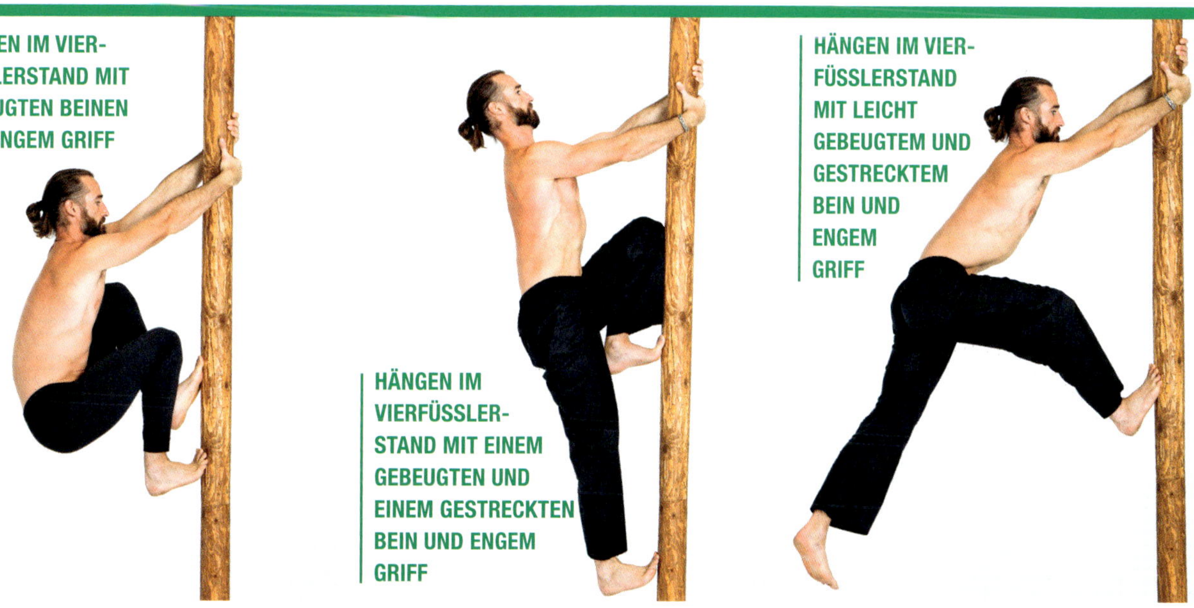

HÄNGEN IM VIERFÜSSLERSTAND MIT GEBEUGTEN BEINEN UND ENGEM GRIFF

HÄNGEN IM VIERFÜSSLERSTAND MIT EINEM GEBEUGTEN UND EINEM GESTRECKTEN BEIN UND ENGEM GRIFF

HÄNGEN IM VIERFÜSSLERSTAND MIT LEICHT GEBEUGTEM UND GESTRECKTEM BEIN UND ENGEM GRIFF

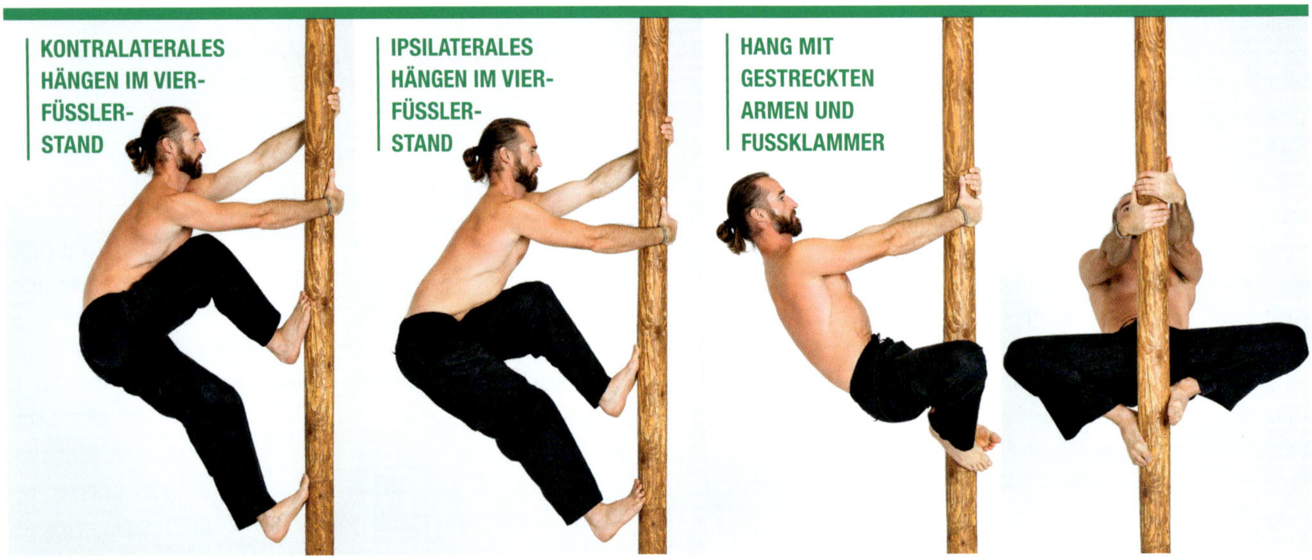


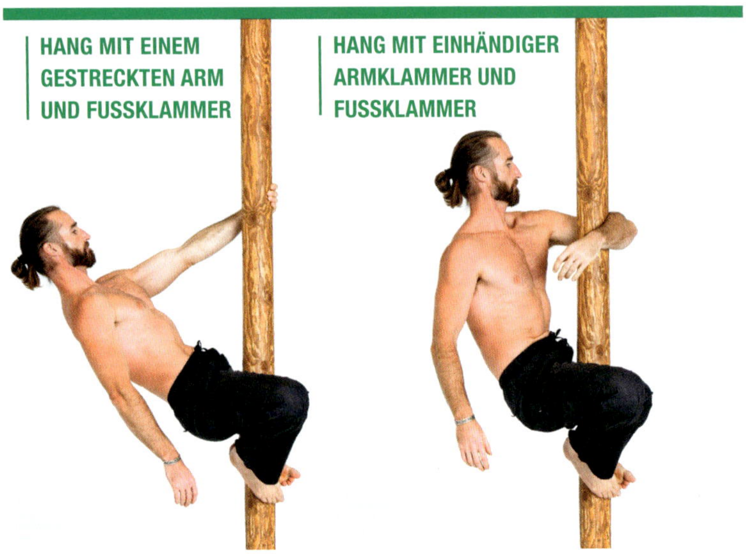


# Druck-Zug-Bewegungen

Das Hängen mit Händen beziehungsweise Unterarmen und Füßen kann in Positionen erfolgen, die dazu dienen, sich seitwärts, aufwärts oder abwärts zu bewegen: Du kannst dich mit den Füßen wegdrücken und mit den Händen oder Unterarmen ziehen. Die einfachste und leichteste Form von Druck-Zug-Klettermustern wird benutzt, um auf eine Leiter zu steigen oder auf einen Baum mit »perfekten« Ästen zu klettern, die für die Hände und Füße einen verlässlichen, horizontalen Halt bieten. Eine andere, relativ einfache Form des Druck-Zug-Kletterns ist die Bewältigung eines nicht zu steilen Abhangs im Vierfüßlergang (bergauf oder bergab). Wenn man eine Steigung auf diese Weise erklimmt oder hinabklettert, stellt man oft fest, dass die Oberfläche rutschig ist, verursacht durch Gras, Moos, Kies, Sand oder lose Steine. Je senkrechter eine Fläche wird, desto kleiner und rutschiger werden die Flächen, an denen du dich hochziehst oder von denen du dich wegdrückst (was das Klettern schwieriger macht). Je weiter auseinander zudem die Griffe und Tritte liegen, umso schwieriger wird natürlich der Aufstieg (und meistens auch der Abstieg).

## Auf breiten, vertikalen Flächen

Statt Mauern und andere hohe Hindernisse zu überqueren, indem du frontal auf- oder absteigst, kannst du dich auch mit den Händen an der Oberkante festhalten und dich mit den Füßen wegdrücken, um dich seitlich daran entlangzuhangeln, wobei du abwechselnd mit der linken und rechten Hand ziehst und sie in dieselbe Richtung weiterbewegst. Das ist mit gestreckten oder gebeugten Armen möglich (normalerweise beugst du die Arme, um Reibung und Griffkraft zu erhöhen).

Die Technik des Power-ups mit Hochdrücken ist normalerweise eine Abschlussbewegung, um das Klettern zu beenden und mit einer anderen Bewegung weiterzumachen, wenn du die Oberkante der Kletterfläche erreichst; mit dieser Technik aber kannst du deinen Körper auch so weit heben, dass du höher gelegene Griffe zu fassen bekommst. Wenn du den Power-up mit Hochdrücken kräftig und schnell (nahezu »explosiv«) ausführst, kannst du daraus einen Strecksprung mit Armschwung in die Hochhalte machen.

Du kannst den Power-up mit Hochdrücken an natürlichen Felsen oder Mauern üben, Anfängern jedoch erscheint das Erklimmen einer hohen Mauer oft wie eine einschüchternde, unmögliche Aufgabe. Zuerst musst du nämlich die obere Kante erreichen und mit beiden Händen fassen; du kannst das tun, indem du kletterst oder springst.

### Power-up mit Hochdrücken

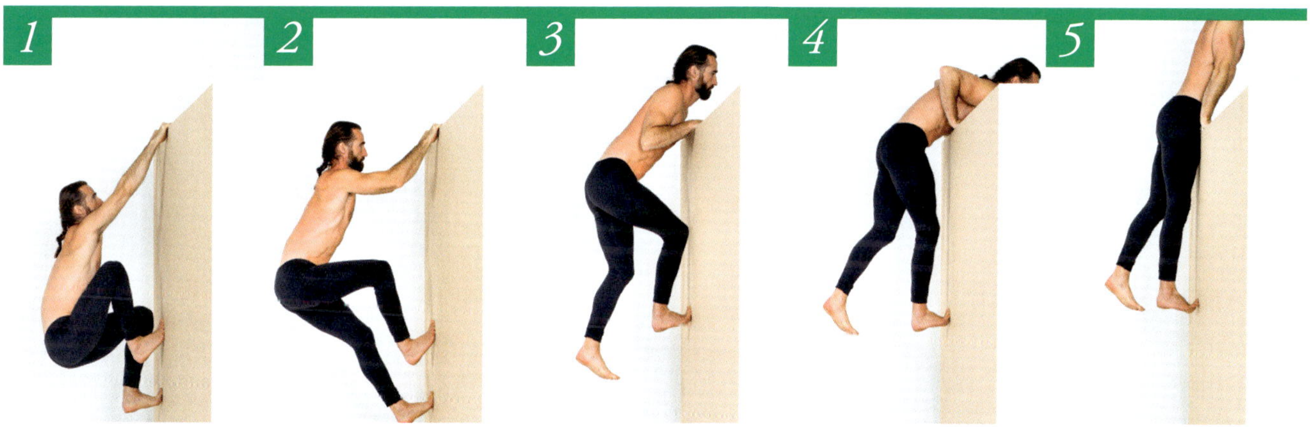


1 Beginne in einer Schrittstellung mit stark gebeugten Beinen und greife die obere (Mauer-)Kante mit beiden Händen.

2 Stoße dich kraftvoll mit den Füßen ab; wenn du beinahe vollständig gestreckt bist, beugst du die Arme energisch, um dich hochzuziehen und genügend Aufwärtsschwung zu erzeugen, um den Körperschwerpunkt schnell zu heben.

3 Während du dich mit beiden Armen kraftvoll hochziehst, bis sie vollständig gebeugt sind und du deine maximal Zughöhe fast erreicht hast, schiebst du deine Hände schnell nach vorne auf die Stützfläche, damit sie dort flach aufliegen und nach unten drücken können. Während dein Körper aufsteigt, löst du den weiter unten befindlichen Fuß automatisch.

4 Ohne an Schwung zu verlieren, ziehst du dich mit dem modifizierten Griff weiter hoch und nach vorne, bis deine Ellbogen über den Händen stehen und du von einer Zug- in eine Druckbewegung wechselst. Drücke dich von der vertikalen Fläche weg, indem du mit dem Fußballen an die Wand trittst, was dir dabei hilft, dein Gleichgewicht zu halten.

5 Drücke dich hoch, bis dein Körper senkrecht ist und beide Arme gestreckt sind.

## Auf schmalen, vertikalen Flächen

Die andere Druck-Zug-Kletterbewegung, die ich erklären möchte, eignet sich speziell für schmale, vertikale Flächen. Diese können entweder natürlich oder von Menschenhand gemacht sein; sie können abgeschrägt oder steil, dick oder schmal, flach oder rund, eben oder uneben, stabil oder instabil sein.

Natürliche Oberflächen sind unten dicker und werden dünner, je höher sie sind; oben sind sie frei, das heißt mit keiner Halterung oder Fixierung arretiert. Infolgedessen kann dein Körpergewicht dazu führen, dass einige dieser Oberflächen umso stärker schwanken, je höher du kletterst – bis zu dem Punkt, an dem sie unter deinem Gewicht nachgeben und sich durchbiegen. Von Menschenhand geschaffene Flächen sind oft stabiler, weil sie aus Baumaterialien bestehen, die nicht biegsam sind und oben manchmal fixiert sind.

Wenn die Oberfläche leicht geneigt ist, besteht ein größeres Risiko, dass du mit den Füßen wegrutschst oder das Gleichgewicht verlierst und zu schwingen anfängst, dann gerätst du in eine Situation, als ob du dich auf einer schmalen, steilen Fläche im Vierfüßlergang fortbewegen würdest. Wenn sich deine Position aber invertiert, du also kopfüber von der Fläche hängst, schaffst du es vielleicht, dich in einen Arm-Bein-Hang zu retten, indem du deine Füße um die Oberfläche schlingst (so erzeugst du Reibung, die der Position deiner Hände ähnlich ist und die Muskelanstrengung deiner Füße und Beine in eine Zug- statt in eine Druckbewegung verwandelt, während du weiterkletterst). Wenn du auf einer schmalen, vertikalen, also nicht abgeschrägten Fläche unterwegs bist, kannst du auch von Anfang an, das heißt bevor du loskletterst, in den Arm-Bein-Hang gehen, den ich in diesem Kapitel noch näher beschreiben werde.

Natürlich gibt es eine Grenze, wie dick die Fläche sein kann. Eine größere Dicke verringert den Bereich zwischen den Stützpunkten und der Körpervorderseite, was den Bewegungsumfang deiner Gliedmaßen reduziert und eine viel größere Handkraft erfordert, wenn die Position aufrechterhalten werden soll. Für dünne und weiche Flächen wie Seile brauchst du spezifische Bein- und Fußpositionen, die bewirken, dass Reibungskraft in den Füßen generiert werden kann. Ansonsten wäre das Klettern ausschließlich der Oberkörperkraft überlassen. Ich habe in diesem Buch nicht genügend Platz, um alle Techniken abzudecken, deshalb konzentriere ich mich auf das Klettern im Vierfüßlergang und das Klettern mit Fußklammer. Das Klettern im Vierfüßlergang ist ein »Kind« des Hand-und-Fuß-Krabbelmusters, das ich weiter oben bereits besprochen habe. Wie im Vierfüßlergang am Boden kannst du auch das Klettern im Vierfüßlergang in einem 4/3-Muster ausführen, bei dem du abwechselnd eine ipsilaterale und kontralaterale Position einnimmst oder dich in einem 4/2-Muster bewegst, bei dem du entweder eine ipsilaterale oder eine kontralaterale Position praktizierst. Mit den Techniken im Schmetterlingssitz sind deine Füße auf derselben Höhe; du bewegst beide Beine gleichzeitig.

### Klettern im Vierfüßlergang mit 4/3-Auflagepunkten

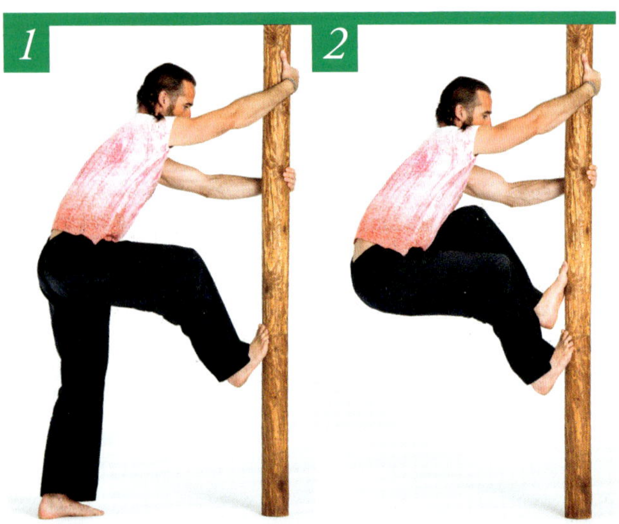


**1** Stelle dich vor die vertikale Fläche, ergreife sie mit gestreckten Armen (etwa 30 Zentimeter auseinander) und lege beide Hände um die Fläche. Stelle einen Fußballen zentriert und etwa auf Höhe des Stützbein-Knies auf die Fläche. Halte das vordere Bein halb gebeugt.

**2** Verlagere dein Körpergewicht auf den Fuß, der damit gegen die Fläche drückt, und kontrolliere deine Balance, während du den hinteren Fuß anhebst. Platziere ihn knapp über dem Fuß, der bereits auf der Oberfläche ist, und nehme eine kontralaterale Haltung ein. Finde eine Position, die dir das Gefühl gibt, dass dein Körpergewicht nahezu gleichmäßig auf alle vier Auflagepunkte verteilt ist.

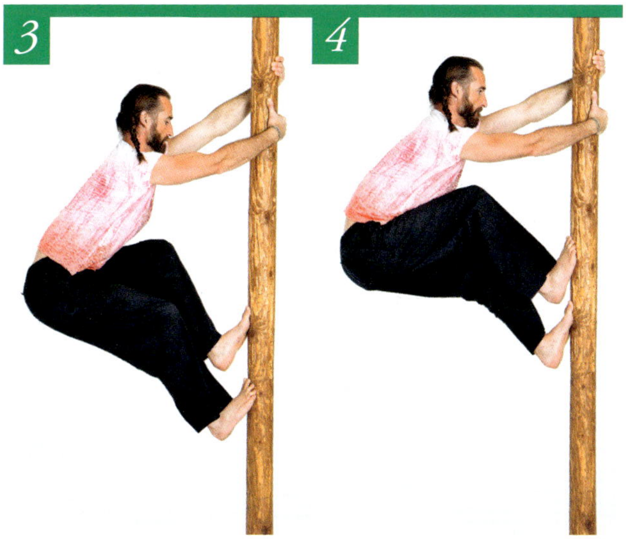


**3** Lasse die untere Hand los und fasse die Fläche damit weiter oben an. Jetzt wirst du kurz an drei Auflagepunkten hängen. Die Hand, die zuerst unten war, ist jetzt oben, du hast eine ipsilaterale Position eingenommen. Wenn du zuerst den unteren Fuß weiter oben aufsetzen würdest, kämst du in eine sehr unbequeme, extrem kompakte Position.

**4** Löse den unteren Fuß, bewege ihn aufwärts und setze ihn vor den anderen Fuß, damit er jetzt näher an der eben bewegten Hand ist. Du hängst wieder kurz an drei Auflagepunkten. Deine Position ist jetzt wieder kontralateral und spiegelverkehrt zur Ausgangsposition.

## TECHNIKTIPP

Wenn du in den Hang gehst und dabei den vorderen Fuß höher aufsetzt, wäre der hintere, sich darunter befindliche Fuß in einer ipsilateralen Position. Weil es sich hier um ein 4/3-Muster handelt, spielt es nicht wirklich eine Rolle, in welcher der beiden Positionen du anfängst. Am wichtigsten ist, wie balanciert deine Position zu jedem Zeitpunkt ist; du solltest Positionen vermeiden, die zu kompakt oder zu sehr gestreckt sind. Ein runder unterer Rücken ist normal, aber ein runder oberer Rücken weist normalerweise auf eine zu kompakte Position oder mangelnde Spannung in den Schulterblättern und im Schultergürtel hin, die sich auf die Reibung der Hände an der Oberfläche auswirkt. Der Abstand der Füße sollte in etwa so groß sein wie der Abstand der Hände, daran sollte sich während des Kletterns nichts ändern; der offene Bereich zwischen den Händen und Füßen sollte während des Bewegungsablaufs nur geringfügig variieren, wenn du deine Hände und Füße im Wechsel bewegst, der Abstand jedoch sollte möglichst gleich bleiben.

Die Beinflexion sollte auch gleich bleiben, abgesehen von kurzfristigen Modifikationen, die die Reibung und Balance sicherstellen. Deine Arme sollten im Hang möglichst gestreckt sein, damit hauptsächlich die Beine in der Aufwärtsbewegung aktiv sind. Wenn du die Arme beugst, um dich hochzuziehen, führt dies zu einer vorzeitigen Erschöpfung des Oberkörpers. Das könnte deine Beine in eine Streckung zwingen, die deinen Schwerpunkt nach vorne und oben verlagert. Damit übst du Kraft nach unten aus und reduzierst die Fußreibung, was das Risiko des Wegrutschens wie auch die Ermüdung der Hände und Arme erhöht. Sofern die Auflagefläche nicht so beschaffen ist, dass du kontinuierlich Kraft aufwenden und mit den Armen ziehen musst, solltest du deine Arme nur gelegentlich beugen, um dich neu zu positionieren und die Reibung zu verbessern; achte dabei darauf, dass du mit den Füßen im rechten Winkel gegen die Fläche drückst.

Eine alternative Fußposition ist die offene Fußstellung, bei der der Mittelfuß diagonal gegen die Auflagefläche presst. Abhängig von der Oberfläche kann diese Position eine höhere Reibung bewirken und das Risiko verringern, mit dem Fuß wegzurutschen.

## Klettern im Vierfüßlergang mit nach außen zeigenden Füßen (Open Foot-Hand Climb)

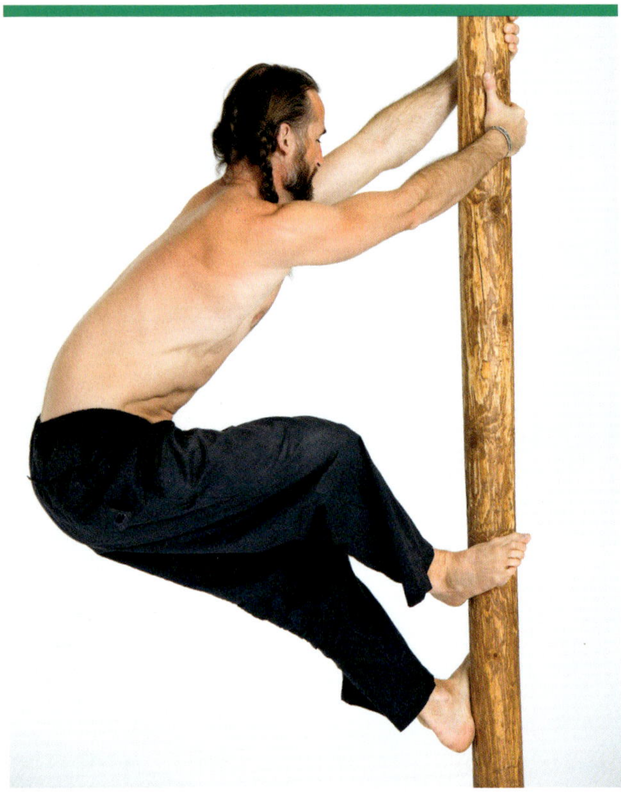

Das Klettern mit nach außen zeigenden Füßen ist eine Variante des Kletterns mit Händen und Füßen. Der Unterschied besteht darin, dass die Füße auf der Oberfläche nach außen zeigen. Der Vorteil dieser alternativen Fußposition ist die bessere Fußreibung, wenn eine gerade Haltung unzuverlässig ist und zu einem seitlichen Wegrutschen führen könnte. Der Nachteil einer solchen Fußstellung ist, dass der Bewegungsumfang der Füße und Fußgelenke verringert wird, was wiederum die Beinextension einschränkt und den Anwender zu kleineren Schritten zwingt. Die Fußstellung ist nützlich, wenn man beim Klettern in der Vierfüßlerposition eine Pause machen oder zum Klettern mit Fußklammer wechseln will (oder umgekehrt aus dem Klettern mit Fußklammer ins Klettern im Vierfüßlergang kommen möchte). Um aus der Hand-Fuß-Kletterposition in das Klettern mit Fußklammer zu wechseln, nimmt man zuerst die offene Fußposition ein, stellt die Füße auf gleicher Höhe nebeneinander ab und beugt dann die Beine oder senkt die Knie ab, wobei man mit den Fußsohlen gegen die Auflagefläche presst.

### Fehlerquellen

Die beiden nächsten Fotos zeigen die zwei zentralen Ineffizienzen, die im Hang mit Fußklammer auftreten können. Beide Positionen lassen sich nicht lange halten.

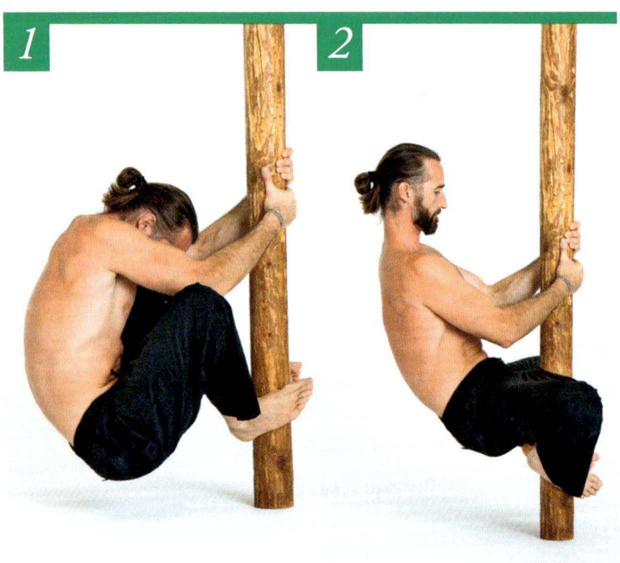


1 Dein Rücken ist kompakt und rund, deine Arme sind gebeugt. Die Knie sind weit oben und eng zusammen. Wenn du die Arme streckst, lässt sich die Griffposition schwer aufrechterhalten, du wirst sie möglicherweise nicht halten können. Wenn du deine Hände weiter oben anbringst oder deine Füße weiter unten, wirkt eine abwärts gerichtete Kraft auf die Füße, ohne dass es dafür eine Gegenkraft gibt; deine Füße werden nach unten rutschen, dein Körper folgt und macht sich nach unten lang.

2 Du drückst mit deinen Füßen gegen die Fläche, was zwar im Vergleich zur ersten Position eine Verbesserung ist, aber deine Arme bleiben unnötigerweise gebeugt, womit du wertvolle Kraft verschwendest.

## Klettern mit Fußklammer

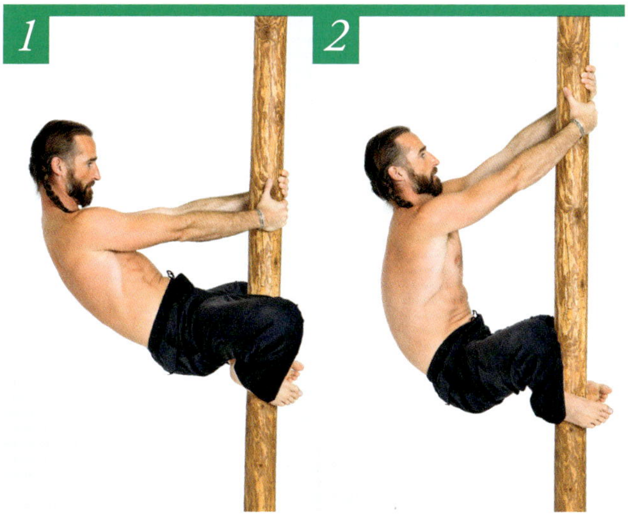

**1** Umfasse die Oberfläche mit beiden Händen und presse die Fußsohlen zusammen.

### TECHNIKTIPP

Du kannst den Hang mit Fußklammer einnehmen, indem du die Oberfläche mit deinen Händen fasst und in die Position steigst oder springst. Ein fortgeschrittener Einstieg ist die Einnahme der Kletterposition von einer anderen erhöhten Fläche aus (zum Beispiel von Baum zu Baum) oder die punktgenaue Landung nach einem weiten Sprung.

**2** Bewege deine Hände aufwärts und halte dabei die Arme gestreckt, damit dein Rumpf eine vertikalere Ausrichtung bekommt.

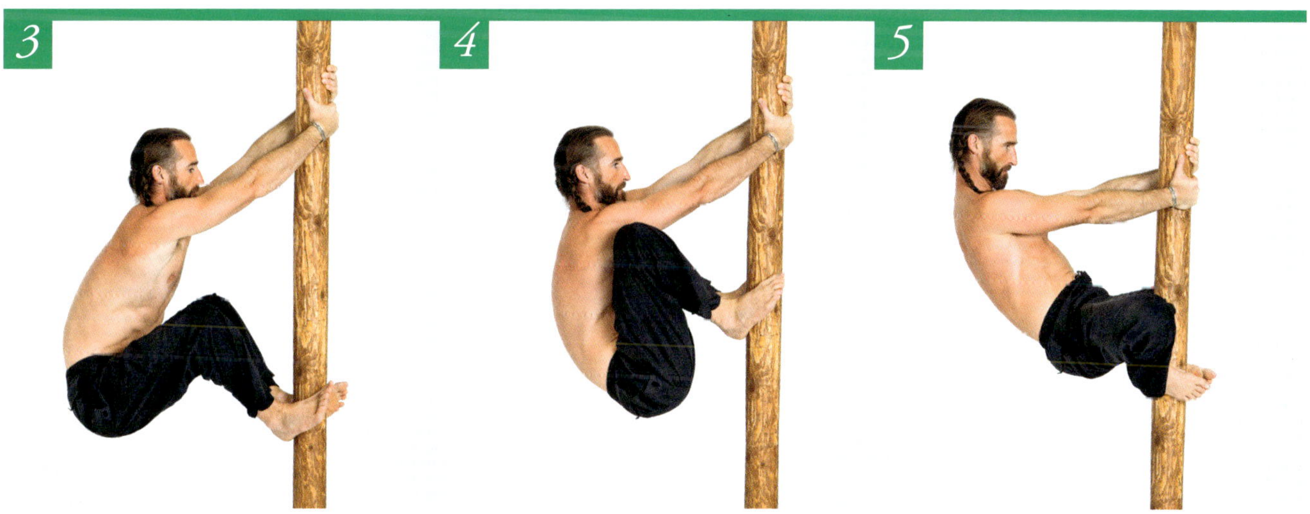

**3** Drücke dich mit den Beinen hoch und stoße die Hüften von der Oberfläche weg, damit deine Beine Platz haben, sich nach oben zu bewegen.

**4** Ziehe deine Knie mit einer zügigen Bewegung ganz hoch, damit deine Füße von ihrer Position unterhalb des Gesäßes auf die Höhe des Brustbeins steigen können. Achte darauf, dass deine Füße dabei durchgehend nach außen zeigen (halte die Fersen aber eng zusammen), damit du stabil bleibst und nicht abrutschst. Dein Körper sollte in einer kompakten Position sein, bei der die Knie auf Schulterhöhe und die Beine nah am Körper sind; zwischen deinen Beinen und deinem Körper sollte nur wenig Platz bleiben.

**5** Ziehe dich mit gestreckten Armen aus den Schulterblättern beziehungsweise dem Schultergürtel hoch, um die Hüften auf- und vorwärtszuschieben, während du deine Beine öffnest und die Knie senkst, um im stabileren und effizienteren Hang mit Fußklammer eine optimale Reibung zu erzeugen. Wiederhole die Sequenz, um dich weiter nach oben zu bewegen.

### ANMERKUNG

Beim Klettern mit Fußklammer kann es passieren, dass du das Gleichgewicht verlierst und nach außen gezogen wirst. Diese Art von Bewegung wird durch die Umgebung vorgegeben und bringt dich ganz von selbst in eine ausbalancierte Position zurück, ohne dass sich viel an der Orientierung verändert. Sobald eine solche Bewegung ausgelöst wird, ist es beinahe unmöglich, sie anzuhalten; wenn man es versucht, kostet diese Bemühung enorm viel Kraft. Es ist am besten, der Bewegung nachzugeben und sich ihr nicht zu widersetzen.

### Abklettern

Abklettern kann knifflig sein. Passt man nicht auf und kommt in eine vollständige Körperstreckung, rutscht man mehr oder weniger unkontrolliert von der Oberfläche ab. Du kannst einen Sturz verhindern, wenn du beim Rutschen im Hang bleibst – indem du zum Beispiel die Oberfläche mit Armen und Beinen umschlingst –, aber du kann dir dabei schwere Schrammen oder Reibungsbrand zuziehen. Nachfolgend liste ich einige entscheidende Punkte für einen kontrollierten Abstieg:

- Versuche nicht, dich zu schnell nach unten zu bewegen.
- Die »Schritte«, die du mit Händen und Füßen tust, sollten nicht signifikant länger sein als in der Aufwärtsbewegung. Aus einem stabilen Hang, bei dem du Fußsohlen gegen die Auflagefläche presst, darfst du deine Füße nicht zu weit nach unten bewegen, sonst strecken sich deine Beine und dein Körper zu sehr und du gerätst in eine senkrechte Position. Hier nimmt die auf deine Füße wirkende vertikale Kraft zu und lässt diese so weit nach unten rutschen, dass die Griffreibung verloren geht; dann wirst du die Reibungskraft in deinen Händen verlieren, die fürs Greifen entscheidend ist.
- Bewege deine Hände sehr schnell abwärts, nachdem du deine Füße bewegt hast, damit du etwas weiter unten den Hang mit gegen die Auflagefläche gepressten Fußsohlen wiederholen kannst.

### ANMERKUNG

Menschen, die in tropischen Gegenden leben, haben sich die beachtliche Fähigkeit bewahrt, mit bloßen Händen und nach außen zeigenden Füßen Kokospalmen flink hinaufzuklettern; dies erfordert großes Können, Kraft und mentale Stärke. Sie verwenden dabei oft eine Art Riemen oder Seil, das um ihre Füße geschlungen wird und ein Wegrutschen verhindert. Dieses Hilfsmittel verbessert die Haftreibung an den Füßen und ermöglicht dem Kletterer, sich mit einem stärker gestreckten Körper und längeren Schritten schneller zu bewegen.

## Hängen mit Zugbewegung

Jetzt ist es an der Zeit, auf Hängepositionen und -bewegungen einzugehen, die sich ausschließlich auf Auflagepunkte verlassen, die über dem Schwerpunkt liegen; dabei spielt es keine Rolle, welche Körperteile als Fortbewegungsmittel verwendet werden: Hände, Füße oder etwas anderes. Man drückt sich also nicht mit den Auflagepunkten weg, die unter dem Schwerpunkt liegen. Wir reden nun von »Pull Hangs«, dem Hängen mit Zugbewegung. Das ist normalerweise der Fall, wenn die Auflagefläche schmal und horizontal ist oder leicht geneigt – wie ein Baumstamm, ein Drahtseil, ein Tau oder die Kante einer Plattform, unter der ein Abgrund ist.

Beim Hängen mit Zugbewegung kann es zwei Körperausrichtungen geben:

- den Seithang, bei dem sich alle Auflagepunkte auf einer Seite der Stützoberfläche befinden;
- den Querhang, bei dem sich die Auflagepunkte auf beiden Seiten befinden.

Um im Training in eine Pull-Hang-Position zu kommen (entweder Armhang oder Arm-Bein-Hang), musst du auf einer Fläche üben, die hoch genug ist, damit du dich mit deinen Händen festhalten kannst, ohne dass deine Füße den Boden berühren; sie sollte aber noch tief genug sein, damit du sie relativ leicht erreichen kannst. Die Höhe sollte ein Sicherheitsgefühl vermitteln und nicht Furcht einflößend sein. Du kannst auch ein wenig hochspringen oder auf etwas steigen, damit du mit den Händen die Fläche erreichst. Diese zweite Option ist für Anfänger einfacher und sicherer.

In einer realen Situation wirst du vielleicht in einem beidhändigen Hang starten müssen, ohne die Möglichkeit zu haben, auf eine erhöhte Fläche zu steigen (vielleicht nachdem du mit einem Strecksprung die Auflagefläche – beispielsweise einen hoch hängenden Ast – ergriffen hast). In diesem Fall lasten 100 Prozent deines Körpergewichts auf deinen Händen (manchmal sogar auf nur einer Hand, bevor du die zweite Hand dazunehmen kannst), bevor du deine Beine so weit anheben kannst, um in die übliche Position mit drei oder vier Auflagepunkten zu kommen. Abgesehen von der Entwicklung der Gelenkkraft und Mobilität im Oberkörper ist die Fähigkeit, einen starken Armhang halten zu können, vor allem deshalb extrem wichtig, weil er oft ein notwendiger Übergang in den Arm-Bein-Hang ist.

Ich werde dich durch die folgende Steigerung führen:

- Armhänge und Armhang-Bewegungen zur Seite;
- Strategien für den Übergang vom Armhang in den Arm-Bein-Hang;
- Arm-Bein-Hängepositionen und Arm- und Beinbewegungen zur Seite;
- aufwärtsgerichtete Bewegungen im Arm-Bein-Hang.

Ich schließe das Kapitel mit den kraftintensivsten, aufwärtsgerichteten Bewegungen im Armhang ab.

## Hängen an den Armen

Manche Kletterpositionen sind »Seithänge«, das heißt, dein Körper ist parallel zur Oberfläche orientiert; andere Varianten des Hängens erfolgen im »Querhang«, in dem deine Orientierung im rechten Winkel zur Oberfläche ausgerichtet ist.

Normalerweise ist das Hangen an den Armen insofern »niedrigintensiv«, als du nur die erforderliche Mindestspannung nutzt, um im Hang zu bleiben und nicht von der Auflagefläche zu fallen; die Schwerkraft zieht deinen Schwerpunkt abwärts, unter deine Stützbasis. Zusätzliche Spannung ist vielleicht notwendig, um deine Position zu erhöhen, damit dein Schwerpunkt näher an deine Stützbasis kommt. Deshalb beschreibe ich gelegentlich das Anheben in eine bestimmten Hängeposition als tief, mittel oder hoch.

Die Stützbasis beim Hängen an den Armen kann (abhängig von dem Freiraum zwischen den Auflagepunkten) schmal, neutral oder breit sein.

Es folgen einige praktische Beispiele für die Vor- und Nachteile bestimmter Positionen, die zeigen, dass die Wahl der Position kontextbedingt ist, von der körperlichen Aktion abhängt, die du ausführen willst, und/oder von der Oberfläche, auf der sie ausgeführt wird:

- Ein breiter Griff im beidhändigen Seithang ist nicht effizient, wenn man sich aufwärts bewegen will. Ist die Griffreibung allerdings verlässlich, ist er effizient für eine raumgreifende und schnelle Überquerung durch Seitwärtshangeln.
- Die Aktivierung der Schulterblätter ist für das Hängen an den Armen nicht notwendig beziehungsweise nur dann, wenn sie die Griffreibung verbessert, zum Übergang in eine andere Bewegung gehört oder du deine Schultergelenke schützen musst.
- Du kannst nicht efffizient seitwärts hangeln, wenn du dich mit den Armbeugen an der Oberfläche festhältst (statt mit den Händen), aber du kannst dich aufwärts bewegen.
- Ein effizientes Hangeln ist im Querhang mit doppeltem Armhaken nicht möglich, aber du kannst vorwärtshangeln, um in den Hang mit doppelten Armhaken und zusammengepressten Füßen zu kommen.
- Das Hängen an den Achseln eignet sich hervorragend, wenn du eine Pause machen willst, aber du kannst dich damit nicht hochziehen.

Du solltest ein Verständnis für die spezifische Rolle jeder Armposition im Hang entwickeln und trainieren, sie alle mit ausreichender Kraft und Körperbeherrschung zu halten.

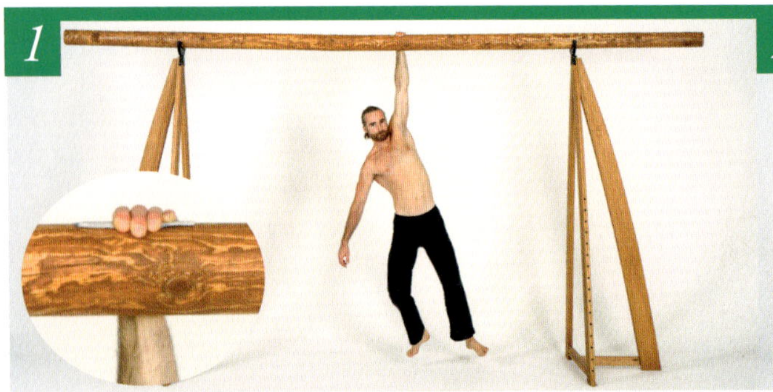

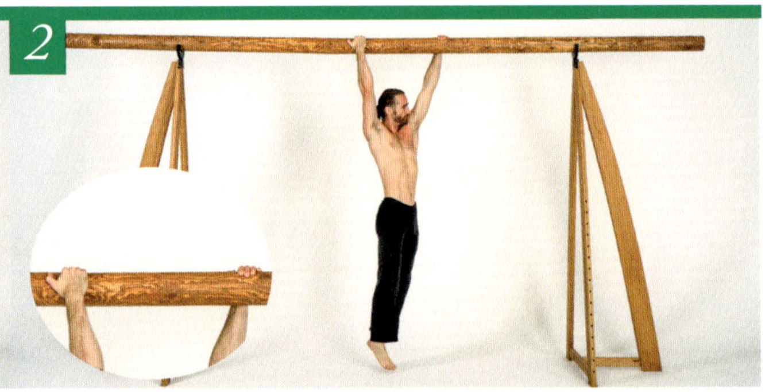

1 **Einhändiger Seithang:** Der Körper neigt dazu, sich zu drehen, bis er sich in einer seitlichen Position stabilisiert. Das Hängen mit einem Arm erfolgt normalerweise statisch nach einem Strecksprung oder dynamisch mit einem Schwingen, um die andere Hand nach oben zu strecken oder nach außen zu greifen.

2 **Beidhändiger Querhang mit neutraler Basis:** Deine Hände sind etwa schulterbreit auseinander. Dieser Hang wird meist beim Vorwärtshangeln verwendet.

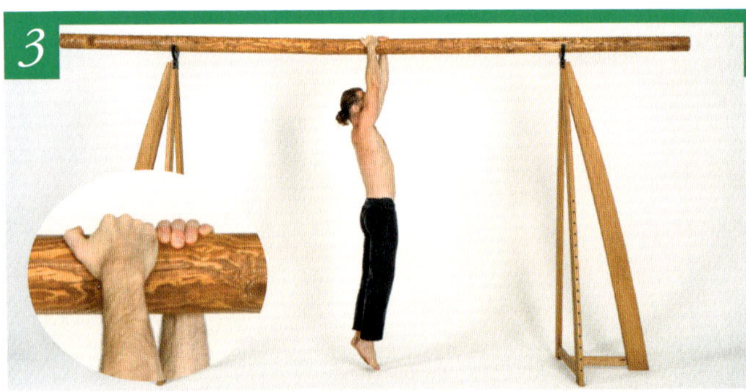

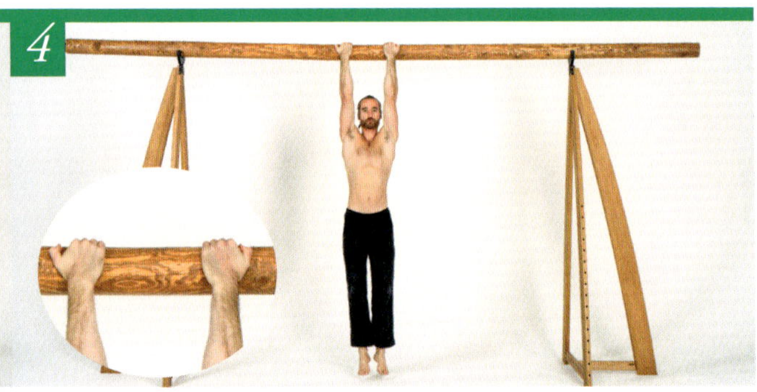

3 **Beidhändiger Querhang mit schmaler Basis:** Dieser Hang wird normalerweise verwendet, um einen starken Griff zu gewährleisten, bevor du die Beine hebst, um an den Armen und Beinen zu hängen. Du kannst die Finger verschränken, um die Griffreibung zu verstärken.

4 **Beidhändiger Seithang mit supiniertem Griff und neutraler Basis:** Die Breite der Basis ist typisch, aber die Handhaltung ist ungewöhnlich, weil normalerweise ein pronierter Griff verwendet wird.

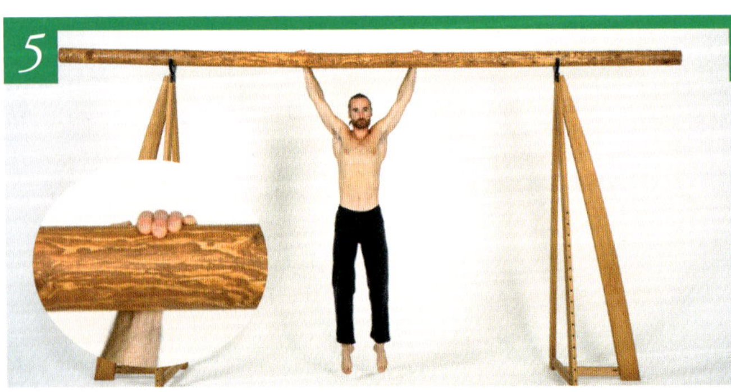

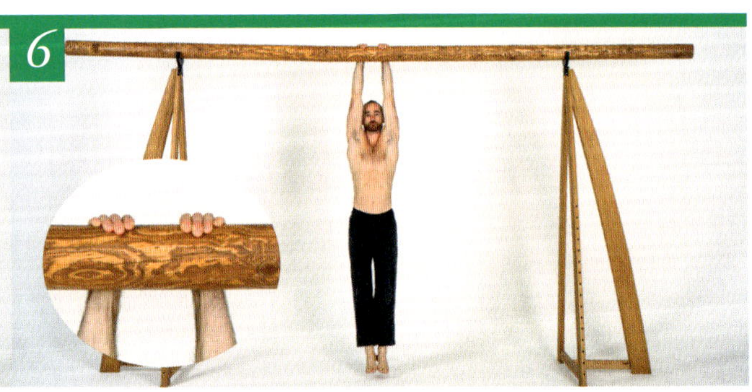

5 **Beidhändiger Seithang mit breiter Basis (»Dead Hang«):** Diese Position ist ineffizient, wenn man eine Aufwärtsbewegung ausführen will, aber sie ist höchst effizient für das Seitwärtshangeln.

6 **Beidhändiger Seithang mit schmaler Basis:** Du verwendest diesen Hang, wenn er dir dabei hilft, einen Griff mit hoher Reibung zu sichern, oder wenn du hangeln willst.

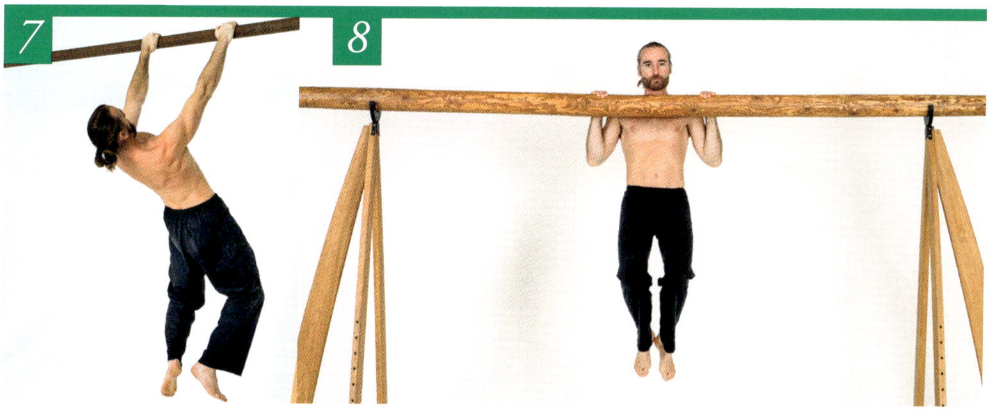


7 **Beidhändiger Seithang mit Schulterblattzug:** Verwende diesen Hang mit Spannung oder einem Rückwärtslehnen, um die Griffkraft zu verbessern, die Schultergelenke zu schützen, dein Sichtfeld zu verändern oder eine Aufwärtsbewegung vorzubereiten.

8 **Hoher beidhändiger Seithang:** Du kannst diesen erhöhten Hang verwenden, wenn du langsam und vorsichtig einen Übergang aus dem beidhändigen Seithang in den doppelten Unterarmhang machen musst (oder umgekehrt).

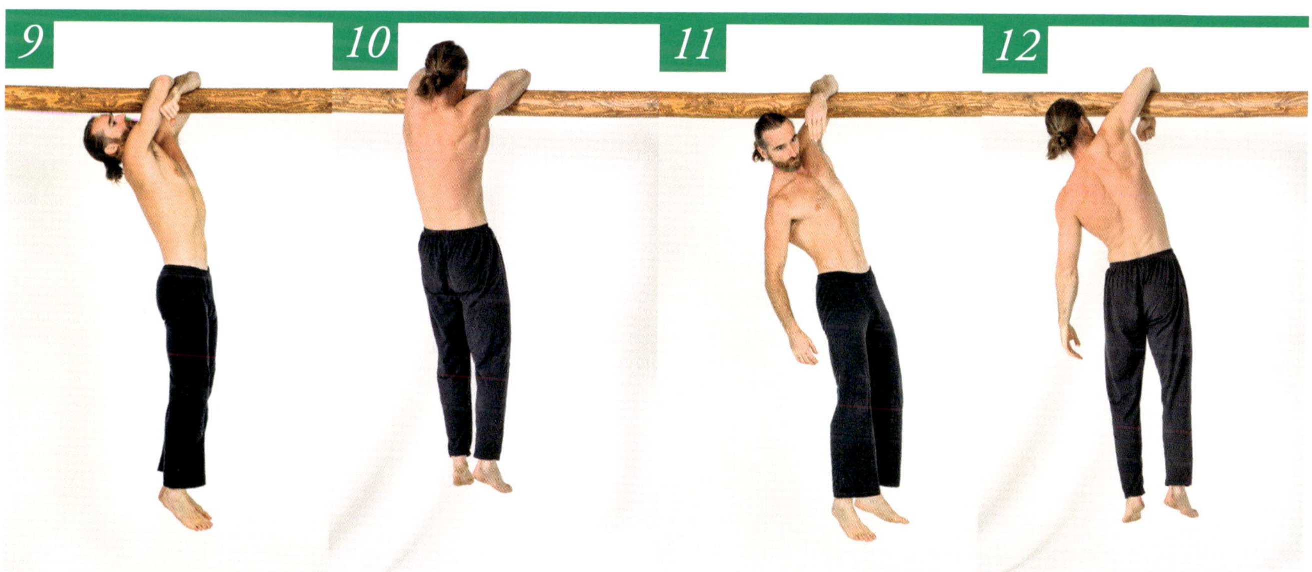


*(Fortsetzung auf der nächsten Seite)*

9 **Querhang mit doppeltem Armhaken:** Nutze diese Armhaltung, um einen Fuß auf die Oberfläche zu heben oder eine Position zu sichern, wenn ein beidhändiger Hang nicht möglich ist. Du kannst diese Position auch verwenden, wenn du dich ausruhen und erholen willst.

10 **Seithang mit doppeltem Armhaken:** Ähnlich wie 9, aber mit den Armen von oben abstützend.

11 **Querhang mit einfachem Armhaken:** In diesem Hang befindet sich dein Kopf nicht auf der Seite des Stützarms, sondern auf der anderen Seite.

12 **Seithang mit einfachem Armhaken:** In diesem Hang befindet sich dein Kopf auf der Seite des Stützarms.

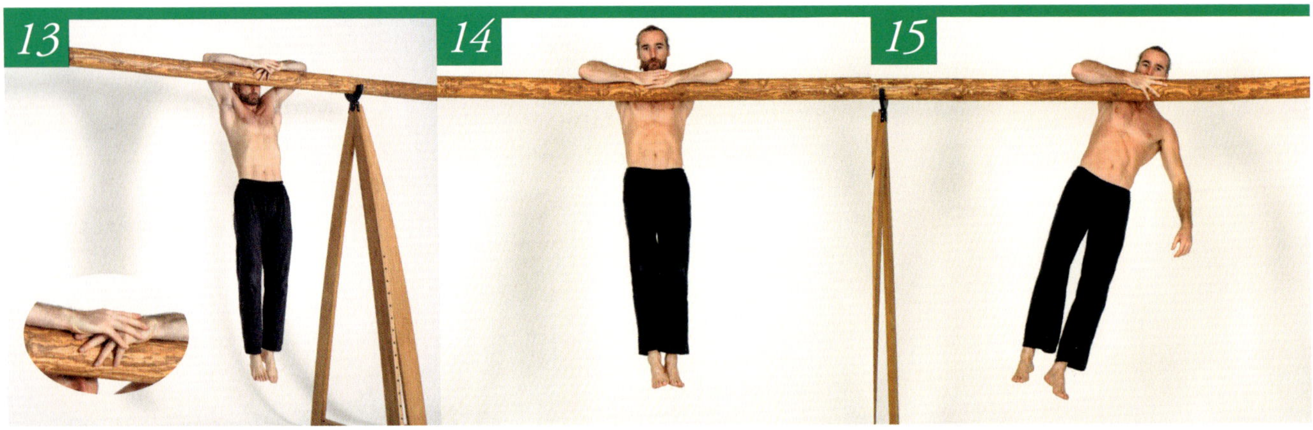


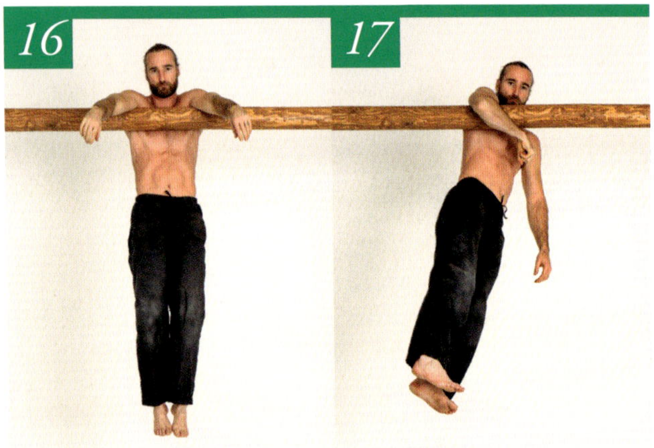


**13 Tiefer Seithang mit beiden Unterarmen:** Diese Position geht dem Aufwärtszug voran oder folgt nach dem Absenken des Körpers aus einem hohen Seithang mit beiden Unterarmen. Du kannst sie auch als Übergang in oder aus dem Hängen an Armen und Beinen nutzen.

**14 Hoher Seithang mit beiden Unterarmen:** Du kannst diesen Hang benutzen, um deine Hüften zu heben und ein Bein auf die Oberfläche zu schwingen.

**15 Hoher Seithang mit einem Unterarm:** Normalerweise benutzt du diesen Hang, um sicher aus dem beidhändigen Seithang in den Seithang mit beiden Unterarmen zu kommen oder umgekehrt.

**16 Seithang mit beiden Achseln:** Dies ist eine Ruhehaltung, um sich zu erholen.

**17 Seithang mit einer Achsel:** Wie 16, aber mit nur einer eingehakten Achsel.

### SICHERHEITSHINWEIS

Die Sicherheit beim Hängen an den Armen wird hauptsächlich durch eine Steigerung der Muskelkraft – überwiegend der Hände und des Schultergürtels – verbessert, die sich von selbst entwickelt, wenn man sich häufiger und über eine längere Dauer an dickeren Holmen beziehungsweise Stützoberflächen hängt oder wenn man sich im Hang dynamisch bewegt.

## Seitwärtsbewegungen im Hang

Du kannst einen beidhändigen Hang benutzen, um dich seitwärts fortzubewegen, indem du Schnellkraft oder Schwerkraft und Schwung einsetzt. Weil du dich nur auf die Hände verlässt, wird das Hängen mit zunehmendem Schwung wie auch dickerer oder rutschigerer Oberfläche schwieriger.

## Seitwärtshangeln

Diese Fortbewegung im Hang bietet sich hervorragend als Einstieg an, weil sie unkompliziert ist, keine Technik und nur wenig Kraft erfordert, da sie mit minimalem Schwung und ohne Armflexion operiert. Daher wird sie häufig von Leuten genutzt, die noch nicht stark genug sind, um sich im Hang auf andere Weise fortzubewegen. Man kann diese Fortbewegungsart auch mit dem Seitwärtsschwingen des Rumpfs kombinieren, solange man bewusst den Schwung verstärkt, der beim bloßen Seitwärtshangeln durch Zusammen- und Weiterschieben der Arme nur schwach ausgeprägt ist.

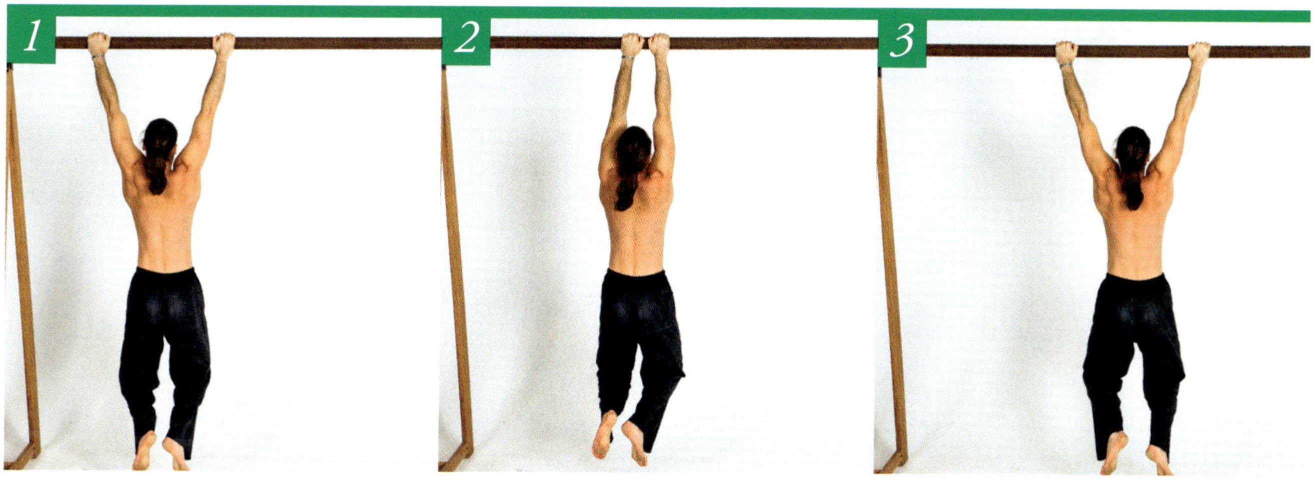


1 Beginne in einem beidhändigen Hang mit breitem Ristgriff.

2 Lasse die hintere Hand los und schiebe sie am Holm entlang zur anderen Hand, sodass du in einen Hang mit enger Handhaltung kommst. Während du deine hintere Hand bewegst, wird deine vordere Hand der primäre Auflagepunkt für dein Körpergewicht; das hilft dir dabei, deinen Schwerpunkt in die Bewegungsrichtung zu verlagern. Das Zurückziehen deiner Schulterblätter sollte einfach sein, weil die Stützoberfläche eine Orientierungshilfe für die Hand-, Arm- und Schulterposition bietet.

3 Löse deine vordere Hand und schiebe sie so weit wie möglich, wenn du einen guten Griff mit viel Reibung hast; ansonsten ist eine kürzere Distanz sicherer.

## Seitwärtshangeln mit Schwungpendeln

Das Seitwärtsschwingen ist eine dynamische, pendelartige Bewegung zur Überquerung einer Fläche, die energieeffizient ist und keine Schnellkraft erfordert. Du musst aber fest zugreifen, vor allem wenn die Stützoberfläche dick ist, weil ein Impuls genutzt wird, bei dem das ganze Körpergewicht kurz mit einer Hand gehalten wird, während sich die andere Hand am Holm entlang nach vorne schiebt. Du musst auch in der Lage sein, den Ober- und Unterkörper durch Anspannung des Core eng miteinander zu vernetzen, um die Positionskontrolle und Balance zu wahren.

Du wirst kontinuierlich im Seithang bleiben. Du kannst die Amplitude des Schwungs sowie die Breite der Stützbasis verringern oder vergrößern, wodurch der Schwierigkeitsgrad der Bewegung steuerbar wird. Wenn die Oberfläche abgerundet ist, wird die Bewegung ab einem bestimmten Durchmesser ineffektiv. Wenn das passiert (oder die Oberfläche rutschig ist), ist es am besten, sich ohne Schwung fortzubewegen und eventuell ein Bein zu Hilfe zu nehmen.

Bei dieser Technik kommt das beidhändige Seitwärtsschwingen zum Einsatz, was du zuerst als separate, statische Übung lernen musst (siehe nächster Abschnitt), damit du durch die Kombination aus Muskelaktivität und Schwerkraft mehr Schwung und Amplitude erzeugen kannst, während du gleichzeitig deine Positionskontrolle beibehältst. Das Seitwärtshangeln ist auch nützlich, um aus dem beidhändigen Seithang effizient in eine Hängeposition zu wechseln, bei der du zusätzlich zu den Armen auch ein Bein benutzt, um dich festzuhalten.

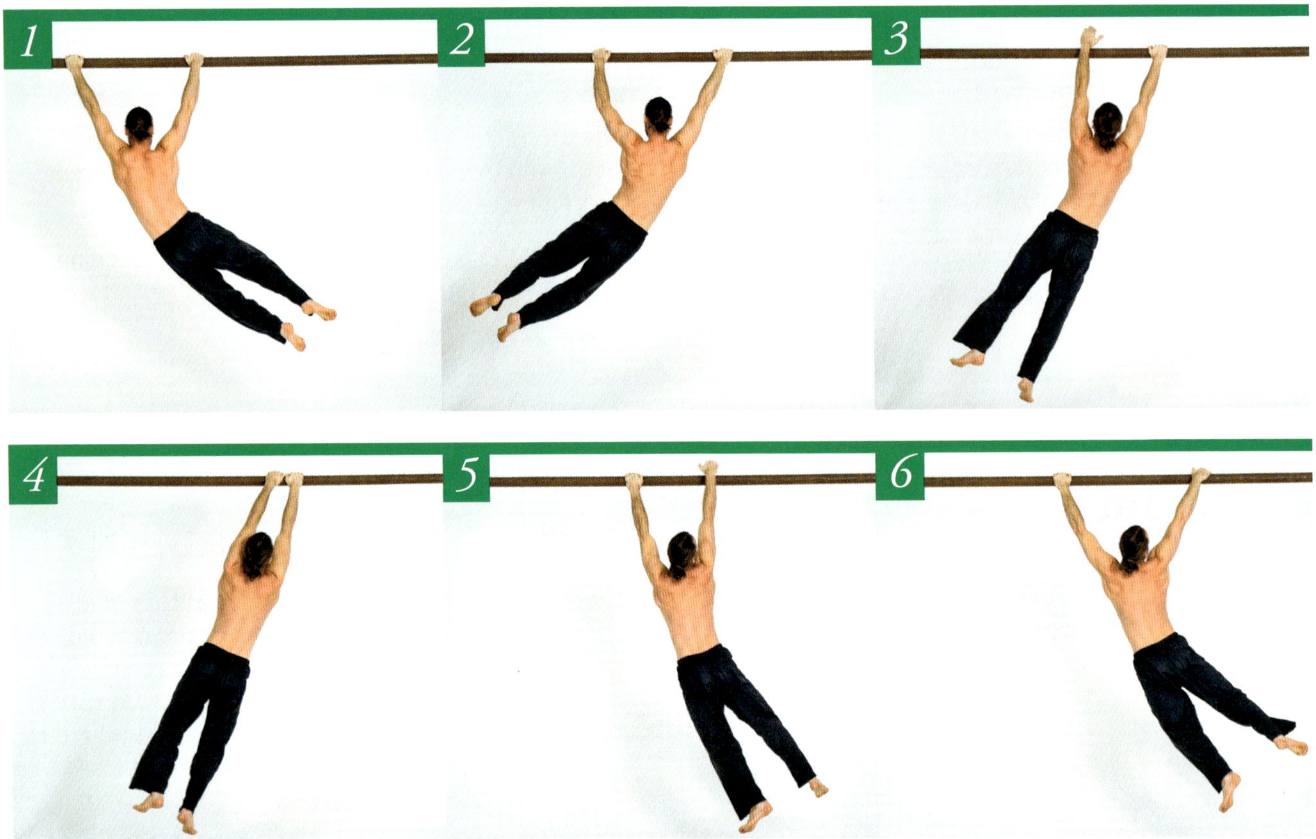


1 Beginne im beidhändigen Seithang mit neutraler Basis. Je nachdem, wie stark deine Griffkraft ist und wie groß du die Bewegung machen willst, kannst du die Basis auch etwas breiter gestalten. Halte die Schulterblätter zusammen, die Arme gestreckt und hebe die Hüften und Beine auf eine Seite und spanne die schrägen Bauchmuskeln an, um die Schwungbewegung einzuleiten. Deine Beine müssen anfangs nicht zu stark steigen; du kannst progressiv mehr Höhe erzielen, indem du mehrere Schwünge hintereinander ausführst. Du solltest den Schwung ausschließlich mit dem Unterkörper erzeugen, das heißt ohne aktives Mitwirken der Arme.

2 Lasse dich von der Schwerkraft nach unten ziehen und auf die andere Seite schwingen. Sobald deine Beine anfangen, sich auf der anderen Seite zu heben, kannst du den Schwung unterstützen, indem du deine schrägen Bauchmuskeln anspannst, wodurch du deine Hüften und Beine noch ein wenig stärker anheben kannst. Du musst nicht an den Armen ziehen, um Schwung zu erzeugen. Dein hinterer Arm kann wegen des angehobenen Schwerpunkts leicht gebeugt sein; ansonsten bleiben beide Arme gestreckt. Du kannst noch einmal vor und zurück schwingen, wenn du das Gefühl hast, dass du mehr Schwung brauchst (oder du schwingst ein wenig hin und her, um dich an die Bewegung zu gewöhnen).

3 Wenn deine Beine beim Zurückschwingen den höchsten Punkt erreichen und der Schwung dafür sorgt, dass sich deine hintere Hand leicht anfühlt, lässt du sie los. Der Vorwärtsschwung beschleunigt sofort, wenn sich deine Stützbasis plötzlich nach vorne verlagert, während dein Schwerpunkt weit oben am Rücken ist – deshalb wird dein Schwerpunkt sehr schnell nach unten und nach vorne gezogen.

4 Bevor die Beine wieder in die Mitte zurückkehren, legst du deine freie Hand wieder auf die Stützoberfläche, und zwar möglichst nah an deine abgelegte Hand, damit du in einen Seithang mit schmaler Basis kommst.

5 Wenn die erste Hälfte des Schwungs beginnt, lässt du die vordere Hand los und streckst deinen vorderen Arm nach vorne.

6 Fasse mit deiner vorderen Hand die Stützoberfläche ein Stück weiter vorne, während du den oberen Endpunkt des Schwungs erreichst. Von dort lässt du den Körper zurückschwingen und wiederholst Schritt 4.

## TECHNIKTIPP

Wenn du das Gefühl hast, dass dein Griff instabil ist, kannst du während des gesamten Seitwärtshangelns mit Schwung auch deine Oberkörperkraft einsetzen und mit den Armen ziehen, um den Griff zu festigen. Wenn dein Griff nachlässt, wirst du sofort stürzen. Ansonsten solltest du deine Arme möglichst entspannt halten.

Wenn du das Seitwärtsschwingen gezielt mit den Armen erzeugst, hat das zwei Vorteile: Du lernst zum einen den Unterschied zwischen einem Schwingen mit dem Unterkörper und einem Schwingen mit dem Oberkörper; zum anderen verstehst du so, wie die Zugkraft des Oberkörpers aufgebaut wird.

### Übung für das Seitwärtsschwingen im beidhändigen Hang

Kombiniere immer wieder die Schritte 1 und 2 des Seitwärtshangelns. Nutze diese Übung, um zu lernen, wie du eine stabile und effiziente Hängeposition samt seitlicher Schwungbewegung kontrollierst (siehe hierzu den noch folgenden Abschnitt über Fehlerquellen).

Eine alternative Übung ist das Erzeugen des Pendelschwungs durch Beugen der Arme, um Oberkörperkraft aufzubauen, die beim Seitwärtshangeln mit Muskelkraft nützlich ist.

### Fehlerquellen

- Schwungerzeugung durch das Herunterziehen der Arme.
- Die Sequenz wird mit den Armen initiiert – statt durch das Schwingen das Timing deiner Armsequenz zu erforschen (stört den Rhythmus der Technik).
- Erzeugen einer zu hohen oder nicht ausreichend hohen Schwungamplitude im Verhältnis zur Breite der Stützbasis. Die Amplitude des Seitwärtsschwingens sollte der Breite der Stützbasis entsprechen. Verwende eine kleinere Amplitude mit schmalerer Basis beziehungsweise eine größere Amplitude mit breiterer Basis.
- Mangel an Positionskontrolle durch unerwünschte Hüftrotation, die zu einer Änderung der Schwungrichtung und Balance führt.

## Übergang vom Armhang in den Arm-Bein-Hang

Um aus dem Armhang in den Arm-Bein-Hang zu kommen, musst du in der Lage sein, deine Beine bis zur Stützoberfläche zu heben. Welche Hängeposition du letztlich verwendest, hängt zunächst davon ab, wie verlässlich eine Armhangposition auf der betreffenden Oberfläche ist und wie viel Kraft dir in der Situation zur Verfügung steht. Andere Faktoren sind deine Körperorientierung im Verhältnis zur Auflagefläche (die in Bezug zur Bewegung steht, die du nach dem Übergang machen willst), deine Kraft und die Geschwindigkeit, mit der du den Übergang durchführen willst. Entgegen der gängigen Annahme ist für diese Übergänge relativ wenig Oberkörperkraft nötig, unerlässlich ist jedoch ein gewisses Maß an Bauchmuskelkraft. Wenn nicht zumindest ein Minimum an Kraft vorliegt, sind selbst die einfachsten Methoden nicht umsetzbar.

Am effizientesten lässt sich der Übergang vollziehen, wenn man im beidhändigen Querhang mit schmaler Basis beginnt. Du verlagerst dein Gewicht durch ein Vorwärtsschwingen, um den Holm oder die Auflagefläche mit beiden Füßen zu umfassen. In dieser Position kannst du in einen höheren Arm-Bein-Hang kommen. Eine weitere Strategie ist, in einem beidhändigen Seithang anzufangen und ein Seitwärtsschwingen zu benutzen, um in einen beidhändigen Seithang mit eingehaktem Fuß zu kommen. Beide Strategien sind Vorbedingungen für einen Swing-up (das Hochziehen mit Schwung).

Abgesehen von diesen beiden Methoden, die mit Schwungkraft arbeiten, gibt es ähnliche Übergänge, bei denen man seine Beine mit reiner Muskelkraft auf die Stützoberfläche hebt (das ist zwar schneller, dafür aber energieaufwendiger). Es empfiehlt sich auch, keinen Schwung zu nutzen, wenn die Griffreibung im Armhang problematisch ist – etwa wenn die Stützoberfläche rutschig ist. Du solltest aber die Fähigkeit entwickeln, solche Übergänge mit derselben Leichtigkeit auszuführen, denn das Training beider Methoden unterstützt sich gegenseitig: Der Ansatz, der Schwung benutzt, fördert die Entwicklung der Bauchmuskelkraft, und der kraftbetonte Ansatz ohne Schwung stärkt nicht nur die Bauchmuskulatur, sondern auch den Core – was die Schwungmethode noch leichter und effektiver macht. Die Bauchmuskulatur, die mit diesen Übungen aufgebaut wird, ist auch entscheidend für aufwärtsgerichtete Kletterbewegungen aus dem beidhändigen Seithang wie dem Pop-up, Power-up oder Roll-up.

## Übungen für Übergänge

Wenn die Stützoberfläche horizontal ist, müssen sich deine Füße oder Beine so heben, dass sie mit dem vertikal stehenden Rumpf einen 45-Grad-Winkel bilden, um als Auflagepunkte im Arm-Bein-Hang mit horizontaler Körperorientierung dienen zu können. Je höher du deine Hüften und Beine hebst, umso horizontaler gestaltet sich deine Körperhaltung.

Ist die Stützoberfläche hingegen schräg, sollten deine Hände oder Arme höher als die Beine sein; ansonsten wird eine invertierte Position mit zunehmendem Überhang immer schwerer zu halten sein, wenn die Beine höher als die Hände oder Arme sind. Das gilt auch für Techniken wie den Swing-up und Fortbewegungsarten, bei denen man auch seine Beine benutzt. Je größer der Winkel (hin zu einer vertikalen Fläche) ist, desto kürzer und einfacher ist der Übergang im Hinblick auf die Bauchmuskelkraft (obwohl die Griffkraft stärker gefordert ist); dies kann übrigens ein besserer Ansatz für Anfänger sein, denen noch die Bauchmuskelkraft fehlt, die für eine horizontale Fläche notwendig ist.

Die Übungen sollten zuerst mit Schwung ausgeführt werden; mit steigender Kraft machst du sie ohne Schwung. Die schwierigsten Varianten verzichten ganz auf Schwung und werden so explosiv wie möglich ausgeführt, um genügend Schnellkraft zu entwickeln.

Nachfolgend werden Übungen vorgestellt, die Bestandteil solcher Übergänge sind, bei denen du die Beine progressiver höher hebst.

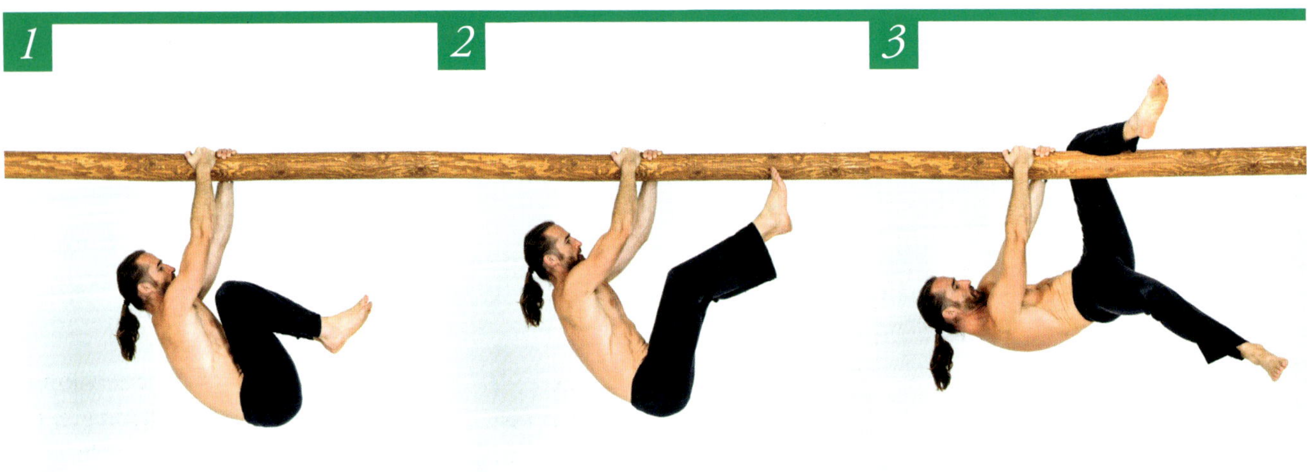


1 Knie anziehen, so hoch es geht

2 Füße auf Höhe der Hände bringen (mit Berühren der Stützoberfläche)

3 Einbeiniger Fußhaken aus seitlichem Armhang

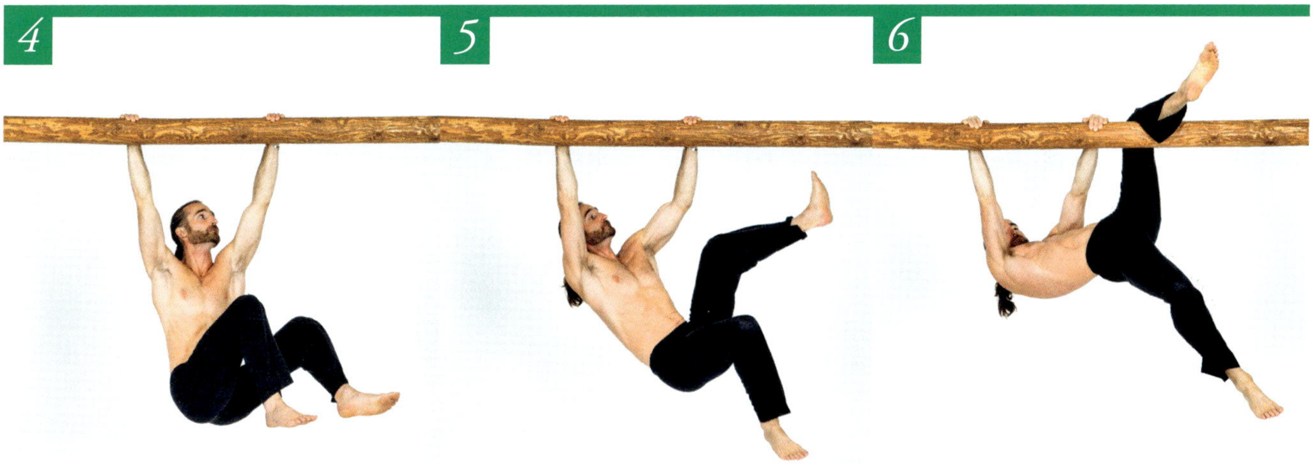


**4** Knieanziehen im Seithang

**5** Einen Fuß auf Höhe der Hände heben (möglichst mit Berühren der Stützoberfläche)

**6** Einbeiniger Haken

## Arm-Bein-Hängepositionen

Die verschiedenen Arm-Bein-Hängepositionen sind stärker, sicherer und verlässlicher als das bloße Hängen an den Armen – was besonders wichtig ist, wenn man eine Zusatzlast tragen muss (zum Beispiel leichte Ausrüstung, dicke Kleidung oder schwere Stiefel) oder man bereits erschöpft ist. Man kann einen Arm-Bein-Hang kurz gestalten, wenn man sich ausruhen möchte, bevor man zum Armhang zurückkehrt, oder man verwendet ihn als Übergangsposition, um eine höhere Position über der Stützoberfläche zu erreichen. Die meisten Arm-Bein-Hängepositionen geschehen im Querhang, weil sie Auflagepunkte auf beiden Seiten der Stützoberfläche benutzen, das heißt, du kannst sie nur als Übergangsbewegungen ausführen. Seithänge, bei denen sich alle Auflagepunkte auf einer Seite der Stützoberfläche befinden, ermöglichen Kletterbewegungen nach oben wie den Swing-up.

Die Positionen in der nächsten Fotosequenz zeigen progressiv höhere Auflagepunkte, die nichts mit dem Schwierigkeitsgrad oder der Wichtigkeit des jeweiligen Hangs zu tun haben. Nur durch Übung kannst du entdecken, welche Positionen geeigneter für dich sind und welchen praktischen Nutzen du aus jeder Position ziehst.

### TECHNIKTIPP

Bemühe dich um Abwechslung und achte darauf, verschiedene Arm-Bein-Hängepositionen zu üben. Der Wechsel von einer Position in die andere kann ein überaus hartes Workout darstellen.

### SICHERHEITSHINWEIS

Das Halten einer horizontalen Hängeposition, bei dem der Rumpf horizontal zum Boden steht und der Rücken nach unten zeigt, ist nicht so sicher wie das Hängen an den Händen mit über dem Boden baumelnden Füßen. Sicher zu üben bedeutet, dass du mit einer niedrigen Höhe und einer gut greifbaren Stützoberfläche anfängst. Du musst deine Füße oder Beine loslassen, bevor du deine Arme loslässt, damit du in einer vertikalen Position bist und danach erst den Hang vollständig auflöst. Eine Sturzmatte oder eine Person in Hilfestellung, die einen möglichen Sturz kontrolliert umlenkt, kann ebenfalls angeraten sein.

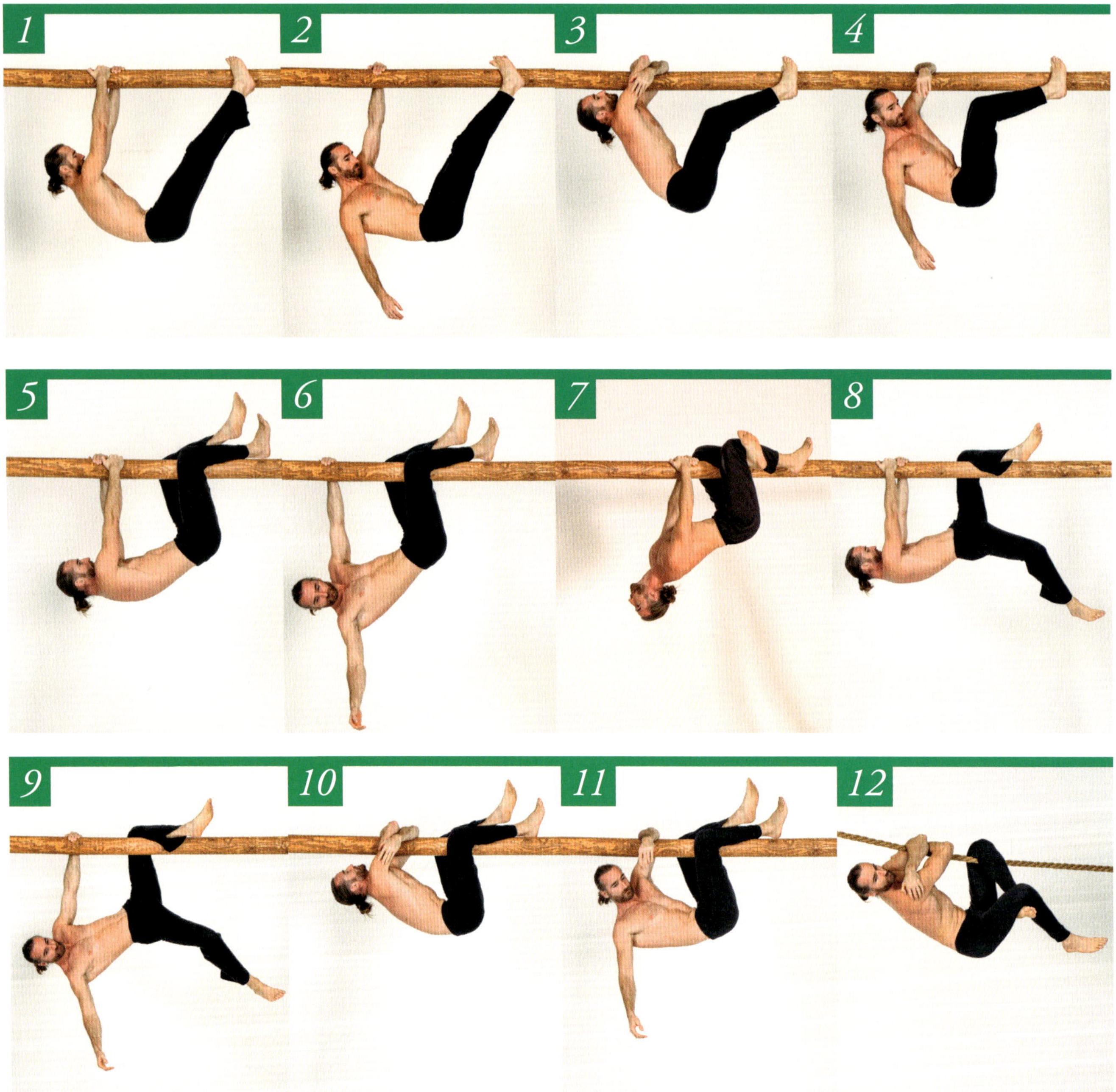


**1** Beidhändiger Hang mit Fußklammer

**2** Einhändiger Hang mit Fußklammer

**3** Beidhändiger Armhaken mit Fußklammer

**4** Einhändiger Armhaken mit Fußklammer

**5** Beidhändiger Hang mit doppeltem Beinhaken

**6** Einhändiger Hang mit doppeltem Beinhaken

**7** Beidhändiger Hang mit dreieckigem Beinhaken

**8** Beidhändiger Hang mit einfachem Beinhaken

**9** Ipsilateraler, einhändiger Hang mit einfachem Beinhaken (auch kontralateral möglich)

**10** Hang mit doppeltem Arm- und Beinhaken

**11** Hang mit einfachem Arm- und doppeltem Beinhaken

**12** Hang mit doppeltem Arm- und dreieckigem Beinhaken

**13** Kontralateraler Hang mit einfachem Arm- und Beinhaken

**14** Kontralateraler Hang mit aufgelegtem Unterarm und einfachem Beinhaken

**15** Ipsilateraler Hang mit aufgelegtem Unterarm und einfachem Beinhaken

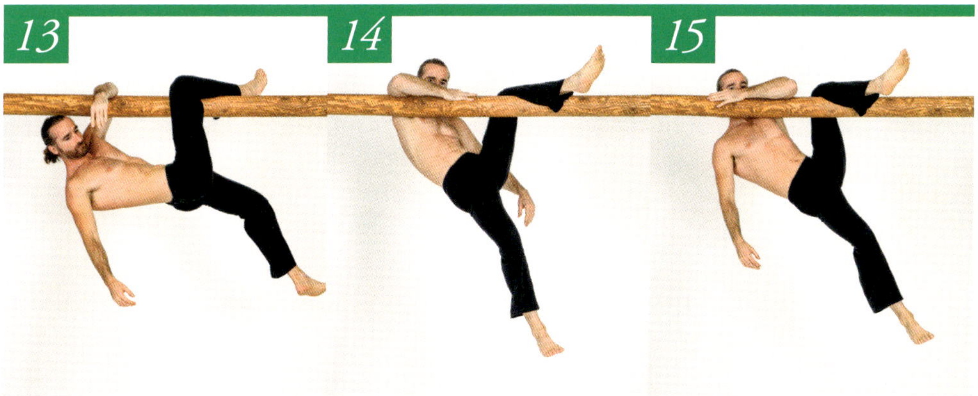


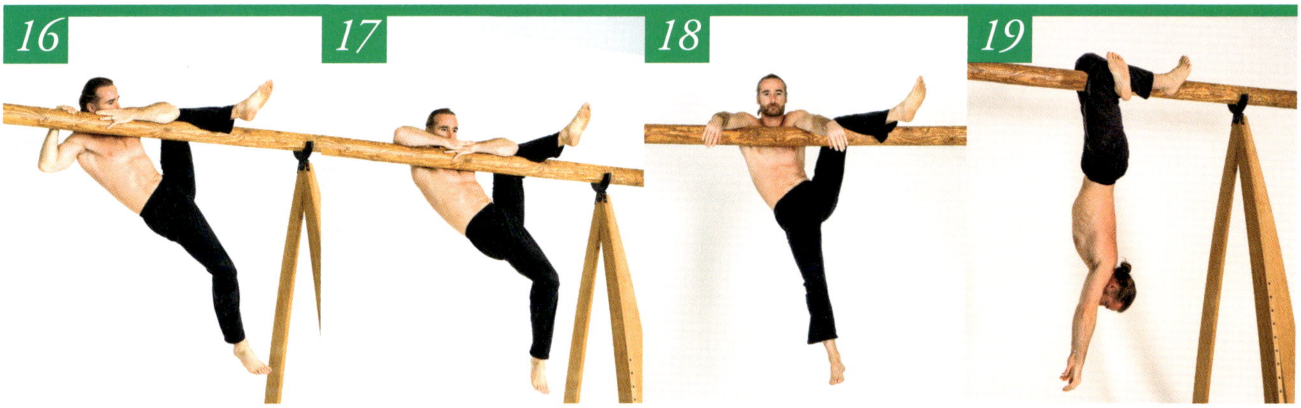


**16** Einhändiger Hang mit aufgelegtem Unterarm und einfachem Beinhaken

**17** Hang mit aufgelegten Unterarmen und einfachem Beinhaken

**18** Hang mit aufgelegten Achseln und einfachem Beinhaken

**19** Hang mit dreieckigem Beinhaken (invertierte Vertikalhaltung)

## Hangeln im Arm-Bein-Hang

Eine horizontale Metallstange, einen langen Ast oder ein Seil balancierend zu überqueren, ist manchmal unmöglich, sehr unsicher oder einfach zu langsam – vor allem wenn die Oberfläche schmal, abgerundet, rutschig oder instabil ist. Diese problematischen Faktoren können noch verschärft werden, wenn es windig, regnerisch und dunkel ist (oder man körperlich und/oder geistig erschöpft ist beziehungsweise eine Last trägt). Das Überqueren mit Beinhaken ist eine effektive und sichere Methode, um trotz der genannten Umgebungsvariablen das Hindernis zu überwinden und die andere Seite zu erreichen.

Die Verwendung des Beinhakens ist ein effektiver Ansatz, um alle Probleme zu beheben, die beim Balancieren auftreten. Wenn du das Gleichgewicht verlierst und unabsichtlich in einen Arm-Bein-Hang fällst, kannst du dich hangelnd fortbewegen, statt dir die Mühe zu machen, in den aufrechten Stand zu kommen und weiterzubalancieren. Das Hangeln mit Schwung und Beinhaken ist eine weitere Technik des Arm-Bein-Hangs, die schneller ist als bloßes Hangeln mit Beinhaken; sie funktioniert aber nur mit hervorragender Griffreibung, beispielsweise wenn man an einem Seil hängt.

Die Bewegungsrichtung beim Hangeln kopfüber erscheint auf den ersten Blick eigentümlich, weil die normale Vorwärtsbewegung bedeutet, dass man sich in Kopfrichtung bewegt, während die Rückwärtsbewegung in Richtung der Füße stattfindet. Die Vorwärtsbewegung in Kopfrichtung ist einfacher und natürlicher und sollte immer gegenüber der Rückwärtsbewegung in Fußrichtung bevorzugt werden – es sei denn, man klettert schräg bergab. Ist die Auflagefläche solchermaßen abgeschrägt, ist es effizienter, die Hände auf der höheren Seite der Oberfläche zu halten und die Beine auf der tieferen Seite, ungeachtet dessen, ob man sich bergauf oder bergab bewegt.

## Hangeln mit Beinhaken

Bei dieser Technik setzt du beide Arme und Beine als Auflagepunkte ein, was es dir ermöglicht, die Auflagefläche mit einem Bewegungsmuster zu überqueren, das dem Vierfüßlergang gleicht. Das Hangeln mit Beinhaken ist eine Sequenz, bei der sich vier und drei Auflagepunkte abwechseln, aber in einer invertierten, hängenden Position, das heißt kopfüber. Diese Technik ist langsamer als ein Schwingen, dafür aber stärker, sicherer und ökonomischer.

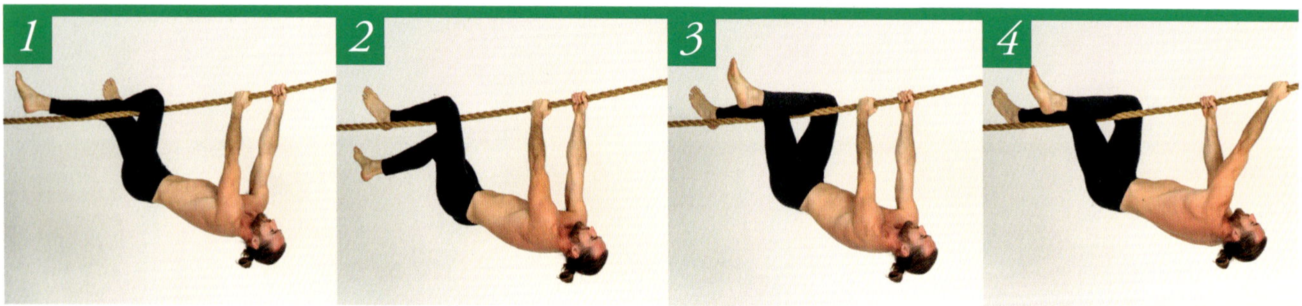


1 Gehe in einen kontralateralen, beidhändigen Hang mit doppeltem Beinhaken. Dein Bein und deine Hand sind auf einer Seite des Körpers relativ eng beieinander, während sie auf der anderen Seite weiter auseinander sind. Dein vorderes Bein ist in einem spitzen Winkel sicherer eingehakt (dein Fuß befindet sich knapp unter dem Knie) als das hintere Bein; das vordere Bein ist der Auflagepunkt, während du das hintere Bein löst, um es weiterzubewegen. Es muss ausreichend Platz zwischen dem vorderen Bein und der hinteren Hand vorhanden sein, damit das hintere Bein zwischen diesen beiden Punkten positioniert werden kann, ohne eine steife, kompakte Haltung zu entwickeln. Halte die Arme möglichst gerade.

2 Verlagere dein Körpergewicht mehr auf das vordere Bein, damit du das hintere Bein lösen und vom Seil baumeln lassen kannst. Ein schnelles Loslassen des Beins oder eine instabile Fläche können dazu führen, dass sich dein Schwerpunkt verschiebt und du ein wenig schwingst. In diesem Fall kannst du den erzeugten Schwung nutzen, um das freie Bein ein wenig auf deine Hände zuzubewegen.

3 Hebe das aktive Bein über der Auflagefläche vor das Stützbein und hinter deine hintere Hand und verwende nun als Auflagepunkt die Kniekehle. Zu diesem Zeitpunkt hängst du zwar in einer ipsilateralen Position, bist aber auch sicherer mit vier aktiven Auflagepunkten.

4 Lasse die hintere Hand los und greife über deinen Kopf nach vorne, um in die Ausgangsposition zurückzukehren, nur auf der anderen Seite. Von dort wiederholst du die Sequenz, um dich weiter fortzubewegen.

### TECHNIKTIPP

Übe zunächst auf einer horizontalen Fläche, die deinen Händen guten Halt bietet, aber nicht in die Kniekehlen schneidet (es bietet sich beispielsweise eine 5 bis 8 Zentimeter dicke Metallstange an) und so niedrig hängt, dass du leicht hochspringen und absteigen kannst. Die Übung wird schwieriger, wenn du eine Stützoberfläche wählst, die dicker, instabiler und rutschiger ist.

Du kannst deine Arme um die Fläche schlingen. Du kannst einen solchen Armhaken verwenden, wenn die Oberfläche unsicherer wird oder du eine kurze Pause brauchst. Diese Option ist langsamer, weil du nicht so weit nach vorne greifen kannst (um einen weiteren Auflagepunkt zu bilden), aber der Armhaken rutscht nicht so leicht von der Oberfläche wie eine Hand, deren Finger ermüdungsbedingt von der Stützoberfläche gleiten.

Eine weitere Option ist das Hangeln mit eingehakten Fersen, aber diese Bewegung funktioniert nur mit Stiefeln, die eine ausgeprägte Fersenbox haben, die ausreichend Reibung bietet, um als Auflagepunkt nützlich zu sein.

## Schwungvolles Hangeln mit Beinhaken

Diese Technik eignet sich bestens, um sehr schnell an einem Seil zu hangeln, aber dafür ist eine ausgezeichnete Griffreibung für die Hände nötig, eine starke Bauchmuskulatur und tadellose Positionskontrolle sowie Koordination, um die Sequenz mit perfektem Timing immer wieder zu wiederholen. Selbst wenn du die Kraft für diese Bewegung hast, kannst du leicht durcheinandergeraten, wenn deine Technik unsauber ist. Wenn du sie erst einmal beherrschst, fühlst du dich vielleicht wie ein Pirat, der gerade ein Schiff entert.

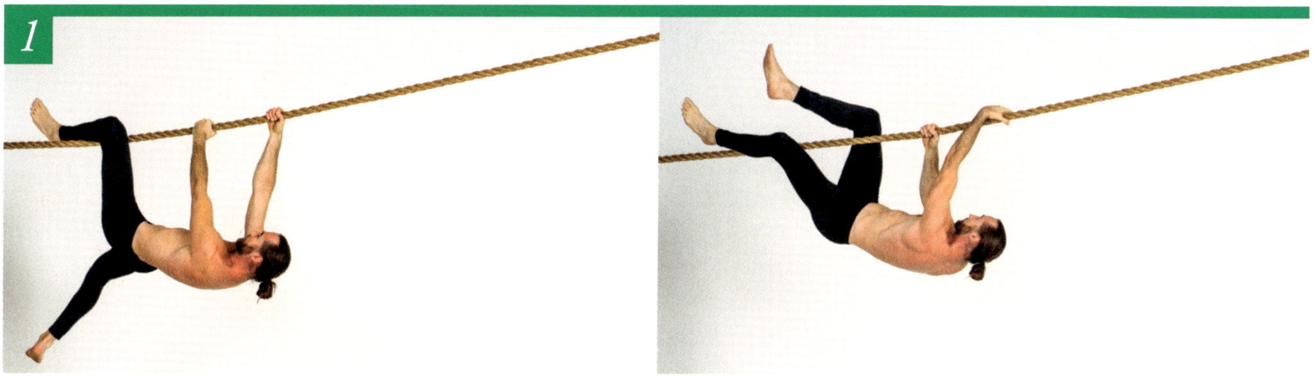

**1** Beginne in einem beidhändigen Hang mit einfachem Beinhaken, bei dem dein freies Bein völlig entspannt unter deinem Körper gestreckt ist. Schwinge dein freies Bein aufs Seil. In der oberen Endposition der Bewegung bewirkt der Schwung des aktiven Beins, dass du dein Gewicht vom Stützbein hebst und es vom Seil lösen kannst. Bringe die Hand auf der gegenüberliegenden Seite des Schwungbeins in einem kontralateralen Muster vorwärts und greife das Seil möglichst weit vorne.

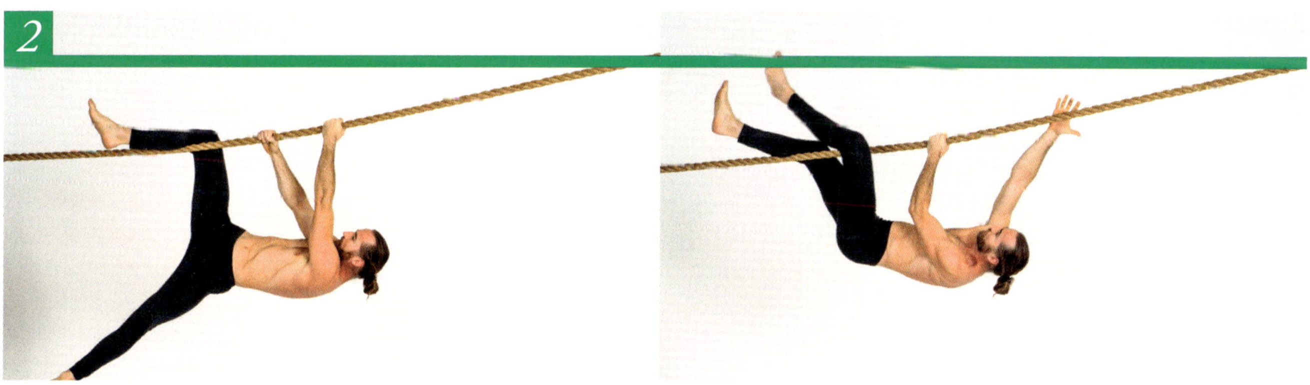

*(Fortsetzung auf der nächsten Seite)*

**2** Während du das Schwungbein um das Seil legst, ziehst du dich vorwärts, indem du deine Arme zu den Hüften bringst, bis deine Schultern direkt unter deinen Händen stehen. Dabei baumelt das gestreckte, freie Bein unter dem Körper. Wiederhole das Muster auf der anderen Seite, indem du dein freies Bein aufwärts in Richtung Seil schwingst. Wieder gilt: Wenn sich dein Gewicht verlagert und das Stützbein entlastet wird, lässt du es los und streckst gleichzeitig die Hand auf der gegenüberliegenden Seite des Schwungbeins so weit wie möglich – und ziehst dich mit dem anderen Arm am Seil entlang vorwärts.

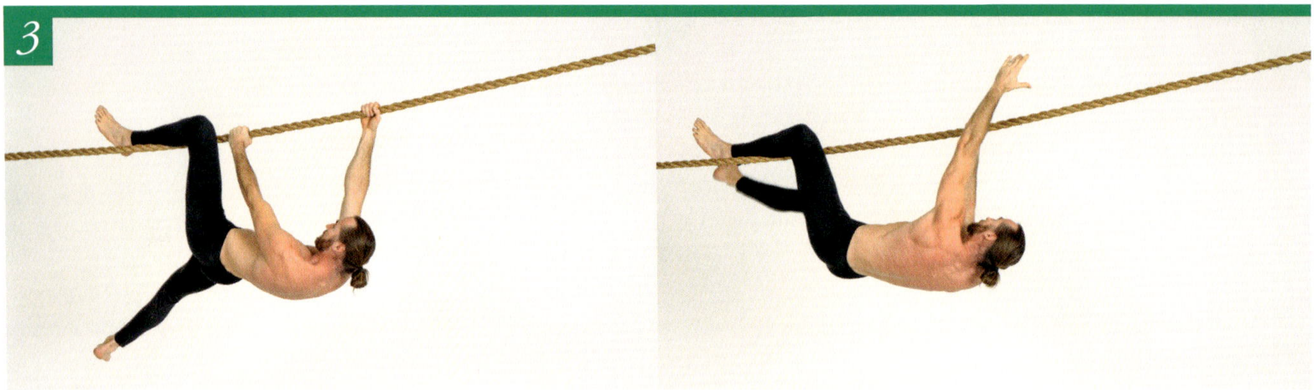

3 Lege dein Schwungbein auf das Seil und beende den Bewegungsablauf im beidhändigen Hang mit einfachem Beinhaken. Hangele dich am Seil entlang weiter, indem du die Schritte 1 und 2 wiederholst.

### Fehlerquellen

Beim schwungvollen Hangeln mit Beinhaken treten normalerweise dieselben Fehler auf wie beim normalen Hangeln mit Beinhaken, allerdings kann der Schwung die Fehler verstärken. Die Einnahme einer verlässlichen Beinposition ist für die Effizienz dieser Technik ausschlaggebend. Wenn man sein Bein neu setzt, kann es außerdem leicht passieren, dass man es zu weit hochzieht und in der Position zusammensackt (oder sogar vergisst, die hintere Hand zu bewegen, während man das eingehakte Bein neu setzt). Das führt zu »verknoteten« Beinen und Händen.

## Aufwärtsbewegungen im Arm-Bein-Hang

Die Einnahme einer balancierten Position auf einer horizontalen Stützoberfläche beginnt im beidhändigen Hang, wobei man nicht den Schwung des Hochspringens nutzt oder sich mit den Füßen abstößt. Gelingt dir das zum ersten Mal, ist das extrem befriedigend, sogar beflügelnd. Dies kann mit sechs Techniken erreicht werden; drei davon sind Arm-Bein-Hangbewegungen, die anderen drei sind reine Armhang-Bewegungen.

Die Techniken für die Aufwärtsbewegung im Arm-Bein-Hang werden als Swing-ups bezeichnet und sind übrigens Übergänge zum Balancieren, weil die obere Position im Grunde genommen eine balancierende Position ist.

Ich fange mit der zugänglichsten Bewegung an, die die einfachste Strategie anwendet, das ist der gleitende Swing-up. (Doch Vorsicht: Die *einfachste* Methode muss nicht zwingend *einfach* sein.) Obwohl sich diese Methode sehr auf Technik verlässt, braucht man trotzdem ein solides Kraftniveau, das keine noch so gute Technik ersetzen kann. Eine der größten Herausforderungen, mit der sich Anfänger konfrontiert sehen, ist der Wechsel aus dem beidhändigen Hang in den Arm-Bein-Hang ohne Hilfestellung – das heißt, ohne in die richtige Position springen oder sich mit den Füßen auf einer senkrechten Fläche wegzudrücken zu können. Deshalb lassen sich alle notwendigen Phasen und Übergänge in einfachere, spezifische Übungen aufteilen, mit denen man Kraft, Stabilität und die Sicherheit entwickeln kann, die nötig sind, um die gesamte Sequenz effektiv auszuführen.

Am schnellsten kommt man aus dem beidhändigen Hang in einen Arm-Bein-Hang, indem man sich direkt in selbigen hochzieht.

Aber ein solcher Übergang erfordert eine Kraft, die du vielleicht noch nicht entwickelt hast. Bevor ich also den gleitenden Swing-up als solchen beschreibe, zeige ich dir den Übergang aus einem beidhändigen Hang in einen Arm-Bein-Hang als Hang mit abgelegten Unterarmen und einfachem Beinhaken (leichter für alle, denen noch die nötige Kraft fehlt). Dieser Übergang in Kombination mit dem gleitenden Swing-up stellt die einfachste Methode dar, um aus einem beidhändigen Hang ohne Hilfe auf eine horizontale Auflagefläche zu kommen.

## Übergang in den Hang mit abgelegten Unterarmen und einfachem Beinhaken

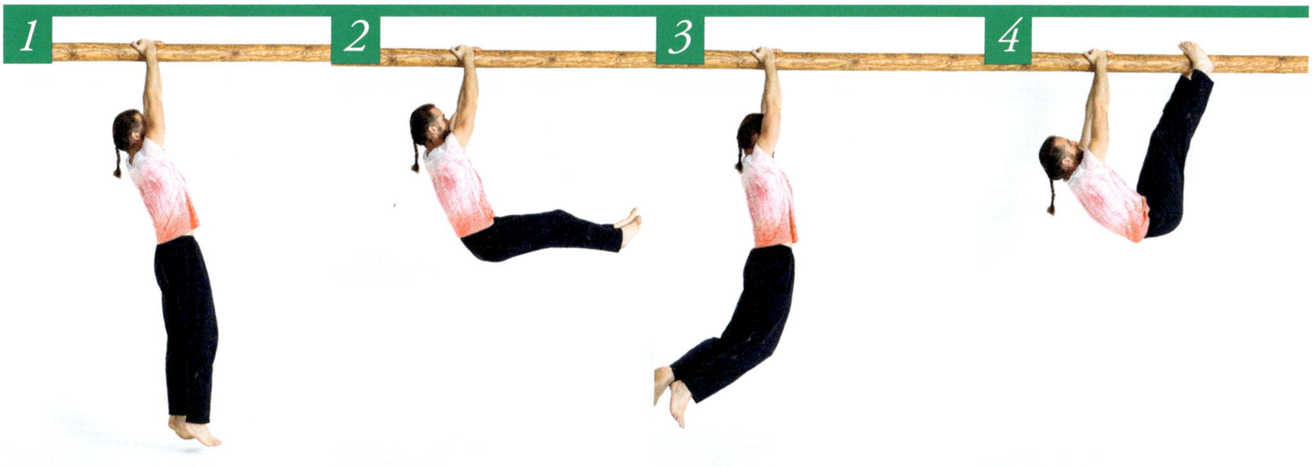


**1** Gehe in einen beidhändigen, statischen Querhang mit schmaler Basis. Du kannst deine Finger verschränken, um mehr Halt zu bekommen.

**2** Leite eine Schwungbewegung nach vorne ein. Wenn deine Bauchmuskeln nicht stark genug sind, du aber über ausreichend viel Oberkörperkraft verfügst, kannst du während des Schwingens die Arme beugen, damit sich die Beine besser heben.

**3** Lasse deine Beine nach hinten durchschwingen.

**4** Verwende den Vorwärtsschwung der Beine, um deine Füße auf die Auflagefläche zu bringen, damit du sie mit den Innenkanten deiner Füße greifen kannst, um einen beidhändigen Hang mit Fußklammer einzunehmen.

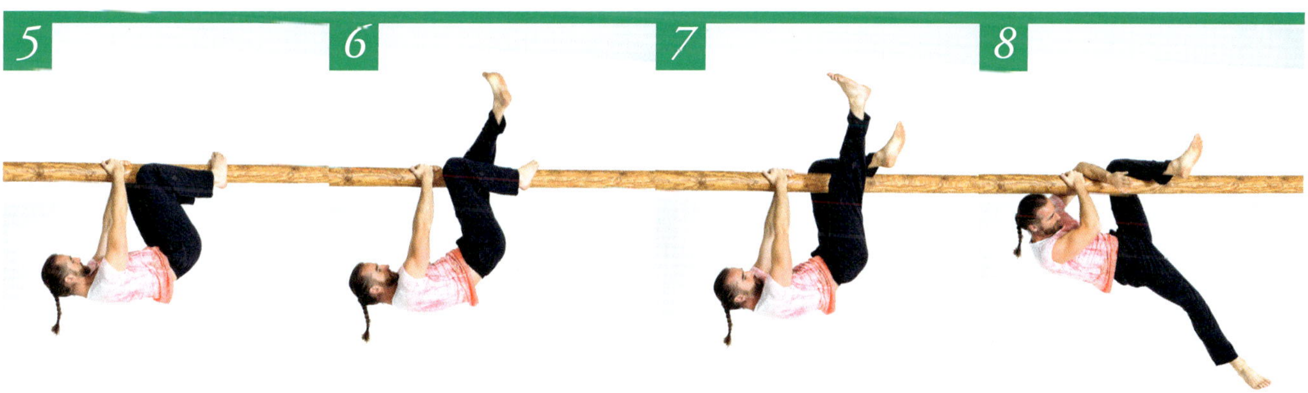


*(Fortsetzung auf der nächsten Seite)*

**5** Halte die Arme gestreckt und ziehe mit den Füßen, um die Knie zur Auflagefläche zu heben und dort zusammenzudrücken.

**6** Bringe ein Bein auf und über die Oberfläche, beuge das Knie, um einen Beinhaken zu bilden. Aus dieser Position kannst du mit deinen Armen ziehen, um auf der Seite des Beinhakens einen Armhaken zu bilden. Ansonsten nutzt du den Schwung deines Beins, um zum Armhaken überzuleiten.

**7** Strecke das andere Bein gerade nach oben.

**8** Schwinge dein gestrecktes Bein nach unten, um Schwung zu holen, und ziehe dich sofort mit den Armen hoch.

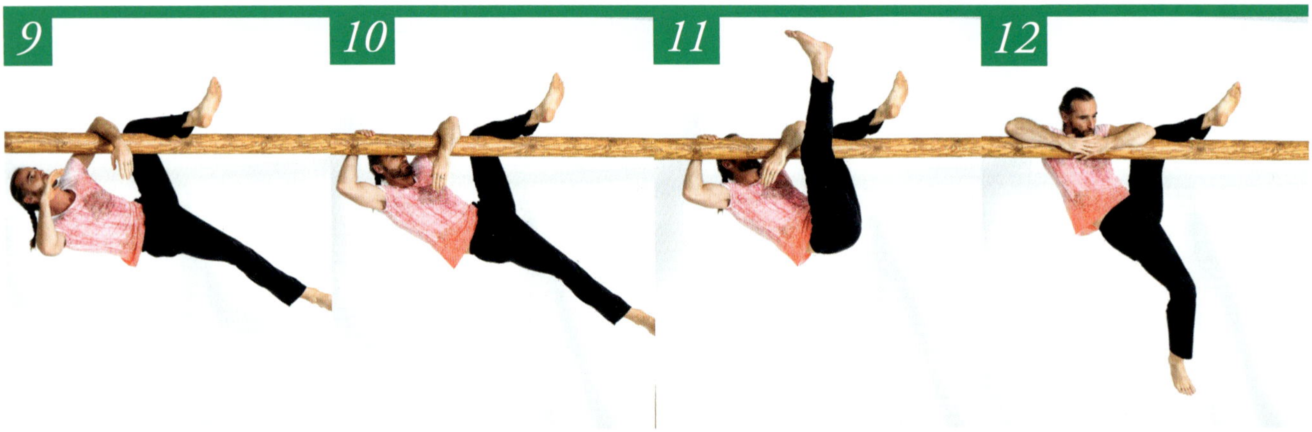


**9** Dein freies Bein und deine freie Hüfte bleiben entspannt. Lasse die Hand deines freien Arms los, um in einen ispilateralen Hang mit einfachem Arm- und Beinhaken zu kommen.

**10** Lege deine freie Hand auf der Seite des eingehakten Beins auf die Auflagefläche und verwende einen Ristgriff.

**11** Hebe das freie Bein auf der anderen Seite der Auflagefläche gerade nach oben.

**12** Schwinge das freie Bein schnell nach unten, um Schwung zu erzeugen, damit dein Unterarm am Ende der Zugbewegung auf die Oberfläche kommt. Damit befindest du dich im Hang mit aufgelegten Unterarmen und einfachem Beinhaken.

## TECHNIKTIPP

Nachdem du alle Schritte durchlaufen hast und im Arm-Bein-Hang bist, befindest du dich in einer Position, in der du auf die Fläche klettern kannst. Ganz gleich, welche Variante des Swing-ups du verwendest: Weil du nur ein Bein einhakst, sind alle Varianten unilaterale Bewegungen. Deshalb musst du die Übung auf beiden Seiten wiederholen (und abwechselnd das linke und rechte Bein einhaken), um auf beiden Seiten diesen Bewegungsablauf zu lernen.

Wenn die Auflagefläche schräg ist, muss sich das eingehakte Bein auf der Seite befindet, die tiefer als deine Arme und dein Oberkörper ist.

## SICHERHEITSHINWEIS

Instabile horizontale Oberflächen können dich leicht in dem Augenblick aus der Balance bringen, in dem du mit dem Bein Schwung holst, deshalb sind sie die schwierigsten Oberflächen, auf denen man Swing-ups üben kann.

## Gleitendes Hinaufschwingen

Du beginnst das gleitende Hinaufschiwngen (Swing-up) damit, dass du mit beiden Achseln und einfachem Beinhaken im Seithang bist. Du führst die Bewegung in erster Linie dadurch aus, dass du mit den Beinen eine Gewichtsverlagerung einleitest und dabei mit dem Oberkörper fast gar nicht ziehst. Der gleitende Swing-up ist ein hervorragender Einstieg in die verschiedenen Varianten des Swing-ups: Weil du gar nicht mit dem Oberkörper ziehen kannst, lehrt dich diese Bewegung, deine Beine einzusetzen und durch den Beinschwung eine möglichst effiziente Gewichtsverlagerung zu erzielen, die bei allen Varianten des Swing-ups wichtig ist.

### TECHNIKTIPP

Weil deine Brust engen Kontakt zur Auflagefläche hält (und sogar an ihr entlangscheuert), kann das gleitende Hinaufschwingen unangenehm sein. Aus diesem Grund sollten Frauen eine Hybridvariante verwenden, die das Muster des gleitenden Swing-ups mit dem Muster des Hinaufschwingens in den Unterarmstütz kombiniert, der gleich im Anschluss vorgestellt wird.

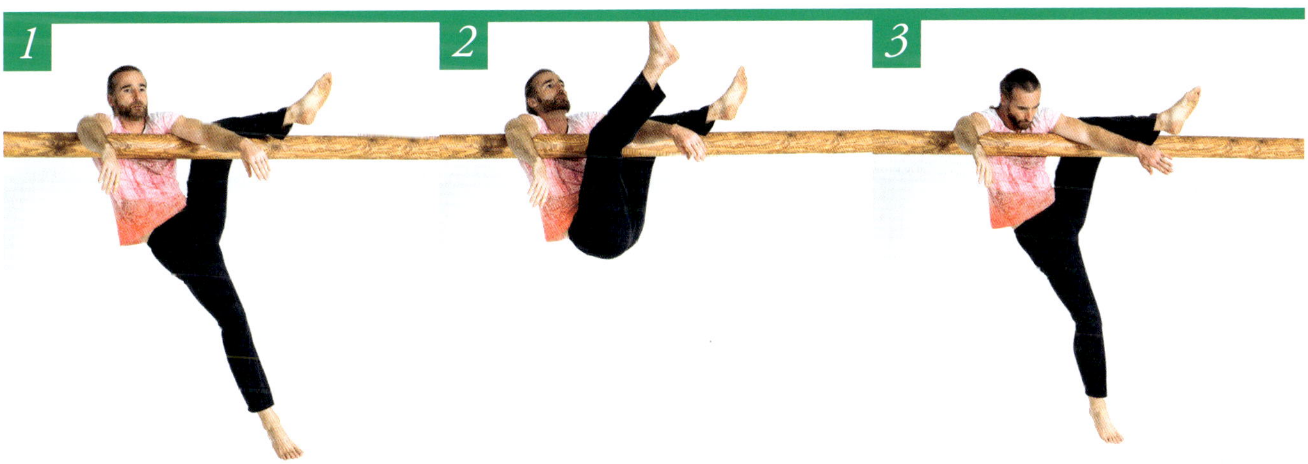


(Fortsetzung auf der nächsten Seite)

**1** Wenn du mit den Achseln nicht schon auf der Auflägefläche liegst, drückst du mit deinen Unterarmen dagegen, um die Brust gerade so weit anzuheben, dass du deine Position auf die Achseln verlagern kannst. Beide Arme sollten vor dem Körper gestreckt und entspannt sein. Das ist die Ausgangsposition des gleitenden Swing-ups.

**2** Bringe dein freies Bein vor den Körper, um dich auf ein schnelles Schwingen von Bein und Hüfte vorzubereiten.

**3** Schwinge dein freies Bein schnell und energisch abwärts.

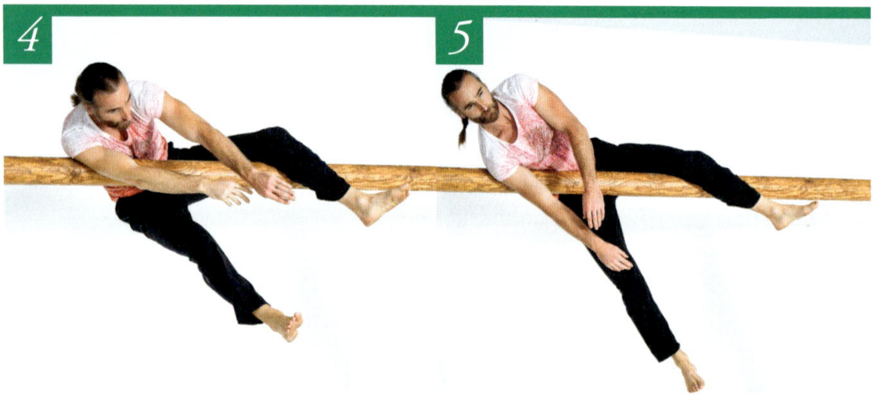


4 Während deine Hüften hinter der Auflagefläche aufsteigen, drückst du mithilfe des eingehakten Beins die unterstützende Fläche nach unten, um deinen Körper nach oben zu bringen, und lehnst dich auf die Seite des Schwungbeins, um die Achsel auf der Seite des eingehakten Beins von der Oberfläche zu lösen und anzuheben. Drücke mit dem Stützarm gegen die Stützoberfläche, um deinen Schwerpunkt weiter anzuheben.

5 Wenn deine Hüften und dein Schwerpunkt ihren höchsten Punkt erreicht haben, verlässt du die hängende Position, um in eine balancierende Position zu kommen. Die Zugbewegung des eingehakten Beins verwandelt sich in eine Druckbewegung, die dazu führt, dass sich der Rumpf an der Stützoberfläche entlang streckt, bis du vollständig gestreckt bist. Halte das Gleichgewicht über der Stützoberfläche. Hebe deine Hüften und den Oberkörper etwas weiter an, bis sich dein Schwerpunkt vertikal über deiner Stützbasis befindet.

## TECHNIKTIPP

Anfänger neigen dazu, ihre Position mit ihren Händen und Armen zu sichern, indem sie die Auflagefläche zu greifen versuchen. Das ist ein ineffizienter Reflex, weil sich deine Balance in der Aufrichtung nicht auf die Spannung in deinen Armen verlässt; sie verlässt sich auf deinen Schwerpunkt, der gut über deiner Stützoberfläche ausbalanciert ist. Wenn du das Gefühl hast, dass dich die Schwerkraft nach hinten zieht, solltest du mit deinem eingehakten Bein ziehen und mit den Innenseiten der Oberarme nach unten drücken.

Wenn du oben auf der Fläche in einer balancierten Position angekommen bist, legst du deine Arme darauf ab, um die Arme und den Rumpf wie beim Aufstehen mit drei Auflagepunkten zu strecken – oder du bringst deinen Stützarm auf der anderen Seite in eine Balancierposition, bei der du entweder auf dem Bauch liegst oder rittlings auf dem Holm sitzt. Wenn du diese Bewegung zum ersten Mal ohne fremde Hilfe schaffst, wirst du vermutlich euphorisch sein.

## TECHNIKTIPP

Der Beinschwung ist entscheidend, um den erforderlichen Impuls zu erzeugen, der deinen Schwerpunkt stark genug anhebt, bevor du mit den Armen ziehen kannst. Wenn der Beinschwung nicht schnell oder hoch genug ist, reicht der Schwung dafür nicht aus. Dein Bein muss vor oder während des Schwungs nicht unbedingt vollständig gestreckt sein. Wichtig ist, dass die Hüftbewegung ausgeprägt ist; die Extension des Beins unterstützt aber eine schnellere Hüftbewegung und einen größeren Impuls, der von Bein und Hüfte ausgeht.

### Fehlerquellen

Sobald die Ausgangsposition eingenommen wurde, treten oft folgende Fehler auf:

- Das Stützbein ist nicht richtig eingehakt; die Wade (und nicht die Kniekehle!) liegt auf der Fläche auf. Manchmal ist die ischiocrurale Muskulatur nicht ausreichend angespannt, um die Position zu stabilisieren. Wenn das Bein nicht korrekt eingehakt ist, ist die Position zu instabil, um das Beinschwingen zu steuern und nach oben zu übertragen; dann muss man sich bemühen, wieder in eine stabile Position zu kommen, das Anheben der Position wird dann sekundär.
- Dem Beinschwingen mangelt es an Geschwindigkeit, Amplitude oder beidem. Der Körper schwingt zurück, aber nicht hoch (oder nicht hoch genug).
- Wenn das Schwungbein wieder nach vorne kommt, verlagert sich der Schwerpunkt nach vorne und unten.
- Man zieht nach dem Beinschwingen nicht mit dem eingehakten Bein.
- Nach dem Beinschwingen steigt zuerst der Körper nach oben, dann nach oben und zur Seite, und schließlich ganz zur Seite. Wenn du versuchst, deinen Körper nur nach oben zu heben statt zur Seite, wird die Schwerkraft den Körper nach unten ziehen.
- Man drückt sich nicht mit dem eingehakten Bein ab, was dazu führt, dass man den Körper nicht zur Seite drückt, um den Schwerpunkt in eine ausbalancierte Position über der Auflagefläche zu bringen.

## Hinaufschwingen in den Unterarmstütz

Diese Variante des Hinaufschwingens ermöglicht einen schnelleren aufwärtsgerichteten Übergang, der den Körper auf eine höhere Balanceposition hebt. Sie erfordert mehr Oberkörperkraft, um mit den Unterarmen zu ziehen, die mithilfe von Arm-Hang-Bewegungen wie dem Klimmzug (Pull-up) und dem Übergang in den Stütz (Pop-up) spezifisch entwickelt werden kann (und infolgedessen den Unterarm-Swing-up deutlich erleichtern wird). Diese Bewegungen fndest du im Abschnitt über Aufwärtsbewegungen im Armhang weiter hinten in diesem Kapitel.

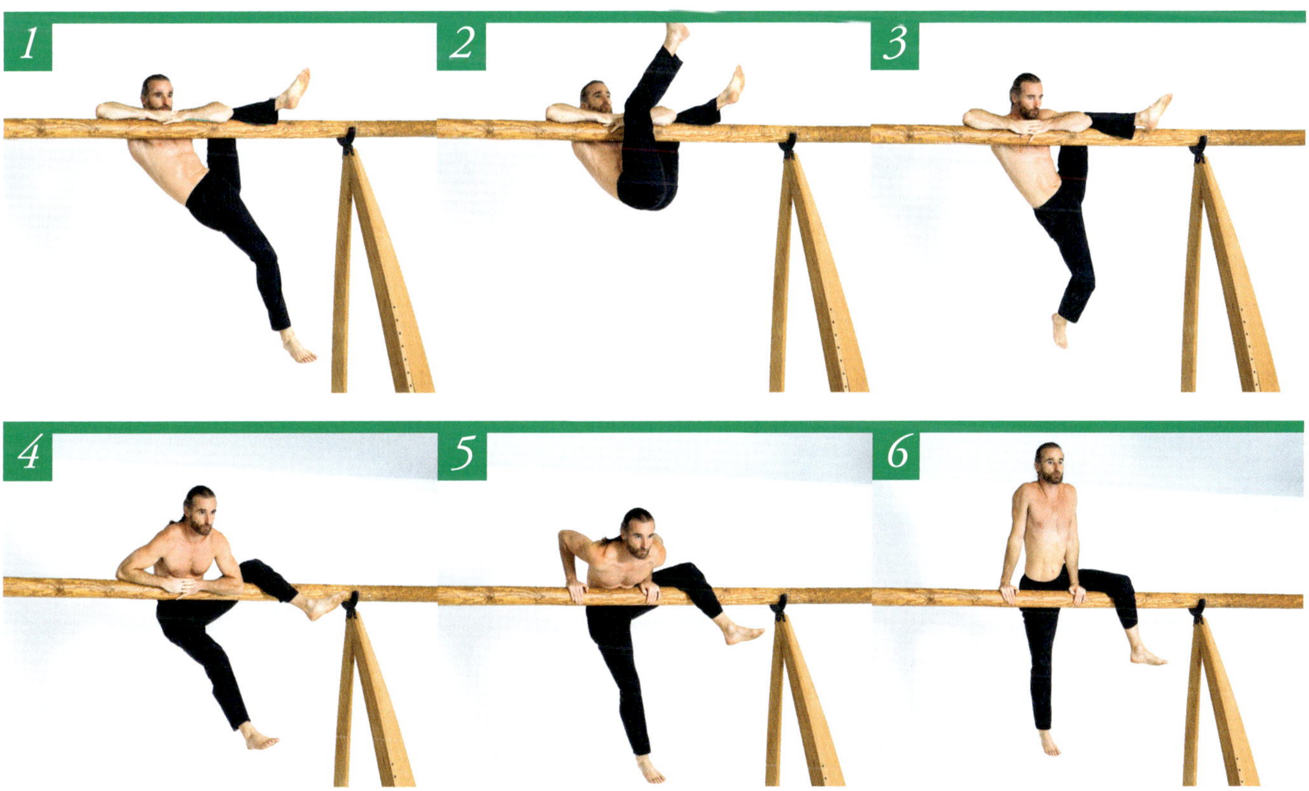

## Fehlerquellen

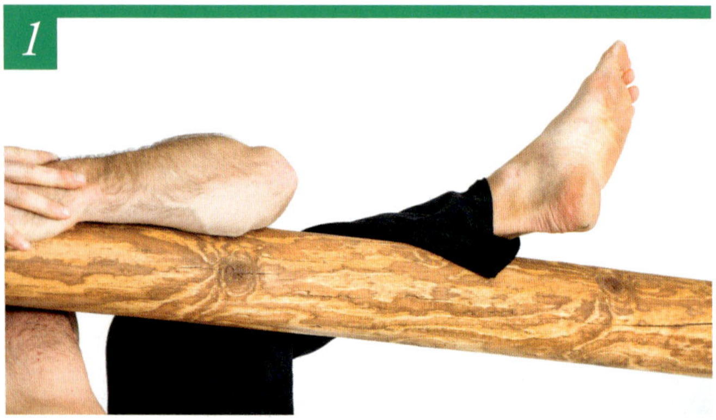


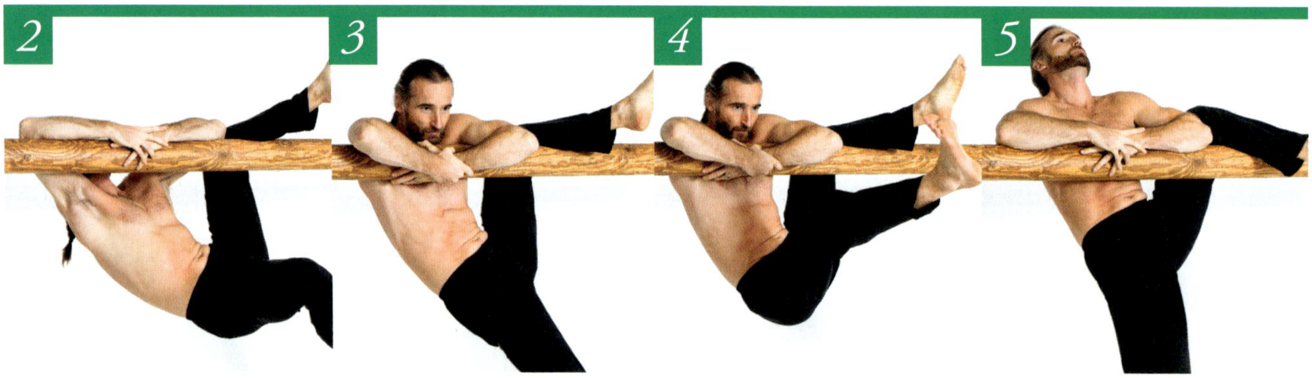


**1** Der Beinhaken ist falsch ausgeführt (Wade liegt auf).

**2** Tiefer Hang mit aufgelegten Unterarmen, bei dem deine Schultern tiefer als die Unterarme sind und eine rotierte Hüftposition vorliegt. Der tiefe Hang erschwert das Erreichen der oberen Position, weil du aus einer tieferen Position ziehen, mehr Kraft erzeugen und eine größere Strecke zurücklegen musst. Die äußere Position des eingehakten Beins und der Hüfte lenkt das Schwungbein und den Schwung von einer Frontalachse weg, die den Schwung effizienter nach oben übertragen würde.

**3** Inkorrekte Armposition, bei der die Innenseiten der Oberarme auf der Fläche aufliegen. Dies führt zu mehreren Problemen: Es verringert den Bewegungsumfang deiner Arme sowie die Höhe, in die der Körper aufsteigen kann, zudem noch die Zugkraft, die man erzeugen kann. Die Brust kommt näher an die Auflagefläche, was dazu führt, dass sie gegen die Oberfläche prallt und deinen Rumpf nach hinten statt nach oben drückt. Schließlich bewirkt es einen instabilen Halt, weil man (bedingt durch den Schwung) leicht abzurutschen droht, was das Problem verschlimmert.

**4** Wenn man sein Schwungbein wieder nach vorne bringt, verlagert sich der Schwerpunkt nach vorne – und deine Position nach unten.

**5** Man richtet den Schwung und die Zugbewegung ausschließlich nach oben statt nach oben und nach vorne. Der Oberkörper kippt dann schnell nach hinten und unten, das heißt weg von der Auflagefläche.

Andere Fehler, die nicht auf den Bildern gezeigt werden, sind:

- Ein zu hohes Aufsteigen im Hang mit aufgelegten Unterarmen, das den Bewegungsumfang und die Zugkraft verringert.
- Ein Beinschwung, der nicht schnell und/oder hoch genug ausgeführt wird. Der Körper schwingt zurück, aber er schwingt nicht hoch (oder nicht hoch genug).

# Aufwärtsbewegungen im Armhang

Man verwendet Aufwärtsbewegungen im Armhang hauptsächlich, um zwischen zwei Techniken zu wechseln, eine ausbalancierte Position auf der Auflagefläche zu halten (wie die Einnahme des Stützes) oder um sich nach einem höheren Griff zu strecken und diesen zu ergreifen.

Obwohl für diese Bewegungen eine gewisse Technik erforderlich ist, benötigt man vor allem Oberkörperkraft. Eine solche Kraft lässt sich nur durch engagiertes, systematisches Training entwickeln. Wenn du in der Lage wärst, eine erfolgreiche Aufwärtsbewegung aus einem Arm-Bein-Hang zu erzielen – wie den Swing-up –, wirst du umso euphorischer sein, wenn du das erste Mal einen Übergang vom Hang in den Stütz schaffst, bei dem du dich ausschließlich mit den Armen hochziehst. In den meisten Fällen sind ökonomischere Alternativen verfügbar, um dasselbe Ergebnis zu erzielen – nämlich auf die Auflagefläche zu kommen –, aber sie sind nicht so schnell (und in manchen Fällen kommt es auf die Geschwindigkeit an). Deshalb sind die Aneignung dieser Techniken wie auch die Kraftentwicklung entscheidend, um besser auf mögliche Situationen vorbereitet zu sein, die in der Realität eintreten können.

## Klimmzug und Übergänge in den Stütz und Unterarmstütz

Du entwickelst dein Kraftfundament in den Händen, Armen und dem Core, wenn du dich zunächst mit verschiedenen Arm- und Arm-Bein-Hang-Positionen, Übergängen und Bewegungen befasst. So verbesserst du deine Fähigkeit, deinen gesamten Körper miteinander zu vernetzen und deine Gelenke und dein Bindegewebe vorzubereiten, um die Fähigkeit zu entwickeln, Klimmzüge zu machen. Sonst wird der erste Versuch eines Klimmzugs nicht nur eine heillose mentale Überforderung sein, sondern auch deiner Gesundheit schaden. Die Rückkehr in eine Hängeposition und Bewegungen im Hang ist kein Rückschritt. Es ist nur gesunder Menschenverstand und ein natürlicher Weg, dem Kinder ganz automatisch folgen. Erwachsene können denselben Weg genauso effektiv nutzen.

## Klimmzug mit den Schulterblättern

Klimmzüge mit den Schulterblättern verfolgen das Ziel, eine leicht angehobene, beidhändige Hängeposition einzunehmen. Sie eignen sich für Menschen, die Probleme damit haben, ihren Schultergürtel und Latissimus zu aktivieren (was die erste Bewegung eines effizienten Klimmzugs sein sollte). Die Fähigkeit, die Schulterblätter im Hang nach unten zu ziehen, ist eine hervorragende Art zu lernen, wie man einen Klimmzug mit dem Latissimus initiiert, um den Rücken für das Ziehen stärker zu machen. Das Beugen des Bizepses ist die nächste Phase in der Ausführung eines Klimmzugs. Du kannst den Schulterblattklimmzug auch anwenden, um aus dem Hang einen Vorwärtsschwung zu erzeugen, weil die Bewegung deinen Schwerpunkt nach vorne bringt. Wenn du die Bewegung zeitlich korrekt abstimmst und bei Bedarf eine Vorwärtsbewegung deiner Beine dazunimmst, ist das eine effektive Art, das Vorwärtsschwingen zu intensivieren. Diese Bewegung lässt dich besser verstehen, wie man den Zug für den beidhändigen Hang mit Fußklammer oder Varianten des beidhändigen Hangs mit einfachem Fußhaken einleitet.

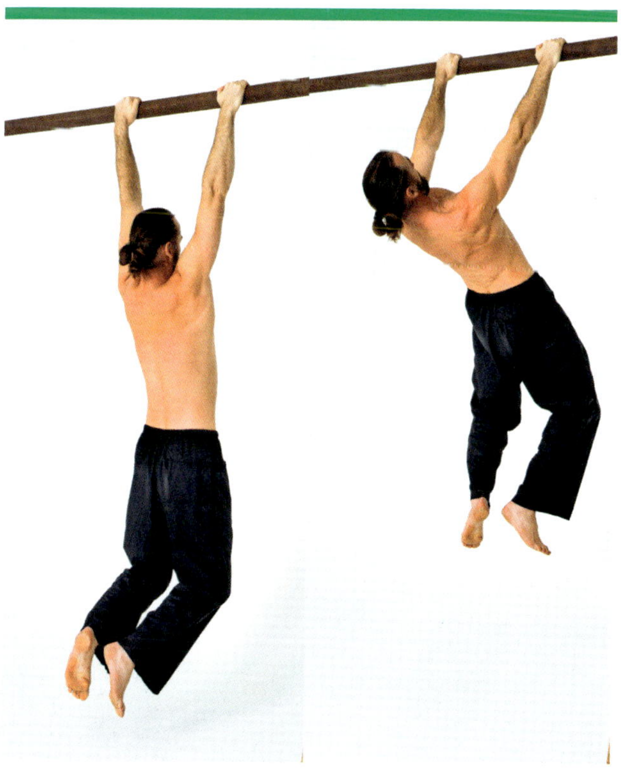

## Beidhändiger Klimmzug im Seithang

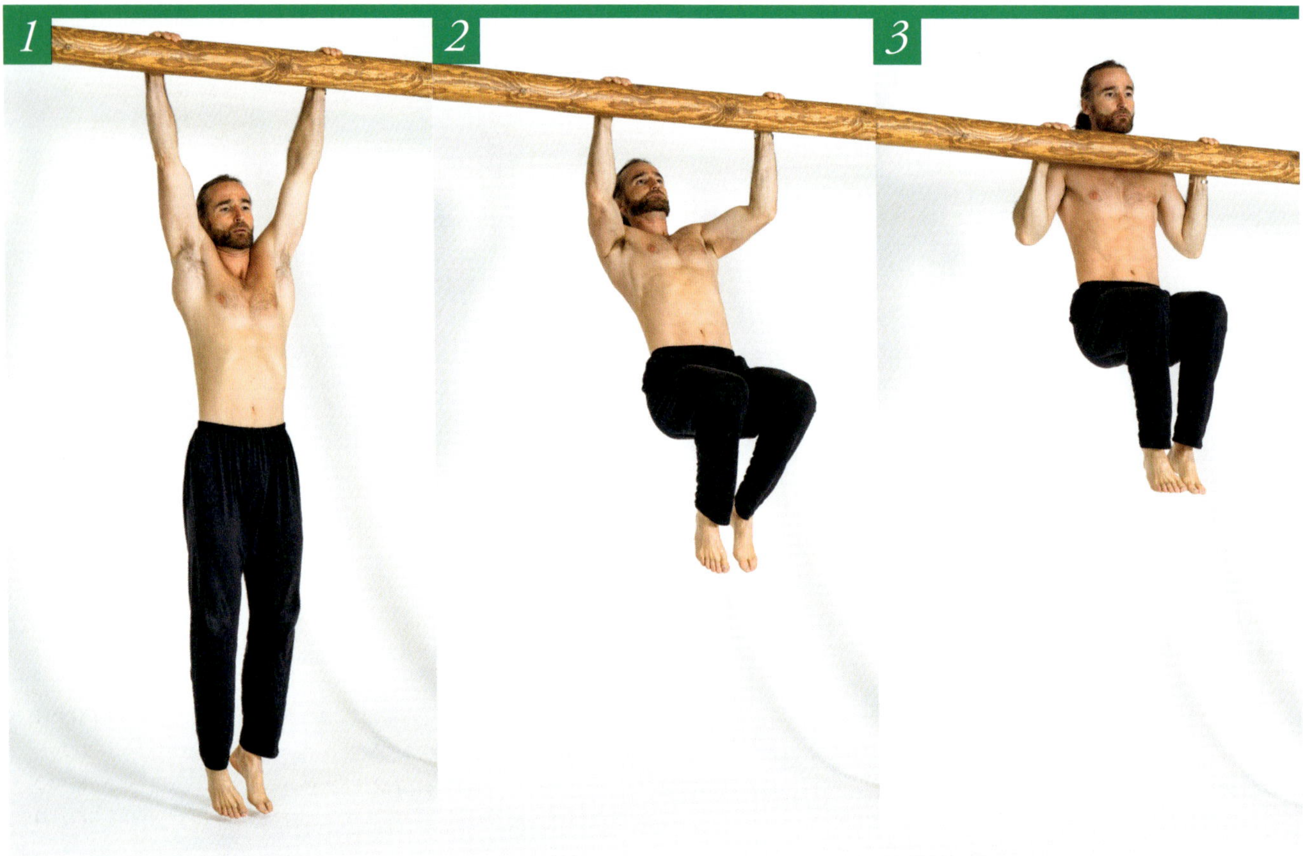


1 Beginne im beidhändigen Seithang und spanne Latissimus, Rumpf und Schultergürtel an, indem du mit den Schulterblättern eine Zugbewegung einleitest.

2 Nachdem du angefangen hast, deinen Hang aus den Schulterblättern zu initiieren, beugst du sofort die Arme und hältst die Wirbelsäule gerade, um deine Brust zur Stange zu heben, während du den Körper senkrecht hältst.

3 Halte die hohe Körperspannung, um eine stabile Wirbelsäulen-, Schulter-, Brust- und Armposition sowie eine Bewegung bis ganz nach oben zu gewährleisten. Beuge deine Arme weiter und hebe deinen Körper an, bis du in der oberen Endposition bist. Ziehe deine Ellbogen ganz zurück, was dazu führt, dass sich deine Schulterblätter zusammenschieben und die Brust nach vorne kommt; es unterstützt auch die lineare Ausrichtung deiner Wirbelsäule (siehe die Bilder der Rückenansicht).

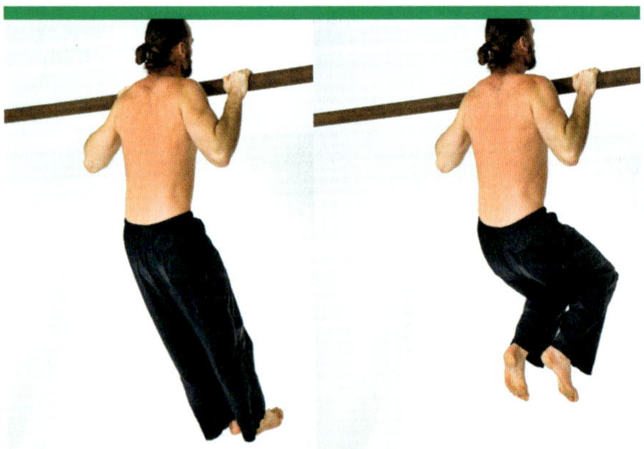

## Fehlerquellen

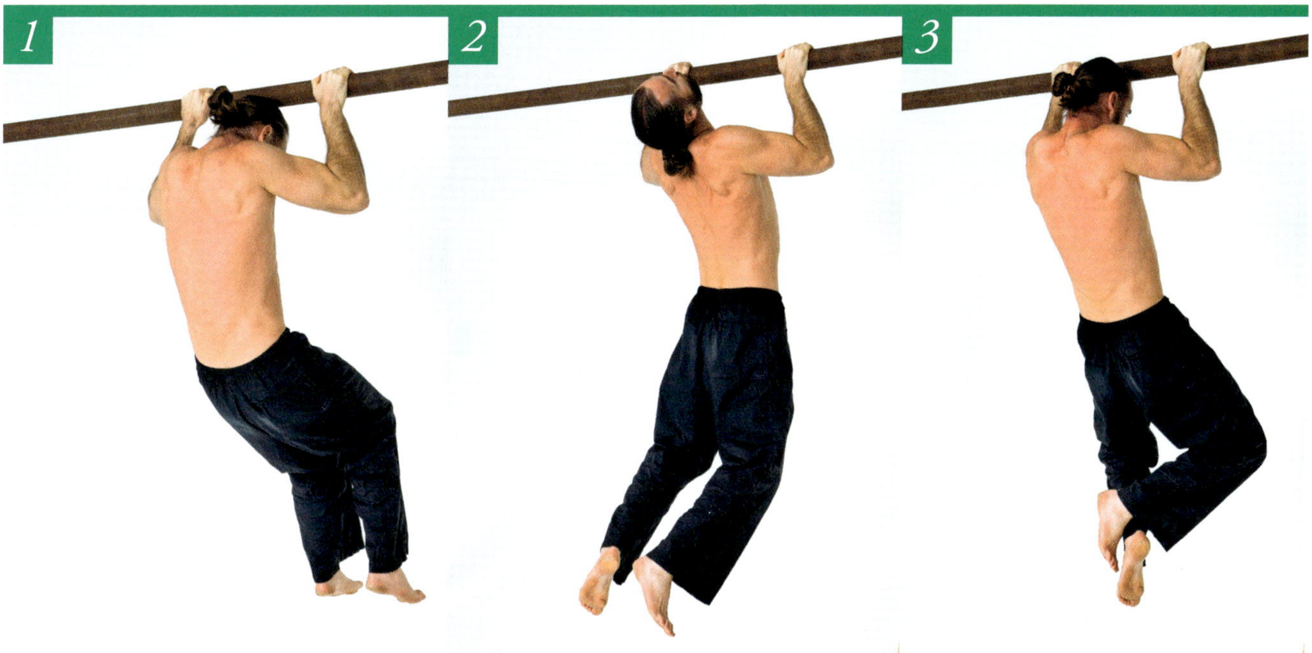


**1** Dein Kopf ist eingezogen, wobei dein Scheitel gegen die Oberfläche stößt. Dein Oberkörper rundet sich, wodurch sich die Brust einrollt, die Ellbogen nach vorne kommen und sich der Körper von der Stange entfernt. Selbst wenn du den Kopf oben hältst, sorgen die ineffiziente Position, der kompakte Oberkörper und der Abstand zur Stützoberfläche dafür, dass du langsamer wirst und die Bewegung nicht abschließen kannst, weil dein Kinn nicht über die Stange kommt. Du kannst dabei auch nicht sehen, wohin du als Nächstes greifen musst, und stößt dir möglicherweise weiter den Kopf an. Diese natürliche Bewegung darf keine gedankenlose Kraftübung werden; bewahre eine realistische Einstellung, als ob du tatsächlich klettern würdest.

**2** Die nach hinten geneigte Kopfhaltung ist verkehrt, sofern sie keine notwendige Anpassung ist, weil die Oberfläche über dir nach hinten geneigt ist oder du mit beiden Händen über Kopf und nach hinten greifen willst.

**3** Es ist eine Unart, mit gekreuzten Füßen Klimmzüge zu machen. Du solltest es tunlichst vermeiden, deine Beine in einer solchen festen Position zu halten. Vielleicht musst du einen Fuß (oder beide Füße) strecken und als Auflagepunkte verwenden (oder du fällst und musst auf beiden Füßen landen). Deine Beine müssen frei schwingen und in Bereitschaft bleiben, um auf alle Eventualitäten gefasst zu sein.

### TECHNIKTIPP

Stelle dir bei dieser Übung ein realistisches Szenario vor, beispielsweise dass du tatsächlich an einer Felswand oder Häuserfassade kletterst, statt den Klimmzug zu einer gedankenlosen Kraftübung verkommen zu lassen.

## Schwierigere Varianten des Klimmzugs

**1** Klimmzug mit Gewichtsweste.

**2** Klimmzug mit Heben einer Hand: Dieser Klimmzug hilft dir, die Explosivität und Stabilität zu entwickeln, die nötig sind, um einen höheren Griff zu erreichen (oder Power-ups zu machen). Wenn du einen Arm streckst, wird deine Position zu einem unilateralen, statischen Halten, das heißt, deine Stützbasis besteht nur noch aus einem einzigen Auflagepunkt und dein Schwerpunkt bewegt sich eher in eine vertikale Ausrichtung, damit du das Gleichgewicht nicht verlierst. Indem du die Ellbogen eng am Körper hältst, kannst du das Gleichgewicht halten, bis du das Ziel zu fassen bekommst oder deine Hand auf ihre vorige Höhe zurückkehrt (weil dein Schwerpunkt mit dem Auflagepunkt näher an der vertikalen Ausrichtung bleibt).

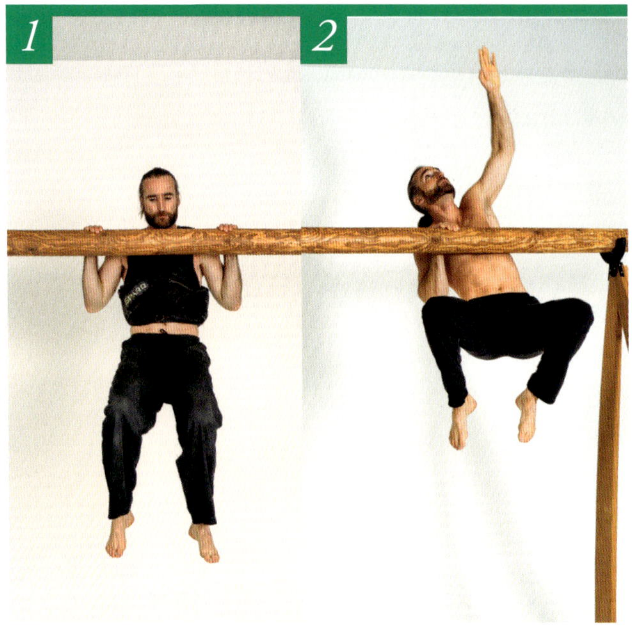


Hier noch ein paar andere Variationsmöglichkeiten:

- verschiedene Griffvarianten (Fingerlöcher, Seil und so weiter), unter anderem auch dickere Oberflächen, die die Finger und damit die Griffkraft stärker beanspruchen;
- instabile Oberflächen;
- das Anheben und statische Halten der Position;
- langsame Negativbewegungen (nur die Abwärtsbewegung, also sich langsam aus der oberen Endposition in die untere absenken).

## Vom Klimmzug im Seithang in den doppelten Unterarmhang auf mittlerer Höhe

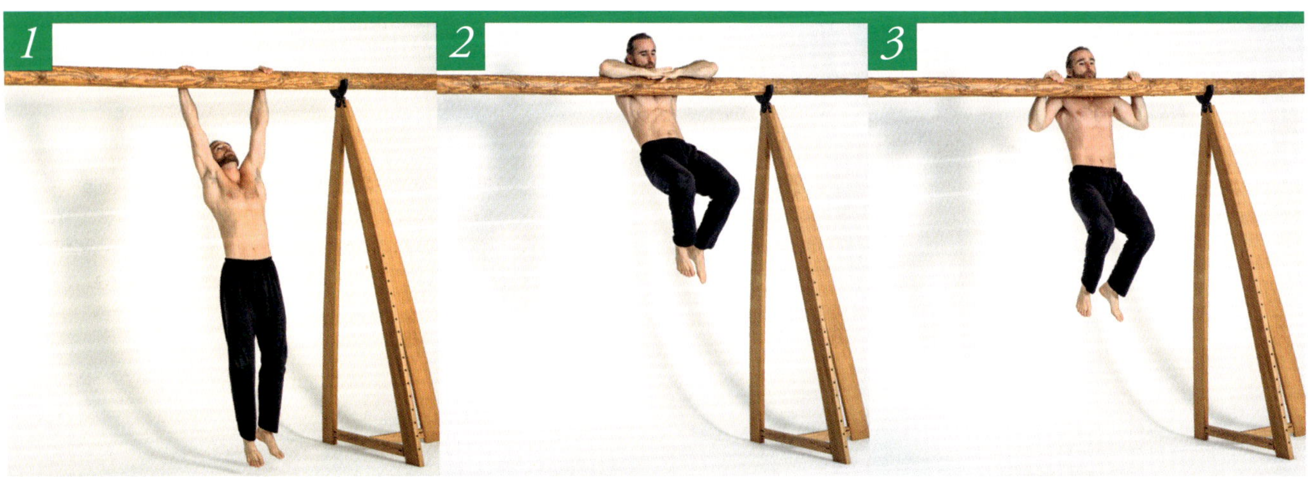

## Doppelter Unterarmhang – Details

Die Ausführung eines Pop-ups ist mehr als nur eine Frage der Muskelkraft; sie erfordert auch eine gute Technik für die spezifische Positionskontrolle im doppelten Unterarmhang. Die Position deiner Arme auf der Auflagefläche ist für deine Stabilität, Balance und den Bewegungsumfang essenziell. Ohne die korrekte Ausrichtung deiner Unterarme wirst du nicht in der Lage sein, so viel Kraft zu entwickeln, wie tatsächlich in dir steckt.

Die Details dieser spezifischen Positionskontrolle gelten auch für den Unterarm-Swing-up. Das Training des Unterarm-Swing-ups hilft dir bei der spezifischen Positionierung des Klimmzugs aus dem Hang mit aufgelegten Unterarmen sowie dem Pop-up. Das Training dieser Bewegungen macht deine Grundposition beim Unterarm-Swing-up und dem dazugehörigen Zug wiederum stärker und effizienter.

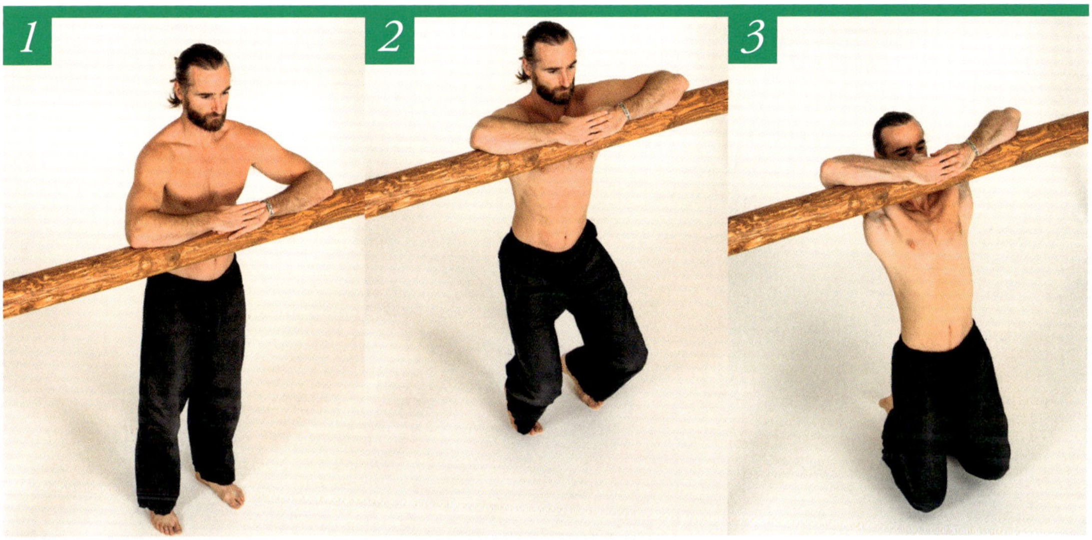


1 Stelle dich frontal zum Holm und lege beide Ellbogen etwas mehr als schulterbreit darauf. Senke deine Unterarme auf die Fläche. Deine Hände sollten übereinanderliegen und die Fingerspitzen jeweils zum Ellbogen der Gegenseite zeigen, wobei die Spitzen etwa auf den Handgelenken aufliegen. Deine Daumen beziehungsweise Fingerknöchel sind an der Körpermittellinie ausgerichtet.

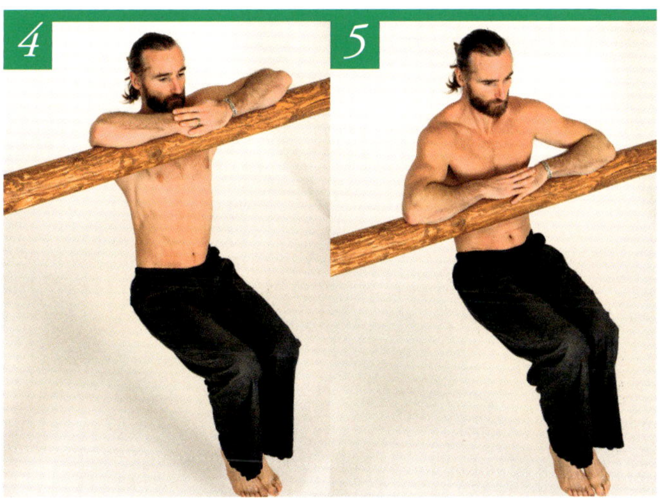


2 Senke deinen Schwerpunkt mit einer halben Beinstreckung, während du mit deinen Unterarmen nach unten drückst. Du solltest spüren, wie sich dein Körpergewicht auf die Unterarme verlagert und deine Ellbogengelenke ein wenig von der Stützoberfläche abheben. Aktiviere deinen Latissimus (breiten Rückenmuskel) und die Schulterblätter.

3 Verlagere dein gesamtes Körpergewicht auf die Unterarme, hebe die Füße an und spanne den Rücken stärker an, damit du in einen doppelten Unterarmhang kommst. Deine Ellbogen bewegen sich in einer leichten Außenrotation nach außen und hinten.

4 Teste die Stabilität der Auflagefläche sowie deine Kraft, indem du deinen Rumpf anhebst, damit deine Schultern auf derselben Höhe wie die Unterarme oder die Auflagefläche (oder etwas tiefer) sind. Deine Knie sind geschlossen und vor dem Körper. Behalte eine kontrollierte Bauchatmung bei.

5 Nun kannst du deinen Körper anheben, indem du deine Schultern über die Auflagefläche steigen lässt und den hohen Hang für einige Sekunden hältst.

## TECHNIKTIPP

Du kannst das Halten dieser Position in allen drei Höhen zu einer stationären, isometrischen Übung machen, mit der du die notwendige spezifische Kraft entwickelst. Du kannst auch langsame kurze, aber stabile Unterarmklimmzüge oder langsame negative Klimmzüge (ein kontrolliertes Absenken aus der oberen Endposition) ausführen, bis du mehrere vollständige Klimmzüge aus der unteren Position auf Schulter- beziehungsweise Handhöhe schaffst.

### Fehlerquellen

Du kannst die folgenden Hängepositionen kurz in einer Klettersituation halten, aber sie eignen sich nicht, wenn du in einen Stütz hochkommen willst.

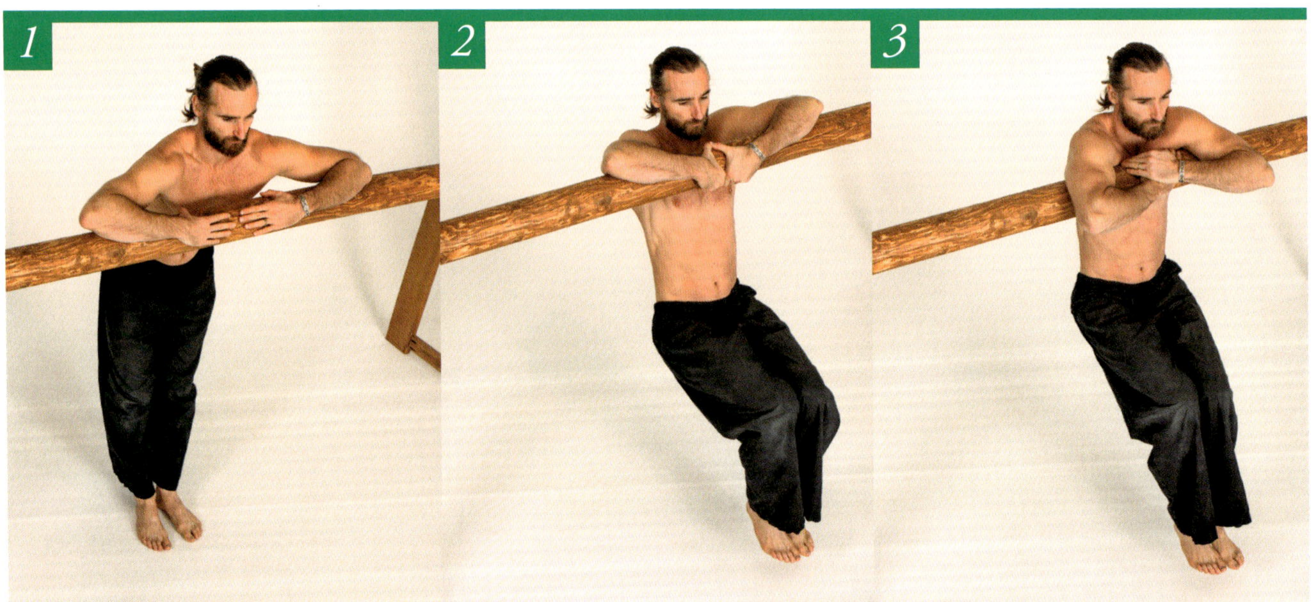


1 Die Stützbasis ist zu breit. Sie reduziert deinen Bewegungsumfang, wie viel Kraft du erzeugen kannst und stört dein Gleichgewicht am Ende der Bewegung.

2 Sofern die Stützoberfläche nicht rutschig ist, ist das feste Anklammern an die Auflagefläche eine überflüssige Anspannung, die dich von der Aufgabe der Kraftentfaltung ablenkt.

3 Das Aufstützen mit den Achseln oder den Oberarminnenseiten bewirkt, dass du keinen Abstand zur Auflagefläche hast und deine Brust nicht aufsteigen kann. Passiert Anfängern, die noch nicht die Kraft haben, um den doppelten Unterarmhang tatsächlich zu halten. Du kannst in dieser Position im Hang bleiben und dich ausruhen, aber du kannst dich nicht bewegen beziehungsweise nur dann, wenn du deine Unterarme nach hinten über die Auflagefläche gleiten lässt oder dich mit einem Bein einhakst.

## Übergang aus dem Klimmzug in den doppelten Unterarmhang

Sobald du weißt, wie du deine Unterarme korrekt auf der Auflagefläche positionierst, die Position halten kannst und sogar einige Unterarm-Klimmzüge schaffst, musst du deine Fähigkeit trainieren, mittels eines Klimmzugs aus dem beidhändigen Seithang in den doppelten Unterarmhang zu kommen.

Es gibt zweite Varianten dieses Übergangs. Die erste, einfachere Variante ist es, einen Klimmzug zu machen und zuerst den einen Unterarm auf die Fläche zu legen und dann den anderen. Für die zweite Variante muss dein Klimmzug explosiv genug sein, um gleichzeitig beide Unterarme auf die Stützoberfläche zu bringen.

Für welche Variante du dich auch entscheiden magst: Dies ist ein notwendiger Übergang, den du beherrschen musst, um dich in den Übergang in den Stütz zu bringen. Beachte, dass das Training der Variante mit gleichzeitiger Positionierung der Unterarme dabei hilft, dieselbe Klimmzugkraft zu entwickeln, die für einen Übergang vom Klimmzug direkt in den Stütz nötig ist.

## Hoher Unterarmklimmzug

Bist du stark genug, um mehrere Unterarmklimmzüge hintereinander zu schaffen, bist du bereit für die Entwicklung der Schnellkraft. Die Ausführung explosiver Unterarmklimmzüge ist die Vorbedingung für den Übergang in den Unterarmstütz. Peile höchstens ein bis drei Wiederholungen an und beschleunige jedes Mal in der Aufwärtsbewegung so zackig wie möglich mit der Absicht, möglichst schnell und hoch aufzusteigen. Ein Anziehen der Knie unterstützt die Kraftentfaltung durch die Gewichtsverlagerung. Die Fotos zeigen die höchste Position, die du erreichen kannst, bevor sich der Unterarmklimmzug in einen Übergang in den Unterarmstütz verwandelt.

## Übergang in den Stütz

Ähnlich wie das Hochziehen vom Klimmzug direkt in den Stütz (Power-up) kannst du den Übergang vom Unterarmklimmzug in den Handstütz (Pop-up) trainieren. Diese Übergänge kannst du auch mit Schwung machen oder mit einer Anhocke kombinieren.

## Übergang vom Unterarmhang in den Stütz mit angehockten Beinen

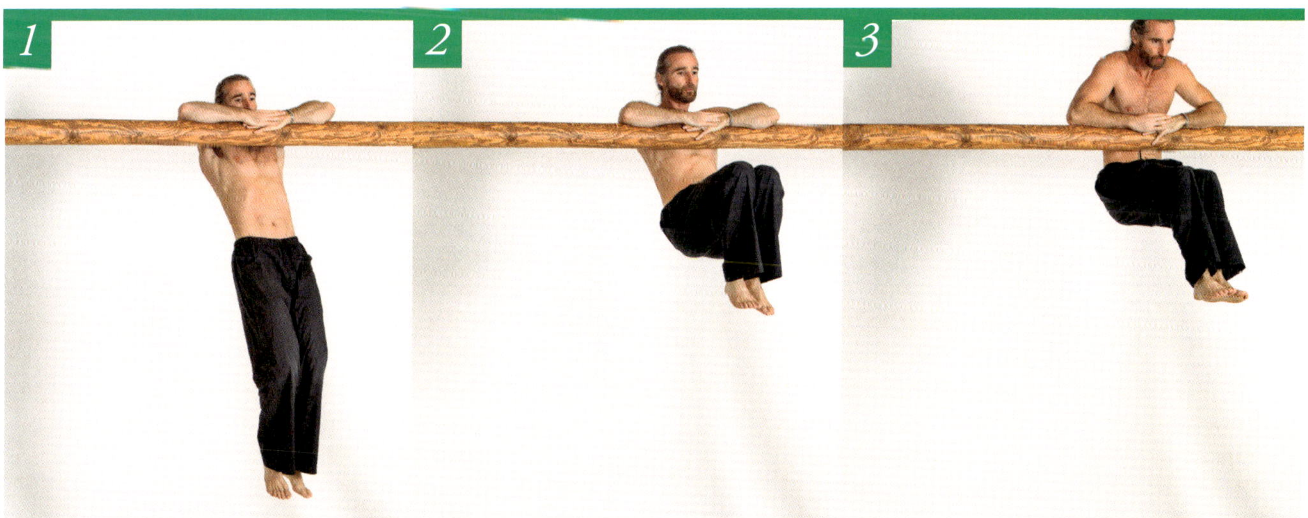


*(Fortsetzung auf der nächsten Seite)*

1 Beginne im doppelten Unterarmhang, bei dem die Schultern auf derselben Höhe wie die Unterarme sind (obwohl du in einem tieferen Hang anfangen könntest). Dein Hang muss so stabil sein wie bei den Klimmzügen mit doppeltem Unterarmhang.

2 Leite ein »Anziehen« ein, das eine Gewichtsverlagerung vom Unterkörper auf den Oberkörper bewirkt. Dafür holst du mit den Fersen Schwung, die du mit einem schnellen Tritt in Richtung Gesäß bewegst. Damit heben sich die Knie und Beine, im Anschluss daran folgen die Hüften und der restliche Körper.

3 Fange sofort an, mit den Armen zu ziehen, während du eine vertikale Position beibehältst.

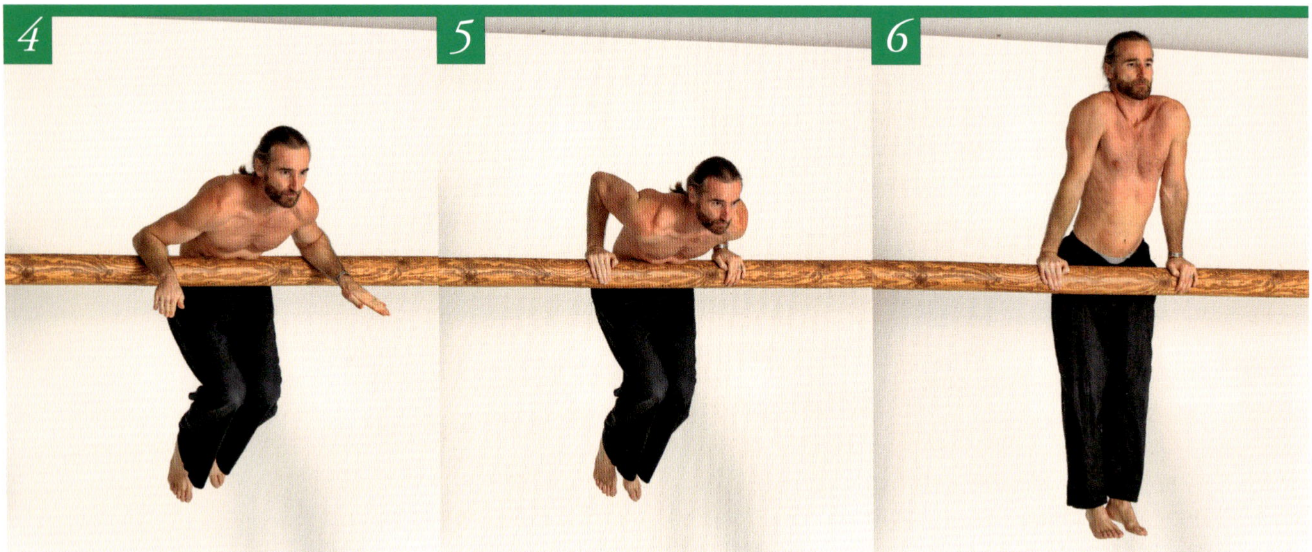


**4** Wenn du die Zugbewegung abgeschlossen hast, lehnst du Kopf, Schultern und Brust nach vorne, um deinen Schwerpunkt über die Auflagefläche zu bringen. Halte die Balance und rotiere die Arme nach außen, während du das Auflegen der Hände auf die Stützoberfläche vorbereitest. In dieser Phase der Bewegung bist du eher in einer Balancier- und weniger in einer Kletterposition. Du kannst deine Unterarme auch in der Anfangsposition halten, wenn du balancieren und dich auf ihnen ausruhen willst (statt die Arme zu strecken und dich anzuheben).

**5** Während du kurz mit dem Bauch auf der Auflagefläche liegst und die Balance hältst, legst du deine Hände nah am Brustkorb auf der Fläche ab.

**6** Verlagere dein Körpergewicht auf die Hände und drücke dich hoch, um in die obere Endposition, den Stütz, zu kommen.

## Fehlerquellen

Wenn du genügend Oberkörperkraft für den Pop-up hast, er dir aber trotzdem nicht so recht gelingen will, sind die folgenden Fehler die gängigsten Ursachen:

- Du fängst die Zugbewegung aus einem erhöhten Unterarmhang an; dadurch reduziert sich der Bewegungsumfang, den du brauchst, um optimal nach oben zu beschleunigen.
- Zu schnelles Ziehen – vor oder gleichzeitig mit dem Anziehen der Knie.
- Ein nach oben und vorne gerichtetes Hochtreten der Knie bei gleichzeitigem Anziehen der Knie, wodurch sich dein Schwerpunkt nach vorne verlegt, du dich zurücklehnst und die Balance verlierst.
- Zu frühe Zugbewegung, bevor du hoch genug gegriffen hast. Das hat zur Folge, dass du mit der Brust gegen die Stange prallst.
- Kein sofortiges Vorwärtslehnen, nachdem die Brust über die Stange steigt.

# 30 Manipulative Bewegungen 1

»Objektmanipulation« bezeichnet im Allgemeinen das geschickte Werfen und/oder Fangen einer großen Vielfalt von Gegenständen (Bälle, Keulen, Ringe, Messer, Nunchakus oder andere halbwegs leichte Objekte) durch Bewegungen, die primär mit den Armen und Händen ausgeführt werden, obwohl hierbei jedes Körperteil zum Einsatz kommen kann. Diese Form der Objektmanipulation dient meist Freizeit- und Unterhaltungszwecken; sie erfordert eine hohe Geschicklichkeit, aber relativ wenig Kraft.

Viele Sportarten beruhen auf anderen Formen der Objektmanipulation: Ein olympischer Gewichtheber benutzt eine Langhantel und wendet Techniken an, die ein enormes Können und viel Kraft erfordern, um sie vom Boden über den Kopf zu heben. Ein Kraftdreikämpfer konzentriert sich beim Powerlifting auf drei Übungen mit hohem Hantelgewicht, die eine enorme Maximalkraft (aber wenig Schnellkraft) erfordern und sich durch einen eingeschränkten Bewegungsumfang auszeichnen. Ein Bodybuilder manipuliert Hanteln, um mehr Muskelmasse zuzulegen; hierfür ist Kraft erforderlich, aber keine besonders ausgefeilten Bewegungsfähigkeiten. Vielleicht kann ein Speerwerfer einen Baseball nicht effizient werfen und ein Baseballspieler ist wahrscheinlich nicht gut darin, einen Speer zu werfen. Ein routinierter Jongleur kann keine Hocke mit einer Langhantel machen, die so schwer ist wie er selbst, während ein Kraftdreikämpfer es technisch vielleicht nicht schafft, ein Objekt präzise zu werfen oder zu fangen. Wir können uns nützliche Techniken und Trainingsmethoden aneignen, die für jede dieser Modalitäten entwickelt worden sind, aber mit Ausnahme des Strongman-Trainings, das ein überaus vielfältiges und realistisches Programm manipulativer Fähigkeiten und Herausforderungen darstellt, sind die meisten Manipulationsaktivitäten sehr ähnlich und in ihrem Spektrum begrenzt.

Das Konzept der Objektmanipulation ist aus der Perspektive der »natürlichen Bewegung« breiter gefächert und praktischer ausgerichtet, weil man keine sportspezifischen Regeln einhalten muss. Bei der Manipulation nach der MovNat-Methode geht es darum, vom Anfang bis zum Ende der Bewegung jede Art von Objekt auf jede nützliche Weise zu bewegen. Wir verwenden also eine große Vielfalt von Techniken und Bewegungsmustern mit Objekten, die sich stark in Form, Material, Haptik und Gewicht unterscheiden und auf den verschiedensten Terrains zum Einsatz kommen. Dieser sehr weit gefasste Ansatz impliziert das Werfen und Fangen von nicht gerade leichten Objekten sowie das Heben potenziell schwerer Lasten oder unförmiger Gegenstände, die ausdauernd über eine weite Strecke (oder schnell über eine kurze Strecke) transportiert werden – manchmal sogar das Tragen eines Gegenstands mit einem Partner.

Es spielt keine Rolle, welche Objekte du manipulierst: Wichtig ist nur, warum und wie du sie manipulierst. Das Ziel ist es nicht, in einer standardisierten, manipulativen Disziplin eine perfekte Technik zu entwickeln, sondern sich grundlegende Fähigkeiten, dazu Kraft und Arbeitskapazität anzueignen, die sich im Alltag bewähren. Deshalb solltest du viele Hebe-, Trage-, Wurf- oder Fangtechniken lernen, die dir mehr Maximalkraft, Schnellkraft sowie Ausdauer verschaffen; so kannst du deine »Arbeitskapazität unter Belastung« verbessern.

Maximalkraft, Schnellkraft und Ausdauer sind überaus wünschenswerte und notwendige Eigenschaften, die man trainieren muss und einen festen Bestandteil des MovNat-Trainings bilden. Die Entwicklung solcher physiologischer Anpassungen erfordert jedoch ein spezifisches Training und eine Programmsteuerung, die den Umfang dieses Buchs zwar bei Weitem übersteigen, aber es folgen einige Progressionsregeln, die in Teil 3 (»Prinzipien der Trainingseffizienz«) vorgestellt wurden.

Ich behandle das Thema Manipulation in zwei Kapiteln. Das erste Kapitel befasst sich mit dem Heben und Tragen; das zweite Kapitel geht auf das Werfen und Fangen ein. Die Grundkonzepte, die in dieser Einleitung abgedeckt werden, gelten für alle vier Tätigkeiten. Mit den umfassenden Informationen, die du hier erhältst, lernst du alles, was nötig ist, um im Alltag Objekte effizient und sicher manipulieren zu können.

# Grundlagen manipulativer Bewegungen

Die effiziente Manipulation von Objekten erfordert eine hohe Positionskontrolle. Daher sollten sich die Verbesserungen, die du hinsichtlich deiner motorischen Kontrolle, Physis und Physiologie bereits erzielt hast – größere Mobilität, Stabilität, Balance, Koordination oder Kraft –, als sehr hilfreich erweisen, um in den verschiedenen Manipulationstechniken Fortschritte zu bewirken. Menschen, die sich gut bewegen können, würden davon profitieren, wenn sie stärker wären; starke Menschen würden davon profitieren, wenn sie sich besser zu bewegen lernten.

Wenn du dich zuerst bei niedriger Intensität auf eine effiziente Form konzentrierst (statt deinen Fokus darauf zu richten, wie schwer du heben, tragen, werfen oder fangen kannst), wirst du Probleme entdecken und lösen, die dich davon abhalten, bestmögliche Leistungen zu erzielen.

Die Mobilität von Fußgelenk, Hüfte, Brustwirbelsäule und Schulter ist fundamental, um effizient schwere Lasten zu heben. Kannst du problemlos in die tiefe Hocke gehen oder eine effiziente Hüftbeuge ausführen und dabei eine optimale Wirbelsäulenposition halten? Falls nicht: Was wird deiner Meinung nach geschehen, wenn du diese Bewegungsmuster mit schwerem Zusatzgewicht machst? Es ist darum wichtig, dass du dich im Rahmen deines Trainings der »natürlichen Bewegung« nicht sofort auf Manipulationsfähigkeiten konzentrierst (und sie schon gar nicht bei hoher Intensität ausführst). Manipulationsbewegungen wie das Heben und Tragen sind keine völlig neuen Bewegungsmuster; es sind Bewegungen, mit denen du weitgehend vertraut bist, aber du modifizierst ihre Ausführung, damit du ein Zusatzgewicht halten kannst. Das Kreuzheben verlässt sich hauptsächlich auf die Hüftbeuge, die ebenso beim Standweitsprung und dem Landen im Parallelstand zum Einsatz kommt. Tragen impliziert eine Fortbewegung mit Bewegungsmustern wie Aufstehen, Gehen, Laufen, Vierfüßlergang, Balancieren, Springen, Klettern und sogar Schwimmen. Du lernst einfach nur, die Bewegung möglichst effizient mit einer Last auszuführen. Doch zuerst solltest du lernen, deinen Körper gut zu bewegen, bevor du dich damit beschäftigst, Dinge gut zu bewegen.

Eine saubere Technik verleiht dir keine Kraft, die du nicht hast; sie gibt dir aber die Möglichkeit, die Kraft, die du hast, optimal zu nutzen. Nachdem du dir also hinsichtlich der Manipulationsbewegungen eine effiziente Technik angeeignet hast, ist es an der Zeit, an deiner Maximal- und Schnellkraft zu arbeiten, während du gleichzeitig an deinem technischen Können feilst. In ihrem Streben nach allgemeiner und universal einsetzbarer Bewegungskompetenz sollten Kraftsportler an ihren vorliegenden Defiziten im Bereich Technik und Bewegungsausführung arbeiten, während die Anhänger der »achtsamen Bewegung« daran arbeiten sollten, die Trainingsintensität mit schweren Gewichten zu steigern. Es erfordert Mut, sich seinen Schwächen zu stellen, wie auch immer sie aussehen mögen.

## Greifen und halten

Sequenzen manipulativer Bewegung werden als »Kontaktereignisse« bezeichnet, bei denen du das Objekt greifst, hältst oder transportierst, bevor du es wieder loslässt. Das *Greifen* findet statt, wenn du mit deinen Händen oder einem anderen Körperteil Kontakt mit dem Objekt aufnimmst.

Nachdem du das Objekt ergriffen hast, kannst du es halten oder an einen neuen Ort bringen. Zum Schluss lässt du das Objekt los, indem du es ablegst, fallen lässt oder wirfst. Wie beim Klettern hat das Ergreifen von Objekten viel mit Anfassen oder der mechanischen Schnittstelle zwischen Körper und Objekt zu tun. Ohne einen effektiven Griff wird jede Manipulation wirkungslos.

Die Anwendung eines behutsamen, aber gekonnten Griffs ist notwendig, wenn du leichte Objekte wirfst, während ein festes Zupacken erforderlich ist, um eine schwere Last vom Boden zu heben oder mit einem schweren Werkzeug kraftvoll zuzuschlagen. Du kannst je nach Last und Bewegung die Spannung in deinen Händen und Unterarmen dosieren. Die Handhaltung variiert abhängig von der Form oder dem Gewicht des Objekts sowie der Technik, die für die Manipulation verwendet wird. Mit *Griff* bezeichne ich mitunter auch das Balancieren des Objekts auf einem Körperteil – offene Hand, Kopf oder Schulter – statt das Greifen mit den Händen. Der Vorteil bei der Objektmanipulation ist, dass das Abrutschen der Hand nicht zwangsläufig bedeutet, dass du das Gleichgewicht verlierst und fällst. Nur das Objekt oder die Last sollte fallen, wenn du loslässt, bevor es deine gesamte Körperhaltung beeinträchtigt.

## Kombinierter Masseschwerpunkt

Ein Buch am ausgestreckten Arm zu halten und in ein Regal zu stellen, ist eine simple Tätigkeit, die dich nicht bemerken lässt, dass sich der Schwerpunkt verschoben hat. Du merkst aber vermutlich eine Verlagerung des Schwerpunkts, wenn du in einer Hand eine schwere Einkaufstasche trägst, während du über den Parkplatz zum Auto gehst. Hast du das Gefühl, dass es dich mit jedem Schritt zur Seite zieht und sich das Gehen ungewohnt instabil anfühlt? Das liegt daran, weil die Zusatzlast deinen Schwerpunkt in eine bestimmte Richtung zieht. Die effiziente Justierung des kombinierten Schwerpunkts ist ein wichtiger Bestandteil der Positionskontrolle, die sich nicht nur auf deine Körperhaltung bezieht, sondern auch auf die Position des Objekts im Verhältnis zu deinem Körper.

Ganz gleich, welche manipulative Fähigkeit oder Technik du anwendest: Immer wenn du eine Zusatzlast hältst, wird ihr Masseschwerpunkt die Lage deines Schwerpunkts verändern, was zu einem *kombinierten Schwerpunkt* führt. Das spielt vor allem dann eine Rolle, wenn sich das Objekt von deinem Schwerpunkt entfernt und die Last schwerer wird. Je schwerer das Objekt wird, umso wichtiger ist es, den Masseschwerpunkt der Last, deinen Schwerpunkt und deine Stützbasis vertikal aneinander auszurichten, um den kombinierten Schwerpunkt besser steuern zu können. Selbst ein minimal verschobener kombinierter Schwerpunkt wirkt sich negativ auf deine Balance, Bewegung und Haltung aus und führt zu unnötigem Widerstand und Muskelspannungen. Wenn sich der kombinierte Schwerpunkt weit von deiner Schwerkraftlinie entfernt, wirst du das Objekt fallen lassen müssen und vielleicht die Balance verlieren. Darüber hinaus setzt du deine Wirbelsäule einem höheren Verletzungsrisiko aus. Die effiziente Handhabung des kombinierten Schwerpunkts, vor allem bei der Manipulation sehr schwerer Objekte mit einer ungleichen Gewichtsverteilung auf unebenem Gelände, minimiert die erforderliche Muskelkraft und Kompression der Gelenke und stabilisiert so deinen Körper. Kurzum: Ein effizient kombinierter Schwerpunkt gewährleistet die Trageökonomie und -sicherheit.

Die notwendige Handhabung des kombinierten Schwerpunkts (inklusive der Bewegungsbahn, der er wie bei einer Langhantelübung folgt, bevor er als Trageweise stabilisiert wird), zwingt dich außerdem dazu, schneller kompensatorische Reaktionen der Positionskontrolle auszulösen, was auf einer gesteigerten Aufmerksamkeit beruht. Weil das Balancieren unter Last schwieriger ist als ohne Last, hat der Umgang mit dem kombinierten Masseschwerpunkt den positiven Nebeneffekt, deinen Aufrichtungsreflex zu verbessern und dein Gleichgewichtsgefühl zu fördern, auch wenn du dich ohne Last bewegst.

## Knochendichte, gesunder Rücken und Verletzungsprävention

Das Heben und Tragen schwerer Lasten verbessert altersunabhängig die Knochendichte, die für eine robuste Gesundheit unerlässlich ist. Um dem Abwärtszug der Schwerkraft auf die Lasten die du manipulierst, entgegenzuwirken, brauchst du Knochen, die stark genug sind, um der Belastung der höheren Muskelspannung standzuhalten. Die korrekte Ausführung von Langhantelübungen stärkt den Rücken, aber wenn man sie nicht richtig macht, kann man sich die Rückenmuskeln zerren oder womöglich eine schwerere Rückenverletzung zuziehen. Die Bandscheiben (die Faserringe, die zwischen den einzelnen Wirbeln liegen und wie kleine Stoßdämpfer wirken) können sich wegen der Druckkräfte beim Heben schwerer Lasten vorwölben und sogar vorfallen – vor allem wenn während der Ausführung der Bewegung die Haltung der Wirbelsäule schief ist. Weil das Zentralnervensystem aus dem Rückenmark und dem Gehirn besteht, können Rückenprobleme Unbehagen, akuten Schmerz oder sogar Beeinträchtigungen der motorischen Kontrolle zur Folge haben. Wenn du dich beim Hanteltraining verletzt, gibt es nicht viele Bewegungen, die du anschließend noch machen kannst; deshalb ist es äußerst wichtig, beim Gewichtheben auf eine sichere wie technisch saubere Ausführung zu achten.

Um Verletzungen vorzubeugen, solltest du dich intensiv mit den folgenden Punkten auseinandersetzen.

### Neutraler unterer Rücken

Je besser deine Technik, desto geringer ist das Verletzungsrisiko. Der mit Abstand wichtigste Aspekt aller manipulativen Techniken ist es, den unteren Rücken in einer neutralen Position zu halten, die du mit anderen natürlichen Bewegungen lernen kannst, bevor du mit dem Gewichtheben anfängst. Sobald du dir den Haltungsreflex des neutralen unteren Rückens angeeignet hast, sorgt ein Zusatzgewicht für die Verstärkung dieses Reflexes sowie des »natürlichen Gürtels« (die Muskeln, die deine Wirbelsäule stabilisieren), der den Rücken noch zusätzlich schützt.

Obwohl das Rundmachen, Durchstrecken und Drehen des unteren Rückens natürliche Bewegungen sind, zu denen die Wirbelsäule fähig ist, kann ein übermäßiger Rundrücken, ein Hohlkreuz oder eine Rotation – Hyperflexion (auch lateral), Hyperextension beziehungsweise Hyperrotation – des unteren Rückens (bei gleichzeitiger Kompression der Bandscheiben unter Last) dazu führen, dass die Bandscheiben nach vorne, hinten oder zur Seite rutschen; eine Verschiebung des Gallertkerns setzt die Wirbelsäule einer hohen Verletzungsgefahr aus und kann einen Bandscheibenvorfall zur Folge haben. Brust- und Halswirbelsäule werden statistisch betrachtet seltener in Mitleidenschaft gezogen, aber du solltest sie trotzdem neutral halten, um auch hier das Risiko zu minimieren. Außerdem tragen eine neutrale Brust- und Halswirbelsäule zu einem neutralen unteren Rücken bei.

Die Beibehaltung einer neutralen Wirbelsäule vom Kreuzbein bis zum Nacken ist nicht nur der wichtigste Schlüssel zur Verringerung des Verletzungsrisikos, sondern führt auch zu einer größeren manipulativen Leistung.

## Symmetrie

Symmetrie hat etwas damit zu tun, die Last möglichst gleichmäßig auf beide Seiten des Körpers zu verteilen. Die Belastung einer Körperseite, wie beim einhändigen Tragen oder Tragen auf einer Schulter, zwingt den Rücken dazu, sich stärker zur Seite zu lehnen, wodurch sich die Muskeln auf der Gegenseite in die Länge ziehen. Wenn du das nicht kontrolliert machst, kannst du dir die Bandscheibe seitlich einklemmen (laterale Hyperflexion) und auf diese Weise verletzen. Du sollst unilaterale manipulative Bewegungen nicht um jeden Preis vermeiden, sondern vorsichtiger dabei vorgehen als bei Übungen, bei denen die Last gleichmäßig auf beide Körperseiten verteilt ist. Es ist außerdem wichtig, jede einseitige manipulative Bewegung auf beiden Seiten zu trainieren. Die Gewichtsverteilung der Last spielt ebenfalls eine Rolle, weil ein Objekt mit einem sich ändernden Masseschwerpunkt dazu neigt, mehr Instabilität und Asymmetrie zu erzeugen.

## Achtsamkeit

Achtsamkeit ist immer wichtig, um eine gute Körperhaltung zu wahren. Ein einziger kurzer Augenblick der Unachtsamkeit kann deine Wirbelsäule in eine verletzungsanfällige Position bringen – beispielsweise in eine Hyperextension, Hyperflexion, laterale Hyperflexion oder axiale Hyperrotation. Ein kurzer Verlust der Balance, beispielsweise weil du auf unebenem Gelände ausrutschst, oder ein schwächer werdender Griff mit entgleitender Hand können dich leicht aus dem Konzept bringen.

Die Integrität deiner Rückenhaltung sollte stets dein wichtigster Fokus sein – ab dem Moment, in dem du das Objekt ergreifst bis zu dem Augenblick, in dem du es loslässt. Stelle dir bei jeder Hantelübung vor, dass du ein schwereres Gewicht benutzt, als du tatsächlich hebst, damit du automatisch eine stabile Haltung einnimmst. Wenn du während des Kontaktereignisses jemals das Gefühl haben solltest, dass deine Wirbelsäulenaufrichtung nachgelassen hat (oder gleich nachlassen wird) und du keine Zeit für Korrekturen hast, dann solltest du bereit sein, die Last fallen zu lassen. Es ist definitiv klüger, eine Last wieder vom Boden zu heben, als eine schwere Verletzung zu riskieren. Selbst nachdem du ein schweres Objekt fallen gelassen hast, solltest du achtsam sein und deine Füße rechtzeitig aus dem Weg nehmen. Manchmal prallen Hanteln zurück oder rollen weg, und diese unerwartete Bewegung kann deine Zehen, Füße oder Fußgelenke verletzen.

## Volumen und Intensität

Selbst die beste Technik und Achtsamkeit wird deine Wirbelsäule nicht schützen, wenn die Intensität, das Volumen oder beides zu hoch für deine aktuell verfügbare Kraft ist. Krankenschwestern, die mehrmals am Tag schwere Patienten heben müssen, lernen in der Ausbildung eine effiziente und sichere Körpermechanik: »Halten Sie den Rücken gerade; beugen Sie die Hüften und Knie.«

Aber selbst die beste Körpermechanik der Welt wird deinen Rücken nicht schützen, wenn die insgesamt einwirkenden Kräfte und die Wirbelsäulenbelastung zu groß sind und zu oft wiederholt werden; eine solche Überlastung führt dazu, dass deine Haltung beeinträchtigt und deine Wirbelsäule verletzungsanfällig wird. Deshalb ist es entscheidend, nicht nur eine effiziente Haltung zu haben, sondern auch auf die Intensität, das Volumen und individuelle Fortschritte zu achten.

## Fortschreitende Komplexität

Anfänger sollten nicht nur mit leichten Gewichten anfangen, sondern auch unter möglichst kontrollierteren Umgebungsvariablen trainieren, zu denen auch die Art der Last zählt. Suche dir Objekte, die du gut greifen kannst, die eine ausgewogene Gewichtsverteilung haben und auf einer ebenen, flachen, nicht rutschigen Fläche stehen. Im Abschnitt »Wahl der Ausrüstung« werden wir noch näher darauf eingehen.

## HEBEN UND TRAGEN

Heben und Tragen sind bei der MovNat-Methode eng miteinander verknüpft, weil der hauptsächliche Zweck für das Heben einer Last offensichtlich ist – nämlich sie zu tragen (manchmal auch zu werfen) und sie nach dem Heben nicht sofort zu Boden fallen zu lassen.

Ich demonstriere im Folgenden, wie das Heben und Tragen ineinander übergeht und wie du ein Objekt tragen solltest. Nach den grundlegenden Methoden des Hebens – Kreuzheben oder Auf-den-Schoß-Nehmen – schauen wir uns verschiedene Trageweisen an, die uns schon zur Verfügung stehen (statt zuerst die deutlich komplexere Technik des »Umsetzens und Ausstoßens«, auf Englisch »Clean and Jerk«, zu erlernen).

Das in diesem Kapitel Gelernte macht es dir auch leichter, relativ schwere Objekte zu werfen und besser mit ihnen zu hantieren, nachdem du sie gefangen hast.

# Heben

Beim Heben eines Gewichts ist es dein Ziel, die Trägheit eines Objekts zu beseitigen, indem du es senkrecht nach oben wuchtest – was meist notwendig ist, bevor das Objekt getragen, geworfen oder wieder auf den Boden gelegt werden kann. Beim Absenken eines Objekts achten wir darauf, die Last, die Stützoberfläche und uns selbst zu schützen. Obwohl Heben und Senken nicht dasselbe sind, sind sie doch verwandte Komponenten desselben praktischen Ziels: Objekte von einer vertikalen Position in eine andere vertikale Position zu bewegen – entweder auf- oder abwärts. Wenn du eine schwere Kiste mit Gläsern vom Boden auf Hüfthöhe hebst und einige Schritte später wieder auf dem Boden abstellst, verwendest du dieselben Muskeln und Bewegungsmuster – nur deine Muskelkontraktion ist eine andere.

Heben bezeichnet sowohl das Hochwuchten eines schweren Möbelstücks wie auch das Aufheben von auf dem Boden liegenden Socken. Während jeder Mensch mit grundlegender Bewegungskompetenz Socken aufheben kann, stößt man beim Stemmen von Möbelstücken schnell an seine Grenzen, wenn man nicht über die korrekte Technik und Kraft verfügt.

Wie man ein Objekt hebt, hängt von vielen Variablen ab, unter anderem von Form, Haptik, Ausmaß und Gewichtsverteilung des Objekts, seiner Position relativ zum Körper beim Anfassen, der Oberfläche, auf der man steht, und auch davon, was man mit dem Objekt zu tun beabsichtigt, nachdem man es gehoben hat.

Hebebewegungen mit einem kurzen Bewegungsumfang, wie das Kreuzheben, erfordern Kraft, während man für das Umsetzen und Ausstoßen einer Last Schnellkraft und eine bessere Technik benötigt. Je höher man die Last vertikal bewegt, desto größer ist die Wahrscheinlichkeit, dass man die Balance verliert. Umso wichtiger wird es, einen balancierten, kombinierten Schwerpunkt beizubehalten.

## Setting

*Setting* ist der Teil der Positionskontrolle, der dem Heben vorangeht und ein effizientes Heben gewährleistet. Der Begriff bezieht sich auf mehrere Aspekte, die unabhängig von der Hebetechnik weitgehend konstant bleiben. Das Setting wird umso wichtiger, je schwerer die gehobenen Lasten werden.

## Griffweise und Körperhaltung

Die Platzierung deiner Hände auf dem Objekt, um es sicher zu greifen, ist die erste Phase des Kontaktereignisses beim Heben; weil diese Phase entscheidend ist, sollte sie nicht schnell abgespult werden. Ein fester Griff ist vor allem am Anfang des Hebens wichtig, wenn man die Trägheit überwindet und die Last langsam aufsteigt. Bei explosiveren Bewegungen wie dem Umsetzen (Clean) wird die Last erheblich nach oben beschleunigt, nachdem sie den Boden verlassen hat; dabei ist der Impuls so groß, dass die erforderliche Griffkraft schnell abnimmt.

Das Gewicht des Objekts, deine Hand- oder Armposition und die Oberflächenreibung an der Griffstelle bestimmen die erforderliche Griffreibung. Du kannst zum Beispiel mit einem sogenannten Hakengriff schwerere Gewichte heben als mit einem normalen Obergriff, aber wenn du eine gleich schwere Hantel mit einem Hakengriff hebst und die Griffstelle der Hantel rutschig ist, benötigst du deutlich mehr Griffkraft.

In Gewichtheberkreisen wirst du oft hören, dass du die Hantel möglichst fest »zusammendrücken« musst, bevor du versuchst, eine Last zu heben; das ist durchaus sinnvoll, wenn du es mit einer Last zu tun hast, die im Verhältnis zu deiner Körperkraft sehr schwer ist. Das Zusammendrücken signalisiert den Muskeln der hinteren Kette, die an der Übung beteiligt sind, sich angesichts der bevorstehenden intensiven Anstrengung stark anzuspannen. Es garantiert zudem, dass die Griffreibung für die zu hebende Last angemessen ist oder diese sogar leicht übersteigt. Wenn du einen schwachen Griff hast, wirst du es nicht schaffen, die Last zu heben, selbst wenn der Rest deines Körpers stark genug ist – deine Hände werden nachgeben. Ein weiterer Vorteil ist, dass das feste Zugreifen zu Beginn der Bewegung ein verzögertes Eintreten des Greifreflexes verhindert. Deine Hände sind noch vor dem Rest des Körpers einsatzbereit.

Effizientes Greifen bedeutet aber nicht, immer so fest wie möglich zuzupacken. Du musst nur dann möglichst fest zugreifen, wenn du versuchst, ein Objekt zu heben, das für dich extrem schwer ist. Ungeachtet deiner Griffposition sollte die Reibung deiner Hände der Griffkraft entsprechen, die nötig ist, um die Last zu heben. Stelle es dir so vor: Du würdest dein Haustier nicht mit einem schraubstockartigen Griff packen, um es hochzuheben, oder? Du musst durch die Berührung sicherstellen, dass die Reibung, die du an der Schnittstelle zur Last erzeugst (Finger, Hände, Handgelenke und Unterarme) ausreicht, um sie zu sichern, während du die Hebebewegung ausführst. Um auf Nummer sicher zu gehen, kannst du die Reibung leicht erhöhen, mehr aber auch nicht.

Du solltest dir außerdem vor Augen führen, dass die Griffkraft nicht immer aus den Fingern kommt. Probiere verschiedene Griffarten aus, bei denen du vielleicht mit den Armen nach innen drückst, um die Handhaltung zu unterstützen. Für einen sicheren Griff mit angemessener Reibung brauchst du in der realen Welt möglicherweise mehr als einen festen Hakengriff, weil normalerweise kein Griff so schmal ist, dass du ihn mit deinen Fingern umschließen kannst. Wenn du zum Beispiel einen Baumstamm hebst, der dick und abgerundet ist, benutzt du einen offenen Griff mit angelegten Daumen, und obwohl du mit deinen Fingern auch ohne den gegenüberliegenden Daumen ein wenig Kraft ausüben kannst, wirst du vor allem deine Handgelenke, Unterarme und Brustmuskeln anspannen und die Arme nach innen drücken, um den Baumstamm zwischen deinen Unterarmen einzuspannen.

Schließlich gilt: Hast du es mit unförmigen Objekten zu tun, deren Gewicht du nicht kennst, kann es problematisch sein, die Griffkraft abzuschätzen, die für das Heben erforderlich ist. Um die richtige Menge an Reibung vor dem Heben zu erzeugen, musst du die untere Endposition beim Kreuzheben einnehmen und das Objekt ergreifen. Während du deine Muskeln aktivierst und anspannst, indem du die bevorstehende Bewegung simulierst, wandert das Feedback von den Muskeln der hinteren Kette zu den Muskeln der Körpervorderseite, die am Greifen beteiligt sind. Das fühlt sich ein wenig so an, als würdest du dich leicht mit den Fersen abdrücken und ein Rückwärtskippen verhindern, indem du dich mit den Händen am Gewicht festhältst. Ein solch taktiles Feedback ist eine sich wechselseitig regulierende Phase, die der Muskulatur der Körpervorder- und -rückseite sagt, wie viel Spannung erforderlich ist. Diese Information verhindert eine Latenz der Muskelkontraktion, die sowohl für das Heben als auch das Zugreifen verantwortlich ist. Obwohl ein solches Feedback Modifikationen der Körperhaltung und Anpassungen der Muskelaktivierung auf der Körpervorderseite auslösen kann (die den Griff sichern), kann dasselbe auf der Körperrückseite geschehen, um die Reibung der Füße sicherzustellen (die den Körper »erden«). Der Prozess gewährleistet, dass du die besten Voraussetzungen hast, um ein besseres Gefühl für den kombinierten Schwerpunkt zu entwickeln und vom Anfang bis zum Ende der Bewegung eine effiziente muskuläre Synergie besteht, die dir hilft, dein Gleichgewicht zu halten. Die Griffkraft, die du anwenden kannst, hängt also auch von deiner allgemeinen Körperhaltung ab. Es kann einige Sekunden dauern, bis du die optimale Handposition im Verhältnis zum Körper findest und umgekehrt. Am wichtigsten ist jedoch, dass du vor der Einleitung der Bewegung in einer starken Position bist.

## Haltung des Oberkörpers und der Schultern

Wir wissen, wie wichtig es ist, den unteren Rücken neutral zu halten, aber die Einnahme und Beibehaltung einer neutralen oberen Wirbelsäule ist ein weiterer entscheidender Aspekt, der für die Effizienz beim Heben und Tragen eine Rolle spielt. Du solltest auf eine »breite Brust« achten, die du erzeugst, indem du deine obere Wirbelsäule streckst, um deine Brust nach vorne zu drücken sowie deine Schulterblätter nach hinten zu ziehen, damit deine Schultern neutral bleiben. Der Schultergürtel und die obere Wirbelsäule sind eng miteinander vernetzt und in den meisten Fällen weisen protrahierte (nach vorne gefallene) Schultern auf eine gebeugte obere Wirbelsäule hin, die unter Last eine sehr schwache Position darstellt.

## Haltung des Nackens und der Augen

Wie ich in Teil 2, »Prinzipien der Bewegungseffizienz«, erklärt habe, kann die Blickrichtung der Augen eine Bewegung erleichtern oder erschweren. Beim Anheben oder Absenken eines Gewichts hilft ein nach vorne oder nach oben gerichteter Blick dabei, den Rücken zu strecken, eine neutrale Wirbelsäule beizubehalten und den Nacken entweder neutral zu halten oder ebenfalls leicht zu strecken.

## Vorbelastung und Anspannung (Bracing)

Der letzte Teil des Set-ups für die Hebeübung bezieht sich auf die Erzeugung von Anspannung, vor allem in der Körpermitte. Du solltest die Muskeln, die für die Krafterzeugung und Stabilisierung deiner Position verantwortlich sind, schon anspannen, *bevor* du mit der Bewegung beginnst, nicht *während* du sie ausführst. Wenn du vor dem Heben zu entspannt bist, kann das nicht nur deine Haltung schwächen – die mit der Ausrichtung deiner Wirbelsäule beginnt –, sondern auch deinen gesamten Ansatz.

Die »Vorbelastung« (Preloading) setzt voraus, dass du weißt, wie es sich anfühlt, gezielt die Muskeln anzuspannen, die für die erwünschte Krafterzeugung zuständig sind, statt die muskulären Gegenspieler unnötig anzuspannen (weil eine selektive Anspannung mit korrektem Timing für eine hohe Effizienz natürlich unabdingbar ist). Natürlich ist eine Vorbelastung nicht den manipulativen Bewegungen vorbehalten, sondern immer wichtig, wenn man Objekte heben will. Die kräftige Aktivierung der Körperspannung ist ein grundlegender Bestandteil der Spannungserzeugung, bevor du schwere Lasten hebst. Die Kontrolle der Wirbelsäulenausrichtung und Stabilität ist besonders wichtig, wenn du Lasten manipulierst, beispielsweise indem du etwas hebst und trägst.

Die Aktivierung der Körperspannung (das uns schon bekannte Bracing) erfordert eine Anspannung der Bauchmuskeln und ein kurzzeitiges Anhalten der Bauchatmung, um den intraabdominellen Druck zu erhöhen. Der Druck im Bauchraum wirkt sowohl auf das Zwerchfell als auch auf die Wirbelsäule und trägt unter Last zur Positionskontrolle und Stabilität des gesamten Komplexes bei, der aus Becken, Wirbelsäule und Brustkorb besteht. Körperspannung hält deinen Rumpf gestreckt und eine neutrale Ausrichtung der Segemente bei. Bevor du mit dem Heben beginnst, musst du tief in den Bauch einatmen, während deine Bauchmuskeln angespannt bleiben. Du hältst in den ersten Sekunden der Hebeübung die Luft an, bis die Last über die Knie steigt – dann atmest du langsam aus. Das Ziel ist es, die Wirbelsäule so stabil wie möglich zu halten, wenn sie die Stabilität am meisten braucht; das ist der Fall, wenn eine große Kraft die Trägheit der Last überwinden muss, um eine vertikale Beschleunigung zu erzeugen. Du solltest mehrmals scharf einatmen, bevor du die Bewegung beginnst.

Die Aktivierung der Körperspannung ist ein Reflex, den du entwickeln und einschalten musst, bevor du eine Wiederholung machst, selbst wenn die Last nicht an dein dir mögliches Maximalgewicht heranreicht. Die Aktivierung der Körperspannung wird auch zur Positionskontrolle benutzt, wenn du schwere Lasten trägst und eine hochintensive Anstrengung unter Last modifizieren musst. Wenn du beim Tragen die Körperspannung aktivierst, hältst du nicht die Luft an, sondern behältst eine starke Bauchmuskelspannung bei, während du gleichzeitig die Amplitude deiner Bauchatmung reduzierst.

## Mentale Einstellung

Schließlich erfordert jede Langhantelübung mit hohem Zusatzgewicht eine selbstbewusste, entschlossene – und sogar aggressive – Einstellung. Warte nicht bis zum Beginn der Hebebewegung, um zu erkennen, dass du mehr Willenskraft brauchst, um eine erfolgreiche Wiederholung zu schaffen. Sei schon vor der Bewegung mental stark, damit du beim Heben die optimale Muskelspannung erzeugst und aufrechterhalten kannst.

# Druckmittelpunkt

Etwas, das allen Hebeübungen gemeinsam ist, ist die Notwendigkeit, gleichmäßig über deiner Stützbasis zu bleiben, während du das Objekt aufwärts bewegst. Die beste Art, eine solche Balance zu erreichen, ist die Beibehaltung eines effizienten, kombinierten Schwerpunkts während der gesamten Bewegung und der möglichst lineare Aufstieg der Last in einer vertikalen Aufwärtsbahn, das heißt, es wird jede Bewegung nach vorne, nach hinten oder zur Seite minimiert. Wenn sich dein kombinierter Schwerpunkt von der vertikalen Ausrichtung deiner Stützbasis entfernt, bringt dich das aus der Balance, was wiederum zu einer potenziellen Beeinträchtigung deiner Körperhaltung führt und die allgemeine Effizienz beeinträchtigt. Obwohl solche Störungen nicht immer sichtbar sind, spürst du sie gleich zu Beginn der Bewegung in deinen Füßen; sie beeinflussen die grundsätzliche Gewichtsverteilung deines Körpergewichts, kombiniert mit dem Gewicht des gehobenen Objekts, und äußern sich als Druck in den Füßen. Dein Ziel ist es, eine gleichmäßige Gewichtsverteilung auf den Füßen herzustellen, die du vom Anfang bis zum Ende der Bewegung beibehältst. Der Druckmittelpunkt sollte möglichst immer in der Mitte der Füße liegen, obwohl unebene Oberflächen das Heben diesbezüglich schwieriger gestalten können.

Es wird oft gesagt, man solle sein Körpergewicht beim Heben auf die Fersen verlagern, aber dieser Auffassung stimme ich nicht unbedingt zu. Hauptsache ist es, einen möglichst stabilen Stand einzunehmen, um das Gewicht möglichst senkrecht nach oben zu heben, ohne dass sich der Druckmittelpunkt verändert – und das kann man steuern, indem man die aufwärtsgerichtete, vertikale Bahn des kombinierten Schwerpunkts kontrolliert. Das führt dazu, dass deine Füße stabil und gleichmäßig mit dem Boden verbunden sind. Wenn du eine Gewichtsverlagerung spürst und das Gefühl hast, dass deine Fußballen, Fersen oder Außenkanten vom Boden abheben wollen (oder es tatsächlich tun), weist das darauf hin, dass es dir nicht gelingt, den kombinierten Schwerpunkt dazu zu bringen, der Schwerkraftlinie von unten nach oben zu folgen. Zusammenfassend lässt sich sagen, dass nicht die Stabilität deiner Füße die Stabilität deines Körpers und der Last beim Heben bestimmt, sondern es vielmehr genau umgekehrt ist. Sorge deshalb für die vertikale, lineare Bewegung des kombinierten Schwerpunkts.

## Aufrechter Stand

Die »obere« Endposition, die du durch die Hebebewegung erreichst, ist etwas, das oft vernachlässigt wird. Wiederholungen mit schwerem Zusatzgewicht erfordern eine starke, konstante Anspannung der Gesäßmuskulatur, wobei es entscheidend ist, das Gesäß und die Bauchmuskeln angespannt zu lassen, wenn man am Ende der Bewegung eine Last hält, damit der untere Rücken stabilisiert wird und sich nicht verletzt. Wenn du die Übung mit gestreckter unterer Wirbelsäule beendest, statt sie neutral zu halten und dafür das Gesäß stärker anzuspannen, belastet das nur unnötig den Lendenbereich. Außerdem muss eine starke Positionskontrolle mit neutraler Wirbelsäule beibehalten werden, solange du die Last in den Händen hältst; erst nachdem du sie losgelassen hast, kannst du dich entspannen.

## Absenken und Fallenlassen

Aus einer praktischen, realitätsnahen Perspektive nehmen wir an dieser Stelle an, dass das Objekt, das du hebst, sofort zum Körper gebracht werden soll, damit man es halten und transportieren kann. Im Training kann das Objekt gleich nach der Wiederholung fallen gelassen werden. Obwohl das sichere Absenken einer Last – sowohl für die Person als auch für das Objekt – notwendig sein kann, weil man im echten Leben ein Objekt oder eine Person vorsichtig ablegen möchte, empfiehlt es sich, die Last im Training kontrolliert fallen zu lassen, wenn das Gewicht und die Intensität ein so hohes Niveau erreichen, dass das langsame Absenken zu einer Verletzungsgefahr für die Wirbelsäule werden könnte.

Wenn du etwas Schweres hebst, wird dein Gefühl der Kraft durch die Aufwärtsbewegung unterstützt, mit der die Last nach oben steigt, wenn du jedoch dasselbe Gewicht langsam absenkst, wird sich die Last schwerer anfühlen, weil die Aufwärtsbeschleunigung fehlt. Abwärts musst du nicht nur die Last, sondern auch die an ihr bemerkbare Schwerkraft bremsen, die die Last nach unten zieht.

## Wahl der Ausrüstung

In der Welt der »natürlichen Bewegung« kannst du – wenn du das möchtest – die typische Ausrüstung verwenden, die für spezialisierte manipulative Disziplinen verfügbar ist. Es ist an dieser Ausrüstung nichts auszusetzen, genauso wie auch an Baumstämmen, Bierfässern oder anderen Objekten nichts auszusetzen ist. Die unterschiedlichen Objekte, die du heben und tragen kannst, erfüllen andere Zwecke, und weil sie sowohl Vor- als auch Nachteile haben, haben sie alle ihre Berechtigung in deinem Training.

Deine Auswahl der Ausrüstung hängt von folgenden Überlegungen ab:

- von der Technik, die du trainierst, und wie skalierbar sie sein muss, damit du methodische Fortschritte sicherstellen kannst;
- wie realistisch das Training für dich sein soll – bei gleichem Gewicht kann das Kreuzheben eines unför-

migen, runden Objekts viel anspruchsvoller sein als das Heben einer olympischen Langhantel;

- wie viel Komfort oder Sicherheit du brauchst – mit einem Medizinball bleiben deine Handflächen glatt und deine Zehen intakt, was bei rauen Steinbrocken nicht unbedingt der Fall sein muss;
- wie viel Geld du ausgeben willst, wenn du deine eigenen Ausrüstungsgegenstände besitzen möchtest.

Ich empfehle dir, in einer kontrollierten Umgebung anzufangen. Ausrüstung, die einen sicheren Griff und eine gleichmäßige Gewichtsverteilung ermöglicht, mit einer auf- und abwärts skalierbaren Gewichtsskala sowie flachen, reibungsintensiven Oberflächen ist am besten, damit du dich voll und ganz auf eine effiziente Technik konzentrieren kannst. Die Manipulation eines unförmigen, wenig berechenbaren Objekts auf einer komplexen, unebenen, reibungsarmen Fläche erfordert eine höhere Anpassbarkeit, die dich vielleicht von den wichtigeren Aspekten der Technik ablenkt und den Fähigkeitserwerb verlangsamt.

Du solltest die Übungen auf einer flachen, reibungsintensiven Oberfläche ausführen. Eine leichte Kugelhantel (Kettlebell) ist perfekt, weil du den höheren Griff sicher fassen kannst. Ein weiterer Vorteil ist, dass sie ein kompaktes Objekt ist und mit ihrem ganzen Volumen und Gewicht bequem zwischen deine Beine passt. Du kannst beide Arme strecken und zwischen die Knie bringen, was eine praktische Ausgangsposition darstellt.

Obwohl olympische Langhanteln eine Form haben, die aus der Perspektive der Alltagstauglichkeit ziemlich unrealistisch ist, bieten sie die Möglichkeit, die Last links und rechts an der Stange anzubringen, wodurch man den kombinierten Schwerpunkt optimal steuern kann, ohne dass die Bewegung dadurch eingeschränkt würde. Olympische Hantelstangen kann man sehr fest und sicher halten, ihr Gewicht lässt sich leicht skalieren. Diese Eigenschaften machen die Hantelstange zu einem hervorragenden Trainingsgerät zur Steigerung der Maximal- und Schnellkraft. Ich will damit nicht sagen, dass du dir eine teure Sportausrüstung zulegen musst; ich erwähne nur, wie praktisch solche Hilfsmittel sind. Wenn du keine spezielle Ausrüstung besitzt und dir auch keine zulegen willst, kannst du mit anderen Objekten experimentieren, beispielsweise mit unterschiedlich großen, schweren oder geformten Steinen, die dich nichts kosten.

# Techniken des Gewichthebens

Das Kreuzheben und das Auf-den-Schoß-Nehmen sind die beiden Grundarten, wie man eine Last heben kann. Das Kreuzheben ist ein Grundbaustein des komplexeren und dynamischeren Umsetzens (Clean), das Auf-den-Schoß-Nehmen ermöglicht dir eine große Anzahl an Tragepositionen.

## Kreuzheben

Wenn du einen auf dem Boden stehenden Blumentopf oder eine Kiste mit Büchern hochhebst, wendest du wahrscheinlich die Technik des Kreuzhebens an, die auf Englisch als »Deadlift« bezeichnet wird. *Dead* (tot) bezieht sich auf die Tatsache, dass das Objekt, das man hebt, keinen Impuls hat; du musst seine Trägheit überwinden, damit es vertikal aufsteigen kann. Das Kreuzheben ist die grundlegendste Hebetechnik: Man hebt ein Objekt vom Boden, um es auf Hüfthöhe oder knapp darunter in einer stehenden Position zu halten, die hauptsächlich durch eine Hüftbeuge erzielt wird. Man wendet diese Technik gerne an, wenn man etwas lösen will, das sich verklemmt hat (das Objekt selbst oder etwas, das sich darunter befindet), wenn man nachsehen möchte, was sich unter einem Objekt befindet, wenn man ein Objekt zur Seite wirft oder wenn man ein Tragen auf der Taille einleiten will. Kreuzheben ist die erste Phase des Cleans, der eine explosivere und komplexere Hebesequenz ist; deshalb muss man erst das Kreuzheben beherrschen, um eine effiziente Clean-Technik zu lernen.

Du hast vielleicht schon den Rat gehört: »Hebe mit den Beinen, nicht mit dem Rücken.« Meiner Meinung nach ist es besser, wie folgt zu formulieren: »Hebe mit den *Hüften* und den Beinen, nicht mit dem Rücken.« Obwohl du beim Kreuzheben den Rücken und die Beine anspannst, ist die Hebelwirkung, die du mit einer starken Hüftbeuge erzielst, die fundamentalste Komponente des effizienten Kreuzhebens (während du die Wirbelsäule natürlich neutral und sicher hältst).

Kreuzheben stärkt deinen Rücken gewaltig, verbessert deine Haltung und hilft Rückenschmerzen vorzubeugen. Sobald du zunehmend schwerere Lasten kreuzhebst und explosivere Bewegungen ausführst, überträgt sich die Maximal- und Schnellkraft, die du dir erwirbst, auf komplizierte Clean-Techniken, schnellere Sprints, weitere Standweitsprünge (Power Jumps) und die Aneignung ähnlicher Vorteile bei anderen Fortbewegungsarten.

## SICHERHEITSHINWEIS

In den folgenden Beispielen führe ich das Kreuzheben mit einem großen Stein aus. Wenn dir diese Technik noch neu ist oder du Probleme damit hast, in die tiefe Hocke zu kommen (was es dir erschwert, die Händen dicht an den Boden zu bringen), empfehle ich eine leichte Kugelhantel oder alles, was es dir ermöglicht, einen sicheren Griff beizubehalten, ohne dass du in die tiefe Hocke gehen musst.

1

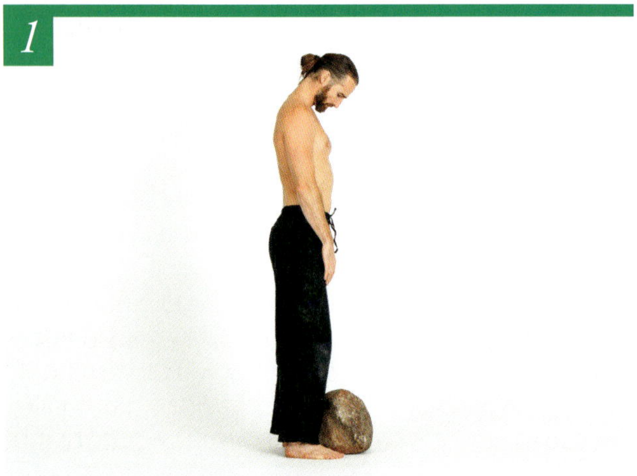

2

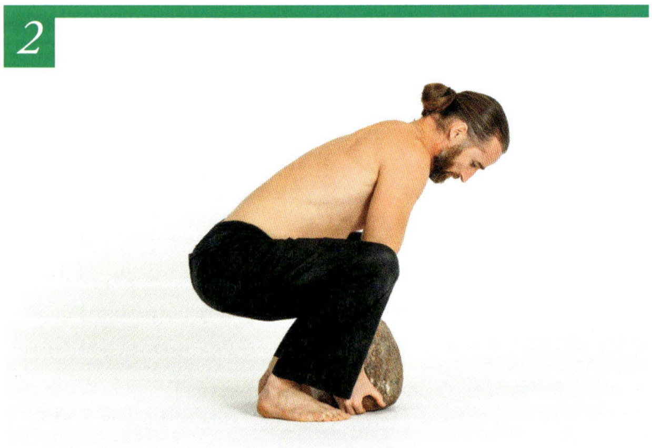

1 Stelle dich so hin, dass das Objekt zwischen deinen Füßen liegt. Deine Füße sollten etwa schulterbreit auseinanderstehen, die Arme hängen locker an der Seite herab. Richte deinen Blick nach unten und stelle dir vor, wie du das Objekt mit gestreckten Armen auf oder knapp unter Taillenhöhe hältst, nachdem du es in einer senkrechten Flugbahn maximal weit nach oben gehoben hast. Du solltest darauf achten, dass deine Taille und deine Hände vertikal (oder beinahe vertikal) zum Masseschwerpunkt des Objekts ausgerichtet sind. Achtung: Wenn deine Füße nicht nah genug am Objekt stehen, ist der kombinierte Schwerpunkt nicht optimal, was dein Gleichgewicht beeinträchtigt und deine Wirbelsäule am Anfang der Bewegung unnötig belastet (bis die Last hoch genug ist, um wieder zum Schwerpunkt gezogen zu werden).

2 Gehe in die Hocke, um das Objekt seitlich zu greifen; bringe deine Finger möglichst weit unter das Objekt. Entwickle ein Gefühl für die Handhabung des Objekts. Wenn du es leicht von einer Seite zur anderen rückst, schaffst du es vielleicht, etwas weiter unter das Objekt zu kommen und es besser zu fassen (achte darauf, dir nicht die Finger darunter einzuklemmen). Nun hast du eine Ahnung davon, wie schwer das Objekt ist. Der optimale Griff hat mit weit mehr zu tun als nur der Finger- und Handposition; die ganzen Arme sind beteiligt, die nach innen Druck auf das Objekt ausüben. Drehe die Arme möglichst weit nach außen in die Lockout-Position.

## TECHNIKTIPP

Wenn du eine Kettlebell benutzt, lässt du Schritt 2 weg beziehungsweise machst Schritt 2 nur, wenn du den Griff der Kettlebell nicht verwendest.

3

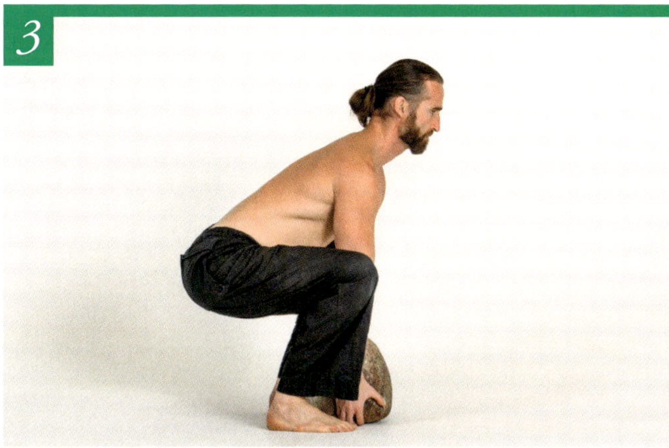

4

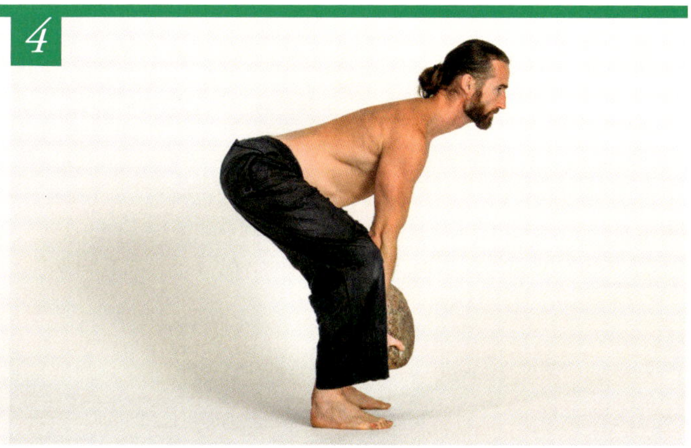

**3** Nachdem du ein Gefühl für den Griff entwickelt hast, fängst du an, die Ausgangsposition für das Kreuzheben einzunehmen. Bringe die Beine in eine Vorspannung und schiebe das Gesäß in einer halben Hocke nach hinten, wobei sich dein Rumpf in einem 45-Grad-Winkel nach vorne neigt. Abhängig von der Griffhöhe und deiner Anatomie befinden sich deine Knie und Hüften jetzt ungefähr auf derselben Höhe (oder deine Hüften sind knapp über den Knien). Zum Beginn der Bewegung müssen deine Hüften auf jeden Fall höher sein als die Knie. Beide Arme sind vollständig gestreckt. Deine Wirbelsäule behält vom unteren Rücken bis zum Nacken beziehungsweise Kopf ihre neutrale doppelte S-Form bei; mache keinen Rundrücken. Ein leichtes Hohlkreuz des unteren Rückens ist normal und kann aufrechterhalten werden, um einer Flexion (Rundmachen der Wirbelsäule) vorzubeugen, was in Ordnung ist, solange keine Hyperextension (Überstreckung) daraus wird. Deine Schultern sind gerade und zentriert und stehen vertikal über den Knien, Armen und Händen. Du kannst deinen Kopf minimal nach hinten neigen, um gerade nach vorne oder leicht nach oben zu sehen. In dieser Haltung ist der kombinierte Schwerpunkt optimal an der Schwerkraftlinie und Stützbasis ausgerichtet.

**4** Atme tief in den Bauch ein und erhöhe die Körperspannung (indem du die Luft anhältst), um den intraabdominellen Druck zu erhöhen und den Rumpf zu stabilisieren. Kontrahiere den Latissimus, den unteren Rücken, die Bauchmuskeln, die ischiocrurale Muskulatur sowie die Gesäßmuskeln, damit du mit Beginn der Übung und während des gesamten Bewegungsablaufs deinen Stand und die Balance beibehältst. Strecke dich leicht, damit die Hüften ein wenig höher als die Knie sind. Nun streckt sich der untere Rücken in ein leichtes, natürliches Hohlkreuz und du solltest mit den Händen fester zupacken, um die Griffreibung zu gewährleisten. Zu diesem Zeitpunkt bist du in der unteren Endposition. Fange langsam, aber kraftvoll an, durch die Beine und das Gesäß Kraft nach oben zu übertragen, um die Trägheit zu überwinden und das Objekt vom Boden zu heben. Stelle dir vor, du würdest mit den Füßen den Boden von dir wegdrücken, um die Last zu heben. Sobald sich die Last vom Boden hebt, atmest du langsam aus und hältst dabei Wirbelsäule, Schultern und Arme gerade. Wenn du Angst hast, die Griffreibung könne nicht ausreichen, erzeugst du einfach mehr Druck auf das Objekt, indem du es zwischen den Armen und Händen nach innen drückst; dadurch verbesserst du deinen Griff.

**5** Strecke weiter deine Beine und fange in dem Augenblick, in dem deine Hände über die Knie steigen, damit an, deine Hüften nach vorne zu schieben. Achte auf eine neutrale Wirbelsäule und eine gut ausbalancierte Position, bei der du nicht nach vorne oder nach hinten gezogen wirst.

5

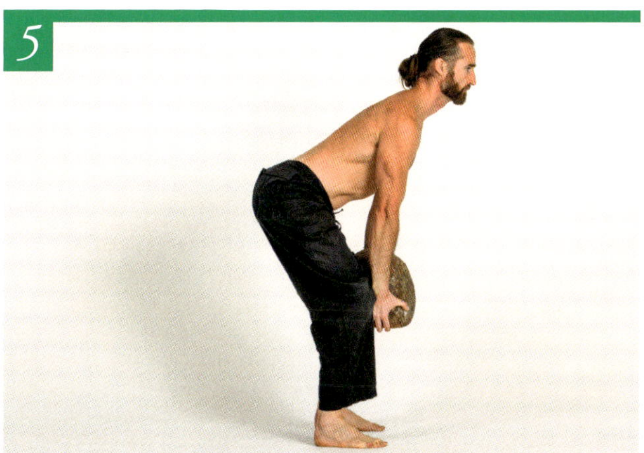

*(Fortsetzung auf der nächsten Seite)*

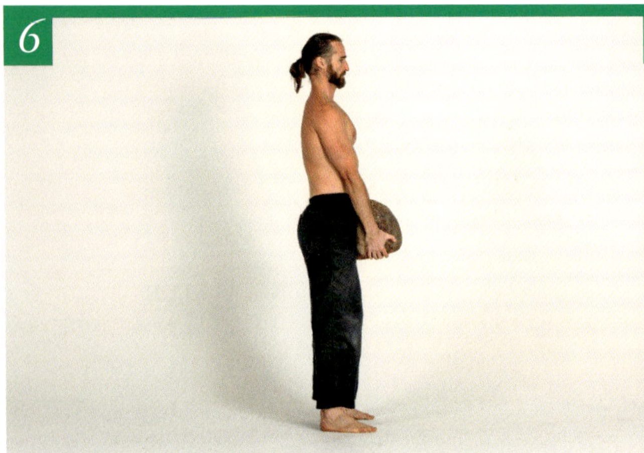


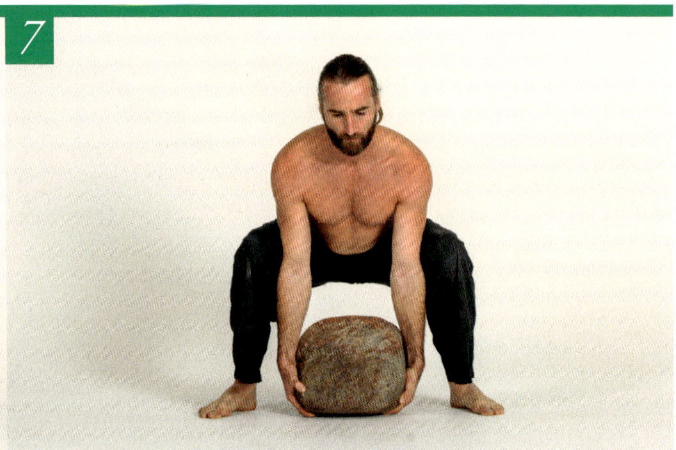


**6** Schließe das Strecken der Beine und Hüften gleichzeitig ab, um die Bewegung im aufrechten Stand mit vollständig gestreckten Armen, tiefen und neutralen Schultern sowie nach vorne gewölbter Brust zu beenden. Die Anspannung von Gesäß und Bauchmuskeln trägt dazu bei, einen starken aufrechten Stand beizubehalten, vor allem wenn die Last schwerer wird. Deine Hüften sind gestreckt, aber weil dich die Masse des Objekts nach vorne ziehen will, änderst du den kombinierten Schwerpunkt, indem du deine Hüften nach vorne stößt und den unteren Rücken leicht streckst (mit dem bloßen Auge darf die Streckung kaum sichtbar sein), während du weiterhin einen neutralen unteren Rücken beibehältst. Von hier ausgehend kannst du das Objekt in Richtung Schulter heben (Power Clean) oder es tragen, ablegen oder fallen lassen.

**7** Diese Perspektive zeigt, wie breit deine Stützbasis beim Greifen der Last sein sollte, damit sich deine Arme vollständig strecken und einer Bewegungsbahn folgen können, die zwischen den Beinen und Knien verläuft. Deine Arme und Hände sind so positioniert, dass sie optimale Reibung bieten. Achte stets auf die gestreckten Arme und die Schaffung einer breiteren Stützbasis.

**TECHNIKTIPP**

Wenn du dich aus dem aufrechten Stand absenkst, um eine Kettlebell zu fassen, beugst du die Hüften und Knie mittels einer Hüftbeuge. Weil der Griff über der Kettlebell angebracht ist, werden deine Hüften nicht tiefer als die Knie sein.

## Absenken

Wie du ein Objekt zum Boden zurückbringst, ist das Ergebnis von Praktikabilität wie auch Effektivität. Vielleicht hast du die Last fallen gelassen. Du könntest sie auch schnell oder langsam mit unterschiedlich hoher Präzision absenken – je nachdem, ob das Objekt oder die Stützoberfläche empfindlich ist, ob du das Objekt auf eine bestimmte Weise positionieren musst oder ob du es auf eine höhere Oberfläche oder auf dem Boden absetzt. Das Absenken des Objekts sollte logischerweise derselben Bewegungssequenz folgen wie das Heben, nur in umgekehrter Reihenfolge; statt einer Hüftextension erfolgt eine Hüftflexion.

Da sich beim Heben eines schweren Gewichts die Muskeln zusammenziehen, um nach oben zu beschleunigen, längen sich beim Absenken dieselben Muskeln, um durch eine exzentrische Kontraktion einer Abwärtsbeschleunigung entgegenzuwirken. Diese Bewegung belastet den Rücken deutlich stärker, vor allem wenn sich der Rumpf der Horizontallinie nähert. Je schwerer die Last wird, desto schneller sollte man sie abstellen. Wie gesagt: Wenn man mit schweren Gewichten trainiert, ist es sicherer, das Objekt kontrolliert fallen zu lassen. Es ist aus mechanischer Sicht einfacher, sich dem Abwärtszug zu widersetzen, wenn man beinahe in der oberen Endposition ist.

Das heißt, dass das Absenken einer schweren Last oben langsam erfolgt und in der Abwärtsbewegung beschleunigt werden sollte.

## Ineffizienzen

Das Kreuzheben wirkt auf den ersten Blick sehr einfach, doch können bei der Ausführung viele Ineffizienzen auftreten. Obwohl nicht alle davon zur Folge haben, dass du die Last nicht effektiv heben kannst, stellen sie ein Verletzungsrisiko für deine Lendenwirbelsäule dar. Selbst wenn dir das Heben mit einer vergleichsweise leichten Last auf ineffizente Weise gelingen sollte, wirkt sich jeder Fehler auf die Gesamtkraft aus, die dir zur Verfügung steht.

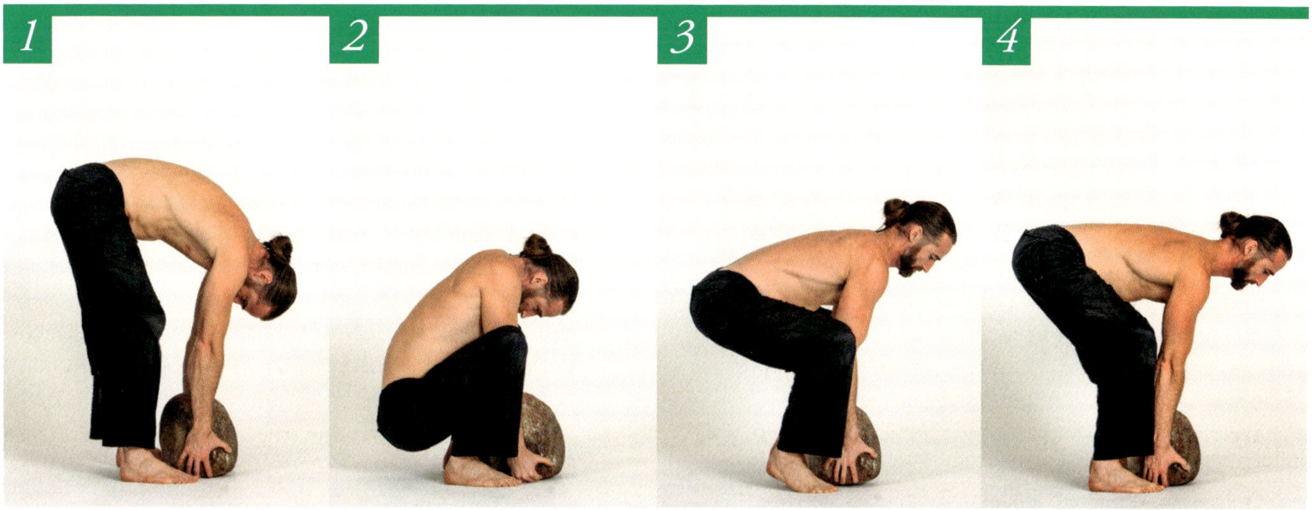


*(Fortsetzung auf der nächsten Seite)*

**1** Deine Knie sind nicht gebeugt; dein Rumpf und Kopf zeigen nach unten, du machst einen Rundrücken. Viele Leute, die kein Verständnis für Bewegungsmechanik besitzen, tendieren dazu, das Objekt nur mit den Armen heben zu wollen.

**2** Du versuchst, das Objekt unter Anspannung der Beine und Arme aus der unteren Endposition der Hocke zu stemmen, ohne die Hüften einzusetzen. Der Kopf ist gesenkt, die Schultern sind hochgezogenen. Diese Position verlagert den kombinierten Schwerpunkt nach vorne, vor die Schwerkraftlinie, wodurch dein unterer Rücken in der gesamten Bewegung rund bleibt – und damit in einer belasteten und gefährlichen Position. Das Kreuzheben mit tiefen Hüften, aufrechtem Rumpf und mangelnder Hüftextension unter Anwendung eines Hockenmusters funktioniert vielleicht, wenn das Zusatzgewicht noch relativ leicht ist, aber es scheitert, sobald die Last schwer wird.

**3** Das Anheben der Fersen bringt deinen kombinierten Schwerpunkt nach vorne und aus dem Gleichgewicht, sobald du zur Bewegung ansetzt.

**4** Deine Beine sind zu gestreckt; dadurch hebst du deine Hüften zu weit nach oben und bringst deinen Rumpf parallel zum Boden. Weil deine Beine fast vollständig gestreckt sind, können sie nicht mitarbeiten (was dazu führt, dass der untere Rücken die gesamte Arbeit verrichten muss). Das wiederum hat zur Folge, dass dein Rücken unter hoher Belastung steht, sobald sich die Last vom Boden hebt. Diese Position vergrößert auch das Risiko, nach vorne zu kippen. Dein Nacken ist zu stark gestreckt, um der Gewichtsverlagerung entgegenwirken zu können.

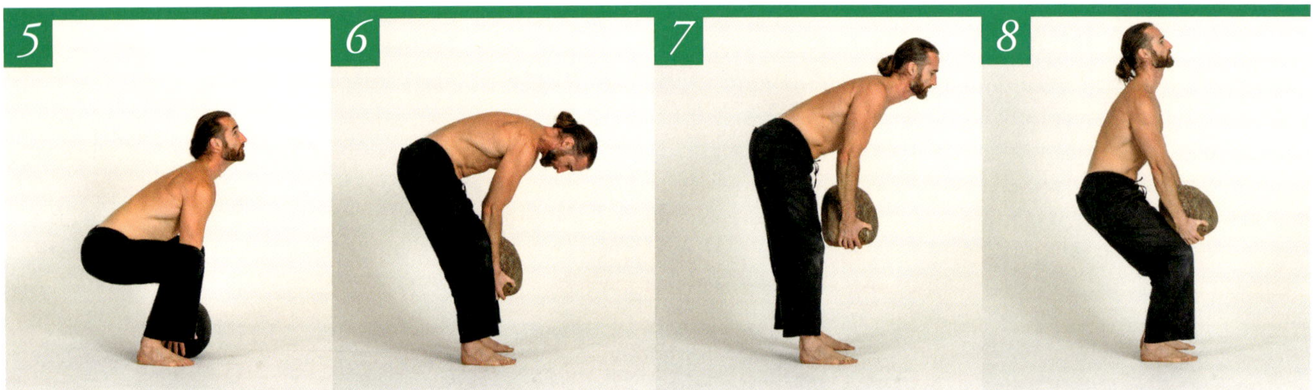


5 Die Ausgangsposition ist gut – mit Ausnahme der Hyperextension (Überstreckung) des Nackens, die die Nerven in dem Bereich abklemmt und dafür sorgt, dass die allgemein zur Verfügung stehende Kraft nicht in Gänze entwickelt werden kann.

6 Du versuchst, die Last mit den Armen hochzuziehen und deine Beine zu strecken, bevor du die Hüften nach vorne schiebst; du konzentrierst dich also auf deine Arme und vernachlässigst deine Rückenposition, die erheblich beeinträchtigt wird. Dein Rücken wird rund, nachdem das Objekt den Boden verlässt. Nur wenn die Last leicht ist, sind deine Arme stark genug, um sie so zu heben, aber du könntest sie dabei verletzen.

7 Deine Beine sind in der Lockout-Position, bevor die Hüftextension abgeschlossen ist; dadurch verlagert sich dein kombinierter Schwerpunkt nach vorne; diese Verlagerung zwingt deine hintere Kette und dein Arme zum Aufbau unnötiger Spannung, um die Balance zu halten. So ist dein Rücken dafür verantwortlich, die Zugbewegung in einer belastenden und riskanten Haltung abzuschließen.

8 Dein Rumpf ist für diese starke Knieflexion zu aufrecht, deine Hüften versuchen, sich noch vor den Beinen zu strecken. Weil die Beine nicht ausreichend gestreckt sind, können sich die Hüften nicht geschmeidig nach vorne bewegen.

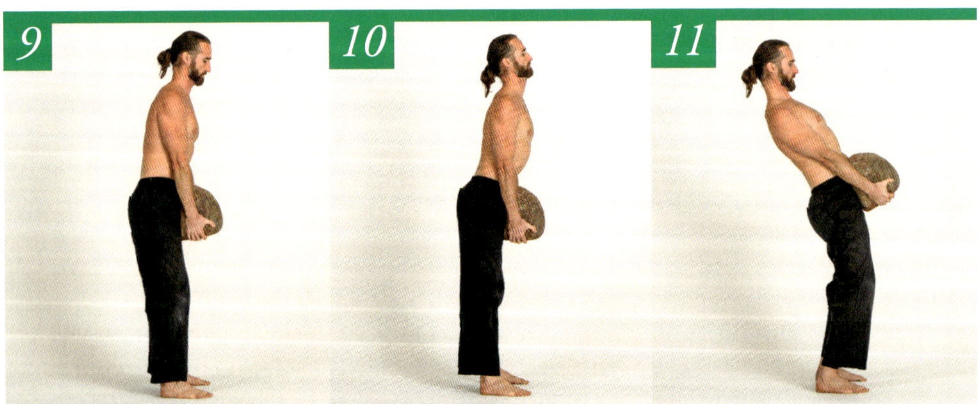


9 Deine Hüften und Beine haben die Lockout-Position nicht erreicht. Eine unvollständige Extension von Beinen und Hüften verursacht eine starke Anspannung des oberen Rückens und der Schulter, weil der kombinierte Schwerpunkt nicht an der Stützbasis ausgerichtet ist.

10 Deine Beine sind zwar im Lockout, deine Hüften aber nicht; diese Position führt zu einer Hyperextension des unteren Rückens sowie des Nackens, um den Vorwärtszug des kombinierten Schwerpunkts zu kompensieren, der nicht an der Stützbasis ausgerichtet ist. Vielleicht hast du ein falsches Gefühl für deine Positionskontrolle, die in keinster Weise effizient ist.

11 Du lehnst dich in der oberen Endposition mit dem Rücken übertrieben zurück. Dieses Problem tritt oft ein, wenn du dein Gesäß nicht aktivierst oder du die Kontraktion übertreibst beziehungsweise ein falsches Gefühl für eine starke obere Endposition hast.

Weitere mögliche Ineffizienzen:

- Du leitest das Kreuzheben mit einem runden unteren Rücken ein und versuchst, die Wirbelsäule in eine neutrale Position zu bringen, nachdem das Objekt den Boden verlassen hat. Fange besser in einer neutralen Position an und verändere diese Haltung in der gesamten Bewegung nicht.
- Du hältst die Arme zwar gerade, ziehst aber die Schultern hoch. Hochgezogene Schultern tragen nicht zu einer Verbesserung deines Griffs bei.
- Du atmest flach in die Brust, atmest fälschlicherweise kurz vor oder zu Beginn der Bewegung aus oder hältst die Luft an, bis du die obere Endposition erreichst.
- Du richtest den Blick nach unten und erzeugst eine Situation, die einem Flexionsreflex Vorschub leistet und die Haltung deiner Wirbelsäule beeinträchtigt. Schaue zu Beginn des Kreuzhebens gerade nach vorne oder leicht nach oben.

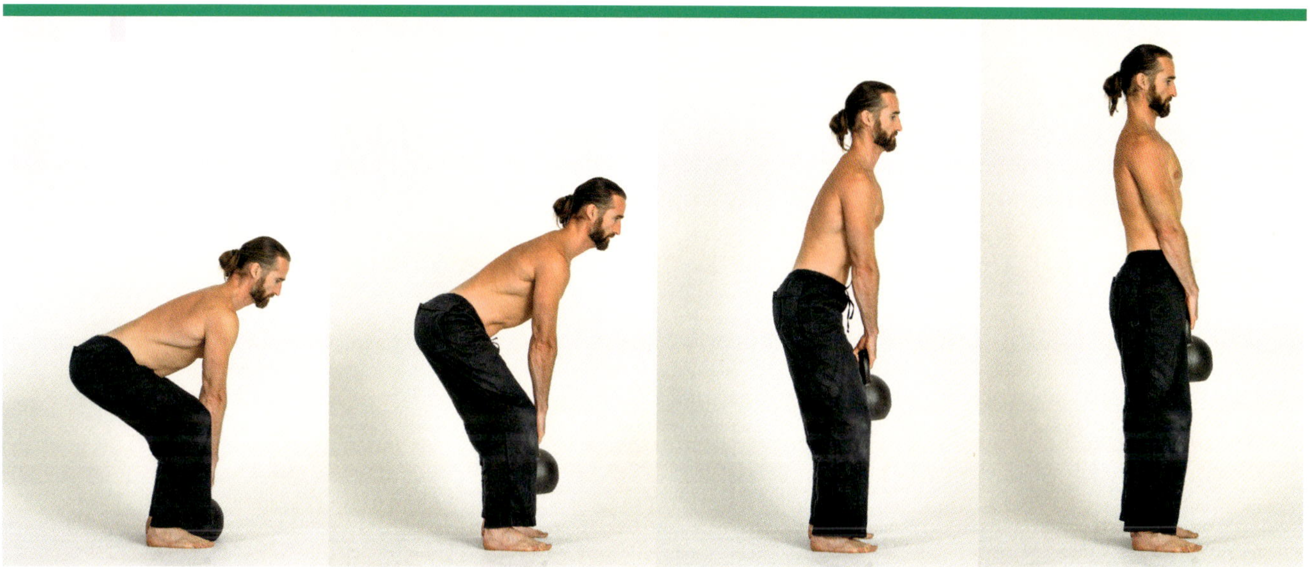

## Progressionen

Ungeachtet der Wahl des Griffs oder Stands solltest du beim Kreuzheben stets zwei Dinge im Auge behalten: dass du eine neutrale Wirbelsäule beibehältst und die Bewegung aus den Hüften einleitest. Übe dieses Muster jedes Mal, wenn du etwas hochhebst, auch wenn das Objekt leicht ist, damit dir der Reflex in Fleisch und Blut übergeht. Sobald dein Hüftbeugemuster mit einer Last effizient wird, kannst du es auch auf einem Bein üben. Die einbeinige Hocke hilft dir, deine Balance im Stehen und Gehen zu verbessern.

Es bietet sich außerdem an, das Heben schwerer, sperriger Gegenstände, die nicht von einer einzelnen Person gehoben werden können, als Partnerübung auszuführen.

Bei Progressionen nimmt die Intensität ganz automatisch zu, weil du schwerere Gewichte hebst, um deine Kraft zu entwickeln. Mit zunehmender Kraft wird der Umgang mit unförmigen Objekten und auf unebenem Gelände einfacher, aber warte nicht, bis du das Kraftniveau eines Kraftdreikämpfers erlangt hast, um die Komplexität deiner Bewegungsabläufe zu steigern. Das einhändige Kreuzheben ist auch eine gute Übung; es stärkt deine Schulter und intensiviert deinen Griff. Vergiss nicht, die Übung auf beiden Seiten zu machen.

Wenn du mehrere Wiederholungen hintereinander als Krafttraining ausführst, musst du darauf achten, die Last systematisch zum Boden zu senken, um deine Wirbelsäule zu schützen und eine Überbeanspruchung des unteren Rückens zu verhindern. Das Absetzen der Last gibt dir auch die Gelegenheit, deine Position jedes Mal zu überprüfen und gegebenenfalls neu zu justieren. Wenn du mit Objekten und Oberflächen trainierst, die so beschaffen sind, dass die Last im Augenblick des Bodenkontakts zurückfedert, solltest du diesen Rückprall nicht benutzen, um schwerer und schneller zu heben, weil dich die Verwendung eines künstlichen Impulses davon abhalten kann, eine korrekte, sichere Rückenposition beizubehalten.

# Auf den Schoß nehmen

Dinge auf den Schoß zu nehmen, ist eine Alternative zum Kreuzheben, wenn es zu schwierig ist, in einer einzigen Bewegung das Objekt mit den Händen zu fassen und vom Boden zu heben – zum Beispiel wenn das Objekt keinen Griff aufweist, eine geringe Reibungsfläche hat, sperrig ist oder alle drei genannten Merkmale zugleich besitzt. Im Vergleich zum Kreuzheben verkürzt das Auf-den-Schoß-Nehmen den vertikalen Abstand, der nötig ist, um die Last zu heben. Nachdem du das Objekt auf Kniehöhe gebracht hast, kannst du es auf deinem Schoß ablegen; diese Anstrengung wird eher von den Beinen bewältigt als von deinem Rücken. Sobald das Objekt auf dem Schoß liegt, macht sich der zweite große Vorteil dieser Technik bemerkbar: Man kann in dieser Position die Griffhaltung oder die Lage des Objekts am Körper verändern, bevor man anfängt, es davonzutragen. Das langsame, schrittweise Anheben der Last ist vor allem nützlich, wenn du sie nicht explosiv heben kannst. Es kann natürlich auch passieren, dass du die Last hochhebst und einen aufrechten Stand erreichst, dann aber beschließt, dich mit dem Gewicht auf dem Schoß wieder zu senken.

Routinierte Gewichtheber, die an Strongman-Wettkämpfen teilnehmen, schaffen es von Anfang bis Ende, sehr schwere und unhandliche Lasten wie Atlas-Steine mit gebeugtem Rücken zu tragen. Der Hauptgrund hierfür ist, dass das Volumen des Objekts den Sportler dazu zwingt, das Objekt gewissermaßen zu umarmen, um es kraftvoll fassen und halten zu können; so wird eine Rückenflexion unvermeidlich. Ich rate dem Freizeitsportler davon ab, diese Technik anzuwenden. Wenn Form, Volumen oder Gewicht des Objekts dazu führt, dass du keine neutrale Wirbelsäule beibehalten kannst, wird das Verletzungsrisiko für deinen Rücken zu groß und du solltest darauf verzichten, das Objekt zu heben. Was du beim Kreuzheben gelernt hast, wird sehr nützlich sein, weil die Ausgangsposition und die Einleitung der Sequenz in beiden Fällen gleich sind.

1 2 3

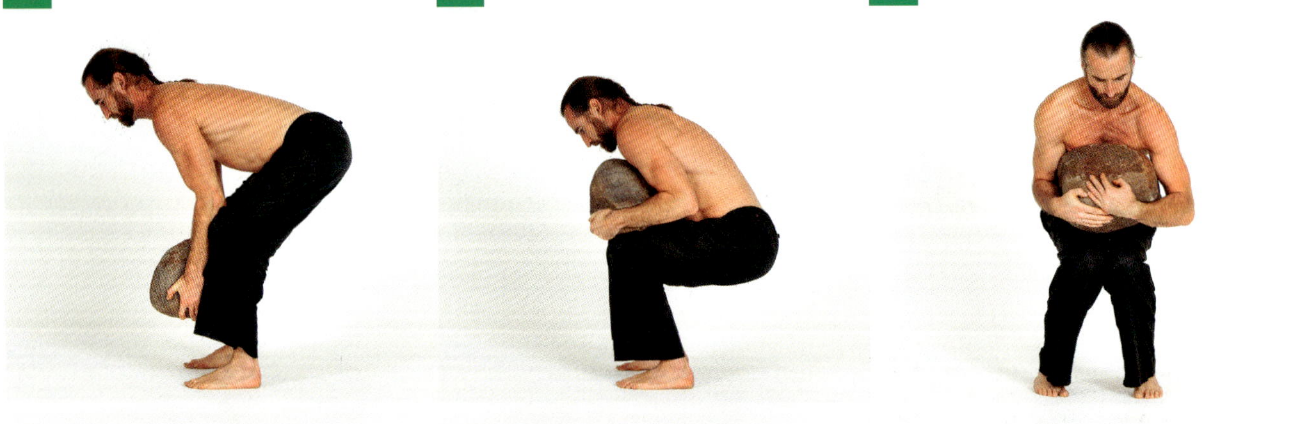

**1** Fasse das Objekt und fange an, es mit neutraler Wirbelsäule hochzuheben. Wenn das Objekt unhandlicher wäre, würdest du deine Position verändern und einen breiteren Stand einnehmen, bei dem die Knie und Füße nach außen zeigen, damit deine Beine die Arbeit verrichten. Deine Arme würden weiter nach vorne gehen und das Objekt nicht nur mit den Händen greifen, sondern es auch noch mit den Innenseiten der Unterarme umfassen. Wenn die Last beinahe Kniehöhe erreicht hat, leitest du einen leichten Zug mit den Armen ein.

**2–3** Sobald die Last über den Knien ist und du das Objekt energisch an dich heranziehst, drehst du beide Beine einwärts, bis sich die Oberschenkel berühren; die so gebildete Fläche dient als sichere Ablage für die Last. Weil sich dein kombinierter Schwerpunkt nach hinten verlagert hat, lehnst du deinen Rumpf nach vorne, um nicht nach hinten gezogen zu werden. Obwohl du in dieser Position einen runden Rücken hast, stellt das kein Problem dar, weil die Last auf deinen Beinen ruht. An diesem Punkt beginnt die Bewegung, wenn du das Objekt aus einer Position greifst, die sich über dem Boden zwischen Knie- und Hüfthöhe befindet.

4

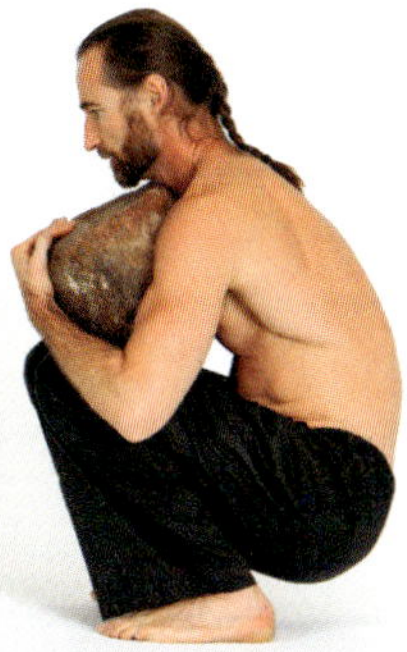

5

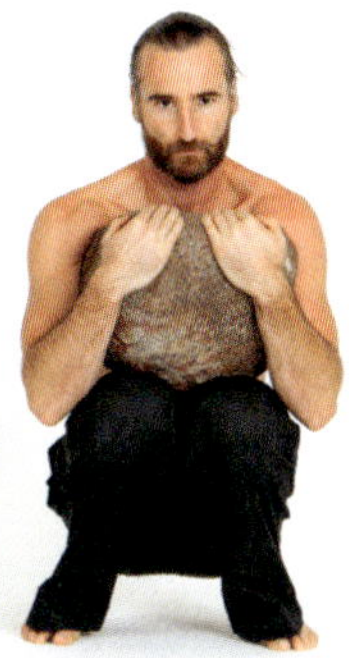

**4–5** Abhängig von deiner Kraft, Stabilität oder dem momentanen Komfort der Situation kannst du eine relativ hohe Position beibehalten, die eine größere statische Beinkraft erfordert, oder du gehst in die tiefe Hocke, um dich auszuruhen oder deine Balance zu finden. In dieser Position kannst du deine Griffhaltung ändern, um das Objekt auf der Taille, Brust oder Schulter zu tragen. Um die tiefe Hocke zu verlassen und das Objekt auf der Taille zu tragen, musst du dich mit den Beinen abstoßen, um aufzustehen und deine Griffhaltung zu ändern, bevor deine Position zu aufrecht wird, um die Last auf die Oberschenkel zu bringen. Um die Last auf der Brust zu tragen, musst du sicherstellen, dass du das Objekt fest umarmst, damit du es im Aufstehen an die Brust drücken kannst. Du kannst auch den Aufwärtsimpuls nutzen, um das Objekt auf dem Weg nach oben zu schultern (oder du wartest, bis du es stabil auf der Brust hast, bevor du es schulterst).

6

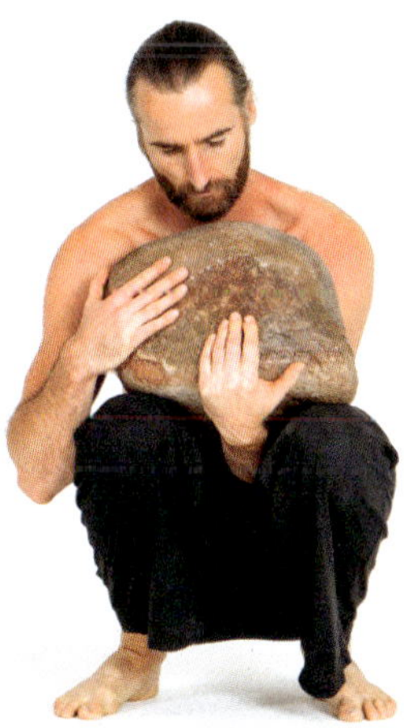

7

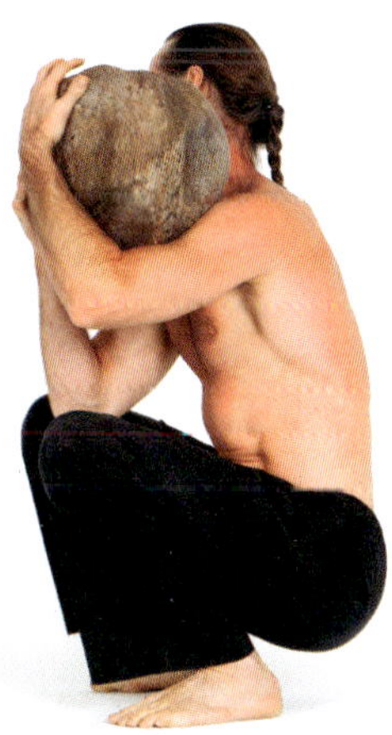

8

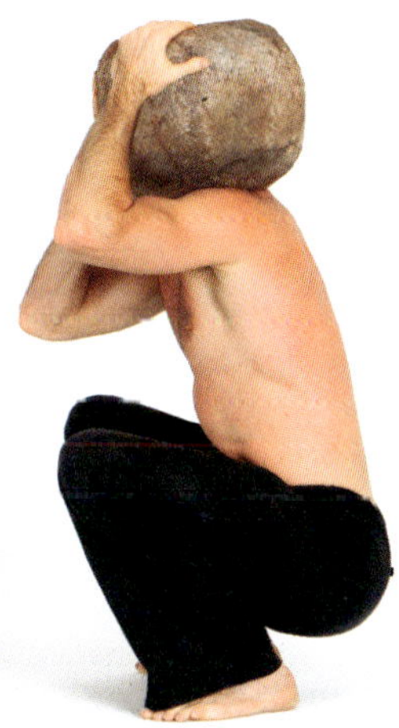

**6–7–8** Du kannst die Last ebenfalls aus der unteren Endposition schultern, indem du einen Arm zwischen die Beine und unter das Objekt bringst. Benutze diesen Arm wie auch deinen Rücken, um das Objekt auf die Schulter zu heben. Achte darauf, beim Aufstehen die Balance zu bewahren und nicht nach hinten zu kippen. Sobald das Objekt auf deiner Schulter liegt, kannst du dich in Bewegung setzen.

# Tragen

Das Kreuzheben und Auf-den-Schoß-Nehmen ermöglichen es dir, eine große Vielzahl verschiedener Haltepositionen einzunehmen, mit denen du ein Objekt tragen kannst. In der Realität folgt auf ein Hochheben normalerweise ein Tragen, um die Last horizontal über eine gewisse Distanz zu befördern, um sie an einer neuen Stelle abzusetzen.

Tragen kann auf viele Arten erfolgen, sowohl in Bezug auf die Halteweise – du kannst die Last mit verschiedenen Körperteilen stützen – als auch auf die Fortbewegungsart, mit der du das Objekt trägst. Obwohl man Dinge oft im Gehen trägt, kann man mit einer Last auch laufen, krabbeln, balancieren, klettern und schwimmen, solange man sie effektiv am Körper halten kann.

So wie bei jeder anderen manipulativen Fähigkeit ist die Basismechanik des Tragens denkbar einfach: Man befördert den kombinierten Schwerpunkt so effizient wie möglich über die Distanz, die man abdecken muss. Es ist immer besser, die Last zu senken und wieder hochzuheben, um das Objekt neu und wieder effizient am Körper zu positionieren, statt eine ungünstige Position beizubehalten und sich auf diese Weise dahinzuschleppen. Willst du mit jedem Schritt Energie verschwenden, weil du die Last auf eine ungünstige Weise trägst? Bedenke dabei, dass diese Sorge nicht nur etwas mit dem Energieaufwand und der Bewegungsökonomie zu tun hat, sondern auch mit dem Risiko, sich potenziell zu verletzen, weil man durch ineffiziente Tragetechniken leicht ins Stolpern gerät. Einfach ausgedrückt: Eine ineffiziente Manipulation beziehungsweise Trageweise des Objekts führt zu einer ineffizienten Fortbewegung. Sobald eine Griffweise oder Halteposition ineffizient geworden ist, ist sie bereits nicht mehr aufrechtzuerhalten. Wenn du deine Körperhaltung nicht korrigieren kannst, ohne das Objekt vorher zu senken, musst du der Tatsache ins Auge sehen, dass es am besten ist, die Last zu senken und neu zu heben.

# Griff- und Halteweisen

Beim Kreuzheben und Auf-den-Schoß-Nehmen hast du die Möglichkeit, eine Reihe von Greif- und Haltepositionen auszuüben, ohne das Objekt unbedingt explosiv zu heben oder über die Hüfthöhe zu bringen. Die Griffweise ist auf die Platzierung der Hände auf dem Objekt beschränkt, während die Halteweise das Greifen wie auch die Position deiner Arme und des Körperteils umfasst, auf dem die Last ruht. Bei bestimmten Halteweisen verschränken sich die Hände, ohne die Oberfläche des Objekts zu berühren, während man bei anderen Halteweisen die Last gar nicht oder nur minimal greift, weil sie auf eine bestimmte Weise am Körper angebracht und von den Armen umfasst wird (was die Notwendigkeit eines kräftigen Zugreifens hinfällig macht).

Die Wahl der Greif- und Halteposition hängt davon ab, wie praktisch sie im Verhältnis zur Form und zum Gewicht des Objekts sind, wie weit du die Last tragen musst und wie schnell du dich dabei bewegen möchtest. Beim Tragen auf der Taille vermeidest du es beispielsweise, die Last über Hüfthöhe zu heben, während du den Schwerpunkt der Last praktischerweise nah an deinen Schwerpunkt bringst, was eine stabile und ökonomische Position ist. Außerdem kannst du deine Fortbewegung leichter gestalten, wenn du im Vorwärtsgehen die Hüften ein wenig nach vorne schiebst, was ebenfalls dazu beiträgt, die Last und die Griffkraft zu unterstützen. Trägst du jedoch eine Last, die von ihrer Größe bis unter deine Taille reicht, hält dich das Tragen auf Taillenhöhe davon ab, schnell unterwegs zu sein.

Beim Tragen eines gleich schweren Objekts auf der Brust liegt der kombinierte Schwerpunkt weiter oben. Das ist zwar nicht so leicht zu balancieren, aber dafür kannst du in Sekundenschnelle auf deinen Füßen beschleunigen. Die Einrichtung des kombinierten Schwerpunkts beim seitlichen Tragen auf der Schulter ist für lange Objekte wie Baumstämme sehr effizient, gestaltet sich bei kompakten Objekten aber wesentlich komplizierter, weil sie leicht von der Schulter rollen können.

Das Ziel ist es immer, einen effizienten, kombinierten Schwerpunkt einzurichten und eine Halteposition zu finden, die dir hilft, unnötige Spannung in den Armen zu vermeiden, während sie trotzdem verlässlich bleibt.

Verwende eine Trageweise, mit der du die effizienteste Bewegung auf deinen Füßen ausführen kannst, um die erforderliche Distanz in einer akzeptablen Geschwindigkeit zurückzulegen. Wenn du ein Objekt auf Taillenhöhe trägst, solltest du es am besten so greifen, dass du die Arme gestreckt halten kannst und die Ellbogen nicht beugen musst. Das ist aber nicht immer möglich und manchmal ist es einfach nötig, die Arme, Schultern und den oberen Rücken anzuspannen, damit die Last nicht herunterfällt.

Halte deine Aufmerksamkeit auf die Griffweise und den optimalen Greifreflex gerichtet (die Fähigkeit, die Spannung automatisch zu erhöhen, wenn man spürt, dass der Halt unzuverlässig wird). Wenn ein in den Händen gehaltenes Objekt wegrutscht oder seine Position verändert, kann das bedeuten, dass du das Objekt fallen lassen oder deine Körperhaltung aufgeben musst, um deine Halteposition zu retten. Das ist in beiden Fällen eine Zeit- und Energieverschwendung.

Wenn du dich in einer stehenden Position befindest, erfordert ein effizienter kombinierter Schwerpunkt systematisch gewisse Positionsanpassungen sowie eine größere Aufmerksamkeit hinsichtlich der Stabilisierung deiner Mittellinie und deines Core:

- Dein Rumpf lehnt sich leicht auf die unbelastete Seite und deine Hüfte verlagert sich in Richtung der Last (gilt beim Tragen mit einer Hand, auf Hüft- und Schulterhöhe).
- Dein Rumpf lehnt sich leicht zurück, während du deine Hüfte leicht nach vorne schiebst (ohne den unteren Rücken zu überstrecken), wenn du das Objekt auf Taillen- oder Brusthöhe trägst.
- Dein Rumpf lehnt sich leicht nach vorne und deine Hüften verlagern sich leicht nach hinten, wenn du das Objekt auf der Höhe des unteren Rückens oder auf Stirnhöhe trägst.

Nachfolgend werden die meisten Varianten vorgestellt, mit denen eine Last gehalten werden kann. Die spezifische Trageweise hängt immer von der Form und dem Umfang des Objekts ab. Beim Tragen mit den Unterarmen, den Handgelenken oder Fingern stützt du die Last von der Unterseite des Objekts und fasst es weniger so, dass man es mit den Armen vorne und mittig umarmt und an den Körper heranzieht. Es ist natürlich auch möglich, mehr als ein Objekt auf einmal zu tragen.

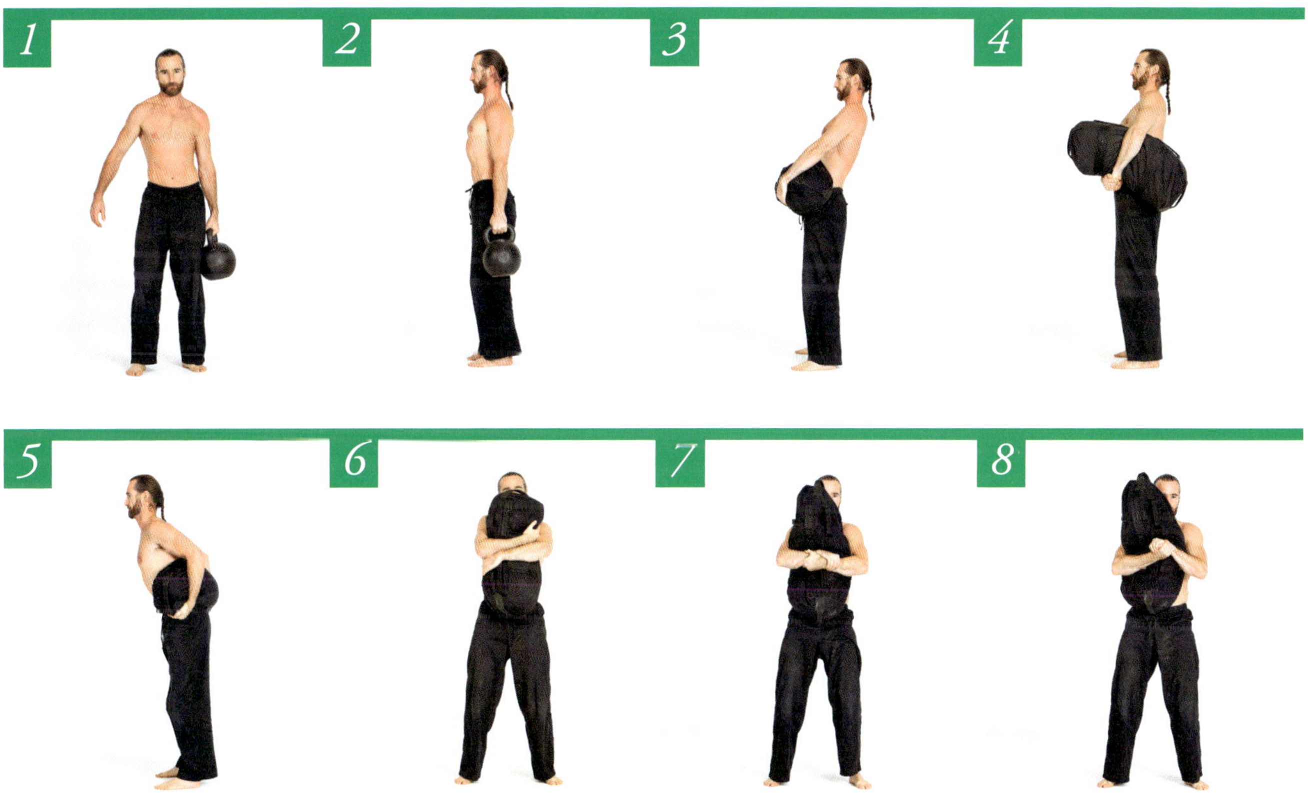


*(Fortsetzung auf der nächsten Seite)*

**1** Halten mit einer Hand.

**2** Halten mit beiden Händen.

**3** Halten auf der Taille.

**4** Halten auf der Hüfte.

**5** Halten auf der Lendenwirbelsäule.

**6** Halten vor der Brust mit verschränkten Armen.

**7** Halten vor der Brust mit Umfassen der Handgelenke.

**8** Halten vor der Brust mit verstärktem Umfassen der Handgelenke (Gable Grip).

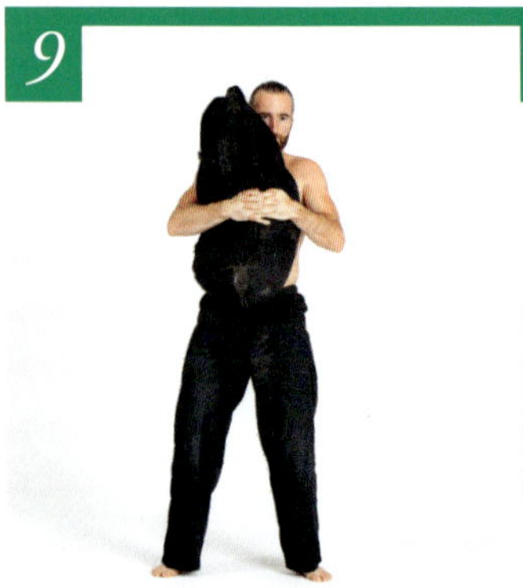
9

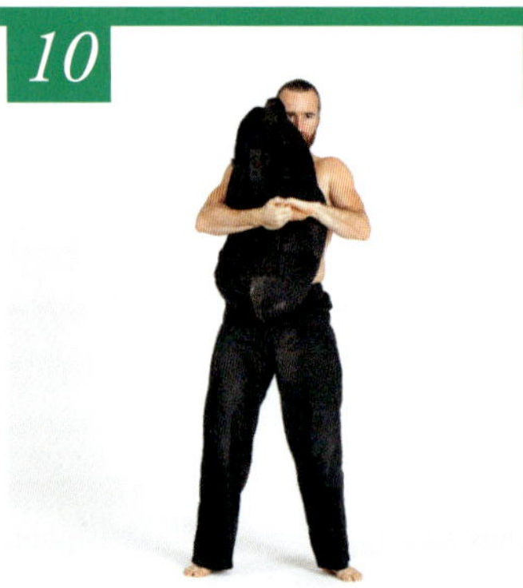
10

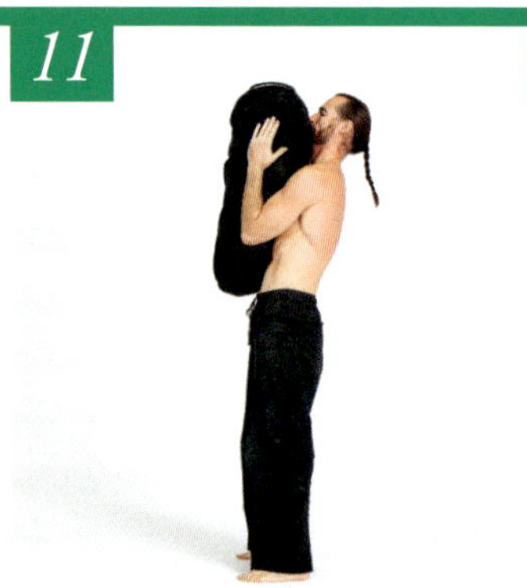
11

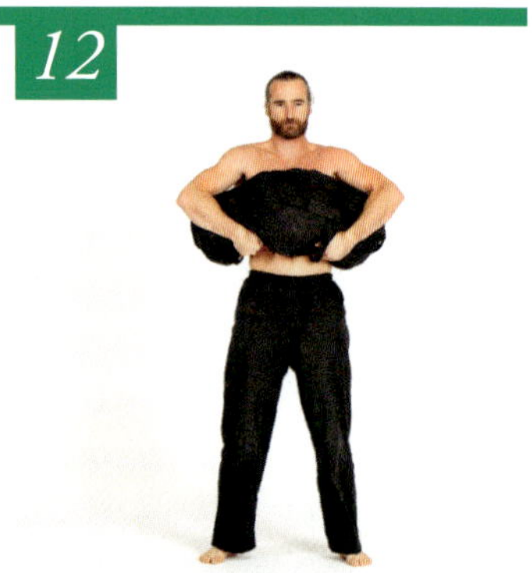
12

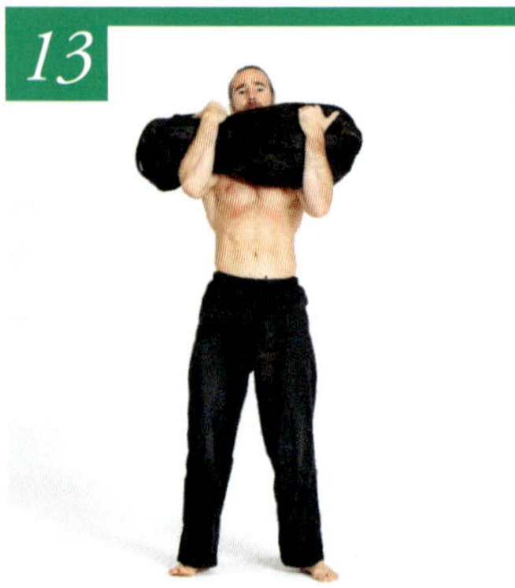
13

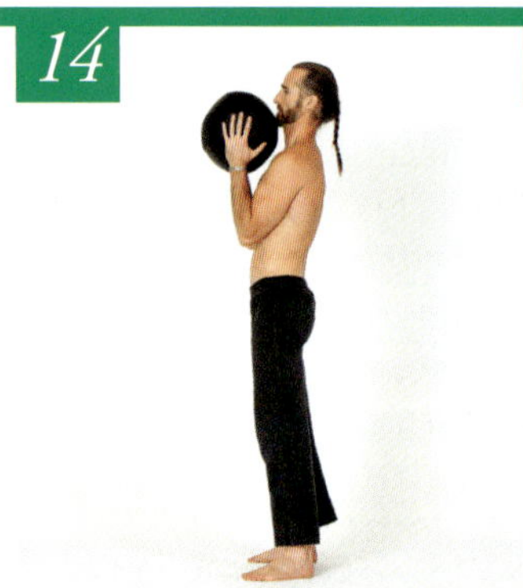
14

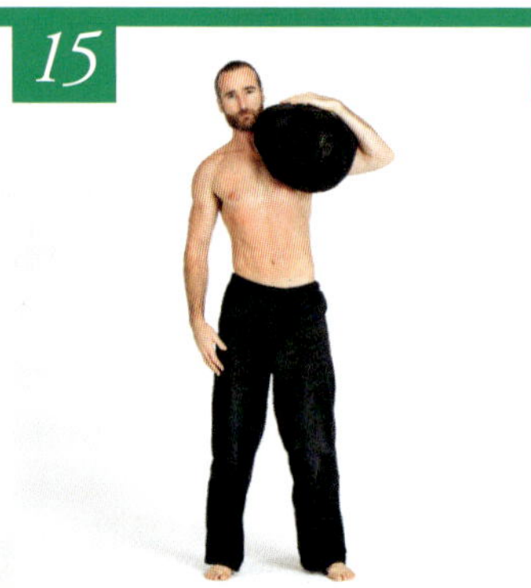
15

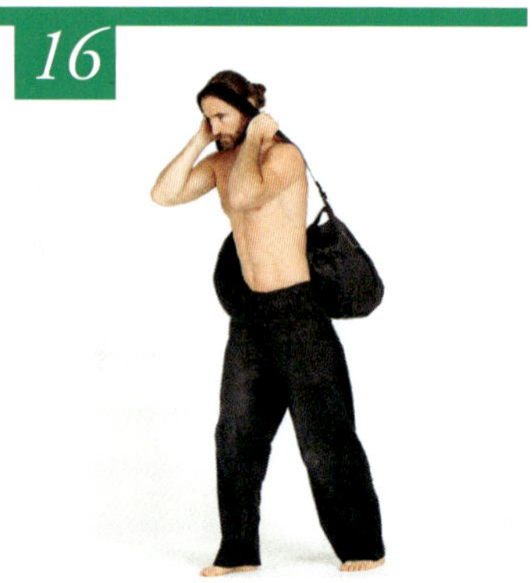
16

**9** Halten vor der Brust mit verschränkten Fingern.

**10** Halten vor der Brust mit S-förmig eingehakten Fingern.

**11** Halten vor der Brust mit seitlichem Zusammenpressen der Last.

**12** Halten quer vor der Brust mit von oben greifenden Armen.

**13** Halten quer vor der Brust mit von unten greifenden Armen (Unterarme können auch gekreuzt sein).

**14** Halten auf Brusthöhe in der sogenannten Front-Rack-Position.

**15** Halten auf der Schulter (ein oder beide Arme können dabei stabilisieren).

**16** Halten auf der Stirn (Arme können entspannt bleiben).

**17** Halten auf dem Kopf (ein oder beide Arme können dabei stabilisieren).

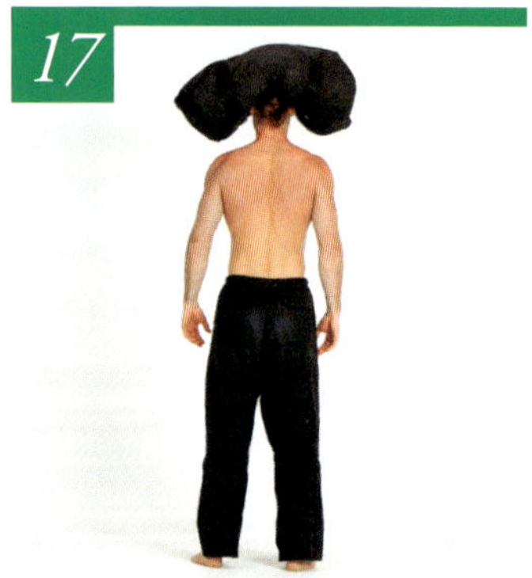
17

Kinder können auf unterschiedliche Art getragen werden. Am wichtigsten ist, dass die Halteposition für das Kind, aber auch für seinen Träger sehr sicher und bequem ist. Das Tragen eines Kindes kann sich schwierig gestalten, weil Kleinkinder gerne abrupt strampeln und diese nicht vorhersehbare Bewegung mit einem Schlag den kombinierten Schwerpunkt verändern kann. Obwohl jede Mutter und jeder Vater viele Male am Tag ihr Kind hochheben, ohne nachzudenken, halten, tragen und absetzen, sollten wir auf achtsame, effiziente Bewegungsmuster Wert legen (obwohl uns die Handhabung von Kleinkindern oft in merkwürdig anmutende Positionen bringt und zu suboptimal kombinierten Schwerpunkten führt, beispielsweise wenn wir Kinder in den Autositz schnallen wollen).

## ANMERKUNG

Professionelle Lastenträger im Himalaja und afrikanische Frauen lernen schon in sehr jungen Jahren das Tragen mit der Stirn und entwickeln darin eine hocheffiziente Positionskontrolle, die dieser Trageweise sehr eigen ist. Die Last ruht eigentlich nicht auf der Stirn, sondern vielmehr oben auf der Vorderseite des Schädels über der Stirn. Obwohl bei dieser Trageweise die Last größtenteils auf dem Rücken ruht und man den Rumpf nach vorne lehnt, erzeugt die Haltung trotzdem eine Kompression des Kopfs oberhalb der Stirn (mit einer kräftigen, schützenden Kontraktion der Nackenbeuger), die die Kompression der Halswirbelsäule erhöht. Der Nacken darf sich nicht überstrecken, wenn er unter Belastung komprimiert wird, weil diese Hyperextension sonst einen Reflex im Zentralnervensystem auslöst, der die Muskelaktivität ausschaltet; du könntest stürzen, weil du von deiner Last nach hinten gezogen wirst – ein lebensnotwendiger Reflex übrigens, der Schäden an den Nerven und Bandscheiben der Halswirbelsäule verhindern soll.

Zum Glück kannst du mit deinen Händen nachhelfen und Probleme verhindern, indem du den Riemen nach vorne ziehst, um den Nacken stabil zu halten. Wenn jedoch viel Armkraft notwendig ist, um die Nackenstabilität zu gewährleisten, bedeutet das, dass für den Nacken bereits Verletzungsgefahr besteht. Das Tragen mit der Stirn und dem Kopf muss schrittweise geübt werden und sollte zu Beginn nur mit sehr leichten Lasten erfolgen. Gute Progressionen tragen dazu bei, einen gesunden und starken Nacken zu entwickeln.

Beide Tragemethoden sind erwiesenermaßen nicht sehr energieaufwendig und daher nützlich, wenn man eine lange Strecke zurücklegen muss. Sie haben außerdem den Vorteil, dass man für einen Augenblick eine Hand oder beide Hände loslassen kann, um etwas kurz zu halten, sein Gleichgewicht zu stabilisieren oder sogar etwas anderes in den Armen zu tragen.

Ungeachtet der Halte- und Trageweise, die du letztlich wählst, gilt: Sobald du einen effizienten, kombinierten Schwerpunkt hergestellt hast, ist es an der Zeit, sich zu bewegen, um das Objekt an einen anderen Ort zu befördern. Damit die Bewegung effizient ist, sollten sich nur die Beine und (in gewissem Ausmaß) die Hüften bewegen, und jede weitere Störung der Körperhaltung sollte ansonsten möglichst vermieden werden. Deine oberste Priorität ist die Beibehaltung einer neutralen Wirbelsäule, eines minimalen Hohlkreuzes oder Seitwärtslehnens des unteren Rückens, abhängig von der Halteform, die du gewählt hast. (Eine tadellose Bauchatmung hilft sehr bei der Stabilisierung der Mittellinie beziehungsweise des Core wie auch bei der Bewegungsökonomie generell). Die anfängliche Körperhaltung vom unteren Rücken bis zum Kopf muss in der Bewegung so ruhig wie möglich bleiben. Abhängig von der Last kann es besser sein, anzuhalten und die Griffweise oder die Halteposition zu wechseln – um die Anstrengung auf möglichst viele Muskeln zu verteilen –, statt zu versuchen, dies im Gehen zu tun, weil man dabei leicht die Balance verlieren kann und seine neutrale untere Rückenposition aufgibt.

*1*

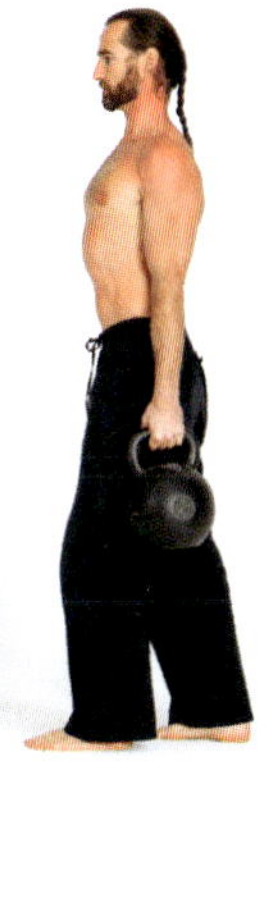

**1** Tragen mit den Händen (auch als »Farmer Walk« bekannt): Diese Trageweise zeichnet sich durch eine ideale Gewichtsverteilung aus, bei der der kombinierte Schwerpunkt perfekt an der Schwerkraftlinie des Körpers ausgerichtet ist und eine vertikale Ausrichtung der Körpergelenke von Kopf bis Fuß vorliegt.

*(Fortsetzung auf der nächsten Seite)*

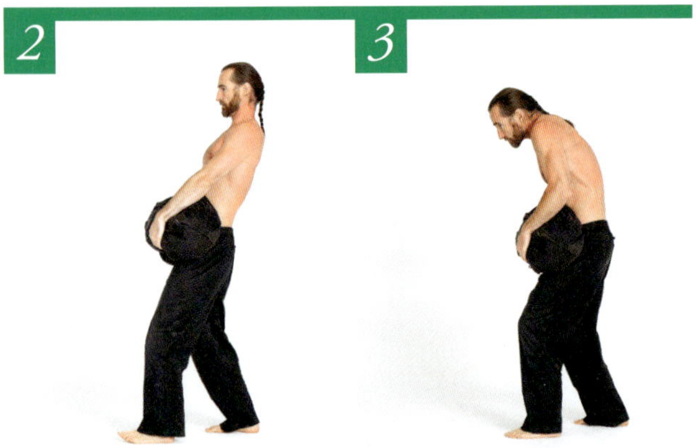


2 Tragen auf der Taille: In der Schwungphase (Einbeinstand mit Vorwärtsbewegung des gegenüberliegenden Beins) können sich die Hüften ein wenig nach vorne verlagern, um die Last nach vorne zu schieben und stärker auf der Taille ruhen zu lassen. Wichtig ist, bei der Rückwärtsneigung des Rumpfs nicht den unteren Rücken zu überstrecken.

3 Wie es nicht gemacht wird: Ineffizientes Tragen auf der Taille.

## Clean (Umsetzen aus der Hocke)

Das Umsetzen bedeutet, dass man in einer einzigen, explosiven und komplexen Bewegung ein Objekt vom Boden auf Schulterhöhe hebt – ein solcher Kraftakt erfordert eine hervorragende Technik.

Obwohl das Kreuzheben und Auf-den-Schoß-Nehmen mit zunehmendem Gewicht relativ langsam ausgeführt werden, ist das Umsetzen schwerer Objekte eine explosive körperliche Meisterleistung, die sich auf die Schnellkraft verlässt, um die höchste vertikale Beschleunigung und den größten Schwungmoment zu erzielen.

Mit einer großen Aufwärtsbeschleunigung und Geschwindigkeit kannst du das Objekt so schnell wie möglich auf die maximale Zughöhe bringen, damit du deinen Körper mit einer tiefen Hocke unter das Objekt bringen kannst und vor dem Körper eine Halteposition auf Schulterhöhe herstellst, die als »Rack« oder auch »Rack-Position« bezeichnet wird. Diese Bewegung ist wegen der Endposition als Umsetzen aus der Hocke oder »Squat Clean« bekannt. Kurzum, es ist eine kraftvolle Bewegung, bei der das Objekt zuerst auf dem Boden liegt und sein Masseschwerpunkt tiefer als dein Schwerpunkt ist; dann ziehst du es hoch genug, um es auf Schulterhöhe über dem Boden zu halten, wobei der Schwerpunkt des Objekts über deinem Schwerpunkt liegt.

Wie bei den meisten Objekten gilt auch hier: Je höher die Griffreibung und je gleichmäßiger und stabiler die Gewichtsverteilung, desto effizienter kann die Kraft genutzt werden. Das bedeutet, dass der Clean beinahe unmöglich wird, wenn die Schnellkraft zur Erzeugung der vertikalen Kraft die Fähigkeit übersteigt, eine ausreichende Griffreibung zu erzeugen. Obwohl du vielleicht in der Lage bist, ein schweres, sperriges Objekt ohne Griff gerade hoch genug zu heben, um es auf den Schoß zu nehmen, ist es somit ausgeschlossen, dasselbe Objekt erfolgreich umzusetzen, weil du es nicht hoch und schnell genug nach oben ziehen kannst. Übrigens gibt oft das Objekt selbst (seine spezielle Beschaffenheit) die beste, wenn nicht sogar die einzige verfügbare Bewegungsstrategie vor.

Im olympischen Gewichtheben folgt auf das Umsetzen das Ausstoßen (»Jerk«), mit dem man das Objekt hochstemmt und für einen Augenblick mit gestreckten Armen über dem Kopf balanciert. In der »natürlichen Bewegung« sind die praktischen Gründe für den Clean jedoch vielfältiger: Man könnte die Last zum Beispiel heben und kurz auf dem Kopf ablegen, sie auf eine höhere Fläche werfen oder auf Brust- oder Schulterhöhe halten, um sie in dieser Position zu tragen oder einen Druckwurf auszuführen.

### ANMERKUNG

Der Begriff »Clean« stammt aus der Frühzeit des olympischen Gewichthebens, als man die Hantel nur mit den Händen berühren durfte, bevor sie die Schulterposition erreichte.

## Die Rack-Position

Die Rack-Position ist ein wesentlicher Bestandteil der Positionskontrolle beim Clean; ohne eine starke Rack-Position am Ende des Cleans wirst du die Last eventuell fallen lassen müssen, was eine große Zeit- und Energieverschwendung wäre. Bevor du versuchst, einen Baumstamm oder ein anderes Objekt umzusetzen, musst du die Mechanik verstehen, die die Rack-Position so stabil und verlässlich macht.

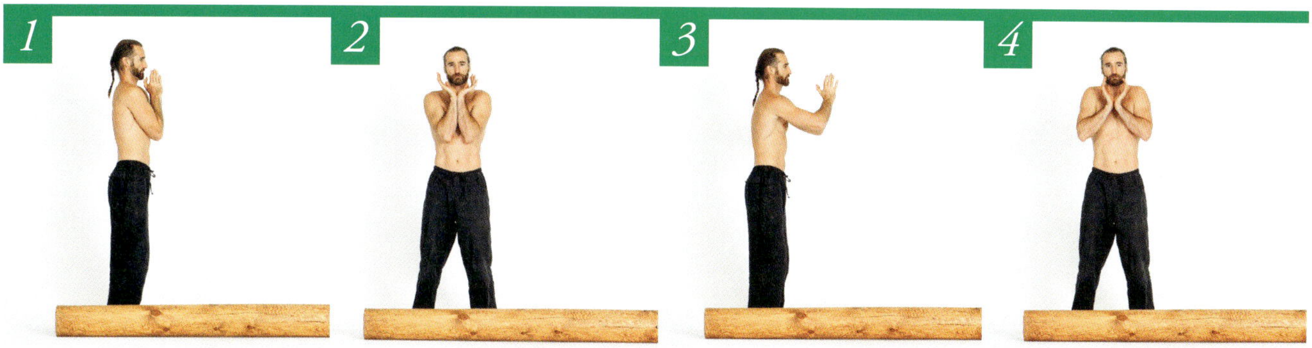


Die Fotos 1 und 2 zeigen eine optimale Rack-Position:

**1** Ellbogen und Trizeps liegen am Körper an und drücken gegen die Brust. Der kombinierte Schwerpunkt befindet sich nah an der Schwerkraftlinie; dies führt zu einer starken Stabilisierung der Arme durch den Oberkörper und verhindert, dass sich die Arme nach vorne absenken.

**2** Die Ellbogen sind eng am Körper, die Innenseiten der Unterarme und Handgelenke zeigen zueinander und berühren sich; diese Haltung bewirkt, dass die Arme nicht nach unten fallen.

Die Fotos 3 und 4 zeigen eine ineffiziente Rack-Position:

**3** Die Ellbogen stehen weit vor der Brust. Die Arme werden nicht von der Brust gestützt, Nacken und Schultern stehen unter hoher Belastung, der kombinierte Schwerpunkt bewegt sich vom Körper weg und macht es unmöglich, sich der Schwerkraft zu entziehen. (Das ist die problematischste Ineffizienz.)

**4** Die Ellbogen sind weit auseinander und die Unterarme berühren sich nicht; in dieser Position wird es unmöglich, genügend Körperspannung aufzubauen, um die hohe Handhaltung beizubehalten. Die Halteposition kann sich immer weiter absenken, bis sie aufgegeben werden muss.

Experimentiere mit der Rack-Position und modifiziere deinen kombinierten Schwerpunkt mit verschiedenen Objekten, die eine volle Unterstützung erfordern (also kein Baumstamm, bei dem ein Ende auf dem Boden liegt), während du in einer Hocke oder Hocke in Schrittstellung aufstehst und dich wieder absenkst (halte als Endposition die Hocke). So überprüfst du deine Stabilität, die eine zentrale Komponente für einen effizienten Clean ist. Die Art von Objekt, die du hebst, ist für die Anpassung der Position im Rack relevant.

Baumstämme rutschen dir nicht weg, wenn deine Arm-/Rack-Position gut ist und du den Stamm dicht am Körper hältst; auch wirst du nicht die Balance verlieren und nach vorne fallen oder nach hinten kippen (was bei Objekten und Lasten passieren kann, die du vollständig stützen musst – einen Sandsack zum Beispiel).

Unförmige Objekte, die kompakt sind und einen bestimmten Umfang haben, sind schwerer zu handhaben. Du musst vielleicht deinen Kopf nach hinten ziehen oder das Objekt ein wenig zur Seite verlagern und deinen Kopf in die entgegengesetzte Richtung lehnen, damit du die Rack-Position anwenden kannst, ohne das Objekt ins Gesicht zu bekommen; es kann eine große Herausforderung sein, den kombinierten Schwerpunkt möglichst nah an sich heranzuziehen. Olympische Langhanteln sind so geformt, dass sie optimal im Rack gehalten werden können und das Gewicht sehr nah an der Schwerkraftlinie liegt (wodurch es leichter wird, den kombinierten Schwerpunkt zu justieren und eine vertikale Körperposition aufrechtzuerhalten).

Der Clean beginnt wie das Kreuzheben; deshalb sehe ich davon ab, den ersten Teil des Bewegungsmusters zu beschreiben. Wenn du das Objekt schon hochgehoben hast, aber noch in der oberen Endposition verweilst, besteht die Möglichkeit, aus dieser Position mit einer eingeschränkten Hüftbeuge die Last umzusetzen (diese Bewegung wird als »Hang Clean« bezeichnet). Der Deadlift (das Kreuzheben) als Bestandteil des Cleans zeichnet sich durch eine größere Aufwärtsbeschleunigung aus als ein gewöhnliches Kreuzheben. Wenn du am Anfang der Bewegung die Trägheit gerade überwunden hast, spürst du die Beschleunigung vielleicht nicht sofort, aber du solltest sie wahrnehmen, bevor deine Hände auf Kniehöhe kommen; das Gefühl intensiviert sich, wenn die Hände beziehungsweise die Hantel über die Knie steigen und du die Hüften kraftvoll nach vorne streckst. Es ist aber wichtig, dass du nicht von Anfang an – also wenn sich die Hantel gerade vom Boden löst – versuchst, Geschwindigkeit zu erzeugen. Wenn sich eine Last zu früh schnell bewegt, beeinträchtigt das deine Fähigkeit, ihre Aufwärtsgeschwindigkeit beim Steigen zu erhöhen. Wir könnten sagen, es sei unser Ziel, »die Beschleunigung zu beschleunigen«, indem wir relativ langsam zu heben beginnen, damit wir im weiteren Bewegungsverlauf die Last effizienter beschleunigen können.

Wenn sich die Beine und Hüften der vollständigen Extension (Streckung) nähern, unterscheidet sich der Clean dadurch vom Kreuzheben, dass man auch die Fußgelenke streckt (die Fersen anhebt), um sich mit den Fußballen vom Boden wegzudrücken und eine noch größere vertikale Kraft zu erzeugen. Diese Bewegung wird als »dreifache Extension« bezeichnet. Wenn die Beibehaltung der Reibung an den Füßen (Oberflächenreibung) und der Stabilität der Fußgelenke (auf einer unebenen, instabilen Oberfläche) zu anspruchsvoll ist, musst du die Fußgelenksextension weglassen beziehungsweise minimieren, um eine maximale Reibungskraft an den Füßen zu gewährleisten sowie eine starke, ausbalancierte Stützbasis garantieren zu können.

Sobald deine Körperposition vollständig vertikal wird, wurde der Großteil der aufwärtsgerichteten Kraft bereits erzeugt; es sollte sich nun so anfühlen, als würdest du versuchen, gerade nach oben zu springen, obwohl deine Füße sich nicht vom Boden heben dürfen. Du kannst aber den Aufwärtsimpuls über diesen Punkt hinaus verstärken, um das Objekt zum Endpunkt des Zugs zu heben. An dieser Stelle setze ich die Beschreibung der Clean-Technik fort.

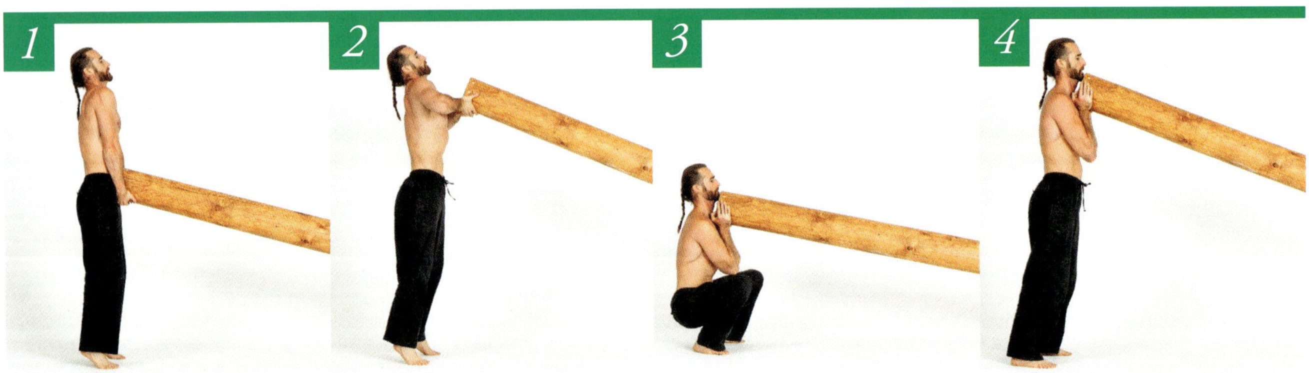


**1** Sobald sich deine Beine, Hüften und Fußgelenke gestreckt haben, ziehst du die Schultern hoch, um den Aufwärtsimpuls durch Zugkraft zu verstärken.

**2** Die Geschwindigkeit, die du erzeugt hast, hebt das Objekt immer höher und bewirkt, dass es sich »leicht« anfühlt; das ermöglicht es dir wiederum, die Arme zu beugen, um die Aufwärtsbewegung der Last einzuleiten. Ohne eine kraftvolle muskuläre Aktion ziehst du deine Ellbogen zur Seite und möglichst weit nach oben, während du den Griff beibehältst. Versuche, die maximale Zughöhe zu erreichen, bevor die Aufwärtsbeschleunigung gegen null geht. Idealerweise stehen deine Ellbogen höher als deine Hände, aber um diesen Griff auf dem Baumstamm aufrechtzuerhalten, wirst du die Ellbogen und Hände eventuell mehr oder weniger auf derselben Höhe halten müssen. Die maximale Zughöhe hängt von deiner Schnellkraft im Vergleich zur Last ab (und du wirst vielleicht nicht in der Lage sein, deine Hände über den Bauchnabel zu heben). Zu diesem Zeitpunkt wirken im besten Fall keine oder nur minimale Kräfte in den Füßen.

**3** In dem Augenblick, in dem das Objekt den vertikalen Endpunkt erreicht und es sich für einen kurzen Augenblick anfühlt, als würde das Objekt in der Luft hängen oder sogar »schweben«, musst du schnell die Bewegungsrichtung verändern, indem du deinen Schwerpunkt so tief und schnell wie möglich absenkst, um deinen Körper unter das Objekt zu ziehen und es in einer Hockposition aufzunehmen. In der Abwärtsbewegung bringst du deine Ellbogen nach unten und lässt die Hände in die Rack-Position rutschen, um die Last geschmeidig und sicher zu halten. Wenn die Last nicht zu schwer ist und du eine ausreichende vertikale Geschwindigkeit erzeugt hast, könntest du die Last im Rack in einer Position fangen, die höher als die tiefe Hocke ist (beispielsweise in einer halben Hocke). Das wird dann als »Power Clean« bezeichnet wird. Der Power Clean eignet sich für Personen, denen die Mobilität fehlt, um eine starke, stabile tiefe Hocke einzunehmen. Wenn du aber in der Rack-Positioin zu hoch fängst, beeinträchtigt das deine Rückenposition. Versuche daher, darauf hinzutrainieren, möglichst tief und schnell unter die Last zu kommen.

4 Komme in den aufrechten Stand.

## TECHNIKTIPP

Weil der Clean eine komplexe Sequenz ist, die perfektes Timing und gute Positionskontrolle erfordert, empfiehlt es sich, den gesamten Bewegungsablauf in einzelne Übungen aufzuteilen, wie ich in Teil 3, »Trainingseffizienzprinzipien«, erklärt habe.

## ANMERKUNG

Ganz gleich, ob man einen Baumstamm, einen Stein oder eine Langhantel umsetzt – die grundsätzliche Biomechanik ist in allen drei Fällen gleich. Die Unterschiede liegen in kleinen Modifikationen des Griffs, der Rack-Position sowie der Aufwärtsbahn des Objekts.

## Ineffizienzen

Abgesehen von den Fehlern, die beim Kreuzheben auftreten können und die ich bereits angesprochen habe, haben wir es beim Clean mit folgende Ineffizienzen zu tun:

- Fußgelenke, Knie und Hüften kommen nicht gleichzeitig in die vollständige Extension.
- Keine Fußgelenksextension (wenn sie erforderlich ist).
- Früher Zug mit den Armen (Ellbogenflexion) mit oder ohne Hochziehen der Schulter vor der dreifachen Extension.
- Kein Hochziehen der Schulter.
- Kein möglichst hohes Ziehen mit den Armen oder Ellbogen möglich.
- Ist der Endpunkt des Zugs erreicht, werden die Füße in Richtung Gesäß gebracht.
- Fangen oder Aufnehmen des Objekts in der Rack-Position, während man aufrecht steht oder eine halbe Hocke macht (»Power Clean«). Das kann mit Lasten funktionieren, die nicht allzu schwer sind, oder wenn man sich in einer Situation befindet, in der man schnell handeln muss – aber diese Technik funktioniert nicht bei schweren Lasten. Dieser Fehler kann viele Ursachen haben: verzögerter Ablauf, zu hohes Abheben der Füße, Nach-hinten-Stellen der Füße, Angst davor, die Last in der unteren Rack-Position aufzunehmen – oder alles zusammen. All dies kann dazu führen, dass deine kombinierte Schwerkraft zu weit vorne liegt und du das Objekt fallen lassen musst.
- Nimmst du das Objekt in der unteren Rack-Position auf, verlagert sich sein Gewicht und zieht dich nach vorne, weil sich die Last vom Körper entfernt (normalerweise am Endpunkt der Zugbewegung) und die Füße nach hinten gehen, wodurch sich die Stützbasis von der Last wegbewegt.
- Die Aufwärtsbeschleunigung ist zu langsam. Der Großteil der vertikalen Kraft muss vom Abheben bis zur dreifachen Extension (Fußgelenk-Knie-Hüfte) erzeugt werden. Anfänger neigen dazu, zu langsam zu sein und denken, dass sie das Objekt nur hoch genug heben müssen, um es allein (oder überwiegend) mithilfe der Armkraft von der Hüfte bis zu den Schultern zu ziehen. Eine andere Ursache könnte eine unzureichende Griffreibung sein.
- Die Aufwärtsbeschleunigung ist nicht konstant. Sie wird kurzzeitig langsamer, normalerweise ab der Hüftextension. Obwohl das Objekt seinen Aufwärtsimpuls beibehält, verhindert die langsamere Beschleunigung das Erreichen der maximalen Zughöhe, sodass es dem Körper schwerfällt, sich unter das Objekt zu bringen.

## Der Jerk (Ausstoßen)

Der Jerk beginnt normalerweise nach dem Clean, wobei es keine Rolle spielt, wie man das Objekt auf Schulterhöhe in die Rack-Position gebracht hat. Das Ziel des Jerks ist es, die Last über dem Kopf zu balancieren und diese Endposition für einen Augenblick zu halten.

Ein Objekt über dem Kopf zu halten, kann in der Realität von Nutzen sein, wenn man es auf einer höheren Fläche ablegen, über ein Hindernis hinweg werfen oder jemandem anreichen will, der es aus einer höheren Position zu sich heranzieht. Die Haltung eignet sich auch, um einen tiefen Bach zu überqueren, wenn man gleichzeitig verhindern will, dass das in die Höhe gestemmte Objekt nass wird. Das Ausstoßen ist die einzige Methode, einen schweren, auf dem Boden liegenden Baumstamm effizient zu heben. Selbst wenn du genügend Arm- und Schulterkraft hast, um die Last hochzudrücken (Press) oder du dich mit den Beinen abstößt, bevor du mit den Armen drückst (Push-Press), kannst du bei einem schweren Hantelgewicht nicht genug vertikale Kraft erzeugen, um die Arme vollständig zu strecken. Stattdessen solltest du versuchen, den Großteil der vertikalen Kraft mit dem Unterkörper zu erzeugen und den Schwerpunkt schnell genug abzusenken, um unter das Objekt zu kommen und die Arme in dieser Position aufwärts zu strecken, während es noch den Aufwärtssimpuls hat. Schließlich richtest du dich wieder auf und balancierst die Last über deinem Kopf.

Der Jerk ist eine hochdynamische Bewegung, die gleichermaßen Schnellkraft und Technik erfordert. Ich beschreibe zuerst die Press- und Press-Push-Techniken, damit du ein besseres Verständnis dafür entwickelst, wie sie sich vom Jerk unterscheiden. Alle drei Bewegungen, die für den Laien ziemlich ähnlich aussehen, beginnen in der Rack-Position.

- **Press-Technik:** Du befindest dich in einer aufrechten Rack-Position, spannst den Körper kurz an und stößt die Last nur mithilfe der Arme und Schultern nach oben, bis die Arme vollständig über dem Kopf gestreckt sind. Diese Bewegung verlässt sich ausschließlich auf die Oberkörperkraft. Der Schwerpunkt bleibt konstant auf Standhöhe.
- **Push-Press-Technik:** Du befindest dich in einer aufrechten Rack-Position, spannst den Körper kurz an, gehst leicht in die Knie (was auch als »Dip« bezeichnet wird) und stößt dich kraftvoll mit den Beinen ab, um sofort die Arme zu heben, bis sie vollständig über dem Kopf gestreckt sind. Diese Bewegung verlässt sich weitgehend auf die Unterkörperkraft und nur teilweise auf die Oberkörperkraft. Der Schwerpunkt sinkt und steigt dann wieder auf die ursprüngliche Standhöhe.
- **Jerk:** Diese Bewegung beginnt wie ein Push-Press, aber du bringst den Körper unter die Last, bis die Arme vollständig gestreckt sind, und kehrst dann in den aufrechten Stand zurück. Statt die Last mit den Armen nach oben zu strecken, streckst du die Arme von der Last weg, während du deinen Körper unter das Objekt bringst. Der Schwerpunkt sinkt und steigt, um einen Aufwärtsimpuls zu erzeugen, bevor er für die Rack-Position wieder sinkt und schließlich wieder auf die Standhöhe steigt.

Push-Press und Press sind von einem praktischen Standpunkt beide nützlich. Der Press ermöglicht eine bessere Kontrolle der Geschwindigkeit und der Aufwärtsbewegung, beispielsweise wenn man etwas auf kontrollierte Weise stapeln oder manipulieren will. Man kann damit auch wertvolle Oberkörperkraft entwickeln. Das Push-Press-Muster wird auch verwendet, um ein Objekt nach oben und in einem schrägen Winkel zu werfen – hierbei lässt man das Objekt am Ende der dreifachen Extension einfach los. Obwohl die beiden Techniken bei nicht allzu schweren Gewichten gute Dienste leisten, sind sie für schwere Lasten ungeeignet.

Der Jerk (Ausstoßen) mit einem Baumstamm sieht wie folgt aus:

1

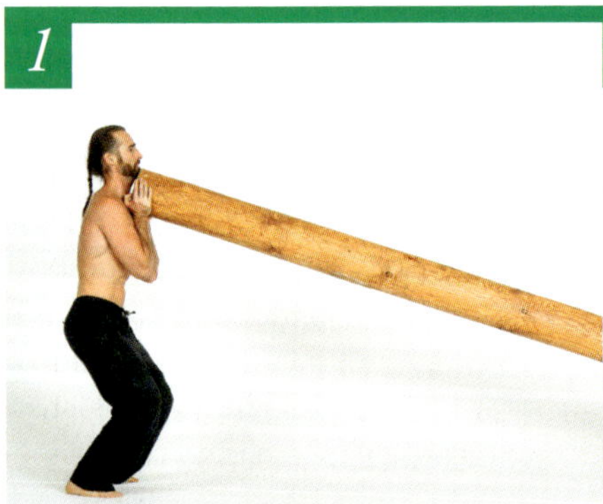

2

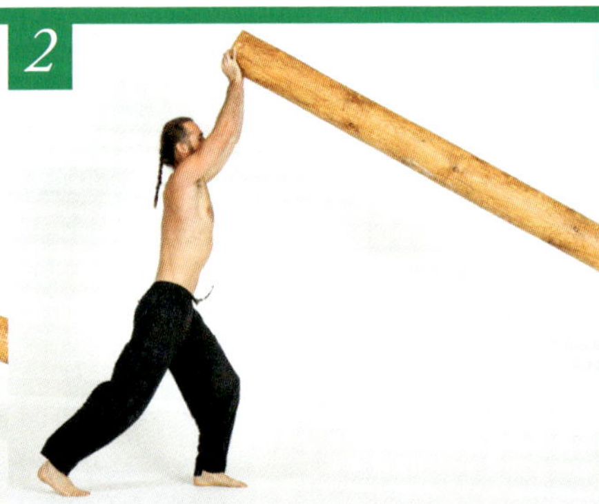

3

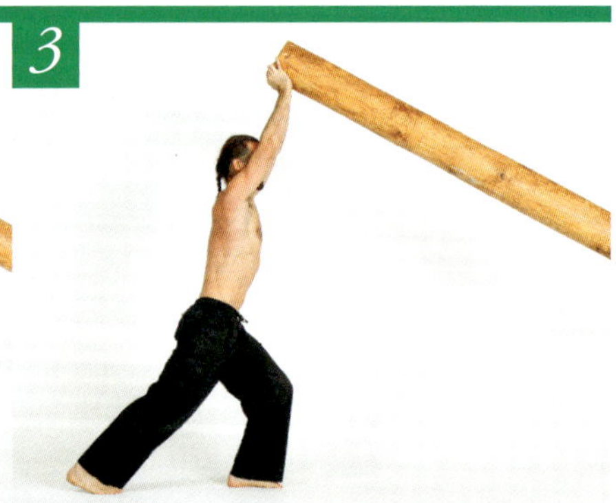

Im Gegensatz zu anderen Objekten, die an einem Ende nicht auf dem Boden liegen, müssen sich die Hände zwangsläufig vom Körper wegbewegen, wenn der Baumstamm immer weiter steigt; hebst du ihn über Kopf, hältst du ihn in einem schrägen Winkel und weniger senkrecht nach oben. Wenn der Gewichtheber das Objekt vollständig hält, also kein Teil auf dem Boden oder einer anderen Oberfläche liegt, würde selbst ein leichtes Vorwärtslehnen dazu führen, dass die Last nach vorne fällt.

In der nächsten Fotoreihe benutze ich eine leichte Last (einen Medizinball), um einen Power Jerk zu zeigen (ich ziehe meinen Körper gerade so unter die Last, dass ich das Objekt mit gestreckten Armen halten kann).

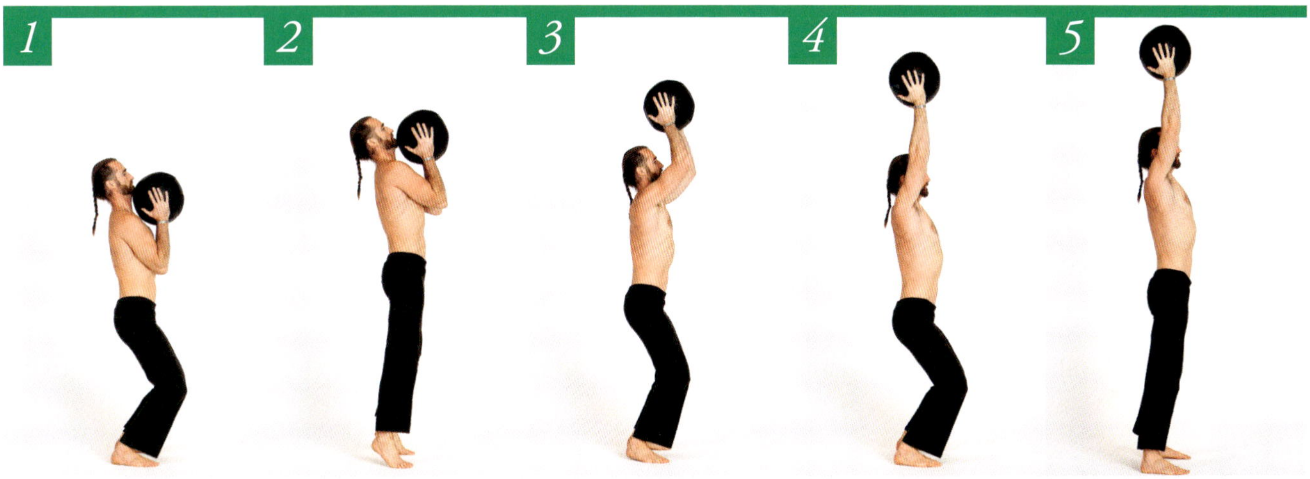


**1** Nimm einen aufrechten Stand ein, bei dem du die Knie minimal beugst (nicht durchstreckst) und das Objekt im Rack hältst; senke deinen Schwerpunkt und setze deine Beine mit einem kleinen Abtauchen unter Spannung, während du einen vertikalen Stand beibehältst. Um den kombinierten Schwerpunkt effizienter zu justieren und nicht nach vorne zu kippen, bleibt dein Kopf hinten, damit du im Rack mehr Druck aufbauen kannst und er mehr in Richtung der Schultern und der Schwerkraftlinie wirkt.

**2** Hebe deinen Schwerpunkt ein wenig an, indem du die Fußgelenke und Beine energisch streckst; ziehe die Schultern dann sofort hoch, um einen möglichst großen Impuls nach oben zu erzeugen.

**3** Beschleunigt sich das Objekt nach oben ohne Kraft und Reibung in den Füßen, tauchst du schnell wieder ab, indem du die Beine beugst und deinen Schwerpunkt senkst. Der Wechsel zwischen Auf- und Abwärtsbewegung sollte möglichst kurz und schnell sein.

**4** Senke deinen Schwerpunkt weiter ab, bis die Arme vollständig gestreckt sind. Auch wenn es auf dem Foto vielleicht anders aussieht – du drückst das Objekt nicht mit Armkraft nach oben. Vielmehr streckst du die Arme, indem du deinen Körper tiefer unter das Objekt bringst, bis das Objekt seinen Aufwärtsimpuls völlig verloren hat.

**5** Nachdem du das Objekt balanciert über dem Kopf hältst, hebst du deinen Schwerpunkt wieder auf die normale Standhöhe an.

Sobald du einen Aufwärtsimpuls der Last erzeugt hast, hängt die Absenktiefe deines Körpers, mit der du die Überkopfposition erreichst, davon ab, wie viel vertikalen Impuls du in der Last erzeugen kannst und wie schnell du in der Lage bist, deinen Schwerpunkt zu senken. Es empfiehlt sich, systematisch darauf hinzutrainieren, möglichst schnell und tief unter die Last zu kommen. In der Realität »fängst« (erreichst du die Überkopfposition mit vollständig gestreckten Armen) du die Last vielleicht in einer aufrechteren Position (Power Jerk), wenn die Last nicht zu schwer ist und du Energie und Zeit sparen willst. Bei schwereren Lasten wird dir vermutlich nichts anderes übrig bleiben, als dich ganz abzusenken, wobei beim Fangen der Last das Knie des hinteren Beins beinahe den Boden berührt, so wie in der tiefen Hocke in Schrittstellung. Ansonsten wirst du keine volle Armextension erreichen und gezwungen sein, die Last fallen zu lassen oder sie in einen »Side Rack« (seitliche Rack-Position) zu senken.

Die Umpositionierung der Füße in eine Hocke in Schrittstellung bedeutet, dass du ein Bein schnell nach vorne und das andere Bein nach hinten bringen musst; der zurückgelegte Abstand sollte bei beiden Beinen gleich sein. Die Hocke in Schrittstellung verschafft dir im Vergleich zum Parallelstand zwei wichtige Vorteile:

- Sie ermöglicht dir eine tiefere Position, das heißt, du hast mehr Platz und Zeit, deine Beine vollständig zu strecken.
- Das Halten der Last über dem Kopf mit einem schmalen Rack-Griff (wie er für den Baumstamm spezifisch ist) ist viel leichter umsetzbar als eine tiefe Hocke, bei der man die Last mit engem Griff über dem Kopf hält – vor allem für Menschen, deren Brustwirbelsäule und Schulter in ihrer Mobilität beeinträchtigt sind. Ich ziehe es vor, den hinteren Fuß gebeugt zu halten, weil mir das hilft, meine Hüftposition besser zu kontrollieren und zu stabilisieren.

## Schultern eines Baumstamms

Ganz gleich, wie du den Baumstamm über den Kopf bekommst (mit dem Press, dem Push-Press oder einem Jerk): Die Überkopfposition erfüllt hauptsächlich den Zweck, den Baumstamm zu schultern, bevor du ihn trägst. Die Distanz, die du mit dem Baumstamm zurücklegen möchtest, muss natürlich die Anstrengung des Schulterns rechtfertigen. Ansonsten kannst du ihn auch rollen oder wälzen; wenn nicht genug Platz dafür auf den Seiten ist (aufgrund des Geländes oder herumliegender Hindernisse), kannst du einen Baumstamm auch schleppen oder zerren. (Diese Optionen sind auch verfügbar, wenn du nicht in der Lage bist, den Baumstamm zu schultern.) Seitliches Schultern ist eine unilaterale Halteweise, bei der das Gewicht des Baumstamms auf nur einer Schulter lastet, damit man ihn vor und hinter dem Körper balancieren kann. Dies ist definitiv praktischer, als den Baumstamm quer über den Schultern auf dem oberen Rücken zu tragen, weil diese Trageweise die Muskeln und Gelenke stärker belastet und auch die Fortbewegung erschwert, wenn seitlich nicht genug Platz vorhanden ist, beispielsweise wenn man sich durch einen Wald bewegt.

Seitliches Schultern ist eine asymmetrische Trageweise, daher gewährleistet ein leichtes Weglehnen von der belasteten Schulter einen gut ausbalancierten kombinierten Schwerpunkt. Der Core, die Rückenmuskeln und die seitlichen Flexoren der Stützschulter (auf der Seite des Baumstamms) längen sich, während sie sich auf der anderen Seite verkürzen. Das seitliche Einklemmen der Bandscheiben stellt in Kombination mit Kompressionskräften ein Verletzungsrisiko dar, das dem Einklemmen der Bandscheiben nach vorne oder hinten ähnelt, wenn man die Lendenwirbelsäule unter Last beugt beziehungsweise streckt. Du kannst keine vollständig neutrale Wirbelsäule wie bei einer symmetrischen Trageweise beibehalten, ein leichtes, seitliches Einklemmen ist unvermeidbar. Das bedeutet nicht, dass das seitliche Tragen auf der Schulter prinzipiell schädlich ist. Es bedeutet nur, dass du beim Tragen schwerer Lasten ein Problem bei der Justierung des kombinierten Schwerpunkts hast und du deinen Core oder die Mittellinie nicht stabilisieren kannst, wenn du diese Trageweise über eine längere Zeit oder Distanz ausführst. Das Risiko lässt sich minimieren, indem man regelmäßig die Schulter wechselt.

Bevor du den Baumstamm schulterst, musst du dich in Position bringen, indem du den Baumstamm progressiv hebst, damit du deinen Körper dichter an den Masseschwerpunkt des Stammes bringst. Das lässt sich wie folgt bewerkstelligen:

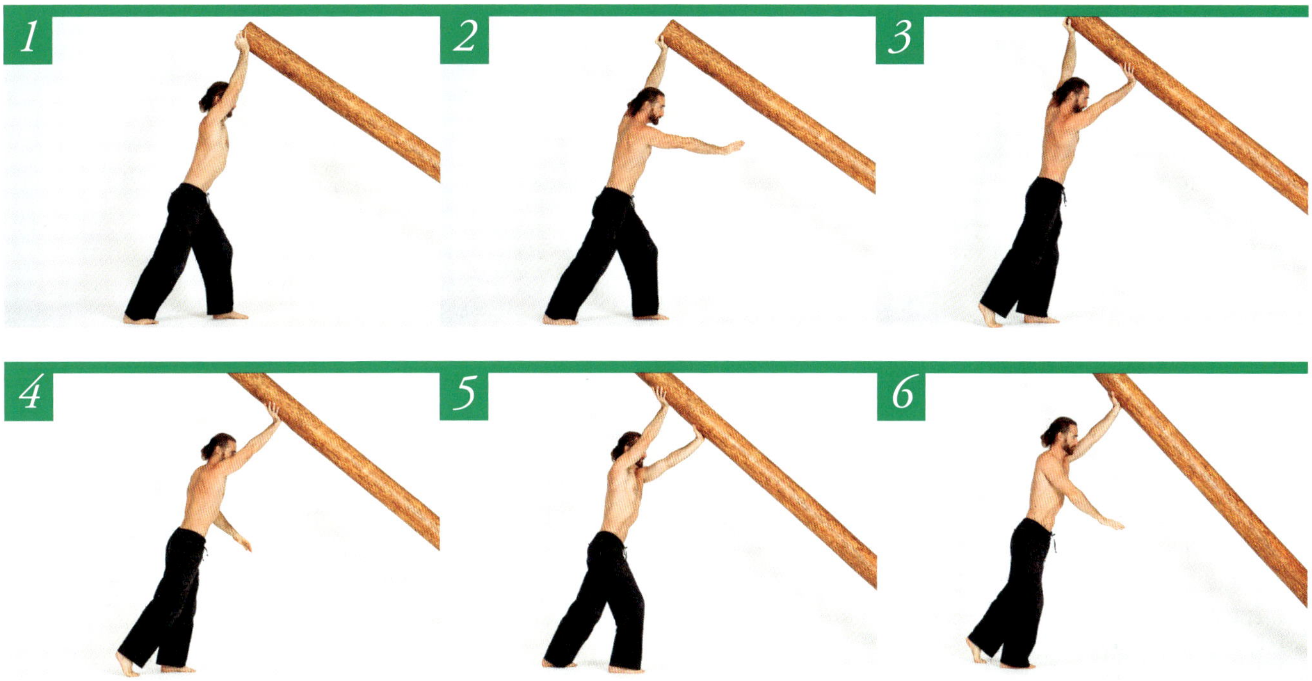


*(Fortsetzung auf der nächsten Seite)*

**1** Beginne in einer starken, stabilen Position in Schrittstellung, bei der deine Hände über dem Kopf sind und ein Ende des Baumstamms halten. Beide Arme sind in der Lockout-Position. Es ist sehr wichtig, auf eine neutrale Wirbelsäule und Stabilisierung der Mittellinie zu achten, indem du eine kontinuierliche Körperspannung hältst. Das bedeutet nicht, dass du in der gesamten Bewegungsfolge den Atem anhalten musst; atme teilweise aus, um dauerhaft einen soliden intraabdominellen Druck aufrechtzuerhalten. Wenn du den Baumstamm anhebst, kannst du ihn mit beiden Armen in einem unveränderten Stand stützen, damit er nicht umkippt, oder du ruhst dich aus und senkst den Baumstamm auf eine Schulter ab (was allerdings bedeutet, dass du ihn wieder über den Kopf stoßen musst). Lasse den Baumstamm fallen, wenn du Probleme damit hast, deine Position zu halten. Du brauchst den Stamm nicht so hoch wie möglich zu heben; du solltest ihn nur so weit heben, dass du deine Hände auf die Unterseite des Baumstamms bringst (während er steigt), damit du deine Schulter näher an den Schwerpunkt des Baumstamms bringen kannst.

**2** Lass die Hand los, die sich auf der Seite des hinteren Beins befindet; bewege den Baumstamm nach unten und nach vorne. Konzentriere dich darauf, deine Position von der Handfläche zur Schulter (des ausgestreckten Arms) bis zu den Füßen hinab zu stabilisieren.

**3** Stoße dich mit den Füßen ab und mache mit dem hinteren Fuß einen Schritt nach vorne, sodass er dicht hinter deinem vorderen Fuß steht; so berührt deine vordere Hand den Baumstamm und bildet einen Auflagepunkt.

**4** Nachdem du mit deiner vorderen Hand eine starke und stabile, einarmige Halteposition über dem Kopf hergestellt hast, lässt du die hintere Hand los und bewegst sie nach unten und vorne, während du dich wieder mit den Füßen wegdrückst, um einen Schritt vorwärts zu machen.

**5** Gehe einen Schritt vorwärts, während du mit dem freien Arm nach dem Baumstamm greifst und mit beiden Armen eine starke Halteposition über dem Kopf herstellst.

**6** Stoße dich mit den Füßen ab, um deinen hinteren Fuß nach vorne zu bringen, während du mit dem vorderen Arm drückst und den hinteren Arm loslässt, um ihn nach unten und zum Baumstamm zu bringen.

7 Mache einen weiteren Schritt nach vorne und stelle einen stabilen Stand in Schrittstellung her, in der du beide Arme über dem Kopf hältst.

8 Mit einem weiteren Schritt nach vorne und einem Armwechsel erreichst du den Punkt, an dem du möglicherweise in der Lage bist, den Baumstamm zu schultern. Das ist eine entscheidende Phase in der Bewegung. Sieh dir den Baumstamm von oben bis unten an und überprüfe, ob deine Hände nur einige Zentimeter unter dem Schwerpunkt des Baumstamms liegen. Du kannst den Baumstamm bei Bedarf ein wenig heben oder senken, damit er optimal in deinen Händen liegt. Die Einschätzung des Schwerpunkts des Baumstamms vor dem Schultern ist in den seltensten Fällen absolut präzise. Versuchst du, den Baumstamm zu heben, wenn der Schwerpunkt zu weit vor der Schulter und dem Körper ist, wird er sich sehr schwer anfühlen; du wirst den vorderen Teil mit den Armen fest nach oben drücken müssen, um den vorderen Teil des Baumstamms vom Boden zu heben. Selbst wenn es dir gelingt, den Stamm auf diese Weise zu schultern, verlierst du möglicherweise das Gleichgewicht und fällst vorwärts, weil du durch das Gewicht des Baumstamms nach vorne gezogen wirst; du veränderst deine Rückenposition, verlierst viel Energie und riskierst eine Verletzung, bevor du den kombinierten Schwerpunkt justieren kannst. Umgekehrt gilt:

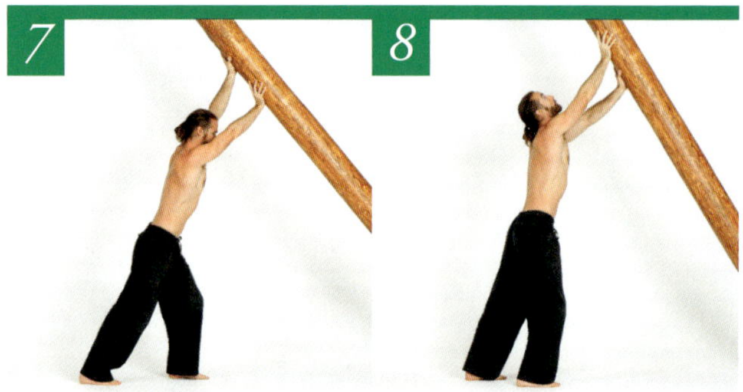


Versuchst du, den Baumstamm zu heben und sein Schwerpunkt ist zu weit hinter deiner Schulter und deinem Körper, wird er sich sehr leicht anfühlen; das Anheben des vorderen Teils ist nun einfach, weil die Schwerkraft den hinteren Teil nach unten zieht und deinen Körper als Drehpunkt benutzt. Versuchst du als Nächstes, dem Zug der hinteren Baumstammhälfte mit deinen Armen standzuhalten, kann es dich nach hinten ziehen, was im schlimmsten Fall dazu führt, dass du auf deinen Rücken oder dein Gesäß fällst (und der Baumstamm noch auf dich stürzt). Im Zweifelsfall ist es immer am besten, den Schwerpunkt des Baumstamms vor dem Körper zu halten. Hier kannst du immer einen partiellen Jerk einsetzen, um den Baumstamm anzustoßen, damit du mit deiner Schulter ein wenig nach unten rutschen kannst und die Schulter näher an den Schwerpunkt des Baumstamms kommt.

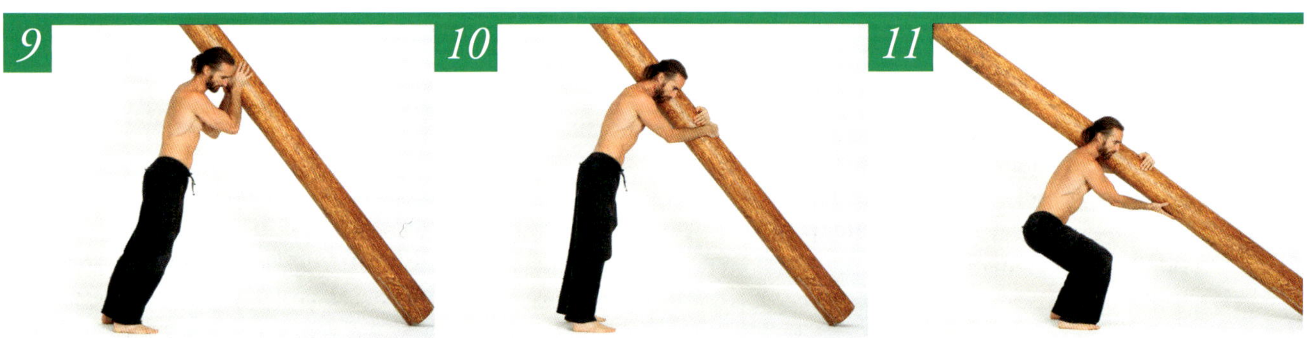


9 Sobald du weißt, wo du deine Schulter auf dem Baumstamm platzierst und auf welcher Körperseite du ihn schultern willst, bringst du beide Hände auf dieselbe Höhe. Lehne dich nach vorne, um deine Schulter in Kontakt mit dem Schwerpunkt des Baumstamms zu bringen, während du ihn möglichst behutsam auf deine Schulter senkst.

10 Stelle den Kontakt zur Schulter her, wobei Hals und Gesicht seitlich gegen die Fläche des Baumstamms drücken. Der Arm auf der Seite der belasteten Schulter umfasst den Baumstamm von oben.

11 Strecke den Arm auf der anderen Seite ein wenig nach vorne und bringe deine Hand unter den Baumstamm, um ihn zu stützen und hochzudrücken. Senke dann deine Körperhaltung ab, indem du die Knie beugst.

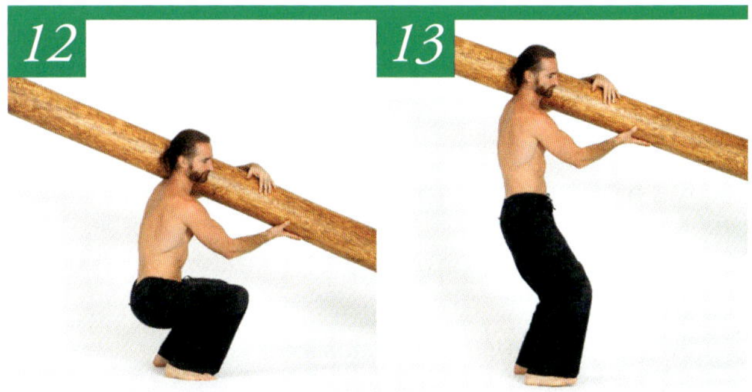

**12** Während du dich in eine halbe Hocke absenkst, ziehst du den Baumstamm mit deinem oberen Arm nach hinten, um das Anheben der vorderen Baumstammhälfte zu unterstützen. Wenn das passiert, sinkt der hintere Teil, was ganz von selbst dazu führt, dass du den kombinierten Schwerpunkt schneller erreichst. Wenn vorne zu viel Gewicht lastet oder der Boden zu glatt ist, kann das vordere Ende des Baumstamms nach vorne rutschen. In diesem Fall musst du nicht dagegenhalten; strecke einfach die Beine und mache einen Schritt vorwärts, damit dir der Baumstamm nicht entgleitet. Der Baumstamm hört auf zu rutschen, wenn er sich wieder vertikaler ausrichtet und sein Gewicht auf das vordere Ende drückt. Das ist ein Zeichen dafür, dass du deine Schulter am Baumstamm entlang nach vorne bewegen und sie näher zu seinem Schwerpunkt bringen musst.

**13** Richte dich wieder auf und achte auf die Balance und Geschwindigkeit des Baumstamms. Die Pendelbewegung des Baumstamms sollte ihn idealerweise in eine parallele Position bringen. Je nachdem, wie du deine Schulter im Verhältnis zum Schwerpunkt des Baumstamms positioniert hast, wirst du deinen freien Arm vielleicht hochdrücken müssen, wenn sich der vordere Teil des Baumstamms zu langsam hebt. Hebt sich der Baumstamm hingegen zu schnell, wirst du alternativ dazu den Arm, der auf dem Baumstamm aufliegt, eventuell nach unten drücken müssen. Beide Arme sollten in einer Position sein, in der du den vorderen Teil des Baumstamms nach oben oder nach unten drücken kannst.

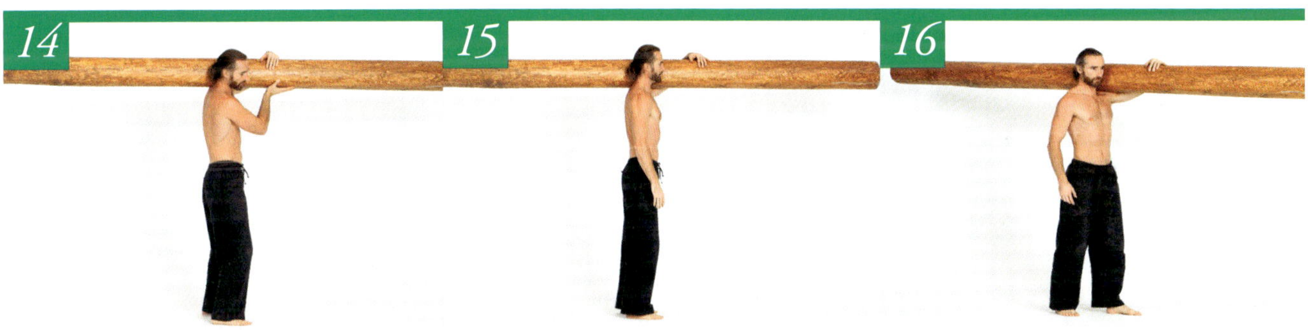

**14** Richte dich vollständig auf, sodass der Baumstamm parallel zum Boden steht. Ein leichtes Seitwärtslehnen in die Richtung der unbelasteten Schulter hilft dabei, den kombinierten Schwerpunkt zu justieren, damit der Baumstamm nicht zu viel Druck auf den belasteten Arm ausübt. Dein Körper und deine Schulter wirken wie ein Drehpunkt, um den der Baumstamm schwenken kann. Wenn der vordere Teil dazu neigt abzukippen, musst du ihn ein wenig nach hinten gleiten lassen. Du kannst den kombinierten Schwerpunkt ganz einfach neu einstellen, indem du den Baumstamm ausstößt und ihn mit deinen Armen neu positionierst. Du kannst den Schwerpunkt des Baumstamms auch ein wenig auf die Schulterrückseite verlagern, was tendenziell dazu führt, dass sich der vordere Teil hebt (was aber durch das Gewicht deines auf dem Baumstamm liegenden Arms ausgeglichen wird).

**15–16** Hast du die Balance gefunden, kannst du den Arm auf der unbelasteten Seite loslassen.

# Aufstehen aus der Hocke mit Zusatzgewicht

Wenn du eine Last hältst oder trägst, wirst du teilweise oder vollständig aus der Hocke aufstehen müssen, um zum Beispiel in den Clean zu gehen, um eine Last hochzuheben (bevor du sie über den Schultern trägst) oder um eine Last auf den Boden zu legen. Technisch gesehen unterscheidet sich ein Hockmuster mit Last (die schwere Hocke) nicht von einer Hocke ohne Last; der einzige Unterschied besteht darin, dass leichte Haltungsanpassungen notwendig sind, um die Last zu halten und einen effizienten kombinierten Schwerpunkt einzurichten. Das Aufstehen aus der Hocke mit Zusatzgewicht kann in einem parallelen oder versetzten Stand erfolgen; die Stützbasis kann dabei relativ schmal oder auch breit sein.

Es sind mehrere Halteformen möglich: auf einer Schulter, quer über dem oberen Rücken, im Rack und vor der Brust. In der Realität ist es ungewöhnlich, immer wieder in die Hocke zu gehen und dabei eine Last zu tragen, aber die Situation kann durchaus eintreten, wenn man unter niedrigen Hindernissen hindurchkriecht oder man mehrere Objekte in kurzer Zeit heben und wieder ablegen muss.

Unter dem Gesichtspunkt des Krafttrainings sind Hocken mit schwerem Zusatzgewicht hervorragend geeignet, um eine Menge Maximal- und Schnellkraft in den Beinen und dem Unterkörper (Quadrizeps, ischiocrurale Muskulatur, Gesäß, Rücken, Bauchmuskeln) zu entwickeln. Diese Kraft verbessert nicht nur die Fähigkeit, schwerere Lasten zu heben und zu tragen, sondern äußert sich auch als größere Kraftausgabe bei anderen natürlichen Bewegungen wie dem Sprinten und Springen.

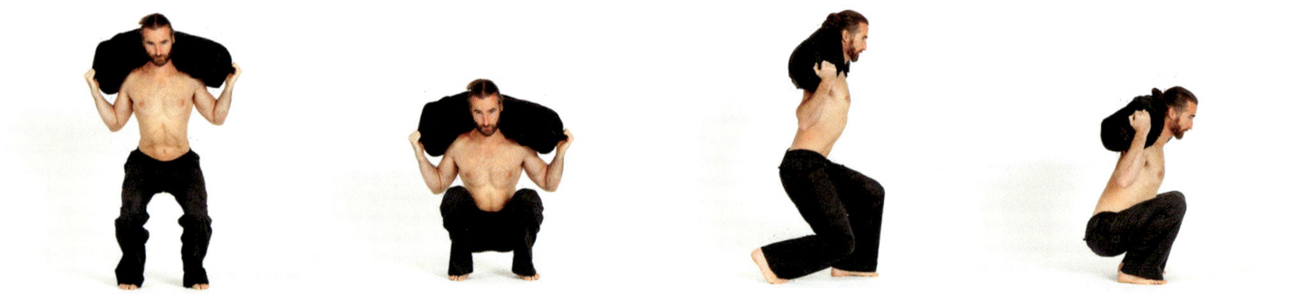

## Tragen auf dem unteren Rücken

Das Tragen auf der Lendenwirbelsäule dient zwar nicht nur dazu, Personen zu transportieren, wird aber überwiegend benutzt, wenn es dem Träger schwerfällt, die (verletzte) Person zu schultern, oder die Umgebung so beschaffen ist, dass man nicht aufrecht stehend eine Person tragen kann. Beim Tragen auf dem unteren Rücken sichert man die Person durch die Position des Rumpfs und der Arme. Weil das Gewicht der Person, die du trägst, näher an deinem Schwerpunkt ist, kannst du auf diese Weise eine schwere Person leichter tragen und dich auf unebenem Gelände vergleichsweise sicher bewegen. Der Nachteil ist, dass es bei dieser Tragevariante schwerer ist, die Person in einem soliden und zuverlässigen Griff zu halten, sodass ein Laufen erheblich erschwert wird. Wegen der transversalen, kreuzförmigen Position der Person im Verhältnis zu deinem Körper eignet sich diese Technik nicht für Waldgebiete oder beengte Verhältnisse; sie funktioniert aber bestens in offenem Gelände.

Stelle dich neben die Person und bringe einen Fuß vor sie, ergreife die Hand, die weiter von ihr entfernt ist, um ihr Handgelenk zu packen, hebe sie an und lege deinen Arm um ihren Nacken. Dein anderer Arm fasst quer über den Rücken der Person, sodass deine Hand den breiten Rückenmuskel (Latissimus) knapp unter der Achsel fassen kann. Du kannst diese einfache Haltung auch benutzen, um die Person beim Gehen zu stützen.

**SICHERHEITSHINWEIS**

Sollte die Person einen verletzten Arm haben, legst du ihren unverletzten Arm um deinen Nacken.

## TECHNIKTIPP

Nachfolgend noch einige Tipps zur Steigerung der Effizienz, wenn du Hocken mit schwerem Zusatzgewicht ausführen willst:

- Konzentriere dich auf eine effiziente Positionskontrolle und weniger auf die Last. Wenn sich schon beim Aufstehen aus der Hocke ohne Zusatzgewicht Mobilitätsprobleme bemerkbar machen, wird die Übung mit Zusatzgewicht die Probleme nur verschärfen. Ist das Krafttraining noch neu für dich, solltest du ohnehin nur ohne Zusatzgewicht aus der Hocke aufstehen. Wenn du das bis zu 100 Mal am Tag mit hoher Intensität (schnell) wiederholtst, verbessern sich nicht nur deine Kraftausdauer und deine Aufrichtungsenergie, sondern auch deine Kondition steigert sich.
- Die Einrichtung eines effizienten, kombinierten Schwerpunkts gestaltet sich schwierig, wenn du die Last vor dem Körper hältst oder das Objekt sperrig ist (was bei Alltagslasten allerdings oft der Fall ist). Dadurch verlagert sich der kombinierte Schwerpunkt deutlich vor den Körper und diese Position führt (im Vergleich zu einer Hocke, bei der du eine gut ausbalancierte Langhantel auf dem Rücken trägst) zu einer geringeren Kraftausgabe. Aus diesem Grund ist die Rack-Position eine hervorragende Technik, um die Muskeln der Brustwirbelsäule aufzubauen, die den Rücken strecken und stabilisieren.
- Die Justierung eines effizienten kombinierten Schwerpunkts ist einfacher, wenn die Last auf deinem oberen Rücken ruht, allerdings führt eine solche Position dazu, dass sich die Druckkräfte verstärken, die auf deine Wirbelsäule einwirken.
- Modifiziere einen effizienten kombinierten Schwerpunkt vor allem deshalb, damit sich dein Rumpf nicht nach vorne lehnt (mehr als nötig), um die Rückenmuskeln für das Heben der Last zu nutzen. Halte den Oberkörper so senkrecht, wie es die Last zulässt, richte deinen Rumpf möglichst auf und nutze die Kraft aus den Hüften, wenn du aufstehst.
- Die Einnahme einer Stützbasis, die mindestens schulterbreit oder etwas breiter ist, hilft dir – vor allem wenn du Mobilitätseinschränkungen hast –, eine effiziente untere Endposition zu halten und deine Leistenmuskeln besser zu aktivieren, damit du mehr Kraft erzeugen kannst.
- Halte vom Anfang bis zum Ende den Nacken und die Augen in einer ruhigen Position.
- Kontrolliere die Abwärtsbewegung, das heißt, wirke der Last entgegen und verhindere, dass du unter ihr »zusammenbrichst«; nur so bekommst du eine bessere Positionskontrolle und Balance während der gesamten Abwärtsbewegung (bis du in die tiefe Hocke gelangst). Du kannst in der unteren Endposition deiner Hocke leicht mit den Knien federn, sofern sie gesund sind; ansonsten solltest du knapp vor der vollständigen Flexion aufhören, die Beine zu beugen.
- »Mache dich breit«, als wolltest du die Stützbasis vergrößern, indem du so tust, als wolltest du deine Füße weiter auseinanderbringen. Das kann ein nützlicher Hinweis sein, wenn du unter Last aus der tiefen Hocke aufstehen willst. Es hilft dabei, die hintere Kette zu aktivieren, und sorgt dafür, dass die Hüften nach außen rotiert bleiben; die Knie stehen über deinen Füßen.
- Wenn du mehr Schnellkraft entwickeln willst, musst du möglichst explosiv nach oben schnellen, sobald du die untere Endposition erreichst; auch musst du in der Aufwärtsbewegung durchgehend beschleunigen, als wolltest du mit der Last auf dem Rücken einen Power Jump machen. Die Geschwindigkeit, wie auch die Beschleunigung oder Verlangsamung in der Abwärts- und Aufwärtsbewegung, kann hierbei variiert werden, um die Anpassbarkeit der Muskelkontraktionen zu trainieren.
- Trainiere die »Pause«, das heißt, halte die tiefe Hocke einige Sekunden unter Beibehaltung einer tadellosen Positionskontrolle.

1

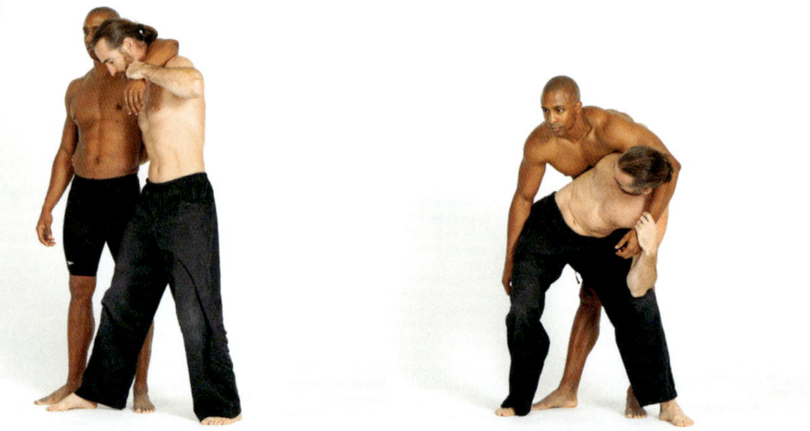

**1** Mache mit einem Fuß einen großen Schritt vor die Person, um eine Stützbasis zu bilden, die breiter ist als die Stützbasis der Person. Beuge die Hüften weit zur Seite, während du deinen unteren Rücken gegen den Bauchbereich der Person drückst. Halte sie am Handgelenk, am Arm und an der Achsel gut fest.

2

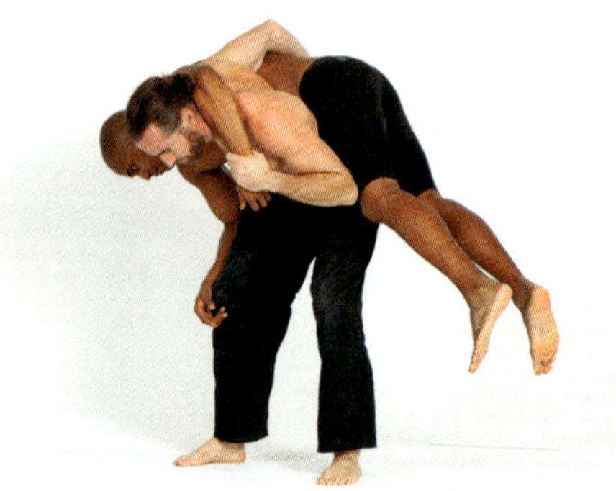

3

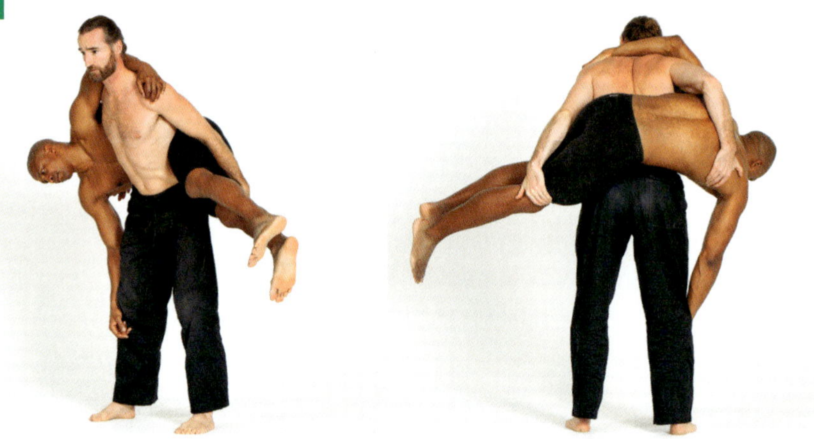

**2** Beuge die Knie und lehne dich mit einem Hüftbeugen vorwärts, während du die Person nach vorne ziehst und sie auf deinen unteren Rücken hievst. Halte den Rücken der Person mit deinem Arm sehr gut fest, damit du den Arm loslassen kannst, der das Handgelenk fasst; schlinge diesen Arm um die Beine der Person und fasse sie in der Kniekehle. Der Arm der verletzten Person bleibt um deinen Nacken gelegt. Erspüre die Position der Person, um ihr Körpergewicht mit einem optimalen, kombinierten Schwerpunkt auf deinem Körper zu balancieren, bevor du losgehst. Du kannst den kombinierten Schwerpunkt beim Gehen jederzeit neu anpassen, indem du die Beine kurz beugst und dich mit ihnen hochdrückst, um leicht gegen die Person zu »prallen«; diese Beinbewegung macht es leichter, die Hüfte neu zu positionieren oder die Person mit den Armen zurechtzurücken.

**3** Während du eine neutrale Wirbelsäule beibehältst, stößt du die Hüften nach vorne, um in eine aufrechtere Position zu kommen; strecke die Hüften jedoch nicht vollständig, damit du den Körper der Person weiter auf deinem unteren Rücken tragen kannst.

## Gamstragegriff

Der Gamstragegriff ist die bekannteste Variante, einen Menschen zu tragen; Rettungskräfte benutzen ihn regelmäßig, um Verletzte oder Tote aus einem Gefahrenbereich zu bergen. Diese Tragetechnik ist sehr effizient, weil der Fremdkörper auf dem oberen Rücken des Trägers ideal ausbalanciert und stabil ist, sodass man sich im Laufschritt in Sicherheit bringen oder sogar eine weite Strecke zurücklegen kann.

Man kann den Körper mit einem Arm absichern, damit man den anderen Arm benutzen kann, um Ausgleichsbewegungen zu machen oder ein weiteres Objekt zu tragen (Ausrüstung, Waffe und so weiter). In den meisten Fällen kann man diesen Tragegriff nur dann anwenden, wenn man die Person zuerst mittels einer Hocke oder einer Hocke in Schrittstellung vom Boden gehoben hat.

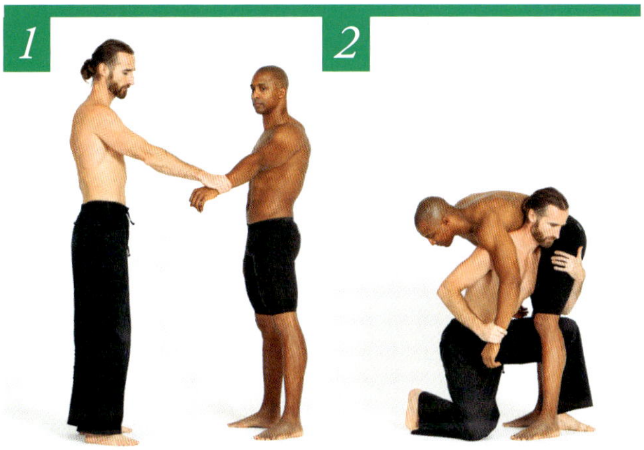


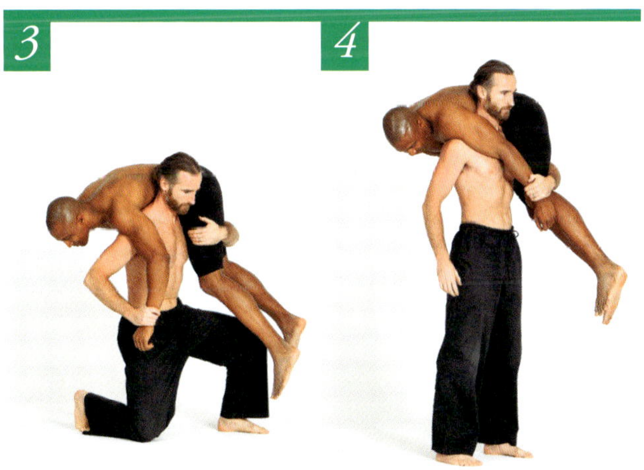


**1** Stelle dich vor die Person, fasse ihr Handgelenk und hebe ihren Arm.

**2** Mache einen tiefen Ausfallschritt nach vorne (Halbkniestand, tiefe Hocke oder halbe Hocke sind möglich), fasse mit der freien Hand zwischen die Beine der Person und packe ihren Oberschenkel. Ziehe ihren Arm nach unten, um ihren Rumpf auf deinem oberen Rücken abzulegen, während du dich mit deinem Rumpf leicht nach vorne neigst. Halte deine Wirbelsäule in einer starken, neutralen Position und drücke deine Schulter und deinen Nacken fest gegen den Bauch der Person, während dein innerer Arm in Vorbereitung des Aufstehens die Beine der Person fest umschlingt.

**3** Lehne dich zurück (richte deinen Rumpf auf), um die Person vollständig vom Boden zu heben. Du kannst die Rückenbewegung unterstützen, indem du mit deiner Hand gegen die Oberschenkelrückseite der Person aufwärts drückst.

**4** Richte dich wie bei einer Hocke in Schrittstellung auf und nimm einen Parallelstand ein. Bringe den Arm der Person, der vor deinem Körper ist, zu deinem Arm, den du um das Bein geschlungen hast, und fasse das Handgelenk; so kannst du den anderen Arm loslassen und die Person fester halten.

**SICHERHEITSHINWEIS**

Hat die Person einen verletzten Arm, hältst du sie am unverletzten Arm.

5 6

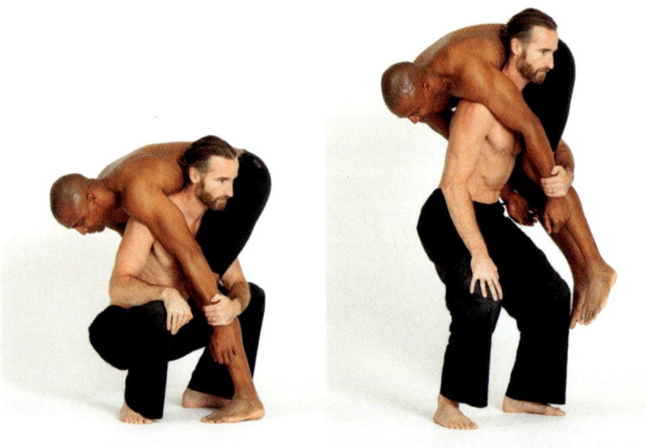

**5–6** Alternativ kannst du auch mit einer tiefen Hocke anfangen, bei der dein Arm zwischen den Beinen der Person ist und ihr Handgelenk festhält. Mit dieser Technik greifst du die Person sicher, bevor du aufstehst; du kannst sogar deinen freien Arm benutzen, um dich auf deinem Bein abzustützen und für das Aufstehen mehr Schwung zu haben.

**SICHERHEITSHINWEIS**

Das Hebemuster für den Gamstragegriff kann auch als Verteidigungstechnik benutzt werden, um einen Gegner schnell zu heben und zu Boden zu werfen.

# Techniken kombinieren

Ich habe bereits am Anfang dieses Kapitel erwähnt, dass das Tragen nicht ausschließlich im Gehen erfolgt; es können auch andere Fortbewegungs- und Aufsteharten angewandt werden. Wenn du deinen Fokus auf eine praktische und anpassbare körperliche Leistungsfähigkeit richtest, wirst du viele Möglichkeiten erkennen, wie du die erlernten Techniken unter den verschiedensten kontextuellen Bedingungen anwenden und üben kannst.

# 31 Manipulative Bewegungen 2

Das Gehen auf zwei Beinen hat uns Menschen die Fortbewegung ohne Zuhilfenahme der Hände ermöglicht, um Wurf- und Fangtechniken zu entwickeln, die allein dem Homo sapiens vorbehalten sind. Wissenschaftliche Beweise belegen, dass die ersten Menschen vor zwei Millionen Jahren anfingen, Objekte zu werfen. Dies ermöglichte uns den Entwicklungssprung vom Aasfresser, der sich mit Steinwürfen gegen angreifende Raubtiere zur Wehr setzt, zum geschickten Speerwerfer und Nutzer anderer Handwaffen, die uns selbst zu erfolgreichen Jägern machten. Der Übergang vom Baumbewohner zum durchs Land streifenden Jäger hat dazu geführt, dass sich die anatomische Struktur unserer Schultern weiterentwickelte, um besser werfen zu können, als von Bäumen zu hängen.

Obwohl andere Primaten auch grundlegende Greif- und Wurffähigkeiten besitzen – und proportional mehr Körperkraft haben als der Mensch –, erreichen ihre Fähigkeiten in jenen Bereichen nicht annähernd das Geschicklichkeits- und Leistungsniveau von Menschen, vor allem wenn sie speziell darauf hintrainieren. Manche Sportler erzielen zum Beispiel Wurfgeschwindigkeiten bis zu 145 Kilometer pro Stunde.

Aber beim Werfen geht es nicht nur um Kraft oder Geschwindigkeit und Distanz, die man erreicht; es geht oft auch um die Präzision und das Timing der Wurfbahn, bevor das geworfene Objekt sein Ziel erreicht. Über ein solches Können verfügt kein Tier; nur der Mensch kann ein sich in der Ferne bewegendes Ziel treffen.

Heute gibt es zahlreiche Freizeitaktivitäten – Ballspiele und andere Wettkampfsportarten –, in denen das Werfen und Fangen im Mittelpunkt stehen. Obwohl sich solche Aktivitäten weit von der ursprünglichen, praktischen Zielsetzung entfernt haben, Ziele aus sicherer Entfernung zu stoppen oder zu Fall zu bringen (damit wir uns ihnen nähern und sie ergreifen können), erstaunt es nicht, dass der moderne Mensch den angeborenen Drang hat, seine Fähigkeiten im Werfen und Fangen auch in spielerischer Form zu üben.

Während in manchen Sportarten nur eine maximale Wurfdistanz erreicht werden soll – wie etwa im Speerwurf, Diskus oder Kugelstoßen –, bestehen die meisten Sportarten aus Werfen und Fangen, wobei Schnelligkeit und Genauigkeit eine wesentlich größere Rolle spielen als die Wurfkraft. In Sportarten wie Volleyball benutzt man die Hände und Arme, um den Ball zu fangen und gleich wieder abzugeben; im Tennis, Tischtennis oder Squash verwendet man hierfür einen Schläger. Das Objekt muss »gefangen« werden, um seine Flugbahn nicht zu beenden, sondern umzulenken, was eine kreative und sehr unterhaltsame Art ist, um das Spiel von Fangen und Werfen zu verlängern.

Der Ansatz der »natürlichen Bewegung« konzentriert sich auf die praktischen Anwendungsmöglichkeiten und Ergebnisse des Fangens und Werfens, obwohl diese Bewegungen auch in den vielen Freizeitsportarten ihren Nutzen haben. Die Fähigkeit, punktgenau zu werfen und zu fangen – beispielsweise wenn man ein Seil oder einen anderen Ausrüstungsgegenstand übergibt –, ist ein Aspekt der körperlichen Kompetenz, auf die sich Feuerwehrleute und Rettungskräfte in starkem Maß verlassen. Das Üben des Werfens und Fangens bringt viele Vorteile mit sich, unter anderem trägt es zur Verbesserung der Hirnfunktion und des emotionalen Gleichgewichts bei: erstens weil man aufmerksam, reaktionsschnell und kognitiv flexibel reagieren muss, und zweitens, weil es Spaß macht und oft in geselliger Runde praktiziert wird. Kraftvolle Würfe können dazu beitragen, negative Emotionen abzubauen, während Schlagbewegungen, wie sie beispielsweise beim

Holzhacken vorkommen, nachgewiesenermaßen den Testosteronspiegel ansteigen lassen, der für die Gesundheit von Männern eine wichtige Rolle spielt.

Während das Werfen ein Objekt beschleunigt, unterbricht das Fangen die Flugbahn des Objeskt, beendet diese oder lenkt es in eine neue Bahn. Das Werfen ist die körperlich aktivere Fähigkeit, bei der wir die Flugbahn des Wurfobjekts bestimmen, was wieder einen Einfluss darauf hat, wie unsere Bewegung gestaltet sein muss, um diese Flugbahn zu produzieren (normalerweise bleiben wir nach dem Loslassen des Objekts weiterhin aufmerksam und verfolgen seine Flugbahn). Fangen ist insofern passiver, als wir die bereits verlaufende Flugbahn des Objekts verfolgen und dabei die richtigen Bewegungen kalkulieren müssen, um das Objekt fangen zu können.

Werfen und Fangen sind im Alltag oder Sport nicht notwendigerweise miteinander verbunden. Ein Fangen erfolgt nicht notwendigerweise nach einem Wurf, ein Wurf geht nicht immer einem Fangen voraus. Werfen und Fangen haben aber insofern eine Gemeinsamkeit, als man in beiden Fällen die Flugbahn vorhersehen und Augen und Hände mit Präzision und perfektem Timing koordinieren muss; manchmal werden dabei ähnliche Bewegungsmuster in umgekehrter Reihenfolge ausgeführt. Beide Fähigkeiten erfordern eine hohe motorische Kontrolle, Konzentration, Aufmerksamkeit, Reaktionsschnelligkeit und Präzision, um effizient ausgeführt werden zu können. Aus diesem Grund werden sie oft miteinander kombiniert. Das Üben mit einem Partner fördert darüber hinaus die Kooperationsbereitschaft und Achtsamkeit gegenüber seinen Mitmenschen.

Du kannst mit einem oder zwei Armen werfen und du kannst ein Objekt auf vielfältige Arten auffangen. Die meisten Leute haben eine dominante Hand, was in Ordnung ist, obwohl eine Beidhändigkeit begrüßenswerter ist (im MovNat-Training trainieren wir stets beide Seiten). Die gängigste Ausgangsposition für das Werfen und Fangen ist im aufrechten Stand, entweder auf der Stelle oder in Bewegung (obwohl du auch aus anderen Positionen fangen und werfen kannst). Je mehr Körpersegmente und Muskeln dazu beitragen, das Objekt zu beschleunigen oder abzubremsen (und je größer der Bewegungsumfang ist, den wir üben), umso effektiver und effizienter sind wir im Werfen und Fangen. Das erklärt, warum diese beiden Fähigkeiten bestens geeignet sind, um komplexe Bewegungen von Beinen, Hüften und Rumpf zu trainieren, um kraftvolle Bewegung zu erzeugen oder schwungvolle Bewegungen sicher abzubremsen. Die Bewegungsmuster des Werfens und Fangens verbessern die Gesundheit und steigern die Mobilität von Rücken, Hüften und Schultern.

# Werfen

Technisch gesehen beschreibt Werfen das Beschleunigen und Loslassen eines Objekts, das aufgrund der auslösenden Bewegung in die Luft steigt. Du trainierst Wurfmuster aus verschiedenen praktischen Gründen:

- um ein Ziel ins Visier zu nehmen und dies zu treffen, zu beschädigen, zu verletzen oder sogar zu töten (in diesem Fall wird das Objekt zum »Geschoss«);
- als Einschüchterungsmaßnahme im Rahmen der Selbstverteidigung;
- um ein Hindernis zu überwinden (beispielsweise eine Tasche über einen Fluss zu werfen);
- um einer anderen Person zu ermöglichen, ein wertvolles oder nützliches Objekt zu fangen (beispielsweise Nahrung oder einen Ausrüstungsgegenstand).

In der »natürlichen Bewegung« fängst du das Objekt mit einer oder beiden Händen und verwendest dabei keine Hilfsmittel. Du kannst gelegentlich auch Objekte mit dem Fuß werfen, allerdings ist diese Strategie im Vergleich zum Einsatz der Hände ineffizient.

Die Wurfmuster, die im Rahmen der »natürlichen Bewegung« Anwendung finden, sind nicht darauf beschränkt, Objekte in Bewegung zu versetzen, um sie in die Luft zu bringen; andere dem Werfen ähnliche Bewegungsmuster sind das Zuschlagen mit den Händen oder Fäusten in Kampfsituationen. Die Kraft erzeugenden Bewegungsmuster sind in beiden Fällen ähnlich, nur dass das Objekt manchmal in der Hand nicht losgelassen, sondern festgehalten wird (Waffen). Sowohl das Zuschlagen mit der Faust als auch das Holzhacken mit einer Axt sind Wurfmuster. Dementsprechend gelten explosives Drücken und Heben, um einen Gegner zu bekämpfen, als Wurftechniken und -bewegungen, auch wenn wir sie beim Ringen und Grappling lernen.

Obwohl du anfangen solltest, alle Wurftechniken aus dem statischen Stand zu lernen, kannst du vor dem Wurf zusätzlichen Schwung nehmen, indem du einen Schritt oder eine Bewegung in Richtung der beabsichtigten Flugbahn oder des Ziels machst (oder indem du mit deinem ganzen Körper einen Hechtsprung ausführst).

Weil die Geschwindigkeit der Reihe nach durch verschiedene Körpersegmente generiert wird, ist die Kontinuität der Wurfbewegung bei allen Würfen einer bestimmten Intensität sehr wichtig (entweder im Hinblick auf das Gewicht des Objekts, die Länge der beabsichtigten Flugbahn oder beides). Du solltest nicht anhalten, wenn du die Bewegung bereits eingeleitet hast, so wie du auch nicht stoppen solltest, wenn du mitten in einer Hantelübung oder einem Sprung bist. Achte auf eine konstante Beschleunigung des Körpers. Es geht aber nicht immer darum, eine maximal weite Distanz oder einen maximal harten Aufprall zu erzielen; manchmal soll das Objekt bei der Landung nicht beschädigt, sondern von einem Partner erfolgreich aufgefangen werden.

Die letzte Phase bei jedem Wurf ist das Nachhalten. Wenn du ein Objekt wirfst, willst du es normalerweise nicht einfach nur loswerden; du erwartest ein bestimmtes Ergebnis, zum Beispiel ein Ziel zu treffen. Die Aufrechterhaltung der Konzentration, um nach dem Loslassen korrekt nachzuhalten, verhindert die Tendenz, abzubremsen oder deine Position auf eine Weise zu verändern, die sich auf die Präzision der beabsichtigten Flugbahn oder die Kraft auswirkt.

# Fangen

Normalerweise erfüllt das Fangen eine »schützendere« Funktion als das Werfen; man ergreift ein Objekt, bremst es ab und hält es fest, damit es nicht beschädigt wird, verloren geht oder von einer anderen Person an sich genommen wird. Eine andere Möglichkeit ist es, ein Objekt zu fangen und es jemandem weiterzuleiten, indem man es ihm übergibt oder zuwirft, normalerweise unmittelbar nach dem Fangen. Das bedeutet konsequenterweise, dass das Schlagen eines in der Luft befindlichen Objekts, um es von seiner ursprünglichen Flugbahn abzubringen, eine Form des Fangens ist, obwohl man den Gegenstand dabei nicht mit den Händen zu fassen bekommt. (Stelle dir vor, ein potenziell schädliches Objekt kommt schnell und unerwartet auf dich zu, du aber kannst deine Hand oder deinen Arm heben, um es abzuwehren). Eine andere Technik besteht darin, ein Objekt im Sprung mit den Armen und dem ganzen Körper zu fangen, um es zwischen deinem Körper und dem Boden herunterzudrücken.

Sowohl das Werfen als auch das Fangen verlassen sich auf ein effizientes Greifen und die effiziente Handhabung des kombinierten Schwerpunkts bei schwereren Objekten. Das feste Zugreifen ist beim Fangen besonders wichtig, weil das Abfangen des in der Luft befindlichen Objekts eine extrem schnelle und genaue Greifreaktion erfordert. Du musst beim Greifen außerdem die Trägheitskraft des Objekts rasch und präzise einschätzen können – die Kraft, die es aufgrund seiner Bewegung ausübt –, damit du es effektiv abbremsen und seine Geschwindigkeit stoppen kannst. Ein zentraler Aspekt des effizienten Fangens ist es, den Aufprall zu verringern und eine Verletzung (vor allem der Hände und des Rückens) zu vermeiden, die beim Kontakt auftreten kann.

Eine optimale Positionskontrolle ist entscheidend, dazu gehört auch die Bewegung des Körpers im Raum, um nicht nur die beste Stelle für das Fangen zu finden, sondern auch die effektivste Körperhaltung. Je schwerer das Objekt und je größer seine Geschwindigkeit, umso fester kann es gegen die Hände und den Körper prallen. Um ein geschmeidiges Abbremsen des sich bewegenden Objekts und ein möglichst effektives Fangen sicherzustellen, musst du die räumliche Verschiebung des Objekts beim Kontakt verlängern, indem du deinen Körper drehst oder zusätzliche Schritte machst, um beim Ergreifen des Objekts deinen Bewegungsumfang und deine Bewegungsamplitude zu vergrößern.

Fangen fördert die Hand-Auge-Koordination enorm, womit der Vorgang bezeichnet wird, bei dem das Sehen das Timing und die Bewegung des Körpers lenkt, damit die Hände ein Objekt zu fassen bekommen. Die Hand-Auge-Koordination erfordert eine hohe Aufmerksamkeit vor dem Wurf sowie eine hohe mentale und körperliche Reaktionsschnelligkeit in dem Augenblick, in dem das Objekt seine Flugbahn beginnt. Deshalb sind die Hand-Auge-Koordination, die Positionskontrolle und das räumliche Bewusstsein relativ zur Flugbahn des Objekts nicht die einzigen Aspekte, die für das erfolgreiche Fangen relevant sind. Darüber hinaus sollte die Reaktionszeit zwischen dem Stimulus und deinem körperlichen Reflex minimal sein, was vor allem dann eine Rolle spielt, wenn sich das Objekt schnell über eine kurze Distanz hinwegbewegt. Die Aufmerksamkeit und Reaktionsschnelligkeit, die du beim Üben des Fangens entwickelst, wirken sich positiv auf die mentale Leistungsfähigkeit generell aus, die sich auf viele Situationen im Leben übertragen lässt.

# Ausrüstung und Training

Für das Wurftraining kann man abhängig von der Anwendung oder dem erwünschten Resultat nahezu jedes Objekt benutzen. Fürs Fangen solltest du es aus naheliegenden Gründen vermeiden, spitze Gegenstände zu verwenden. Anfänger sollten mit leichten, gut ausbalancierten Objekten üben, die der Werfer relativ einfach festhalten kann. Medizinbälle eignen sich bestens zum Werfen wie auch zum Fangen und sind ausreichend gepolstert, um Verletzungen zu verhindern, falls sie beim Training unkontrolliert mit dem Körper in Kontakt kommen. Anfänger, denen die Technik, Aufmerksamkeit und Reaktionsschnelligkeit fehlt, sollten harte und schwere Stoffe wie Metall oder Steine vermeiden, weil sie sich leicht die Hände verletzen oder das Objekt auf ihre Füße fallen lassen. Beginne mit Objekten, die sich leicht greifen lassen, relativ weich sind, eine glatte Oberfläche haben und nicht zu schwer sind. Fortgeschrittene können mit schweren, rauen Steinen oder anderen sperrigen Objekten trainieren, die sich nicht so leicht fassen und festhalten lassen.

Bedenke außerdem, dass du nicht unbedingt einen Partner brauchst, wenn du das Werfen üben willst, du aber auf jeden Fall einen Partner brauchst, wenn es um das Fangen geht! Partnerübungen bieten den Vorteil, dass man nicht nur seine Technik, sondern auch seine Fähigkeit trainiert, konzentriert, wachsam und reaktionsschnell zu bleiben.

Wenn du alleine trainierst, übst du nur die Wurftechniken. Du kannst aus vielen Variablen wählen: Distanz, Gewicht, Form des Objekts, Präzision und Anzahl der Würfe. Wenn du aber mit einer anderen Person übst, müsst ihr euch auf diese Variablen einigen, damit das Training für beide Partner nachhaltig ist und Spaß macht. Jedes Mal, wenn das Objekt durch die Luft fliegt, wird der Werfer zum Fänger und umgekehrt.

Wenn man mit einem Partner übt, kann man deshalb verschiedene Wurf- und Fangtechniken kombieren und ausprobieren: Der Werfer kann zum Beispiel einen Brustpass machen, während der Fänger den Ball mit einer Rumpfdrehung fängt.

## Einstieg ins Werfen und Fangen

Anfänger beginnen mit kleinen, leichten Objekten wie Bällen oder Stöcken. Diese Form des Übens verlässt sich nicht auf körperliche Kraft oder Ausdauer, sondern fordert den Geist stärker als den Körper. Es ist entscheidend, konzentriert zu bleiben, tiefe und entspannte Atemzüge zu machen und alle unnötigen Anspannungen zu beseitigen, während man seine Aufmerksamkeit, Reaktionsschnelligkeit, Hand-Auge-Koordination, Timing und Genauigkeit beibehält. Obwohl diese Übung ziemlich spielerisch ist, ist sie mehr als ein Spiel, denn die Fähigkeit, leichte Objekte präzise zu werfen oder schnell und effektiv zu fangen, kann für bestimmte Situationen unerlässlich sein (beispielsweise wenn du ein Seilende, einen Schlüssel oder einen anderen leichten Gegenstand fangen musst).

## Üben ohne Partner

Wenn du keinen Partner hast, solltest du mit dem einhändigen Werfen und Fangen beginnen. Du verfolgst hierbei nicht das Ziel, mehrere Objekte gleichzeitig zu jonglieren; es geht vielmehr darum, ein Gefühl für die Flugbahn, das Timing und die Präzision beim beidhändigen Werfen und Fangen zu entwickeln. Nachfolgend einige Varianten, die du probieren kannst:

- Einen Ball abwechselnd mit der linken und der rechten Hand schnell hochwerfen und fangen, das Kontaktereignis (die Zeit, die du brauchst, um das Objekt zu greifen) dabei extrem kurz halten.
- Abwechselndes Werfen oder Fangen im Obergriff (Hand in supinierter Position, Handfläche nach oben) und im Untergriff (Hand in pronierter Position, Handfläche nach unten).
- Schwungbewegungen des Arms beim Werfen und Fangen einbauen.
- Das Objekt mit Drall in die Luft werfen.
- Werfen und Fangen aus verschiedenen Positionen oder mit Positionswechsel (Kniebeuge, Fersensitz, Liegen) zwischen jedem Loslassen und Greifen.

- Hohe vertikale Flugbahnen, das Fangen erfolgt abwechselnd mit der Wurfhand oder der anderen Hand. Wenn das Objekt in der Luft ist, kannst du Bewegungen machen, bevor du das Objekt fängst, beispielsweise eine Drehung um die eigene Achse, Schritte zur Seite, ein Hinwerfen und Aufstehen.
- Das Objekt einige Meter wegwerfen, hinterherlaufen und fangen.
- Werfen eines Balls gegen die Wand und Fangen nach dem Abprallen.

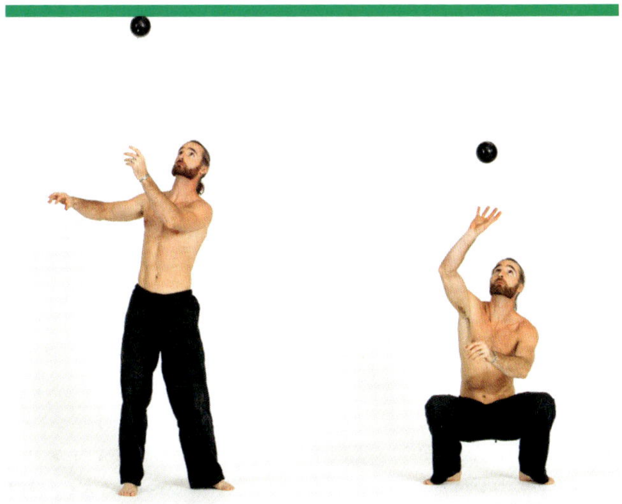

## Üben mit Partner

Partnerübungen sind realistischer und machen in der Regel mehr Spaß. Die ersten Übungen verfolgen hauptsächlich das Ziel, eine stabile, absehbare Flugbahn und ein kontinuierliches, nahtloses und entspanntes Zuwerfen und Auffangen zu gewährleisten.

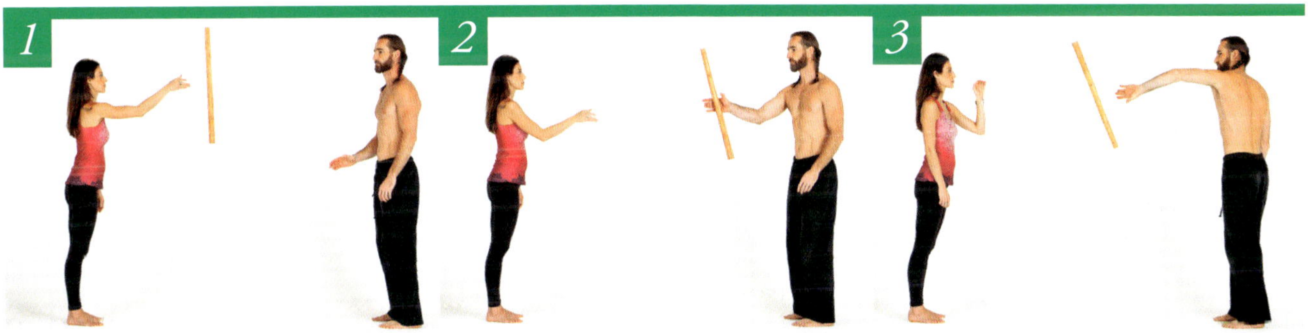


*(Fortsetzung auf der nächsten Seite)*

1 Stelle dich in 2 bis 3 Metern Abstand zu deinem Partner auf. Dein Partner wirft mit einem sogenannten Überkreuzwurf den Stab mit seinem rechten Arm in die Richtung deines rechten Arms. (Dein Partner könnte den Stab aber auch mit seinem rechten Arm gerade nach vorne werfen, sodass du ihn mit deinem linken Arm fangen musst.) Dein Partner bewegt seinen Arm auf entspannte, raumgreifende Weise, achtet auf eine gute Haltung und bewegt seinen restlichen Körper nicht unnötig. Sein freier Arm hängt locker an der Seite herab. Dein Partner will dir mit seinem Wurf helfen, das Objekt zu fangen, indem er eine elliptische (abgerundete) Flugbahn erzeugt, der auf deine Hand abzielt, während der Stab vertikal bleibt. (Er sollte nicht allzu stark kippen.) Wenn du siehst, dass der Stab in die Luft steigt, hebst du deine Hand mit einem entspannten Arm, um ihn zu fangen.

2 Fange den Stab so, dass er vertikal in deiner Hand steht; das gelingt dir, indem du ihn in der Mitte fängst (optional kannst du ihn über Kreuz fangen, indem du ihn mit der linken Hand greifst, obwohl er sich auf deine rechte Hand zubewegt). Je weicher und genauer du fängst, desto besser und schneller wirst du in der Lage sein, den Stab auf dieselbe Weise zurückzuwerfen, damit dein Partner ihn auf effektive Weise fangen kann.

3 Optional kannst du deinen Fangarm auch einwärtsdrehen.

**4** Auf diesem Foto wurde der Stab horizontal geworfen statt vertikal, allerdings mit derselben Zielsetzung (eine stabile und berechenbare Flugbahn umzusetzen).

**5** Wenn du diese Grundübung beherrschst, solltest du anfangen, progressiv mehr zur Seite (nach unten oder nach oben) zu schauen und dich auf deine periphere Sicht zu verlassen, um präzise zu werfen und zu fangen.

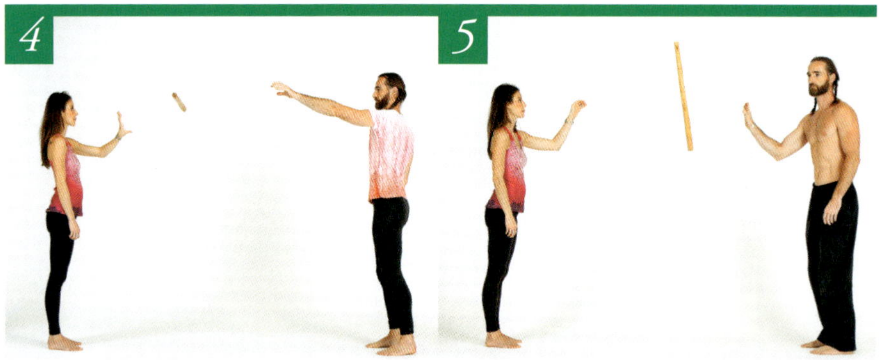


### SICHERHEITSHINWEIS

Beginne mit einer leichten Veränderung deiner Sichtlinie; sonst kann es passieren, dass du den Stab nicht mit deiner Hand fängst, sondern ins Gesicht bekommst.

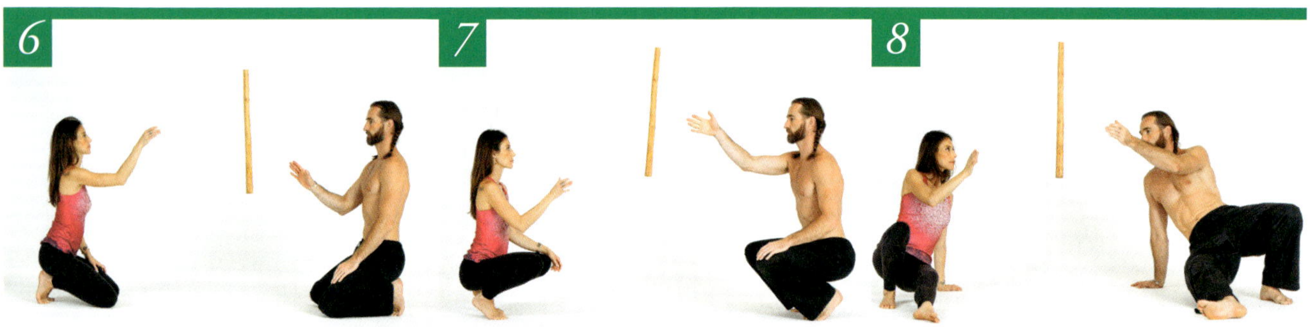


**6–7–8** Werfen und Fangen aus verschiedenen Positionen. Als Nächstes veränderst du deine Körperhaltung, während du den Stab ohne Pause abwechselnd wirfst und fängst.

## Progressionen für Fortgeschrittene

Nachfolgend stelle ich einige Vorschläge für Partnerübungen vor, die der Verbesserung der Wurf- und Fangtechniken dienen:

- Mache deine Würfe unberechenbar, indem du das Timing variierst (der Fänger weiß nicht, wann du werfen wirst); ändere die Wurfbahn (die Bahn des Objekts geht nach oben, nach unten, zur Seite, nach vorne oder ist elliptisch); manipuliere den Stab mit Drall und Effet (das Objekt kippt oder dreht sich im Flug).
- Drehe dich unmittelbar nach dem Wurf und vor dem erneuten Fangen auf der Stelle um die eigene Achse. Du kannst dich auch der Länge nach auf den Boden werfen und wieder aufstehen.
- Werfe das Objekt ein wenig zur Seite, um den Fänger zu zwingen, einen Schritt zur Seite zu machen.
- Verwickle deinen Partner in ein Gespräch oder bitte ihn darum, einfache Rechenaufgaben zu lösen, während ihr euch das Objekt abwechselnd

zuwerft; auf diese Weise stimuliert ihr unterschiedliche Gehirnareale gleichzeitig.

- Verringere den Abstand zum Partner und werfe ihm das Objekt schnell und mit gerader Flugbahn zu, um die Reaktionsfähigkeit zu erhöhen und auf die Probe zu stellen.
- Vergrößere den Abstand zum Partner. Das Fangen wird zwar einfacher, wenn die Distanz größer wird; aber ein effizientes Werfen wird wesentlich anspruchsvoller, wenn die Partner weiter voneinander weg positioniert sind.
- Lauft ein wenig herum, während ihr den Stab werft und fangt.

**SICHERHEITSHINWEIS**

Werfe ein Objekt niemals so, dass es im Flug wild kreiselt, weil es die Augen oder das Gesicht deines Partners verletzen kann!

## Rotationswurf

Gemeinhin bekannt als Wurf im Obergriff, ist der Rotationswurf mit aufgedrehtem Arm die Technik, die die größte Beschleunigung leichter Objekte ermöglicht; man verwendet ihn, um möglichst weit, präzise oder weit und präzise zu werfen. Du benutzt diesen Wurf, wenn ein Objekt zu schwer ist, um es mit seitlich gestrecktem Arm zu werfen, oder wenn es zu leicht ist, um effizient mit beiden Armen geworfen zu werden. Die Form und das Gewicht des Objekts sind für diese besondere Wurftechnik entscheidend: Das Objekt sollte kompakt und leicht genug sein, damit du es in einer Hand halten kannst. Du kannst diese Technik auch bei längeren Objekten benutzen, die in der Flugphase stabil bleiben, beispielsweise wenn du einen Speer wirfst. Du kannst Objekte durch eine zusätzliche Bewegung des Handgelenks so werfen, dass sie sich in der Luft drehen oder überschlagen, um ihre Flugstabilität zu erhöhen (funktioniert am besten mit Objekten, die nicht kugelförmig sind). Zu den praktischen Anwendungen dieser Technik zählen das Werfen eines Objekts über ein Hindernis (um andere davon abzuhalten, danach zu greifen), das Zuwerfen eines Objekts oder das Werfen eines Objekts, um damit etwas anderes zu beschädigen.

Du kannst diesen Wurf im Stehen ausführen oder im Gehen, Laufen oder Springen. Du kannst gleichzeitig auch balancieren oder sogar schwimmen, aber die Wurfeffizienz wird beeinträchtigt, weil du unter Umständen nicht in der Lage bist, durch eine Drehbewegung der Hüften viel Kraft zu produzieren.

Es ist wichtig, diese Bewegung als natürliche, fließende Bewegung »am Stück« zu trainieren – statt zu versuchen, sie in verschiedene Schritte zu zergliedern. Bevor wir den gesamten Bewegungsablauf in Augenschein nehmen, sollten wir zunächst die Oberkörper- und Armbewegungen betrachten, die während des Wurfs stattfinden:

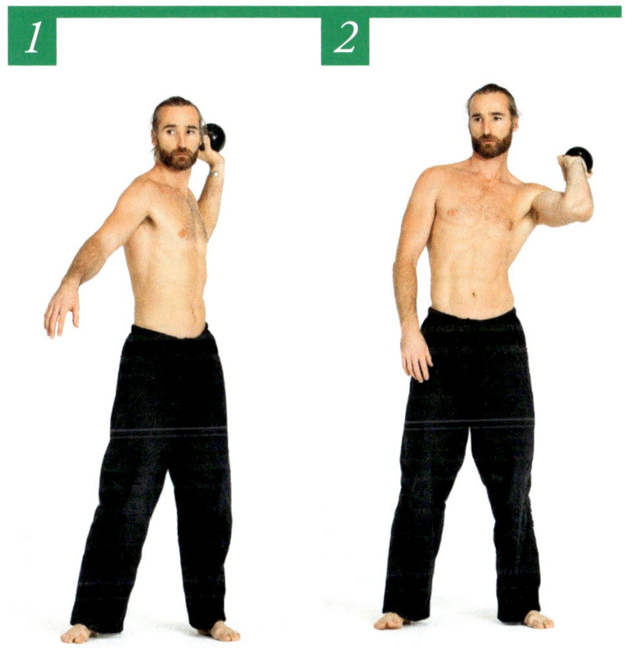


**1** Außenrotation des Rumpfs auf der Seite des Wurfarms

**2** Außenrotation der Schulter auf der Seite des Wurfarms

Beginne in einer breiten seitlichen Schrittstellung und blicke in die Wurfrichtung; richte deine Schultern am Ziel oder an der Wurfrichtung aus. Ziehe deinen vorderen Fuß einige Zentimeter zurück – weit genug, um eine vollständige Rückwärts- und Vorwärtsrotation der Hüfte zu ermöglichen, die eine maximale Kraftausgabe sicherstellt. Diese Haltung garantiert auch deine Balance am Ende des Wurfs in einem schulterbreiten Stand in Schrittstellung. Du kannst auch die Ferse des vorderen Fußes anheben, um die Reibung zu verringern und ein eventuelles Hindernis zu beseitigen, das der Hüftrotation im Weg steht. Strecke deinen hinteren Arm zugleich mit deinem vorderen Arm und achte darauf, dass deine Arme eine Linie bilden und in Wurfrichtung ausgerichtet sind. Dein vorderer Fuß und dein Wurfarm sind gegengleich. Der Rumpf und die Schulter sollten sich auf der Wurfseite in einer Außenrotation öffnen. Auch wenn die Armbewegung nicht der Hauptgrund für die Beschleunigung der Last ist, kannst du mit einer längeren Ausholbewegung mehr Beschleunigung erzeugen. Um eine maximale Distanz oder einen maximalen Aufprall zu erzielen, ziehst du den Arm möglichst weit und dynamisch zurück (um den Dehnreflex zu vergrößern), denn je mehr du die Schulter zurückziehen und je weiter du den Arm nach außen drehen kannst, umso mehr Geschwindigkeit kannst du erzeugen.

Du kannst auch in einer Stellung anfangen, bei der deine Schulter nach innen rotiert und der Arm gebeugt ist; deine Hand und deine Schulter bilden eine Linie, dein Ellbogen ist hinten, was als »Daumen nach unten«-Position bekannt ist. Du streckst dann deinen Arm vollständig, bevor du deine Schulter mit einem Vorwärts-, Rückwärts- und wieder Vorwärtsschwingen nach außen rotierst. Es kann sehr nützlich sein, wenn Hüfte, Rumpf, Schulter und Arm vor dem Wurf nach hinten rotieren, weil man mit dieser Bewegung die höchste Geschwindigkeit erzeugen kann, indem die Sehnen und Bänder des Oberkörpers mit einer enormen Menge gespeicherter, elastischer Energie durch den Dehnreflex ausgestattet sind. Wenn du auf der Stelle wirfst, ohne vor dem Wurf einen Schritt nach hinten zu machen und auszuholen, wirst du dein Körpergewicht vielleicht von hinten nach vorne verlagern wollen, um deinem Wurf mehr Kraft zu verleihen. Wenn du auf etwas zielst, solltest du deinen Blick darauf gerichtet halten.

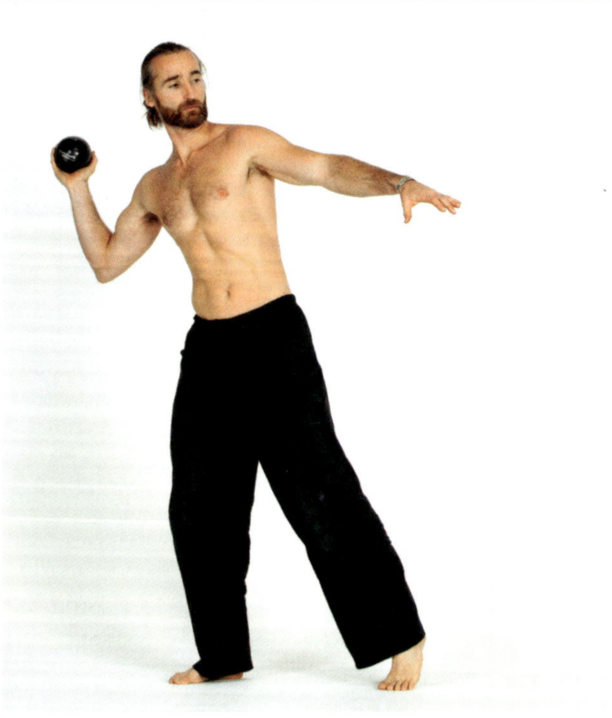

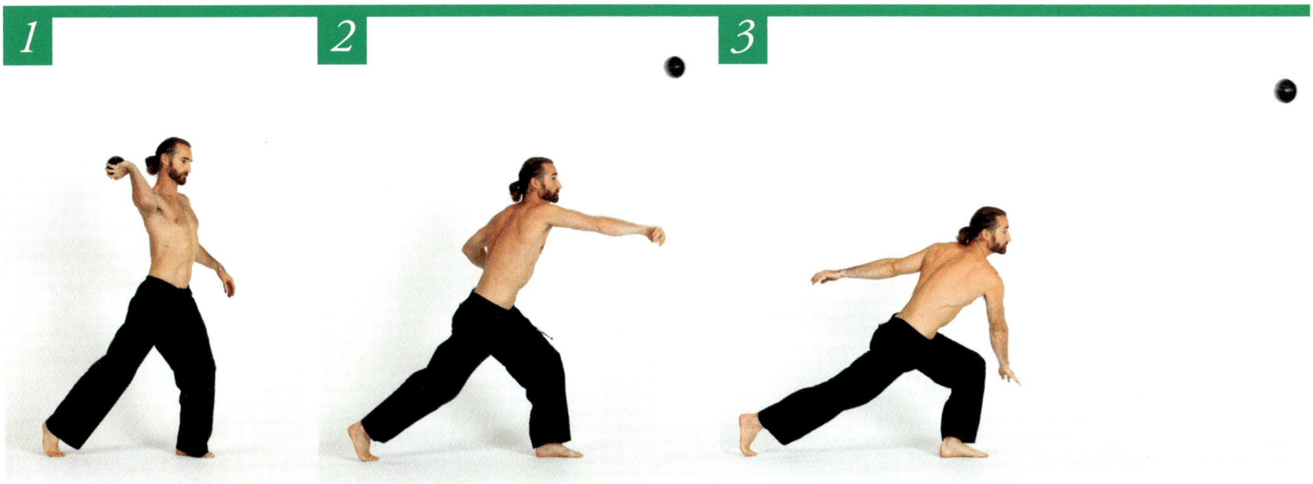


**1** Sobald die Kraft aus der Hüftrotation entfesselt worden ist, schließt die schnelle Rotation von Arm, Schulter und Rumpf die Erzeugung der Spitzengeschwindigkeit ab. Die Gewichtsverlagerung vom hinteren auf das vordere Bein (siehe Foto) trägt ebenfalls zur Geschwindigkeit bei. Wenn du beim Schwingen des Arms Rotationskraft im Rumpf erzeugst, setzt du deine ganze Kraft mit einer peitschenden Armbewegung frei. Dein Ellbogen bewegt sich vor dem Unterarm und der Greifhand in Wurfrichtung, um eine energischere Vorwärtsbewegung zu erzeugen, während sich dein Wurfarm vollständig streckt.

**2** Beende die vollständige Rumpfrotation, während du den Arm vollständig in Wurfrichtung streckst. Lasse das Objekt in dem bestimmten Augenblick und in dem bestimmten Winkel los, der die beabsichtigte Flugbahn gewährleistet. Wenn dein Ziel die maximale Distanz ist, musst du das Objekt loslassen, wenn dein Arm einen 45-Grad-Winkel erreicht. Schwinge deinen freien Arm nicht übertrieben, um mehr Kraft zu erzeugen; das gelingt dir damit nicht, außerdem läufst du Gefahr, dich selbst aus dem Gleichgewicht zu bringen.

**3** Halte inne, indem du die Flugbahn des Geschosses und seinen Landepunkt beobachtest. Wenn du mit maximaler Kraft geworfen hast, bewegt sich dein Körper auch nach dem Loslassen des Objekts diagonal weiter. Du lehnst dich am Ende deines Wurfs ganz von selbst nach vorne, wobei sich dein Rumpf immer noch dreht, der Wurfarm in die Richtung des vorderen Beins sinkt und sich dein freier Arm nach hinten streckt.

Sobald du diese Technik im Stand beherrschst, kannst du zusätzlichen Schwung holen, indem du vor dem Wurf Seitschritte machst, die später bei den einarmigen Würfen mit schwereren Objekten erklärt werden.

## TECHNIKTIPP

Obwohl es immer empfehlenswert ist, beide Arme einzusetzen, haben die meisten von uns einen dominanten Arm. Du kannst den schwächeren Arm im Training stärken, aber in realen Situationen solltest du immer deinen stärkeren, geschickteren Arm benutzen.

## Schwerere Objekte mit einem Arm werfen

Du kannst schwerere Objekte mit einem Arm werfen, obwohl diese ab einem gewissen Punkt so schwer werden, dass ein Arm einfach nicht mehr ausreicht und du beide Arme verwenden musst, um das Objekt zu halten. Es ist sogar möglich, alle hier vorgestellten einarmigen Techniken beidhändig auszuführen, um die Last zu halten.

Du kannst keine mittelschweren Objekte weit werfen, aber du kannst sie mit ausreichender Präzision und Wucht über eine kurze bis mittlere Distanz werfen.

Mit größerem Gewicht geht oft größerer Umfang einher, was bedeutet, dass Objekte so sperrig werden, dass man sie nicht mehr mit den Fingern, sondern in der offenen Hand halten muss. Es ist vielleicht noch möglich, den Arm zu öffnen (siehe Foto links, in dem das Objekt seitlich hinter dem Körper gehalten wird), um den Wurf weiter und kraftvoller zu machen. Aus zwei Gründen kann dies jedoch problematisch und kontraproduktiv sein: Diese Haltung kann deinen Arm nach unten ziehen und sogar dazu führen, dass sich dein Oberkörper nach unten beugt (wie im mittleren Foto), das Objekt könnte dir aus der Hand rollen, wenn du die große Ausholbewegung zu machen versuchst.

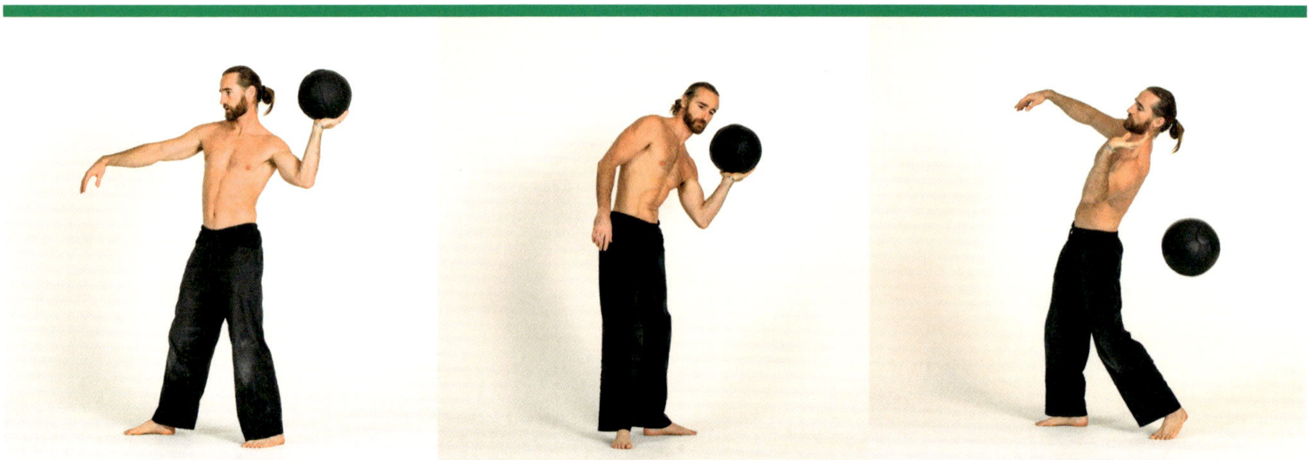

Die Lösung besteht in der Technik des einhändigen Rack, die auf den nächsten Fotos gezeigt wird. In dieser Position beugst du deinen Arm vollständig, wobei deine Hand knapp vor der Schulter liegt, damit das Objekt nah am Körper ist und gemeinsam mit diesem einen effizienten kombinierten Schwerpunkt bildet. Diese Position sorgt dafür, dass das Gewicht des Objekts den Unterarm nicht nach unten zieht (was das Objekt aus seiner Halterung fallen lassen oder sich seine beabsichtigte Flugbahn verändern würde). Du kannst deinen Ellbogen auch heben und deine Schulter hochziehen, um das Objekt (wie beim Kugelstoßen) an den Hals und ans Gesicht zu drücken, wodurch es leichter wird, die Last stabil zu halten, ehe du sie loslässt. Ein weiteres wichtiges Detail, auf das du achten solltest, ist deine Fingerhaltung: Weil deine Hand bei dieser Technik mehr stützt als greift, solltest du deine Finger gespreizt halten, um die Auflagefläche zu vergrößern und mehr Kontrolle über das Objekt zu haben.

Wenn du dich aber nur auf den Arm verlässt, um Kraft zu erzeugen, wirst du eher wenig Kraft zur Verfügung haben und das Objekt nicht weit werfen können. Die folgenden Strategien bewirken eine wesentlich höhere Beschleunigung, hauptsächlich durch die Verlagerung des Körpergewichts und die Rumpfrotation. Obwohl du diese beiden Methoden miteinander kombinieren kannst, empfiehlt es sich zunächst, sie separat zu betrachten, weil es problematisch und kontraproduktiv sein kann, sie miteinander zu verbinden, ohne sie vorher einzeln trainiert zu haben.

# Einarmiger Schlagwurf

Eine der beiden Hauptarten der Krafterzeugung, wenn man mit einem Arm aus der Rack-Position wirft, ist die Verlagerung des Gewichts, bei der sich der Körper am Anfang des Wurfs nach hinten lehnt und am Ende nach vorne.

*1*

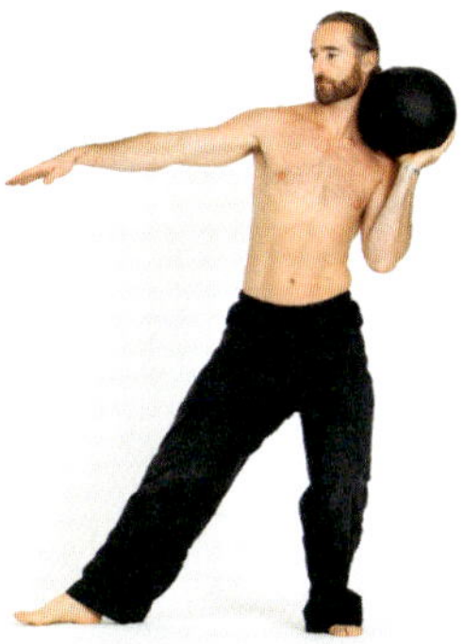

**1** Nimm eine Schrittstellung ein und halte das Objekt stabil in der Rack-Position. Beuge dein hinteres Bein, das auf derselben Seite ist wie der belastete Arm. Dein hinteres Knie ist gebeugt und dein Oberschenkel steht im rechten Winkel zum Rumpf. Dein vorderes Bein ist gestreckt, der Fuß zeigt nach vorne. Wenn das Zusatzgewicht schwer ist, bleibt dein Rumpf vertikal; ansonsten kannst du dich leicht nach hinten lehnen, um den Vorwärtsimpuls zu unterstützen. Du kannst optional deinen freien Arm gerade oder schräg nach vorne strecken, um ein besseres Gefühl für die Ausrichtung zum Ziel zu bekommen.

*2*

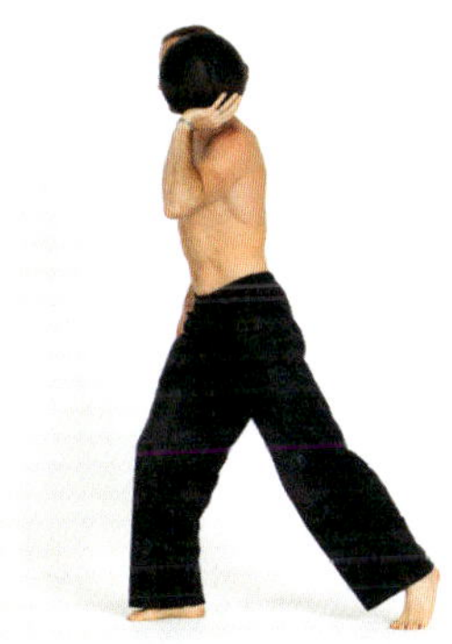

*3*

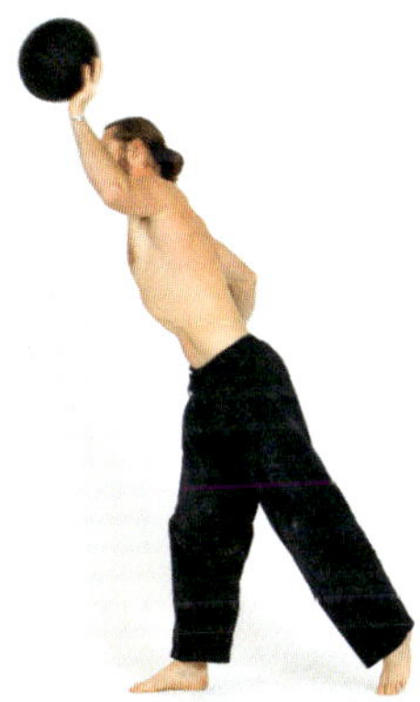

*4*

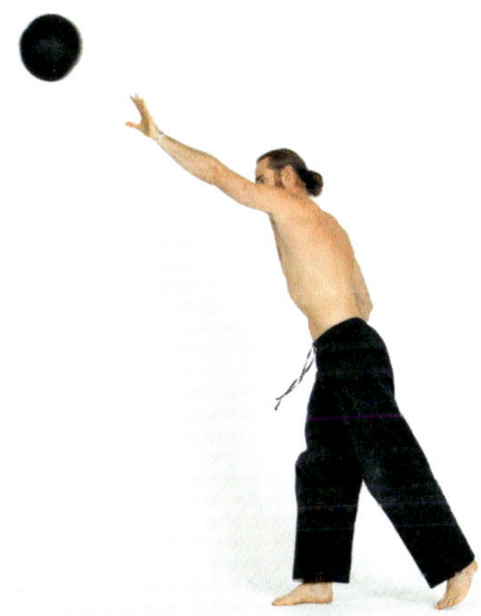

**2** Stoße dich energisch mit dem hinteren Bein ab, um Kraft zu erzeugen, was dazu führt, dass sich dein Körpergewicht auf deinen vorderen Fuß verlagert. Behalte in dieser Phase eine stabile Rack-Position bei. Deine Hüften drehen sich, damit dein hinterer Fuß weiterhin das Körpergewicht auf den vorderen Fuß verlagert (und weniger, um durch die Hüftdrehung zusätzliche Kraft zu erzeugen).

**3** Kurz bevor du aufhörst, dein ganzes Körpergewicht auf den vorderen Fuß zu verlagern, beginnst du deinen Arm zu strecken, um das Objekt zu werfen, während du dich auf die beabsichtigte Flugbahn und die Aufschlagstelle konzentrierst.

**4** Befördere das Objekt in die Luft, indem du kraftvoll deinen Arm streckst. Dein Armwinkel bestimmt die Flugbahn des Objekts. Je nachdem, wie viel Schwung du erzeugt hast, wirst du vielleicht noch einen Schritt nach vorne machen.

# Einarmiger Schlagwurf mit Rumpfrotation

Diese Methode verlässt sich ausschließlich auf die Kraft, die du durch die Hüftrotation erzeugst. Weil du die Übung mit dem Widerstand der Last ausführst, ist dieser Wurf ein hervorragendes Training, wenn dir bei Hüftrotationen die Kraft fehlt. Um eine starke Hüftrotation zu erzielen, darfst du nicht wie in der eben beschriebenen Methode zusätzliche Kraft aus der Gewichtsverlagerung erzeugen. Du vermeidest es vielmehr, dich erst nach hinten und dann wieder nach vorne zu lehnen (oder zumindest lehnst du dich nicht sonderlich in die eine oder andere Richtung). Ganz gleich, wie stark deine Hüftrotation ausgeprägt ist – dein Körpergewicht sollte vom Anfang bis zum Ende gleichmäßig auf beiden Füßen verteilt sein.

Verbessere deine Hüftrotation, indem du zunächst eine Rotation um 90 Grad ausführst, steigere dich dann auf eine vollständige Hüftrotation um 180 Grad und schließe die Bewegung mit einer Drehbewegung des hinteren Beins ab. Der einarmige Rack bleibt unabhängig vom Ausmaß der Rotation gleich. Letztendlich kannst du alle Techniken mit Hüftrotation ausführen und je nachdem, wie viel Kraft du erzeugen musst, die Amplitude und die Geschwindigkeit variieren.

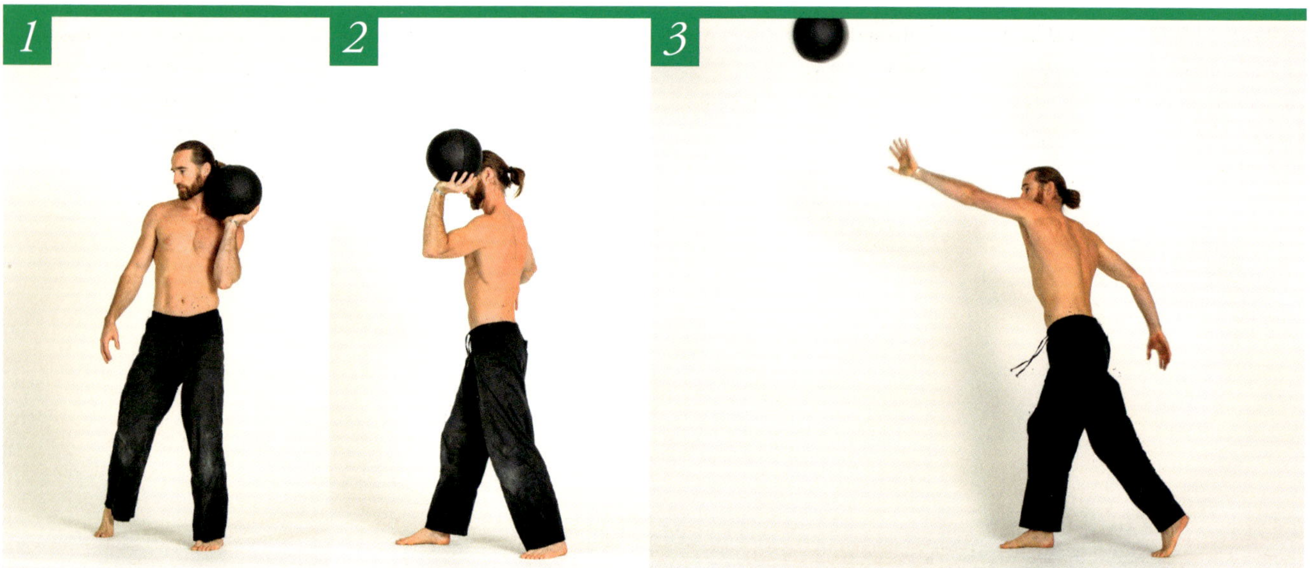


**1** Beginne in einem aufrechten Seitwärtsstand, bei dem deine Hüften in Verlängerung zur Wurfrichtung ausgerichtet sind und deine Füße im rechten Winkel zu dieser Richtung stehen. Der Fußballen des vorderen Fußes und die Ferse des hinteren Fußes befinden sich idealerweise auf einer Höhe.

**2** Leite eine energische Hüftrotation ein, bei der sich deine hintere Hüfte ganz nach vorne bis zum oberen Ende ihres Bewegungsumfangs dreht. Strecke deinen Arm unmittelbar vor dem Erreichen der vollen Rotation. Damit eine Hüftrotation möglich wird, müssen sich beide Füße gleichzeitig in die Wurfrichtung drehen.

**3** Strecke den Arm vollständig durch und wirf das Objekt. Du kannst dich am Ende der Hüftrotation leicht nach vorne drehen, obwohl die Krafterzeugung primär durch die Rotation und weniger durch das Vorwärtslehnen entsteht.

### TECHNIKTIPP

Ich hebe gerne die Ferse des vorderen Fußes an, um die Reibung zu verringern und leichter in die 180-Grad-Drehung der Hüfte zu kommen.

# Druckwurf: Werfen und Fangen

Der Druckwurf und das Fangen haben ein Bewegungsmuster, das dem Ausstoßen im Gewichtheben ähnelt. Der Unterschied besteht darin, dass du beim Werfen das Objekt loslässt und (abhängig von der beabsichtigten Flugbahn) die Arme nicht senkrecht nach oben, sondern in unterschiedlichen Winkeln streckst. Wenn das Objekt nicht zu schwer ist, kannst du es auf Brust- statt auf Schulterhöhe halten, normalerweise wenn du einen kraftvollen Wurf mit einer geraden, horizontalen Flugbahn ausführen willst.

Wie beim Ausstoßen verlässt sich der Wurf hauptsächlich auf die Unterkörperkraft, aber die Oberkörperkraft spielt ebenso eine wichtige Rolle, vor allem wenn das Objekt relativ leicht ist und in hohem Tempo horizontal nach vorne geworfen werden muss. In diesem Fall kann sich der Wurf überwiegend (oder manchmal ausschließlich) auf die Oberkörperkraft verlassen.

Während das Abdrücken mit den Beinen in einem Winkel den Wurf kraftvoller gestalten kann, bringt es den kombinierten Schwerpunkt über deine Stützbasis hinaus, was dazu führt, dass du das Gleichgewicht verlierst und einen Schritt nach vorne machst (der vielleicht nicht immer realisierbar ist). Du musst zuerst lernen, den Druckwurf auf der Stelle auszuführen und das Gleichgewicht beim Loslassen des Objekts zu halten, bevor du lernst, den Körperwinkel zu nutzen und einen Schritt nach vorne zu machen, um die Kraftausgabe zu vergrößern.

Das Fangen eines mittels Druckwurf geworfenen Objekts ist die Bewegung in umgekehrter Reihenfolge, bei dem deine Arme das Objekt abbremsen, bevor dein Unterkörper es tut. Physiologisch ist die Muskelanstrengung in den Armen wie die Abwärtsbewegung beim Hochdrücken; in den Beinen ist sie wie in der Abwärtsbewegung beim Aufstehen aus der tiefen Hocke (deshalb presst und drückst du nicht wirklich, weil die Anstrengung eine exzentrische Kontraktion erfordert). Schließlich kannst du sowohl Wurf- als auch Fangbewegungen ausführen, indem du den Bewegungsumfang und die Kraft des Unterkörpers mehr oder weniger nutzt, je nachdem, wie viel Kraft du erzeugen musst.

## Werfen

1

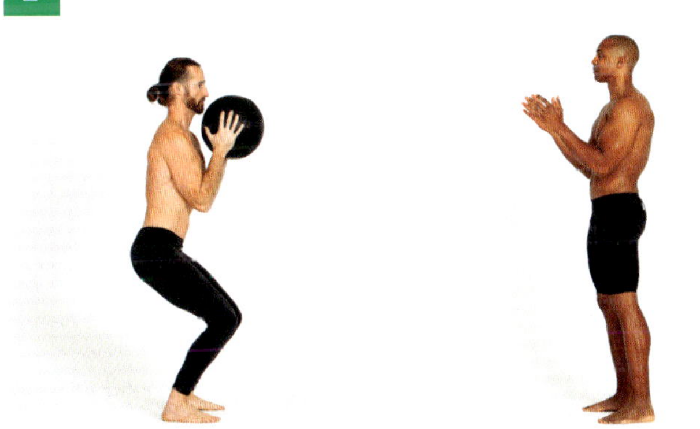

2

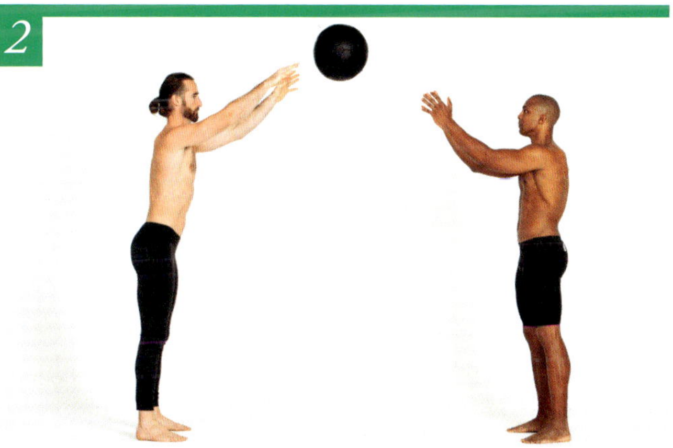

*(Fortsetzung auf der nächsten Seite)*

**1** Stelle dich in einem hüftbreiten Stand mit der Körpervorderseite zu deinem Partner und halte das Wurfobjekt mit eng am Körper anliegenden Ellbogen in Schulterhöhe in der Rack-Position. Beuge die Hüften und Knie, um sie vor dem Wurf in Vorspannung zu bringen. Mache eine Viertelkniebeuge und bewege dich schnell.

**2** Richte dich explosiv auf und strecke deine Arme, um die Flugbahn des Objekts in die Richtung der Hand deines Partners zu lenken. Bei einer Partnerübung solltest du versuchen, eine elliptische Flugbahn zu erreichen, die auf Hüfthöhe deines Partners endet, damit er seine Arme heben und das Objekt etwa in Kopfhöhe fangen kann.

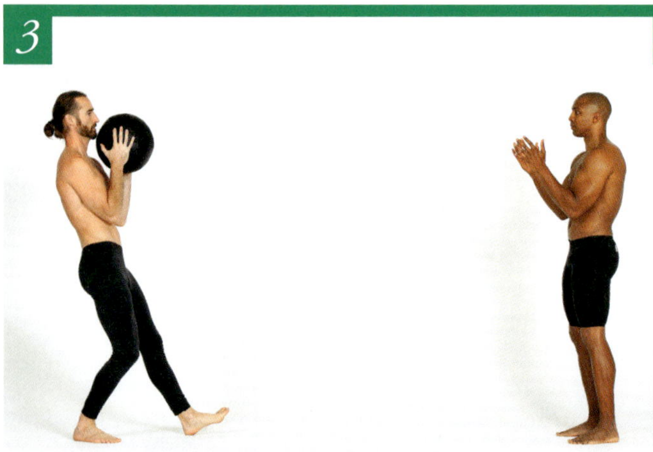


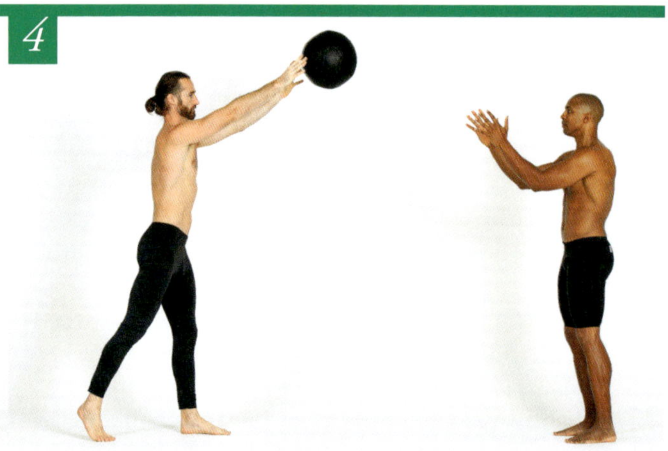


3 Alternativ kannst du in Schrittstellung anfangen und in Vorspannung gehen, indem du dein hinteres Knie beugst und dein Gewicht nach hinten verlagerst. Der Fußballen deines vorderen Fußes darf sich anheben, wenn du dein Gewicht verlagerst.

4 Verlagere dein Gewicht auf den vorderen Fuß und strecke dein hinteres Bein explosiv, während du zugleich deine Arme streckst, um das Objekt in die angehobenen Arme deines Partners zu lenken. Dein Körpergewicht darf sich auf deinen vorderen Fuß verlagern, indem du dein vorderes Knie beugst (was dir mehr Raum verschafft, um die Wurfenergie deines Partners zu absorbieren, wenn er das Objekt zurückwirft).

## Fangen

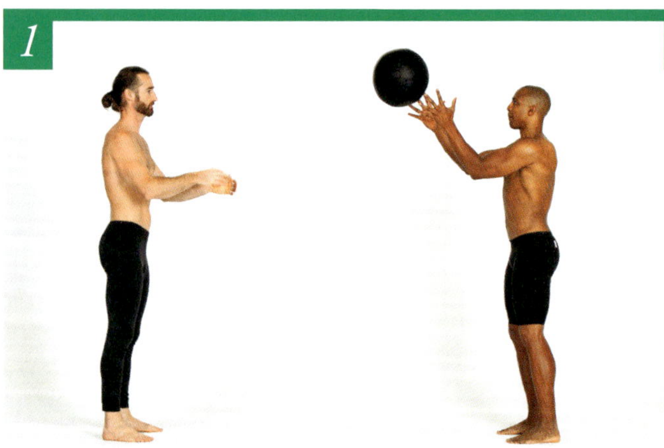


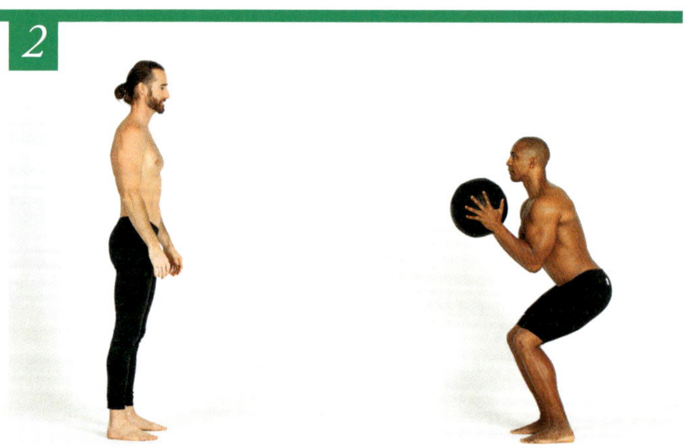


1 Bereite dich auf das Fangen des Objekts vor, indem du dich gut ausgerichtet aufstellst und deine Arme streckst. Beobachte das Objekt im Flug, spreize die Finger und beuge die Ellbogen leicht an, um die Auflagefläche zu vergrößern. Du solltest progressiv darauf hinarbeiten, die Arme entspannt unten zu halten und sie erst im letzten Moment zu heben.

2 Nachdem du das Objekt gefangen hast, bremst du es langsam ab, indem du deine Arme, Hüften und Knie beugst.

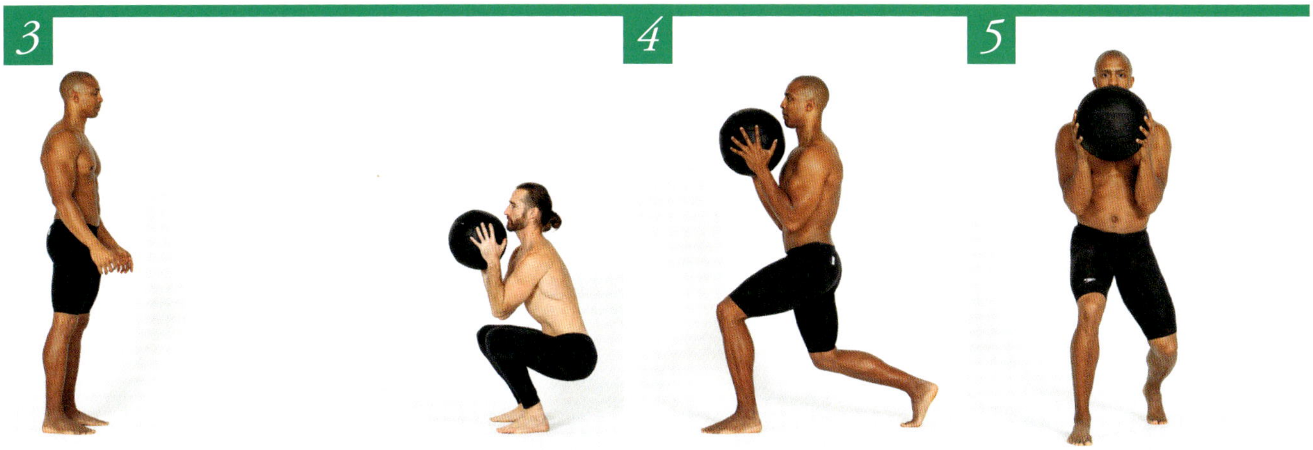


**3** Wenn das Objekt sehr schwer ist oder du diese Bewegung einfach als Extra üben willst, kannst du deine Hüften und Knie maximal absenken und in eine tiefe Hocke gehen.

**4** Ist die Vorwärtskraft des Objekts sehr groß, kannst du mit dem linken oder rechten Fuß einen Schritt nach hinten machen, um den Abstand und die Zeit zwischen dem Augenblick der Kontaktherstellung mit dem Objekt und dem Augenblick, in dem seine Geschwindigkeit gegen null geht, zu vergrößern. Umgekehrt gilt: Ist die Flugbahn zu kurz, machst du einen Schritt nach vorne, um es zu fangen.

**5** Achte darauf, dass deine Hüftbreite einen möglichst stabilen Stand gewährleistet, wenn du das Objekt in Schrittstellung fängst.

## Werfen und Fangen mit dem Front Swing

Das Muster des Front Swings besteht aus einer Hüftbeuge, um durch die Hüftextension (oder den »Hüftschwung«) Kraft zu erzeugen und ein Objekt zu beschleunigen. Dieses Muster dient normalerweise dazu, ein Objekt zu werfen, es kann aber auch als eine Methode verwendet werden, ein Objekt auf der Brust, auf der Schulter oder sogar auf dem Kopf zu tragen. Wenn du die Hüftbeuge mit einer Last ausführst – das heißt, wenn du ein schweres Objekt in deinen Händen und die Arme gestreckt hältst –, wird der Front Swing eine sehr effektive Strategie, um die Kraftausgabe der Hüften zu nutzen und zu entwickeln (wovon alle Fähigkeiten profitieren, in denen eine Hüftbeuge vorkommt).

Du benutzt dasselbe Muster, um ein sich bewegendes Objekt zu fangen, und verlangsamst es nur, wenn du die Bewegungen in umgekehrter Reihenfolge ausführst. Sowohl die Beschleunigung als auch das Abbremsen kann unabhängig voneinander als Werfen oder Fangen ausgeführt werden.

Wenn dir kein Trainingspartner zur Verfügung steht, kannst du das Objekt festhalten (normalerweise mit einem Griff) und wiederholst das Muster des Front Swings immer wieder ohne Pause. Diese Übung, die als »Kettlebell Swing« bestens bekannt ist (aber auch mit anderen Objekten ausgeführt werden kann), ist eine sehr effektive Methode zur Entwicklung der Kraftausdauer. Eigentlich aber tust du nichts anderes, als eine Wurf- und Fangbewegung nachzuahmen (ohne dabei allerdings das Objekt bei der Hüftextension loszulassen oder vor der Hüftflexion zu fassen).

Der Nachteil ist, dass diese Variante dir nicht dabei hilft, die für genaue Distanzwürfe erforderliche Präzision, eine saubere Griffhaltung, Timing, Hand-Auge-Koordination, Aufmerksamkeit sowie Reaktionsschnelligkeit zu entwickeln, die für ein effektives und effizientes Fangen notwendig sind.

Ein weiterer wichtiger Aspekt dieses Bewegungsmusters ist, dass die Last eine vergleichsweise weite Strecke zurücklegt – von Brusthöhe vor dem Körper bis auf Kniehöhe hinter dem Körper oder umgekehrt. Das alles, damit du die Last effektiv beschleunigen oder abbremsen kannst. Dies hat noch andere Konsequenzen:

- Man benötigt während des gesamten Bewegungsverlaufs eine tadellose Positionskontrolle, um den kombinierten Schwerpunkt zu justieren, weil sich dieser über einen größeren Bewegungsumfang hinweg schneller verlagert.

- Die Beschleunigungs- oder Bremskräfte neigen dazu, die Last von deinen Händen wegzuziehen, sodass du mehr Reibung und Kraft im Griff benötigst als bei anderen Wurf- und Fangbewegungen (was dir allerdings diese zu entwickeln hilft).

## Objekte mit und ohne Griff und Progressionen

Sowohl die Arbeit mit einem Objekt, das einen Griff hat, als auch mit einem Objekt, das keinen Griff hat, hat jeweils Vorteile. Es ist schwieriger, ein Objekt festzuhalten, das keinen Griff hat, aber dadurch entwickelst du die Fähigkeit, einen objektunabhängig effizienten Griff zu halten; das ist realistischer und für die körperliche Kompetenz in der echten Welt besser geeignet. Aber Objekte mit einem Griff ermöglichen eine größere Reibung und vereinfachen es dir, schwerere Lasten zu manipulieren, wovon deine Kraftausgabe profitiert. Ein Griff vergrößert zwar nicht die Bewegungssequenz, die der Körper durchläuft (oder höchstens minimal), verlängert aber die Distanz, die der kombinierte Schwerpunkt zurücklegen muss, weil der Masseschwerpunkt des Objekts weiter vom Körper entfernt ist. Das maximiert die Beschleunigung wie auch das Abbremsen. Ein weiterer Vorteil von Objekten mit Griff ist, dass man das Objekt mit einem Arm schwingen kann, was ansonsten unmöglich ist.

Der Front Swing ist ein komplexes Bewegungsmuster, das ineffizient wird, wenn die Last zu schwer wird oder der Griff schlecht zu halten ist. (Es ist außerdem schwierig, eine effiziente Technik zu lernen, wenn du mit einem Partner übst, der auch gerade dabei ist, die Technik zu erlernen.)

Erlerne zuerst eine effiziente Mechanik, indem du die Übung alleine mit einem leichten Objekt mit Griff übst, sodass deine Handhaltung gleich bleibt und du den Front Swing mehrmals in Folge üben kannst. Wiederhole Wurf- und Fangmuster immer wieder ohne Pause. Auf diese Weise kannst du dich auf ein effizientes Muster konzentrieren, statt krampfhaft auf einen sicheren Griff zu achten, was auf Kosten einer sauberen Technik geht.

Hast du dir eine effiziente Technik erarbeitet, musst du zuerst die Last des mit einem Griff ausgestatteten Objekts erhöhen, bevor du mit einem Objekt übst, das keinen Griff hat. Wenn du gleich mit einem Objekt anfängst, das keinen Griff hat, solltest du darauf achten, dass es relativ leicht ist.

Zuerst sollten wir die Aspekte der Bewegung betrachten, die während des Werfens und Fangens gleich bleiben müssen:

- Es handelt sich hierbei um das Muster der Hüftbeuge mit voller Hüftflexion wie auch leichter Knieflexion; es ist wohlgemerkt keine Hocke, bei der sowohl die Hüften als auch die Knie maximal gebeugt sein müssen.
- Behalte eine neutrale Wirbelsäule, Bauchmuskelspannung und eine ruhige Atmung bei. Vermeide eine Flexion des unteren Rückens am tiefsten Punkt des Zurückschwingens oder eine Hyperextension des unteren Rückens, wenn du im aufrechten Stand den Lockout erreichst. Eine leichte Nackenextension ist notwendig, um mit geradem Blick nach vorne schauen zu können, der nötig ist, damit das Werfen und Fangen mit effizienter Genauigkeit und Timing erfolgen können.
- Halte deine Schulterblätter nach hinten gezogen und die Arme vollständig gestreckt. Abhängig vom Objekt wirst du im rechten Winkel zur Flugbahn vielleicht etwas zusätzlichen, nach innen gerichteten Druck auf das Objekt ausüben müssen, um die Griffreibung zu verbessern.
- Deine Arme tragen ein wenig, aber nicht übermäßig zur Bewegung bei.
- Halte die Schienbeine vertikal zum Boden.
- Halte den kombinierten Schwerpunkt mit einer möglichst gleichmäßigen Gewichtsverteilung über der Fußmitte. Verlagere das Gewicht bei der Hüftbeuge nicht auf die Fersen, weil du sonst das Gleichgewicht verlierst und nach hinten kippen könntest. Verlagere dein Gewicht auch nicht auf die Fußballen, wenn du die Hüften streckst, beziehungsweise nur dann, wenn du eine dreifache Extension erreichen willst (wobei sich auch Fußgelenke strecken), um mit maximaler Kraft zu werfen, während dein Körper nach vorne geneigt ist.

Wenn du keine maximale Kraft zu einem bestimmten Zeitpunkt produzieren musst, solltest du die Bewegung mit geringerer Amplitude und Geschwindigkeit ausführen. Um Kraft zu erzeugen, ist die Geschwindigkeit der Bewegung wichtiger als ihre Amplitude; eine maximale Kraftproduktion ist sowohl geschwindigkeits- wie auch amplitudenbedingt.

## Werfen

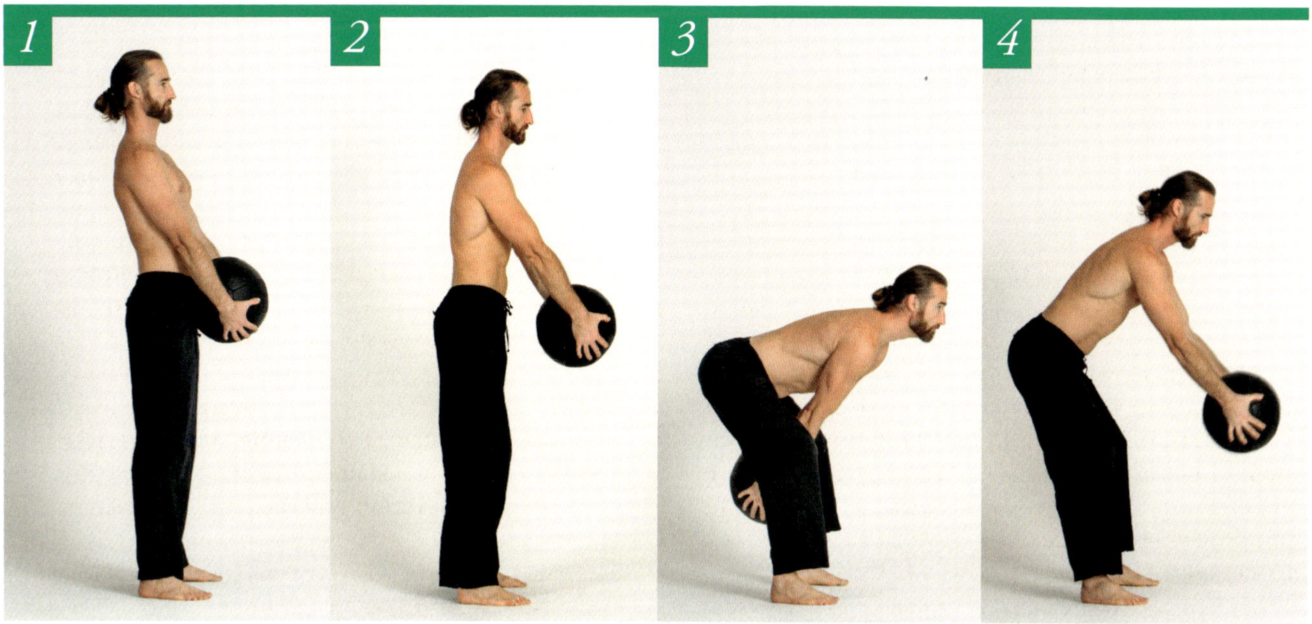


**1** In der Ausgangsposition befindest du dich in einem aufrechten Stand und hältst das Objekt vor deinem Körper, indem du es seitlich mit den Händen fasst. Du gehst gedanklich noch einmal alle Bestandteile der Bewegung durch, die im Bewegungsablauf konstant bleiben müssen.

**2** Leite den Swing ein, indem du das Objekt von den Schultern ausgehend nach vorne drückst und leicht anhebst. Du kannst das Objekt auch nach vorne bewegen, indem du die Hüften zuerst explosiv nach vorne durchstreckst und dann sofort beugst, bevor du deine Arme vollständig streckst. Deine Arme und die Last senken sich gerade nach unten ab, während du die Hüftbeuge ausführst. Der Abstand zum Objekt nach vorne bewirkt ein Zurückschwingen der Arme nach der Hüftbeuge sowie die Rückwärtsbeschleunigung des Objekts, die bogenförmig verläuft.

**3** Beuge zuerst leicht die Hüften und dann die Knie, während das Objekt sinkt und an deinen Knien vorbei nach hinten durchschwingt. Wenn du möglichst stark abbremsen oder beschleunigen willst, musst du die Hüften maximal beugen, um dein Gesäß möglichst weit zurückzuschieben (damit das Objekt möglichst weit nach hinten schwingen kann). Mit der richtigen Menge an Hüft- und Knieflexion sollten deine Schultern in der unteren Endposition der Bewegung im Verhältnis zur Knieposition nicht übermäßig nach vorne ragen, wenn deine Unterarme nun an den Oberschenkelinnenseiten entlang nach hinten gehen und dein Rumpf beinahe parallel zum Boden steht. (Im Foto hat der Front Swing bereits begonnen). Die gesamte Bewegung leitet einen kraftvolleren Swing und die Beschleunigungsphase ein. Wenn du präzise werfen willst, musst du den Nacken leicht gestreckt halten, um nach vorne schauen zu können; wenn du den Kopf beim Vorwärtsschwingen nach vorne neigst, kann es zu spät sein, um die Flugbahn, den Winkel und den Augenblick des Loslassens zu antizipieren; das kann dazu führen, dass du deine Stabilität verlierst. Ansonsten kannst du den Nacken neutral halten und den Blick nach vorne richten.

**4** Unmittelbar nachdem du den maximalen Bewegungsumfang nach hinten und die maximale Distanz erreicht hast, streckst du die Hüften explosiv nach vorne, was dazu führt, dass das Objekt derselben Flugbahn wie beim Rückwärtsschwung folgt, nur in die entgegengesetzte Richtung. Um die kinetische Energie deiner Extension effektiv auf das Objekt zu übertragen, musst du darauf achten, dass deine Arme gerade und entspannt bleiben, während das Objekt auf Brusthöhe steigt. Die starke Kontraktion deiner Gesäßmuskeln sorgt für einen kraftvolleren Vorwärtsschub der Hüften. Beende die Bewegung mit der vollständigen Streckung der Knie und Hüften im Lockout unter gleichzeitiger Anspannung der Bauch- und Gesäßmuskulatur, um eine neutrale Wirbelsäule, vertikale Körperhaltung und Balance zu bewahren. Wenn du die Arme hebst, lässt du den Griff des Objekts auf einer Höhe beziehungsweise in einem Augenblick los, der von der Flugbahn abhängt, in der du zu werfen beabsichtigst. Trainierst du mit einem Partner, erfolgt dies normalerweise etwa auf Schulterhöhe. Wenn du ein relativ schweres Objekt maximal weit werfen willst, erreicht der erste Front Swing vielleicht keine Spitzengeschwindigkeit oder Spitzenhöhe (und erzeugt nicht genügend Beschleunigung, um eine effektive Distanz zurückzulegen). In diesem Fall lässt du den Griff noch nicht los, sondern nutzt den Impuls des ersten Swings, um beim nächsten Swing einen größeren Impuls zu erzeugen. Wenn du ohne Partner trainierst, sollte das Objekt etwa auf Brusthöhe steigen. Weil du das Objekt beim Solotraining nicht loslässt, sollte es für einen Augenblick »schweben«, wenn seine Geschwindigkeit auf null abbremst. Warte, bis du spürst, wie die Schwerkraft die Last erneut nach unten zu ziehen beginnnt, dann setze die Bewegung fort, indem du das Objekt nach hinten durchschwingst.

## Fangen

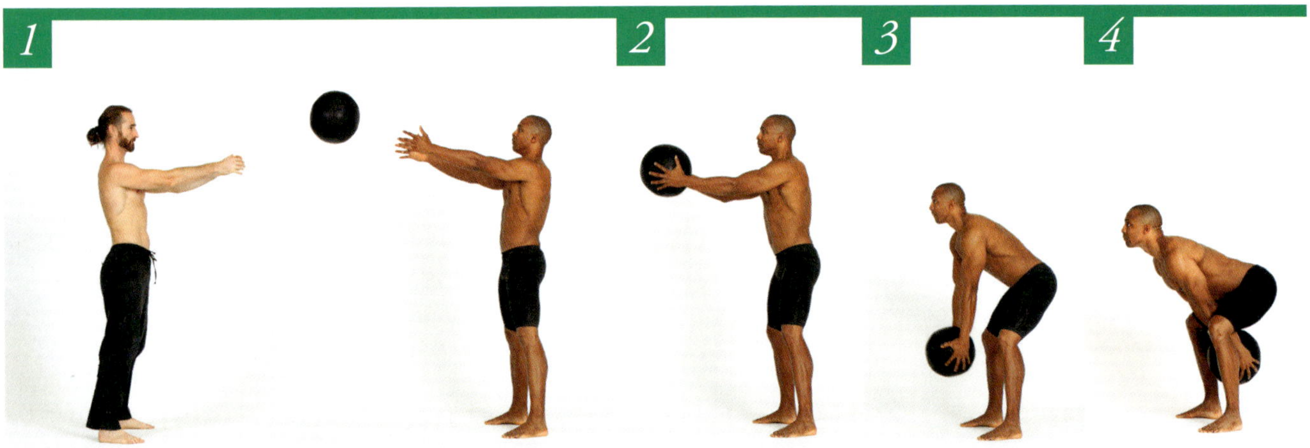


1 Um das Objekt zu fangen, streckst du deine Arme nach vorne, um den Abstand zwischen dem Ergreifen des Objekts und seinem Abbremsen zu verlängern. Wegen seiner elliptischen Flugbahn ist die Aufprallkraft des Objekts nicht so hoch wie bei einer geraden, horizontalen Flugbahn.

2 Fange das Objekt geschmeidig auf, indem du die Ellbogen leicht beugst, sobald deine Hände Kontakt herstellen und bevor du die Hüftbeuge einleitest.

3 Strecke deine Arme und führe sofort eine Hüftbeuge aus, um das Objekt zwischen deine Beine unter deinem Körper hindurchzuschwingen.

4 Halte deine Hüften und Beine bei der Hüftbeuge angespannt, während du das Objekt mit dem Oberkörper abbremst, bis es sich zu bewegen aufhört. Wenn du das Objekt zurückwerfen oder nach vorne durchschwingen willst (beim Solotraining ohne Loslassen des Objekts), bringst du die Last möglichst weit hinter den Körper, während du die Wirbelsäule gerade hältst, um eine Vorspannung für das Zurückwerfen oder -schwingen zu erzeugen.

# Fortschritte beim Werfen und Fangen

Du machst Fortschritte, wenn du die Intensität oder die Komplexität steigerst (oder beides).

Die Intensität erhöhst du, indem du zu schwereren Objekten übergehst, um eine größere Wurfdistanz, Wurfhöhe, Wurfgeschwindigkeit oder Aufprallkraft zu erzielen – oder du kombinierst mehrere dieser Variablen miteinander. Eine Steigerung der Intensität in Bezug auf die Geschwindigkeit kann sich beispielsweise darin äußern, dass du in einem bestimmten Zeitrahmen eine bestimmte Anzahl von Würfen machst oder möglichst schnell auf ein Objekt zuläufst, um es zu ergreifen; eine Steigerung der Intensität in Bezug auf die Aufprallkraft kann sich darin äußern, dass du ein Objekt möglichst kraftvoll schleuderst oder ein bestimmtes Werkzeug möglichst energisch schlägst. Als Faustregel gilt: Ist ein Objekt zum Werfen zu schwer, ist es besser, das Objekt zu tragen oder eine andere Methode des Transports zu verwenden.

Um die Komplexität zu erhöhen, kannst du Objekte manipulieren, die sich durch eine ungleichmäßige Form oder Gewichtsverteilung auszeichnen sowie wegen ihrer Unhandlichkeit schwer greifbar sind. Deine Präzision verbesserst du, indem du (weit) entfernte Ziele anvisierst und immer öfter triffst oder Objekte so wirfst, dass sie auf einer Oberfläche landen und dort liegen bleiben. Wenn du möglichst präzise werfen willst, kannst du zur Steigerung der Motivation spitze Objekte wie ein Messer, eine Axt oder einen Speer benutzen. (Du solltest es natürlich tunlichst unterlassen, diese Objekte fangen zu wollen.) Möchtest du einarmige Würfe üben, kannst du die Komplexität erhöhen, indem du auf die nicht dominante Seite wechselst. Du kannst Objekte in eine bestimmte Richtung werfen oder aus unterschiedlichen Richtungen fangen. Du kannst ein Objekt mit Drall werfen, damit es sich in der Luft dreht und das Fangen deutlich erschwert. Zu guter Letzt steigert das Werfen und Fangen aus verschiedenen Positionen (am Boden, im Hang oder beim Balancieren), bei Übergängen von einer Körperhaltung in die andere oder als Kombinationsbewegung (Werfen oder Fangen, während man läuft, schwimmt, springt) die Komplexität auf maximale Weise.

Die Betätigung macht immer Spaß und kann sogar einen gewissen Suchtcharakter annehmen. Aber stelle sicher, dass bei den verschiedenen Übungen und Herausforderungen, die du dir ausdenkst, dein Realitätssinn nicht völlig abhandenkommt. Eine hohe Komplexität kann Freude machen – zum Beispiel schwierige Jonglierübungen –, doch gibt es einen Punkt, an dem eine hohe Manipulationskomplexität sehr zeitaufwendig gerät und der Entwicklung tatsächlicher praktischer Fähigkeiten zuwiderläuft (und dir keinen Nutzen mehr für reale Alltagssituationen bieten wird).

Obwohl die Kombination von Intensität und Komplexität beim Werfen und Fangen bis zu einem gewissen Punkt für Fortschritte sorgt, kann diese Schwelle auch überschritten werden, wenn die Übungen zu anspruchsvoll und riskant werden. Je schwerer ein Objekt wird, desto schwerer wird es schließlich, es noch zu werfen oder zu fangen. Gewichtsunabhängige Variablen hingegen (wie die Komplexität des Bewegungsmusters, die Handhabung des Objekts sowie die Umgebung, in der du die Bewegung ausführst), tragen weiterhin zur progressiven Erhöhung des Schwierigkeitsgrads bei. Entscheide selber, ob du die Komplexität unverändert lässt und die Intensität mit schwereren Objekten steigerst – oder ob du die Komplexität erhöhst und dafür das Gewicht des manipulierten Objekts reduzierst, denn eine hohe Intensität und eine hohe Komplexität sind nicht miteinander vereinbar.

# Dank

Mein Dank gilt meinen Vorgängern Georges Hébert, Amoros, Mercurialis – einige wenige in der langen Reihe von Menschen, die im Lauf der Geschichte die geistige Grundhaltung und Anwendung alltagstauglicher Fitness vermittelt haben.

Ich danke ebenfalls den verschiedenen Lehrern, die mir in meinem Leben begegnet sind und die auf die eine oder andere Weise ihren Beitrag zu meinen Bewegungsfähigkeiten, meiner Ausbildung und meinem Wissen geleistet haben.

Christopher McDougall, der meine Arbeit entdeckt hat, als sie noch unbekannt war, und der es sich zur Aufgabe machte, mir dabei zu helfen, die »frohe Kunde« der »natürlichen Bewegung« zu verbreiten.

Gray Cook, Lee Saxby und den vielen anderen Trainern und Functional-Movement-Experten, die seit Jahren meine Arbeit unterstützen und daran glauben. Ihr habt's echt drauf.

Meinem erstaunlichen Team an MovNat-Ausbildern, die unermüdlich zu Land, zu Wasser und in der Luft unterwegs sind, um neuen Anwendern beizubringen, wie man sich gut bewegt; wie auch den anderen Mitgliedern des Teams, die genauso wichtige Aufgaben erledigen.

Unserer wunderbaren, internationalen Gemeinschaft von Anhängern der »natürlichen Bewegung«, den zertifizierten Lehrern und lizenzierten Fitnessstudios überall auf der Welt.

Danny Clark, unserem Leiter der Abteilung MovNat-Performance, für sein wertvolles Feedback in der Überarbeitungsphase, Mark Bixby für seine Hilfe bei der Festlegung der vielen Namen für die in diesem Buch vorgestellten Positionen, Dylan Chatain für seine Designideen, Anton Brkic für seine ästhetischen Fotos und seine Geduld während des anspruchsvollen, epischen, mehrtägigen Fotoshootings.

Ross und Tracy Alloway für die erste wissenschaftliche Studie zur MovNat-Methode und ihre enormen Vorteile für das Arbeitsgedächtnis.

Den vielen Journalisten, Bloggern und Podcastern, die mir in den letzten zehn Jahren geholfen haben, MovNat und »natürliche Bewegung« einem größeren Publikum vorzustellen.

Dem MMA-Champion Carlos »Natural Born Killer« Condit und meinen Freunden bei den Sondereinsatzkräften und Navy SEALs, die nach der MovNat-Methode trainieren und ebenfalls dazu beigetragen haben, diesen Ansatz bekannt zu machen.

Jessika, die zwar als Letzte genannt wird, aber die Nummer eins in meinem Herzen ist – meine treue Gefährtin, Seelenverwandte und mein Schutzengel. Meinen Kindern Feather, Eagle und Sky – meinen wertvollsten Diamanten. Und dem Schöpfer, meinem ultimativen spirituellen Führer und moralischem Halt.